TESTE e PRESCRIÇÃO de EXERCÍCIOS para CASOS ESPECÍFICOS

Bases Teóricas e Aplicações Clínicas

TESTE e PRESCRIÇÃO de EXERCÍCIOS para CASOS ESPECÍFICOS

Bases Teóricas e Aplicações Clínicas

Terceira Edição

JAMES S. SKINNER, PhD
Professor, Department of Kinesiology
Indiana University
Bloomington, Indiana

Prefácio da Edição Brasileira

Claudio Gil Soares de Araújo
Diretor-Médico da Clínica de Medicina do Exercício – CLINIMEX
Coordenador do Curso de Especialização em Medicina do Exercício e do Esporte da Universidade Estácio de Sá
Professor do Programa de Pós-Graduação em Educação Física da Universidade Gama Filho

REVINTER

Teste e Prescrição de Exercícios para Casos Específicos – Bases Teóricas e Aplicações Clínicas, Terceira Edição

ISBN 978-85-372-0118-3

Tradução:
MARIA DA GRAÇA FIGUEIRÓ DA SILVA TOLEDO
Fisioterapeuta Graduada na Faculdade de Ciência da Saúde IPA – IMEC
Tradutora Graduada pela Pontifícia Universidade Católica do Rio Grande do Sul

Revisão Técnica:
LUCIA HELENA DIAS DE OLIVEIRA BASTOS
Professora do Curso de Fisioterapia da Universidade Veiga de Almeida, RJ
Professora Convidada da Pós-Graduação de Fisioterapia em Neurologia da Universidade Gama Filho, RJ
Fisioterapeuta do Hospital Estadual Getúlio Vargas, RJ
Fisioterapeuta do Instituto Nacional de Traumatologia e Ortopedia, RJ
Pós-Graduação em Docência Superior
Mestrado em Psicologia da Saúde

Nota: A medicina é uma ciência em constante evolução. À medida que novas pesquisas e experiências ampliam os nossos conhecimentos, são necessárias mudanças no tratamento clínico e medicamentoso. Os autores e o editor fizeram verificações junto a fontes que se acredita sejam confiáveis, em seus esforços para proporcionar informações acuradas e, em geral, de acordo com os padrões aceitos no momento da publicação. No entanto, em vista da possibilidade de erro humano ou mudanças nas ciências médicas, nem os autores e o editor nem qualquer outra parte envolvida na preparação ou publicação deste livro garantem que as instruções aqui contidas são, em todos os aspectos, precisas ou completas, e rejeitam toda a responsabilidade por qualquer erro ou omissão ou pelos resultados obtidos com o uso das prescrições aqui expressas. Incentivamos os leitores a confirmar as nossas indicações com outras fontes. Por exemplo e em particular, recomendamos que verifiquem as bulas em cada medicamento que planejam administrar para terem a certeza de que as informações contidas nesta obra são precisas e de que não tenham sido feitas mudanças na dose recomendada ou nas contra-indicações à administração. Esta recomendação é de particular importância em conjunto com medicações novas ou usadas com pouca freqüência.

Título original:
Exercise Testing and Exercise Prescription for Special Cases – Theoretical Basis and Clinical Application, Third Edition

Livraria e Editora REVINTER Ltda.
Rua do Matoso, 170 – Tijuca
20270-135 – Rio de Janeiro – RJ
Tel.: (21) 2563-9700 – Fax: (21) 2563-9701
livraria@revinter.com.br – www.revinter.com.br

Prefácio da Edição Brasileira

É cada vez maior a quantidade de informações disponíveis na literatura científica sobre praticamente todos os assuntos. A temática da avaliação e da utilização do exercício físico como instrumento de promoção da saúde e de diagnóstico e tratamento de enfermidades é uma das que mais acumula novos conhecimentos. Diante desta relativa fartura, é muitas vezes difícil, mesmo para o especialista, conseguir reunir informações confiáveis e relevantes em um único documento.

Este livro, organizado pelo Dr. James Skinner, caracteriza-se por abordar, de forma concisa, porém abrangente – são mais de 500 páginas –, as bases e as aplicações práticas mais importantes da área de exercício físico. Cobrindo tópicos inexistentes ou superficialmente tratados por outras publicações, é fácil entender os motivos pelos quais este livro é um sucesso nos Estados Unidos.

Tendo conhecido e compartilhado atividades científicas e profissionais durante vários anos com o Dr. Skinner (Jim, como ele prefere ser chamado) e interagido ou trabalhado com diversos autores de capítulos, fica claro, para mim, que muito poucos livros da área conseguiram reunir um time de colaboradores de diferentes países, cada um em sua temática de maior experiência científica e profissional, tão competentes.

Dr. Skinner, experiente cientista e docente, teve o cuidado de direcionar os autores para que, enquanto ofereciam informações cientificamente embasadas, também expusessem suas vivências e experiências profissionais, com um ótimo resultado de equilíbrio entre o conhecimento teórico e a aplicação prática dos conteúdos. O livro destaca-se, ainda, por proporcionar ilustrações que contribuem para melhor compreensão das informações disponibilizadas, pelos resumos sintéticos e práticos existentes nos principais capítulos, pela listagem de vários *sites* para pesquisas adicionais e pela excelência das referências citadas. Desta forma, esta obra, tal como acontece no exterior, desempenhará um papel importante na formação dos nossos profissionais de saúde – médicos, educadores físicos e fisioterapeutas – e na educação continuada daqueles que já estão no mercado de trabalho.

Claudio Gil Soares de Araújo
Diretor-Médico da Clínica de Medicina do Exercício – CLINIMEX
Coordenador do Curso de Especialização em Medicina do
Exercício e do Esporte da Universidade Estácio de Sá
Professor do Programa de Pós-Graduação em Educação Física da Universidade Gama Filho

Prefácio

O estilo de vida sedentário tão predominante nos dias de hoje na maioria dos países desenvolvidos está direta ou indiretamente associado a uma série de problemas de saúde (por exemplo, obesidade e doença cardíaca coronariana). Existia a necessidade de um livro fonte de referência, que discutisse os aspectos teóricos e aplicados do teste e da prescrição do exercício para muitos destes problemas específicos. Deve-se procurar e ler vários artigos para: (1) entender por que certos testes de exercícios foram usados, (2) entender por que certos tipos de exercícios foram usados, e (3) determinar a eficiência dos programas de exercícios relativos ao estado de saúde específico. Cientistas e médicos nos campos rapidamente crescentes da ciência do exercício e da medicina do esporte providenciaram a pesquisa e experiência necessárias para tal compêndio. Os autores dos capítulos deste livro foram selecionados porque foram responsáveis por grande parte desta informação.

Primeiramente, são apresentados (Seção I) os princípios gerais do teste e prescrição do exercício para a força muscular e o condicionamento físico geral. A isto se segue uma discussão sobre fatores gerais, como idade, gênero e ambiente, bem como sua adesão e a eficácia dos programas de exercício. Por fim, os capítulos que abordam estados de saúde específicos encontram-se dentro de seções sobre condições neuromusculares e esqueléticas, metabólicas, respiratórias, cardiovasculares e outras condições (Seções II a VI, respectivamente). Onde necessário, os autores foram solicitados a discutir o estado de saúde e seu tratamento geral, fatores de risco e estados de saúde associados, como o estado de saúde pode afetar e ser afetado pelo exercício, como modificar os procedimentos do teste de exercício, como prescrever o exercício (em especial os tipos de exercício que devem ser enfatizados ou evitados e por quê), e os efeitos a serem esperados destes programas de exercícios.

A maioria dos médicos estudou várias doenças e estados de saúde, mas não possui conhecimento igualmente aprofundado do teste e prescrição do exercício. Ao contrário, a maioria dos educadores físicos e especialistas do exercício aprende sobre o exercício, mas pouco sabe acerca dos problemas médicos e seus sinais e sintomas. Como grande parte das pessoas procura o conselho de médicos e especialistas com respeito ao que fazer e ao que não fazer, ambos os grupos precisam de informação sobre qual papel o teste e os programas de exercício podem desempenhar na modificação do estado de saúde de um indivíduo. O objetivo deste livro é de fornecer informação a todos os grupos profissionais interessados na interação entre o exercício e a saúde.

Dois achados importantes, provenientes da pesquisa na ciência do exercício, são: (1) testes e programas de exercício favoráveis são aqueles de caráter individualizado e personalizado e (2) os efeitos do treinamento são específicos para os sistemas que são estimulados a adaptarem-se. Assim, mesmo quando os princípios básicos do teste e prescrição do exercício são os mesmos para todas as pessoas, estes podem ser e, talvez, tenham que ser modificados por causa das restrições ou limitações impostas pelo estado de saúde particular envolvido. O entendimento destas restrições e as modificações que devem ser feitas formam a base para as avaliações funcionais requeridas e programas de exercício adequados que sejam seguros e eficazes. Deve ser mencionado que, embora o teste e as prescrições do exercício estejam baseados em fatos científicos, a condução de programas de exercício *agradáveis* é ainda uma arte.

A seleção apropriada das atividades requer comunicação e cooperação entre o médico, o especialista do exercício e o paciente. O médico deve ter informações básicas sobre o exercício e, da mesma forma, recomendar programas de exercício dirigidos por profissionais qualificados e competentes. Especialistas em exercícios devem possuir conhecimento básico sobre os aspectos médicos dos vários estados de saúde, de modo que eles possam receber e entender os resultados provenientes do exame médico (por exemplo, problemas específicos e medicações) e dos testes de exercício. Esperamos que este livro ajude a preencher esta lacuna, auxiliando os profissionais a entender melhor os seus papéis e o lugar que o teste e a prescrição de exercícios têm nos programas de exercícios preventivos e reabilitadores.

Esta terceira edição reflete o crescimento contínuo da ciência do exercício e da medicina do esporte e sua aplicação às populações específicas. Embora os princípios e programas básicos tenham mudado um pouco com o passar do tempo, novos desenvolvimentos e refinamentos foram apresentados e incorporados aos capítulos revisados. A reflexão deste crescimento também está no fato de que a terceira edição possui 26 capítulos, ao passo que a primeira tinha 18 e a segunda, 21 capítulos. Estas revisões e adições devem proporcionar ao leitor uma compreensão ainda mais ampla e profunda de como o teste e a prescrição do exercício podem ser aplicados à população geral e aos casos específicos.

James S. Skinner
Bloomington, Indiana

Colaboradores

Kirsten Ambrose, MS (Capítulo 12)
Research Associate in Clinical Trials
Chronic Pain and Fatigue Research Program
University of Michigan
Ann Arbor, Michigan

Oded Bar-Or, MD (Capítulo 5)
Professor Emeritus
Department of Pediatrics
McMaster University
Director, Children's Exercise and Nutrition Centre
Hamilton Health Sciences
Chedoke Hospital
Hamilton, Ontario, Canada

Frank J. Cerny, PhD (Capítulo 17)
Professor Emeritus
Department of Exercise and Nutrition Science, Pediatrics
State University of New York at Buffalo
Buffalo, New York

Samuel N. Cheuvront, PhD, RD (Capítulo 7)
Principal Investigator
Thermal and Mountain Medicine Division
U.S. Army Research Institute of Environmental Medicine
Natick, Massachusetts

Daniel J. Clauw, MD (Capítulo 12)
Assistant Dean, Clinical & Translational Research
Director, Chronic Pain and Fatigue Research Program
Professor of Medicine, Division of Rheumatology
Center for the Advancement of Clinical Research
University of Michigan
Ann Arbor, Michigan

J. Larry Durstine, PhD (Capítulo 18)
Associate Professor
Department of Exercise Science
University of South Carolina
Columbia, South Carolina

Bo Fernhall, PhD (Capítulo 26)
Associate Dean for Research and Academic Affairs
College of Applied Life Sciences
University of Illinois
Champaign-Urbana, Illinois

Kenneth D. Fitch, MD (Capítulo 16)
Adjunct Professor
Department of Human Movement and Exercise Science
University of Western Australia
Nedlands, Western Australia

Steven J. Fleck, PhD (Capítulo 3)
Professor and Chair
Sports Science Department
Colorado College
Colorado Springs, Colorado

Victor F. Froelicher, MD (Capítulo 1)
Professor of Medicine
Stanford University School of Medicine
Cardiology Division
Palo Alto VA Medical Center
Palo Alto, California

Andrew W. Gardner, PhD (Capítulo 20)
Professor
Department of Health and Sport Sciences
The University of Oklahoma
Norman, Oklahoma

William L. Haskell, PhD (Capítulo 18)
Professor of Medicine
Stanford Prevention Research Center
Division of Cardiovascular Medicine
Stanford University School of Medicine
Palo Alto, California

Helge U. Hebestreit, MD (Capítulo 5)
Priv.-Doz., Director
Pediatric Pulmonology and Sport Medicine
University of Wuerzburg
Wuerzburg, Germany

Maria T.E. Hopman, PhD (Capítulo 13)
Department of Physiology
University Medical Center
University of Nijmegen
Institute for Fundamental and Clinical Human Movement Sciences
Nijmegen, The Netherlands

Thomas W.J. Janssen (Capítulo 13)
Assistant Professor
Vrije Universiteit
Research Coordinator, Rehabilitation Center
Institute for Fundamental and Clinical Human Movement Sciences
Amsterdam, The Netherlands

William J. Kraemer, PhD (Capítulo 3)
Professor of Kinesiology, Physiology, and Neurobiology
Professor of Medicine
The Human Performance Laboratory
Department of Kinesiology
The University of Connecticut
Storrs, Connecticut

Kirstin Lane, MS (Capítulo 24)
School of Human Kinetics and Division of Sports Medicine
The University of British Columbia
Vancouver, British Columbia, Canada

Arthur S. Leon, MD (Capítulo 14)
H. L. Taylor Professor of Exercise and Health Enhancement
Department of Kinesiology
University of Minnesota
Minneapolis, Minnesota

Angela K. Lyden, MS (Capítulo 12)
Research Associate in Clinical Trials
Chronic Pain and Fatigue Research Program
University of Michigan
Ann Arbor, Michigan

Robert S. McKelvie, MD, PhD (Capítulo 21)
Professor of Medicine
Division of Cardiology
McMaster University
Staff Cardiologist
Hamilton Health Sciences
Hamilton, Ontario, Canada

Donald C. McKenzie, MD, PhD (Capítulo 24)
Professor
School of Human Kinetics
Division of Sports Medicine
The University of British Columbia
Vancouver, British Columbia, Canada

Alan R. Morton, EdD (Capítulo 16)
Emeritus Professor
Department of Human Movement and Exercise Science
The University of Western Australia
Nedlands, Western Australia

Neil B. Oldridge, PhD (Capítulo 9)
Visiting Professor and Interim Director
Indiana Center for Rehabilitation Sciences and Engineering Research
School of Health and Rehabilitation Sciences
Indiana University–Purdue
University at Indianapolis
Indianapolis, Indiana
Senior Scientist
College of Health Sciences
University of Wisconsin–Milwaukee
Milwaukee, Wisconsin

David M. Orenstein, MD (Capítulo 17)
Associate Professor of Pediatrics
Director, Pediatric Pulmonary/Cystic Fibrosis
Children's Hospital of Pittsburgh
Pittsburgh, Pennsylvania

Scott G. Owens, PhD (Capítulo 15)
Assistant Professor of Exercise Science
Department of Health, Exercise Science, and Recreation Management
Western Carolina University
Cullowhee, North Carolina

Patricia L. Painter, PhD (Capítulo 23)
Associate Adjunct Professor
Department of Physiological Nursing
Transplant Rehabilitation Director
University of California at San Francisco
San Francisco, California

Kent B. Pandolf, PhD, MPH (Capítulo 7)
Senior Scientist
Office of the Commander
U.S. Army Research Institute of Environmental Medicine
Natick, Massachusetts

Kenneth H. Pitetti, PhD, FACSM (Capítulo 26)
Professor
Department of Physical Therapy
College of Health Professions
Wichita State University
Wichita, Kansas

John S. Raglin, PhD (Capítulo 8)
Department of Kinesiology
Indiana University
Bloomington, Indiana

Nicholas A. Ratamess, Jr., PhD (Capítulo 3)
Health and Physical Education Department
The College of New Jersey
Ewing, New Jersey

Otto A. Sánchez, MD, PhD (Capítulo 14)
Research Fellow
Radiology Department
Vanderbilt University
Nashville, Tennessee

Michael N. Sawka, PhD (Capítulo 7)
U.S. Army Research Institute of Environmental Medicine
Natick, Massachusetts

James S. Skinner, PhD (Capítulos 2, 6, 19, 20)
Professor
Department of Kinesiology
Indiana University
Bloomington, Indiana

Christine M. Snow, PhD (Capítulo 11)
Professor
Exercise and Sports Science
Oregon State University
Corvallis, Oregon

Stephen G. Stahr (Capítulo 1)
Student, Department of Biophysical Chemistry
Dartmouth College
Hanover, New Hampshire

Ilkka M. Vuori, MD, PhD (Capítulo 10)
Professor Emeritus and Former Director
UKK-instituutti Centre for Health Promotion Research
University of Tampere
Tampere, Finland

Reginald L. Washington, MD (Capítulo 22)
Associate Clinical Professor
Department of Pediatrics
University of Colorado
Denver, Colorado

Jack H. Wilmore, PhD (Capítulo 4)
Professor Emeritus
Department of Health and Kinesiology
Texas A&M University
College Station, Texas

Gregory S. Wilson, PED (Capítulo 8)
Professor and Director of Exercise Science
Department of Human Kinetics and Sport Studies
University of Evansville
Evansville, Indiana

Kerri M. Winters-Stone, PhD (Capítulo 11)
Assistant Professor and Scientist
School of Nursing SN-ORD
Oregon Health and Science University
Portland, Oregon

Larry A. Wolfe, PhD, FACSM (Capítulo 25)
Professor
School of Physical and Health Education
Queen's University
Kingston, Ontario, Canada

Sumário

TESTE e PRESCRIÇÃO de EXERCÍCIOS para CASOS ESPECÍFICOS

Bases Teóricas e Aplicações Clínicas

SEÇÃO I

Considerações Gerais

1

Princípios Gerais do Teste de Esforço

Victor F. Froelicher ▪ Stephen G. Stahr

O exercício pode ser considerado um dos mais verdadeiros testes da saúde de uma pessoa porque consiste no esforço diário mais comum a que nos submetemos. O teste de esforço pode ser um dos procedimentos mais práticos e mais úteis na avaliação clínica de uma ampla variedade das condições médicas, conforme será discutido em outras seções deste livro.

Apesar dos vários avanços recentes na tecnologia, o teste de esforço permanece uma modalidade diagnóstica importante. Suas muitas aplicações, extensa disponibilidade e a alta produção de informações clinicamente úteis contribuem para tornar o teste de esforço um importante antecessor de procedimentos mais caros e invasivos. Excelentes diretrizes foram atualizadas por organizações com base em uma grande quantidade de estudos de pesquisa desenvolvidos ao longo dos últimos 30 anos e conduziram a uma ampla uniformidade nos métodos. Contudo, antes de avançar para uma discussão sobre os testes de esforço propriamente ditos, devemos ter uma compreensão básica sobre a base fisiológica do exercício.

Princípios Fisiológicos do Teste dos Sistemas de Transporte de Oxigênio

TRANSPORTE DE OXIGÊNIO E ESFORÇO MUSCULAR

O transporte de oxigênio do ambiente externo para as mitocôndrias das células musculares em contração requer a interação entre fluxo sangüíneo e ventilação para o metabolismo celular (1). Essa cadeia de transporte normalmente é capaz de sustentar um nível de metabolismo 10 a 12 vezes maior do que em repouso. Contudo, como essa interação não é ajustada o suficiente para suportar rápidos aumentos na atividade muscular, o metabolismo anaeróbico compensa temporariamente essas transições nas demandas de energia. De maneira similar, os processos anaeróbicos contribuem crescentemente para o metabolismo, à medida que o limite do transporte de oxigênio se aproxima do exercício máximo ou o ultrapasse ligeiramente.

A contribuição respiratória no transporte de oxigênio envolve uma ventilação-minuto aumentada ($\dot{V}_E$) resultante do aumento na freqüência respiratória (f) e no volume corrente (VC). A difusão e a taxa de ventilação alveolar ($\dot{V}_A$) para a perfusão pulmonar ($\dot{Q}_L$) também determinam as trocas gasosas. Os ajustes cardiovasculares incluem aumento do débito cardíaco ($\dot{Q}$), que é uma função da freqüência cardíaca (FC) vezes o volume de ejeção (VE). O $\dot{V}O_2$ depende do $\dot{Q}$ e da extração de oxigênio do sangue, a diferença do oxigênio arteriovenoso (DAV-O_2). Com o exercício, o fluxo sangüíneo é direcionado dos órgãos inativos para os músculos esqueléticos em atividade. O $\dot{V}O_2$ do músculo depende então da vascularidade, difusão, distribuição de fibra muscular e do potencial oxidativo total dessas fibras musculares. Em pessoas normais, a limitação no transporte de oxigênio situa-se provavelmente na liberação de oxigênio para os músculos ativos, por meio da circulação (2,3).

Considerando-se os ajustes cardiovasculares ao exercício dinâmico para um homem hipotético de 25 anos, não atleta (Fig. 1-1) (4), existe aumento linear em $\dot{Q}$ *versus* $\dot{V}O_2$, com maior contribuição da freqüência cardíaca porque o VE aumenta minimamente acima de 40% a 50% do $\dot{V}O_{2máx}$. A pressão arterial sistólica (PAS) aumenta com o $\dot{V}O_2$, mas as mudanças na pressão arterial diastólica (PAD) são pequenas e os sons Korotkoff podem ser ouvidos até o zero, particularmente em pessoas normais. A pressão arterial média (PAM) aumenta modestamente. A previsão ou a medida direta do $\dot{V}O_{2máx}$ durante o teste de esforço graduado fornece um método não invasivo de estimar o $\dot{Q}_{máx}$ porque o DAV-O_2 possui um limite fisiológico.

Ao contrário do exercício dinâmico, o exercício estático ou isométrico resulta em aumentos desproporcionais nas variáveis ventilatórias e cardiovasculares relativas ao trabalho externo realizado. Os aumentos proporcionais em $\dot{Q}$, VE e FC e a mudança mínima na PAM para o exercício dinâmico indica sobrecarga de volume para o coração. O exercício estático produz uma elevação marcada na PAM, com aumentos relativamente pequenos na FC e no $\dot{Q}$. Essa sobrecarga de pressão sobre o coração ocorre proporcionalmente à relativa tensão muscular e à massa muscular envolvida (5,6).

PRINCÍPIOS GERAIS DO TESTE DOS SISTEMAS DE TRANSPORTE DE OXIGÊNIO

Todos os testes de esforço destinados a medir a capacidade funcional, $\dot{V}O_2$, ou ambos, devem satisfazer os seguintes requisitos gerais sugeridos por Åstrand e Rodahl (7).

1. O trabalho deve envolver grandes grupos musculares.
2. O trabalho deve ser mensurável e reprodutível.
3. As condições do teste devem ser tais que os resultados sejam comparáveis e repetíveis.
4. O teste deve ser tolerado pelos indivíduos que estão sendo avaliados.
5. A eficiência (habilidade) mecânica requerida para executar a tarefa deve ser tão uniforme quanto possível na população a ser testada.

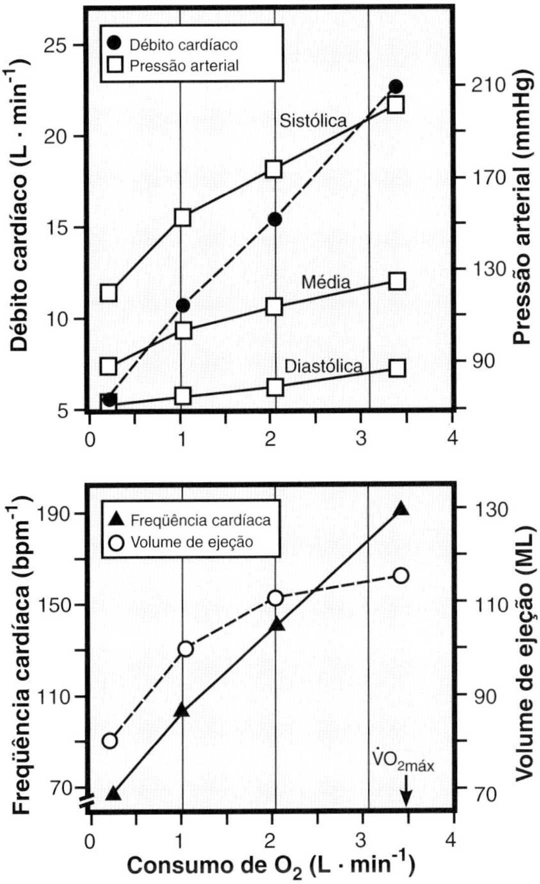

FIGURA 1-1 Ajustes cardiovasculares ao exercício dinâmico em homem de 25 anos de idade. (Modificado de Bar-Or O, Buskirk ER. The cardiovascular system and exercise. In: Johnson WR, Buskirk ER, eds. Science and Medicine of Exercise and Sport. 2nd ed. New York: Harper & Row, 1974.)

Considerações sobre o Teste do Sistema de Transporte de Oxigênio

INDICAÇÕES

As aplicações clínicas mais comuns do teste de esforço são o diagnóstico e o prognóstico. Ambos serão discutidos em detalhes mais adiante. Um teste de esforço pode ser usado para determinar a conveniência ou os efeitos de programas de reabilitação, medicações e cirurgias de *bypass* arterial coronário. O teste de esforço pode ser usado para avaliar pacientes com arritmias ou para induzi-las como contrações ventriculares prematuras, doença do nó sinusal (*sick sinus syndrome*), taquicardia paroxística e bloqueio cardíaco (8). O teste de esforço pode ser usado para avaliar a segurança na participação de um programa de exercícios ou no desempenho de outras atividades; também pode ser usado para formular uma prescrição de exercícios individualizados com base na FC máxima real da pessoa em vez de em um valor estimado. Além disso, o desempenho bem-sucedido em um teste de esforço após infarto agudo do miocárdio pode ser tranqüilizador, constituindo o primeiro passo na reabilitação (9). Em todas as aplicações do teste de esforço, as Diretrizes ACC/ AHA devem ser seguidas (10).

CONTRA-INDICAÇÕES

Assim como existem ocasiões em que um teste de esforço deve ser administrado, existem outras nas quais ele deve ser evitado. O Quadro 1-1 lista as contra-indicações absolutas e relativas para a realização de um teste de esforço bem como os fatores a serem considerados na avaliação da intensidade do exercício. Um bom julgamento clínico é primordial na decisão com relação às indicações e às contra-indicações do teste de esforço. Em casos selecionados com contra-indicações relativas, o teste pode fornecer informações valiosas, mesmo se executado no nível submáximo.

TIPOS DE EXERCÍCIOS

Um teste de esforço pode envolver uma ampla variedade de diferentes tipos de exercícios. São apresentados, a seguir, alguns dos diferentes tipos de testes de esforço e comentários sobre os usos de cada um deles.

Exercício Isométrico versus *Isotônico*

A avaliação das respostas cardiovasculares à sobrecarga pressórica do exercício isométrico assim como à sobrecarga volumétrica do exercício isotônico pode ser garantida por alguns

QUADRO 1-1 CONTRA-INDICAÇÕES PARA O TESTE DE ESFORÇO

Absolutas
- Infarto agudo do miocárdio (dentro de 2 dias)
- Angina instável não estabilizada através da terapia médica
- Arritmias cardíacas não controladas causando sintomas ou comprometimento hemodinâmico
- Estenose aórtica grave sintomática
- Insuficiência cardíaca sintomática não controlada
- Embolia pulmonar aguda ou infarto pulmonar
- Miocardite ou pericardite aguda

Relativas[a]
- Estenose coronária principal esquerda ou seu equivalente
- Doença cardíaca valvular estenótica moderada
- Anormalidades eletrolíticas
- Hipertensão arterial grave[a]
- Taquiarritmias ou braquiarritmias
- Cardiomiopatia hipertrófica e outras formas de obstrução do trato de saída
- Comprometimento mental ou físico levando à incapacidade de exercitar-se adequadamente
- Alto grau de bloqueio atrioventricular

[a]Contra-indicações relativas podem ser suplantadas, se os benefícios sobrepõem-se aos riscos do exercício.

testes de exercícios clínicos e ocupacionais. Os resultados de várias investigações revelam que o exercício isométrico isolado falha em provocar a isquemia do miocárdio, que pode ser produzida pelo exercício dinâmico (11-13). Quando o exercício isométrico foi adicionado ao exercício dinâmico, o limiar para isquemia ocorreu em um $M\dot{V}O_2$ mais elevado (11,13). Esse resultado foi atribuído a uma pressão de perfusão coronária mais alta, produzida pela elevação isométrica da pressão arterial diastólica (PAD).

Embora a indução de arritmias pelo exercício isométrico e dinâmico não seja diferente em alguns pacientes com doença arterial coronária (DAC), uma incidência significativamente maior tem sido relatada durante o esforço isométrico (11,14,15). Em homens normais, o exercício isométrico foi efetivo na indução de batimentos ventriculares prematuros, enquanto sua indução através do exercício em esteira foi altamente variável (16).

Membros Superiores versus *Membros Inferiores*

As respostas dinâmicas ao exercício de indivíduos com impedimentos nas extremidades inferiores ou normalmente envolvidos em atividades braçais podem ser avaliadas pela ergometria dos membros superiores (MMSS) (17-19). A ergometria dos MMSS efetivamente provoca isquemia do miocárdio (17,20,21). Em um grupo de pacientes, as respostas isquêmicas eletrocardiográficas (ECG) ocorreram mais freqüentemente na ergometria dos membros inferiores (MMII) do que durante a dos MMSS, mas os batimentos ventriculares prematuros ocorreram mais freqüentemente no exercício com os braços (15). As ergometrias do braço e em cadeira de rodas têm aplicações efetivas na avaliação e na reabilitação da pessoa incapacitada (22).

Esteira versus *Bicicleta Ergométrica*

Em testes clínicos, o tipo de exercício pode influenciar o valor diagnóstico do teste de esforço. Por exemplo, no broncospasmo induzido pelo exercício, a corrida em esteira demonstrou ser mais asmogênica do que a caminhada na esteira ou a bicicleta ergométrica (23). O monitoramento fisiológico, contudo, é mais fácil de se executar durante a ergometria na bicicleta.

Em pacientes coronarianos, Niederberger *et al.* descobriram que o exercício na bicicleta representava um estresse maior sobre o sistema cardiovascular, com qualquer $\dot{V}O_2$, em comparação com o exercício na esteira; os valores da FC, produto freqüência-pressão ou PFP (FC × PAS), PAM e valores de resistência vascular periférica foram maiores (24). Quarenta pacientes pós-infarto do miocárdio (IM) atingiram um $\dot{V}O_{2máx}$ 17% mais elevado na esteira do que na bicicleta ergométrica, mas o PFP foi similar (FC + alta e a PAS + baixa) (25). As modificações no ECG compatíveis com isquemia do miocárdio foram semelhantes. A ergometria dos MMII foi, de certo modo, mais efetiva na produção de isquemia, mas menos arritmogênica do que a ergometria dos MMSS (15). A postura também pode influenciar o valor do diagnóstico do teste de esforço porque a posição do corpo altera a hemodinâmica central e as respostas ventilatórias e metabólicas ao exercício dinâmico (26-28).

Consumo Máximo de Oxigênio ($\dot{V}O_{2máx}$)

Durante um teste de esforço progressivo, o $\dot{V}O_{2máx}$ é definido como o maior $\dot{V}O_2$, a despeito do aumento na produção externa de potência (PEP). Esse valor representa um limite máximo objetivamente definido de desempenho aeróbico, mas requer equipamento adicional e suporte técnico. Estimativas razoáveis de $\dot{V}O_{2máx}$ podem ser obtidas da PEP, visto que os métodos de teste-padrão são usados. Os valores mais altos para a $\dot{V}O_{2máx}$ foram obtidos durante a caminhada e a corrida. Valores inferiores foram registrados para o *step* (–3%), ciclismo (–4% a –7%), ciclismo em supino (–15% a –18%) e ergômetro de braço (–30% a –35%) (29,30). O $\dot{V}O_2$ é comumente expresso em METs, que representam múltiplos de necessidades metabólicas em repouso (31,32).

Métodos

PREPARO DO PACIENTE

O preparo para o teste de esforço inclui o seguinte:

1. O paciente deve ser instruído a não ingerir alimentos nem fumar por, no mínimo, 2 a 3 horas antes do teste e a comparecer com traje adequado para realização do exercício.
2. Um histórico e um exame físico (em particular para murmúrios sistólicos) devem ser realizados para eliminar quaisquer contra-indicações ao teste.
3. Perguntas específicas devem determinar que drogas estão sendo ingeridas, e as potenciais anormalidades eletrolíticas consideradas. Frascos de medicamentos com seus rótulos devem ser trazidos para que possam ser identificados e anotados. Pela possibilidade de perigos associados aos betabloqueadores, estes não devem ser completamente descontinuados antes do teste. Contudo, se o teste for executado com propósitos diagnósticos, eles podem ser gradualmente interrompidos se o processo for supervisionado cuidadosamente por um médico ou por uma enfermeira.
4. Se o motivo para o teste de esforço não estiver determinado, o médico que fez a solicitação deve ser contactado.
5. Um ECG de 12 derivações deve ser obtido em supino e em ortostase. A última posição é importante, em particular em pacientes com doença cardíaca conhecida, uma vez que uma anormalidade pode proibir o teste.
6. Deve haver explicações cuidadosas com relação a: *(a)* por que o teste está sendo executado, *(b)* o procedimento do teste incluindo seus riscos e possíveis complicações, e *(c)* como executar o teste. Se a esteira vier a ser usada, isso deve incluir uma demonstração sobre como entrar e sair dela bem como o modo de caminhar na esteira. O paciente deve ser instruído a segurar-se inicialmente nos corrimãos, mas posteriormente deverá utilizá-los apenas para equilibrar-se.

PRECAUÇÕES DE SEGURANÇA E RISCOS

O teste de esforço deve ser uma extensão do histórico e do exame físico. Um exame físico deve ser feito sempre para excluir doença valvular aórtica obstrutiva significativa. Em algumas situações, como p. ex. pessoas assintomáticas e aparentemente saudáveis que estão sendo examinadas, ou em um teste de esteira que esteja sendo repetido em um paciente cuja condição é estável, o médico não precisa estar presente, mas deve estar por perto e preparado para responder prontamente. A reação aos sinais ou sintomas deve ser moderada pela informação que o paciente dá sobre sua atividade habitual. Se achados anormais ocorrerem com níveis de exercício que o paciente geralmente executa, pode não ser necessário interromper o teste. Além disso, o histórico das atividades do paciente deve ajudar a determinar os índices de trabalho apropriados e níveis de trabalho para o teste.

As precauções de segurança destacadas pela American Heart Association são bem explícitas a respeito dos pré-requisitos para o teste de esforço. Tudo o que for necessário para a ressuscitação cardiopulmonar deve estar disponível, e simulações regulares devem ser realizadas para certificar que o pessoal e o equipamento estejam prontos para uma emergência cardíaca. A inspeção clássica das dependências onde são realizados exercícios clínicos, promovida por Rochmis e Blackburn (33), mostrou que o teste de esforço é um procedimento seguro, com aproximadamente 1 morte e 5 complicações não fatais em 10.000 testes. Talvez em virtude do maior conhecimento com relação às indicações, às contra-indicações e às delimitações, o teste de esforço máximo parece mais seguro na atualidade do que há 20 anos. Gibbons *et al.* (34) relataram a segurança do teste de esforço em 71.914 testes conduzidos durante um período de 16 anos. O índice de complicação foi de 0,8 por 10.000 testes. Mesmo com esse excelente registro de segurança, o risco do teste de esforço em pacientes com DAC não pode ser desconsiderado.

A maioria dos problemas pode ser evitada com a presença de médico experiente, de enfermeira ou fisiologista do exercício próximo ao paciente, medindo a pressão arterial e avaliando o aspecto do paciente durante o teste. O técnico que realiza o exame deve operar o banco de registros e a esteira ou o ergômetro, capturar os traçados apropriados, registrar os dados e alertar o médico para quaisquer anormalidades que possam aparecer no escopo do monitor. Se o aspecto do paciente for preocupante, se houver queda da pressão arterial sistólica ou platôs, se existirem anormalidades alarmantes no ECG, se surgir dor torácica que piore além do habitual para o paciente, ou se um paciente desejar interromper o teste por qualquer razão, o teste deve ser descontinuado, mesmo no nível submáximo. Na maioria das situações, é preferível um teste limitado pelos sintomas, mas em geral é aconselhável parar, se ocorrer uma elevação adicional 0,2 mV do segmento ST ou se ocorrer uma inclinação para baixo de 0,2 mV ou um aplainamento do septo ST. Em alguns pacientes considerados de alto risco em virtude de seu histórico clínico, pode ser apropriado interromper o teste no nível submáximo, uma vez que não é incomum uma depressão profunda do segmento ST, disritmias, ou ambas, ocorrerem apenas na recuperação. Se é necessária a medida da capacidade máxima de exercício ou outra informação, é melhor repetir o teste posteriormente, uma vez que o paciente tenha demonstrado desempenho seguro de trabalho total executado (TTE) submáximo.

SELEÇÃO DE APARELHOS PARA O TESTE DE ESFORÇO

Os dispositivos mais comumente utilizados para o teste são: a bicicleta ergométrica, a esteira, o *step* e o ergômetro para MS (35). A bicicleta ergométrica é a preferência na Europa e Escandinávia, ao passo que a esteira é muito mais utilizada na América do Norte

(36,37). O ergômetro para MS oferece um modo adequado para testar indivíduos com comprometimentos na extremidade inferior (19,21).

PROTOCOLOS

Uma série de protocolos para testes tem sido utilizada para avaliar a capacidade funcional. As considerações com relação ao protocolo devem ser consistentes com os objetivos do teste e devem considerar o teste máximo *versus* o submáximo, teste simples *versus* de múltiplas etapas, esforço intermitente *versus* contínuo e duração da etapa.

Protocolos adequados para o teste clínico devem incluir uma fase de aquecimento de baixa intensidade, 8 a 10 minutos de exercício progressivo contínuo durante o qual a demanda de oxigênio miocárdica é elevada ao nível máximo do paciente, e uma recuperação adequada ou período de resfriamento. O protocolo mais amplamente utilizado clinicamente tem sido o protocolo de Bruce. Suas desvantagens significativas para o teste funcional, em especial entre pacientes com capacidade baixa para o exercício ou problemas ortopédicos, conduziram a outros protocolos. Os incrementos de METs no protocolo de Bruce são amplos e irregulares, o que limita a quantidade de respostas submáximas que podem ser observadas com relação às condições do exercício. O protocolo Balke-Ware é uma alternativa particularmente atraente em razão da velocidade constante da esteira de 3,2 ou 5,2 km/hora e incrementos gradativos de 5% aplicados a cada 2 a 3 minutos. Velocidade constante da esteira requer apenas uma adaptação inicial na passada e produz menos artefatos de pressão arterial e ECG do que os protocolos que envolvem velocidades crescentes (38).

Um protocolo relativamente novo e muito útil, o protocolo em rampa, no qual o trabalho aumenta constante e continuamente, está sendo cada vez mais utilizado. A conveniência de "otimizar" o teste de esforço parece ser facilitada pela abordagem em rampa, dado que os incrementos do trabalho são pequenos, e uma vez que são permitidos aumentos individualizados no trabalho, é possível predeterminar a duração do teste. Para investigar esse protocolo, nosso laboratório comparou testes do tipo rampa utilizando esteiras e bicicleta com os protocolos mais comumente usados clinicamente. Dez pacientes com falência cardíaca crônica, 10 com DAC que estavam limitados pela angina durante o exercício, 10 com DAC que eram assintomáticos durante o exercício e 10 sujeitos normais pareados por idade executaram 3 testes com bicicleta (estágio de 25 W/2-min, estágio de 50 W/2-min e rampa) e 3 testes de esteira (Bruce, Balke e rampa) em seqüência aleatória em dias diferentes. Nos testes utilizando protocolo em rampa, os índices na bicicleta e na esteira foram individualizados para produzir uma duração de teste de aproximadamente 10 minutos para cada sujeito. O $\dot{V}O_{2máx}$ foi significativamente mais alto (18%) nos protocolos de esteira do que nos protocolos de bicicleta coletivamente, confirmando observações prévias. Contudo, apenas diferenças menores no $\dot{V}O_{2máx}$ foram observadas entre os protocolos de esteira e os protocolos de bicicleta ergométrica propriamente ditos. Atualmente realizamos todos os testes e pesquisas clínicas utilizando um protocolo com rampa.

A decisão por um protocolo de exercício que irá otimizar a duração do teste para cada paciente é importante, seja utilizando uma abordagem em rampa ou em estágios. Erros nesse passo podem avançar o paciente para um esforço máximo muito rapidamente ou muito lentamente. A conseqüência do término prematuro do teste é uma oportunidade inadequada para observar respostas clinicamente importantes, ao passo que a conseqüência de um procedimento prolongado é a fadiga muscular, que pode limitar o desempenho antes de um desafio miocárdico adequado para que o diagnóstico possa ser obtido. Assim, o protocolo deve ser individualizado para acomodar as limitações do paciente. O desempenho deve ser estimado com base no $\dot{V}O_2$ (mL · kg^{-1} · min^{-1}) ou METs associados ao TTE máximo atingido, em vez de no tempo total na esteira (39,40). Estimativas de $\dot{V}O_2$ devem estar baseadas nos valores derivados para a população de pacientes testada.

Por fim, como mencionado na seção sobre a preparação do paciente, em todos os casos nos quais um teste de esforço envolva o uso de uma esteira, os pacientes devem ser desencorajados de agarrarem-se aos apoios da esteira. Isso é porque, ao fazer isso, o trabalho diminui e o tempo de exercício aumenta, resultando em artefatos musculares (41). É útil fazer os pacientes fecharem os punhos e estenderem um dedo, que, em contato com o apoio, pode ajudar a manter o equilíbrio durante a caminhada.

Análise dos Dados

RESPOSTAS HEMODINÂMICAS AO TESTE DE ESFORÇO

Ao optar por um protocolo adequado, não é aconselhável usar alvos de freqüência cardíaca máxima relacionados à idade. Estudos populacionais documentaram uma relação relativamente pobre da FC máxima com a idade, com coeficientes de correlação de –0,4 e um desvio padrão da estimativa de 10-25 bpm^{-1}.

A hipotensão de esforço, mais bem definida como uma queda na PAS abaixo da de repouso ou uma queda de 20 mmHg após uma elevação, é muito produtiva de DAC angiográfica grave e um prognóstico ruim. Até que os aparelhos automatizados estejam adequadamente validados, nós recomendamos enfaticamente que a pressão arterial seja verificada manualmente com um manguito e um estetoscópio.

ANÁLISE ST

A análise dos resultados de um teste de esforço requer cuidadoso estudo e interpretação do ECG. Conquanto o profissional deva possuir um bom conhecimento da variedade de possíveis características ECG, a análise ST é de fundamental importância.

A depressão do segmento ST representa isquemia subendocárdica global, com uma direção amplamente determinada pela localização do coração no tórax. A depressão ST não localiza as lesões arteriais coronárias. V5 é a derivação predominante principal na depressão ST significativa. A depressão isolada de outras derivações geralmente se dá devido à distorção da onda Q do ECG em repouso. A depressão ST nas derivações inferiores (II, AVF) com mais freqüência ocorre por causa da onda de repolarização atrial, que começa no segmento PR e pode estender-se até o início do segmento ST. Quando a depressão ST é isolada nessas derivações e não há ondas Q diagnósticas, ela geralmente é um falso-positivo. A depressão do segmento ST limitada ao período de recuperação geralmente não representa uma resposta "falso-positiva". A inclusão da análise durante esse período de tempo melhora a produção de diagnóstico através do teste do esforço.

Quando o ECG em repouso mostra ondas Q de um IM antigo, a elevação ST ocorre devido às anormalidades do movimento da parede. Quando o ECG em repouso é normal, a elevação ST acontece por causa da isquemia grave (espasmo ou uma lesão crítica). Tal elevação ST é incomum e muito arritmogênica e localiza a artéria coronária envolvida. Tanto a elevação ST induzida pelo exercício (não sobre ondas Q diagnósticas) como a depressão ST representam isquemia, mas elas são bem distintas: a ***elevação*** ocorre por causa da isquemia transmural, é arritmogênica, possui uma prevalência de 0,1% e localiza a artéria na qual existe um espasmo ou uma lesão grave, enquanto que a ***depressão*** se dá por causa da isquemia subendocárdica, não é arritmogênica, possui uma prevalência de 5% a 50%, raramente é causada pelo espasmo e não o localiza. A Figura 1-2 ilustra os vários padrões. Os critérios padrões para anormalidade são 1 mm de depressão ST com relação à horizontal ou declive abaixo da linha isoelétrica PR ou 1 mm a mais de depressão, se houver uma depressão na linha de base. Noventa e cinco por cento da informação está disponível na derivação V5, com o exercício máximo e 3 minutos na recuperação como os tempos mais importantes para verificar uma depressão ST (42). Os registros do ECG devem continuar por 5 minutos na recuperação ou até que quaisquer novas modificações basais estabilizem-se.

A taquicardia ventricular não-sustentada é incomum durante o teste de esforço clínico rotineiro (prevalência de menos do que 2%), é bem tolerada e seu prognóstico é determinado pela isquemia acompanhante e dano ventricular esquerdo (43).

Uso Diagnóstico do Teste de Esforço

DIRETRIZES ACC/AHA PARA O USO DIAGNÓSTICO DO TESTE DE ESFORÇO PADRÃO

A força tarefa para estabelecer as diretrizes para o uso do teste de esforço alcançou e produziu diretrizes em 1986, 1997 e 2002 (44). Ao longo dos anos, algumas modificações dramáticas ocorreram, incluindo a recomendação de que o teste de esforço padrão seja o primeiro procedimento diagnóstico em mulheres e na maioria dos pacientes com anormalidades ECG em repouso em vez de estudos de imagem. A seguir é apresentada uma sinopse dessas diretrizes baseada em evidências.

Classe I (Definitivamente apropriado). Condições para as quais há evidência e/ou concordância geral de que o teste de esforço padrão é útil e auxilia no diagnóstico da DAC. Esta classe inclui:

Pacientes adultos dos sexos masculino e feminino (incluindo aqueles com bloqueio completo do ramo direito ou com < 1 mm de depressão ST em repouso) com uma *probabilidade de pré-teste intermediária* de DAC com base em gênero, idade e sintomas (exceções específicas são apresentadas nas classes II e III a seguir).

Observação: A probabilidade pré-teste foi determinada a partir das estimativas Diamond-Forrester tabuladas nas diretrizes, conforme o Quadro 1-2.

Classe IIa (Provavelmente apropriado). Condições para as quais existe uma evidência conflitiva e/ou uma divergência de opinião de que o teste de esforço padrão seja útil e auxiliar, mas em que o peso da evidência para a utilidade ou eficácia esteja a favor do teste de esforço. Os pacientes com angina vasoespástica com freqüência situam-se dentro desta classe.

Classe IIb (Pode ser apropriado). Condições para as quais há evidência conflitante e/ou divergência de opinião de que o teste de esforço padrão seja útil e auxilie no diagnóstico da DAC, mas em que a utilidade/eficácia seja bem menos estabelecida. Esta classe inclui:

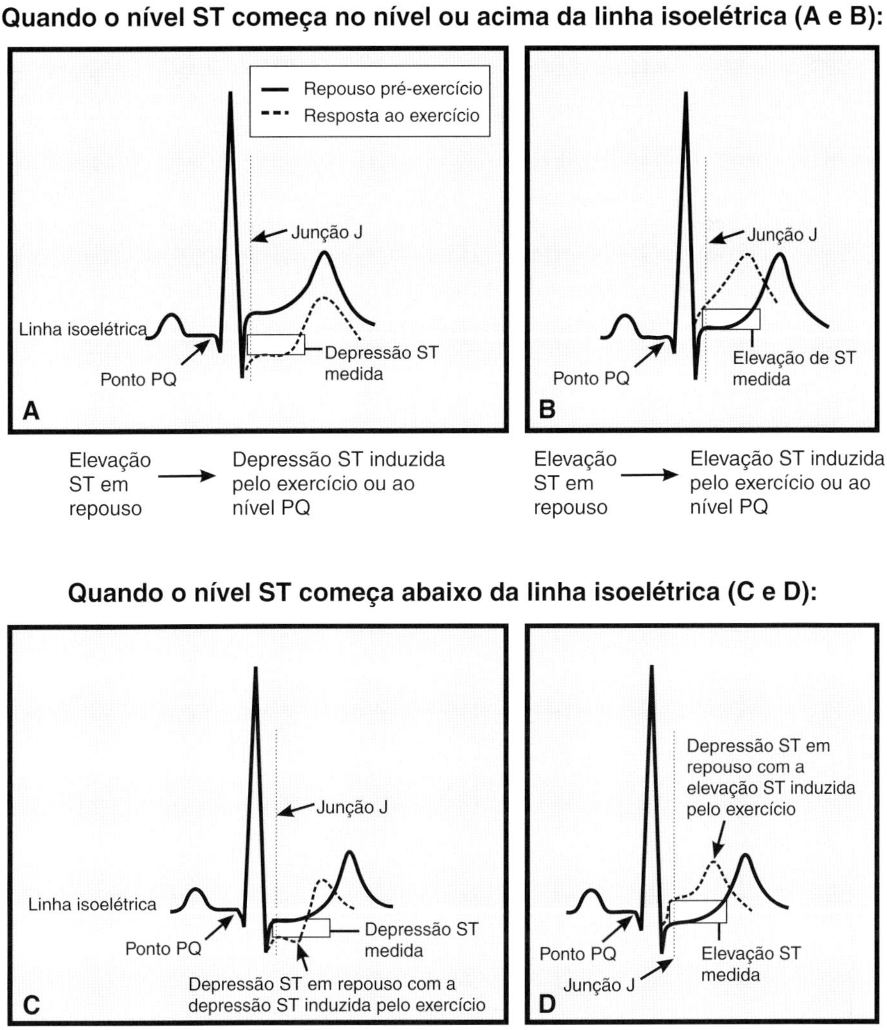

FIGURA 1-2 Vários padrões de elevação e depressão ST induzidas pelo exercício. O nível de ST começa ao nível ou acima da linha isoelétrica (**A** e **B**) e abaixo da linha isoelétrica (**C** e **D**). Avaliação do desvio ST. *(Continua.)*

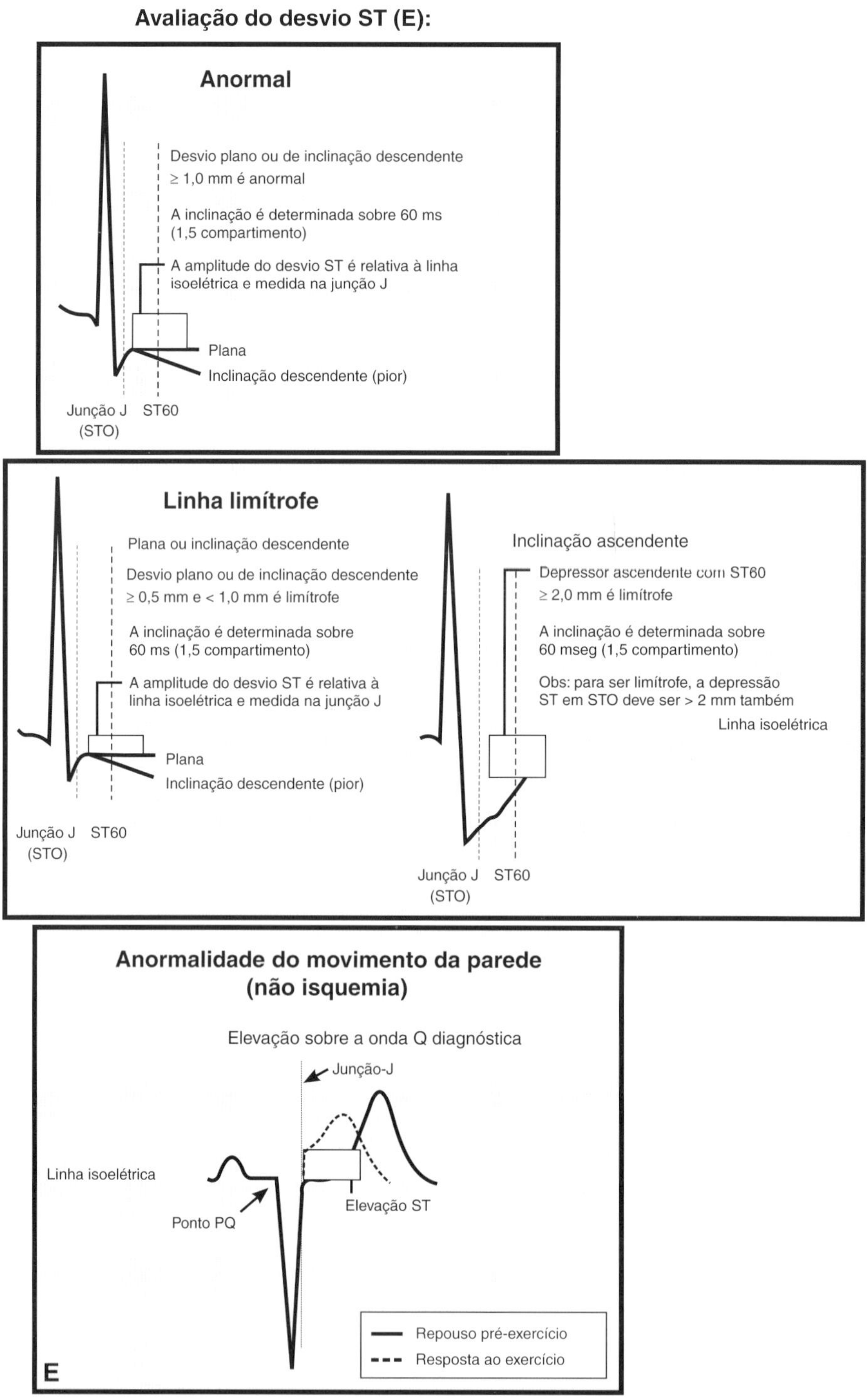

FIGURA 1-2 *(Continuação)* (**E**) Avaliação do desvio ST inclui anormal, limítrofe e anormalidade do movimento da parede.

QUADRO 1-2 PROBABILIDADE PRÉ-TESTE DE DOENÇA CORONÁRIA ATRAVÉS DE SINTOMAS, DO GÊNERO E IDADE

Idade	*Gênero*	*Angina de Peito Típica/ Definida*	*Angina de Peito Atípica/ Provável*	*Dor no Tórax Não-Anginosa*	*Assintomático*
30-39	Homens	Intermediária	Intermediária	Baixa (< 10%)	Muito baixa (< 5%)
	Mulheres	Intermediária	Muito baixa (< 5%)	Muito baixa	Muito baixa
40-49	Homens	Alta	Intermediária	Intermediária	Baixa
	Mulheres	Intermediária	Baixa	Muito baixa	Muito baixa
50-59	Homens	Alta (> 90%)	Intermediária	Intermediária	Baixa
	Mulheres	Intermediária	Intermediária	Baixa	Muito baixa
60-69	Homens	Alta	Intermediária	Intermediária	Baixa
	Mulheres	Alta	Intermediária	Intermediária	Baixa

Não existem dados para pacientes < 30 anos ou > 69 anos, mas pode-se presumir que a prevalência da DAC aumenta com a idade. Alta, > 90%; intermediária, 10%-90%; baixa, < 10%; muito baixa, < 5%.

1. Pacientes em uso de digoxina com < 1 mm de depressão ST com relação à linha de base.
2. Pacientes com critérios ECG para hipertrofia ventricular esquerda com < 1 mm de depressão ST com relação à linha de base.
3. Pacientes com alta probabilidade pré-teste de DAC considerando-se idade, sintomas e gênero.
4. Pacientes com baixa probabilidade pré-teste de DAC considerando-se idade, sintomas e gênero.

Classe III (Não apropriado). Condições para as quais há evidência e/ou concordância geral de que o teste de esforço padrão não seja útil e adequado para o diagnóstico da DAC e em alguns casos pode ser prejudicial.

1. Utilizar a resposta do segmento ST no diagnóstico da DAC em pacientes que demonstram as seguintes anormalidades ECG na linha de base:
   - Síndrome de pré-excitação (Wolff-Parkinson-White).
   - Ritmo ventricular eletronicamente controlado.
   - > 1 mm de depressão ST em repouso.
   - Bloqueio completo do ramo esquerdo.
2. Utilizar a resposta de segmento ST no diagnóstico de DAC em pacientes que apresentaram IM bem documentado. Embora o diagnóstico de DAC esteja estabelecido pelo IM, a isquemia e o risco podem ser determinados pelo teste.

DEFINIÇÕES DO DESEMPENHO NO TESTE

Sensibilidade e *especificidade* são os termos usados para definir a confiabilidade de um teste em distinguir pessoas doentes das não doentes. Eles são parâmetros da precisão de um teste diagnóstico. A sensibilidade é a porcentagem de vezes que um teste dá um resultado anormal ("positivo"), quando pessoas doentes são testadas. A especificidade é a porcentagem de vezes que um teste dá um resultado normal ("negativo"), quando pessoas não doentes são testadas. Isso é bem diferente da utilização informal da palavra *específico.* O método de calcular esses termos é mostrado no Quadro 1-3, e os efeitos da modificação da prevalência sobre os valores de desempenho no teste são mostrados no Quadro 1-4.

PADRÕES METODOLÓGICOS DE FEINSTEIN PARA ESTUDOS DO DESEMPENHO DO TESTE DIAGNÓSTICO

Feinstein propôs 7 padrões metodológicos para a pesquisa desenvolvida na condução do teste de esforço. Contudo, apenas o requisito para uma variedade adequada de lesões anatômicas recebeu a complacência geral. Somente um estudo satisfez 5 dos 7 padrões. Reid, Feinstein *et al.* atualizaram esses critérios para "padrões metodológicos" para testes diagnósticos em 1995 (45).

A maioria dos padrões para avaliar os testes diagnósticos (p. ex., interpretação cega do teste, exclusão de pacientes com IMs anteriores e classificação de dor torácica) é muito lógica e fácil de apreciar. Os 2 padrões sutis menos compreendidos, mas que afetam drasticamente o desempenho do teste e são mais comumente não-preenchidos são o ***desafio limitado*** e o ***viés no trabalho***. O desafio limitado, na verdade, pode ser justificado como o primeiro passo na análise de uma nova medida ou teste. Um investigador pode escolher pessoas saudáveis e pessoas doentes, testá-las utilizando a nova medida e verificar se elas são diferentes. Se nenhuma diferença for observada, então a investigação posterior não é indicada. Essa escolha subjetiva favorece a medida, mas seu teste verdadeiro ocorre quando pacientes consecutivos apresentam-se para a avaliação. Uma medida ou um teste podem funcionar bem para separar os extremos, mas falhar em uma situação clínica. Viés no trabalho significa que a decisão de quem vai submeter-se à cateterização está baseada na perspicácia clínica do médico que está utilizando o teste. Os pacientes no estudo diferem dos pacientes que se apresentam para a avaliação antes que esse processo de seleção ocorra. Isso pode ser evitado apenas em estudos que descrevam as características do teste obtendo do paciente a concordância com ambos os procedimentos antes que qualquer teste seja realizado.

QUADRO 1-3 DEFINIÇÕES E CÁLCULO DOS TERMOS USADOS PARA QUANTIFICAR A PRECISÃO DIAGNÓSTICA DO TESTE

Sensibilidade = (VP/VP + FN) × 100

Especificidade = (VN/FP + VN) × 100

- VP = aqueles com resultado de teste e doença anormais (verdadeiros-positivos)
- VN = aqueles com resultado de teste normal e sem doença (verdadeiros-negativos)
- FP = aqueles com resultado de teste anormal porém sem doença (falsos-positivos)
- FN = aqueles com resultado de teste normal porém com doença (falsos-negativos)
- VP + VN + FP + FN = população total
- PV+ = porcentagem daqueles com resultado de teste anormal (positivo) que têm doença
- PV– = porcentagem daqueles com resultado de teste negativo que não têm doença
- Precisão do prognóstico = porcentagem de classificações corretas, tanto + quanto –
- ROC = variação das características da curva; gráfico da sensibilidade *versus* especificidade para a variação dos pontos de corte da medida

QUADRO 1-4 EXEMPLO DE CÁLCULO DO DESEMPENHO NO TESTE E EFEITO DAS DIFERENÇAS NA POPULAÇÃO TESTADA

Prevalência da DAC	*Sujeitos*	*Características do Teste*	*Nº com Resultado de Teste Anormal*	*Nº com o Resultado de Teste Normal*	*Valor Preditivo de um Resultado Positivo*
5%	500 com DAC	50% sensível	250 (VP)	250 (FN)	250/250 + 950 = 21%
	9.500 sem DAC	90% específico	950 (FP)	8.550 (VN)	
50%	5.000 com DAC	50% sensível	2.500 (VP)	2.500 (FN)	2.500/3.000 = 83%
	5.000 sem DAC	90% específico	500 (FP)	4.500 (VN)	

	Valor Preditivo de Resultado de Teste Anormal		*Risco*	*Razão*
Prevalência da Doença	5%	50%	5%	50%
Sensibilidade/especificidade				
70%/90%	27%	88%	27×	3×
90%/70%	14%	75%	14×	5×
90%/90%	32%	90%	64×	9×
66%/84%	18%	80%	9×	3×

Obs.: Cálculo do valor preditivo de um resultado de teste anormal (valor prognóstico positivo) utilizando um teste com uma sensibilidade de 50% e uma especificidade de 90% em 2 populações de 10.000 pacientes: uma com prevalência de DAC de 5% e a outra com prevalência de 50%. Isso demonstra a importante influência que a prevalência possui sobre o valor preditivo positivo.

Populações escolhidas para a avaliação do teste que não conseguem evitar o desafio limitado resultarão em exatidões previsíveis e curvas ROC *(Range of caracteristics curve):* de características maiores do que aquelas verdadeiramente associadas à medida do teste. Os 2 estudos que removeram o viés no trabalho através do protocolo incluíram 2.000 pacientes e têm características de teste consideravelmente diferentes (46).

METANÁLISE CLÍNICA DOS ESTUDOS DO TESTE DE ESFORÇO

Seguindo a abordagem de Feinstein, mas levando em consideração um pouco mais dos aspectos clínicos e metodológicos do teste, Gianrossi *et al.* investigaram a variabilidade da relatada precisão diagnóstica do ECG no exercício ao aplicarem uma metanálise (47). Foram publicados consecutivamente 147 relatos, envolvendo 24.074 pacientes que se submeteram à angiografia coronária e ao teste de esforço, foram resumidos e os resultados colocados em um banco de dados de computador. Detalhes sobre as características da população e dos métodos foram incluídos, além do ano da publicação, número de derivações do ECG, protocolo do exercício, hiperventilação pré-exercício, definição de uma resposta ST anormal, exclusão de certos subgrupos e a interpretação cega do teste. Uma ampla variabilidade na sensibilidade e especificidade foi encontrada (a sensibilidade média foi de 68%, com uma variação de 23%-100% e um desvio padrão de 16%; a especificidade média foi de 77% com uma variação de 17%-100% e um desvio padrão de 17%). A precisão preditiva média (porcentagem das chamadas verdadeiras totais) foi de aproximadamente 73%.

Para representar mais precisamente o desempenho do teste de esforço, apenas os resultados em 41 estudos dos 147 originais foram considerados. Esses 41 estudos removeram pacientes com um IM anterior a essa metanálise, preenchendo um dos critérios para a avaliação de um teste diagnóstico, e proporcionaram todos os números para calcular o desempenho do teste. Esses 41 estudos, incluindo aproximadamente 10.000 pacientes, demonstraram sensibilidade média mais baixa que 68% e especificidade média mais baixa que 74%; isso significa que também há um prognóstico de precisão mais baixo que 71%. Em vários estudos nos quais o viés de trabalho foi diminuído (o que preenche os outros critérios principais), a sensibilidade é de aproximadamente 50% e a especificidade de 90%, e o prognóstico da precisão permanece em 70% (48). Isso demonstra que o aspecto-chave do teste de esforço padrão para a utilização clínica é sua alta especificidade e que sua baixa sensibilidade é um problema.

EFEITOS DA DIGOXINA, HIPERTROFIA VENTRICULAR ESQUERDA (HVE) E DEPRESSÃO ST ESTACIONÁRIA

Para resolver os pontos da HVE, depressão ST estacionária e digoxina, foram considerados os resultados da metanálise. Dos estudos apropriados, foram considerados apenas aqueles que proporcionaram sensibilidade, especificidade e números totais de pacientes e incluíram mais de 100 pacientes. A conclusão proveniente dessa análise foi que apenas a digoxina teve um efeito maior sobre o desempenho do teste.

GÊNERO

Houve controvérsias sobre a utilização do teste ECG de esforço padrão em mulheres. Na verdade, alguns especialistas recomendaram que apenas as técnicas de imagem sejam usadas para avaliar mulheres por causa da impressão de que o ECG de esforço padrão não tenha funcionado tão bem entre elas como ocorreu entre os homens. As recentes diretrizes ACC/AHA revisaram esse assunto em detalhes e chegaram a outra conclusão. Essa posição estava baseada em evidências e utilizava informação da metanálise, assim como de 15 estudos que consideravam apenas mulheres. Diretrizes recentes afirmaram definitivamente que o teste de esforço para diagnosticar a obstrução DAC significativa em pacientes adultos incluindo mulheres com sintomas ou outros achados clínicos sugerindo DAC é uma indicação de classe I (*i. e.*, definitivamente indicado). As mulheres situadas na classificação intermediária são aquelas de 30 a 59 anos com angina de peito típica ou definida, aquelas de 30 a 69 anos com angina de peito atípica ou de peito provável e aquelas de 60 a 68 anos com dor torácica não-anginosa.

COMPARAÇÃO COM OUTROS TESTES DIAGNÓSTICOS

Os investigadores da Universidade da Califórnia em São Francisco revisaram a literatura contemporânea para comparar o desempenho diagnóstico da ecocardiografia (ECO) do exercício e do exame de perfusão nuclear do exercício (NUC) no diagnóstico da DAC (49). Estudos publicados entre janeiro de 1990 e outubro de 1997, identificados a partir da pesquisa MEDLINE, incluíram bibliografias de revisões, artigos originais e sugestões de especialistas em cada área. Foram incluídos nos artigos se discutiam o exercício ECO e/ou a imagem NUC do exercício com tálio ou sestamibi para detectar e/ou avaliar a DAC, se os dados sobre a angiografia coronária foram apresentados como teste de referência, e se os números absolutos de observações verdadeiro-positivo, falso-negativo, verdadeiro-negativo e falso-positivo estavam disponíveis ou foram derivados dos dados apresentados. Estudos realizados exclusivamente em pacientes após um IM, após angioplastia coronária transluminal percutânea, enxerto de desvio da artéria coronária ou com síndromes coronárias instáveis recentes foram excluídos. Os resultados estão apresentados no Quadro 1-5. Em modelos que comparam as capacidades discriminatórias dos exercícios ECO e NUC para o teste de esforço sem aquisição de imagem, ambos foram significativamente melhores do que o ECG de esforço. Embora os testes de estresse sem exercício sejam muito úteis, os resultados mostrados no Quadro 1-5 provavelmente são melhores do que seu real desempenho por causa da seleção dos pacientes.

ESCORES DO TESTE DE ESFORÇO

Os estudos do teste de esforço que consideraram informação juntamente com resposta ST foram revistos e demonstraram a melhora das características do teste obtida usando essa abordagem (50). O escore do prognóstico DUKE foi estendido para o diagnóstico (51).

QUADRO 1-5 COMPARAÇÃO DOS SUBGRUPOS DO TESTE DE ESFORÇO E DIFERENTES MODALIDADES DE TESTE

Agrupamento	*Nº de Estudos*	*Nº Total de Pacientes*	*Sensibilidade*	*Especificidade*	*Prognóstico da Previsão*
Metanálise do TE padrão	147	24.047	68%	77%	73%
Metanálise sem IM	58	11.691	67%	72%	69%
Metanálise dos escores da esteira	24	11.788			80%
Tomografia computadorizada de feixe de elétrons	4	1.631	90%	45%	68%
Cintilografia de tálio	59	6.038	85%	85%	85%
SPECT sem IM	27	2.136	86%	62%	74%
Tálio persantine	11		85%	91%	87%
ECO com esforço	58	5.000	84%	75%	80%
ECO sem esforço	24	2.109	87%	84%	85%
ECO com dobutamina	5	869	88%	4%	86%

DERIVAÇÃO DO ESCORE "SIMPLIFICADO"

Escores simplificados derivados de equações multivariáveis foram desenvolvidos para determinar a probabilidade da doença e o prognóstico. Todas as variáveis foram codificadas com a mesma quantidade de intervalos, de modo que os coeficientes fossem proporcionais. Por exemplo, se 5 é o intervalo escolhido, variáveis de dicotomia são 0, se não presentes, e 5, se presentes. Variáveis contínuas como idade e freqüência cardíaca foram codificadas em 5 grupos associados ao aumento da prevalência da doença. A importância relativa das variáveis selecionadas é óbvia, e o profissional de saúde simplesmente compila as variáveis no escore, multiplica pelo número apropriado e, então, soma os produtos. O cálculo do teste de esforço simples pode ser feito usando-se a Figura 1-3 (52) para os homens e a Figura 1-4 (53) para as mulheres.

Variáveis para homens	Resposta Escolha apenas um por grupo	Soma
Freqüência cardíaca máxima	< 100 bpm = 30 100-129 bpm = 24 130-159 bpm = 18 160-189 bpm = 12 190-220 bpm = 6	☐
Depressão ST no exercício	1-2 mm = 15 > 2 mm = 25	☐
Idade	> 55 anos = 20 40-50 anos = 12	☐
Histórico de angina	Definido/típico = 5 Provável/atípico = 3 Dor não-cardíaca = 1	☐
Hipercolesterolemia?	Sim = 5	☐
Diabetes?	Sim = 5	☐
Angina induzida pelo teste de esforço	Ocorreu = 3 Razão para parar = 5	☐
	Escore total:	☐

< 40 = baixa probabilidade
40-60 = probabilidade intermediária
> 60 = alta probabilidade

FIGURA 1-3 Quadro que pode ser usado para calcular o escore do exercício para homens. (De Raxwal V, Shetler K, Do D, Froelicher V. A simple treadmill score. Chest 2000; 113: 1933-1940.)

Variáveis para mulheres	Resposta (Escolha apenas uma por grupo)	Soma
Freqüência cardíaca máxima (x4)	< 100 bpm = 20 100-129 bpm = 16 130-159 bpm = 12 160-189 bpm = 8 190-220 bpm = 4	☐
Depressão ST no exercício (x2)	1-2 mm = 6 > 2 mm = 10	☐
Idade (x5)	> 65 anos = 25 50-65 anos = 15	☐
Histórico de angina (x2)	Definido/típico = 10 Provável/atípico = 6 Dor não-cardíaca = 2	☐
Fumo? (x2)	Sim = 10	☐
Diabetes? (x2)	Sim = 10	☐
Angina induzida pelo teste de esforço (x3)	Ocorreu = 9 Razão para parar = 15	☐
Estado do estrogênio	Positivo = 5, Negativo = 5	☐
	Escore total:	☐

< 37 = baixa probabilidade
37-57 = probabilidade intermediária
> 57 = alta probabilidade

FIGURA 1-4 Quadro que pode ser usado para calcular o escore do exercício para as mulheres.
(De Morise AP, Lauer MS, Froelicher VF. Development and validation of a simple exercise test score for use in women with symptoms of suspected coronary artery disease. Am Heart J 2002; 144: 818-825.)

PRECISÃO DO PROGNÓSTICO

Alguns resultados dos testes são dicotômicos (normal *versus* anormal, positivo *versus* negativo) em vez de contínuos como um escore. A precisão do prognóstico (positivos verdadeiros mais negativos verdadeiros divididos pela população total estudada) pode ser usada para comparar resultados de teste dicotômicos. Qualquer escore também pode ser tratado como uma variável dicotômica escolhendo-se um ponto de corte. Uma vantagem da precisão prognóstica é que ela fornece uma estimativa do número de pacientes corretamente classificados pelo teste em 100 testados. Contudo, quando a precisão do prognóstico é usada para comparar testes, devem ser consideradas populações com aproximadamente a mesma prevalência da doença. O Quadro 1-5 baseia-se na metanálise publicada e resume a precisão do prognóstico dos testes diagnósticos principais para a DAC disponíveis atualmente (54).

RESUMO DO USO DIAGNÓSTICO DO TESTE DE ESFORÇO

Com pacientes subagrupados de acordo com a administração do betabloqueador iniciado pelo médico que fez o encaminhamento, nenhuma diferença foi encontrada no desempenho do teste em um grupo consecutivo de homens avaliados com relação a uma possível DAC. Apesar de ideal, parece desnecessário, na rotina do teste de esforço, que médicos aceitem o risco de interromper os betabloqueadores antes do teste quando os pacientes exibirem possíveis sintomas de isquemia ou quando o medicamento for utilizado para tratar a hipertensão.

Para obter as melhores características do diagnóstico com o teste de esforço, devem ser consideradas as respostas a testes clínicos e não-ECG. Medidas de ECG computadorizadas e escores de ECG não são superiores à análise visual, mas podem duplicar os resultados de leitores experientes. Escores multivariados usando computadores para fazer os cálculos de equações de regressão logística parecem melhorar significativamente as características do teste.

O resumo das diretrizes está bem estabelecido no que diz respeito ao teste com mulheres: preocupação sobre respostas ST falso-positivas podem ser objetivadas através da avaliação cuidadosa da probabilidade pós-teste e do uso seletivo de um teste de aquisição de imagem de esforço antes de prosseguir para uma angiografia.

Uso Prognóstico do Teste de Esforço

DIRETRIZES DE ACC/AHA PARA O USO PROGNÓSTICO DO TESTE PADRÃO

Indicações para o teste de esforço na avaliação do risco e no prognóstico em pacientes com sintomas ou histórico anterior de DAC:

Classe I (Definitivamente apropriado). Condições para as quais exista evidência e/ou concordância geral de que o teste de esforço padrão seja útil e auxilie na avaliação do risco e no prognóstico em pacientes com sintomas ou com histórico anterior de DAC.

1. Pacientes submetidos à avaliação inicial com DAC suspeitada ou confirmada. Exceções específicas estão observadas abaixo na classe IIb.
2. Pacientes com DAC suspeitada ou confirmada previamente avaliados, com modificação significativa no estado clínico.

Classe IIb (Pode ser apropriado). Condições para as quais exista evidência conflitiva e/ou divergência de opinião de que o teste de exercício padrão seja útil e auxilie na avaliação do risco e no prognóstico em pacientes com sintomas ou um histórico anterior de DAC, mas em que a utilidade/eficácia esteja menos estabelecida.

1. Pacientes que demonstram as seguintes anormalidades ECG:
   - Síndrome de pré-excitação (Wolff-Parkinson-White).
   - Ritmo ventricular eletronicamente controlado.
   - > 1 mm de depressão ST em repouso.
   - Bloqueio completo do ramo esquerdo.
2. Pacientes com curso clínico estável que se submetem a monitoramento periódico para conduzir o tratamento.

Classe III (Não apropriado). Condições para as quais exista evidência e/ou concordância geral de que o teste de esforço padrão não seja útil nem auxilie na avaliação do risco e no prognóstico em pacientes com sintomas de histórico anterior de DAC e em alguns casos pode ser prejudicial.

Pacientes com co-morbidade grave que provavelmente limita a expectativa de vida e/ou os candidatos à revascularização.

ESCORE E NOMOGRAMA DE ESTEIRA DE DUKE

Mark *et al.* estudaram 2.842 pacientes consecutivos que se submeteram à cateterização cardíaca e ao teste de esforço e cujos dados foram colocados no sistema computadorizado de informação médica de Duke (55). O acompanhamento médio para a população de estudo foi de 5 anos e 98% de conclusão. Todos os pacientes foram submetidos a um teste de esforço com protocolo de Bruce e tiveram registrados os resultados do ECG padrão. Foi avaliado o índice de angina na esteira com um valor de 0, se a angina estivesse ausente; 1, se a angina típica ocorresse durante o exercício, e 2, se a angina tivesse sido a razão pela qual o paciente interrompeu o exercício. Antes do teste, 54% dos pacientes tinham tomado propanolol e 11% tinham tomado digoxina. As medidas ST consideradas foram a soma da maior rede de depressão e elevação de ST, a soma dos deslocamentos ST em todos as 12 derivações de ECG, a quantidade de direções mostrando deslocamento ST de 0,1 mV ou mais, e o produto do número de derivações mostrando deslocamento ST e o maior deslocamento ST isolado em qualquer direção. Este nomograma e um exemplo são mostrados na Figura 1-5.

Com base nos dados clínicos e do teste de esforço, os pacientes com sinais e sintomas de DAC podem ser classificados em categorias de alto e baixo riscos. A última deve ser considerada claramente para a cateterização cardíaca, enquanto a primeira não, a menos que seus sintomas determinem algo em contrário. O problema situa-se em justificar a intervenção para melhorar a sobrevida de pacientes cujos sintomas estejam satisfatoriamente tratados clinicamente. Nosso estudo demonstra que indicadores clínicos simples podem estratificar esses pacientes com DAC estável dentro de grupos de alto e baixo riscos. A cateterização cardíaca não é necessária na grande parte desses pacientes. Em nossa população VA, consideramos um histórico de insuficiência cardíaca congestiva ou administração de digoxina e as respostas a 3 testes de esforço como os preditores mais importantes de morte cardiovascular (56). O julgamento clínico deve ser aplicado para decidir se a intervenção provavelmente melhorará a sobrevida em nossos pacientes de alto risco. As equações preditivas VA e DUKE parecem ser as melhores e representam o que há de melhor atualmente em termos de prognóstico.

FREQÜÊNCIA DE RECUPERAÇÃO CARDÍACA

A FC, em geral, cai rapidamente ao final de um turno de exercícios progressivos. Enquanto a taxa da queda na FC está relacionada ao condicionamento físico, mais recentemente ela mostrou-se como inversamente relacionada com a sobrevida (57). Em geral, o declínio na freqüência cardíaca de menos de 20 bpm^{-1} no 1° ou 2° minutos de recuperação está associado ao risco aumentado de morte (58).

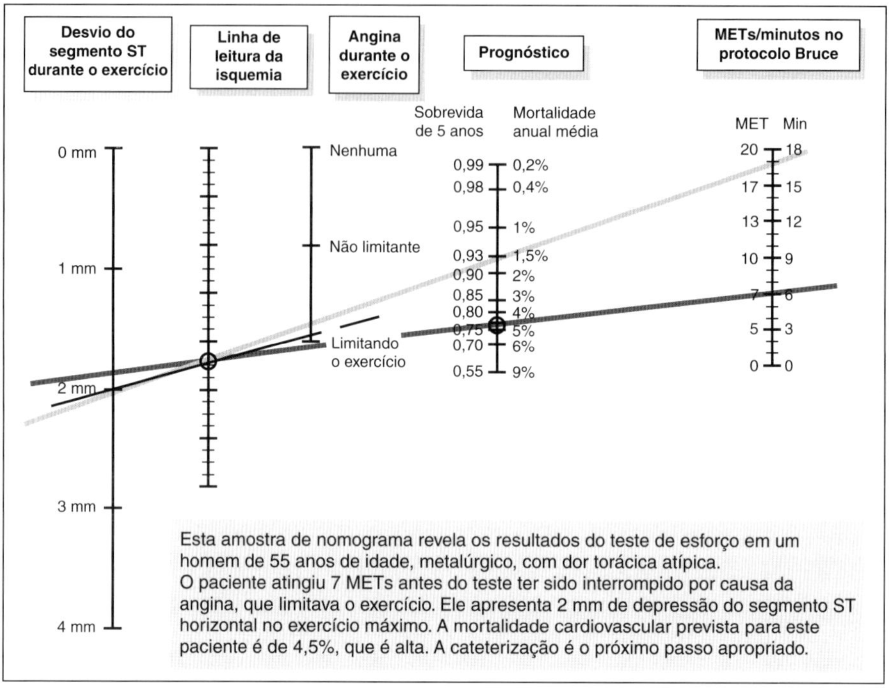

FIGURA 1-5 Nomograma do escore da esteira de DUKE com um exemplo. A *linha cinza* demonstra como o prognóstico pode ser melhorado pela maior capacidade de se exercitar com as mesmas outras respostas. A impressão deste gráfico para as diretrizes de ACC/AHA emparelhou as linhas verticais, arruinando por completo as estimativas prognósticas.

Implicações Legais do Teste de Esforço

Os aspectos legais do teste de esforço incluem várias considerações. Estabelecer uma boa comunicação entre o examinador e o paciente antes e depois do teste de esforço deve ser a primeira consideração. Um teste não deve ser executado sem primeiro se obter o consentimento informado do paciente, de preferência por escrito. O paciente deve estar ciente dos riscos e benefícios potenciais de qualquer procedimento. Mesmo se o teste for cuidadosamente realizado, um examinador pode ser considerado responsável por um efeito colateral maior, se o consentimento não tiver sido obtido inicialmente. Pode-se pressupor que o paciente não se submeteria ao procedimento se estivesse consciente dos riscos associados. Após a conclusão do teste, o médico é responsável pela rápida interpretação e consideração das implicações do teste. A comunicação desses resultados ao paciente é essencial, e conselhos sobre ajustes do estilo de vida devem ser fornecidos sem demora. Essa deve ser a preocupação principal para que um evento indesejável não ocorra em decorrência dessa demora.

A segunda consideração deve ser a adesão a padrões apropriados de cuidado durante o teste. Cada teste deve ser precedido por um exame físico e um ECG executado pelo médico supervisor ou pelo que realizou o encaminhamento. O teste deve ser executado apenas por profissionais cuidadosamente treinados na administração de testes de esforço, no reconhecimento de sinais e sintomas que podem surgir e em ressuscitação cardiopulmonar. O paciente deve ser instruído a relatar os sintomas (p. ex., angina ou tonteira) que possam requerer a interrupção definitiva do teste. Um médico treinado em teste de esforço e em ressuscitação deve estar prontamente acessível durante o teste para decidir pela interrupção. Equipamento de ressuscitação e medicamentos devem estar sempre disponíveis.

O propósito deste capítulo é fornecer uma visão global dos inúmeros fatores do teste de esforço. O leitor é direcionado a várias outras referências para uma revisão mais extensiva (10,59,60).

Resumo

- Os resultados dos testes de esforço padrões são fortemente influenciados pela condição do sistema de transporte de oxigênio do indivíduo. Esse sistema é governado por fatores que incluem freqüência cardíaca, volume de ejeção, ventilação, volume corrente e a razão entre a perfusão alveolar e a pulmonar.
- As aplicações clínicas do teste de esforço são muitas e variadas. Dois usos comuns incluem prognóstico e aplicações diagnósticas. Cada uma é controlada por diretrizes específicas estabelecidas pela ACC, AHA e ACSM.
- Existe uma quantidade de contra-indicações com relação às quais o administrador do teste deve estar ciente. A falha ao observar uma contra-indicação crítica pode resultar em complicações.
- Há uma quantidade de diferentes tipos de exercícios que um teste de esforço pode envolver. A condição e as necessidades especiais do indivíduo que está sendo testado devem ser levadas em consideração ao se determinar qual tipo será utilizado.
- Há diretrizes específicas que devem ser seguidas ao se preparar um paciente para um teste de esforço e uma série de precauções quanto à segurança que devem ser tomadas. Como ocorre com o tipo de exercício utilizado, o tipo de protocolo utilizado deve considerar a condição e as necessidades especiais do indivíduo que está sendo testado.
- A análise precisa do segmento ST é de crucial importância quanto à interpretação dos resultados. Existem diretrizes específicas que devem ser seguidas na análise.
- Uma série de padrões específicos para os estudos diagnósticos do desempenho no teste foi desenvolvida, e ela deve ser seguida.
- Como ocorre com o prognóstico do teste de esforço, com base em dados clínicos e no teste de esforço, os pacientes com sinais e sintomas de DAC podem ser classificados dentro de categorias de alto e baixo riscos. Além disso, a freqüência de recuperação cardíaca foi mostrada como relacionada à mortalidade.

SEÇÃO I

REFERÊNCIAS BIBLIOGRÁFICAS

1. Wasserman K, Whipp BJ. Exercise physiology in health and disease. Am Rev Respir Dis 1975; 112: 219-227.
2. Saltin B, Rowell LB. Functional adaptations to physical activity and inactivity. Fed Proc 1980; 39: 1506-1513.
3. Gonzalez-Alonso J, Calbet J. Reductions in systemic muscle blood flow and oxygen delivery limit maximal aerobic capacity in humans. Circulation 2003; 107: 824-830.
4. Bar-Or O, Buskirk ER. The cardiovascular system and exercise. In: Johnson WR, Buskirk ER, eds. Science and Medicine of Exercise and Sport. 2nd ed. New York: Harper & Row, 1974.
5. Michell JH, Wildenthal K. Static (isometric) exercise and the heart: physiological and clinical considerations. Annu Rev Med 1974; 25: 369-376.
6. Mitchell JH, Payne FC, Saltin B, The role of muscle mass in the cardiovascular response to static contractions. J Physiol (Lond) 1980; 309: 45-54.
7. Åstrand PO, Ekblom B, Saltin B, Intra-arteiral blood pressure during exercise with different muscle groups. J Appl Physiol 1965; 20: 253-260.
8. Goldschlager N, Cohn K, Goldschlager A. Exercise-related ventricular arrhythmias. Mod Concepts Cardiovasc Dis 1979; 48: 67-72.
9. Sivarajan ES, Lerman J, Mansifield LW, Progressive ambulation and treadmill testing of patients with acute myocardial infarction during hospitalization: a feasibility study. Arch Phys Med Rehabil 1977; 58: 241-252.
10. Froelicher VF, Myers J. Exercise and the Heart. 4th ed. Philadelphia: Saunders/Mosby Year Book Medical Publishers, 1999.
11. De Busk R, Pitts W, Haskell WL, Comparison of cardiovascular responses to static-dynamic effort and dynamic effort alone in patients with chronic ischemic heart disease. Circulation 1979; 59: 977-984.
12. Haissly J, Messin R, Degre S, Comparative response to isometric (static) and dynamic exercise tests in coronary disease. Am J Cardiol 1974; 33: 791-796.
13. Kerber RE, Miller RA, Najjar SM, Myocardial ischemic effects of isometric, dynamic and combined exercise in coronary artery disease. Chest 1975: 67: 388-394.
14. Atkins JM, Mathew OA, Blomqvist CG, Incidence if arrhythmias induced by isometric and dynamic exercise. Br Heart J 1976; 38: 465-471.
15. De Busk R, Valdez R, Houston N, Cardiovascular responses to dynamic and static effort soon after myocardial infarction. Circulation 1978; 58: 368-377.
16. De Backer G, Jacobs DR Jr., Prineas RJ, Ventricular premature beats: screening and induction tests in normal men. Cardiology 1980; 65: 23-30.
17. Balady GJ, Weiner DA, Rothendler JA, Arm exercise–thallium imaging testing for the detection of coronary artery disease. J Am Coll Cardiol 1987; 9: 84-93.
18. Fletcher GF, Lloyd A, Waling JF, Exercise testing in patients with musculoskeletal handicaps. Arch Phys Med Rehabil 1988; 69: 123-129.
19. Glaser RM, Sawka MN, Brune MF, Physiological responses to maximal effort wheelchair and arm crank ergometry. J Appl Physiol 1980; 48: 1060-1064.
20. Lazarus B, Cullinane E, Thompson PD. Comparison of the results and reproducibility of arm and leg exercise tests in men with angina pectoris. Am J Cardiol 1981; 47: 1075-1079.
21. Schwade J, Blomqvist CG, Shapiro W. A comparison of the response to arm and leg work in patients with ischemic heart disease. Am Heart J 1977; 94: 203-210.
22. Sawka MN. Upper body exercise: physiology and practical considerations. Med Sci Sports Exerc 1989; 21: S119-125.
23. Cropp GJ. The exercise bronchoprovocation test: standardzation of procedures and evaluation of response. J Allergy Clin Immunol 1979; 64: 627-635.

24. Niederberger M, Bruce RA, Kusumi F, Disparities in ventilatory and circulatory responses to bicycle and treadmill exercise. Br Heart J 1974; 36: 377-382.
25. Wicks JR, Sutton JR, Oldridge NB, Comparison of the electrocardiographic changes induced by maximum exercise testing with treadmill and cycle ergometer. Circulation 1978; 57: 1066-1070.
26. Bevegård S, Holmgren A, Jonsson B, The effect of body position on the circulation at rest and during exercise, with special reference to the influence to the influence on the stroke volume. Acta Physiol Scand 1960; 49: 279-286.
27. Lear JL. Effect of exercise position during stress testing on cardiac and pulmonary thallium kinetics and accuracy in evaluation of coronary artery disease. J Nucl Med 1986; 27: 788-795.
28. Wetherbee JN, Bamrah VS, Ptacin MJ, Comparison of ST segment depression in upright treadmill and supine bicycle exercise testing. J Am Coll Cardiol 1988; 11: 330-337.
29. Åstrand PO. Quantification of exercise capability and evaluation of physical capacity in man. Prog Cardiovasc Dis 1976; 19: 51-60.
30. Shepard RJ, Allen C, Benade AJ, The maximum oxygen intake. Bull WHO 1968; 38: 757-764.
31. American College of Sports Medicine. Guidelines for Graded Exercise Testing and Exercise Prescription. 6th ed. Philadelphia: Lippincott Williams & Wilkins, 2000.
32. Subcommittee on Exercise Testing. Guidelines for exercise testing: a report of the American College of Cardiology/American Heart Association Task Force on Assessment of Cardiovascular Procedures. J Am Coll Cardiol 1986; 8: 725-730.
33. Rochmis P, Blackburn H. Exercise tests: a survey of procedures, safety, and litigation experience in approximately 170,000 tests. JAMA 1971; 217: 1061-1066.
34. Gibbons L, Blair SN, Kohl HW, The safety of maximal exercise testing. Circulation 1989; 80: 846-852.
35. Andersen KL, Shephard RJ, Denolin H, Fundamentals of Exercise Testing. Geneva: World Health Organization, 1971.
36. Atterhog J, Jonsson B, Samuelsson R. Exercise testing in Sweden: a survey of procedures. Scand J Clin Invest 1979; 39: 87-93.
37. Stuart RJ, Ellestad MH. National survey of exercise stress testing facilities. Chest 1980; 77: 94-101.
38. Callaham PR, Froelicher VF, Klein J, Exercise induced silent ischemia: age, diabetes mellitus, previous myocardial infarction and prognosis. J Am Coll Cardiol 1989; 14: 1175-1182.
39. Froelicher VF, Brammell H, Davis G, A comparison of three maximal treadmill exercise protocols. J Appl Physiol 1974; 36: 725-734.
40. Tonino RP, Driscoll PA. Reliability of maximal and submaximal parameters of treadmill testing for the measurement of physical training in older persons. J Gerontol 1988; 43: M101-104.
41. Pina IL, Karalis DG. Comparison of four exercise protocols using anaerobic threshold measurement of functional capacity in congestive heart failure. Am J Cardiol 1990; 65: 1267-1271.
42. Lachterman B, Lehmann KG, Abrahamson D, Froelicher VF. "Recovery only" ST-segment depression and the predictive accuracy of the exercise test. Ann Intern Med 1990; 112: 11-16.
43. Yang JC, Wesley RC, Froelicher VF. Ventricular tachycardia during routine treadmill testing: risk and prognosis. Arch Intern Med 1991; 151: 349-353.
44. Gibbons RJ, Balady GJ, Bricker JT, ACC/AHA 2002 guideline update for exercise testing: a report of the American College of Cardiology/American Heart Association Task Force in Practice Guidelines, (Committee on Exercise Testing). Circulation 2002; 106: 1883-1892.

45. Reid M, Lachs M, Feinstein A. Use of methodological standards in diagnostic test research. JAMA 1995; 274: 645-651.
46. Froelicher VF, Lehmann KG, Thomas R, The electrocardiographic exercise test in a population with reduced workup bias: diagnostic *performance*, computerized interpretation, and multivariable prediction. Veterans Affairs Cooperative Study in Health Services #016 (QUEXTA) Study Group. Quantitative exercise testing and angiography. Ann Intern Med 1998; 128 (12 Pt 1): 965-974.
47. Gianrossi R, Detrano R, Froelicher VF, Exercise–induced ST depression in the diagnosis of coronary artery disease: a meta-analysis. Circulation 1989; 80: 87-98.
48. Morise A, Diamond GA. Comparisons of the sensivity and specificity of exercise electrocardiography in biased and unbiased populations of men and women. Am Heart J 1995; 130: 741-747.
49. Fleischmann KE, Hunink MG, Kuntz KM, Exercise echocardiography or exercise spect imaging: a meta-analysis of diagnostic test *performance*. JAMA 1998; 280: 913-920.
50. Yamada H, Do D, Froelicher VF, Review of studies utilizing multi-variable analysis of clinical and exercise test data to predict angiographic coronary artery disease. 1997; 39: 457-481.
51. Shaw LJ, Peterson ED, Shaw LK, Use of a prognostic treadmill score in identifying diagnostic coronary disease subgroups. Circulation 1998; 98: 1622-1630.
52. Raxwal V, Shetler K, Do D, Froelicher VF. A simple treadmill score. Chest 2000; 113: 1933-1940.
53. Morise AP, Lauter MS, Froelicher VF. Development and validation of a simple exercise test score for use in women with symptoms of suspected coronary artery disease. Am Heart J 2002; 144: 818-825.
54. O'Rourke RA, Brundage BH, Froelicher VF, American College of Cardiology/American Heart Association expert consensus document on electron-beam computed tomography for the diagnosis and prognosis of coronary artery disease. J Am Coll Cardiol 2000; 36: 326-340.
55. Mark DB, Hlatky MA, Harrell FE, Exercise treadmill score for predicting prognosis in coronary artery disease. Ann Intern Med 1987; 106: 793-800.
56. Morrow K, Morris CK, Froelicher VF, Prediction of cardiovascular death in men undergoing noninvasive evaluation for CAD. Ann Intern Med 1993; 118: 689-695.
57. Cole CR, Blackstone EH, Pashkow FJ, Heart-rate recovery immediately after exercise as a predictor of mortality. N Engl J Med 1999; 341: 1351-1357.
58. Shetler K, Marcus R, Froelicher VF, Heart rate recovery: validation and methodologic issues. J Am Coll Cardiol 2001; 38: 1980-1987.
59. Atwood JE, Exercise testing in patients with aortic stenosis. Chest 1988; 93: 1083-1089.
60. Fletcher GF, Froelicher VF, Hartley LH, Exercise standards. A statement for health professionals from the American Heart Association. Circulation 1990; 82: 2286-2293.

SITES DA INTERNET

Divisão de cardiologia no VA Palo Alto Health Care System
http: //www.cardiology.org

Associação Americana do Coração
http: //www.americanheart.org

Universidade Americana de Cardiologia
http: //www.acc.org

Universidade Americana de Medicina do Esporte
http: //www.acsm.org

2

Princípios Gerais da Prescrição de Exercícios

James S. Skinner

De acordo com o American College of Sports Medicine (ACSM), uma prescrição de exercício é "o processo pelo qual um regime de atividade física recomendado a uma pessoa é delineado de maneira sistemática e individualizada" (1). Este capítulo destaca alguns dos conhecimentos necessários e os componentes básicos de bons programas, bem como os princípios e fatores gerais a serem considerados na prescrição do exercício de "maneira sistemática e individualizada".

Conhecimento Geral

Médicos e supervisores de exercícios encontram variações na motivação, atitude e respostas ao exercício em qualquer grupo de indivíduos com que eles deparam e aconselham. Essas variações podem ocorrer por causa de fatores como idade, estado da saúde, raça, classe social, herança genética, objetivos pessoais e experiência anterior. Portanto, médicos e profissionais da saúde envolvidos precisam estar instruídos sobre muitos fatores e o potencial de cada um na modificação da prescrição de exercícios.

FISIOLOGIA DO EXERCÍCIO

É necessária uma boa compreensão da fisiologia do exercício para prescrever programas de exercício individualizados. Esse conhecimento inclui fatores como exercício em condição estável, eficiência, fontes de energia e mecanismos de produção de energia; diferenças e similaridades entre quilocalorias e equivalentes metabólicos (METs); e a relação entre trabalho executado e aporte de oxigênio ($\dot{V}O_2$) ou freqüência cardíaca (FC). A pessoa que prescreve o exercício deve saber também como as prescrições podem ser afetadas pelas características específicas de uma atividade, *i. e.*, se é estático ou dinâmico, breve ou prolongado, intermitente ou contínuo, e se é feito com os braços ou as pernas ou na posição supina, sentado ou em pé. Presume-se que o leitor possua esse conhecimento, na medida em que ele é a base para um importante aspecto na prescrição de exercícios – a medida e a quantificação do exercício.

EFEITOS DA IDADE, GÊNERO E AMBIENTE

A idade fisiológica (funcional) é mais importante do que a idade cronológica no tipo de atividade escolhida, mas a idade é um fator de risco por si mesma e deve ser considerada. Fisiologicamente existe pouca diferença nos mecanismos usados por homens e mulheres para responder ao exercício ou para adaptar-se ao treinamento. Quaisquer diferenças provavelmente serão mais quantitativas (parcialmente relacionadas ao tamanho do corpo). Existem também diferenças nos tipos de exercícios que homens e mulheres selecionam. Como o ambiente (calor, frio, poluição e altitude) pode afetar a capacidade de executar o exercício, pode também modificar uma prescrição de exercícios. Cada um desses fatores, discutidos em mais detalhes nos capítulos subseqüentes, pode modificar a seleção e o desempenho nas atividades.

CONHECIMENTO SOBRE SAÚDE E CONDICIONAMENTO FÍSICO

Estado da Saúde

O exercício pode ser contra-indicado para algumas pessoas que possuem certas doenças ou condições médicas. Para uma informação mais detalhada relacionada com indivíduos a serem avaliados e sobre os testes a serem executados, o leitor conta com outros capítulos e publicações da ACSM, da American Association of Cardiovascular and Pulmonary Rehabilitation, e de outras organizações (2-5). Se houver alguma dúvida sobre o estado de saúde de um indivíduo, deve ser feito um exame médico pormenorizado, em especial para pessoas que planejam aumentar significativamente seu nível de atividade. O estado musculoesquelético é tão importante quanto a saúde respiratória cardiovascular, porque os problemas ortopédicos são comuns em adultos e constituem uma razão principal de por quê os participantes desistem nos estágios iniciais de um programa de exercícios. O estado de saúde de uma pessoa influencia também a freqüência, intensidade, duração, o tipo e a progressão do exercício.

Perfil do Condicionamento Físico

Após um exame médico ter sido executado naqueles indivíduos com possíveis riscos, pode ser proporcionado um perfil de condicionamento físico pormenorizado. Esse perfil pode incluir variáveis como composição corporal, capacidade de trabalho físico, respostas à série de trabalhos totais submáximos executados (TTEs), flexibilidade, força e resistência muscular, bem como informações sobre as necessidades, os interesses e objetivos de cada pessoa. Conforme detalhado a seguir, as pessoas que são mais ativas e condicionadas tendem a estar preparadas para o exercício mais freqüentemente, em intensidades mais altas e por períodos mais prolongados (*i.e*, elas realizam mais o exercício total) e provavelmente irão progredir com mais rapidez.

Saúde e Condicionamento Físico

Avaliar o condicionamento físico e a saúde dos indivíduos e as consultas subseqüentes com eles sobre seus resultados pode ser uma ferramenta útil para se ensinar sobre os benefícios e riscos do exercício e para motivar as pessoas a iniciarem ou a darem segmento ao exercício. Objetivos específicos e razoáveis podem, então, ser propostos para cada indivíduo. Informações sobre o estado de saúde da pessoa e a resposta ao exercício formam a base para a prescrição de um programa de exercícios seguro e efetivo. Outro fator importante, o prazer, pode ser promovido pela compreensão das necessidades, dos interesses e objetivos do indivíduo. Assim, é necessária uma abordagem abrangente para promover participação regular e continuada em programas seguros, efetivos e agradáveis.

Necessidade da Prescrição de Exercícios

Uma vez que a capacidade funcional, o estado médico e os interesses de um indivíduo são conhecidos, podem ser realizadas prescrições individualizadas de exercícios. O médico ou educador físico deve definir os propósitos principais do programa de exercício e conseqüentemente planejarem-no. Entretanto, como as razões para a prática de exercícios podem variar, podem igualmente variar a precisão do teste de esforço e a prescrição dos exercícios.

Como sugerido por Balke (6), apenas 2 categorias de pessoas precisam de prescrições cuidadosas e precisas: atletas e aqueles que possuem uma doença ou condição médica que afete adversamente sua capacidade de exercitar-se (p. ex., doença arterial coronariana, artrite ou enfisema). A Figura 2-1 é uma representação esquemática da necessidade de precisão na prescrição de exercícios para diferentes tipos de indivíduos de acordo com suas razões para a prática de exercícios.

Embora saúde, diversão e condicionamento físico possam ser resultados do treinamento intenso, o objetivo primário da maioria dos atletas é melhorar seu desempenho. O educador físico está mais envolvido do que o médico com esse tipo de pessoa. Esse supervisor deve determinar as características específicas da atividade na qual o atleta compete, decidir sobre a importância relativa dos fatores fisiológicos pertinentes e projetar um programa detalhado preparado especificamente para desenvolver aqueles fatores em particular, de modo que os atletas possam ter um desempenho o mais próximo possível de seu potencial genético.

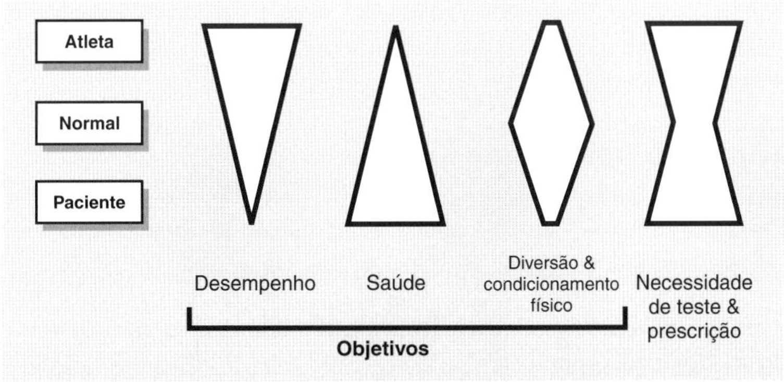

FIGURA 2-1 Objetivos e necessidade de teste preciso e de prescrição de exercícios em diferentes tipos de pessoas.

Na outra extremidade desse *continuum* de condicionamento físico, pessoas limitadas pela doença ou aquelas com uma condição médica que afeta sua capacidade de exercitarem-se estão provavelmente mais interessadas em melhorar sua saúde. Diversão e condicionamento físico geralmente são secundários, e o desempenho por si só é menos importante. O médico está mais envolvido com essas pessoas em virtude da natureza médica de seus problemas e porque eles precisam de orientação sobre como melhorar suas reservas funcionais e possivelmente neutralizar degenerações adicionais.

Além disso, medicações podem afetar as respostas ao exercício e ao treinamento. Os pacientes não precisam apenas de prescrições para saber os tipos de exercício a enfatizar e evitar, eles podem ter que se exercitar sob variados graus de supervisão. Parece que as pessoas com saúde e condicionamento físico abaixo da média freqüentemente são aquelas que *(a)* precisam se exercitar mais, *(b)* fazem menos, *(c)* são menos motivadas a exercitarem-se, *(d)* possuem mais problemas e limitações quando realizam o exercício, *(e)* precisam de maior orientação e *(f)* têm sido menos estudadas (7).

Entre esses 2 extremos estão as pessoas "normais". Diversão e condicionamento físico geralmente são as razões principais para exercitarem-se, embora o desempenho, a saúde e aparência possam ser considerações importantes. Muitas vezes, o estado da saúde desse grupo não é conhecido, *i.e*, eles podem não ter sinais ou sintomas e podem não saber ou não reconhecer quaisquer limitações. Apenas quando pessoas normais migram para uma ou outra extremidade desse *continuum* é que elas precisam de mais assistência. Em outras palavras, quanto mais fatores de risco esses adultos aparentemente saudáveis possuem, quanto mais tempo eles permaneceram inativos, quanto mais sedentários eles estiveram, ou quanto mais eles desejarem competir, mais importante será a necessidade de um teste de esforço e de prescrições precisas. Contudo, se presume que esses indivíduos são saudáveis, a precisão raramente é necessária e os princípios gerais do exercício e do treinamento são adequados. A maior parte dessas pessoas seleciona atividades que lhes são agradáveis ou que lhes permitam ter interações sociais, recreacionais ou competitivas.

O aspecto importante a lembrar é que os mesmos princípios do treinamento aplicam-se a todas as pessoas. Modificações geralmente estão associadas à ausência ou à presença de restrições médicas ou contra-indicações, tipos de atividades a serem enfatizadas ou evitadas, ao nível inicial de condicionamento físico, à intensidade da participação e à freqüência da melhora esperada ou desejada.

Princípios do Treinamento

Nenhum programa ou série de programas é melhor para todas as pessoas ou mesmo para a mesma pessoa ao longo do tempo, na medida em que os interesses, as necessidades, os objetivos e as capacidades mudam. As pessoas respondem, também, de forma diferente ao exercício e adaptam-se de maneiras diferentes ao treinamento. Apesar disso, os programas podem ser individualizados, se as prescrições forem modificadas utilizando os princípios gerais delineados neste capítulo.

O corpo tenta adaptar-se às demandas habituais impostas sobre ele. O treinamento é uma forma de adaptação à estimulação repetida do exercício. Quando uma pessoa não tem dificuldades em se ajustar a essas demandas, a adaptação é considerada completa. Quando as demandas colocadas sobre o corpo são muito grandes ou são aplicadas muito rapidamente, com muita freqüência, ou por muito tempo, a adaptação será incompleta; esse ajuste parcial, geralmente, manifesta-se na forma de fadiga, dolorimento, dor ou lesão.

Os 2 princípios principais do treinamento que se aplicam a todos indivíduos são sobrecarga e especificidade. Relacionados com a sobrecarga estão os princípios de reversibilidade e manutenção (8).

SOBRECARGA

Se o corpo não for solicitado a adaptar-se, ele não o fará. Para a adaptação ocorrer, o corpo e suas várias partes e sistemas devem ser estimulados em níveis mais altos do que os habituais. Um programa de treinamento seguro e eficaz é aquele que sobrecarrega progressivamente o corpo e leva em conta o tempo adequado para a adaptação a cada nível de estimulação. Existe uma quantidade mínima (limiar) de atividade que é efetiva. Existe também um limite superior que pode requerer mais adaptação do que é possível e pode não ser seguro. A chave é encontrar os limites superior e inferior para cada indivíduo. À medida que a pessoa adapta-se a um nível mais alto de atividade, esses limites podem também subir. O limite inferior pode aumentar, porque ele tem que realizar mais para manter seu nível mais alto de condicionamento físico ou desempenho, enquanto que o limite superior pode aumentar, porque ele agora pode trabalhar em intensidades, freqüências ou durações mais altas.

ESPECIFICIDADE

Os efeitos do treinamento são específicos para aquelas partes e sistemas do corpo que estão sobrecarregados. Por exemplo, o levantamento de peso produz hipertrofia e fortalecimento muscular, ao passo que a corrida em distância produz resistência cardiorrespiratória, mas não hipertrofia. A adaptação é específica aos grupos de músculos que são estimulados (p. ex., braços *versus* pernas). A adaptação também é específica para os sistemas produtores de energia que são estimulados. Por exemplo, corridas rápidas estimulam o sistema anaeróbico, corridas em médias distâncias usam uma combinação de energia aeróbica e anaeróbica, e correr maratonas envolve, principalmente, o sistema aeróbico. Em outras palavras, os efeitos do treinamento dependem grandemente das atividades selecionadas. O princípio da especificidade provavelmente é mais importante para pessoas com objetivos específicos (p. ex., perder peso ou correr 10 quilômetros) e torna-se menos importante para aqueles que se exercitam por diversão, para manter a saúde e o condicionamento físico geral.

REVERSIBILIDADE

Como o corpo adapta-se ao seu nível normal de estimulação, as modificações ocasionadas pelo treinamento revertem-se se o indivíduo se tornar mais sedentário. Em outras palavras, os efeitos do treinamento são passageiros e reversíveis. Em oposição à sobrecarga, este princípio afirma que o corpo pode adaptar-se à inatividade.

MANUTENÇÃO

Leva geralmente menos tempo e esforço para se manter um melhor nível de condicionamento físico do que ocorre para atingi-lo. Uma vez que os indivíduos se adaptem a um nível de estimulação e não haja sobrecarga, não é requerida a adaptação adicional . Se estiverem satisfeitos com seu nível atual de condicionamento físico, podem ser capazes de mantê-lo através da continuidade da mesma quantidade de treinamento semanal e até mesmo através de uma ligeira redução do treinamento por breves períodos. Quanto mais alto o nível de condicionamento físico ou de desempenho, mais alta será a quantidade de exercício necessário para mantê-lo.

Componentes Básicos dos Programas de Exercício

Os 5 componentes dos programas de exercício são freqüência, duração, intensidade, tipo de exercício e progressão. O treinamento é produto da freqüência, duração e intensidade do exercício, *i. e.*, a quantidade total de estimulação ou sobrecarga. O tipo de atividade está associado ao princípio da especificidade, como estão a duração e intensidade, porque as atividades de intensidade alta tendem a ser breves e anaeróbicas e as atividades de baixa intensidade tendem a ser prolongadas e aeróbicas.

Com todas as combinações possíveis dos primeiros 4 componentes, o treinamento pode ser geral ou tão específico como desejado. A chave para um bom programa de exercícios é selecionar as atividades que o indivíduo aprecia e que realizará em uma intensidade suficiente, com a duração necessária e em intensidade suficiente para produzir um efeito no treinamento. Para a população geral, a resistência cardiorrespiratória e o controle do peso do corpo são objetivos importantes de um programa de exercícios, seguidos de força, resistência muscular e flexibilidade (9). Com a seleção apropriada das atividades, todos esses objetivos podem ser atingidos.

FREQÜÊNCIA

A pessoa inativa deve exercitar-se de 1 a 3 vezes por semana durante as primeiras semanas para permitir tempo adequado para a adaptação. O exercício não deve ser realizado em dias consecutivos porque as chances de dor muscular, fadiga e possível lesão são maiores durante as primeiras semanas de sobrecarga. Se não houver problemas, a freqüência pode ser gradualmente aumentada para 3 a 4 vezes por semana durante os meses seguintes. O objetivo final deve ser uma freqüência de 3 a 5 vezes por semana, já que essa freqüência está associada a ganhos significativos no condicionamento físico e na perda de gordura do corpo (3).

A freqüência pode ser reduzida após se atingir o condicionamento físico adequado. A quantidade da redução depende primariamente do nível de condicionamento físico que o indivíduo deseja manter. Um atleta treinando diariamente pode estar apto a manter um nível muito alto em 4 a 6 vezes por semana, ao passo que um nível de condicionamento físico abaixo da média pode ser mantido exercitando-se de 1 a 2 vezes por semana. Para a população geral, parece que 3 a 4 vezes por semana é o melhor. O mínimo para manter um bom nível de condicionamento físico é 2 vezes por semana, mas apenas por curtos períodos (p. ex., 2 a 4 semanas) ou o nível de condicionamento físico pode cair (2,3).

DURAÇÃO

Indivíduos sedentários assintomáticos e sintomáticos toleram o exercício de baixa intensidade por longa duração melhor do que eles toleram o exercício de alta intensidade por breves períodos. Eles também têm menor probabilidade de apresentar problemas musculoesqueléticos. Portanto, as sessões de exercício devem durar de 20 a 30 minutos, aumentando-se gradualmente para 40 a 60 minutos. Um programa ideal possui 3 fases: aquecimento (5-10 minutos), sobrecarga (15-40 minutos) e resfriamento (5-10 minutos), para um total de 25 a 60 minutos.

A fase de aquecimento inclui caminhada, corrida lenta, exercícios de alongamento e exercícios moderados para força e resistência muscular. Essa fase permite que o corpo aumente gradualmente seu metabolismo e prepare-se para o exercício mais rigoroso que vem a seguir. Quanto mais velho e sem condicionamento for o indivíduo, mais importante será essa fase, e mais longa ela deverá ser (8).

As atividades durante a fase de sobrecarga devem ser em intensidade que seja segura e efetiva, *i. e.*, elevada o suficiente para fornecer uma sobrecarga, mas não tão alta de modo que seja perigosa ou não possa ser realizada durante 15 a 20 minutos. Uma vez que a pessoa tenha se desenvolvido até esse ponto, a duração mínima da fase de sobrecarga deve ser de 20 minutos; quantidade especialmente importante em programas desenvolvidos para aumentar a potência aeróbica máxima ($\dot{V}O_{2máx}$) e para controlar o peso corporal. Embora 20 minutos sejam considerados por muitos como a duração mínima, existem pesquisas que demonstram que ciclos curtos de treinamento de exercícios de intensidade moderada são igualmente efetivos. De Busk *et al.* (10) descobriram que 3 sessões de 10 minutos por dia eram tão efetivas quanto uma sessão de 30 minutos para melhorar a $\dot{V}O_{2máx}$ de homens de meia-idade. Para muitos indivíduos, períodos curtos de treinamento de exercícios podem encaixar-se melhor dentro de uma agenda cheia do que um período longo único, tornando assim mais fácil o exercício tornar-se parte do estilo de vida de uma pessoa.

A fase de resfriamento deve incluir movimentos lentos, similares àqueles usados no aquecimento. Pessoas menos condicionadas e mais idosas requerem mais tempo de recuperação do exercício. O tempo de resfriamento irá também ser maior se os exercícios de sobrecarga forem difíceis, forem feitos por um período de tempo prolongado, ou forem realizados em um ambiente úmido e quente.

INTENSIDADE

A intensidade do exercício é um fator crítico na prescrição de exercícios e é mais difícil de se ajustar. A duração e a freqüência são valores absolutos que podem ser os mesmos para indivíduos que diferem grandemente no condicionamento físico, ao passo que a intensidade do exercício pode ser absoluta ou relativa. A intensidade do exercício pode ser expressa em termos absolutos (p. ex., TTE em watts [W], velocidade e graduação na esteira, ou METs); isso seria o mesmo para todas as pessoas. A intensidade do exercício pode ser igualmente um termo relativo, *i. e.*, a energia requerida para fazer uma atividade com relação à quantidade máxima de energia que pode ser providenciada aerobicamente; essa intensidade relativa é expressa como uma porcentagem de $\dot{V}O_{2máx}$. Mesmo que 2 pessoas corram na mesma intensidade absoluta (p. ex., 11,2 km/h), o mesmo exercício será relativamente mais extenuante para a pessoa que está menos condicionada. Enquanto que uma prescrição geral de exercícios pode ser proposta utilizando-se intensidades absolutas, uma prescrição mais precisa presume uma determinação ou estimativa do $\dot{V}O_{2máx}$ de um indivíduo, *i. e.*, que um teste de tolerância ao exercício tenha sido realizado.

Durante os 5 a 15 minutos das fases de aquecimento e resfriamento, a intensidade deve ser de 30% a 50% do $\dot{V}O_{2máx}$. Para muitas pessoas, isso representa caminhar marcha de lenta a moderada. Como esse nível de exercício pode ser feito por até 8 horas por dia, ele pode ser facilmente executado durante esses breves períodos. Para sobrecarregar os sistemas cardiorrespiratórios, contudo, a intensidade relativa mínima deve ser mais elevada.

Para pessoas sedentárias com baixo nível de condicionamento físico, foram obtidas melhoras com intensidades de 50% a 60% do $\dot{V}O_{2máx}$ (3). Embora existam sugestões de que o limiar da intensidade esteja em cerca de 40% do $\dot{V}O_{2máx}$ em pessoas sem condicionamento (3), 50% parece ser o limiar para a maioria dos adultos e constitui um bom nível de intensidade durante as primeiras semanas de aumento da atividade.

Se não existirem problemas, a intensidade média durante a fase de sobrecarga pode ser gradualmente aumentada para 60% a 70% e então para 70% a 85%. Em intensidades acima de 90%, o sistema anaeróbico fornece quantidades significativas da energia requerida. A fadiga resultante e o acúmulo de ácido láctico reduzem a duração do exercício para < 15 a 20 minutos. Para a população geral, a intensidade favorável é cerca de 60% a 80% (3,8,9).

De acordo com a ACSM, essa intensidade relativa pode ser inferior (~40% do $\dot{V}O_{2máx}$) em pessoas "um tanto descondicionadas" (3). Contudo, lembre-se de que caminhar requer 3 a 4 METs ou um $\dot{V}O_2$ de 10,5 a 14 mL · kg^{-1} · min^{-1} e pode ser já ~50% do $\dot{V}O_{2máx}$ para aqueles com níveis de condicionamento físico abaixo da média cujo $\dot{V}O_{2máx}$ é 6 a 8 METs ou 21 a 28 mL · kg^{-1} · min^{-1}. Portanto, indivíduos descondicionados e pacientes devem ser encorajados a caminhar em velocidades moderadas na maioria dos dias da semana. O nível de intensidade inferior sugerido pela ACSM também pode não ser aplicado a pacientes nos quais uma intensidade proposta está associada a sinais e sintomas. Como sua segurança é mais importante do que se exercitarem a uma percentagem arbitrária de seu $\dot{V}O_{2máx}$, os pacientes freqüentemente são aconselhados a exercitar-se em intensidades abaixo dos limites de surgimento dos sintomas.

Em especial para aquelas pessoas que acabam de iniciar um programa de exercícios, a intensidade deve ser mantida em nível moderado. Exercícios de alta intensidade têm sido associados a risco de lesão ortopédica, parada cardíaca, anafilaxia, infecção do trato respiratório superior e broncoespasmo induzido pelo exercício mais do que a duração ou a freqüência do exercício (11). Um resultado disso é que as atividades de alta intensidade tendem a estar associadas uma freqüência mais alta de abandono, em especial durante os primeiros meses de treinamento.

Os resultados de estudos epidemiológicos em grande escala sugerem que a participação regular em exercício leve ou moderado reduz o risco de desenvolvimento de doença cardíaca coronariana (12-15). Do mesmo modo, os programas de treinamento que requerem não mais do que 55% da capacidade funcional inicial têm produzido melhoras significativas no $\dot{V}O_{2máx}$ de homens cujos níveis de condicionamento físico iniciais eram baixos (16). É necessário mais pesquisa para se determinar os níveis iniciais para estimular adaptações e para melhorar a saúde.

QUANTIDADE TOTAL DE EXERCÍCIO

O treinamento é o produto da freqüência, duração e intensidade do exercício, *i. e.*, a quantidade total de exercício realizado. O Quadro 2-1 mostra como esses componentes podem ser aumentados para sobrecarregar o sistema aeróbico. Ao aumentar gradualmente 1 ou 2 componentes durante cada período de 2 semanas, uma pessoa sedentária pode adaptar-se em 3 a 4 meses. Dependendo de como cada pessoa reage e sente, a freqüência no qual o total é aumentado pode ser modificada. De maneira curiosa, uma vez que a freqüência, duração e intensidade estejam acima de determinados níveis e a quantidade total de exercício feito por semana seja similar, os efeitos do treinamento aeróbico também são similares (3,9). A importância desse fato é que os programas de treinamento e as sessões dentro desses programas podem variar amplamente e aparentemente ainda produzir resultados similares. Isso é especialmente importante para aquelas pessoas que são ativas por diversão, condicionamento físico e/ou saúde, porque isso significa que elas podem variar suas sessões de exercício de acordo com a temporada do ano, a disponibilidade das instalações ou equipamento, ou seus interesses pessoais. Saber que uma pessoa pode variar o programa e ainda atingir seus objetivos deve ajudá-la a manter seu interesse no exercício e intensificar a aderência ao seu programa de exercícios.

TIPO DE EXERCÍCIO

O trabalho é definido como força vezes distância. Por exemplo, se 132 libras (60 kg) são erguidos a 33 pés (10 m), então 132 × 33 = 5.082 pés-libras, ou 60 × 10 = 600 kg-m de trabalho é realizado. A potência é o trabalho feito por unidade de tempo. Como exemplo, 600 kg-m produzidos em 30 segundos ou 1 minuto é 1.200 e 600 kgM · min^{-1}, respectivamente. Como há ~6 kg-m · min^{-1} em 1 W, o trabalho total executado corresponde a 200 e 100 W.

QUADRO 2-1 EXEMPLO DE SOBRECARGA GRADUAL DURANTE O TREINAMENTO AERÓBICO

	Semana desde o Início do Treinamento							
	0	***2***	***4***	***6***	***8***	***10***	***12***	***14***
Freqüência (sessões/semana)	2	3	3	3	3	4	4	4
Duração (minutos)								
Aquecimento	5	5	6	6	7	7	7	8
Sobrecarga	10	10	15	15	20	20	25	25
Resfriamento	5	5	5	6	6	7	7	7
Total	20	20	26	27	33	34	39	40
Intensidade (% $\dot{V}O_{2máx}$)	50	55	60	60	65	65	70	70

Um determinado trabalho total executado (TTE) requer determinada quantidade de energia, mesmo que a fonte dessa energia possa diferir. Como exemplo, 100 W requer 40% a 50% de $\dot{V}O_{2máx}$ em um jovem do sexo masculino normal, sendo primariamente aeróbico. Por outro lado, 200 W requer 80% a 90% de $\dot{V}O_{2máx}$ para a mesma pessoa, uma parte da qual é proveniente de fontes anaeróbicas.

A mesma quantidade de quilocalorias são necessárias para correr 16 km, quer a pessoa corra os 16 km em um dia ou corra 1,6 km por dia durante 10 dias. A velocidade da corrida possui pouco efeito sobre o gasto total de energia por quilômetro, *i. e.*, a mesma quantidade de energia é requerida para correr cada quilômetro, mesmo que a intensidade ou TTE variem com a velocidade. Assim, a quantidade total de trabalho realizado (neste caso, distância percorrida) é mais importante para a perda de peso, ao passo que o TTE (neste caso, velocidade da corrida) é mais importante para o treinamento, porque afeta a intensidade e a duração do exercício e a estimulação relativa dos sistemas aeróbicos e anaeróbicos.

Para sobrecarregar especificamente o sistema aeróbico, é melhor utilizar atividades prolongadas, contínuas e de intensidade moderada que envolvam contrações rítmicas de grandes grupos musculares. Força e velocidade tendem a serem anaeróbicas e são mais bem desenvolvidas através de atividades breves, intermitentes e de alta intensidade.

PROGRESSÃO DO EXERCÍCIO

Com relação aos participantes, quanto mais idosos forem, quanto mais tempo permaneceram sedentários e quanto mais limitações apresentem, mais lenta deve ser a freqüência da progressão na quantidade total do exercício realizado por semana (freqüência × duração × intensidade). Os objetivos principais ao se iniciar um programa de exercícios são evitar lesões, permitir que os participantes tolerem e adaptem-se a cada aumento da atividade e tornar o exercício parte de seu estilo de vida. Uma vez que os participantes tenham se ajustado ao programa regular (p. ex., semana 8 no Quadro 2-1), um bom método empírico é aumentar a quantidade total de exercícios realizados por semana em não mais do que 10%. Isso pode ser feito através da manutenção de 2 fatores constantes e aumentar ligeiramente o 3º fator (p. ex., manter a freqüência e a intensidade enquanto se aumenta a duração).

No início do programa de exercícios, é importante para cada indivíduo determinar uma quantidade de pequenos passos em direção a objetivos realistas que possam ser avaliados periodicamente. Os participantes também devem ser instruídos a prestar atenção em como eles estão se sentindo, de modo que possam rastrear sinais e sintomas que sugiram a interrupção do exercício ou a necessidade de outra avaliação antes de continuarem com o programa.

Refinamentos e Individualização dos Programas de Exercício

NÍVEL DE CONDICIONAMENTO FÍSICO

Pessoas idosas, menos condicionadas, menos saudáveis e menos ativas geralmente apresentam mais problemas quando começam um programa de exercícios. Como observado anteriormente, a intensidade relativa do exercício geralmente é expressa como uma porcentagem da capacidade funcional de cada pessoa (p. ex., % $\dot{V}O_{2máx}$). Contudo, a porcentagem de um $\dot{V}O_{2máx}$ que determinada pessoa pode sustentar por determinada duração é um tanto variável e está associada ao nível de condicionamento físico e à herança genética (17). Por exemplo, atletas de resistência bem treinados podem muitas vezes exercitar-se de 80% a 90% de $\dot{V}O_{2máx}$ durante 2 horas, ao passo que indivíduos inativos, bem menos condicionados, podem cansar-se após apenas 5 a 15 minutos nessas mesmas intensidades relativas (18). Por essa razão, Balke sugeriu uma escala progressiva para prescrever intensidades de treinamento médias: Intensidade média (%$\dot{V}O_{2máx}$) = (60 + $\dot{V}O_{2máx}$ em METs)/100 (6). De acordo com essa escala, pessoas sedentárias com um máximo de 10 METs devem exercitar-se em (60 + 10)/100 = 70% de sua capacidade, ou 7 METs, enquanto que atletas de resistência com um máximo de 20 METs devem trabalhar a (60 + 20)/100 = 80%, ou seja, 16 METs.

Outro método para estimar a intensidade do exercício e para possivelmente equacionar o estímulo do exercício entre pessoas com diferentes níveis de condicionamento físico está disponível. Esse método utiliza o conceito do limiar lactato (LL), que é identificado pelo TTE, no qual os níveis de lactato do sangue aumentam marcadamente. Como a ventilação aumenta também no nível ou nesse mesmo TTE, o limiar ventilatório também pode ser usado. Esses limiares ocorrem geralmente de 50% a 90% do $\dot{V}O_{2máx}$, com as porcentagens mais altas sendo mais predominantes em atletas de resistência bem treinados. Se uma pessoa presumir que o TTE associado a esse limiar represente um estímulo similar para a mudança na homeostase celular, então o exercício que requer o mesmo $\dot{V}O_{2máx}$ pode produzir uma estimulação diferente nas pessoas com valores de $\dot{V}O_{2máx}$ similares, mas com limiares diferentes (18). Como exemplo, Baldwin *et al.* (19) submeteram homens treinados e destreinados a exercícios com intensidades relativas ao seu $\dot{V}O_{2máx}$ e com seu LL. Eles descobriram que homens destreinados apresentavam lactato plasmático e freqüência cardíaca significativamente maiores em 70% do $\dot{V}O_{2máx}$, mas valores similares em LL de 95%.

O limiar ventilatório pode ser usado para monitorar a intensidade usando, assim, o denominado teste da conversa. Se a intensidade do exercício estiver abaixo do limiar, então a pessoa pode falar enquanto se exercita. Contudo, uma vez que o limiar seja excedido, então a ventilação aumenta marcadamente e fica mais difícil falar. Ajustando a intensidade do exercício para o ponto ou ligeiramente acima do ponto no qual a ventilação sobe, uma pessoa pode, geralmente, exercitar-se durante 20 a 30 minutos.

Embora atletas bem treinados possam e devam treinar regularmente em porcentagens mais altas de seu máximo, indivíduos sedentários e menos condicionados encontram-se melhor trabalhando em intensidades de baixa a moderada, por períodos de tempo mais longos, em especial durante a parte inicial de seu programa.

CONTROLE DA INTENSIDADE

A intensidade de um programa de exercício deve estar acima do limiar para a efetividade, mas abaixo do valor superior para garantir a segurança e a duração adequada.

Estimativa do Custo Energético

A maneira de controlar a intensidade é prescrever o exercício com base na energia requerida para uma atividade. Estimativas razoáveis de custo energético estão disponíveis para uma ampla variedade de tais atividades padronizadas, como caminhada, corrida, remo e ciclismo, nas quais o exercício pode ser feito por um período de tempo longo o suficiente e a uma velocidade constante para atingir um estado metabólico estável (2,8). Quando existem modificações na resistência do vento e da água, na inclinação ou firmeza do terreno, ou na eficiência mecânica, essas estimativas são menos precisas. De maneira similar, não há estimativas disponíveis para atividades anaeróbicas, intermitentes, feitas em velocidades variáveis, ou que possuam amplas variações na habilidade e eficiência (*i. e.*, jogos). Nesses casos, médias e variações geralmente são apresentadas (2,8,9).

Relação entre FC e $\dot{V}O_2$

A intensidade também pode ser controlada através da relação linear entre FC e $\dot{V}O_2$ para cada indivíduo (20). Se a FC e o $\dot{V}O_2$ foram medidos durante um teste de esforço progressivo, os participantes podem estimar seu $\dot{V}O_2$ através da medição de sua FC em estado relaxado. Com esse método, eles podem situar-se dentro da variação prescrita de intensidade (p. ex., 60%-80% do $\dot{V}O_{2máx}$) ao conhecer as FCs associadas a essa variação. Quando a FC e o $\dot{V}O_2$ não foram medidos, os participantes podem medir sua FC após 4 a 5 minutos de caminhada ou corrida em velocidades constantes ou ao fazer qualquer atividade padronizada na qual o $\dot{V}O_2$ possa ser estimada com razoável precisão.

Uma vez que a relação FC/$\dot{V}O_2$ tenha sido estabelecida para cada pessoa, ela não muda com o tempo. Skinner *et al.* (21) analisaram dados de 653 pessoas no HERITAGE Family Study que foram classificados de acordo com idade, sexo, raça, $\dot{V}O_{2máx}$ inicial e resposta de $\dot{V}O_{2máx}$ após 20 semanas de um programa de treinamento padronizado. Essas análises mostraram que ocorreu uma diminuição significativa na freqüência cardíaca na mesma intensidade absoluta (TTE em W), mas nenhuma diferença na freqüência cardíaca na mesma intensidade relativa (% $\dot{V}O_{2máx}$) após o treinamento. Isso foi verdadeiro para todos os sujeitos, de ambos os sexos (homens e mulheres), de ambas as raças (negra e branca) nos 3 grupos de idade (17-29, 30-49 e 50-65 anos), para 4 níveis de $\dot{V}O_{2máx}$ inicial (14-57 $mL \cdot kg^{-1} \cdot min^{-1}$) e nos 4 grupos classificados por seu aumento no $\dot{V}O_{2máx}$ com o treinamento (0%-50%). A Figura 2-2 mostra os resultados de 2 dos grupos classificados por sexo e idade. Esses resultados demonstram que, uma vez que $\dot{V}O_{2máx}$ e as relações entre FC e $\dot{V}O_2$ são conhecidas para cada indivíduo, a FC é uma boa estimativa da intensidade relativa de exercício. Além disso, a FC pode ser utilizada para estimar a intensidade do exercício relativo ao longo do curso de um programa de treinamento de exercícios; isso é importante porque sugere que o teste freqüente não é necessário para ajustar a prescrição dos exercícios.

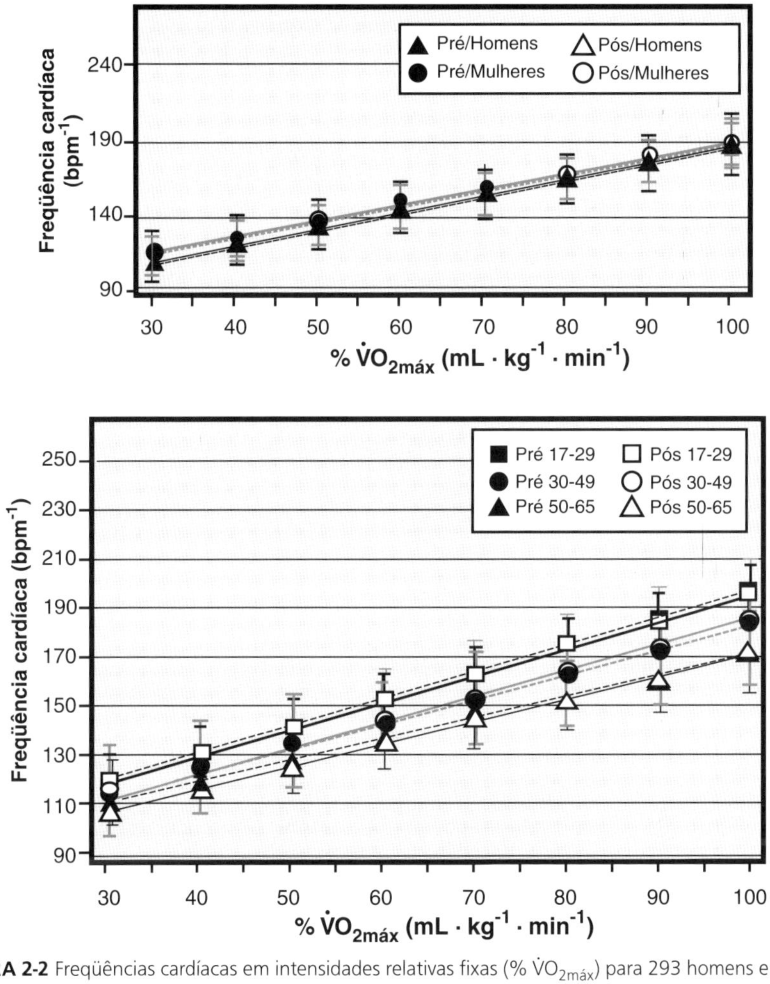

FIGURA 2-2 Freqüências cardíacas em intensidades relativas fixas (% $\dot{V}O_{2máx}$) para 293 homens e 360 mulheres *(acima)* e para 295 indivíduos jovens (17-29 anos), 229 de meia-idade (30-49 anos) e 129 mais velhos (50-65 anos) *(quadro de baixo)* antes e depois do treinamento no HERITAGE Family Study (ver referência 21).

Mesmo que o teste de esforço não tenha sido realizado, uma estimativa justa da intensidade pode ser feita utilizando-se uma porcentagem da reserva da FC máxima ou RFC (8,22):

$$\text{Intensidade } (\% \, \dot{V}O_{2máx}) = \frac{(\text{FC exercício} - \text{FC em repouso})}{(\text{FC máxima} - \text{FC em repouso})}$$

Considerando-se uma pessoa com FC máxima de 200 bpm^{-1} e uma FC em repouso de 80 bpm^{-1} como um exemplo, um exercício que requeira uma FC de 164 bpm^{-1} representa uma intensidade de (164-80)/ (200-80) = 84/120 = 0,70%, ou 70%. Enquanto que a FC em repouso é fácil de ser obtida, a maioria das pessoas tem pouca noção de sua FC máxima, a menos que elas tenham sido testadas até o máximo ou tenham se esforçado até a exaustão e medido sua FC. Como método empírico, a FC máxima diminui 1 bpm^{-1} a cada ano após os 20 a 25 anos e pode ser estimada subtraindo-se a idade atual da pessoa de 220. Desse modo, um indivíduo por volta dos 40 anos de idade possui uma FC máxima de 220-40 = 180 bpm^{-1}. Essa estimativa pode não ser precisa, contudo, porque a FC máxima varia em cerca de 10%, *i. e.*, embora a média para um indivíduo de 40 anos de idade seja 180 bpm^{-1}, os valores podem variar de 160 a 200 bpm^{-1}. Como em qualquer estimativa, uma pessoa pode obter medidas precisas sob condições padronizadas e perceber suas limitações.

Outro método para determinar a variação da FC em treinamento é tomar uma porcentagem fixada da FC máxima estimada ou determinada. Para propósitos de comparação, foi mostrado que 60% a 80% do $\dot{V}O_{2máx}$ correspondem aproximadamente a 60% a 80% da RFC e 70% a 85% da FC (2).

Se uma FC determinada está associada a certa intensidade para cada pessoa (21), a FC em exercício é a maneira útil e conveniente para controlar a intensidade. Por exemplo, a FC em determinado TTE geralmente cai com o condicionamento aeróbico. Como as modificações relativamente menores ocorrem nas FCs máximas e em repouso com o treinamento, parece que o $\dot{V}O_{2máx}$ subiu e que o TTE representa uma intensidade relativa inferior. O TTE deve, então, ser elevado para atingir a FC e a intensidade desejadas. Com o aumento da altitude ou da temperatura, a FC irá aumentar em determinado nível de exercício. Utilizando a mesma variação de FC no treinamento como guia, uma pessoa pode fazer menos exercícios, mas ainda sentir o mesmo estresse relativo. De modo similar, pessoas que interrompam o treinamento por causa de fatores como falta de interesse, lesão ou pressões no trabalho podem usar um TTE inferior para se exercitarem na mesma FC e $\dot{V}O_{2máx}$, quando elas reassumem o exercício.

Classificações do Esforço Percebido

Mesmo que índices fisiológicos objetivos como FC e $\dot{V}O_2$ mudem minimamente de um dia para o outro durante o exercício padrão, sentimentos subjetivos de esforço psicológico podem variar e também devem ser considerados. Borg desenvolveu uma escala para a classificação do esforço percebido (CEP) associado a determinada quantidade de exercício (23). Essa escala de CEP pode ser útil na prescrição do exercício, quando as classificações são obtidas com FC e $\dot{V}O_2$ durante o teste de esforço ou com a FC durante as tarefas de exercício padronizadas para as quais os custos energéticos são conhecidos. Uma vez que as pessoas percebam o esforço associado a várias intensidades de exercício, elas podem ter melhor compreensão do quanto devem exercitar-se. Após treinar regularmente a uma intensidade prescrita, os sentimentos subjetivos podem, então, ser transferidos para outras atividades, p. ex., utilizados para estimar a fadiga e as variadas intensidades associadas a jogos ou outras atividades em estado de não repouso (9,23,24).

A intensidade do exercício pode ser controlada razoavelmente bem durante toda uma sessão de exercícios sem ter que descontinuá-los, apenas com base na CEP subjetiva (9,23). Utilizando a escala de 15 pontos de Borg, CEPs de 12 a 13 (um pouco esforço) e 16 (árduo) correspondem a 60% e 85% da reserva da FC, respectivamente (2). As classificações respectivas na escala de 10 pontos de Borg são 4 e 6.

Utilizando Conjuntamente os 3 Fatores

Como mencionado anteriormente neste capítulo, os mesmos princípios aplicam-se a todos, mas podem ser modificados de acordo com as necessidades, os interesses, o estado etc. dos indivíduos em particular envolvidos. Uma breve revisão de um estudo recente deve proporcionar ao leitor melhor idéia de como esses fatores podem ser utilizados para prescrever o exercício para uma população específica.

O autor foi solicitado a prescrever exercícios em um grande estudo multicêntrico de pacientes com a doença dos veteranos da Guerra do Golfo (DVGG), uma doença de sintomas múltiplos caracterizada pela dor persistente, fadiga e sintomas cognitivos (25). O projeto do programa de exercícios para a DVGG requeria um planejamento cuidadoso para intensificar a tolerância e para assegurar a aderência a longo prazo.

Foi utilizado um teste de esforço com ergômetro de ciclo submáximo para determinar o condicionamento físico basal e para desenvolver prescrições individualizadas para um programa de exercício aeróbico de baixa intensidade. Um teste de exercício submáximo foi utilizado porque a fadiga crônica e a dor são sintomas comuns na DVGG, e não estava claro se os veteranos estariam aptos a se exercitarem em um nível alto o suficiente para obter uma medida de $\dot{V}O_{2máx}$ válida.

Os veteranos exercitaram-se 1 hora por semana na presença de um cinesioterapeuta por 12 semanas. Durante esse tempo, os terapeutas utilizaram os dados da FC, do TTE e da CEP do teste de esforço para selecionar uma variação apropriada de intensidades de exercício. Os terapeutas, então, instruíram os veteranos sobre o exercício, como utilizar o monitor de FC que foi fornecido a cada um, e como selecionar as atividades utilizando CEP, FC e a tabela de custo energético em METs que correspondia às intensidades apropriadas. Os participantes também eram solicitados a se exercitar independentemente de 2 a 3 vezes por semana durante a fase de tratamento de 12 semanas e 3 vezes por semana pelo restante do ano. Os veteranos eram encorajados a selecionar as atividades incluídas na tabela MET que eles apreciavam ou que eram capazes de realizar facilmente a cada dia, bem como a utilizar o monitor de FC para permanecerem dentro da FC alvo. Contudo, em virtude da fadiga e da dor associada à DVGG, em razão da variabilidade na quantidade e na ocorrência da fadiga e da dor de um dia para outro e como o propósito do programa era tornar o exercício uma parte de seu estilo de vida, eles eram encorajados também a utilizar a escala CEP quando se exercitavam. Desse modo, nos dias em que eles não se sentiam confortáveis para se exercitar, podendo encontrar dificuldade para fazer a mesma quantidade de exercícios ou para atingir sua FC alvo, eles eram ainda encorajados a realizar algum exercício em uma CEP de 12-14 (pouco esforço).

A utilização de todos os 3 fatores tornou a prescrição do exercício facilmente modificável e proporcionou aos participantes uma grande flexibilidade para escolher como ser ativo. Sentiu-se que essa flexibilidade poderia levar à melhor adesão ao programa de exercícios e a aumentar as chances de que o exercício se torne uma parte regular do estilo de vida das pessoas.

RESPOSTA AO TREINAMENTO

Observa-se comumente que algumas pessoas têm menos e outras mais dificuldade em adaptar-se ao programa de treinamento e que algumas progridem mais lentamente ou mais rapidamente do que outras. Como resultado, existe uma variação individual considerável na freqüência de adaptação e nas respostas fisiológicas de participantes no mesmo programa de treinamento. Um bom exemplo dessa variabilidade pode ser observado na Figura 2-3, que mostra a modificação no $\dot{V}O_{2máx}$ em resposta ao programa padronizado de treinamento de exercícios de resistência de 20 semanas (26). Dos 633 indivíduos, 64 ou 10% tinham pouca ou nenhuma modificação (*i. e.*, $\pm$ 2 mL · kg^{-1} · min^{-1}) e 63 ou 10% tiveram aumentos de 10 mL · kg^{-1} · min^{-1} ou mais. Análises de dados adicionais revelaram que idade, sexo, raça e nível de condicionamento físico inicial tinham pouco ou nenhum efeito sobre a resposta do $\dot{V}O_{2máx}$ nesta grande, heterogênea, birracial e sedentária população. A Figura 2-4 combina os dados de 633 indivíduos no HERITAGE Family Study (26) com aqueles de 110 indivíduos em um estudo de treinamento simples feito por Kohrt *et al.* (27) e mostra a resposta ao treinamento de indivíduos negros e brancos nas idades de 17 a 71 anos. Parece haver respostas altas, médias e baixas ao treinamento

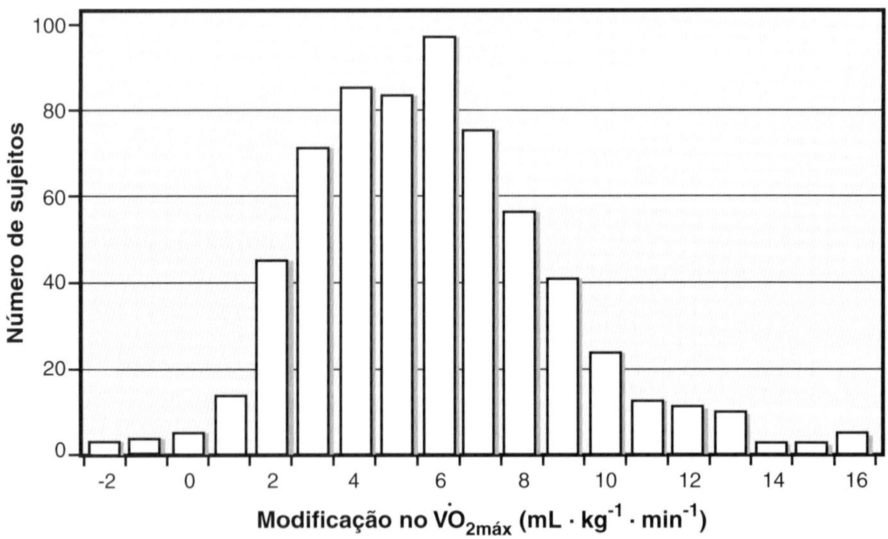

FIGURA 2-3 Distribuição da freqüência da modificação do $\dot{V}O_{2máx}$ de 633 indivíduos em resposta a um programa padronizado de treinamento de exercício de resistência de 20 semanas (ver referência 26).

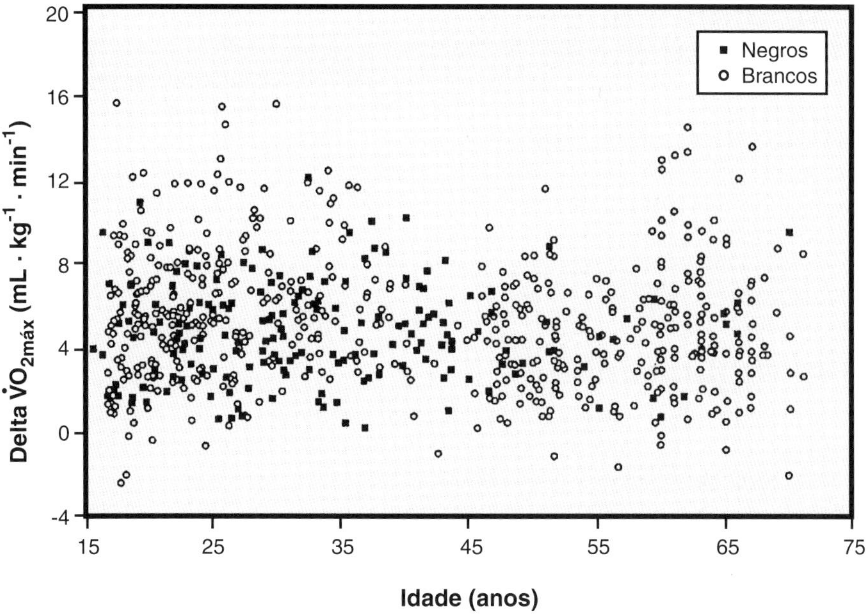

FIGURA 2-4 Resposta do $\dot{V}O_{2máx}$ (mL · kg^{-1} · min^{-1}) aos programas de treinamento com exercícios de resistência em indivíduos brancos e negros com idades entre 17 e 71 anos. Os dados incluem 633 pessoas provenientes do estudo de Skinner *et al.* (26) e 110 indivíduos provenientes do estudo de Kohrt *et al.* (27).

em todas as idades, em ambas as raças. Embora não mostrado aqui, também houve respostas alta, média e baixa em ambos os sexos e em todos os níveis de condicionamento físico inicial estudados. Na verdade, havia uma relação não significativa (r = 0,08) entre onde as pessoas iniciaram ($\dot{V}O_{2máx}$ em mL · kg^{-1} · min^{-1}) e sua modificação absoluta no $\dot{V}O_{2máx}$ (mL · kg^{-1} · min^{-1}) (26). Os fatores genéticos podem ajudar a explicar a grande variação na resposta ao treinamento.

AVALIAÇÃO PERIÓDICA

O teste periódico é útil para avaliar a efetividade de um programa de exercícios, para modificar uma prescrição do exercício e para motivar os indivíduos a continuarem. Um educador físico treinado pode observar pequenos sinais e sintomas (modificações na fadiga, marcha ou observações) que sugerem a necessidade de reavaliação, resultando em prescrição modificada e, em alguns casos, no término do programa de exercícios. Todo o *staff* do exercício deve estar ciente dos sinais e sintomas que sugerem que os participantes devam modificar suas atividades.

A freqüência com que pessoas precisam ser reavaliadas depende de sua necessidade de uma prescrição precisa. Como mostrado na Figura 2-1, os atletas e pacientes podem necessitar de avaliação muito mais vezes do que a pessoa normal. Contudo, à medida que as necessidades, os interesses e objetivos desses 3 grupos mudam, pode mudar também a necessidade para a avaliação. Por exemplo, a pessoa normal que decide correr uma maratona ou que desenvolve dor no tórax deve ser mais avaliada do que a pessoa normal que continua a se exercitar por diversão, saúde e condicionamento físico geral. Da mesma forma, pacientes que melhoram seu estado de saúde ou atletas que interrompem ou reduzem o treinamento podem necessitar de menos avaliação do que era anteriormente necessário.

Exercício para a Saúde

Está bem documentado que a atividade física regular cria contribuições positivas à saúde e ao bem-estar (12-15). Em recentes diretrizes de atividade física, várias organizações relacionadas à saúde recomendaram que as pessoas "obtenham 30 minutos de atividade física moderada, tal como uma animada caminhada, na maioria dos dias da semana" (12-15). Estudos epidemiológicos e experimentais indicam que a atividade física regular está associada a índices diminuídos de mortalidade e morbidez provenientes da doença cardiovascular (DCV), níveis inferiores de vários fatores de risco de DCV e índices inferiores de todas as causas de mortalidade. Maiores benefícios à saúde parecem ocorrer entre níveis baixos e moderados de atividade ou de condicionamento físico cardiorrespiratório (2,11,28) em vez de entre níveis moderados a altos de atividade ou condicionamento físico. Em outras palavras, a maior queda no risco ocorre quando os indivíduos passam de não fazer absolutamente nada ou muito pouco para moderadamente ativos em uma freqüência normal. Aumentos adicionais na atividade proporcionam mais proteção, mas a pessoa deve fazer mais para ganhos menores. A mensagem promocional em termos de saúde pública é que uma pessoa não precisa tornar-se um atleta ou exercitar-se em níveis altíssimos para obter um efeito protetor ou benéfico.

A partir do ponto de vista da prescrição do exercício isso sugere que o conselho geral de se tornar ativo em uma freqüência regular é suficiente para muitas pessoas saudáveis, sedentárias. Contudo, o conhecimento nem sempre é acompanhado pela ação, e existe ainda necessidade de orientação de modo que os participantes venham a ter melhor oportunidade de escolher um programa seguro e agradável. Com a orientação apropriada, há também melhor chance de o programa tornar-se mais efetivo para aumentar o condicionamento físico.

Deve-se lembrar, contudo, que a atividade e o condicionamento físico não são sinônimos. Duas pessoas podem possuir o mesmo $\dot{V}O_{2máx}$, mas possuírem níveis bem diferentes de atividade. Por exemplo, a 1ª pessoa pode ser sedentária, mas ter herdado um alto nível de condicionamento físico, enquanto que a 2ª pessoa é geneticamente menos condicionada, mas está regularmente ativa.

Como mencionado acima, as pessoas podem responder bem diferentemente à mesma quantidade de exercícios. Para aqueles que não respondem bem um programa (ou pior, são não responsivos), isso apresenta um desafio especial para o médico e para o educador físico. Evidência proveniente do HERITAGE Family Study sugere que mesmo que uma pessoa possa não responder ao treinamento em termos de condicionamento físico, isso não significa que ela não responderá em termos de fatores de risco particulares para várias doenças. Em outras palavras, o exercício pode ajudar um indivíduo a reduzir o colesterol sérico e o peso corporal, mas não a pressão arterial ou os triglicerídios séricos. Isso pode ser parcialmente explicado pelo fato de que diferentes genes estão envolvidos e que a experiência genética de cada pessoa é diferente.

A maioria dos problemas de saúde hoje em dia está associada ao estilo de vida e não à hereditariedade. Como Corbin sugere, "o processo de estar ativo é mais importante do que o produto de estar condicionado". Muitas pessoas que se tornam mais ativas param também de fumar, diminuem seu peso e podem reduzir sua pressão arterial elevada. Desse modo, os indivíduos precisam pensar menos que o treinamento resulta em melhor condicionamento físico e devem pensar mais que um nível de atividade física mais elevada irá melhorar sua saúde.

Outras Considerações

PROBLEMAS ASSOCIADOS AO USO EXCESSIVO

Muitos problemas associados aos programas de exercício surgem do uso excessivo, *i. e.*, da estimulação excessiva do exercício mais intensa, mais freqüente ou mais longa do que as demandas às quais o corpo já tenha adaptado-se. Os sinais e sintomas dessa adaptação inadequada são fadiga, dores e lesões.

Fadiga

A fadiga é uma sensação geral de cansaço que pode produzir decréscimos no desempenho por causa de tempos de reação e de movimentos mais lentos e níveis reduzidos de velocidade, agilidade, força e coordenação neuromuscular. Desse modo, as pessoas que estão cansadas ficam mais propensas à lesão. Como a duração de fadiga e seu início estão relacionados com a intensidade relativa do exercício, um treinamento adequado pode reduzir a chance de lesões ao aumentar o *maximum* do indivíduo. Alguma fadiga é normal após o exercício, em especial durante as semanas iniciais de atividade aumentada. Se a fadiga persistir, o indivíduo deve interromper o exercício durante vários dias ou exercitar-se em intensidade ou duração inferiores até que o corpo tenha se recuperado.

Dolorimento

Dolorimento é uma dor desagradável que surge gradualmente em virtude do uso excessivo. O dolorimento geral dura de 4 a 8 horas, seguido de sensibilidade localizada, específica, que pode durar por vários dias. O grau de uso excessivo e o dolorimento resultante estão associados ao nível de adaptação presente da pessoa. Pessoas mais velhas, menos condicionadas, menos saudáveis e que estiveram sedentárias por mais tempo tendem a sentir mais dolorimento após o exercício.

O tipo e a quantidade de exercício também são fatores contribuintes, *i. e.*, muita quantidade do mesmo ou mesmo um tipo diferente do exercício pode ocasionar esforço excessivo e dolorimento. Como regra, um indivíduo pode continuar a se exercitar em freqüência, duração e/ou intensidade inferior. O indivíduo pode também modificar o tipo de exercício durante alguns dias para reduzir o dolorimento. Lembre-se, contudo, de iniciar em intensidade e duração inferiores para evitar o mesmo nos novos grupos musculares.

Dor

A dor é uma sensação aguda, localizada, de desconforto que, em geral, surge rapidamente. Se a dor desenvolver-se, o indivíduo deve parar de imediato e tentar determinar se ela é por causa de problemas musculares, articulares ou cardiovasculares. Não é necessário nem aconselhável continuar o exercício com dor. Embora o ditado "sem dor não há crescimento" possa ser um lema aceitável para um atleta de elite comprometido com a excelência, que está desejando melhorar o tempo e precisa de esforço para conseguir isso, o mesmo princípio não é válido para a pessoa normal ou para o paciente.

Lesão

A gravidade de uma lesão está associada ao histórico passado da lesão, ao tipo e à velocidade do movimento que provocou a lesão e ao nível presente de condicionamento físico e atividade habitual. O risco de lesão geralmente é maior durante os primeiros meses de exercício ou toda vez que haja acréscimos abruptos na quantidade total de exercício realizados (2,3). Em primeiro lugar, atletas iniciantes podem estar acima do peso e descondicionados, de modo que seu $\dot{V}O_{2máx}$ baixo e seu sobrepeso aumentam a intensidade relativa do exercício. Em segundo lugar, iniciantes muitas vezes possuem força, resistência e flexibilidade inadequadas, tornando-os mais propensos à lesão. Em terceiro lugar, iniciantes podem não saber quais exercícios fazer ou como fazê-los; esse fato enfatiza a necessidade e a importância de prescrições de exercício individualizadas, bem como de profissionais qualificados para conduzir os programas de exercício.

EXERCITANDO-SE SOZINHO OU COM OUTRAS PESSOAS

O exercício é uma atividade social para muitas pessoas. Pertencer a um grupo pode preencher uma grande necessidade social e é uma excelente maneira de receber o reforço positivo, que é tão crítico nos estágios iniciais do exercício progressivo. Instrutores qualificados podem conduzir, educar e motivar os indivíduos para assegurar que os exercícios apropriados sejam executados adequadamente para evitar problemas de uso excessivo e para aumentar as chances de progresso. Outra vantagem dos programas de grupo é que existe sempre uma rotina fixa que pode auxiliar algumas pessoas a fazerem do exercício uma parte regular de seu estilo de vida.

Existem, contudo, desvantagens dos exercícios em grupo. Algumas pessoas preferem se exercitar sozinhas, podem ter dificuldades com programações regulares ou podem não saber o que fazer quando se ausentam do grupo. Se um programa em grupo procura constituir-se em um programa para pessoas com variados graus de capacidade, condicionamento físico, a intensidade não é favorável para todos os participantes. Como resultado, o índice do progresso também varia. Prescrições de exercícios individualizados, flexibilidade dentro dos programas e liderança qualificada podem minimizar alguns desses problemas.

Uma estratégia que se demonstrou útil, mais fácil de seguir, ou mais individualizada é exercitar-se com mais uma ou 2 pessoas. Essa abordagem funciona melhor quando os membros do grupo possuem interesses e níveis de condicionamento físico similares.

GRAU DE SUPERVISÃO

A supervisão é necessária ou sugerida dependendo principalmente, do grau de risco associado ao exercício. O importante é fornecer programas efetivos e agradáveis que sejam também seguros, mas não muito restritivos em termos de programações do trabalho dos participantes ou em termos econômicos (2). Indivíduos que possuem uma capacidade funcional menor do que 8 METs, que sabidamente apresentam risco maior de doença cardíaca coronariana, ou que têm DCV (independentemente de sua capacidade funcional) devem exercitar-se em um grupo sob a supervisão de um profissional qualificado (2).

Instrutores qualificados e criativos podem tornar o programa mais diversificado, mais individualizado, mais interessante e mais seguro ao demonstrarem os exercícios apropriados e suas seqüências adequadas. Os instrutores podem fornecer um grau de fiscalização, podem monitorar modificações na intensidade e duração do exercício e podem educar o grupo de modo que seus componentes saibam o que fazer, como fazer e por quê. Por exemplo, o grupo pode ser ensinado a medir sua FC e ser, então, informado que a FC mais alta durante o exercício não supervisionado não deve exceder a FC média obtida durante o exercício realizado sob supervisão (2). Outra vantagem dos programas de exercício supervisionados é o fato de que as pessoas com problemas médicos ou riscos similares podem auxiliar umas às outras a entender e lidar com as restrições impostas por sua condição médica.

COMEÇAR *VERSUS* CONTINUAR UM PROGRAMA DE EXERCÍCIO

A pesquisa mostra que, entre aquelas pessoas que começam um programa de exercícios, uma média de 50% irá falhar com relação à adesão (30). A desistência mais alta ocorre nos primeiros meses, quando a maioria dos participantes não observou quaisquer modificações no condicionamento físico ou em outros resultados desejados (31). Embora a mais alta incidência de lesões ocorra também nessa ocasião, ela não é o único ou o fator principal. Os fatores que influenciam uma pessoa a começar a exercitar-se são, em geral, bem diferentes daqueles associados à continuidade de um plano de exercícios (32). Em termos muito simplificados, a maioria das pessoas começa porque outros (médico, família ou amigos) pensam que é a melhor coisa a se fazer, porque elas querem melhorar sua aparência, é a coisa "da moda" a se fazer ou porque desejam melhorar sua saúde. Essas mesmas pessoas continuam a exercitar-se, contudo, por causa delas mesmas e de como percebem que os programas estão lhes ajudando, p. ex., o programa tem uma liderança efetiva que torna as atividades agradáveis, elas sentem-se melhores e conseguem perceber melhoras.

Existem tantas razões pelas quais as pessoas decidem iniciar ou continuar a se exercitar, que os profissionais de saúde não devem tentar impor suas próprias razões. Ao contrário, os profissionais de saúde devem fornecer tantas razões quanto possível e deixar os participantes decidir quais são importantes em seu caso particular. Além disso, os participantes devem estabelecer objetivos realistas a curto prazo, para aumentar suas chances de obter muitos pequenos sucessos que os motivem a continuar. Avaliações periódicas também podem ser utilizadas para monitorar o progresso e para motivar a participação contínua.

No início do treinamento, jogos e esportes não são a escolha ideal para os mais idosos e menos condicionados, porque essas atividades tendem a ser mais intermitentes e menos bem controladas. As pessoas que iniciam um programa de exercícios devem treinar para desempenhar um esporte e não utilizar o esporte como a maneira principal para treinar. Esportes e jogos são mais bem utilizados durante a fase de manutenção, quando o nível de condicionamento é adequado e o prazer é mais importante para a continuidade da participação.

Resumo

- Programas de exercício bem recebidos são baseados na prescrição de exercícios seguros e em liderança qualificada. Esse princípio implica que exista uma comunicação e cooperação entre os participantes, médicos e supervisores do exercício de modo que os participantes sejam orientados sobre o que fazer e por quê e estejam, então, motivados a seguir através de sua própria iniciativa.
- As melhores atividades durante qualquer fase de um programa de exercícios são aquelas que são seguras, efetivas e agradáveis.
- Existem muitas maneiras de um indivíduo aumentar sua atividade física e obter resultados similares para a saúde. Se a freqüência, duração e intensidade do exercício são adequadas para estimular a adaptação, mas não são suficientemente elevadas para ocasionar uma adaptação incompleta ou para representar risco, então faz pouca diferença quais atividades serão selecionadas.
- Os programas podem e devem variar, porque nenhum programa é correto para todos ou mesmo para a mesma pessoa ao longo do tempo, na medida em que interesses, necessidades, objetivos, saúde ou condicionamento físico se modificam. O fator mais importante é se a atividade é divertida, de modo que ela seja continuada de forma a se tornar estilo de vida do indivíduo.

REFERÊNCIAS BIBLIOGRÁFICAS

1. American College of Sports Medicine. Guidelines for Graded Exercise Testing and Exercise Prescription. 4th ed. Philadelphia: Lea & Febiger, 1991.
2. American College of Sports Medicine. ACSM's Guidelines for Exercise Testing and Prescription. 6th ed. Philadelphia: Lippincott Williams & Wilkins, 2000.
3. American College of Sports Medicine. ACSM's position stand. The recommended quantity and quality of exercise for developing and maintaining cardiorespiratory and muscular fitness, and flexibility in healthy adults. Med Sci Sports Exerc 1998; 30: 975-991.
4. American Association of Cardiovascular and Pulmonary Rehabilitation: Guidelines for Cardiac Rehabilitation and Secondary Prevention Programs. 3rd ed. Champaign, IL: Human Kinetics, 1999.
5. American College of Sports Medicine. Exercise Management for Persons with Chronic Diseases and Disabilities. 2nd ed. Champaign, IL: Human Kinetics, 2003.
6. Balke B. Prescribing physical activity. In: Ryan AJ, Allman F, eds. Sports Medicine. New York: Academic Press, 1974.

7. Skinner JS. Exercise research on persons of below-average health and fitness: a commentary. In: Skinner JS, Corbin C, Landers DM et al., eds. Future Directions in Exercise and Sport Science Research. Champaign, IL: Human Kinetics, 1986.
8. Skinner JS. Physiology of exercise and training. In: Strauss RH, ed. Sports Medicine, 2nd ed. Philadelphia: WB Saunders, 1991: 282-298.
9. Pollock ML, Wilmore JH, Fox SM. Exercise in Health and Disease. Philadelphia: WB Saunders, 1984.
10. De Busk RF, Stenestrand U, Sheehan M, et al. Training effects of long versus short bouts of exercise in healthy subjects. Am J Cardiol 1990; 65: 1010-1013.
11. Haskell WL. Health consequences of physical activity: understanding and challenges regarding dose-response. Med Sci Sports Exerc 1994; 26: 649-660.
12. US Department of Health and Human Services. Physical activity and health: a report of the Surgeon General. Atlanta: US Department of Health and Human Services, Centers for Disease Control and Prevention, National Center for Chronic Disease Prevention and Health Promotion, 1996.
13. NIH Consensus Development Panel on Physical Activity and Cardiovascular Health. NIH consensus conference: physical activity and cardiovascular health. JAMA 1996; 276: 241-246.
14. Pate RR, Pratt M, Blair SN, et al. Physical activity and public health: a recommendation from the Centers for Disease Control and Prevention and the American College of Sports Medicine. JAMA 1995; 273: 402-407.
15. Fletcher GF, Balady G, Blair SN, et al. Statement on exercise: benefits and recommendations for physical activity programs for all Americans: a statement for health professionals by the Committee on Exercise and Cardiac Rehabilitation of the Council on Clinical Cardiology, American Heart Association. Circulation 1996; 94: 857-862.
16. Gossard D, Haskell WL, Taylor C, et al. Effects of low- and high-intensity home-based exercise training on functional capacity in healthy middle-aged men. Am J Cardiol 1986; 57: 446-449.
17. Gaskill SE, Rice T, Bouchard C, et al. Familial resemblance in ventilatory threshold: the HERITAGE Family Study. Med Sci Sports Exerc 2001; 33: 1832-1840.
18. McLellan TM, Skinner JS. Submaximal endurance performance related to the ventilatory thresholds. Can J Appl Sport Sci 1985; 10: 81-87.
19. Baldwin J, Snow RJ, Febbraio MA. Effect of training status and relative exercise intensity on physiological responses in men. Med Sci Sports Exerc, 2000; 32: 1648-1654.
20. Wilmore JH, Haskell WL. Use of the heart rate-energy expenditure relationship in the individual prescription of exercise. Am J Clin Nutr 1971; 24: 1186.
21. Skinner JS, Gaskill SE, Rankinen T, et al. Heart rate versus % $\dot{V}O_{2max}$: age, sex, race, initial fitness & training response – HERITAGE. Med Sci Sports Exerc 2003; 35: 1908-1913.
22. Karvonen MJ, Kentala K, Musta O. The effects of training on heart rate: a longitudinal study. Ann Med Exp Biol Fenn 1957; 35: 308-315.
23. Borg GA. Borg's Perceived Exertion and Pain Scales. Champaign, IL: Human Kinetics, 1998.
24. Noble BJ. Clinical applications of perceived exertion. Med Sci Sports Exerc 1982; 14: 406-411.
25. Donta ST, Clauw DJ, Engel CC, et al. Cognitive behavioral therapy and aerobic exercise for Gulf War veteran's illnesses (GWVI): a randomized controlled trial. JAMA 2003; 289: 1396-1404.
26. Skinner JS, Krasnoff J, Jaskólski A et al. Age, sex, race, initial fitness and response to training: the HERITAGE Family Study. J Appl Physiol 2001; 90: 1770-1776.

27. Kohrt WM, Malley MT, Coggan AR, et al. Effects of gender, age, and fitness level on response of $\dot{V}O_{2max}$ to training in 60-71 yr olds. J Appl Physiol 1991; 2004-2011.
28. Blair S N, Kampert J B, Kohl III H W, et al. Influences of cardiorespiratory fitness and other precursors on cardiovascular disease and all-cause mortality in men and women. JAMA 1996; 276: 205-210.
29. Corbin CB. Physical activity for everyone: what every physical educator should know about promoting lifelong physical activity. J Teach Phys Educ 2002; 21: 128-144.
30. Morgan WP. Prescription of physical activity: a paradigm shift. Quest 2000; 53: 366-382.
31. Dishman RK. Advances in exercise adherence. Champaign, IL: Human Kinetics, 1994.
32. Heizelmannn F. Social and physiological factors that influence the effectiveness of exercise programs. In: Naughton J, Hellerstein H, eds. Exercise Testing and Exercise Training in Coronary Heart Disease. New York: Academic Press, 1973.

3

Princípios Gerais do Teste de Esforço e da Prescrição de Exercícios para a Força Muscular e a Resistência

William J. Kraemer ▪ Steven J. Fleck
Nicholas A. Ratamess, Jr.

Está bem estabelecido que o treinamento de resistência (TR) é uma modalidade de exercícios efetiva para intensificar a força muscular e a resistência muscular local. Tradicionalmente, o treinamento de resistência (TR) era executado por atletas para melhorar a força, hipertrofia e potência muscular e o condicionamento físico específico do esporte. Além disso, o TR tem profundos efeitos sobre a saúde geral e sobre o desempenho (Quadro 3-1) e agora é recomendado pelas organizações nacionais de saúde, p. ex., o American College of Sports Medicine (ACSM), em conjunto com outras modalidades de exercício (p. ex., aeróbico, de flexibilidade) para manter e melhorar a saúde e o desempenho de qualquer pessoa virtualmente (1). As qualidades-chave dos programas de TR são a avaliação adequada e o delineamento do programa. Um programa de TR consiste de variáveis (p. ex., carga, volume, intervalos de repouso, seleção e seqüência do exercício, velocidade e freqüência), que podem ser sistematicamente mudadas de acordo com os objetivos. Essa variação sistemática, juntamente com a especificidade do treinamento e sobrecarga progressiva, é fundamental para a progressão.

Treinamento Individualizado de Resistência

Antes de iniciar um programa de treinamento de resistência, é importante obter esclarecimento médico para se assegurar que o TR seja benéfico ao invés de prejudicial àqueles indivíduos com predisposição a lesões ou doenças. Uma vez que um indivíduo seja considerado saudável para participar, o próximo passo na prescrição do treinamento de resistência é o estabelecimento do objetivo através de uma *análise das necessidades*. Uma análise das necessidades consiste de respostas a perguntas com base no que se espera do treina-

QUADRO 3-1 MELHORA RELACIONADA AO DESEMPENHO E À SAÚDE POR CAUSA DO TREINAMENTO DE RESISTÊNCIA (106)

Aumentos	*Diminuições*
Força muscular	Pressão arterial
Potência muscular	Demandas cardiovasculares ao exercício
Resistência muscular local	LDL e colesterol total
Tamanho do músculo	Sarcopenia
Desempenho motor (p. ex., habilidade em saltos, velocidade da corrida, desempenho no esporte)	Risco de osteoporose e câncer de cólon
Flexibilidade	Gordura corporal
Equilíbrio e coordenação	Dor nas costas
Capacidade funcional (p. ex., subir escadas, caminhar)	
Capacidade aeróbica (programas de treinamento em circuito)	
Taxa metabólica basal e gasto energético	
Colesterol HDL	
Tolerância à glicose e sensibilidade à insulina	
Espessura da parede septal e ventricular esquerda	
Massa óssea e força do tecido conjuntivo	

mento de resistência. Ela assegura também que o programa seja individualizado. Programas de treinamento individualizados de resistência são mais efetivos, porque eles asseguram que todos os aspectos orientados para os objetivos estejam incluídos no projeto. Algumas questões comuns que precisam ser consideradas são (2):

- Existem preocupações sobre saúde/lesão (p. ex., artrite, doença cardiovascular) que podem limitar a execução dos exercícios ou a intensidade do exercício?
- Qual tipo de equipamento (TR p. ex., pesos livres, aparelhos, bandas/tensores elásticos, *medicine balls*, exercícios funcionais etc.) está disponível?
- Qual é a freqüência de treinamento almejada e existem quaisquer restrições que possam afetar a duração do exercício?
- Que grupos musculares precisam ser treinados? Geralmente são treinados todos os grupos musculares principais, mas alguns requerem prioridade com base na força/fraqueza ou nas demandas do esporte ou da atividade.
- Quais são os sistemas de energia almejados (p. ex., aeróbico, anaeróbico)?
- Quais tipos de ações musculares (p. ex., concêntricas [CON], excêntricas [EXC], isométricas [ISOM]) são necessárias?
- Se o treinamento é realizado para um esporte ou uma atividade, quais são os locais de lesão mais comuns?
- Quais são os objetivos deste programa de treinamento de resistência? É aumentar o tamanho muscular, força, potência, velocidade, resistência muscular local, equilíbrio,

coordenação e/ou flexibilidade? É para reduzir a porcentagem de gordura corporal ou para melhorar a saúde geral (p. ex., reduzir a pressão arterial, fortalecimento do tecido conjuntivo, reduzir o estresse), ou uma combinação desses fatores?

Um programa individualizado pode ser delineado uma vez que essas questões tenham sido consideradas. Devem ser identificados desequilíbrios de força muscular através de testes e avaliação apropriados, que juntamente com a análise das necessidades formam a base do projeto do programa de treinamento de resistência.

Prescrição do Exercício de Resistência para Fortalecimeno Muscular

PAPEL DA AÇÃO MUSCULAR

A maioria dos programas de TR consiste predominantemente de ações musculares dinâmicas (p. ex., um componente CON e EXC). Uma força maior é produzida durante as ações EXC (3), e ações EXC são mais eficientes em termos neuromusculares (3,4), menos exigentes em termos metabólicos (5), conduzindo mais à hipertrofia (6) e à dor muscular de início tardio (7) em comparação com as ações CON. A maximização da força muscular dinâmica é mais efetiva quando as ações EXC estão incluídas (8). A ACSM recomenda incluir as ações CON e EXC durante o treinamento de força em iniciantes de programas avançados (1,9).

O exercício isométrico (ISOM) aumenta a força muscular (10) e é uma modalidade de teste popular durante o treinamento de resistência (11). O treinamento ISOM é útil, porque induz aumento de força em amplitude de movimento (ADM) específica e é de execução barata em termos de custo. O treinamento ISOM aumenta a força mais especificamente nos ângulos articulares treinados (o que se conhece como *especificidade angular*) (10,12), com algum transporte de força para os ângulos não treinados dentro de aproximadamente ± 30° com relação ao ângulo treinado. Quando o treinamento ISOM é executado, geralmente recomenda-se que as contrações máximas ou próximas disso sejam executadas por, no mínimo, 3 a 5 segundos, utilizando no mínimo 15 a 20 contrações diárias em múltiplos ângulos articulares (2).

PRESCRIÇÃO DA CARGA E DO NÚMERO DE REPETIÇÕES

Carga representa a quantidade de peso erguido por repetição ou série de repetições e é altamente dependente de variáveis como seqüência do exercício, volume, freqüência, ação muscular, velocidade das repetições e duração do período de repouso. A alteração da carga de treinamento pode afetar significativamente as respostas metabólicas agudas (13,14), hormonais (15,16), neurais (17,18) e cardiovasculares (19) ao treinamento. O estado do treinamento é um determinante importante da prescrição da carga. Cargas < 45% a 50% de uma repetição máxima (1 RM) aumentam a força dinâmica em indivíduos não treinados (20) em virtude da melhora do aprendizado motor e da coordenação (21). Contudo, uma carga maior (> 80% de 1 RM) é necessária para progredir para níveis intermediários e avançados de treinamento (17). Adaptações neurais são cruciais para o treinamento de força na medida em que elas precedem a hipertrofia durante os períodos de treinamento intensos. Menos unidades motoras são recrutadas para uma determinada carga após o treinamento de resistência quando ocorre hipertrofia (22). Cargas progressivamente maiores são necessárias para recrutar continuadamente estas unidades motoras de limiar mais elevado. O aumento de carga apropriado durante o treinamento de resistência abrange tanto *(a)* o aumento de carga com base em um *continuum* de repetições (p. ex., executar 8 repetições com uma carga mais pesada em oposição a 12 repetições com uma carga mais leve) ou *(b)* o aumento de carga dentro de uma zona prescrita, p. ex., 8 a 12 RM.

Há uma relação inversa entre a quantidade de peso erguido e a quantidade de repetições executadas. O treinamento com cargas correspondendo de 1 a 6 RM é mais específico para aumentar a força dinâmica máxima (23,24). Embora aumentos significativos tenham sido relatados utilizando cargas correspondentes a 7 a 12 RM (25-27), essa variação de carga parece ser menos efetiva para aumentar a força muscular em levantadores altamente treinados. Cargas maiores do que essa produzem apenas pequenos efeitos sobre a força máxima em indivíduos previamente destreinados (28). Embora o treinamento com cargas altas e poucas repetições seja mais específico para aumentar a força máxima, o treinamento de resistência adequado requer a utilização sistemática de variadas estratégias de sobrecarga (29). A ACSM recomenda que indivíduos iniciantes a intermediários treinem com cargas correspondentes a 60% a 70% de 1 RM para 8-12 repetições e que indivíduos de nível mais avançado utilizem 80% a 100% de 1 RM de maneira periódica. Para a progressão naqueles indivíduos que treinam com uma carga de RM específica (8-12 repetições), é recomendado que um aumento de 2% a 10% seja aplicado com base no tamanho e no envolvimento do grupo muscular quando o indivíduo for capaz de executar a carga de trabalho atual para 1 a 2 repetições acima da quantidade desejada em 2 sessões de treinamento consecutivas (9).

VOLUME DO TREINAMENTO DE RESISTÊNCIA

O volume de treinamento é estimado somando-se a quantidade total de repetições executadas durante uma sessão de treinamento. O volume depende de variáveis como cargas utilizadas, número de exercícios selecionados, freqüência e ações musculares utilizadas e está inversamente relacionado à intensidade do treinamento. O volume afeta as respostas neural (30), hipertrófica (31), metabólica (13) e hormonal (15,16,32) e as adaptações ao treinamento de resistência.

O volume do treinamento pode ser variado modificando-se a quantidade de exercícios executados por sessão, a quantidade de repetições executadas por série ou a quantidade de séries por exercício. Estudos utilizando 2 (33), 3 (23,26,27), 4 a 5 (8) e 6 ou mais (34,35) séries por exercício produziram, todos, aumentos significativos em indivíduos treinados e destreinados. Em comparação direta, estudos relatam aumentos de força similares entre 2 e 3 séries (36) e 2 a 4 séries (37), ao passo que 3 séries eram superiores a 1 e 2 (38). Há pouca ou nenhuma diferença entre a variação no número de séries dentro de programas de treinamento de resistência de séries múltiplas. Cada série dentro de um paradigma de séries múltiplas irá servir para um propósito específico. Outras variáveis (p. ex., intensidade, quantidade de exercícios executados, períodos de repouso, freqüência e objetivos do treinamento) são importantes para determinar a quantidade de séries por sessão de treino e/ou por exercício.

Programas de TR de séries simples ou múltiplas foram investigados com estudos comparando uma série por exercício executado para 8 a 12 RM em uma velocidade lenta para programas de série múltipla periodizados e não periodizados (*i. e.*, vários estudos examinaram as comparações do programa geral em oposição a números isolados de séries por exercício). Em indivíduos destreinados, vários estudos apontaram aumentos similares entre programas de séries simples ou múltiplas (39-41), ao passo que outros relataram que as séries múltiplas são superiores (38,42-45). Em indivíduos treinados para resistência, programas de séries múltiplas são superiores para intensificar a força (27,46,47) e resistência de alta intensidade (27,48). Até agora, nenhum estudo considerou o treinamento de séries simples superior ao treinamento de séries múltiplas, tanto em indivíduos treinados como em indivíduos destreinados. Ambos os tipos de programa aumentam efetivamente a força em indivíduos destreinados durante o treinamento a curto prazo (p. ex., 6-12 semanas). Estudos a longo termo baseiam-se na afirmação de que um volume de treinamento maior é necessário para a melhor taxa de incrementos (49). A ACSM (9) recomenda que indivíduos iniciantes utilizem um programa de TR geral (com séries simples e múltiplas) no começo e que indivíduos em nível intermediário a avançado utilizem programas de séries múltiplas com variação sistemática do volume e da intensidade do treinamento ao longo do tempo para progressão adequada. O aumento dramático no volume de treinamento não é recomendado com o objetivo de reduzir o risco de treinamento excessivo.

SELEÇÃO DOS EXERCÍCIOS

Os exercícios devem ser selecionados especificamente com relação aos objetivos do treinamento. É geralmente recomendado que os exercícios se dirijam a todos os grupos musculares principais para manutenção do equilíbrio muscular. Exercícios monoarticulares dirigem-se a um grupo muscular geral ou uma ação articular, ao passo que os exercícios poliarticulares são dirigidos a mais do que um grupo muscular ou envolvem ações e interações articulares múltiplas. Exercícios poliarticulares também podem ser classificados como de fortalecimento básico ou levantamentos olímpicos. Exercícios básicos de fortalecimento envolvem, na maior parte, 2 a 3 articulações (p. ex., agachamento, *bench press),* ao passo que levantamentos olímpicos são exercícios de força total do corpo que envolvem a maioria dos grupos musculares principais.

Existe pouca pesquisa a respeito da eficácia de se executar diferentes exercícios em várias abordagens. Tanto os exercícios uniarticulares (50) quanto pluriarticulares (27,30, 51-54) são eficazes para o fortalecimento dos grupos musculares visados. Os exercícios pluriarticulares geralmente são considerados como mais efetivos para aumentar a força total em indivíduos treinados porque mais peso pode ser erguido (55). A execução de exercícios pluriarticulares pode ter um impacto maior sobre as atividades pluriarticulares relacionadas com a vida diária (2). Desse modo, os exercícios pluriarticulares devem formar o cerne de um programa de TR. Exercícios uniarticulares são primariamente efetivos ao isolar grupos musculares específicos e são comumente utilizados. Ambos os tipos de exercício (com pesos livres e aparelhos) devem ser incluídos em um programa de TR objetivando fortalecimento (9).

SEQÜENCIAMENTO DOS EXERCÍCIOS

A seqüência dos exercícios executados durante uma sessão de TR afeta significativamente o desempenho e a adaptação subseqüente. O seqüenciamento é baseado nos objetivos do treinamento e é altamente dependente do metabolismo de energia e da fadiga. Seqüências inadequadas de exercícios podem comprometer a capacidade do levantador de executar a quantidade desejada de repetições com a carga desejada (56). Para o treinamento de força, a prioridade é conferida aos exercícios pluriarticulares e/ou de grande massa muscular. A ACSM (9) fornece as seguintes diretrizes e sugestões em sua mais recente tomada de posição:

> *Ao treinar todos os grandes grupos musculares em uma sessão de treinamento:* exercícios com grandes grupos musculares antes de exercícios com pequenos grupos musculares, exercícios pluriarticulares antes de exercícios uniarticulares ou alternar exercícios da parte superior e inferior do corpo.
>
> *Ao treinar músculos da parte superior do corpo em um dia e os músculos da parte inferior em dias separados:* exercícios de grandes grupos musculares antes de exercícios com pequenos grupos musculares, ou alternar exercícios opostos (relação agonista-antagonista).
>
> *Ao treinar grupos musculares individuais:* exercícios pluriarticulares antes de exercícios uniarticulares, exercícios de intensidade maior antes de exercícios de intensidade menor.

INTERVALOS DE REPOUSO

A quantidade de repouso entre as séries e os exercícios afeta significativamente o desempenho e a subseqüente adaptação ao TR. A duração do período de repouso depende da intensidade do treinamento, dos objetivos, do nível de condicionamento físico e sistema de energia almejado. Poucos estudos compararam o desempenho do TR com variados intervalos de repouso. A duração do período de repouso afeta significativamente as respostas metabólica (57), hormonal (15,16) e cardiovascular (19) a um ciclo súbito de exercício de resistência, bem como o desempenho em séries subseqüentes (27). Adaptações a longo prazo também podem ser afetadas pela duração do intervalo de repouso (58-59). A duração do período de repouso irá variar com base nos objetivos daquele exercício em particular, *i. e.*, nem todo exercício irá utilizar o mesmo intervalo de repouso. A força muscular pode ser aumentada utilizando-se períodos de repouso curtos, mas em freqüência mais lenta. A ACSM (9) recomenda intervalos de repouso de, no mínimo 2 a 3 minutos para exercícios pluriarticulares utilizando cargas pesadas que requisitem uma massa muscular relativamente grande para o treinamento inicial, intermediário e avançado. Para exercícios de assistência (p. ex., extensão da perna, flexão da perna), um período de repouso mais curto, de 1 a 2 minutos, pode ser suficiente.

VELOCIDADE DO LEVANTAMENTO

A velocidade do levantamento usado para realizar ações musculares dinâmicas afeta a adaptação ao TR. A velocidade do levantamento depende das cargas utilizadas, da fadiga e dos objetivos do exercício e afeta as adaptações neural (17), hipertrófica (34,60) e metabólica (61) ao TR. A produção de força e a velocidade do levantamento interagem diretamente durante o desempenho do exercício. Geralmente a produção de força CON é maior em velocidades mais lentas e menor durante os movimentos isocinéticos de alta velocidade (ISOC) (2). Estudos que examinam o TR CON ISOC mostraram aumento na força específico à velocidade de treinamento com algum ganho acima e abaixo da velocidade de treinamento (2). Vários pesquisadores treinaram indivíduos de 30°/s (10) a 300°/s (60,62) e relataram aumentos significativos. Contudo, o treinamento em velocidade moderada (180-240°/s) parece produzir os maiores aumentos de força dentre todas as velocidades testadas (62). Por outro lado, o treinamento em velocidades rápida, moderada e lenta pode produzir os maiores aumentos de força dentre todas as velocidades testadas (2).

O TR externo constante, dinâmico, impõe um estresse diferente, uma vez que a velocidade não é controlada. A freqüência do levantamento afeta a magnitude de produção de força. Reduções significativas na produção da força são observadas quando a intenção é executar a repetição lentamente. Existem 2 tipos de contrações de baixa velocidade durante o TR externo constante dinâmico, *não intencional* e *intencional*. Velocidades lentas não intencionais são usadas durante as repetições de alta resistência nas quais a carga e/ou a fadiga são responsáveis pela velocidade do movimento. Desse modo, o levantador exerce força máxima, mas a velocidade de levantamento rápida não pode ser obtida por causa da magnitude da velocidade. A fadiga também pode afetar a velocidade do levantamento (63).

Contrações de velocidade lenta intencionais são usadas com cargas submáximas nas quais o indivíduo possui maior controle da velocidade. A produção de força CON e eletromiograma integrado (EMGI) são significativamente menores na velocidade de levantamento intencionalmente lenta (5 segundos CON: 5 segundos EXC) do que para uma velocidade tradicional (moderada) (64). Esses dados sugerem que a atividade da unidade motora está limitada quando intencionalmente se ergue a carga em velocidade lenta. Além disso, as cargas mais leves requeridas em velocidades lentas de treinamento podem não fornecer um estímulo adequado para a intensificação da força em indivíduos treinados para resistência. Ao se executar uma série de 10 repetições utilizando uma velocidade muito lenta (10 segundos CON: 5 segundos EXC) em comparação com uma velocidade lenta (2 segundos CON: 4 segundos EXC), é necessária uma redução de 30% na carga do treinamento; isso resultou em menos ganho de força na maioria dos exercícios testados após 10 semanas de treinamento (65). Comparadas com velocidades lentas, velocidades moderadas (1-2 segundos CON: 1-2 segundos EXC) e rápidas (< 1 segundo CON: 1 segundo EXC) são mais efetivas para melhorar o desempenho muscular, p. ex., número de repetições realizadas, trabalho total realizado, volume (66) e para aumentar a freqüência de ganho de força (67). Estudos recentes examinando o treinamento em velocidades rápidas com carga moderadamente alta demonstraram que estas são mais efetivas para o treinamento avançado do que as velocidades tradicionalmente mais lentas (68-70).

Velocidades de levantamento (lentas a rápidas) parecem ser importantes para maximizar a força. Os objetivos do treinamento e o nível do condicionamento da força serão os determinantes-chave para selecionar as velocidades durante a idealização do programa. A ACSM (9) recomenda que velocidades intencionalmente lentas e moderadas sejam primariamente usadas para indivíduos com experiência de treinamento de resistência limitada. Isso permite que os indivíduos aprendam a técnica apropriada do exercício enquanto estabelecem uma base de levantamento para futuras modificações. Para o treinamento intermediário, deve ser utilizada uma velocidade moderada. Para o treinamento avançado, é recomendada uma série contínua de velocidades não intencionalmente lentas a rápidas para maximizar a força (9). A técnica apropriada deve ser utilizada em qualquer velocidade do exercício para reduzir o risco de lesões.

FREQÜÊNCIA

A quantidade de sessões do TR executada durante um período específico de tempo pode afetar as adaptações do treinamento subseqüente e depende de fatores como o volume e a intensidade do exercício, seleção do exercício, nível de condicionamento e/ou estado de treinamento, nutrição e objetivos. Numerosos estudos sobre TR utilizaram freqüências de 2 a 3 dias alternados por semana em indivíduos destreinados (8,71). Esta é uma freqüência inicial efetiva, ao passo que 1 a 2 dias por semana parece ser uma freqüência de manutenção efetiva para aqueles já engajados em um programa de treinamento de resistência (72). Em poucos estudos *(a)* 3 dias por semana eram superiores a 1 (73) e 2 dias por semana (72); *(b)* 4 dias por semana eram superiores a 3 (74); *(c)* 2 dias eram superiores a 1 (75); e *(d)* 3 a 5 dias por semana eram superiores a 1 e 2 dias (76) para aumentar a força máxima. A freqüência de treinamento recomendada para levantadores iniciantes é de 2 a 3 sessões de treinamento do peso total por semana (9).

A progressão do estado iniciante para intermediário não necessita de uma mudança na freqüência no treinamento para cada grupo muscular, mas pode depender mais de alterações em tais variáveis, como seleção de exercícios, volume e intensidade. O aumento da freqüência do treinamento permite maior especialização. Executar exercícios para a parte superior do corpo durante 1 sessão e exercícios para a parte inferior do corpo durante uma série separada ou trabalhar grupos musculares específicos durante 1 sessão, bem como nas sessões de trabalho total do corpo, são comuns nesse nível de treinamento (2). Considerando que os aumentos similares na força foram observados entre as sessões de treinamento da parte superior/inferior do corpo e/ou todo o corpo (77), a ACSM (9) recomenda uma freqüência similar de 2 a 3 dias por semana a serem utilizados para as sessões de trabalho total do corpo para a progressão para o nível intermediário de treinamento. Para indivíduos que desejam uma modificação na estrutura do treinamento, a ACSM recomenda uma freqüência de 3 a 4 dias por semana, de modo que cada grupo muscular é treinado apenas 1 a 2 vezes por semana. A freqüência para atletas avançados ou de elite pode variar consideravelmente à medida que forem recomendadas freqüências mais elevadas (9,78-80).

Prescrição do Exercício de Resistência para a Resistência Muscular Local

A resistência muscular local é a capacidade de um músculo ou grupo muscular executar contrações máximas ou submáximas repetidas durante certo período de tempo. Ela também inclui a capacidade de resistir à fadiga e manter certo nível de força ou potência pelo maior espaço de tempo possível. Durante o TR, isso vincula a quantidade máxima de repetições executada com uma carga específica, a capacidade de manter uma quantidade específica de repetições por carga, quando os intervalos de repouso são reduzidos, ou a capacidade de gerar certo nível de tensão ISOM por um período estendido de tempo.

A resistência muscular local melhora durante o TR (28,48,49,81). Existem 2 tipos gerais de resistência muscular local: *alta intensidade* e *submáxima*. A resistência de alta intensidade (também chamada de resistência de força) refere-se à capacidade de manter a produção de força máxima ou próxima disso por um período de tempo, enquanto que a resistência submáxima refere-se à capacidade de manter níveis de força baixos a moderados por um período de tempo substancial. O TR tradicional aumenta a resistência muscular absoluta (avaliada pela quantidade máxima de repetições executadas com uma carga pré-treinamento específica) (27,28,81), mas são observados efeitos limitados na resistência muscular local relativa (resistência avaliada em intensidade relativa específica, ou porcentagem de 1 RM pré e pós-teste) (82). O TR moderado a leve com altas repetições é mais efetivo para melhorar a resistência muscular local submáxima absoluta e relativa (28,81). A resistência muscular local de alta intensidade melhora com o TR moderado a pesado, em especial com curtos intervalos de repouso. Existe uma relação entre os aumentos na força e na resistência muscular local, de modo que o treinamento de resistência isoladamente pode melhorar a resistência muscular local. Contudo, como acompanhar o princípio da especificidade do treinamento produz os maiores ganhos, as estratégias primárias para projetar programas de TR objetivando a resistência muscular local são *(a)* executar altas repetições ou séries de longa duração (*i. e.*, longa duração implica aumentar o tempo que os músculos são sobrecarregados através de uma velocidade de levantamento lenta ou estendendo o tempo durante as ações musculares ISOM) e *(b)* minimizar a recuperação entre as séries.

SELEÇÃO E SEQÜENCIAMENTO DO EXERCÍCIO

Os exercícios que solicitam múltiplos ou grandes grupos musculares extraem as maiores respostas metabólicas a curto prazo durante o TR (61). A demanda metabólica é um estímulo importante sobre as adaptações no interior do músculo esquelético necessárias para melhorar a resistência muscular local. O seqüenciamento dos exercícios pode não ser tão importante quanto com o treinamento de força porque a fadiga é um componente necessário para o TR, *i. e.*, executar um exercício em uma condição semifatigada pode melhorar a resistência muscular local, e a variação na ordem do exercício pode ser benéfica. A ACSM (9) recomenda que exercícios uniarticulares e pluriarticulares sejam incluídos em um programa que vise à resistência muscular local melhorada utilizando várias seqüências de combinações para o treinamento inicial, intermediário e avançado. Para a progressão, os registros apropriados do treinamento devem ser mantidos para examinar o desempenho a curto prazo para cada exercício, quando ele é executado em diferentes intervalos durante toda série de exercícios.

INTENSIDADE E VOLUME

Cargas leves associadas a altas repetições (15-20 ou mais) são mais efetivas (28,83). Contudo, cargas moderadas a leves (associadas a períodos de repouso curtos) também são efetivas para aumentar intensidade e resistência muscular local absoluta (28,48). Os objetivos do programa irão especificar a carga a ser utilizada. Programas de volume alto são superiores para intensificação da resistência (27,49,71), especialmente quando séries múltiplas por exercício são executadas (27,49). A ACSM (9) recomenda a utilização de cargas relativamente leves (10-15 repetições) com volume moderado a alto para atletas iniciantes e intermediários. Para atletas avançados, devem ser utilizadas várias estratégias de sobrecarga em séries múltiplas por exercício (10-25 repetições ou mais) de maneira periodizada. A qualidade-chave para a progressão favorável no treinamento avançado é variar o volume e a intensidade.

INTERVALOS DE REPOUSO

A duração dos intervalos de repouso durante o TR afeta a resistência muscular. Fisiculturistas (que treinam tipicamente com períodos de repouso curtos) possuem um índice de fadiga significativamente menor do que os levantadores de peso (que tipicamente treinam com períodos de repouso maiores) (57). A falta da recuperação completa entre as séries e o treinamento subseqüente em um estado semifatigado parecem ser componentes críticos do adequado treinamento de resistência muscular local. Várias estratégias podem ser utilizadas para variar a duração do intervalo de repouso dependendo da quantidade de repetições executadas e da carga utilizada. Por exemplo, um indivíduo pode utilizar um peso e uma quantidade de repetições específicos. A cada semana, o indivíduo pode reduzir gradualmente a duração do intervalo de repouso enquanto mantém a quantidade de repetições até que um intervalo mínimo de repouso seja atingido (*i. e.*, 30 segundos). Nesse ponto, o indivíduo pode aumentar o peso e manter a quantidade de repetições ou diminuir o peso e aumentar a quantidade de repetições. Em ambos os casos, o intervalo de repouso irá aumentar e um padrão similar será utilizado. A ACSM (9) recomenda períodos de repouso curtos, *i. e.*, 1 a 2 minutos para séries com altas repetições (15-20 repetições ou mais) e menos de 1 minuto para séries moderadas (10-15 repetições).

FREQÜÊNCIA

A freqüência do treinamento depende da quantidade de grupos musculares treinados por sessão de treinamento. Enquanto os estudos do TR que examinam a freqüência concentraram-se na força e não na resistência muscular local por si, parece que recomendações similares podem aplicar-se ao treinamento de resistência muscular local. Treinar de 2 a 3 dias por semana é efetivo em homens e mulheres iniciantes e intermediários quando exercitam todo o corpo por sessão. A freqüência mais alta de treinamento (bem como o volume global de treinamento) é sugerida para o treinamento avançado de resistência muscular local. Contudo, apenas certos grupos musculares são treinados por sessão, não o corpo todo. A ACSM (9) recomenda a utilização das freqüências similares às utilizadas no treinamento de força durante o trabalho de treinamento de iniciantes, intermediários e avançados.

VELOCIDADE DO LEVANTAMENTO

A velocidade do levantamento afeta a intensidade do treinamento uma vez que está fortemente relacionada com a duração da série. Como o prolongamento da duração é fundamental para o treinamento de resistência muscular local, isso pode ser obtido selecionando-se uma velocidade de levantamento lenta ou aumentando-se a quantidade de repetições dentro de certo período de tempo. Estudos examinando o exercício ISOC verificaram que velocidade de treinamento rápida ($180°/s^{-1}$) é mais efetiva do que velocidade de treinamento lenta ($30°/s^{-1}$) (84,85). Desse modo, velocidades de levantamento rápidas são recomendadas para o treinamento ISOC. Contudo, parece que tanto velocidades elevadas quanto reduzidas são efetivas durante o TR externa constante dinâmica. A velocidade de treinamento intencionalmente lenta com cargas de leve a moderadas (5s CON: 5s EXC e mais lenta) impõe tensão continuada sobre os músculos durante um período prolongado e é mais exigente em termos metabólicos do que as velocidades moderada e rápida (61). Contudo, é difícil executar grande quantidade de repetições utilizando velocidades intencionalmente lentas. Desse modo, a quantidade de repetições conseqüentemente deve ser ajustada. A ACSM (9) recomenda velocidades intencionalmente lentas quando uma quantidade moderada de repetições (10-15) é utilizada. Se executar uma grande quantidade de repetições (15-25 ou mais) é o objetivo, então velocidades de moderadas as mais rápidas são recomendadas. Dessa maneira, o aumento da quantidade de repetições compensa a velocidade de levantamento mais rápida, porém contribui para estender a duração da série.

Métodos de Progressão

Uma vez que o programa de TR tenha sido adequadamente delineado e iniciado, a progressão torna-se uma consideração primária para aqueles indivíduos que procuram melhorar o desempenho. Os 3 conceitos mais importantes na progressão do TR são sobrecarga progressiva, especificidade e variação. A *sobrecarga progressiva* refere-se a aumentar gradualmente o estresse imposto sobre o corpo durante o treinamento; essa demanda aumentada é suprema para a progressão. A seguir aparecem algumas das estratégias de sobrecarga:

1. Aumento da carga.
2. Adicionar repetições à carga de trabalho atual.
3. Alterar a velocidade do levantamento de acordo com os objetivos.
4. Encurtar os períodos de repouso para melhora da resistência muscular local.
5. Aumentar o volume dentro de limites razoáveis (*i. e.*, 2,5%-5%) (2).

A *especificidade* é um conceito importante, uma vez que todas as adaptações do treinamento são específicas ao estímulo aplicado. As adaptações fisiológicas ao TR são específicas para:

1. Ações musculares envolvidas.
2. Velocidade do movimento.
3. Amplitude de movimento.
4. Grupos musculares treinados.
5. Sistemas de energia envolvidos.
6. Intensidade e volume de treinamento (2).

Embora exista alguma compensação dos efeitos do treinamento, os programas de TR mais efetivos são aqueles delineados para alcançar objetivos específicos. A *variação* é igualmente um conceito importante (29), que se torna cada vez mais importante durante os períodos de treinamento a longo prazo, quando a progressão é o objetivo final. A variação implica que as alterações em 1 ou mais variáveis do programa a curto prazo são sistematicamente incluídas no projeto do programa. Por último, a supervisão apropriada é importante (82). A taxa de progressão é maior quando cada sessão de treinamento é supervisionada por um profissional competente no treino de força e condicionamento (82).

Importância do Teste de Força e Resistência

A razão mais importante para avaliar a força muscular e a resistência muscular local é ajudar na avaliação e na progressão dos programas de TR. Atualmente, o TR é realizado pela maioria dos segmentos da população, de crianças a idosos (incluindo populações clínicas), e é recomendado pela ACSM para programas de saúde geral e de exercícios de condicionamento físico em adultos (1,9). Os programas, bem como os objetivos do treinamento, são muito diversos, *i. e.*, nenhuma estrutura de programa isolada irá beneficiar todos os indivíduos no mesmo grau. Variações infinitas no projeto do programa estão disponíveis, e cada programa deve ser adequado às necessidades do indivíduo. O grau de desenvolvimento de força e resistência muscular local depende do nível inicial de condicionamento muscular, prescrição do exercício, disponibilidade de tempo e objetivos do programa (*i. e.*, progressão ou manutenção). A avaliação regular da força e resistência muscular permite a avaliação apropriada da prescrição do exercício e as modificações, quando necessário.

Modalidades do Teste

Talvez as ferramentas mais comuns para avaliar a força e a resistência muscular sejam pesos livres, aparelhos e o peso do corpo. Embora os pesos livres e aparelhos sejam comumente utilizados para o teste, os pesos livres apresentam uma quantidade de diferentes desafios nos testes. Os pesos livres requerem grande coordenação motora primariamente porque eles devem ser controlados através de todas as dimensões espaciais, enquanto que os aparelhos geralmente envolvem o controle através de apenas um plano de movimento (86). Isso pode ser uma vantagem ou desvantagem, dependendo do nível da habilidade motora dos indivíduos que estão sendo testados. Indivíduos com equilíbrio deficiente e função motora comprometida (p. ex., idosos frágeis) podem requerer o teste em aparelhos. Os aparelhos oferecem outra vantagem pelo fato de que alguns exercícios podem ser usados em avaliações difíceis de realizar utilizando pesos livres. Uma razão prática para utilizar pesos livres é seu custo baixo e disponibilidade. Exercícios uniarticulares podem ser executados com pesos livres ou aparelhos, embora eles possam ser executados de maneira mais restrita através da utilização de aparelhos quando o interesse é a função muscular isolada.

ESPECIFICIDADE DO TESTE

O teste de força e resistência muscular mostra melhor resultado quando a modalidade de avaliação é similar à modalidade de treinamento. Esse conceito de especificidade do teste é especialmente válido com testes ISOM que não estejam altamente correlacionados com o desempenho dinâmico (87,88). A chance de subestimar os efeitos do programa de TR é maior quando são utilizados testes não-apropriados.

IMPORTÂNCIA DA FAMILIARIZAÇÃO

Sem a familiarização apropriada, os valores para ganhos de força provenientes do TR podem ser inflados. Antes de o teste começar, todos os indivíduos (especialmente aqueles com experiência limitada) devem ser minuciosamente instruídos e doutrinados sobre os métodos de levantamento apropriados. Alguns exercícios com pesos livres podem requerer um período de familiarização mais longo, enquanto outros podem requerer apenas um período curto para eliminar os efeitos do aprendizado e da melhora da coordenação motora. Os participantes devem aprender como produzir o esforço máximo, o que requer familiarização apropriada. Duas semanas de TR, incluindo 4 sessões de prática/treinamento para cada exercício, irão proporcionar a familiarização apropriada e a confiabilidade para o teste de força (89). A familiarização é crucial em populações como crianças ou idosos, p. ex., mulheres idosas requerem mais familiarização (9 sessões *versus* 4 para mulheres mais jovens) (90). As condições do teste são únicas para os métodos utilizados e desenvolvidos para a população que está sendo avaliada. A familiarização inclui *(a)* prática dos exercícios; *(b)* uma "corrida seca" através do protocolo do teste; e *(c)* prática repetida do protocolo sob condições reais de teste até que seja alcançada uma linha de base estável, reproduzível para o desempenho da força.

IMPORTÂNCIA DO ESTÍMULO E DO ENCORAJAMENTO

O desempenho das tarefas de força e resistência pode ser intensificado se os indivíduos forem favoravelmente estimulados (91). O encorajamento verbal é sugerido para todos os testes para assegurar resultados favoráveis. Foi recentemente demonstrado que meramente a presença de uma audiência pode afetar o desempenho de 1 RM (92). Deve ser tomado cuidado para que a forma do encorajamento seja consistente. Gritar durante o teste pode ser um fator que possa afetar a estimulação e os escores de força resultantes (93). Tais fatores devem ser controlados.

CONSIDERAÇÕES DE SEGURANÇA

A segurança é uma consideração importante ao se executar avaliações de força, especialmente com pesos livres. Todo o equipamento do teste deve estar na ordem de trabalho apropriada, ser inspecionado antes do uso para evitar lesão acidental e ser resistente ao uso prolongado. Isso inclui pesos girando apropriadamente, faixas funcionando adequadamente, pesos firmemente fixados e calibragem de todos os pesos a serem utilizados. A presença de professores adequadamente treinados é obrigatória. Procedimentos de emergência devem ser identificados e postados antes que o teste seja executado. Métodos e procedimentos prudentes irão auxiliar a evitar litígio por causa da negligência e intensificarão a eficácia do teste. Testes de força máxima são seguros, se técnica e instrução adequadas forem utilizadas.

A segurança do teste de força máxima em populações especiais (p. ex., idosos) tem sido questionada. Shaw *et al.* (94) examinaram a segurança do teste de força de 1 RM no aparelho em 83 homens e mulheres idosos. Apenas 2 indivíduos lesionaram-se durante o teste, e eles não tinham experiência anterior em levantamento de peso. Ninguém com experiência anterior se lesionou. Resultados similares foram obtidos por Barnard *et al.* (95) que reportaram nenhuma lesão durante um teste de 1 RM em 74 homens e mulheres envolvidos em um programa de reabilitação cardíaca. Esses dados demonstram que o teste de força de 1 RM é seguro no ambiente clínico, mas também destaca a importância da familiarização anterior e instrução apropriada antes do teste. Se for decidido incluir o teste de 1 RM, a equipe deve ser treinada com relação aos protocolos de segurança e teste. Outras avaliações tais como uma RM múltipla, estimativa de 1 RM através de equações de regressão, ou exame estreito de registros de treinamentos, podem ser alternativas úteis para algumas populações.

POSICIONAMENTO APROPRIADO COM PESOS LIVRES

O posicionamento apropriado é crítico para o teste. Fatores tais como estilo de empunhadura e posição, colocação dos pés, posicionamento do corpo e posição da barra todos podem afetar a mecânica e o resultado. A posição inicial dos membros e a amplitude de movimento (ADM) do exercício também são muito importantes. Freqüentemente existe uma tendência natural a reduzir a amplitude de movimento quando a carga de trabalho é máxima. Desse modo, a amplitude de movimento do exercício e as posições reais utilizadas devem ser padronizadas e controladas em todas as situações do teste. A consistência dos procedimentos do teste é vital para estabelecer uma boa confiabilidade do teste. A utilização de pesos livres pode tornar a confiabilidade difícil de ser atingida, se variáveis confusas não forem controladas.

APARELHOS PARA EXERCÍCIOS DE RESISTÊNCIA

O teste de força com aparelhos é mais apropriado quando o treinamento de resistência for executado utilizando-se aparelhos. Se o treinamento foi realizado utilizando-se uma modalidade diferente, tal aparelho pode não ser apropriado para a avaliação. Muitos aparelhos trabalham em apenas um plano de movimento, resultando em necessidades diferentes para a coordenação motora e para a técnica de levantamento (19). Ao eliminar fatores técnicos, o teste de força com aparelhos pode avaliar com maior precisão as modificações puramente na força; isso é importante quando se avaliam indivíduos com pouca experiência no TR. Igualmente, os aparelhos estão prontamente disponíveis em muitas instalações, mesmo que seu custo possa ser proibitivo. Um aspecto popular para muitos é a maior segurança. Geralmente, não são necessários instrutores profissionais, embora alguém treinado deva estar presente. O equipamento deve ser minuciosamente inspecionado por razões de segurança. Os aparelhos devem operar com suavidade, porque a lubrificação inadequada ou um mau alinhamento do aluno com relação ao aparelho pode adicionar uma resistência desconhecida. O teste de força com aparelhos pode fornecer certas vantagens, tais como a capacidade de avaliar os exercícios que são difíceis de serem realizados com pesos livres e a utilização de uma modalidade de teste para aqueles indivíduos com habilidades motoras gravemente comprometidas.

POSICIONAMENTO DO CORPO NOS APARELHOS

Aparelhos com pesos podem isolar grupos musculares/articulações enquanto minimizam os movimentos corporais suplementares. Embora a maioria seja ajustável, alguns indivíduos podem ter problemas em determinar o ajuste adequado. Com o equipamento apropriadamente ajustado, o indivíduo deve ser posicionado a cada vez de acordo com um protocolo predeterminado para satisfazer as necessidades do teste. Pequenos desvios de posicionamento no aparelho podem afetar a produção de força resultante (97). A quantificação e o registro das posições iniciais no aparelho são obrigatórios. Os incrementos de peso possíveis em alguns aparelhos podem ser um fator limitante. Ao avaliar indivíduos com níveis baixos de força, um aumento de 4,5 kg (como é comumente encontrado em muitas pilhas de pesos) pode ser excessivo. Se pilhas de pesos são utilizadas, pode ser necessário prender pesos menores. Isso é verdadeiro quando indivíduos excepcionalmente fortes são testados e não há resistência suficiente no aparelho. Aparelhos com placas de pesos oferecem uma vantagem distinta para essas situações.

PROTOCOLOS DE TESTE DE FORÇA DINÂMICOS

Avaliações de força utilizando pesos livres e aparelhos são comumente citadas. Um esforço de 1 RM é o "padrão ouro" para avaliar a força, embora o teste RM possa envolver qualquer quantidade de repetições. Alguns pesquisadores tentaram prever a força máxima em esforços submáximos, mas isso resultou em efetividade mista, na medida em que RMs mais elevadas podem indicar melhor a resistência muscular local (98). Embora vários protocolos para o teste de força sejam efetivos, o protocolo a seguir é comumente utilizado em nosso laboratório (96):

1. Um leve aquecimento de 5-10 repetições a 40%-60% do máximo obtido.
2. Após 1 minuto de repouso com um leve alongamento, 3-5 repetições a 60%-80% do máximo obtido.
3. O passo 2 irá levar o indivíduo próximo de 1 RM obtida. Um aumento conservador na resistência é realizado e um levantamento de 1 RM é tentado. Se o levantamento for bem-sucedido, é concedido um período de repouso de 2-3 minutos. Um dos erros mais graves é não permitir repouso suficiente antes da próxima tentativa máxima. Deve ser obtida 1 RM dentro de 3-5 séries para evitar a fadiga excessiva.

O processo de seleção do peso pode ser intensificado através da familiarização anterior e pela experiência do investigador na avaliação do desempenho. Esse processo continua até que ocorra uma falha na tentativa, após a qual o peso é ajustado adequadamente.

4. O valor de 1 RM é registrado como o peso do último levantamento executado com sucesso.

A comunicação entre o indivíduo e o examinador é de suprema importância. Questionar o indivíduo sobre a prontidão e a magnitude do aumento na carga é crucial para o teste. A quantidade de tentativas de repetições preliminares (aquecimento) e os intervalos de repouso são importantes. Em alguma extensão, esses fatores precisam ser individualizados, na medida em que os indivíduos que levantam cargas muito pesadas irão precisar de mais tempo de aquecimento e períodos de repouso mais prolongados do que alguém que levanta um peso mais leve. É preciso proporcionar recuperação suficiente. Vale salientar que cada indivíduo deve descansar 48 horas antes do teste e assegurar a nutrição adequada (p. ex., ingestão adequada de calorias, hidratação adequada) (99). Se mais repetições são tentadas, menos séries de aquecimento devem ser utilizadas. RMs mais altas (p. ex., 10 e 20) produzem mais ruptura muscular, indicando, desse modo, que um ensaio pode ser necessário ou que ensaios adicionais requerem um período de recuperação muito mais longo (100). O seguinte protocolo é sugerido para testar 6 RMs e pode ser modificado para testar outras quantidades de RM (96).

1. Aquecimento com 5-10 repetições a 50% de 6 RMs estimada.
2. Após 1 minuto de repouso e um leve alongamento, 6 repetições a 70% de 6 RMs estimada.
3. O passo 2 é repetido a 85%-90% de 6 RMs estimada.
4. Após 2 minutos de repouso, 6 repetições com 100% a 105% de 6 RMs estimada.
5. Após 2 a 3 minutos de repouso (se o passo 4 for bem-sucedido), aumente a resistência em torno de 2,5%-5% para outra tentativa de 6 MRs. Se 6 repetições não forem concluídas, subtraia 2,5%-5% da resistência utilizada no passo 4 e tente outras 6 RMs.
6. Se foi removido peso no passo 5 e 6 repetições foram executadas, esse corresponde a 6 RMs. Se o teste não for bem-sucedido, refaça-o após no mínimo 24 horas de repouso.

Existem estimativas de capacidades de 1 RM no desempenho de múltiplas RMs. Várias equações de previsão foram desenvolvidas e, embora atraentes, sua validade foi questionada, especialmente quando são utilizadas RMs mais altas (101). Por exemplo, os fatores de conversão foram desenvolvidos para permitir que uma resistência de 10 RMs seja equacionada com uma resistência de 1 RM (102), porém podem conduzir a resultados errôneos (101). Em estudos de campo envolvendo grandes quantidades de indivíduos destreinados, um estudo de caso pode ser realizado para estimar 1 RM, mas definitivamente não para propósitos de pesquisas. Apesar disso, tais equações podem auxiliar a objetivar a 1 RM real.

Teste Isométrico

Aparelhos para avaliação da força ISOM já existem há muitos anos. Trabalhos antigos comumente utilizavam aparelhos, tais como o dinamômetro de quadril e para as costas. A força de articulações isoladas pode ser testada utilizando-se tensiômetros de cabo. O dinamômetro de mão é utilizado para avaliar a força da empunhadura. Testes modernos têm utilizado transdutores de força (células de carga), placas de força e medidores de esforço que permitem a interface com o armazenamento de dados computadorizado e a análise de sistemas. Aparelhos ISOC podem ser utilizados para o teste ISOM ao se selecionar a velocidade zero. Além do pico da força, o índice do desenvolvimento desta pode ser obtido. Ao testar a força ISOM, no mínimo uma contração máxima de 5 segundos deve ser utilizada para garantir uma produção de força máxima.

Testes de fadiga são comumente utilizados com aparelhos ISOM para avaliar a resistência muscular local. Esses testes geralmente envolvem a manutenção de certo nível de força durante um período de tempo. Se uma curva de fadiga vai ser desenvolvida, os indivíduos devem exercer esforço máximo e não se pouparem. A avaliação da força média sobre um período de tempo específico fornece uma medida da resistência ISOM e a quantidade total de fadiga. Outros testes ISOM podem ser quantificados de várias maneiras, com a fadiga definida como o tempo que o indivíduo pode manter certa porcentagem de torque máximo. O declínio da porcentagem (índice de fadiga) pode ser determinado durante um período determinado.

CONSIDERAÇÕES DO TESTE ISOMÉTRICO

O aparelho de teste ISOM deve ser calibrado com massas conhecidas antes do teste e em intervalos periódicos. A calibragem deve ser executada através da totalidade da amplitude de medida do aparelho. Antes de testar, é realizado um aquecimento geral com atividades utilizando a musculatura a ser testada . É necessário cuidado para não "pré-fatigar" o indivíduo. O teste verdadeiro requer aproximadamente 3 esforços voluntários máximos (ou mais, se os indivíduos continuarem a melhorar). Geralmente, é registrado o pico da força da melhor tentativa.

Para cada protocolo de teste, o testador deve isolar apropriadamente a articulação e posicionar o indivíduo. Para intensificar a confiabilidade, o posicionamento deve ser cuidadosamente quantificado com respeito aos ângulos de articulação específicos utilizados. Os indivíduos devem estar confortáveis, e todas as superfícies a serem pressionadas devem estar confortavelmente revestidas. Os indivíduos devem estar bem estabilizados na posição desejada, uma vez que isso afeta a magnitude da produção de força. A utilização de tiras de estabilização é crítica, embora estas possam se soltar ou se deslocar, resultando na mudança na posição do corpo.

A especificidade do teste deve ser considerada. Estudos que utilizam TR dinâmico, mas avaliam as modificações na força apenas com métodos estáticos, não estão avaliando ganhos dinâmicos específicos (87). A ferramenta de teste deve ser idêntica àquela utilizada no TR para proporcionar uma avaliação válida das modificações funcionais. Indivíduos que realizam um teste ISOM devem ser abastecidos com um *feedback* simultâneo sobre seu desempenho; isso é especialmente importante para tarefas não habituais. A resistência muscular local pode diminuir na ausência do *feedback* (103). O *feedback* visual é crítico, porém o encorajamento verbal pode também ser oferecido. Esses fatores podem contribuir para a reprodutibilidade favorável.

Teste Isocinético

O teste ISOC é executado em dinamômetros especialmente construídos que controlam a velocidade do movimento. O custo de um dinamômetro ISOC pode ser proibitivo, mas muitos laboratórios, salas de treinamento e instalações clínicas os possuem. Existe uma quantidade de considerações importantes a serem vistas quando se avalia a força ISOC. De importância primária é a especificidade da velocidade angular do membro. A velocidade utilizada para o teste CON deve ser cuidadosamente considerada porque as forças resultantes podem aumentar em velocidades mais lentas (104). A especificidade da articulação que está sendo testada é importante, porque diferentes grupos musculares exibem diferentes características de desempenho ISOC (105). A confiabilidade do aparelho do teste deve ser alta para que sejam coletados dados aceitáveis. Todos os dinamômetros ISOC devem ser regularmente calibrados de acordo com as diretrizes do fabricante e monitorados com relação à confiabilidade teste-reteste.

O posicionamento adequado do indivíduo é essencial para um teste preciso. Como em outros tipos de teste de força, posições variadas do membro podem resultar em modificação na produção de torque (97). Articulações que possuem grande amplitude de movimento (ADM) em muitas direções devem ser cuidadosamente fixadas na posição apropriada. Como apenas uma articulação é testada por vez, é necessário estabilizar todas as partes do corpo que possam afetar a medida do torque. Todas as tiras de fixação devem ser firmes, porém confortáveis, sem interferirem com a amplitude de movimento do exercício, e devem ser regularmente inspecionadas quanto à segurança.

Vários protocolos são utilizados para o teste ISOC. Uma vez que o teste tenha sido executado de maneira apropriada, as medidas que podem ser monitoradas incluem pico de torque, pico de torque em um ângulo específico, torque médio, trabalho total (área sob a curva), tempo para o pico de torque, ângulo do pico de torque e torque em vários intervalos de tempo (96). Testes de fadiga podem ser executados, com maior quantidade de repetições resultando em um índice de fadiga ou declínio na porcentagem (96). As variáveis disponíveis irão depender da marca e do modelo de dinamômetro utilizado, bem como do pacote de programas que o acompanha. O teste verdadeiro deve ser precedido por vários esforços submáximos de aquecimento, e os indivíduos devem ser instruídos a executar suas repetições o mais forte e rapidamente possível. É comum atingir os maiores torques na segunda ou terceira repetição.

Avaliação da Resistência Muscular Local

Os testes de resistência muscular local são executados especificamente para avaliar as capacidades musculares repetitivas. Embora exista alguma relação entre e 1 RM e resistência muscular, em geral ela é pobre; essa é a fundamentação contra a utilização de teste de múltiplos RM para estimar 1 RM. Uma consideração importante é que resistência utilizar. Em testes com pesos livres e aparelhos, a quantidade máxima de repetições executada com uma carga específica é tipicamente utilizada. A carga relativa é baseada na porcentagem da RM do indivíduo (p. ex., 60% 1 RM), enquanto que a carga absoluta compreende a realização do teste com a mesma carga antes, durante e depois da intervenção do treinamento. É importante padronizar a velocidade do levantamento, uma vez que velocidades mais rápidas levam a um desempenho maior (66). A resistência muscular local pode ser avaliada durante protocolos padronizados de série múltipla nos quais a quantidade de repetições com resistência e cadência específicas é avaliada utilizando-se vários intervalos de repouso. O *feedback* verbal e o encorajamento devem ser fornecidos durante tais testes.

Resumo

- O TR apresenta muitos benefícios sobre a saúde e o desempenho e as principais organizações de saúde recomendam sua inclusão em programas gerais de condicionamento físico para a maioria dos adultos.
- O sucesso no TR depende da manipulação apropriada das variáveis dos programas, de acordo com as necessidades específicas de treinamento e os objetivos do indivíduo.
- Os conceitos mais importantes para a progressão durante o TR são sobrecarga progressiva, especificidade e variação. Sua inclusão é importante para melhorar a saúde e o desempenho.
- É importante avaliar a força muscular e a resistência muscular local para auxiliar na avaliação e na progressão dos programas de TR. Vários protocolos são utilizados com equipamentos como pesos livres, aparelhos, dinamômetros ISOC e dispositivos ISOM.
- Os testes selecionados para a avaliação devem ser específicos para a modalidade de treinamento.

REFERÊNCIAS BIBLIOGRÁFICAS

1. American College of Sports Medicine. Positions stand: The recommended quantitity and quality of exercise for developing and maintaining cardiorespiratory and muscular fitness, and flexibility in healthy adults. Med Sci Sports Exerc 1998; 30: 975-991.
2. Fleck SJ, Kraemer WJ. Designing Resistance Training Programs. 2nd ed. Champaign, IL: Human Kinetics, 1997.
3. Komi PV, Kaneko M, Aura O. EMG activity of leg extensor muscles with special reference to mechanical efficiency in concentric and eccentric exercise. Int J Sports Med 1987; 8 (suppl): 22-29.
4. Eloranta V, Komi PV. Function of the quadriceps femoris muscle under maximal concentric and eccentric contraction. Eletromyogr Clin Neurophysiol 1980; 20: 159-174.
5. Bonde–Peterson F, Knuttgen HG, Henriksson J. Muscle metabolism during exercise with concentric and eccentric contractions. J Appl Physiol 1972; 33: 792-795.
6. Hather BM, Tesch PA, Buchanan P, Dudley GA. Influence of eccentric actions on skeletal muscle adaptations to resistance training. Acta Physiol Scand 1991; 143: 177-185.
7. Ebbeling CB, Clarkson PM. Exercise–induced muscle damage and adaptation. Sports Med 1989; 7: 207-234.
8. Dudley GA, Tesch PA, Miller BJ, Buchanan MD. Importance of eccentric actions in performance adaptations to resistance training. Aviat Space Environ Med 1991; 62: 543-550.

9. Kraemer WJ, Adams K, Cafarelli E, et al. American College of Sports Medicine. Position stand: progression models in resistance training for healthy adults. Med Sci Sports Exerc 2002; 34: 364-380.
10. Knapik JJ, Mawdsley RH, Ramos UM. Angular specificity and test mode specificity of isometric and isokinetic strength training. J Orthop Sports Phys Ther 1983; 5: 58-65.
11. McDonagh MJN, Davies CTM. Adaptative response of mammalian skeletal muscle to exercise with high loads. Eur J Appl Physiol 1984; 52: 139-155.
12. Bandy WD, Hanten WP. Changes in the torque and eletromyographic activity of the quadriceps femoris muscles following isometric training. Phys Ther 1993; 73: 455-467.
13. Collins MA, Cureton KJ, Hill DW, Ray CA. Relation to plasma volume change to intensity of weight lifting. Med Sci Sports Exerc 1989; 21: 178-185.
14. Willoughby DS, Chilek DR, Schiller DA, Coast JR. The metabolic effects of three different free weight parallel squatting intensities. J Hum Move Stud 1991; 21: 53-67.
15. Kraemer WJ, Marchitelli L, Gordon SE, et al. Hormonal and growth factor responses to heavy resistance exercise protocols. J Appl Physiol 1990; 69: 1442-1450.
16. Kraemer WJ, Gordon SE, Fleck SJ, et al. Endogenous anabolic hormonal and growth factor responses to heavy resistance exercise in males and females. Int J Sports Med 1991; 12: 228-235.
17. Häkkinen K, Alen M, Komi PV. Changes in isometric force –and relaxation–time, eletromyographic and muscle fibre characteristics of human skeletal muscle during strength training and detraining. Acta Physiol Scand 1985; 125: 573-585.
18. Sale DG. Neural adaptations to strength training. In: Komi PV, ed. Strength and Power in Sport. Boston: Blackwell Scientific Publications, 1992: 249-265.
19. Fleck SJ. Cardiovascular adaptations to resistance training. Med Sci Sports Exerc 1988; 20: S146–S151.
20. Baechle TR, Earle RW, Wathen D. Resistance training. In: Baechle TR, Earle RW, eds. Essentials of Strength Training and Conditioning. Champaign, IL: Human Kinetics, 2000: 395-425.
21. Rutherford OM, Jones DA. The role of learning and coordination in strength training. Eur J Appl Physiol 1986; 55: 100-105.
22. Ploutz LL, Tesch PA, Biro RL, Dudley GA. Effect of resistance training on muscle use during exercise. J Appl Physiol 1994; 76: 1675-1681.
23. Berger RA. Optimum repetitions for the development of strength. Res Q 1962; 33: 334-338.
24. Weiss LW, Coney HD, Clark FC. Differential functional adaptations to short-term low–moderate, and high–repetition weight training. J Strength Cond Res 1999; 13: 236-241.
25. MacDougall JD, Ward GR, Sale DG, Sutton JR. Biochemical adaptation of human skeletal muscle to heavy resistance training and immobilization. J Appl Physiol 1977; 43: 700-703.
26. Staron RS, Karapondo DL, Kraemer WJ, et al. Skeletal muscle adaptations during early phase of heavy–resistance training in men and women. J Appl Physiol 1994; 76: 1247-1255.
27. Kraemer WJ. A series of studies–the physiological basis for strength training in American football: fact over philosophy. J Strength Cond Res 1997; 11: 131-142.
28. Anderson T, Kearney JT. Effects of three resistance training programs on muscular strength and absolute and relative endurance. Res Q Exerc Sport 1982; 53: 1-7.
29. Fleck SJ. Periodized strength training: a critical review. J Strength Cond Res 1999; 13: 82-89.
30. Häkkinen K, Pakarinen A, Alen M, et al. Relationships between training volume, physical performance capacity, and serum hormone concentrations during prolonged training in elite weight lifters. Int J Sports Med 1987; 8 (suppl): 61-65.

31. Tesch PA, Komi PV, Häkkinen K. Enzymatic adaptations consequent to long–term strength training. Int J Sports Med 1987; 8 (suppl): 66-69.
32. Kraemer WJ, Fleck SJ, Dziados JE, et al. Changes in hormonal concentrations after different heavy–resistance exercise protocols in women. J Appl Physiol 1993; 75: 594-604.
33. Dudley GA, Djamil R. Incompatibility of endurance –and –strength –training modes of exercise. J Appl Physiol 1985; 59: 1446-1451.
34. Housh DJ, Housh TJ, Johnson GO, Chu WK. Hypertrophic response to unilateral concentric isokinetic resistance training. J Appl Physiol 1992; 73: 65-70.
35. Sale DG, Jacobs I, MacDougall JD, Garner S. Comparisons of two regimens of concurrent strength and endurance training. Med Sci Sports Exerc 1990; 22: 348-356.
36. Capen EK. Study of four programs of heavy resistance exercises for development of muscular strength. Res Q 1956; 27: 132-142.
37. Ostrowski KJ, Wilson GJ, Weatherby R, et al. The effect of weight training volume on hormonal output and muscular size and function. J Strength Cond Res 1997; 11: 148-154.
38. Berger RA. Comparison of the effect of various weight training loads on strength. Res Q 1963; 36: 141-146.
39. Jacobson BH. A comparison of two progressive weight training techniques on knee extensor strength. Athl Train 1986; 21: 315-319.
40. Silvester LJ, Stiggins C, McGown C, Bryce GR. The effect of variable resistance and free–weight training programs on strength and vertical jump. NSCA J 1982; 3: 30-33.
41. Starkey DB, Pollock ML, Ishida Y et al. Effect of resistance training volume on strength and muscle thickness. Med Sci Sports Exerc 1996; 28: 1311-1320.
42. Stone MH, Johnson RL, Carter DR. A short term comparison of two different methods of resistance training on leg strength and power. Athl Train 1979; 158-161.
43. Stowers T, McMillan J, Scala D, et al. The short–term effects of three different strength–power training modes. NSCA J 1983; 5: 24-27.
44. Sanborn K, Boros R, Hruby J, et al. Short–term performance effects of weight training with multiple sets not to failure versus a single set to failure in women. J Strength Cond Res 2000; 14: 328-331.
45. Schlumberger A, Stec J, Schmidtbleicher D. Single–versus multiple–set strength training in women. J Strength Cond Res 2001; 15: 284-289.
46. Kraemer JB, Stone MH, O'Bryant HS, et al. Effects of single versus multiple sets of weight training: impact of volume, intensity, and variation. J Strength Cond Res 1997; 11: 143-147.
47. Kraemer WJ, Ratamess N, Fry AC, et al. Influence of resistance training volume and periodization on physiological and performance adaptations in college women tennis players. Am J Sports Med 2000; 28: 626-633.
48. McGee D, Jessee TC, Stone MH, Blessing D. Leg and hip endurance adaptations to three weight training programs. J Appl Sports Sci Res 1992; 6: 92-95.
49. Marx JO, Ratamess NA, Nindl BC, et al. Low–volume circuit versus high–volume periodized resistance training in women. Med Sci Sports Exerc 2001; 33: 635-643.
50. Colliander EB, Tesch PA. Effects of eccentric and concentric muscle actions in resistance training. Acta Physiol Scand 1990; 140: 31-39.
51. Stone MH, O'Bryant H, Garhammer J. A hypothetical model for strength training. J Sports Med 1981; 21: 342-351.
52. Häkkinen K, Pakarinen A, Alen M, et al. Daily hormonal and neuromuscular responses to intensive strength training in 1 week. Int J Sports Med 1988; 9: 422-428.
53. Häkkinen K, Pakarinen A, Alen M, et al. Neuromuscular and hormonal reponses in elite athletes to two successive strength training sessions in one day. Eur J Appl Physiol 1988; 57: 133-139.

54. Häkkinen K, Pakarinen A, Alen M, et al. Neuromuscular and hormonal adaptations in athletes to strength training in two years. J Appl Physiol 1988; 65: 2406-2412.
55. Stone MH, Plisk SS, Stone ME, et al. Athletic performance development: volume load-1 set versus multiple sets, training velocity and training variation. Strength Cond 1998; 20: 22-31.
56. Sforzo GA, Touey PR. Manipulating exercise order affects muscular performance during a resistance exercise training session. J Strength Cond Res 1996; 10: 20-24.
57. Kraemer WJ, Noble BJ, Clark MJ, Culver BW. Physiologic responses to heavy: –resistance exercise with very short rest periods. Int J Sports Med 1987; 8: 247-252.
58. Robinson JM, Stone MH, Johnson RL, et al. Effects of different weight training exercise/rest intervals on strength, power, and high intensity exercise endurance. J Strength Cond Res 1995; 9: 216-221.
59. Pincivero DM, Lephart SM, Karunakara RG. Effects of rest intervals on isokinetic strength and functional performance after short term high intensity training. Br J Sports Med 1997; 31: 229-234.
60. Coyle EF, Feiring DC, Rotkis TC, et al. Specificity of power improvements through slow and fast isokinetic training. J Appl Physiol 1981; 51: 1437-1442.
61. Ballor DL, Becque MD, Katch VL. Metabolic responses during hydraulic resistance exercise. Med Sci Sports Exerc 1987; 19: 363-367.
62. Kanehisa H, Miyashita M. Specificity of velocity in strength training. Eur J Appl Physiol 1988; 52: 104-106.
63. Mookerjee S, Ratamess NA. Comparison of strength differences and joint action durations between full and partial range–of–motion bench press exercise. J Strength Cond Res 1999; 13: 76-81.
64. Keogh JWL, Wilson GJ, Weatherby RP. A cross-sectional comparison of different resistance training techniques in the bench press. J Strength Cond Res 1999; 13: 247-258.
65. Keeler LK, Finkelstein LH, Miller W, Fernhall B. Early–phase adaptations to traditional–speed versus superslow resistance training on strength and aerobic capacity in sedentary individuals. J Strength Cond Res 2001; 15: 309-314.
66. La Chance PF, Hortobagyi T. Influence of cadence on muscular performance during push-up and pull-ups exercises. J Strength Cond Res 1994; 8: 76-79.
67. Hay JG, Andrews JG, Vaughan CL. Effects of lifting rate on elbows torques exerted during arm curl exercises. Med Sci Sports Exerc 1983; 15: 63-71.
68. Jones K, Hunter G, Fleisig G, et al. The effects of compensatory acceleration on upper–body strength and power in collegiate football players. J Strength Cond Res 1999; 13: 99-105.
69. Moss BM, Refsnes PE, Abildgaard A, et al. Effects of maximal effort strength training with different loads on dynamic strength, cross-sectional área, load–power and load velocity relationships. Eur J Appl Physiol 1997; 75: 193-199.
70. Wilson GJ. Strength and power in sport. In: Bloomfield J, Ackland TR, Elliott BC, eds. Applied Anatomy and Biomechanics in Sport. Boston: Blackwell Scietific Publications, 1994: 110-208.
71. Hickson RC, Hidaka K, Foster C. Skeletal muscle fiber type, resistance training, and strength–related performance. Med Sci Sports Exerc 1994; 26: 593-598.
72. Graves JE, Pollock ML, Jones AE, et al. Specificity of limited range of motion (ROM) variable resistance training. Med Sci Sports Exerc 1989; 21: 84-89.
73. McLester JR, Bishop P, Guilliams ME. Comparison of 1 day and 2 days per week of equal-volume resistance training in experienced subjects. J Strength Cond Res 2000; 14: 273-281.
74. Hunter GR. Changes in body composition, body build and performance associated with different weight training frequencies in males and females. NSCA J 1985; 7: 26-28.

75. Pollock ML, Graves JE, Bamman MM, et al. Frequency and volume of resistance training: effect of cervical extension strength. Arch Phys Med Rehabil 1993; 74: 1080-1086.
76. Gillam GM. Effects of frequency of weight training on muscle strength enhancement. J Sports Med 1981; 21: 432-436.
77. Calder AW, Chilibeck PD, Webber CE, Sale DG. Comparison of whole and split weight training routines in young women. Can J Appl Physiol 1994; 19: 185-199.
78. Hoffman JR, Kraemer WJ, Fry AC, et al. The effects of self-selection for frequency of training in a winter conditioning program for football. J Appl Sport Sci Res 1990; 4: 76-82.
79. Zatsiorsky V. Science and Practice of Strength Training, Champaign, IL: Human Kinetics, 1995.
80. Häkkinen K, Kallinen M. Distribution of strength training volume into one or two daily sessions and neuromuscular adaptations in female athletes. Electromyogr Clin Neurophysiol 1994; 34: 117-124.
81. Huczel HA, Clarke DH. A comparison of strength and muscle endurance in strength–trained and untrained women. Eur J Appl Physiol 1992; 64: 467-470.
82. Mazzetti SA, Kraemer WJ, Volek JS, et al. The influence of direct supervision of resistance training on strength performance. Med Sci Sports Exerc 2000; 32: 1175-1184.
83. Stone WJ, Coulter SP. Strength/endurance effects from three resistance training protocols with women. J Strength Cond Res 1994; 8: 231-234.
84. Adeyanju K, Crews TR, Meadors WJ. Effects of two speeds of isokinetic training on muscular strength, power and endurance. J Sports Med 1983; 23: 352-356.
85. Moffroid M, Whipple RH. Specificity of speed of exercise. Phys Ther 1970; 50: 1692-1700.
86. Fleck SJ, Kraemer WJ. Resistance training: basic principles. Phys Sportsmed 1988; 16: 160-171.
87. Baker D, Wilson J, Carlyon B. Generality versus specificity: a comparison of dynamic and isometric measures of strength and speed–strength. Eur J Appl Physiol 1994; 68: 350-355.
88. Murphy AJ, Wilson GJ. Poor correlations between isometric tests and dynamic performance: relationships to muscle activation. Eur J Appl Physiol 1996; 73: 353-357.
89. Fry AC, Kraemer WJ, Weseman CA, et al. The effects of an off-season strength and conditioning program on starters and non-starters in women's intercollegiate volleyball. J Appl Sport Sci Res 1991; 5: 174-181.
90. Ploutz-Snyder L, Giamis EL. Orientation and familiarization to 1 RM strength testing in old and young women. J Strength Cond Res 2001; 15: 519-523.
91. Biddle SJ. Personal beliefs and mental preparation in strength and muscular endurance tasks: a review. Phys Educ Rev 1986; 8: 90-103.
92. Rhea MR, Landers DM, Alvar RA, Arent SM. The effects of competition and the presence of an audience on weight-lifting performance. J Strength Cond Res 2003; 17: 303-306.
93. Ikai M, Steinhaus AH. Some factors modifying the expression of human strength. J Appl Physiol 1961; 16: 157-163.
94. Shaw CE, McCully KK, Posner JD. Injuries during the one repetition maximum assesssment in the elderly. J Cardiopulm Rehabil 1995; 15: 283-287.
95. Barnard KL, Adams KJ, Swank AM, et al. Injuries and muscle soreness during the one repetition maximum assessment in a cardiac rehabilitation population. J Cardiopulm Rehabil 1999; 19: 52-58.
96. Kraemer WJ, Fry AC. Strength testing: development and evaluation of metodology. In: Maud PJ, Foster C, eds. Physiological Assessment of Human Fitness, Champaign, IL: Human Kinetics, 1995: 115-118.

97. Lewis CL, Spliter DL. Effect of tibial rotation on measures of strength and endurance of the knee. J Appl Sport Sci Res 1989; 3: 19-22.
98. Hoeger WK, Barette SL, Hale DF, Hopkins DR. Relationship between repetitions and selected percentages of one repetition maximum. J Appl Sport Sci Res 1987; 1: 11-13.
99. Schoffstall JE, Branch JD, Leutholtz BC, Swain DE. Effects of dehydration and rehydration on the one–repetition maximum bench press of weight–trained males. J Strength Cond Res 2001; 5: 102-108.
100. Behm DG, Reardon G, Fitzgerald J, Drinkwater E. The effects of 5, 10, and 20 repetitions maximums on the recovery of voluntary and evoked contractile properties. J Strength Cond Res 2002; 16: 209-218.
101. Mayhew JL, Prinster JL, Ware JS, et al. Muscular endurance repetitions to predict bench press strength in men of different training levels. J Sports Med Phys Fitness 1995; 35: 108-113.
102. Rose K, Ball TE. A field test for predicting maximum bench press lift of college women. J Appl Sport Sci Res 1992; 6: 103-106.
103. Graves JE, James RJ. Concurrent augmented feedback and isometric force generation during familiar and unfamiliar muscle movements. Res Q 1990; 61: 75-79.
104. Fry AC, Powell DR, Kraemer WJ. Validity of isokinetic and isometric testing modalities for assessing short–term resistance exercise strength gains. J Sport Rehabil 1992; 1: 275-283.
105. Cisar CJ, Johnson GO, Fry AC, Ryan AJ. Assessment of preseason muscular strength as a basis for specific conditioning. J Appl Sport Sci Res 1987; 1: 60.
106. Kraemer WJ, Ratamess NA, French DN. Resistance training for health and performance. Curr Sports Med Rep 2002; 1: 165-171.

SITES DA INTERNET

National Strength and Conditioning Association
http://www.nsca-lift.org

American College of Sports Medicine
http://www.acsm.org

4

Diferenças entre Homens e Mulheres na Prescrição de Exercícios e no Teste de Esforço[a]

Jack H. Wilmore

A década de 1970 e a primeira metade da década de 1980 produziram considerável interesse nas capacidades e limitações físicas de mulheres, tanto no ambiente profissional quanto na arena atlética. Nos Estados Unidos, a aprovação da Lei dos Direitos Civis de 1964 proibiu a discriminação no trabalho com base no sexo. A Emenda dos Direitos Iguais das Mulheres de 1972, embora nunca ratificada, aumentou a consciência dos direitos legais das mulheres. Por fim, a passagem em 1972 da Emenda de Educação dos Estados Unidos (Título IX) proibiu a discriminação sexual em qualquer instituição que receba verba federal. Os 2 primeiros atos legislativos abriram muitas oportunidades de emprego para as mulheres que, anteriormente, eram indisponíveis. As mulheres são atualmente encontradas, em ocupações como pilotos de vôos comerciais, oficiais de escritórios de justiça, telefonistas, trabalhadoras de construção e operadoras de equipamentos pesados, e nas linhas do exército americano. A Emenda de Educação dos Estados Unidos (Título IX) teve também um profundo impacto sobre os programas de esportes em escolas públicas e privadas em todos os níveis de ensino. No passado, em comparação com programas para meninos e adultos, às meninas e mulheres era negada a oportunidade de treinamento esportivo de alto nível. O Título IX muito realizou em um período relativamente curto de tempo, criando mais oportunidades esportivas para meninas e mulheres.

As mudanças súbitas produzidas através dessa legislação federal causaram uma considerável confusão e fizeram surgir muitas questões. Meninas e mulheres são fisicamente capazes de assumir novos papéis à medida que obtêm vantagem dessas oportunidades?

---

[a]Este capítulo foi adaptado de Wilmore JM, Costill DL. Physiology of Sport and Exercise 3rd ed. Champaign, IL: Human Hinetics, 2003, com permissão do editor.

Meninas e mulheres podem lidar fisicamente com os rigores de uma competição esportiva de alto nível? Mulheres podem executar tarefas fisicamente exigentes, anteriormente restritas aos homens? Meninas e mulheres podem obter os benefícios tradicionais do esporte e do exercício que meninos e homens desfrutaram durante séculos? Finalmente, meninas e mulheres podem ser treinadas para o esporte ou condicionadas para o treinamento utilizando um formato idêntico àquele usado para meninos e homens, ou existem considerações especiais que ditam um treinamento ou formato de condicionamento diferenciado? A intenção deste capítulo é investigar as similaridades e as diferenças entre os sexos com respeito ao tamanho e à composição do corpo, às respostas fisiológicas ao exercício em curto prazo e às adaptações fisiológicas ao treinamento para determinar como o teste de esforço e a prescrição dos exercícios podem necessitar de modificações para acomodar quaisquer diferenças.

Tamanho e Composição do Corpo

A partir dos dados de McCammon, que resumem o estudo de crescimento longitudinal do Child Research Council's (Conselho de Pesquisa da Criança) em Denver, parece que as diferenças em altura, peso, circunferências, diâmetros e espessura da prega cutânea entre os sexos não aparecem antes dos 12 aos 14 anos de idade, *i. e.*, aproximadamente na época da puberdade (1). Antes da puberdade, existem impressionantes similaridades entre meninos e meninas de mesma classe socioeconômica para todos os índices de tamanho e maturidade. Forbes estimou a massa magra (MM) em uma avaliação ^{40}K em 609 meninos e meninas normais de 7,5 a 20,5 anos de idade e não encontrou nenhuma diferença entre sexos antes da puberdade na MM expressa por unidade de altura (2). Dos 12 aos 13 anos de idade, a razão da MM em relação à altura chegou ao máximo nas meninas, mas continuou a crescer nos meninos até os 20 anos de idade. A propensão ao pico de MM em meninos seria entre 18 e 20 anos de idade, sendo aproximadamente 1,4 vezes maior do que o valor máximo atingido pelas meninas dos 15 aos 16 anos de idade.

Os dados de densidade do corpo provenientes de pesagem hidrostática são um tanto quanto inconsistentes com os dados precedentes, uma vez que as meninas tipicamente demonstram valores de densidade corporal menores em todas as idades, incluindo o período da pré-adolescência. Lohman, contudo, mostrou que os valores inferiores de densidade corporal nas meninas não indicavam um conteúdo relativo de gordura corporal mais elevado (3).

Na puberdade, diferenças bem maiores no tamanho e na composição do corpo começam a se desenvolver entre os sexos, em grande parte pelas modificações endócrinas associadas. A secreção de testosterona pelos testículos, que é interrompido no nascimento, se restabelece no sexo masculino durante a puberdade, produzindo um aumento do depósito de proteína no músculo, osso, na pele e outras partes do corpo. O resultado final é que o adolescente do sexo masculino é maior e mais musculoso que o do sexo feminino, características que carregam para a idade adulta. Antes da puberdade, a glândula pituitária anterior é incapaz de secretar quaisquer hormônios gonadotróficos. Desse modo, em meninas, na ocasião em que uma quantidade suficiente de hormônios folículo-estimulantes começa a ser secretado, os ovários desenvolvem-se, e a secreção de estrogênio começa. O estrogênio possui uma influência significativa no crescimento do corpo, alargando a pelve, aumentando o tamanho dos seios e proliferando a deposição de gordura, particularmente em coxas e quadris. Além disso, o estrogênio aumenta o índice de crescimento ósseo, permitindo que o crescimento final ósseo seja atingido de 2 a 4 anos após o início da puberdade. Como resultado, a adolescente do sexo feminino cresce rapidamente durante os primeiros anos após a puberdade e então cessa de crescer. Os meninos possuem uma fase de crescimento muito maior, permitindo que altura maior seja atingida.

Como resultado dessas modificações endócrinas na puberdade, o homem normal no esplendor da maturidade é aproximadamente 13 cm (5 polegadas) mais alto, 14 a 18 kg (30-40 libras) mais pesado com relação ao peso total, 18 a 22 kg (40-50 libras) mais pesado na MM, 3 a 6 kg (7-13 libras) mais leve na gordura corporal, e tem de 8 a 10 unidades de porcentagem a menos na gordura relativa do corpo, p. ex., 15% *versus* 23% a 25% de gordura.

Existem ainda mais diferenças substanciais de gênero nas medidas antropométricas na maturidade (4-7). Os homens possuem ombros mais largos, quadris mais estreitos e uma medida torácica maior com relação ao tamanho total do corpo. Os homens tendem também a localizar a gordura corporal nas regiões abdominal e superior do corpo, enquanto que as mulheres concentram mais sua gordura nos quadris, nas nádegas e coxas.

Com o envelhecimento, ambos, homens e mulheres, tendem a acumular gordura e diminuir a MM. Em um dos poucos estudos longitudinais conduzidos, Forbes descobriu uma diminuição média na MM de aproximadamente 3 kg (6,6 libras) por década ou 0,3 kg (~0,7 libra) por ano (8). Esses dados confirmam os dados cruzados anteriormente que indicam uma perda na MM de cerca de 0,2 kg por ano (0,44 libra por ano). Esse declínio está associado a níveis inferiores de atividade física e testosterona. Aparentemente, o aumento concomitante na gordura total do corpo com o envelhecimento também está associado ao declínio geral na atividade física, sem uma diminuição equivalente na ingestão calórica. O Quadro 4-1 destaca as modificações da gordura relativa do corpo com o envelhecimento para ambos os sexos.

Esses dados normativos sobre a gordura relativa do corpo podem ser enganosos. Por exemplo, a diferença média na gordura corporal relativa entre homens e mulheres jovens, de 20 a 29 anos de idade, é de 7 a 10 unidades de porcentagem, *i. e.*, 15% a 20% para os homens *versus* 22% a 25% para mulheres. Acreditava-se que essa diferença fosse resultante de diferenças sexuais específicas nos depósitos de gordura, p. ex., tecido das mamas e quadris. Pesquisa subseqüente com atletas do sexo feminino, contudo, em particular corredoras de fundo, indicou que essas mulheres eram excepcionalmente magras, bem abaixo das mulheres normais, abaixo ainda da média para homens jovens (9). Muitas das melhores corredoras estavam abaixo dos 10% de gordura no corpo (10). Esses valores baixos podem resultar de uma predisposição genética com respeito à magreza ou da alta quilometragem percorrida por essas mulheres a cada semana, que em alguns casos excedeu 160 quilômetros. Em qualquer evento, obviamente, as mulheres podem reduzir sua armazenagem de gordura para níveis bem abaixo daqueles considerados normais para mulheres dessa faixa etária.

Diferenças entre os sexos também foram observadas para os líquidos do corpo. Nos recém-nascidos, a água total do corpo (ATC) é aproximadamente 77% do peso corporal total, com a água extracelular (AEC) e a água intracelular (AIC) contribuindo com 44%

QUADRO 4-1 **VALORES RELATIVOS DE GORDURA CORPORAL PARA HOMENS E MULHERES DE VÁRIAS IDADES E EM VÁRIOS ESPORTES**

	% de Gordura	
Grupo ou Esporte	***Homens***	***Mulheres***
Beisebol/*softbol*	8-14	12-18
Basquetebol	6-12	10-16
Fisiculturismo	5-8	6-12
Canoagem/caiaque	6-12	10-16
Ciclismo	5-11	8-15
Esgrima	8-12	10-16
Futebol americano	6-18	-
Golfe	10-16	12-20
Ginástica	5-12	8-16
Corrida de cavalos (jóquei)	6-12	10-16
Hóquei no gelo/no campo	8-16	12-18
Prova de orientação	5-12	8-16
Pentatlo	-	8-15
Raquetebol	6-14	10-18
Remo	6-14	8-16
Rúgbi	6-16	-
Skate	5-12	8-16
Esqui (alpino ou nórdico)	7-15	10-18
Saltos com esqui	7-15	10-18
Futebol	6-14	10-18
Natação	6-12	10-18
Nado sincronizado	-	10-18
Tênis	6-14	10-20
Campo e pista, eventos de campo	8-18	12-20
Campo e pista, eventos de corrida	5-12	8-15
Triatlo	5-12	8-15
Vôlei	7-15	10-18
Levantamento de peso	5-12	10-18
Luta livre	5-16	-
Grupo de Idade (Anos)		
15-29	13-16	20-24
20-29	15-20	22-25
30-39	18-26	24-30
40-49	23-29	27-33
50-59	26-33	30-36
60-69	29-33	30-36

Adaptado de Wilmore JH, Costill DL. Physiology of Sport and Exercise. 3rd ed. Champaign, IL: Human Kinetics, 2004: 463, 572.

e 33%, respectivamente. Por volta de 1 ano de idade, o bebê atingiu a fração adulta da ATC (~61%) composta de aproximadamente 25% de AEC e 36% de AIC. As diferenças de sexo tornam-se evidentes por volta dos 18 anos de idade, com a ATC de meninas decaindo para aproximadamente 47% a 54% do peso total do corpo. Essa diferença provém quase totalmente da AIC, que é apenas de 23% a 29%. É bem possível que porcentagens inferiores para a ATC e a AIC em mulheres sejam por causa dos níveis aumentados de gordura corporal, porque o tecido adiposo contém apenas uma pequena fração de água e porque ambas, ATC e a AIC, são expressas com referência ao peso total do corpo. Os níveis de líquido são também consideravelmente alterados em conseqüência da menstruação. Ganhos em peso de 2 a 3 kg causados pela retenção de líquido são comuns.

Respostas Fisiológicas ao Exercício Agudo

Quando homens e mulheres são expostos a um breve período de exercícios, seja uma corrida veloz até a exaustão na esteira ou uma tentativa única de levantar o maior peso possível, existem respostas características que diferenciam os sexos.

RESPOSTAS NEUROMUSCULARES–FORÇA

As mulheres foram tipicamente consideradas como o sexo fraco. Em estudos anteriores, as mulheres foram consideradas de 43% a 63% mais fracas do que os homens em força na parte superior do corpo, porém apenas de 25% a 30% mais fracas em força na parte inferior do corpo. Como existem consideráveis diferenças de tamanho entre os sexos, como mencionado acima, vários estudos expressaram a força relativa ao peso do corpo (força absoluta/peso do corpo) ou relativa à MM como um reflexo da massa muscular (força absoluta/MM). Quando a força da parte inferior do corpo é expressa com relação ao peso do corpo, existe ainda uma diferença de 5% a 15% entre os sexos. Quando expressa com relação à MM, contudo, a diferença entre os sexos desaparece, o que indica que as qualidades histológicas e biomecânicas do músculo e suas propriedades de controle motor são similares para os 2 sexos (11). Na verdade, estudos utilizando exames obtidos por tomografia computadorizada (TC) para identificar a área de corte transverso dos músculos primários envolvidos em um movimento específico têm claramente demonstrado uma correlação muito alta entre a força muscular e a área seccional transversa, totalmente independente do sexo (12).

Embora as diferenças na força da parte superior do corpo sejam um tanto reduzidas quando expressas com relação ao peso do corpo e à MM, permanecem diferenças substanciais (11). Existem, no mínimo, 2 explicações possíveis para os diferentes achados na força das partes superior e inferior do corpo. Primeiro, a mulher possui uma porcentagem mais alta de sua massa muscular na parte inferior do corpo. Segundo, e provavelmente relatado, ela utiliza a massa muscular na parte inferior de seu corpo em uma extensão maior do que a utilizada na parte superior, particularmente em comparação aos padrões de uso dos homens. Algumas mulheres de tamanho normal de corpo possuem força fenomenal, excedendo até mesmo a força do homem mediano. Esse fato aponta para a importância do recrutamento neuromuscular e da sincronização da atuação da unidade motora na determinação dos níveis finais de força.

Recentemente, tem havido grande interesse no tipo de fibra muscular. Na década de 1960, pesquisadores começaram utilizando a técnica de biópsia muscular para investigar vários aspectos da fisiologia muscular. Através de várias técnicas de coloração, era possível identificar os diferentes tipos de fibra muscular, o que conduziu a um interesse em como os atletas podem diferir em vários aspectos. Com o passar dos anos, biópsias tornaram-se mais comuns entre atletas do sexo feminino. Isso levou a um interesse natural nas diferenças e similaridades entre atletas homens e mulheres que participam do mesmo esporte ou evento. O sistema de classificação mais comumente utilizado identifica 3 tipos básicos de fibra: oxidativa de contração lenta (tipo I), oxidativa de contração rápida (tipo II_a) e glicolítica de contração rápida (tipo II_b). Outros tipos ou classificações de fibras também foram identificados, mas não são considerados nesta discussão. Os atletas que praticam modalidades ou fazem atividades que requerem um alto grau de atividade aeróbica (p. ex., corredores de distância e esquiadores de campo) possuem uma alta proporção de fibras do tipo I (tipicamente 60% ou mais). Atletas que participam de atividades de velocidade ou do tipo anaeróbico (p. ex., velocistas) possuem uma predominância das fibras do tipo II (novamente, geralmente 60% ou mais). De maneira interessante, atletas de modalidades com pesos possuem uma distribuição aproximadamente igual de fibras dos tipos I e II, ainda que esses esportes sejam geralmente considerados como atividades de explosão curta, de potência. Atletas dos sexos masculino e feminino no mesmo esporte ou evento possuem distribuições similares de tipos de fibras, embora os homens pareçam alcançar extremos maiores (*i. e.*, > 90% do tipo I ou > 90% do tipo II), bem como possuem áreas de fibra mais largas (13).

RESPOSTAS CARDIOVASCULARES

Quando colocados em uma bicicleta ergométrica cuja produção de potência pode ser precisamente controlada independente do peso do corpo, homens geralmente apresentam uma resposta de freqüência cardíaca (FC) inferior em cada produção de potência submáxima absoluta. A freqüência cardíaca máxima ($FC_{máx}$), contudo, não difere entre os sexos da mesma idade. Como o débito cardíaco ($\dot{Q}$) é quase idêntica para a mesma produção de potência submáxima absoluta, a resposta de freqüência cardíaca inferior nos homens está associada a um maior volume de ejeção (VE). O VE intensificado é primariamente o resultado de, no mínimo, 3 fatores. Primeiro, os homens possuem coração maior e, portanto, ventrículo esquerdo maior, ambos vantagens de tamanho corporal maior. Segundo, e também relacionado ao tamanho do corpo, os homens possuem um volume maior de sangue. Finalmente, em média, os homens são tipicamente menos sedentários e, portanto, exibem as alterações clássicas (discutidas na próxima seção) associadas a treinamento físico. Quando a produção de potência é controlada para fornecer a mesma intensidade relativa de exercício, que é geralmente expressa como porcentagem fixa do consumo máximo de oxigênio ($\dot{V}O_{2máx}$), p. ex., 60% $\dot{V}O_{2máx}$, $\dot{Q}$, VE, e $\dot{V}O_{2máx}$ são geralmente inferiores e a $sub_{máx}$ FC é ligeiramente maior em mulheres (14). Em taxas máximas de trabalho, as mulheres apresentam valores inferiores para $VE_{máx}$ e $\dot{Q}_{máx}$, amplamente graças ao tamanho de seu corpo, coração e ao volume de sangue inferiores.

Existem também divergências na diferença de oxigênio venoso arterial misto (DVA-O_2), com as mulheres apresentando valores inferiores nas mesmas produções de potência submáximas e índices máximos de trabalho realizados. Essas diferenças são, em grande parte, o resultado do conteúdo inferior de hemoglobina em mulheres, resultando em menor conteúdo de oxigênio arterial.

RESPOSTAS RESPIRATÓRIAS

As diferenças entre homens e mulheres nas respostas respiratórias ao exercício resultam em grande parte de diferenças no tamanho do corpo. Parece haver pouca diferença na freqüência de respiração quando se trabalha na mesma produção de potência relativa, embora as mulheres tendam a respirar em uma freqüência maior para a mesma produção de potência absoluta. Esta última resposta provavelmente é graças ao fato de que as mulheres deveriam estar trabalhando a uma porcentagem mais alta de seu $\dot{V}O_{2máx}$ na mesma produção de potência absoluta. O volume corrente e o volume de ventilação geralmente são menores em mulheres tanto na produção de potência relativa quanto na absoluta, até e incluindo os índices máximos de trabalho. Atletas do sexo masculino altamente treinados possuem volumes de ventilação máxima de 150 L · min^{-1}, com alguns excedendo 250 L · min^{-1}; a maioria dos atletas do sexo feminino possui volumes máximos abaixo de 125 L · min^{-1}. Novamente, essas diferenças no volume estão estreitamente associadas às diferenças no tamanho do corpo.

RESPOSTAS METABÓLICAS

O $\dot{V}O_{2máx}$ é considerado pelos cientistas do exercício como o melhor índice isolado da capacidade de resistência cardiorrespiratória de um indivíduo. Por essa razão, numerosos estudos foram conduzidos para comparar os valores de $\dot{V}O_{2máx}$ de homens e mulheres, treinados ou não. Åstrand conduziu o primeiro estudo e comparou uma grande população de homens e mulheres, dos 4 anos de idade até a idade adulta (15). Subseqüentemente, foram publicados dados adicionais confirmando o trabalho original de Åstrand e adicionando consideravelmente o conjunto de dados.

Antes da puberdade, não existem diferenças significativas nos valores de $\dot{V}O_{2máx}$ de meninos e meninas quando o $\dot{V}O_{2máx}$ é expresso com relação ao peso do corpo, *i. e.*, mL · kg^{-1} · min^{-1}. Meninas tendem a atingir o seu $\dot{V}O_{2máx}$ entre as idades de 13 e 15 anos, enquanto que os meninos não atingem seu máximo antes dos 18 a 22 anos de idade. Após a puberdade, o $\dot{V}O_{2máx}$ de mulheres destreinadas é de apenas 70% a 75% do encontrado em homens destreinados (16).

As diferenças no $\dot{V}O_{2máx}$ entre homens e mulheres devem ser cuidadosamente interpretadas. Em 1965, Hermansen e Andersen publicaram dados indicando que existe uma variabilidade considerável dentro de cada sexo e que há uma sobreposição considerável de valores entre os sexos (17). Tomando um grupo de homens e mulheres, entre 20 e 30 anos de idade, eles compararam as respostas fisiológicas ao exercício submáximo e máximo de 4 subgrupos: atletas do sexo masculino, não atletas do sexo masculino, atletas do sexo feminino e não atletas do sexo feminino. Primeiro, para o mesmo nível absoluto de trabalho, eles descobriram que havia uma tendência para os atletas possuírem valores de $\dot{V}O_{2máx}$ ligeiramente maiores em níveis submáximos e os homens possuindo valores ligeiramente maiores do que as mulheres. Com respeito ao $\dot{V}O_{2máx}$ expresso com relação ao peso do corpo, os valores médios para os atletas homens eram 61% mais altos do que aqueles dos homens não atletas, enquanto que aqueles das atletas mulheres eram 45% mais altos do que os das mulheres não atletas. Os valores dos homens atletas eram 29% mais altos do que aqueles das atletas mulheres, mas o $\dot{V}O_{2máx}$ médio das atletas mulheres era 25% mais alto do que o valor médio para os não atletas homens. A partir desse estudo, Drinkwater calculou que 76% das mulheres não atletas sobrepujaram 47% dos homens não atletas, e que 22% das atletas mulheres sobrepujaram 7% dos homens atletas (18). Esses dados demonstram a importância de se levar em consideração tanto o nível de condicionamento físico da população estudada quanto olhar além dos valores médios para a extensão da sobreposição entre amostras que estão sendo comparadas.

Como o $\dot{V}O_{2máx}$ é o produto de $\dot{Q}$ e DVA-O_2, a $\dot{V}O_{2máx}$ representa aquele ponto durante o exercício exaustivo no qual o indivíduo maximizou a oferta de oxigênio e capacidades de uso. Os valores típicos variam de menos de 20 mL · kg^{-1} · min^{-1} em indivíduos altamente descondicionados, envelhecidos, para valores em excesso de 85 mL · kg^{-1}· min^{-1} em atletas de resistência magnificamente condicionados. O valor mais alto registrado (94 mL · kg^{-1} · min^{-1}) para um homem foi encontrado em um campeão norueguês de esqui no campo; o valor mais alto registrado para uma mulher foi de 77 mL · kg^{-1} · min^{-1} para uma esquiadora russa de campo.

Embora os valores de $\dot{V}O_{2máx}$ de meninos e meninas sejam similares até a puberdade, existe uma questão com relação à validade de se fazer a comparação entre indivíduos dos sexos masculino e feminino acima dos 12 anos de idade. Os dados podem refletir uma comparação injusta de fêmeas relativamente sedentárias com indivíduos do sexo masculino relativamente mais ativos. Desse modo, as diferenças devem refletir o nível de condicionamento, bem como as possíveis diferenças de sexo. Para sobrepujar este problema potencial, os investigadores começaram a observar atletas homens e mulheres altamente treinados, com o pressuposto de que o nível de treinamento deveria ser similar para ambos os sexos. Saltin e Åstrand compararam os valores de $\dot{V}O_{2máx}$ de atletas dos sexos masculino e feminino que participavam das seleções nacionais da Suécia (19). Em eventos comparáveis, os homens obtiveram valores de 15% a 30% mais altos. Wilmore e Brown, em seu estudo de 11 corredoras de longa distância de calibre nacional e internacional, reportaram valores de $\dot{V}O_{2máx}$ (média, 59,1 mL · kg^{-1} · min^{-1}), que eram consideravelmente mais altos do que aqueles da mulher ou do homem normal de idade similar (9). Ainda, comparadas aos corredores de distância homens igualmente treinados, as mulheres tinham valores, 15,9% inferiores quando expressos com relação ao peso do corpo e de 8,6% inferiores quando relativos à MM. Os 3 melhores corredores provenientes desse estudo tinham um valor de $\dot{V}O_{2máx}$ médio de 67,4 mL · kg^{-1} · min^{-1}, que é similar ao valor médio de 70,3 mL · kg^{-1} · min^{-1} reportado para maratonistas nacionalmente classificados de idade similar. O Quadro 4-2 detalha os valores de $\dot{V}O_{2máx}$ para atletas dos sexos masculino e feminino de diferentes idades em diferentes esportes.

Alguns investigadores têm tentado elaborar uma escala dos valores de $\dot{V}O_{2máx}$ relativos a altura, peso, MM (como descrito no parágrafo anterior), massa muscular da per-

QUADRO 4-2 VALORES DE $\dot{V}O_{2máx}$ PARA POPULAÇÕES DOS SEXOS MASCULINO E FEMININO DE DIFERENTES IDADES E EM DIVERSOS ESPORTES

Grupo ou Esporte	*Idade*	*Homens*	*Mulheres*
Não atletas	10-19	47-56	38-46
	20-29	43-52	33-42
	30-39	39-48	30-38
	40-49	36-44	26-35
	50-59	34-41	24-33
	60-69	31-38	22-30
	70-79	28-35	20-27
Beisebol/*softbol*	18-32	48-56	52-57
Basquetebol	18-30	40-60	43-60
Ciclismo	18-26	62-74	47-57
Canoagem	22-28	55-67	48-52
Futebol americano	20-36	42-60	-
Ginástica	18-22	52-58	36-50
Hóquei no gelo	10-30	50-63	-
Jóquei	20-40	50-60	-
Prova de orientação	20-60	47-53	46-60
Raquetebol	20-35	55-62	50-60
Remo	20-35	60-72	58-65
Esqui, alpino	18-30	57-68	50-55
Esqui, nórdico	20-28	65-94	60-75
Saltos com esqui	18-24	58-63	-
Futebol	22-28	54-64	50-60
Patinação de velocidade	18-24	56-73	44-55
Natação	10-25	50-70	40-60
Campo e pista, arremesso de disco	22-30	42-55	-
Campo e pista, corrida	18-39	60-85	50-75
	40-75	40-60	35-60
Campo e pista, tiro	22-30	40-46	-
Vôlei	18-22	-	40-56
Levantamento de peso	20-30	38-52	-
Luta livre	20-30	52-65	-

Adaptado de Wilmore JH, Costill DL. Physiology of Sport and Exercise, 3rd ed. Champaign, IL: Human Kinetics, 2004: 295.

na, ou volume da perna, em uma tentativa de comparar homens e mulheres mais objetivamente. Vários estudos têm produzido resultados demonstrando que as diferenças entre os sexos desaparecem quando o $\dot{V}O_{2máx}$ é expresso com relação à MM ou à massa muscular ativa, mas existem também estudos que continuam a demonstrar diferenças, mesmo quando consideram diferenças na massa de gordura total no corpo. Um estudo feito por Cureton e Sparling utilizou uma abordagem recente para investigar esse problema (20). Eles estudaram as respostas submáximas e máximas às corridas em esteira sob várias condições em 10 homens e 10 mulheres envolvidos regularmente em corrida em distância. Os homens foram estudados no peso normal e sob uma condição artificial, na qual eles tinham que correr com peso externo adicionado ao tronco de modo que a porcentagem total de excesso mais o peso da gordura fossem iguais à porcentagem de gordura das mulheres comparadas. As mulheres exercitaram-se apenas sob condições normais de peso. Igualar os homens e as mulheres para excesso de peso resultou em uma redução de 32% nas diferenças médias de sexo originais no tempo de corrida na esteira, de 38% no oxigênio requerido por unidade de peso magro para correrem em várias velocidades submáximas, e de 65% no $\dot{V}O_{2máx}$. Eles concluíram que os estoques de gordura essencial no corpo sexualmente específicos, maiores nas mulheres, configuram um determinante principal das diferenças de sexo nas respostas metabólicas à corrida (20). Finalmente, Davies descobriu que, quando os valores de $\dot{V}O_{2máx}$ de 116 meninos e meninas foram expressos relativamente ao peso do corpo ou à MM, as diferenças de sexo definitivas foram observadas (21). Quando relativas ao volume da perna, contudo, essas diferenças desaparecem. Davies concluiu que o $\dot{V}O_{2máx}$ está diretamente relacionado com o volume da massa ou de tecido ativo envolvido no exercício.

A respeito dos valores de $\dot{V}O_2$ submáximos, parece haver poucas, se houver, diferenças entre homens e mulheres para a mesma produção de potência absoluta. Bunc e Heller não descobriram nenhuma diferença significativa no custo energético líquido na corrida em esteira entre atletas masculinos e femininos representantes de vários esportes, treinados da mesma maneira (22). Contudo, no mesmo índice de trabalho submáximo absoluto, mulheres geralmente trabalham em uma porcentagem mais alta de seu $\dot{V}O_{2máx}$.

Valores pico de lactato no sangue geralmente são mais altos em homens do que em mulheres, tanto em ativos, mas destreinados, quanto para os altamente treinados, de ambos os sexos. Não há uma razão óbvia para esperar diferenças entre os sexos em valores pico de lactato no sangue, de modo que esses resultados permanecem sem explicação. Com respeito ao limiar de lactato, os valores geralmente são similares entre homens e mulheres igualmente treinados, desde que os valores sejam expressos em termos relativos (%) ($\dot{V}O_{2máx}$) e não absolutos.

Adaptações Fisiológicas ao Exercício em Longo Prazo

Alterações substanciais na função fisiológica básica ocorrem como resultado do treinamento físico, tanto em repouso quanto durante o exercício. Esta seção discute como as mulheres adaptam-se ao exercício em longo prazo, enfatizando as áreas nas quais suas respostas diferem daquelas dos homens.

COMPOSIÇÃO DO CORPO, OSSO E TECIDO CONJUNTIVO

Com o treinamento de exercício, enfatizando as atividades de resistência cardiorrespiratórias ou treinamento de força, homens e mulheres experimentam perdas no peso total do corpo, na gordura corporal e gordura relativa, além de ganhos de pequenos a moderados na MM (23). Os ganhos na MM e perdas na massa gorda geralmente são menores nas mulheres, contudo a magnitude da modificação na composição do corpo, com exceção da MM, parece estar mais relacionada com o gasto total de energia associado às atividades de treinamento do que ao sexo (24). Aumentos na MM são muito maiores em resposta ao treinamento de força do que ao treinamento de resistência, mas novamente as modificações nas mulheres geralmente são menores, se comparadas com aquelas nos homens.

As alterações no osso e no tecido conjuntivo com o treinamento não estão bem compreendidas. Em geral, os resultados de estudos com animais e estudos limitados com humanos sustentam um aumento na densidade dos ossos longos que sustentam peso; essa adaptação parece ser independente do sexo, pelo menos em populações jovens e de meia-idade. Existem exceções a essa conclusão, que são discutidas em detalhes na última seção deste capítulo. O tecido conjuntivo parece ficar fortalecido com o treinamento de resistência, mas as diferenças específicas do sexo em resposta não foram identificadas. Existe alguma preocupação de que as mulheres sejam mais suscetíveis à lesão enquanto participam da atividade física ou esporte. Essa suscetibilidade foi amplamente atribuída às diferenças específicas do sexo na integridade articular bem como à força dos ligamentos, tendões e ossos. Infelizmente, poucos relatos publicados servem para confirmar ou negar a validade de tais preocupações. Quando foram observadas diferenças no índice de lesão, era altamente possível que a lesão estivesse relacionada mais com o nível de condicionamento do que com o sexo do participante. Dados objetivos são difíceis de se obter, mas esta área é, não obstante, uma área importante, que necessita de estudo adicional.

ADAPTAÇÕES NEUROMUSCULARES

Durante alguns anos, não era considerado apropriado prescrever programas de treinamento de força para atletas do sexo feminino. Durante as décadas de 1960 e 1970, tornou-se evidente que muitas das melhores atletas mulheres dos Estados Unidos não se saíam bem em competições internacionais e que isso se devia, principalmente, ao fato de que elas eram mais fracas do que suas competidoras. Lentamente, pesquisas demonstraram que as mulheres poderiam obter benefícios consideráveis provenientes dos programas de treinamentos de força, e que os ganhos na força em geral não eram acompanhados por amplos aumentos no volume muscular. Um dos primeiros estudos comparou a resposta do treinamento de força de 47 mulheres e 26 homens, previamente destreinados, que foram voluntários para participar de idênticos programas de treinamento de resistência progressiva com pesos (11). O programa foi conduzido 2 vezes por semana, 40 minutos por dia, durante um total de 10 semanas. A força alcançada no treino com *bench press* e *leg press* aumentou em cerca de 28,6% e 29,5%, respectivamente, nas mulheres e 16,5% e 26,0%, respectivamente, nos homens. Ocorreram apenas pequenos aumentos na circunferência do músculo em mulheres, ao passo que os homens exibiram a hipertrofia muscular clássica. Desse modo, tornou-se aparente que a hipertrofia não é nem uma conseqüência necessária nem um pré-requisito de ganhos na força muscular. Muitos estudos subseqüentes confirmaram esses resultados.

A partir dos resultados mencionados, parece que as mulheres possuem o potencial para desenvolver níveis substanciais de força. As mulheres estarão um dia aptas a atingir os mesmos níveis de força que os homens em todas as grandes regiões do corpo? A partir da similaridade, entre os sexos, das razões entre a área de seção transversa muscular e a força da perna para levantar peso, parece que a qualidade do músculo é a mesma, independente do sexo. Por causa dos níveis elevados de testosterona nos homens, contudo, estes irão continuar a possuir uma massa muscular total maior. Se a massa muscular é o determinante principal da força, então os homens terão uma vantagem distinta. Se os fatores neurais são tão ou até mesmo mais importantes do que o tamanho, então o potencial para os ganhos de força absoluta nas mulheres é considerável. Como os mecanismos básicos que permitem a expressão de níveis elevados de força têm ainda que ser claramente estabelecidos, é prematuro extrair conclusões disso.

ADAPTAÇÕES CARDIOVASCULARES E RESPIRATÓRIAS

As principais adaptações cardiovasculares e respiratórias resultam da resistência cardiorrespiratória, ou aeróbica, treinamento, e a maioria não parece ser específica do sexo. Em um importante artigo de revisão, Saltin e Rowell descreveram as adaptações cardiovasculares, respiratórias e metabólicas clássicas à atividade física e à inatividade (25). Com o treinamento aeróbico, existem aumentos importantes no $\dot{Q}_{máx}$. Como a $FC_{máx}$ geralmente não se modifica com o treinamento, esse aumento no $\dot{Q}_{máx}$ resulta de um grande aumento no VE, que é o resultado de um maior volume diastólico final e um volume de ejeção final reduzido. O primeiro está relacionado com um aumento no volume sangüíneo e um retorno venoso mais eficiente, e o último é o resultado de um miocárdio mais forte (*i. e.*, contração mais forte) e uma redução na resistência periférica. Em produções de força submáximas, não há em geral nenhuma diferença em $\dot{Q}$, embora o VE seja consideravelmente mais alto para o mesmo nível absoluto de trabalho. Conseqüentemente, a FC para qualquer determinado nível de trabalho é reduzida. Quando o $\dot{Q}$ modifica-se com o treinamento, ocorre geralmente uma diminuição graças a uma redução no $\dot{V}O_{2submáx}$. A diminuição no $\dot{V}O_{2submáx}$ é o resultado de um aumento na eficiência metabólica ou mecânica. Com a redução da necessidade de oxigênio, há uma redução conseqüente na necessidade do $\dot{Q}$ (14). A freqüência cardíaca em repouso geralmente é reduzida com o treinamento aeróbico e pode atingir valores de 50 bpm^{-1} ou menos. Várias atletas mulheres de corridas de fundo têm apresentado FC em repouso abaixo de 36 bpm^{-1} (9). Essas FC em repouso extremamente baixas são consideradas uma resposta clássica ao treinamento e correspondem a VE excepcionalmente elevados.

Os aumentos no $\dot{V}O_{2máx}$ que acompanham o treinamento de resistência cardiorrespirartório são discutidos na próxima seção, mas eles são primariamente o resultado de enormes aumentos no $\dot{Q}_{máx}$, com apenas pequenos aumentos na DVA-O_2. Saltin e Rowell afirmam que a principal limitação ao $\dot{V}O_{2máx}$ reside no transporte de oxigênio para os músculos que estão trabalhando (25). Enquanto que o $\dot{Q}$ é importante nesse aspecto, é posição desses pesquisadores que os aumentos na potência aeróbica máxima que acompanham o treinamento podem ser atribuídos primariamente ao fluxo sangüíneo muscular máximo aumentado e à densidade capilar muscular. Não há razão para se suspeitar que as mulheres possam diferir nesta resposta ao treinamento. Na verdade, Ingjer e

Brodal demonstraram que as mulheres treinadas em resistência possuem razões capilares-fibra consideravelmente mais altas do que as mulheres destreinadas, *i. e.*, 1,69 e 1,11, respectivamente (26).

Com respeito à respiração, as mulheres experimentam aumentos consideráveis na ventilação máxima, que refletem aumentos no volume corrente e na freqüência respiratória. Essas modificações geralmente são presumidas como não relacionadas com o aumento no $\dot{V}O_{2máx}$.

ADAPTAÇÕES METABÓLICAS

Com o treinamento de resistência cardiorrespiratória, as mulheres experimentam o mesmo aumento relativo no $\dot{V}O_{2máx}$ observado nos homens. Vários estudos relataram que a magnitude do aumento está altamente relacionada com o nível inicial de condicionamento físico, *i. e.*, aqueles com níveis de condicionamento físico baixo antes do início do treinamento geralmente irão experimentar maior porcentagem de aumento. Contudo, vários estudos recentes não foram capazes de confirmá-lo, visto que eles não encontraram nenhuma relação entre o nível de condicionamento físico inicial e a magnitude do aumento no $\dot{V}O_{2máx}$. Cada indivíduo, teoricamente, possui um limite superior de $\dot{V}O_{2máx}$ geneticamente estabelecido que ele não pode exceder, independentemente da duração ou da intensidade do treinamento. Conseqüentemente, quanto mais próximo o indivíduo desse limite superior, mais difícil de se obter grandes melhoramentos com o treinamento subseqüente. Desse modo, espera-se que a maioria das mulheres experimente melhoras muito substanciais no $\dot{V}O_{2máx}$ com o treinamento de resistência, porque elas possuem valores iniciais relativamente baixos, e a maioria delas esteve relativamente inativa. No fundamento dos achados nas pesquisas de literatura, as mulheres podem melhorar seu $\dot{V}O_{2máx}$ em até 50% com o treinamento aeróbico, a magnitude da modificação sendo dependente da intensidade e da duração das sessões de exercício individuais, da freqüência das sessões por semana e da extensão do estudo. A Figura 4-1 ilustra a ampla variação na resposta ao treinamento de exercício (*i. e.*, porcentagem de aumento no $\dot{V}O_{2máx}$) em homens e mulheres com idades de 17 a 71 anos (27,28). Adicionalmente, ela mostra que, independentemente da idade, as mulheres possuem a mesma variação de melhoras que o homem.

A captação de oxigênio na mesma produção de potência submáxima absoluta não modifica ou é reduzida ligeiramente como foi mencionado na seção anterior. Os níveis de lactato sangüíneos são reduzidos para a mesma produção de potência submáxima absoluta e os níveis máximos de lactato geralmente ficam aumentados. Assim, o limiar anaeróbico ou de lactato aumenta com o treinamento, e esse aumento parece ser independente do sexo (29). Finalmente, o treinamento de resistência melhora também a capacidade de utilizar ácidos gordurosos livres, uma adaptação que é importante para a reserva de glicogênio.

Portanto, parece que as mulheres respondem ao treinamento físico exatamente da mesma maneira que os homens. Enquanto que as adaptações ao treinamento podem diferir um tanto na magnitude (p. ex., a MM, as tendências parecem ser idênticas. Essa consideração é extremamente importante ao se prescrever exercícios para mulheres.

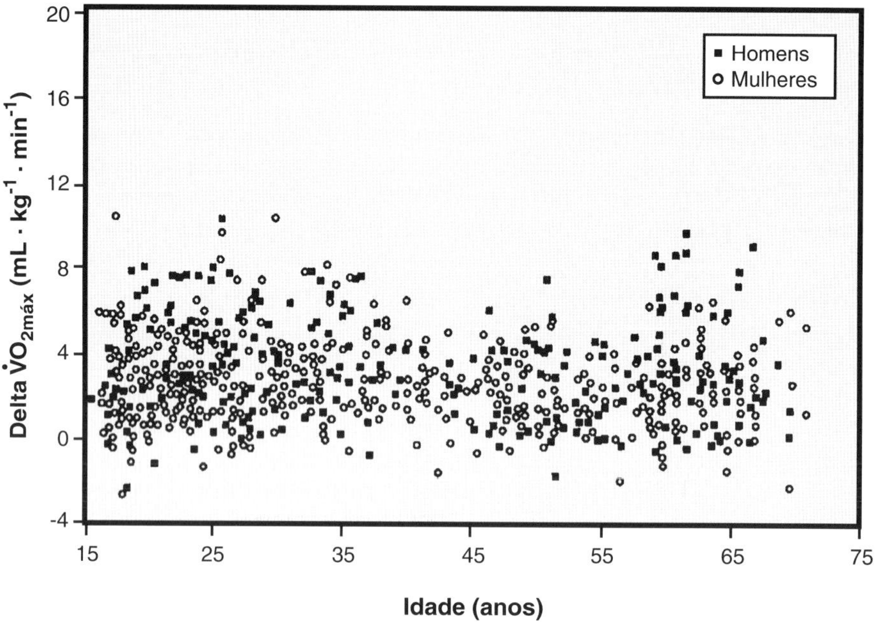

FIGURA 4-1 Variação nas modificações no $\dot{V}O_{2máx}$ (porcentagem da modificação) com o treinamento de exercícios de resistência em homens e mulheres com idades entre 17 e 71 anos de idade. (Adaptado de Skinner JS, Jaskólski A, Jaskólski A, *et al.* Age, sex, race, initial fitness and response to training: The HERITAGE Family Study. J Appl Physiol, 2001; 90: 1770-1776, and Kohrt WM, Malley MT, Coggan AR, *et al.* Effects of gender, age and fitness level on response of $\dot{V}O_{2máx}$ to training in 60-71 year olds. J Appl Physiol 1991; 71: 2004-2011.)

Considerações Especiais

Embora homens e mulheres respondam ao exercício em curto prazo e adaptem-se ao exercício em longo prazo em grande parte da mesma maneira, existem várias áreas que devem ser consideradas ao se fazer a prescrição de exercícios para as mulheres. Embora haja a possibilidade de alguma sobreposição com outros capítulos neste livro, a réplica é minimizada.

ENVELHECIMENTO

Uma vez que a maturidade plena é atingida, ocorre geralmente um declínio no $\dot{V}O_{2máx}$. Esse fato foi primeiramente observado nos homens por Robinson, em 1938 (30). I. Åstrand conduziu um estudo similar nas mulheres em 1960 e observou o mesmo declínio (31). A diminuição com a idade é linear, e embora as curvas que detalham esse declínio sejam aproximadamente idênticas para homens e mulheres, a interceptação para a curva das mulheres é aproximadamente 9 mL · kg^{-1} · min^{-1} mais baixa do que a dos homens (32). Além disso, homens e mulheres tendem a aumentar a quantidade de gordura total do corpo e diminuir a MM à medida que envelhecem. Desse modo, as mulheres são mais gordas e possuem menos MM em qualquer idade. Essas diferenças na capacidade de resistência e na composição do corpo definitivamente influenciam o teste de esforço e a prescrição de exercícios.

As modificações na capacidade de resistência e na composição do corpo são conseqüências necessárias do envelhecimento ou há outros fatores envolvidos? Com relação à composição do corpo, existe evidência cumulativa que os aumentos na gordura corporal e as diminuições na MM resultam primariamente da inatividade física e da alimentação excessiva em uma extensão menor. Igualmente, os valores de $\dot{V}O_{2máx}$ de indivíduos treinados são consideravelmente mais altos do que os valores para indivíduos destreinados de idade similar em todas as faixas etárias. A manutenção de um estilo de vida ativo não irá, contudo, prevenir a diminuição no $\dot{V}O_{2máx}$ com a idade, porque a inclinação da linha de regressão é similar para indivíduos treinados e destreinados. Vaccaro *et al.* compararam nadadoras treinadas e mulheres destreinadas com idades variando entre 20 e 69 anos e descobriram que, embora as nadadoras treinadas tivessem valores de $\dot{V}O_{2máx}$ significativamente mais altos, elas demonstravam uma diminuição de 7% por década no $\dot{V}O_{2máx}$ (33). O grupo de mulheres destreinadas demonstrou uma diminuição similar de 8% por década. Portanto, a manutenção de um estilo de vida ativo irá promover um físico e uma composição corporal mais saudável e mais atraente e pode também permitir que o indivíduo possua a capacidade de resistência igual àquela de um indivíduo sedentário do mesmo sexo que seja 30 a 40 anos mais jovem.

OSTEOPOROSE

Existe evidência que a manutenção de um estilo de vida ativo também pode retardar um dos processos de envelhecimento prejudiciais, que é uma preocupação importante das mulheres com relação à saúde – a osteoporose. A osteoporose é caracterizada como aumento na porosidade do osso, diminuição no conteúdo de mineral do osso e aumento no risco para fraturas que começa tipicamente no final dos 30 anos e acelera-se de 2 a 5 vezes no início da menopausa. Embora haja ainda muito a se descobrir sobre a etiologia da osteoporose, existem 3 importantes fatores contribuintes para as mulheres pós-menopausadas: a redução global na ingestão de cálcio, a deficiência de estrogênio e a redução na atividade física.

Além das mulheres pós-menopausadas, mulheres com amenorréia e aquelas com anorexia sofrem também de osteoporose; resultando da diminuição da ingestão de cálcio ou da redução os níveis de estrogênio sérico ou, possivelmente, de ambos. Rigotti *et al.* avaliaram a massa esquelética de 18 mulheres que eram sabidamente anoréxicas e de 28 controles normais através da absormetria direta de fóton e descobriram que as pacientes com anorexia possuíam densidades ósseas significativamente inferiores às das mulheres do grupo controle (34). Drinkwater *et al.* compararam densidades ósseas radial e vertebral de 14 atletas de *endurance* feminina com amenorréia com as de 14 atletas de *endurance* femininas eumenorréicas e descobriram que o grupo amenorréico possuía valores de densidade óssea substancialmente inferiores (35). Quando os valores de densidade óssea de atletas de *endurance* amenorréicas foram comparados com a equação de regressão relacionada à idade de Riggs *et al.* (36), os valores das atletas de *endurance* amenorréicas (idade média de 24,9 anos) eram equivalentes aos valores de mulheres normais, destreinadas de 51,2 anos de idade. Atletas de *endurance* eumenorréicas tendem a exibir valores mais altos de conteúdo mineral ósseo do que mulheres sedentárias eumenorréicas. Drinkwater *et al.* descobriram uma reversão dessa perda mineral óssea em atletas de *endurance* amenorréicas que retomaram a menstruação normal, mas reportaram subseqüentemente que a densidade mineral óssea poderia não estar completamente recuperada, quer dizer, a capacidade de readquirir o conteúdo mineral ósseo pode estar limitada (37).

Até o momento, existem dados insuficientes para se chegar a quaisquer conclusões firmes sobre os efeitos do exercício e da amenorréia sobre a osteoporose. Parece lógico, contudo, que a atividade física regular, níveis de estrogênio normais e ingestão adequada de cálcio combinados com uma ingestão calórica adequada sejam uma abordagem sensível para a manutenção da integridade do sistema esquelético em qualquer idade.

MENSTRUAÇÃO

Duas questões ocupam o 1° patamar nas mentes de muitas mulheres, em particular mulheres atletas, relacionadas com a influência de seu ciclo menstrual no desempenho atlético e a influência de sua atividade física e competição sobre a menstruação, gravidez e o trabalho de parto. A questão da gravidez e do trabalho de parto é apresentada no Capítulo 25. Com respeito às alterações no desempenho atlético durante as diferentes fases do ciclo menstrual, parece existir uma variabilidade individual considerável. Algumas mulheres não apresentam absolutamente qualquer modificação observável em sua capacidade atlética em qualquer ocasião de seu ciclo mensal, ao passo que outras mulheres possuem uma considerável dificuldade nas fases de pré-fluxo e de fluxo inicial. A pesquisa limitada que foi conduzida tende a sugerir que a capacidade de desempenho é melhor no período imediatamente após o fluxo até o 15° dia do ciclo, com o 1° dia do ciclo correspondendo ao início do fluxo ou fase menstrual, e a ovulação ocorrendo por volta do 14° dia. A quantidade de mulheres que reportam desempenhos inferiores durante a fase de fluxo é aproximadamente a mesma daquelas que não experimentam dificuldade. Na verdade, algumas mulheres atletas têm, segundo notícias, estabelecido recordes mundiais durante a fase de fluxo.

A respeito da questão da influência dos vários programas de treinamento e competição intensa durante o ciclo menstrual, as atletas que têm treinado e competido intensamente em esportes tais como patinação artística, balé, ginástica, mergulho, ciclismo e corrida em distância têm relatado a ausência de menstruação por meses ou até mesmo anos. A prevalência da amenorréia secundária, bem como da oligomenorréia (menstruação anormalmente infreqüente ou escassa) entre as mulheres atletas, não é bem documentada, mas sua ocorrência é estimada como sendo de 5% até 40% ou mais elevada em certos esportes ou eventos, que é consideravelmente mais alta do que a prevalência estimada de 2% a 3% para a amenorréia secundária e 10% a 12% para a oligomenorréia na população geral. A prevalência parece ser mais alta em mulheres que treinam durante muitas horas todos os dias e naquelas que trabalham em intensidades muito altas.

A identificação da causa da amenorréia secundária e da oligomenorréia tem se provado difícil. Durante os anos, os seguintes pontos têm sido propostos como mecanismos de causa potenciais:

- Efeitos agudos do estresse.
- Quantidade e/ou intensidade de treinamento alta.
- Alterações hormonais.

- Baixo peso corporal total ou massa de gordura corporal baixa.
- Nutrição inadequada (deficiência calórica) e transtornos alimentares.

Durante os últimos 10 anos, tornou-se cada vez mais evidente que uma deficiência calórica crônica, na qual a ingestão calórica não se adequa com o gasto calórico durante um período extenso de tempo, é, provavelmente, o fator desencadeante. Uma série de estudos bem elaborados feitos por Loucks demonstrou que simplesmente induzindo uma deficiência calórica ou energética é suficiente para induzir alterações hormonais significativas associadas à amenorréia (38). Essa resposta parece ser totalmente independente da qualidade ou da quantidade de treinamento. Distúrbios alimentares, tais como anorexia nervosa, são geralmente caracterizados por uma deficiência calórica crônica, e a disfunção menstrual tipicamente acontece.

As conseqüências a longo prazo da amenorréia secundária ou oligomenorréia não estão completamente compreendidas. Algumas mulheres engravidaram enquanto amenorréicas, o que indica que a fertilidade possivelmente não é influenciada na ausência na menstruação. Este último ponto é importante, já que muitas mulheres presumem que possuem uma forma simples, porém efetiva, de controlar a gravidez enquanto amenorréicas. Como já discutido, pode ocorrer uma perda óssea significativa durante os períodos de amenorréia. Na verdade, foi identificada uma tríade de distúrbios que estão estreitamente relacionados. Ela tem sido denominada de *tríade da atleta feminina* e consiste de distúrbios alimentares, disfunção menstrual e perda mineral óssea (39). Parece que, quando as mulheres se encontram em um período sustentado de deficiência energética, ocorrem modificações hormonais sutis que podem finalmente levar à amenorréia secundária, e a amenorréia secundária sustentada pode levar à perda mineral óssea.

FATORES AMBIENTAIS

O exercício realizado no calor, no frio ou na altitude fornece um esforço ou desafio adicional às capacidades de adaptação do corpo. Os resultados de muitos estudos anteriores indicaram que as mulheres são menos tolerantes ao calor do que os homens, particularmente quando o esforço físico está envolvido. Grande parte dessa diferença, contudo, é o resultado de níveis inferiores de condicionamento físico nas mulheres que foram testadas, porque homens e mulheres foram testados no mesmo nível absoluto de trabalho. Quando a carga de trabalho é ajustada relativamente à capacidade individual ($\dot{V}O_{2máx}$), as mulheres respondem de maneira quase idêntica. As mulheres possuem geralmente índices de transpiração menores para os mesmos exercícios e estresse de calor, embora elas possuam uma quantidade maior de glândulas sudoríparas ativas. Quando exposto a episódios repetidos de estresse por calor o corpo sofre considerável adaptação (aclimatação), o que o capacita a sobreviver com mais eficiência a um futuro estresse de calor. Evidências sugerem que homens e mulheres sofrem reduções similares nos limiares de temperatura interna para transpiração e vasodilatação, e a sensibilidade da resposta à transpiração por unidade de temperatura interna aumenta após o treinamento físico e a aclimatação ao calor (40). Quaisquer diferenças observadas entre os sexos foram atribuídas às diferenças iniciais no condicionamento físico e não ao sexo. Com respeito à exposição ao frio, as mulheres possuem uma ligeira vantagem como resultado de seus níveis aumentados de gordura corporal subcutânea. Sua menor massa muscular, contudo, é uma desvantagem na exposição ao frio extremo, porque os calafrios são a adaptação principal para a geração de calor no corpo. Quanto maior a massa muscular ativa, maior a geração subseqüente de calor. Uma excelente revisão sobre esse assunto foi publicada em 1984 por Drinkwater (41).

Vários investigadores apontaram diferenças entre os sexos em resposta à hipoxia, em repouso e durante o exercício submáximo. Embora exista uma diminuição no $\dot{V}O_{2máx}$ durante o trabalho hipóxico, com a redução na proporção direta à diminuição na pressão barométrica, as diferenças entre homens e mulheres são pequenas e não parecem ter um efeito adverso sobre a capacidade de as mulheres trabalharem em uma altitude elevada. Estudos sobre exercício máximo em altitude elevada não demonstram nenhuma diferença na resposta entre homens e mulheres.

TESTE DE ESFORÇO E A PRESCRIÇÃO DE EXERCÍCIOS

Ao revisar as respostas agudas e adaptações crônicas ao exercício, torna-se aparente que existem poucas diferenças entre homens e mulheres. Conseqüentemente, poucos ajustes precisam ser feitos quando se executa o teste ou se prescrevem exercícios para mulheres. O ponto mais importante a se considerar é discutido na seção sobre o envelhecimento. Quando comparada com homens da mesma idade, a mulher mediana é mais gorda, possui menos MM e uma capacidade de resistência inferior. Essa diferença provavelmente é mais relacionada à inatividade física do que ao sexo, embora as diferenças de sexo devam ainda ser levadas em consideração. Na seleção de um protocolo para o teste de esforço, as mulheres podem requerem um protocolo que possua um patamar inferior, *i. e.*, os incrementos nos passos devem progredir mais lentamente. Igualmente, quando se utilizar o mesmo protocolo de teste, devem ser aplicadas diferentes equações de regressão quando a duração do teste for utilizada para estimar o $\dot{V}O_{2máx}$. Com respeito à interpretação do eletrocardiograma de exercício, uma pessoa deve reconhecer que as mulheres exibem uma porcentagem mais alta de resultados de testes falso-positivos. Em vários estudos, até a metade (50%) de uma amostra de mulheres assintomáticas foram consideradas como tendo modificações no segmento S-T, indicando isquemia do miocárdio.

Na prescrição do exercício, deve-se combinar a intensidade deste com a capacidade do indivíduo. Quando o teste de esforço precede a prescrição de exercícios, fica relativamente fácil prescrever a intensidade com base na variação de FC no treinamento ou na variação de esforço percebido que foi determinada a partir dos resultados do teste de esforço. Quando este não é realizado antes da prescrição de exercícios, é melhor se proceder de maneira conservadora na prescrição da intensidade do exercício. Como as mulheres são mais gordas e possuem menos MM para sustentar o peso total de seu corpo, além de uma capacidade de resistência inferior, elas devem ter sua intensidade de exercício ajustada de acordo. Pode ser apropriado também reduzir a duração e a freqüência do exercício durante os primeiros meses, porque o programa de exercício irá constituir provavelmente um estresse físico considerável, com risco potencialmente grande de lesão. Consideração deve ser dada aos programas de caminhada ou natação, nos quais o potencial para lesão é minimizado, e o sucesso é o rendimento mais provável. Outra excelente atividade popular entre as mulheres de todas as idades é a dança aeróbica. Aulas de dança aeróbica, contudo, devem ser graduadas de acordo com a capacidade de resistência, bem como a habilidade para dançar.

Não se deve interpretar mal as afirmações anteriores, no sentido de que as mulheres devam ser pageadas ou mimadas. Mulheres que possuem a mesma composição corporal e a mesma capacidade de resistência dos homens de idade similar devem receber a uma prescrição de exercício similar. O aconselhamento precedente reconhece simplesmente que a maioria das mulheres não é similar a seus pares masculinos quando elas iniciam seu programa, e essas precauções devem ser tomadas para propiciar à participante as melhores condições de êxito.

REFERÊNCIAS BIBLIOGRÁFICAS

1. McCammon RW. Human Growth and Development. Springfield, IL: Charles C. Thomas, 1970.
2. Forbes GB. Relation of lean body mass to height in children and adolescents. Pediatr Res 1972; 6: 32-37.
3. Lohman TG. Applicability of body composition techniques and constants for children and youths. Exerc Sport Sci Rev 1986; 14: 325-357.
4. Pollock ML, Hickman T, Kendrick Z, et al. Prediction of body density in young and middle-aged men. J Appl Physiol 1976; 40: 300-304.
5. Pollock ML, Laughridge EE, Coleman B, et al. Prediction of body density in young and middle-aged women. J Appl Physiol 1975; 38: 745-749.
6. Wilmore JH, Behnke AR. An anthropometric estimation of body density and lean body weight in young men. J Appl Physiol 1969; 27: 25-31.
7. Wilmore JH, Behnke AR. An anthropometric estimation of body density and lean body weight in young women. Am J Clin Nutr 1970; 23: 267-274.
8. Forbes GB. The adult decline in lean body mass. Hum Biol 1976; 48: 161-173.
9. Wilmore JH, Brown CH. Physiological profiles of women distance runners. Med. Sci. Sports 1974; 6: 178-181.
10. Wilmore JH, Brown CH, Davis JA. Body physique and composition of the female distance runner. NY Acad Sci 1977; 301: 764-776.
11. Wilmore JH. Alterations in strength, body composition, and anthropometric measurements consequent to a 10–week weight training program. Med Sci Sports 1974; 6: 133-138.
12. Schantz P, Randall-Fox E, Hutchison W, et al. Muscle fibre type distribution, muscle cross-sectional área and maximal voluntary strength in humans. Acta Physiol Scand 1983; 117: 219-226.
13. Wilmore JH. The application of science to sport: physiological profiles of male and female athletes. Can J Appl Sport Sci 1979; 4: 103-115.
14. Wilmore JH, Stanforth PR, Gagnon J, et al. Cardiac output and stroke volume changes with endurance training: The HERITAGE Family Study. Med Sci Sports Exerc 2001; 33: 99-106.
15. Åstrand P-O. Experimental Studies of Physical Working Capacity in Relation to Age and Sex. Copenhagen: Munksgaard, 1952.
16. Shvartz E, Reibold RC. Aerobic fitness norms for males and females aged 6 to 75 years: a review. Aviat Space Environ Med 1990; 6: 271-276.
17. Hermansen L, Andersen KL. Aerobic work capacity in young Norwegian men and women. J Appl Physiol 1965; 20: 425-431.
18. Drinkwater BL. Physiological responses of women to exercise. Exerc Sport Sci Rev 1973; 1: 125-133.
19. Saltin B, Åstrand P-O. Maximal oxygen uptake in athletes. J Appl Physiol 1967; 23: 353-358.

20. Cureton KJ, Sparling PB. Distance running performance and metabolic responses to a running in men and women with excess weight experimentally equated. Med Sci Sports Exerc 1980; 12: 228-294.
21. Davies CTM. Body composition in children: a reference standard for maximum aerobic power output on a stationary ergometer. Acta Paediatr Scand 1971; 217 (suppl): 136-137.
22. Bunc V, Heller J. Energy cost of running in similarly trained men and women. Eur J Appl Physiol, 1989; 59: 178-183.
23. Wilmore JH. Body composition in sport and exercise: directions for future research. Med Sci Sports Exerc 1983; 15: 21-31.
24. Wilmore JH, Després J-P, Stanforth PR, et al. Alterations in body weight and composition consequent to 20–week endurance training: the HERITAGE Family Study. Am J Clin Nutr 1999; 70: 346-352.
25. Saltin B, Rowell LB. Functional adaptations to physical activity and inactivity. Fed Proc 1980; 39: 1506-1513.
26. Ingjer F, Brodal P. Capillary supply of skeletal muscle fibers in untrained and endurance–trained women. Eur J Appl Physiol 1978; 38: 291-299.
27. Skinner JS, Jaskólski A, et al. Age, sex, race, initial fitness and response to training: The HERITAGE Family Study. J Appl Physiol 2001; 90: 1770-1776.
28. Kohrt WM, Malley MT, Coggan AR, et al. Effects of gender, age and fitness level on response of VO2max to training in 60-71 year olds. J Appl Physiol 1991; 71: 2004-2011.
29. Gaskill SE, Walker AJ, Serfass RA, et al. Changes in ventilatory threshold with exercise training in a sedentary population: The HERITAGE Family Study. Int J Sports Med 2001; 22: 586-592.
30. Robinson S. Experimental studies of physical fitness in relation to age. Arbeitsphysiol 1938; 10: 251-323.
31. Åstrand I. Aerobic work capacity in men and women with special reference to age. Acta Physiol Scand 1960; 49 (suppl): 169.
32. Wilmore JH. Inferiority of female athletes: myth and reality. J Sports Med 1975; 3: 1-6.
33. Vaccaro P, Ostrove SM, Vandervelden L, et al. Body composition and physiological responses of masters female swimmers 20 to 70 years of age. Res Q Exerc Sport 1984; 55: 278-284.
34. Rigotti NA, Nussbaum SR, Herzog DB, et al. Osteoporosis in women with anorexia nervosa. N Engl J Med 1984; 311: 1601-1606.
35. Drinkwater BL, Nilson K, Chesnut CH, et al. Bone mineral content of amenorrheic and eumenorrheic athletes. N Engl J Med 1984; 311: 277-281.
36. Riggs BL, Wahner HW, Seeman E, et al. Changes in bone mineral density of the proximal fêmur and spine with aging: differences between the postmenopausal and senile osteoporosis syndromes. J Clin Invest 1982; 70: 716-723.
37. Drinkwater BL, Bruemmer B, Chesnut CH. Menstrual history as a determinant of current bone density in young athletes. JAMA 1990; 263: 545-548.
38. Loucks AB, Verdun M, Heath EM. Low energy avaiability, not stress of exercise, alters LH–pulsatility in exercising women J Appl Physiol 1998; 84: 37-46.
39. Otis CL, Drinkwater B, Johnson M, et al. The female athlete triad. Med Sci Sports Exerc, 1997; 29(5): i-ix.
40. Nadel ER, Roberts MF, Wenger CB. Thermoregulatory adaptation to heat and exercise: comparative responses of men and women. In: Folinsbee LJ, et al. eds. Environmental Stress. New York. Academic Press, 1978.
41. Drinkwater BL. Women and exercise: physiological aspects. Exerc Sport Sci Rev 1984; 12: 21-51.

5

Diferenças no Teste de Esforço e na Prescrição de Exercícios para Crianças e Adultos

Helge U. Hebestreit ▪ Oded Bar-Or

A maior parte do conhecimento das respostas fisiológicas dos seres humanos ao exercício está baseada nos estudos com os adultos. Poucos dados estão disponíveis sobre os efeitos do exercício em curto ou longo prazos sobre crianças e adolescentes. Embora algumas de nossas considerações a respeito da prescrição e do teste de esforço possam ser tomadas emprestados daquelas que estão disponíveis para os adultos, as características específicas da criança requerem uma abordagem especial. Primeiro, as respostas metabólicas, cardiopulmonar, neuromuscular, termorreguladoras e perceptivas com relação ao exercício em uma criança diferem um pouco daquelas de indivíduos maduros. Em segundo lugar, métodos e protocolos utilizados para testar adultos nem sempre são aplicáveis às crianças, quer seja por diferenças no tamanho, na capacidade mental e de prestar atenção seja pela maturidade emocional ou por restrições éticas. Diferenças adicionais são clínicas, *i. e.*, as principais doenças pediátricas diferem daquelas predominantes em adultos jovens ou de meia-idade. As questões, diretrizes e precauções relevantes ao teste de esforço ou à reabilitação de um adulto com doença cardíaca não são aplicáveis à maioria dos pacientes pediátricos. De maneira inversa, a análise racional para a provocação do exercício em condições como deficiências cardíacas congênitas, deficiência de hormônios de crescimento, asma brônquica, fibrose cística ou atrofia muscular progressiva é de pouca relevância para adultos.

O propósito deste capítulo é destacar as diferenças principais na prescrição de exercícios no teste de esforço entre as crianças e os adultos. Os leitores interessados no teste de esforço ou treinamento físico de crianças saudáveis ou daquelas com uma condição de saúde crônica podem encontrar informações adicionais em recentes livros didáticos sobre esse tópico (1-6).

Aspectos do Desenvolvimento na Fisiologia do Exercício

TAMANHO DO CORPO

Uma diferença óbvia entre crianças e adultos é a estatura corporal e o peso do corpo. Além disso, as crianças são indivíduos em fase de crescimento. Especialmente durante o primeiro ano de vida e na arrancada do desenvolvimento na puberdade, a altura pode modificar-se em mais de 10 cm por ano. Diferenças e modificações no tamanho do corpo podem interferir com a interpretação do desempenho, quando se comparam indivíduos de idades e/ou estaturas diferentes ou quando se avaliam dados longitudinais. Além disso, o crescimento envolve um maior risco de lesões ao osso nas placas de crescimento. As proporções do corpo também estão sujeitas à modificação durante a infância e a adolescência. Crianças jovens são caracterizadas por cabeça e tronco relativamente grandes, enquanto que indivíduos mais velhos possuem as extremidades relativamente mais longas. Em conseqüência, as propriedades biomecânicas modificam-se e o controle neuromuscular deve adaptar-se.

TAMANHO E PROPRIEDADES MUSCULARES

A massa muscular absoluta aumenta consideravelmente durante a fase de crescimento. Relativamente ao peso total do corpo, a massa muscular permanece mais ou menos constante em 40% a 46% entre as idades de 5 e 29 anos no sexo feminino (7). No sexo masculino, a massa muscular relativa aumenta durante a infância e a adolescência de cerca de 42% a 53% (7).

Embora dados de biópsia muscular sejam escassos nas crianças por razões éticas, a composição da fibra muscular e as propriedades metabólicas musculares modificam-se durante a infância e a adolescência. Alguns estudos encontraram uma grande proporção de fibras do tipo I oxidativas lentas e menos fibras do tipo II em indivíduos mais jovens (8,9).

Vários estudos sugerem que as concentrações de fosfato de creatina (FC), adenosina trifosfato de adenosina (ATP) e glicogênio no músculo em repouso de crianças são as mesmas ou apenas ligeiramente inferiores do que aquelas dos adultos jovens (10,11). Embora não haja nenhuma diferença relacionada com a idade no índice de utilização de ATP ou FC, o índice de utilização de glicogênio é grandemente diminuído na criança. Essa diferença é refletida no índice de produção de lactato, p. ex., meninos de 13 a 15 anos de idade podem atingir apenas 65% a 70% de concentração de lactato no músculo observada em adultos durante o exercício máximo (12). Crianças mais jovens até atingem níveis inferiores. Igualmente, o exercício máximo resulta em menor diminuição no pH do músculo e menor aumento na razão do fosfato inorgânico com o FC em crianças (13). Essas diferenças podem ser explicadas através de uma atividade inferior de fosfofrutocinase (uma enzima limitadora da glicólise) em crianças (12,14). Dados escassos sugerem que a capacidade de oxidação nos músculos das crianças é similar àquela de adultos sedentários (15).

Além das diferenças metabólicas nos músculos, existe alguma evidência de que as propriedades funcionais do músculo modificam-se também durante a infância. Lin *et al.* mediram o tempo de meio-relaxamento do músculo sóleo após uma única percussão no tendão calcâneo em crianças de 3 a 10 anos de idade (16). O tempo de meio-relaxamento foi negativamente correlacionado com a idade. Aos 10 anos, o tempo de meio-relaxamento era cerca de 40 m/s, que é próximo dos valores encontrados em adultos (homens, 36,5 m/s; mulheres, 41,1 m/s).

CONTROLE NEUROMOTOR

Durante a infância e a adolescência, o desempenho em tarefas que requerem movimentos rápidos não-limitados pela potência muscular (p. ex., percussão no dedo ou no tornozelo) melhora consideravelmente com a idade (17). Isso provavelmente é mais graças à melhora no controle motor durante as 2 primeiras décadas de vida. As razões para esse desenvolvimento estão apenas parcialmente entendidas. A ramificação de neurônios com a crescente densidade dos contatos interneuronais, que é estimulada através do aprendizado motor, provavelmente desempenha um papel significativo. Em crianças saudáveis, um padrão de movimento maduro em tarefas motoras fundamentais, tais como correr, arremessar, saltar em altura etc., é geralmente atingido por volta de 5 a 8 anos de idade (18). Outras habilidades podem maturar um pouco mais tarde.

DESENVOLVIMENTO NEUROPSICOLÓGICO

Existe um rápido desenvolvimento da atenção, memória, linguagem e habilidades de aprendizagem, bem como das funções executoras, sensoriais motoras e visoespaciais durante a infância. Os efeitos da idade são mais significativos dos 5 aos 8 anos do que dos 9 aos 12 anos (19). No mínimo, algumas habilidades neuropsicológicas melhoram mais adiante durante a adolescência (20). Reduzidas habilidades de linguagem e de focar atenção podem interferir com a prescrição do teste de esforço, especialmente nas crianças jovens ou naquelas com distúrbios de desenvolvimento.

ÍNDICE DE ESFORÇO PERCEBIDO (IEP)

Como os adultos, as crianças podem discriminar entre as várias intensidades do exercício e utilizar a escala de índice de esforço percebido (IEP) (21). Em virtude de razões cognitivas e semânticas, as escalas clássicas de Borg 6-20 ou 0-10 podem não ser apropriadas para crianças abaixo dos 8 a 9 anos, e várias escalas ilustradas foram propostas (22). A escala de OMNI de esforço percebido para crianças (Fig. 5-1) foi validada para exercícios como a caminhada/corrida e ciclismo (23,24).

Uma característica interessante de IEP de uma criança é que, para uma determinada freqüência cardíaca (FC) ou porcentagem de $FC_{máx}$, o nível de esforço em crianças é classificado como inferior ao de adolescentes, que por sua vez é inferior ao de adultos (21). Uma exceção neste estudo de cerca de 1.300 indivíduos com idades variando entre 7 e 68 anos de idade foi o grupo de crianças de 7 a 9 anos de idade que classificaram o IEP na escala 6-20 de Borg como superior ao verificado pelas crianças de 10 a 12 anos de idade.

As crianças que primeiro são submetidas a uma tarefa de ciclismo com aumento progressivo de esforço para determinar sua relação de IEP–potência e que posteriormente foram solicitadas a reproduzir uma potência correspondente a um dado valor de IEP podem ser menos capazes de fazê-lo do que os adultos (25,26). Contudo, se prática ade-

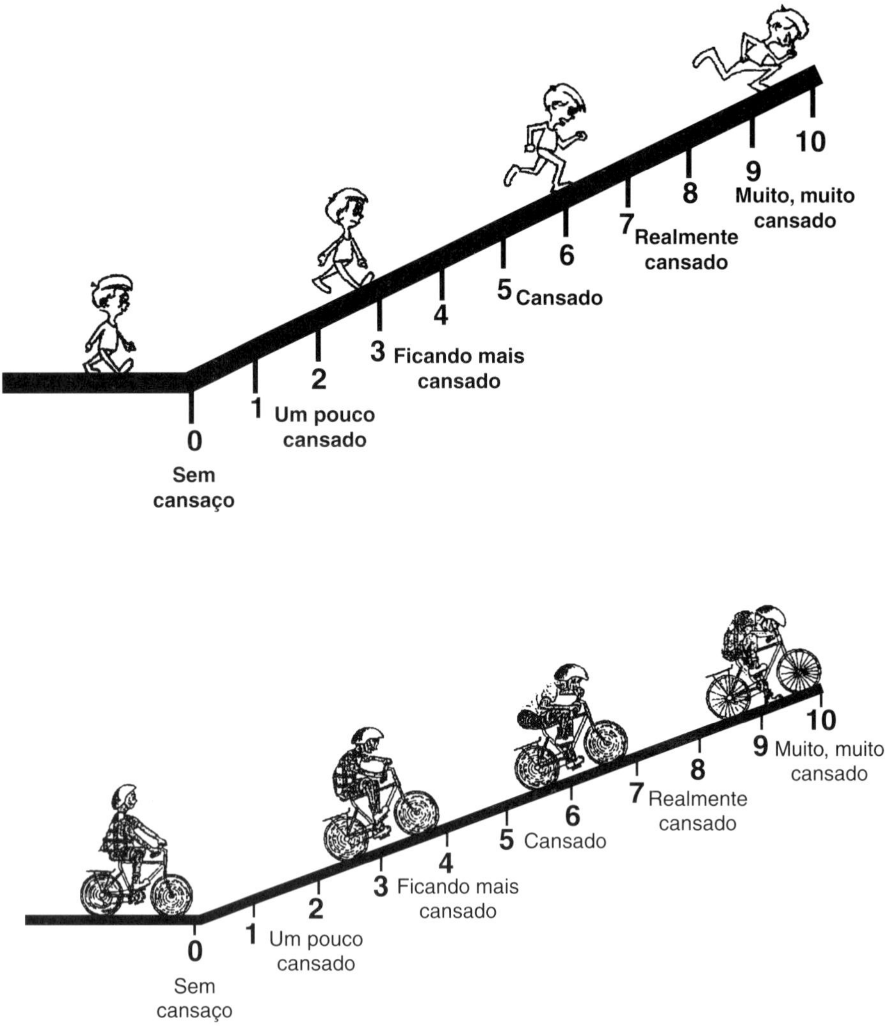

FIGURA 5-1 A escala OMNI de esforço percebido para teste ergométrico em esteira e em bicicleta ergométrica. (De Robertson RJ, Goss FL, Boer NF, *et al*. Children OMNI scale of perceived exertion: mixed gender and race validation. Med Sci Sports Exerc 2000; 32: 452-458 and Utter AC, Robertson RJ, Nieman DC, et al. Children's ONMI scale of perceived exertion: walking/running evaluation. Med Sci Sports Exerc 2002; 34: 139-144.)

quada for oferecida, o IEP pode ser utilizado em crianças para prescrever a intensidade do exercício. Em um estudo com 20 meninos e meninas saudáveis, com idades entre 7 e 10 anos, para produzir 3 níveis diferentes de potência utilizando o IEP, ocorreu grande viés e variação de força entre indivíduos nos primeiros 2 ensaios (27). Em contraste, houve mais concordância entre o terceiro e o quarto ensaios. Utilizando a escala OMNI de esforço percebido em crianças, Robertson *et al.* mostraram que meninos e meninas de 8 a 12 anos de idade podem até estar aptos a reproduzir uma intensidade prescrita de ciclismo sem vários ensaios práticos (28).

TERMORREGULAÇÃO

A tarefa principal do sistema termorregulador durante o exercício é dissipar o calor metabólico (CM) produzido em proporção à intensidade e à duração do exercício. O índice de produção do CM por quilograma de massa corporal durante atividades tais como corrida e caminhada é maior em crianças. Desse modo, uma carga térmica maior é imposta sobre seu aparato termorregulador. O caminho principal para a dissipação de calor durante o exercício é a transpiração, especialmente em um dia quente, quando outros caminhos tornam-se menos efetivos. O índice de transpiração das crianças é muito mais baixo do que nos adultos, mesmo quando corrigido para a área de superfície corporal (29). Ainda que as crianças possuam densidade maior de glândulas sudoríparas ativas, cada glândula produz menos suor. Quer em repouso ou durante o exercício, a glândula de um adulto produz 2,5 vezes mais transpiração (30). Além disso, o limiar para a perspiração (*i. e.*, temperatura central na qual a transpiração inicia) é mais alto nas crianças (31).

Caminhos adicionais para a liberação de calor para o ambiente são condução, convecção e irradiação, os quais dependem da área de superfície da pele e do gradiente de temperatura entre a pele e o ambiente. A área de superfície de uma criança relativa à massa do corpo é maior do que a de um adulto. A troca de calor com ambiente é, portanto, maior em crianças. Embora isso seja uma vantagem para a criança em climas neutros ou amenos, pode tornar-se uma desvantagem importante quando o corpo está exposto a um ambiente quente ou frio. Estas diferenças geométricas e funcionais tornam a criança um termorregulador ineficiente durante o exercício.

Tolerância ao Calor

As crianças não podem manter a atividade por tanto tempo quanto os adultos toda vez que a temperatura ambiente exceder 40°C (32-34). Sua tolerância à natação na água fria também é deficiente (35).

Aclimatação ao Exercício no Calor

As crianças aclimatam-se a temperaturas quentes de um modo menos eficiente que os adultos (29,34), primeiramente por causa de seu índice mais lento de aclimatação (30). Desse modo, se as crianças mantiverem atividades atléticas intensas antes de atingirem a aclimatação, elas correm um risco potencial de doença relacionada ao calor.

Hipoidratação

Relatos clínicos indicam que as crianças hipoidratadas correm risco de insolação e outras doenças relacionadas ao calor durante ondas de calor. Verificou-se que a temperatura central em meninos de 10 a 12 anos de idade em desidratação progressiva e que se exercitam intermitentemente em um clima quente aumenta na proporção do nível de deficiência de líquido (36). O índice do aumento na temperatura central foi maior nessas crianças do que em adultos jovens. Uma forma de prevenir a hipoidratação em uma criança que se exercita durante períodos prolongados é assegurar a reposição de líquido a cada 15 a 20 minutos. Caso contrário, a "desidratação involuntária" começa a ocorrer. Outra abordagem é adicionar sabor e NaCl a uma bebida. Em um estudo, a adição de sabor à água pura aumentou a ingestão voluntária de líquido em 45%. A adição de 18,8 mmol · L^{-1} de NaCl e 6% de carboidrato aumentou a ingestão voluntária de líquido em um adicional de 45% (37).

Apenas escassas informações estão disponíveis acerca do efeito da hipoidratação sobre o desempenho de crianças no exercício. Em um estudo, a desidratação leve (perda de apenas 1% do peso do corpo) diminuiu significativamente o tempo de resistência durante o ciclismo em até 90% da captação máxima de oxigênio ($\dot{V}O_{2máx}$) em meninos de 10 a 12 anos de idade (38).

Crianças que Correm Risco Especial de Doença Relacionada ao Calor

Algumas populações juvenis correm risco especial quando se exercitam em uma temperatura elevada. Estas incluem crianças saudáveis que estão hipoidratadas ou usando roupas de proteção (p. ex., futebol americano) (39). Crianças com doenças como anorexia nervosa (por causa da pouca proteção insuficiente contra o calor, circulação periférica inadequada e vômito), fibrose cística (perda excessiva de sal, redução da sensação de sede levando à hipoidratação), diabetes tipo I (hipoidratação), estados febris, gastrenterite (desidratação rápida), má nutrição hipocalórica (pouca proteção contra o sal), retardo mental (ingestão insuficiente de líquido) e obesidade correm também riscos de contrair doenças relacionadas ao calor (para detalhes, ver Bar-Or [40]).

RESPOSTAS CARDIORRESPIRATÓRIAS AO EXERCÍCIO

Qualitativamente, ajustes hemodinâmicos e respiratórios ao exercício são similares em crianças e em adultos. Existem, contudo, diferenças quantitativas, como resumido no Quadro 5-1.

Aspectos Hemodinâmicos

Uma característica hemodinâmica distinta da criança é um volume de ejeção (VE) baixo em repouso e durante o exercício submáximo e máximo (41). Embora a freqüência cardíaca seja mais alta, o débito cardíaco ($\dot{Q}$, ou FC × VE) é de 1 a 3 L · min^{-1} mais baixa do que nos adultos em qualquer $\dot{V}O_2$ determinado. Esta resposta "hipocinética" parece ser mais pronunciada em crianças mais jovens (42). Com base no princípio de Fick, a diferença arteriovenosa calculada no conteúdo de O_2 (DVA-O_2) é mais alta em crianças no exercício submáximo, mas aparentemente não no máximo (43,44). O fluxo sangüíneo (FS) para o músculo que está se exercitando é maior nas crianças, e elas possuem uma reserva maior para o aumento no fluxo sangüíneo (FS), além das necessidades metabólicas do exercício máximo, *i. e.*, quando as modificações isquêmicas são superimpostas (45,46). Esse melhor ajuste de fluxo sangüíneo periférico compensa o menor $\dot{Q}$ e explica sua DVA-O_2 mais alta. Ainda é prematuro inferir que tal vantagem periférica seja resultado final de um mecanismo central "hipocinético" ou vice-versa. Durante o exercício, a

QUADRO 5-1 **CARACTERÍSTICAS HEMODINÂMICAS E RESPIRATÓRIAS DAS RESPOSTAS DE CRIANÇAS AO EXERCÍCIO**

Função	*Típica para Crianças (em Comparação com Adultos)*
Hemodinâmica	
FC em intensidade submáxima	Mais alta, especialmente na primeira década
FC máxima	Mais alta
$VE_{\text{submáx e máx}}$	Mais baixo
Q em determinado $\dot{V}O_2$	Um pouco mais baixa
Diferença AV para O_2 em determinado $\dot{V}O_2$	Um pouco mais alta
Fluxo sangüíneo para o músculo ativo	Mais alta
PAS, $PAD_{\text{submáx e máx}}$	Mais baixa
Respiratória	
$\dot{V}_E$ em determinado $\dot{V}O_2$	Mais alta
$\dot{V}_E$ "ponto de ruptura"	Similar
Freqüência respiratória	Mais alta
V_t /CV	Mais baixa

pressão arterial (PA), especialmente a pressão arterial sistólica (PAS), é inferior em crianças (47-49). Tais valores de pressão arterial baixa não parecem ser nem benéficos nem prejudiciais à capacidade de trabalho da criança.

Aspectos Respiratórios

O aparato ventilatório da criança que se exercita é menos eficiente, principalmente por causa de uma ventilação minuto maior ($\dot{V}_E$) em qualquer nível proposto de $\dot{V}O_2$ (50,51) ou $\dot{V}CO_2$ (52). Isso se torna mais pronunciado em crianças mais jovens e representa a utilização menor de O_2 proveniente do ar inspirado. Uma razão para essa respiração ineficiente pode ser o período de tempo mais curto de cada ciclo respiratório, ocasionado pela freqüência respiratória mais alta. Na verdade, o padrão de respiração de uma criança é relativamente superficial, como refletido pela razão baixa entre o volume corrente e a capacidade vital (V_t/VC) durante o exercício máximo (50). Apesar de seu padrão de respiração, a razão entre o espaço morto e do volume corrente é similar nas crianças e adultos que se exercitam, e a ventilação alveolar da criança é adequada (53). A principal desvantagem da $\dot{V}_E$ excessiva em crianças é o maior custo de O_2 na respiração, que pode contribuir em parte para seu $\dot{V}O_2$ global mais elevado durante o exercício. Quando definida por porcentagem de $\dot{V}O_{2máx}$, o limiar ventilatório é um pouco mais alto em crianças do que em adolescentes e adultos (54).

CAPACIDADE DE EXERCITAR-SE

Nas atividades físicas que requerem renovação energética sustentada ou intensa, as crianças raramente podem competir nas mesmas condições que adolescentes ou adultos jovens. Esse é o caso de tarefas que compreendem corrida de longa ou curta distâncias, saltos, ciclismo, remo ou esqui. Uma questão básica é se essa desvantagem das crianças é primariamente graças à deficiência em sua potência aeróbica máxima ou à sua capacidade anaeróbica.

Potência Aeróbica Máxima

Tomando o $\dot{V}O_{2máx}$ como um critério, um indivíduo pode concluir que a potência aeróbica máxima é distintamente inferior em crianças. Um menino de 8 anos de idade, p. ex., pode ter um $\dot{V}O_{2máx}$ de 1,3 a 1,5 $L \cdot min^{-1}$, enquanto aquele de um menino de 18 anos é de 3,0 a 3,5 $L \cdot min^{-1}$. Contudo, como muitas tarefas requerem a translocação de todo o corpo, uma criança cujo peso do corpo é baixo pode não necessitar de um $\dot{V}O_{2máx}$ tão alto quanto aquela necessário ao adolescente mais pesado. Tem sido costumeiro, portanto, descrever $\dot{V}O_2$ por quilograma do peso do corpo, em vez de em valores absolutos, toda vez que são comparados indivíduos que diferem em peso do corpo. Quando expresso por quilograma do peso do corpo, o $\dot{V}O_{2máx}$ de meninos jovens é similar àquele de adolescentes do sexo masculino e homens jovens. O $\dot{V}O_{2máx}$ por quilograma é ainda mais alto em meninas pré-pubescentes do que em meninas mais velhas e mulheres (55,56). Contudo, a padronização por quilograma pode também não estar correta. Quando se utiliza uma razão de $\dot{V}O_{2máx}$ dividida pela massa^{0,67} do corpo, existe um aumento considerável no $\dot{V}O_{2máx}$ normalizada durante a infância e a adolescência (57). Se equações alométricas forem utilizadas para corrigir o $\dot{V}O_{2máx}$ para as influências do tamanho do corpo, adiposidade e gênero, existe ainda um aumento no $\dot{V}O_{2máx}$ com a idade (58).

Exercício em Curto Prazo e Capacidade Anaeróbica

Diferente da potência aeróbica máxima, o desempenho anaeróbico de crianças, mesmo quando expressa por quilograma do peso do corpo, é distintamente mais baixa do que aquela de grupos de idade mais avançada. Quando são propostas tarefas de produção de força a curto prazo, a toda velocidade, como dinamometria isocinética ou os testes de ciclismo de força-velocidade e o de Wingate, o desempenho aumenta continuadamente com a idade (43,59-61). Como encontrado nos laboratórios dos autores, um menino de 8 anos de idade produz apenas de 45% a 50% da potência mecânica produzida por um menino de 14 anos de idade. Quando normalizada para o peso do corpo, os números são ainda, de 65% a 70%. Com as meninas, existe a mesma tendência, embora o desempenho por quilograma de peso do corpo não aumente acima dos 11 a 12 anos. Mesmo quando técnicas de escala alométrica são aplicadas aos dados longitudinais, é observada uma dependência do desempenho do exercício em curto prazo com relação à idade (62).

Não está claro por que crianças possuem uma capacidade de exercício em curto prazo inferior a dos adultos. Foi sugerido que a capacidade glicolítica inferior em crianças (como evidenciado a partir dos níveis pico de lactato inferiores e pH mais elevado no auge do exercício no músculo) pode limitar a movimentação de energia anaeróbica e dessa maneira impedir o desempenho em intensidades de exercício muito altas. Contudo, a menor produção de potência máxima em crianças durante tarefas curtas de exercício, tais como o teste do salto vertical ou o teste anaeróbico de Wingate, pode também ser atribuída a vários outros fatores, tais como quantidade de fibras musculares do tipo II relativamente menor

(8,9), coordenação motora pobre durante os movimentos rápidos (17), e um tempo de relaxamento relativamente longo das fibras musculares (16). Nos últimos casos, os baixos níveis de pico de lactato baixos e pH alto em crianças refletem uma propensão inferior para glicólise e não um problema básico na produção de energia. Uma vez que não faz sentido fisiológico que apenas um sistema do corpo esteja limitando o desempenho nas tarefas diárias nas quais sistemas múltiplos são requeridos de maneira integrada, é mais provável que mais do que dos fatores acima desempenhe um papel.

Custo Metabólico de Locomoção/Eficiência Mecânica

O custo metabólico de caminhar ou correr (e possivelmente outras atividades) em determinada velocidade é distintamente mais alto em crianças do que em indivíduos mais velhos (51,63). Essa diferença não pode ser explicada pelo índice metabólico em repouso mais elevado em crianças, mas provavelmente reflete um estilo de caminhar ou correr mecanicamente "desperdiçador" em crianças menores. Qualquer que seja sua causa, o resultado final do maior custo de O_2 para locomoção deixa a criança com uma "reserva" de energia diminuída entre uma tarefa submáxima e a potência aeróbica máxima durante a caminhada e corrida (43). De maneira interessante, a eficiência mecânica geral determinada durante o exercício de ciclismo parece ser similar em crianças e adultos jovens (64).

Cinética do $\dot{V}O_2$

Crianças raramente engajam-se em atividades com uma intensidade constantemente alta. Ao contrário, suas brincadeiras consistem em pequenos piques de atividades de alta intensidade separadas por intervalos de atividades de baixa intensidade (65). Em conseqüência, várias técnicas foram desenvolvidas para estudar as adaptações cardiorrespiratórias agudas às modificações na intensidade do exercício. A maioria das investigações em crianças é focada nas respostas do $\dot{V}O_2$ às modificações nas intensidades do exercício. Enquanto alguns estudos indicam que a cinética do $\dot{V}O_2$ é mais rápida em crianças do que em adultos (66), outros não confirmam isso (67,68).

Recuperação

As crianças recuperam-se mais rapidamente do que os adultos no exercício extenuante. Essa observação é sustentada por uma série de estudos nos quais a recuperação foi determinada após uma tarefa 30 segundos de exercício contínuo, em meninos em idade pré-pubescente e homens jovens (69,70). Foi descoberto que os meninos possuíam uma recuperação mais rápida do desempenho, $\dot{V}O_2$, freqüência cardíaca, VE e de modificações eletrolíticas em comparação com os homens.

Capacidade de Treinamento de Crianças

O treinamento com freqüência, duração e intensidade suficientes pode melhorar significativamente o desempenho em termos de resistência em crianças e adolescentes. Contudo, alguns estudos sugerem que a capacidade de treinamento aeróbico das crianças na primeira década de vida é inferior ao que seria esperado com relação à melhora em seu desempenho atlético. Um caso a ser visto é um estudo no qual 91 crianças, com idades entre 9 e 10 anos, submeteram-se a vários regimes de treinamentos durante 9 semanas (71). Mesmo corridas vigorosas de intervalos de 145 m, realizadas 4 vezes por semana, não aumentaram seu $\dot{V}O_{2máx}$, embora o desempenho na corrida tenha melhorado. Resultados similares foram obtidos por outros pesquisadores (72-74). O melhor desempenho nos estudos reportados possivelmente pode ser graças a um aumento no limiar anaeróbico, que pode estar mais relacionado ao treinamento de resistência do que ao $\dot{V}O_{2máx}$ (75). Um estilo de corrida mais eficiente ou melhor capacidade aeróbica pode também estar presente. Outros estudos descobriram que o $\dot{V}O_{2máx}$ de crianças aumentava com o treinamento aeróbico, como revisto recentemente por Pate e Ward (76) e Mahon (77). Aparentemente, quando o programa de treinamento cumpre com os princípios estabelecidos para adultos, o sistema aeróbico de pré-pubescentes pode ser treinado, embora a capacidade de treinamento possa ser inferior a de adultos.

O treinamento do exercício específico (78-80) e não-específico (79) melhorou o desempenho no exercício a curto prazo em crianças com idade acima de 10 anos em 3% a 20%. Contudo, esses achados não eram sempre conclusivos, visto que um, porém não outros índices de desempenho, melhorou com o treinamento de alta intensidade e curta duração (79,80). Possíveis mecanismos para um melhor desempenho durante tarefas de exercício de alta intensidade em crianças podem incluir o melhor controle neuromotor e a capacidade glicolítica mais elevada (14,81,82).

A maioria (83-85), mas não todos (86) os estudos utilizando o treinamento de resistência em crianças pré e pós-puberdade verificou melhora significativa na força muscular. A capacidade de treinamento de força parece ser independente da idade ou maturidade durante a infância e a adolescência (87,88). Contudo, os mecanismos através dos quais a força é melhorada podem ser diferentes entre as idades. Em crianças antes da puberdade, apenas pequenos aumentos no volume muscular foram observados com o treinamento de força (83,84), sugerindo que a melhora pode refletir parcialmente um impulso neural melhorado (83). Em contraste, o ganho de força durante o treinamento em adultos está relacionado com a hipertrofia muscular e com a ativação neural melhorada.

Existe uma idade de desenvolvimento específica na qual a capacidade de treinamento é em especial alta (ou baixa)? A capacidade de treinamento irá depender do estímulo do treinamento com relação à atividade física basal ou ao condicionamento físico basal. Como as crianças são geralmente mais ativas do que os adultos, um estímulo suficiente pode ser mais difícil de se atingir. Além disso, não a idade cronológica, mas sim a maturidade pode ser importante. Um estudo misto longitudinal e transverso com meninos japoneses não mostrou qualquer regularidade com respeito à idade cronológica na qual o treinamento aeróbico foi mais efetivo, porém uma melhor efetividade de treinamento no limiar do pico velocidade-altura do que em idade mais prematura (89). Contudo, isso não foi demonstrado em outros estudos.

Teste de Esforço em Crianças

Testes de esforço formais foram realizados em crianças pequenas de 3 anos de idade (90). Contudo, por sua pequena capacidade de prestar atenção e fadiga muscular local rápida, os testes de rotina geralmente são feitos com crianças acima de 6 anos de idade.

INDICAÇÕES PARA O TESTE DE ESFORÇO

O teste de esforço em crianças geralmente é conduzido pelas seguintes razões:

1. Para determinar a capacidade de trabalho físico como um índice do condicionamento físico ou atividade física em indivíduos saudáveis, ou para descrever o nível de impedimento em indivíduos com uma condição de saúde crônica. A capacidade de exercitar-se pode permitir também que o indivíduo faça prognósticos em algumas doenças, p. ex., pacientes com fibrose cística (91).
2. Reações adversas ao exercício podem indicar a necessidade de uma avaliação posterior (p. ex., disritmia, obstrução brônquica induzida pelo exercício, hipoxia induzida pelo exercício).
3. Os efeitos de uma intervenção específica sobre a capacidade de exercitar-se ou respostas adversas ao exercício são avaliadas (p. ex., treinamento físico, terapia medicamentosa, cirurgia, imobilização, suplementação de oxigênio).
4. A criança, os pais ou um médico estão preocupados com a segurança do exercício e o teste de esforço é indicado para tranqüilizá-los.

CONTRA-INDICAÇÕES AO TESTE DE ESFORÇO

Como o teste de esforço pode ser perigoso, é imperativa uma análise cuidadosa do possível ganho em informação esperado *versus* o perigo em potencial induzido antes que o teste seja programado. Uma reavaliação deve ocorrer antes que o teste seja realizado.

Em indivíduos nos quais haja suspeita de riscos aumentados do teste (Quadro 5-2), outras maneiras menos arriscadas de se obter a informação desejada devem ser utilizadas primeiro. Quando houver suspeita de doença cardíaca, p. ex., a ecocardiografia e a moni-

QUADRO 5-2 CONTRA-INDICAÇÕES PARA O TESTE DE ESFORÇO

- Infecções febris agudas
- Exacerbação aguda de asma brônquica
- Crise metabólica aguda (diabetes melito)
- Miocardite aguda
- Febre reumática ativa com cardite
- Hipertensão grave não-controlada
- Cardiomiopatia hipertrófica com uma história de síncope
- Hipertensão pulmonar severa
- Insuficiência cardíaca congestiva fracamente compensada
- Estenose mitral ou aórtica severa
- Disritmia instável
- Síndrome de Marfan com suspeita de dissecção aórtica
- Doença vascular pulmonar grave

Modificado de Washington RL, Bricker JT, Alpert BS, *et al*. Guidelines for exercise testing in the pediatric age group. Circulation 1994; 90: 2166-2179 and Hebestreit H. Ergometrie in der Pädiatre. In: Löllgen H, Erdmann E, eds. Ergometrie. Belastungsuntersuchungen in Klinik und Praxis. 2nd ed.Berlin: Springer Verlag, 2000: 285-300.

toração por Holter podem ser suficientes para diagnosticar e tratar. Se os riscos relacionados ao exercício estão apenas temporariamente aumentados (*i. e.*, durante infecções agudas ou ataques de asma), o teste de esforço pode ter de ser adiado até que uma condição mais estável seja atingida.

ASPECTOS DE SEGURANÇA E MONITORAMENTO DURANTE O TESTE DE ESFORÇO

O teste de esforço deve ser conduzido por um corpo de profissionais experiente. Quando os pacientes são testados, um médico deve estar disponível no laboratório de exercícios ou em sua proximidade. O laboratório deve estar equipado com equipamentos de emergência com adequada manutenção.

Em crianças saudáveis, um monitor de freqüência cardíaca pode ser tudo que é necessário, juntamente com um ergômetro e 1 ou 2 fisiologistas do exercício. Equipamento e profissionais adicionais podem ser necessários para monitorar reações adversas durante o exercício em pacientes. Dependendo da doença e do propósito do teste, ECG, oximetria de pulso, monitoramento da pressão arterial (PA), análise de gases sangüíneos, espirometria e monitoramento da ventilação e respiração durante o exercício podem ser necessários.

Antes que um teste de esforço seja conduzido, um histórico médico e um exame físico devem ser executados para identificar possíveis contra-indicações. O protocolo do teste bem como seus riscos e benefícios são explicados à criança e ao pai, e o consentimento deve ser obtido.

A criança não deve ter ingerido uma grande refeição por, no mínimo, 2 horas antes do teste. É altamente recomendada a familiarização da criança com o equipamento e os procedimentos do teste para obter-se resultados favoráveis.

O teste de esforço deve ser finalizado se a criança não desejar continuar, se ocorrerem efeitos adversos (graves) do exercício ou se o equipamento de monitoramento falhar.

ESCOLHA DE UM ERGÔMETRO

Esteiras e bicicletas ergométricas são utilizadas para o teste de esforço em crianças, em especial para propósitos médicos (92). Apenas em casos raros, tais como ergometria de braço na espinha bífida ou pacientes com distrofia muscular, outro equipamento é utilizado. Para crianças pequenas ou com doença avançada, testes de caminhada no chão (hospital) também são úteis.

A esteira e a bicicleta ergométrica possuem vantagens e desvantagens. Contudo, o ergômetro de escolha para crianças com menos de 6 a 8 anos de idade é a esteira, especialmente quando um teste completo é tentado. Uma criança pequena testada em uma bicicleta ergométrica pode, muitas vezes, não mais pedalar ainda que a freqüência cardíaca seja apenas de 170 a 180 bpm^{-1}. A mesma criança, se testada em uma esteira, pode atingir uma freqüência cardíaca de 200 a 210 bpm^{-1} e uma $\dot{V}O_{2máx}$ medida que é de 20% a 30% mais alta do que o valor pico obtido na bicicleta ergométrica. A causa aparente para essa discrepância é a massa muscular subdesenvolvida na coxa (especialmente os extensores do joelho) na criança pequena, que resulta em fadiga muscular local prematura durante o pedalar. As vantagens adicionais da esteira incluem o fato de que caminhar e correr são muito mais comuns em crianças do que andar de bicicleta e que uma massa muscular maior está envolvida na corrida, impondo um maior estresse sobre o sistema cardiorrespiratório. Com crianças pequenas, uma esteira deve permitir ajustes lentos de velocidade do cinto e pequenos incrementos de velocidade e inclinação.

Para os testes de esforço aeróbico, as bicicletas ergométricas devem ter um modo de potência constante, que permita que a criança acelere e desacelere durante o teste sem modificações na produção de potência (PP). A maioria dos ergômetros eletronicamente frenados possui essa opção. Se apenas um modo de torque constante estiver disponível (p. ex., ergômetros mecanicamente frenados), o teste pode ser difícil ou impossível com crianças jovens ou com aquelas mais velhas de idade mental baixa. A maioria dos testes de esforço anaeróbicos (p. ex., o teste de Wingate e o teste de força-velocidade) requer um ergômetro de torque constante. A maioria das bicicletas ergométricas tem de ser modificada para crianças (menores). As posições horizontal e vertical do assento devem ser ajustáveis, e o comprimento da pedivela dos pedais deve variar entre 9 e 17 cm (93).

ESCOLHA DE UM PROTOCOLO

Muitos protocolos foram utilizados para testar crianças. Em um levantamento feito em 30 clínicas de teste de esforço cardíaco pediátrico, a esteira (17 laboratórios) foi mais utilizada do que a bicicleta ergométrica (13 laboratórios) (92). A maioria dos laboratórios utilizou o protocolo para esteira de Bruce ou as versões modificadas deste. Os protocolos de Godfrey, de James e de McMaster foram utilizados para a bicicleta ergométrica.

O protocolo de escolha depende de idade, tamanho do corpo e capacidade da criança de prestar atenção, da questão a ser respondida e do equipamento disponível. Algumas vezes, é necessário mais do que um teste de esforço para avaliar todas as questões sobre um indivíduo. No geral, a duração total do exercício para um teste aeróbico deve ser mantida entre 6 e 10 minutos para evitar a fadiga muscular e/ou tédio prematuros. Os protocolos com duração de estágio mais curta são preferidos, se o teste for conduzido para medir a capacidade de exercício máxima. Se medidas de PA ou análises de gases sangüíneos são programadas durante o exercício, uma duração de estágio de 3 a 5 minutos é a melhor.

Os seguintes protocolos para o teste de esforço são comumente utilizados para determinar a capacidade de trabalho aeróbico e os efeitos prejudiciais do exercício em crianças.

Protocolo de Bruce

O protocolo para esteira de Bruce pode ser utilizado para indivíduos de todas as idades, embora o tempo de exercício possa ser bem curto em crianças pequenas e bem longo em adultos fisicamente condicionados. Alguns laboratórios utilizam estágios de 2 em vez de 3 minutos. Valores normais para crianças com idade entre 4 e 14 anos foram estabelecidos por Cumming *et al.* (94).

Protocolo de James

O protocolo para bicicleta ergométrica freqüentemente é utilizado para o teste de esforço cardíaco. Utilizamos um protocolo modificado para testar pacientes com suspeita de fibrose pulmonar. A produção de potência inicial é de 200 kp · m · min^{-1} ($\approx$33 W). Este é então aumentado a cada 3 minutos em 100 kp · m · min^{-1} (≈16 W), se a área de superfície corporal (ASC) for < 1 m^2; 200 kp · m · min^{-1} (≈33 W) para ASC 1 a 1,2 m^2; ou 300 kp · m · min^{-1} (≈50 W) para ASC > 1,2 m^2. Após o 3º estágio, a produção de potência é aumentada em cerca de 100 a 200 kp · m · min^{-1} (16-33 W) a cada minuto. Dados normativos para crianças foram publicados por James *et al.* (95) e Washington *et al.* (96).

Protocolo de Godfrey

Este protocolo para bicicleta ergométrica foi amplamente utilizado para a avaliação do exercício em pacientes com fibrose cística (91). A duração do estágio é de 1 minuto. Os aumentos na produção de potência dependem da altura do indivíduo testado. Crianças com menos de 1,20 m de altura iniciam a 10 W, com aumentos de 10 W a cada minuto até que elas não possam manter uma cadência de pedaladas de 60 rpm. A produção de potência inicial e seus incrementos em crianças com altura entre 1,20 m e 1,50 m são de 15 W. Em crianças com altura > 1,50 m, o valor respectivo é de 20 W. Valores de referência para produção de potência máxima e $\dot{V}O_{2máx}$ podem ser estimados a partir de equações reportadas por Godfrey (97) e Orenstein (98), respectivamente.

Em algumas situações, nenhum dos protocolos anteriores é adequado para tratar a questão a ser resolvida. Os seguintes protocolos de teste podem ser úteis em tais casos.

Teste Anaeróbico de Wingate

O teste de Wingate (TWAn) é um teste de bicicleta ergométrica completo de 30 segundos para medir a potência muscular em curto espaço de tempo (ver [60] para detalhes). O teste é utilizado principalmente em indivíduos saudáveis e naqueles com doença neuromuscular, mas foi também aplicado em pacientes com fibrose cística. Resumidamente, após o aquecimento, a criança é instruída a pedalar o mais rápido possível contra uma constante e alta resistência. A confiabilidade do teste-reteste do pico de potência e potência média geradas durante o teste é alta e a correlação desses parâmetros com o desempenho em *sprents* de corrida e natação e no salto em altura também é alta (60). Em crianças com paralisia cerebral, a força média no TWAn correlaciona-se bem com o desempenho em atividades corriqueiras, tais como ficar em pé, caminhar e correr (99). Os dados do desempenho de crianças saudáveis foram reportados por Bar-Or (43) e Inbar *et al.* (60).

Teste de Força-Velocidade

O teste de força-velocidade consiste de vários *sprents* completos de 5 a 8 segundos em uma bicicleta ergométrica contra várias forças de frenagem. O pico de cadência na bicicleta e a produção de potência correspondente são plotados sobre a força de frenagem e determinadas a força e cadência ótimas. Se a inércia da coroa e pedivela é levada em consideração, a produção de potência é constante ao longo de uma grande amplitude de forças aplicadas. Até aqui, o teste tem sido principalmente utilizado para estudar o desempenho de crianças saudáveis (59,100).

Teste para Broncoconstrição Induzida pelo Exercício

Se houver suspeita de broncoconstrição induzida pelo exercício, um teste de esforço de provocação pode ser útil para estabelecer esse diagnóstico (ver [101] para detalhes). Os procedimentos e a interpretação do teste são idênticos para crianças e adultos. A sensibilidade deste teste está em cerca de 60% a 70%.

Teste de 6 Minutos de Marcha

O teste de 6 minutos de marcha foi utilizado para avaliar o desempenho de pacientes severamente comprometidos com doença cardíaca ou pulmonar. Em alguns hospitais, o teste é utilizado também para determinar quando um paciente deve ser alistado para um transplante (102). Em pacientes com fibrose cística, uma distância < 400 m percorrida em 6 minutos é tomada como um indicador de um prognóstico ruim. A confiabilidade teste-reteste é boa ($r = 0{,}90$) (103).

Teste para a Deficiência do Hormônio de Crescimento (HC)

Em crianças de pequena estatura, um teste de esforço de provocação pode ser utilizado para avaliar a liberação do HC (104). Vários protocolos utilizando exercício em bicicleta ergométrica ou esteira de 10 a 30 minutos de duração e uma intensidade submáxima foram bem-sucedidos. Um exercício de 20 minutos a cerca de 70% do $\dot{V}O_{2máx}$ parece ser prático e efetivo para sugerir ou rejeitar o diagnóstico de deficiência no HC (104).

VARIÁVEIS DE RESULTADO: MEDIDAS DO DESEMPENHO AERÓBICO

Para os indicadores de aeróbico comumente utilizados em crianças, um teste de esforço até a exaustão é necessário. Se a criança não oferecer o esforço máximo, o desempenho não deve ser reportado ou deve ser comentado no resumo. Em adultos, um platô de $\dot{V}O_2$ apesar de aumento na produção de potência (PP) foi aceito como um indicador para esforços completos. Contudo, um platô é observado em apenas cerca de metade de todas as crianças (105). Aquelas que não atingem um platô alcançam escores similares àquelas que não o conseguem (51,106-108). Portanto, vários outros critérios para um esforço máximo foram sugeridos. Rowland (92) recomenda uma freqüência cardíaca alvo média de 195 bpm^{-1} durante a bicicleta ergométrica e de 200 bpm^{-1} durante o exercício na esteira, mas reconhece as grandes diferenças entre indivíduos na FC máxima. Um índice de troca respiratória média > 1,00 (esteira) ou > 1,05 (bicicleta ergométrica) também foi utilizado. Armstrong e Welsman recomendam o aspecto da pessoa no auge do exercício como um indicador de um esforço máximo (55).

Limiar Ventilatório, Limiar de Lactato

Para crianças que não realizam um esforço completo ou para as quais um esforço máximo não é autorizado, o limiar ventilatório (LVA) ou limiar de lactato (LL) pode ser utilizado. Alguns estudos sugerem que o limiar ventilatório pode ser mais sensível do que a $\dot{V}O_{2máx}$ ao treinamento físico (75).

Dois problemas limitam a utilização prática do limiar ventilatório: *(a)* o limiar ventilatório não pode ser determinado a partir de um teste de esforço simples em cerca de 5% a 10% das crianças, e *(b)* 2 investigadores podem determinar diferentes valores de limiar ventilatório provenientes da mesma série de dados. Contudo, se mais de um critério for utilizado para determinar o limiar ventilatório em crianças, a confiabilidade intra e interobservador é alta (coeficientes de correlação intraclasse > 0,90) (109).

O LL é determinado a partir de uma série de medidas de sangüíneo lactato durante uma tarefa de exercício progressivo. Enquanto foi utilizado no passado um corte definido do limiar para a concentração de lactato (p. ex., 2 mmol · L^{-1}, 3 mmol · L^{-1}, ou 4 mmol · L^{-1}), a maioria dos investigadores determina agora um LL individual como o 1º aumento definido na concentração de lactato acima do nível basal com a intensidade crescente do exercício.

A confiabilidade teste-reteste do LVA e do LL em crianças é alta. O LVA correlaciona-se proximamente com a $\dot{V}O_{2máx}$ (109). Alguns valores normais para o LVA em crianças estão disponíveis (110).

MONITORAMENTO PARA EFEITOS COLATERAIS DO EXERCÍCIO

ECG

As indicações típicas para o ECG de esforço em crianças são dor torácica com o exercício, disritmia (arritmias benignas tendem a cessar com o aumento da intensidade do exercício), cirurgia cardíaca no passado (disritmia?) e doença de Kawasaki com aneurismas das artérias coronárias. Um ECG de 12 derivações geralmente é registrado durante um teste de esforço progressivo. As derivações da extremidade são colocadas nas fossas subclaviculares e sobre o abdome, as derivações precordiais nas mesmas localizações da ECG em repouso.

No geral, o padrão das alterações ECG fisiológicas e patológicas é similar em crianças e adultos. Contudo, as arritmias são muito mais comuns do que as alterações ST em crianças. Em alguns pacientes, uma síndrome QT longa pode estar evidente apenas durante o exercício. Portanto, em diferentes níveis de intensidade de exercício, uma correção apropriada do intervalo QT para a influência da freqüência cardíaca é imperiosa toda vez que houver suspeita de uma síndrome QT longa. Pelo menos em crianças, a equação de Bazet parece ser bem menos adequada para essa correção do que a equação sugerida por Karjalainen *et al.* (111,112).

Pressão Arterial (PA)

A pressão arterial sistólica (PAS) no exercício máximo depende do tamanho do corpo e da raça (113). Em crianças, o pico da pressão arterial sistólica raramente excede 200 mmHg, o pico de uma pressão arterial sistólica em exercício de até 220 mmHg é considerado normal em adultos. Não há provas de que pressão arterial sistólica de até 250 mmHg seja prejudicial em uma criança saudável (48).

Oximetria de Pulso

Em pacientes com fibrose pulmonar, a saturação de oxigênio (SaO_2) durante o exercício pode ajudar a estabelecer o diagnóstico e é valiosa para o acompanhamento. Uma queda na SaO_2 de mais de 4% é considerada patológica, embora diminuição de até 10% tenha sido observada em adultos saudáveis, altamente treinados. Em pacientes com fibrose cística, uma SaO_2 induzida pelo exercício abaixo de 90% pode indicar que o exercício intenso durante um período prolongado de tempo sem suplementação de oxigênio pode levar ao estresse da porção direita do coração.

A maneira mais fácil de medir-se a SaO_2 é por meio da oximetria de pulso. Um sensor colocado na testa (p. ex., sensor de oximetria para testa Nellcor RS10) fornece leituras precisas com apenas poucos artefatos; sensores de dedos são muito menos convenientes para o teste de esforço (114).

Espirometria

A espirometria antes e após o exercício é utilizada para identificar pacientes com broncoconstrição induzida pelo exercício. A espirometria antes do exercício pode auxiliar também a explicar a capacidade de exercício reduzida em pacientes com fibrose cística. O valor das alças (*loop*) de fluxo-volume obtidas durante o exercício tem ainda que ser estabelecido.

Análise de Gases Sangüíneos

A análise de gases sangüíneos durante o exercício pode ser útil para calcular a diferença alveolar-arterial na pressão parcial de oxigênio. Essa diferença é ampliada em pacientes com fibrose pulmonar. A análise de gases sangüíneos também pode ser utilizada para detectar aumento excessivo na PCO_2 durante o exercício, embora o monitoramento da PCO_2 corrente final seja uma medida menos invasiva que pode ser obtida *on-line.*

Volume Corrente

O volume corrente (V_C) geralmente aumenta com o aumento da intensidade do exercício. A falha em aumentar suficientemente o V_C durante o exercício resulta em uma freqüência respiratória relativamente alta em intensidades de exercício moderadas e limita o desempenho. Pacientes com fibrose cística podem experimentar aumento de aprisionamento de ar durante o exercício, levando ao aumento danoso no V_C. Pacientes com fibrose pulmonar e capacidade vital reduzida também podem mostrar V_C baixo durante o exercício.

Prescrição de Exercícios

Como regra, uma criança saudável não requer uma prescrição de exercícios. As crianças são geralmente mais ativas do que os adultos ou adolescentes e sua atividade espontânea parecer ser suficiente para manter um nível adequado de condicionamento físico. Contudo, as exigências dos adultos para que a criança seja quieta, televisão em excesso e o acesso a computadores podem reprimir o desejo natural de a criança ser fisicamente ativa. Espaço e tempo para brincar em ambientes abertos com os amigos é, muitas vezes, tudo o que ela precisa para desenvolver toda atividade necessária. Em adolescentes saudáveis, especialmente meninas, algumas recomendações para a atividade física (p. ex., "faça a atividade que você quiser, mas faça quase todos os dias") podem ser necessárias. Os 2 subgrupos de crianças que requerem orientação e programas planejados de atividade são algumas crianças doentes (ou incapacitadas) e aquelas que aspiram à excelência atlética. O último grupo não é discutido.

Uma diferença importante que se reconhece quando se planeja programas de atividade para adultos e crianças é que o último grupo não requer motivação especial. Adultos sedentários recrutados para um programa de atividade primeiramente devem ser submetidos a uma "campanha" para modificar sua conscientização e atitude para com a atividade física. As crianças não precisam de táticas de motivação. A maioria das crianças saudáveis (e muitas das doentes) possui uma urgência própria de ficarem ativas toda vez que não são inibidas ou distraídas por seu ambiente. A atividade física é um modo de se expressar e é um componente integral das brincadeiras. Os jogos que elas selecionam muitas vezes incluem elementos como corridas, saltos e subidas. Contudo, as crianças raramente irão comprometer-se com programas de exercício "enfadonhos". Não é demais enfatizar que as atividades físicas devam ser divertidas, especialmente em idades mais jovens.

Uma criança raramente irá voluntariamente manter atividades prolongadas monótonas, como corrida em distância, corrida ou natação. Mais tipicamente, as crianças selecionam um exercício do tipo intermitente, durante o qual períodos curtos de esforço intenso são entremeados com pequenos períodos de descanso ou com atividades menos extenuantes (65). Sua rápida taxa de recuperação após uma tarefa cansativa (69) as capacita a sustentar muitas atividades intermitentes durante muitas horas.

Um segmento da população pediátrica que merece atenção especial são as crianças com impedimentos mentais ou físicos reais ou presumidos. Tais crianças podem beneficiar-se de uma prescrição de exercício além dos efeitos positivos que toda criança pode experimentar (Quadro 5-3). Contudo, essas crianças são muitas vezes hipoativas. Um resumo das causas da hipoatividade na criança doente é fornecido no Quadro 5-4. A mensagem principal desses dados é que as condições nas quais haja 1 causa definida e objetiva, para a hipoatividade são excedidas em quantidade por aquelas nas quais a hipoatividade é imposta por medo, vergonha, superproteção ou pura ignorância. Além disso, uma determinada doença pode vir acompanhada pela hipoatividade proveniente de mais de 1 causa.

Para prescrever 1 programa de atividade para a criança doente, deve-se primeiro identificar a razão específica para a hipoatividade. Por exemplo, é apenas lógico que uma criança obesa inibida pela vergonha e pela rejeição de seus pares não seja forçada a integrar uma equipe esportiva na escola, mas, em vez disso, esteja apta a integrar programas especiais com outras crianças obesas. Tais programas podem ser executados na escola (115) ou em outro lugar. Crianças com um distúrbio raro, ou aquelas que requerem um programa de treinamento individual, podem ter que se exercitar em suas casas ou próximo delas (p. ex., pacientes com fibrose cística, crianças após um transplante). Crianças com asma, que são simplesmente destreinadas devido à hipoatividade, podem ser indicadas para uma variedade de atividades a fim de aumentar o nível de seu condicionamento físico geral. Um paciente com hemofilia pode escolher permanecer inativo por causa do medo do sangramento; outro é habitualmente ativo, mas sofreu uma atrofia muscular recente em razão de hemartrose no joelho. A abordagem para esses 2 pacientes deve obviamente ser individualizada. Um jovem diabético pode executar qualquer tipo de atividade, porém a educação apropriada é necessária para adaptar a alimentação e/ou dosagem de insulina para prevenir a hipoglicemia.

QUADRO 5-3 BENEFÍCIOS DO EXERCÍCIO EM CRIANÇAS COM CONDIÇÕES DE SAÚDE CRÔNICAS

Doença	*Benefícios Potenciais do Exercício*
Diabetes melito tipo I	• Melhora do condicionamento físico • Sensibilidade aumentada à insulina • Possivelmente, menos complicação a longo prazo
Asma brônquica	• Melhora do condicionamento físico • Melhora da auto-estima, da imagem corporal e do desenvolvimento portal • Menos visitas ao hospital e ausências à escola
Fibrose cística	• Melhora do condicionamento físico • Autoconceito aumentado • Possivelmente, morbidade e mortalidade diminuídas
Artrite idiopática juvenil	• Melhora do condicionamento físico • Força aumentada nos músculos e nos ligamentos • Proteção articular melhorada • Conteúdo mineral ósseo aumentado
Epilepsia	• Condicionamento físico aumentado • Auto-estima melhorada • Saúde total melhorada
Obesidade	• Condicionamento físico aumentado • Adiposidade diminuída • Massa muscular preservada durante a dieta • Auto-estima melhorada • Perfil de risco total melhorado
Distrofia muscular	• Amplitude de movimento das articulações preservada • Possivelmente, diminuição mais lenta na força • Auto-estima melhorada
Hemofilia	• Condicionamento físico melhorado • Aumento nos níveis de fatores de coagulação • Força aumentada de músculos e de ligamentos • Proteção articular melhorada

Diferentemente das crianças saudáveis, uma criança com uma doença deve freqüentemente ser motivada a assumir um estilo de vida ativo. Mais importante, contudo, e freqüentemente mais difícil de executar-se é a modificação de atitude, envolvimento e ação dos pais. Estes devem ser primeiramente convencidos da necessidade do aumento da atividade física, bem como de seus benefícios e a ausência de perigos para sua criança. De outra maneira, as chances de que a criança venha a assumir um padrão de atividade adequado são poucas. Os pais muitas vezes são relutantes em permitir que seus filhos sejam ativos por causa da pura ignorância das conseqüências do exercício sobre a saúde. Tal ignorância pode brotar a partir do preconceito, mas também de má interpretação das instruções do médico ou ainda mesmo de um conselho médico errôneo. Foi mostrado, p. ex., que 53% dos pais

QUADRO 5-4 CAUSAS DE HIPOATIVIDADE EM CRIANÇAS DOENTES

Causa	*Condição Relacionada*
Incapacidade causa limitação motora	Paralisia, distrofia ou atrofia muscular, artrite avançada, obesidade extrema, amputação e paralisia cerebral
Incapacidade causa limitação cardiopulmonar ou metabólica	Doença cardíaca cianótica avançada, fibrose cística ou cifoescoliose e obesidade extrema ou desnutrição (anorexia)
A criança é envergonhada e tem medo de ser ativa	Obesidade, cifoescoliose, paralisia cerebral, cegueira, hemofilia, asma brônquica, diabetes melito, epilepsia, SD e outros tipos de retardamento mental
Superproteção de pais e educadores	Qualquer "doença cardíaca" (também sopro benigno), fibrose cística, asma brônquica, diabetes melito, epilepsia e hemofilia
Abordagem "vá com calma" por médicos inexperientes e enfermeiras escolares	Disritmia, doença cardíaca congênita, diabetes melito, asma brônquica, fibrose cística, epilepsia e hemofilia

que reduziram a atividade de sua criança por causa de sopro cardíaco *benigno* o fizeram porque o médico mencionou o sopro cardíaco (116). Setenta por cento desses pais expressaram dúvidas e confusão sobre o estado de saúde de suas crianças. Desse modo, para o sucesso em instituir padrões de atividade adequados entre crianças doentes (ou presumidamente doentes), o médico e o educador físico devem primeiro e acima de tudo obter a cooperação dos pais. O medo dos pais deve ser aliviado, e seu nível de incerteza a respeito dos benefícios e perigos do esforço físico deve ser reduzido.

Como para os adultos, a prescrição do exercício para crianças deve ser bem definida em termos de intensidade, duração, freqüência e conteúdo de cada elemento. Um desafio importante é descrever para a criança a noção de "intensidade". Uma tentativa foi feita para utilizar uma escala de índice de esforço percebido (IEP) para prescrever a intensidade. Isso parece ser possível com crianças obesas (25). Por causa da grande espontaneidade das crianças e de sua pequena capacidade de manter a atenção, um indivíduo pode presumir *a priori* que a adesão ao programa preestabelecido pode não ser aquela esperada. Apesar disso, uma boa adesão pode ser atingida quando as atividades são administradas por um instrutor que pode comunicar à criança que a atividade é divertida ao invés de enfadonha. A adequação de um programa de exercícios à criança com incapacidade motora deve estar baseada na capacidade funcional residual em vez de meramente na classificação dos achados patológicos.

REFERÊNCIAS BIBLIOGRÁFICAS

1. Docherty D, ed. Measurement in Pediatric Exercise Science. Champaign, IL: Humans Kinetics, 1996.
2. Rowland TW, ed. Pediatric Laboratory Exercise Testing. Clinical Guidelines. Champaign, IL: Human Kinetics, 1993.
3. Bar-Or O, ed. The Child and Adolescent Athlete. Oxford: Blackwell Science, 1996.

4. Sullivan JA, Andersen SJ, eds. Care of the Young Athlete. Chicago , IL: American Academy of Orthopaedic Surgeons & American Academy of Pediatrics, 2000.
5. Armstrong N, Van Mechelen W, eds. Pediatric Exercise Science and Medicine. Oxford: Oxford University Press, 2000.
6. Goldberg B, ed. Sports and Exercise for Children with Chronic Health Conditions. Champaign, IL: Human Kinetics, 1995.
7. Malina RM. Quantification of fat, muscle and bone in man. Clin Orthop 1969; 65: 9-38.
8. Lexell J, Sjöström M, Nordlund A-S et al. Growth and development of human muscle: a quantitative morphological study of whole vastus lateralis from childhood to adult age. Muscle Nerve 1992; 15: 404-409.
9. Elder GCB, Kakulas BA. Histochemical and contractile property changes during human muscle development. Muscle Nerve 1993; 16: 1246-1253.
10. Eriksson BO. Muscle metabolism in children-a review. Acta Pediatr Scand 1980; 283 (suppl): 20-27.
11. Eriksson BO, Saltin B. Muscle metabolism during exercise in boys aged 11 to 16 years compared to adults. Acta Paediatr Belg 1974; 28: 257-265.
12. Eriksson BO, Karlsson J, Saltin B. Muscle metabolities during exercise in pubertal boys. Acta Paediatr Scand 1971; 217 (suppl): 154-157.
13. Zanconato S, Buchtal S, Barstow TJ, et al. 31P-Magnetic resonance spectroscopy of leg muscle metabolism during exercise in children and adults. J Appl Physiol 1993; 17: 2214-2218.
14. Fournier M, Ricci J, Taylor AW, et al. Skeletal muscle adaptation in adolescent boys: sprint and endurance training and detraining. Med Sci Sports Exerc 1982; 14: 453-456.
15. Bell RD, MacDougall JD, Billeter R, et al. Muscle fiber types and morphometric analysis of skeletal muscle in six-year-old children. Med Sci Sports Exerc 1980; 12: 28-31.
16. Lin JP, Brown JK, Walsh EG. Physiological maturation of muscles in childhood. Lancet 1994; 343: 1386-1389.
17. Lin JP, Brown JK, Walsh EG. The maturation of motor dexterity or why Johnny can't go any faster. Dev Med Child Neurol 1196; 38: 244-254.
18. Seefeldt V, Haubenstricker J. Patterns, phases, or stages: an analytical model for the study of developmental movement. In: Kelso JAS, Clark JE, eds. The Development of Movement Control and Coordination, New York: Wiley, 1982: 309-318.
19. Korkman M, Kemp SL, Kirk U. Effects of age on neurocognitive measures of children ages 5 to 12: a cross-sectional study on 800 children from the United States. Dev Neuropsychol 2001; 20: 331-354.
20. Anderson VA, Anderson P, Northam E, et al. Development of executive functions through late childhood and adolescence in an Australian sample. Dev Neuropsychol 2001; 20: 385-406.
21. Bar-Or O. Age-related changes in exercise perception. In: Borg G, ed. Physical Work and Effort. Oxford: Pergamon Press. 1977: 255-266.
22. Eston R, Lamb KL. Effort perception. In: Armstrong N, Van Mechelen W. eds. Paediatric Exercise Science and Medicine. Oxford: Oxford University Press, 2000: 85-91.
23. Robertson RJ, Goss FL, Boer NF, et al. Children's OMNI scale of perceived exertion: mixed gender and race validation. Med Sci Sports Exerc 2000; 32: 452-458.
24. Utter AC, Robertson RJ, Nieman DC, et al. Children's OMNI scale of perceived exertion: walking/running evaluation. Med Sci Sports Exerc 2002; 34: 139-144.
25. Ward DS, Bar-Or O. Use of the Borg Scale in exercise prescription for overweight youth. Can J Sport Sci 1990; 15: 120-125.
26. Ward DA, Jackman JD, Galiano FD. Exercise intensity reproduction: children versus adults. Pediatr Exerc Sci 1991; 3: 209-218.

27. Eston RG, Parfitt G, Campbell L, et al. Reliability of effort perception for regulating exercise intensity in children using the Cart and Load Effort Rating (CALER) scale. Pediatr Exerc Sci 2000; 12: 388-397.
28. Robertson RJ, Goss FL, Bell JA, et al. Self-regulated cycling using children's OMNI scale of perceived exertion. Med Sci Sports Exerc 2002; 34: 1168-1175.
29. Inbar O. Acclimatization to dry and hot environment in young adults and children 8-10 years old. Ed. D. dissertaation, Columbia University, 1978.
30. Bar-Or O. Climate and the exercising child-a review. Int J Sports Med 1980; 1: 53-65.
31. Araki T, Tsujita J, Matsushita K, et al. Thermoregulatory responses of prepubertal boys to heat and cold in relation to physical training. J Hum Ergol 1980; 9: 69-80.
32. Drinkwater BL, Kupprat IC, Denton JE, et al. Response of prepubertal girls and college women to work in the heat. J Appl Physiol 1977; 43: 1046-1053.
33. Haymes EM, Buskirk ER, Hodgson JL, et al. Heat tolerance of exercising lean and heavy prepubertal girls. J Appl Physiol 1974; 36: 566-571.
34. Wagner JA, Robinson S, Tzankoff SP, et al. Heat tolerance and acclimatization to work in the heat in relation to age. J Appl Physiol 1972; 33: 616-622.
35. Sloan REG, Keatinge WR. Cooling rates of young people swimming in cold water. J Appl Physiol 1973; 35: 371-375.
36. Bar-Or O, Dotan R, Inbar O, et al. Voluntary hypohydration in 10 to 12-year-old boys. J Appl Physiol 1980; 48: 104-108.
37. Wilk B, Bar-Or O. Effect of drink flavor and NaCL on voluntary drinking and rehydration in boys exercising in the heat. J Appl Physiol 1996; 80: 1112-1117.
38. Wilk B, Yuxiu H, Bar-Or O. Effect of body hypohydration on aerobic performance of boys who exercise in the heat. Med Sci Sports Exerc 2002; 34 (suppl): S48.
39. Fox EL, Mathews DK, Kaufman WS, et al. Effects of football equipment on thermal balance and energy cost during exercise. Res Q Am Assoc Health Phys Educ 1966; 37: 332-339.
40. Bar-Or O. Temperature regulation during exercise in children and adolescents. In: Gisolfi CV, Lamb DR, eds. Perspectives in Exercise Science and Sports Medicine, volume 2. Indianapolis: Benchmark Press, 1989: 335-367.
41. Turley KR, Wilmore JH. Cardiovascular responses to treadmill and cycle ergometer exercise in children and adults. J Appl Physiol 1997; 83: 948-957.
42. Mocellin R, Sebening W, Buhlmeyer K. Cardiac output and oxygen uptake at rest and during submaximal loads in 8 to 14 year-old boys. Z Kinderheilkd 1973; 114: 323-339.
43. Bar-Or O. Pediatric Sports Medicine for the Practitioner. From Physiological Principles to Clinical Applications. Berlin: Springer-Verlag, 1983.
44. Eriksson BO. Cardiac output during exercise in pubertal boys. Acta Pediatr Scand 1971; 217: 53-55.
45. Koch G. Muscle blood flow after ischemic work and during bicycle ergometer work in boys aged 123 years Acta Paediatr Belg 1974; 28: 29-39.
46. Koch G. Muscle blood flow in prepubertal boys-effect of growth combined with intensive physical training. In: Borms J, Hebbelinck M, eds. Pediatric Work Physiology. Basel: Karger, 1978: 39-46.
47. Strong WB, Miller MD, Striplin M, et al. Blood pressure response to isometric and dynamic exercise in healthy black children. Am J Dis Child 1978; 132: 587-591.
48. Alpert BS, Fox ME. Blood pressure response to dynamic exercise. In: Rowland TW, ed. Pediatric Laboratory Exercise Testing. Champaign, IL: Human Kinetics, 1993: 67-90.
49. Riopel DA, Taylor AB, Hohn AR. Blood pressure, heart rate, pressure rate product and electrocardiographic changes in healthy children during treadmill exercise. Am J Cardiol 1979; 44: 697-704.
50. Robinson S. Experimental studies of physical fitness in relation to age. Int Z angew Physiol 1938; 10: 251-323.

51. Åstrand PO. Experimental Studies on Physical Working Capacity in Relation to Sex and Age. Copenhagen: Munksgaard, 1952.
52. Cooper DM, Kaplan MR, Baumgarten L, et al. Coupling of ventilation and CO_2 production during exercise in children. Pediatr Res 1987; 21: 568-572.
53. Shepard RJ, Bar-Or O. Alveolar ventilation in near maximum exercise. Data on pre-adolescent children and young adults. Med Sci Sports 1970; 2: 83-92.
54. Reybrouck TM. The use of anaerobic threshold in pediatric exercise testing. In: Bar-Or O, ed. Advances in Pediatric Sport Sciences. Volume 3. Biological Issues. Champaign, IL: Human Kinetics, 1989: 131-149.
55. Armstrong N, Welsman JR. Assessment and interpretation of aerobic fitness in children and adolescents. Exerc Sport Sci Rev 1994; 22: 453-476.
56. Krahenbuhl GS, Skinner JS, Kohrt WM. Developmental aspects of maximal aerobic power in children. Exerc Sport Sci Rev 1985; 13: 503-538.
57. Léger L. Aerobic performance. In: Docherty D, ed. Measurement in Pediatric Exercise Science. Champaign, IL: Human Kinetics, 1996: 183-223.
58. Armstrong N, Welsman JR, Nevill AM, et al. Modeling growth and maturation changes in peak oxygen uptake in 11-13 year olds. J Appl Physiol, 1999; 87: 2230-2236.
59. Falgairette G, Bédu M, Fellmann N, et al. Bioenergetic profile in 144 boys aged from 6 to 15 years with special reference to sexual maturation. Eur J Appl Physiol 1991; 62: 151-156.
60. Inbar O, Bar-Or O, Skinner JS. The Wingate Anaerobic Test. Champaign, IL: Human Kinetics, 1996.
61. Martin JC, Malina RM. Developmental variations in anaerobic performance associated with age and sex. In: van Praagh E, ed. Pediatric Anaerobic Performance. Champaign, IL: Human Kinetics, 1998: 45-64.
62. Armstrong N, Welsman JR, Chia MY. Short term power output in relation to growth and maturation. Br J Sports Med 2001; 35: 118-124.
63. Daniels J, Oldridge N, Nagle F, et al. Differences and changes in $\dot{V}O_2$ among young runners 10 to 18 years of age. Med Sci Sports 1978; 10: 200-203.
64. Rowland TW, Staab JS, Unnithan VB, et al. Mechanical efficiency during cycling in prepubertal and adult males. Int J Sports Med 1990; 11: 452-455.
65. Bailey RC, Olson J, Pepper SL, et al. The level and tempo of children's physical activities: an observational study. Med Sci Sports Exerc 1995; 27: 1033-1041.
66. Fawkner SG, Armstrong N, Pooter CR, et al. Oxygen uptake kinetics in children and adults after the onset of moderate-intensity exercise. J Sports Sci 2002; 20: 319-326.
67. Cooper DM, Berry C, Lamarra N, et al. Kinetics of oxygen uptake and heart rate at onset of exercise in children. J Appl Physiol 1985; 59: 211-217.
68. Hebestreit H, Kriemler S, Hughson RL, et al. Kinetics of oxygen uptake at the onset of exercise comparing boys and men. J Appl Physiol 1998; 85: 1833-1842.
69. Hebestreit H, Mimura K, Bar-Or O. Recovery of muscle power after high-intensity short-term exercise: comparing boys and men. J Appl Physiol 1993; 21: 1-6.
70. Hebestreit H, Meyer F, Htay-Htay, et al. Plasma metabolites, volume, and electrolytes following 30-s high-intensity exercise in boys and men. Eur J Appl Physiol 1996; 72: 563-569.
71. Bar-Or O, Zwiren LD. Physiological effects of increased frequency of physical education classes and of endurance conditioning on 9 to 10-year-old girls and boys. In: Bar-Or O, ed. Pediatric Work Physiology. Natanya: Wingate Institute, 1973: 183-198.
72. Daniels J, Oldridge N. Changes in oxygen consumption of young boys during growth and running training. Med Sci Sports 1971; 3: 161-165.
73. Mocellin R, Wasmund U. Investigations on the influence of a running-training programme on the cardiovascular and motor performance capacity in 53 boys and girls

of a second and third primary school class. In: Bar-Or O, ed. Pediatric Work Physiology. Natanya: Wingate Institute, 1973: 279-285.
74. Stewart KJ, Gutin B. Effects of physical training on cardiorespiratory fitness in children. Res Q Am Assoc Health Phys Educ 1976; 47: 110-120.
75. Becker DM, Vaccaro P. Anaerobic threshold alterations caused by endurance training in young children. J Sports Med 1983; 23: 445-449.
76. Pate RR, Ward DS. Endurance trainability of children and youth. In: Bar-Or O, ed. The Child and Adolescent Athlete. Oxford: Blackwell Science, 1996: 130-137.,
77. Mahon AD. Exercise training. In: Armstrong N, van Mechelen W, eds. Paediatric Exercise Science and Medicine. Oxford: Oxford University Press, 2000: 201-222.
78. Grodjinovsky A, Bar-Or O, Dotan R, et al. Training effect on the anaerobic performance of children as measured by the Wingate anaerobic test. In: Borg K, Eriksson BO, eds. Children and Exercise IX. Baltimore: University Park Press, 1980: 139-145.
79. McManus A, Armstrong N, Williams CA. Effect of training on the aerobic and anaerobic performance of prepubertal girls. Acta Paediatr 1997; 86: 456-459.
80. Sargeant AJ, Dolan P, Thorne A. Effect of supplemental physical activity on body composition, aerobic and anaerobic power in 13-year old boys. In: Binkhorst RA, Kemper HCG, Saris WHM, eds. Children and Exercise XI. Champaign, IL: Human Kietics, 1985: 135-139.
81. Eriksson BO, Gollnick PD, Saltin B. Muscle metabolism and enzyme activities after training in boys 11-13 years old. Acta Physiol Scand 1973; 87: 458-497.
82. Cadefau J, Casademont J, Grau JM, et al. Biochemical and histochemical adaptation to sprint training in young athletes. Acta Physiol Scand 1990; 140: 341-351.
83. Ozmun JC, Mikelsky AE, Surburg PR. Neuromuscular adaptations following prepubescent strength training. Med Sci Sports Exerc 1994; 26: 510-514.
84. Weltman A, Janney C, Rians CB, et al. The effects of hydraulic resistance strength training in pre-pubertal males. Med Sci Sports Exerc 1986; 18: 629-638.
85. Komi PV, Viitasalo JHT, Rauramaa R, et al. Effect of isometric strength training on mechanical, electrical e metabolic aspects of muscle function. Eur J Appl Physiol 1978; 40: 45-55.
86. Docherty D, Wenger HA, Collis ML, et al. The effects of variable speed resistance training in strength development in prepubertal boys. J Hum Move Stud 1987; 13: 377-382.
87. Sailors M, Berg K. Comparison of responses to weight training in pubescent boys and men. J Sports Med 1987; 27: 30-37.
88. Pfeiffer RD, Francis RS. Effects of strength training on muscle development in prepubescent, pubescent e postpubescent males. Phys Sportsmed 1986; 14: 134-143.
89. Kobayashi K, Kitamura K, Miura M, et al. Aerobic power as related to the body growth and training in Japanese boys: a longitudinal study. J Appl Physiol 1978; 44: 666-672.
90. Shuleva KM, Hunter GR, Hester DJ, et al. Exercise oxygen uptake in 3 through 6-year-old children. Pediatr Exerc Sci 1990; 2: 130-139.
91. Nixon PA, Orenstein DM, Kelsey SF, et al. The prognostic value of exercise testing in patients with cystic fibrosis. N Engl J Med 1992; 327: 1785-1788.
92. Rowland TW. Aerobic exercise testing protocols. In: Rowland TW, ed. Pediatric Laboratory Exercise Testing. Champaign, IL: Human Kinetics, 1993: 19-41.
93. Hebestreit H, Lawrenz W, Zelger O, et al. Ergometric im Kindes-und Jugendalter. Monatsschr Kinderheilkd 1997; 145: 1326-1336.
94. Cumming GR, Everatt D, Hastman L. Bruce treadmill test in children: normal values in a clinic population. Am J Cardiol 1978; 4: 69-75.
95. James FW, Kaplan S, Glueck CJ, et al. Responses of normal children and young adults to controlled bicycle exercise. Circulation 1980; 61: 902-912.

96. Washington RL, van Gundy JC, Cohen C, et al. Normal aerobic and anaerobic exercise data for North American school-age children. J Pediatr 1988; 112: 223-233.
97. Godfrey S, Davies CTM, Wozniak E, et al. Cardiorespiratory response to exercise in normal children. Clin Sci 1971; 40: 419-431.
98. Orenstein DM. Assessment of exercise pulmonary function. In: Rowland TW, ed. Pediatric Laboratory Exercise Testing. Clinical Guidelines, Champaign, IL: Human Kinetics, 1993: 141-163.
99. Parker DF, Carriere L, Hebestreit H, et al. Muscle performance and gross motor function in children with spastic cerebral palsy. Develop Med Child Neurol 1993; 35: 17-23.
100. Doré E, Bédu M, Franca NM, et al. Anaerobic cycling performance characteristics in prepubescent, adolescent, and young adult females. Eur J Appl Physiol 2001; 84: 476-481.
101. Hebestreit H. Exercise and physical activity in the child with asthma. In: Armstrong N, van Mechelen W, eds. Paediatric Exercise Science and Medicine. Oxford: Oxford University Press, 2000: 323-330.
102. Kadikar A, Maurer J, Kesten S. The six-minute walk test: a guide to assessment for lung transplantation. J Heart Lung Transplant 1997; 16: 313-319.
103. Gulmans VA, van Veldhoven NH, de Meer K, et al. The six-minute walking test in children with cystic fibrosis: reliability and validity. Pediatr Pulmonol 1996; 22: 85-89.
104. Saggese G, Meossi C, Cesaretti G, et al. Physiological assessment of growth hormone secretion in the diagnosis of children with short stature. Pediatrician 1987; 14: 121-137.
105. Rowland TW, Cunningham LN. Oxygen uptake plateau during maximal treadmill exercise in children. Chest 1992; 101: 485-489.
106. Cooper DM, Weiler-Ravell D, Whipp BJ, et al. Aerobic parameters of exercise as a function of body size during growth in children. J Appl Physiol 1984; 56: 628-634.
107. Rivera-Brown AM, Rivera MA, Frontera WR. Applicability of criteria for $\dot{V}O_2$ max in active adolescents. Pediatr Exerc Sci 1992; 4: 331-339.
108. Mahon AD, Marsh ML. Ventilatory threshold and $\dot{V}O_2$ plateau at maximal exercise in 8 to 11 year old children. Pediatr Exerc Sci 1993; 5: 332-338.
109. Hebestreit H, Staschen B, Hebestreit A. Ventilatory threshold: a useful method to determine aerobic fitness in children? Med Sci Sports Exerc 2000; 32: 1964-1969.
110. Reybrouck T, Weymans M, Stijns H, et al. Ventilatory anaerobic threshold in healthy children. Age and sex differences. Eur J Appl Physiol, 1985; 54: 278-284.
111. Karjalainen J, Viitasalo M, Manttari M, et al. Relation between QT intervals and heart rates from 40 to 120 beats/min in rest electrocardiograms of men and a simple method to adjust QT interval values. J Am Coll Cardiol 1994; 23: 1547-1553.
112. Bhatia NG, Heise CT, Barber G. Exercise and QT interval corrections. Pediatr Exerc Sci 1995; 8: 94.
113. Alpert BS, Flood NL, Strong WB. Responses to ergometer exercise in healthy biracial population of children. J Pediatr 1982; 101: 538-545.
114. Yamaya Y, Bogaard HJ, Wagner PD, et al. Validity of pulse oximetry during maximal exercise in normoxia, hypoxia e hyperoxia. J Appl Physiol, 2002; 92: 162-168.
115. Ward DS, Bar-Or O. Role of the physician and physical education teacher in the treatment of obesity at school. Pediatrician 1986; 13: 44-51.
116. Bergmann AB, Stamm SJ. The morbidity of cardiac nondisease in schoolchildren. N Engl J Med 1967; 276: 1008-1013.
117. Washington RL, Bricker JT, Alpert BS, et al. Guidelines for exercise testing in the pediatric age group. Circulation 1994; 90: 2166-2179.
118. Hebestreit H. Ergometric in der Pädiatrie. In: Löllgen H, Erdmann E, eds. Ergometric. Belastungsuntersuchungen in Klinik und Praxis. 2nd ed. Berlin: Springer Verlag, 2000: 285-300.

6

Envelhecimento e a Prescrição de Exercícios e Teste de Esforço

James S. Skinner

A população de idosos está se expandindo rapidamente nos Estados Unidos; isso ocorre especialmente com pessoas acima dos 65 anos de idade (1). Destaca-se em importância o fato de que pessoas acima de 65 anos têm proporção mais alta de doenças crônicas e incapacidades e utilizam o sistema de atenção à saúde com mais freqüência (2). Igualmente importante, pessoas com mais de 50 anos são o grupo mais inativo de adultos; isso ocorre especialmente naqueles acima de 75 anos de idade (3). Portanto, aumentar o nível de atividade entre os membros mais velhos de nossa sociedade deve ser uma prioridade, porque a atividade regular tem potenciais benefícios funcionais, de saúde, econômicos e psicossociais.

Efeitos Gerais do Envelhecimento

Modificações funcionais e estruturais ocorrem na maior parte das células do corpo ao longo da vida. Embora o processo de envelhecimento realmente comece antes do nascimento, seus efeitos em geral são contrabalançados pelo crescimento. Contudo, uma vez que a maturidade é alcançada na idade de 20 a 25 anos e o crescimento cessa, os efeitos tornam-se perceptíveis, em geral ao redor dos 30 anos de idade. O ritmo com que as modificações relacionadas com a idade ocorrem varia de uma pessoa para outra e de um sistema corporal para outro em uma mesma pessoa (4), mas as modificações parecem ser inevitáveis e irreversíveis.

Com o envelhecimento, há uma perda em tamanho ou em número, ou ambos, de unidades funcionais dentro de cada sistema do corpo, bem como uma perda na função daquelas unidades que permanecem. Como resultado, o envelhecimento pode ser caracterizado por uma capacidade diminuída de adaptar-se e de recuperar-se de estímulos de modificações fisiológicas. Parece que, quanto maior a intensidade do estímulo e maior o número de mecanismos fisiológicos envolvidos em ajustar-se àquele estímulo, maior será a perda de função com a idade (5).

Como o exercício é uma forma de estimulação fisiológica que requer formas complexas de regulação e de interação entre muitos sistemas, não é surpreendente que o desempenho em determinados tipos de exercício diminua com a idade; esse é particularmente o caso do exercício de alta intensidade, que requer mais adaptações. Semelhantemente, como o treinamento é uma forma de adaptação à estimulação pelo exercício repetido, pode-se afirmar que a adaptação ao treinamento será menor ou que pessoas mais velhas podem precisar de mais tempo para se adaptarem (6). Portanto, aqueles que realizam testes de esforço e prescrevem exercício para pessoas idosas e de meia-idade devem estar cientes dos efeitos do envelhecimento sobre os vários sistemas e na capacidade de submeter-se a exercícios e treinamento, bem como as características gerais e necessidades específicas de pessoas idosas. Para descrições mais detalhadas de modificações relacionadas com a idade sobre diferentes sistemas, o leitor deve consultar estudos publicados (4,5,7-10).

Existem muitas modificações na composição corporal decorrentes da idade. Por exemplo, o peso do corpo e a massa gorda aumentam em pessoas de meia-idade, após a qual há uma redução na altura, no peso, na massa magra (osso, proteína e músculo) e massa do corpo celular (11). Com a idade, há uma perda gradual de massa óssea em quase todos os seres humanos, começando na idade de 30 a 35 anos e acelerando após a menopausa em mulheres e na idade de 50 a 55 anos nos homens. Esses ossos mais fracos são mais suscetíveis de sofrerem fraturas espontâneas ou após trauma leve (consulte o Capítulo 11 para mais detalhes). Junto com a diminuição na massa óssea, a quantidade de gordura corporal tende a aumentar e a massa muscular (tamanho e número de células musculares) diminui. Embora a perda de massa muscular seja mais intensa do que a perda total de peso corporal, essa diferença é parcialmente mascarada por uma quantidade aumentada de gordura corporal.

O aumento na gordura corporal parece estar mais relacionado com o estilo de vida do que com a idade em si. Skrobak-Kaczynski e Andersen descobriram que lenhadores noruegueses tinham valores médios de cerca de 13% de gordura corporal dos 20 aos 70 anos de idade (12). Não se sabe que quantidade de exercício era necessária para manter esses níveis "mais jovens", mas é claramente maior do que o que muitas pessoas fazem na nossa sociedade tecnológica. Com a idade, o padrão de distribuição de gordura muda, de modo que mais gordura é depositada internamente e no tronco do que sob a pele e nos membros (11,13). Shimokata *et al.* (14) descobriram que os homens tinham aumentos progressivos na adiposidade central com a idade, mas que essa tendência não era aparente em mulheres até a idade de 54 anos, sugerindo que a menopausa pode afetar a distribuição de gordura. Soma-se a isso o fato de que dobras cutâneas podem ser mais compressíveis no idoso (13) e fica óbvio que estimativas de gordura corporal baseadas nas dobras da pele devem ser específicas com relação à idade, o gênero e a população. Embora algumas equações desse tipo tenham sido desenvolvidas (15,16), ainda há debate quanto a se equações específicas para determinada população são melhores que as gerais (17). Utilizando análise de regressão quadrática, equações gerais independente da idade e da composição corporal foram desenvolvidas para homens (18) e para mulheres (19). Infelizmente, a idade superior nesses 2 estudos foi 61 anos para os homens e 55 anos para as mulheres, sugerindo a necessidade de desenvolver o mesmo tipo de equações específicas para homens e mulheres idosos. Também existem problemas na determinação da composição corporal pelo peso hidrostático na velhice. Por exemplo, existem diminuições relacionadas com a idade e variáveis na densidade óssea entre homens e mulheres, bem como uma elevação na quantidade de tecido conjuntivo dentro do corpo e um volume residual mais alto com o avanço da idade.

Estudos iniciais encontraram maior redução no número e no tamanho de fibras musculares glicolíticas, de contração rápida usadas para força e velocidade que nas fibras musculares de resistência, oxidativas, de contração lenta (20). Contudo, Rogers e Evans (10) revisaram descobertas mais recentes e afirmaram que os 2 tipos musculares são igualmente afetados quando há uma perda de massa muscular com a idade. Junto com a perda de unidades funcionais nas células musculares, há depósitos menores de adenosina trifosfato (ATP), fosfato de cálcio (FC) e glicogênio e enzimas menos eficazes para todos os 3 mecanismos de produção de energia, *i. e.*, uso de energia armazenada (ATP e FC), glicólise anaeróbica e o metabolismo aeróbico de gorduras e carboidratos.

Dentro do sistema nervoso há diminuição no número e no tamanho de neurônios, na velocidade de condução nervosa e na freqüência de condução máxima, bem como aumento na quantidade de tecido conjuntivo nos neurônios e no limiar de excitabilidade do músculo. Como resultado, o controle de movimento é menos preciso, menos harmonioso e mais hesitante e parece requerer mais atenção (5,21,22).

Cartilagem, tendões e ligamentos tornam-se mais tensos e mais rígidos com a idade. Como resultado, os adultos tornam-se significativamente menos flexíveis com o avanço da idade, mas menos ainda nas extremidades superiores (23). A perda de flexibilidade é menos pronunciada naquelas áreas do corpo em que são usadas regularmente, sugerindo que tanto o desuso quanto o envelhecimento desempenham um papel.

Modificações no sistema respiratório têm pouco efeito na função de pulmões saudáveis em repouso, mas tornam mais difícil para os pulmões suprirem adequadamente os níveis de oxigênio para o corpo durante exercício intenso. Conforme afirmado por Reddan (24), a pessoa mais velha tem menos reserva e menos espaço para erro nos sistemas que controlam a ventilação.

Em virtude de quantidades aumentadas de tecido conjuntivo, elasticidade diminuída, resistência periférica total (RPT) e pressão arterial (PA) mais altas, o coração tem que trabalhar mais para bombear a mesma quantidade de sangue. A PA e RPT mais altas e o débito cardíaco um pouco mais baixo ($\dot{Q}$) em repouso são de pouca conseqüência, contudo, exceto em presença de doença.

Com quantidades aumentadas de exercício, os sistemas cardiovascular e respiratório envelhecidos são menos capazes de se adaptarem (9). A uma mesma moderada produção de potência submáxima, o envelhecimento caracteriza-se por *(a)* pouca modificação na captação de oxigênio ($\dot{V}O_2$) e na freqüência cardíaca (FC); *(b)* valores mais altos para ventilação ($\dot{V}_E$), PA, diferença arteriovenosa para oxigênio (DAV-O_2), concentração de ácido láctico no sangue (AL) e débito de oxigênio; *(c)* valores inferiores para $\dot{Q}$ e volume de ejeção (VE); e *(d)* uma *taxa* inferior de adaptação e de recuperação com relação ao exercício. Os efeitos da idade são mais evidentes em níveis máximos de exercício. Com exceção da PA e RPT aumentadas, há reduções nos valores máximos de $\dot{V}O_2$, $\dot{V}_E$, $\dot{Q}$,

FC, VE, DAV-O_2 e AL. Com a diminuição na $\dot{V}O_{2máx}$, uma determinada quantidade de exercício submáximo se torna relativamente mais vigoroso, *i. e.*, uma porcentagem de $\dot{V}O_{2máx}$ mais alta.

A partir dessa breve revisão, está claro que os idosos são mais fracos, mais lentos e menos poderosos e que há uma redução em desempenhos que requerem as funções de regulação e de coordenação do sistema nervoso, p. ex., equilíbrio, tempo de reação, agilidade e coordenação. Também é fácil entender por que as pessoas idosas não conseguem um desempenho tão bom em quase todo tipo de atividade, exceto atividades de baixa intensidade cujas demandas de energia são facilmente atendidas (25).

Idade, Descondicionamento e Doença

Quando uma pessoa de meia-idade ou idosa busca assistência, o médico ou o educador físico deve determinar os efeitos relativos da idade, do descondicionamento e de doenças. Por exemplo, a dispnéia com exercício moderado pode ser por causa da idade, mau condicionamento ou doença pulmonar. As modificações estruturais e funcionais que ocorrem com a idade e o descondicionamento tendem a ser mais "normais", ao passo que aquelas associadas a doença não o são.

Embora o envelhecimento e o descondicionamento não sejam doenças, os 3 fatores são muitas vezes tratados da mesma maneira (26). Não apenas o idoso, mas o descondicionado e o doente têm traços fisiológicos semelhantes, eles muitas vezes são similares psicologicamente. Embora o descondicionamento e o envelhecimento não sejam sinônimos, eles têm características comuns. De fato, Smith afirma que o descondicionamento e o envelhecimento, cada um deles é responsável por cerca de metade do declínio funcional "normal" (*i. e.*, sem a presença de doença) que ocorre dos 30 aos 70 anos de idade (27).

Doenças diferentes afetam pessoas em várias idades, e a idade pode ter um fator modificador em diversos processos de doença. Portanto, a capacidade de distinguir o descondicionamento e as modificações relacionadas com a idade, de processos de doença é um grande desafio para os médicos. Contudo, a distinção é importante, porque irá influenciar o tipo de teste de esforço que é dado e os programas de exercício que são prescritos.

Certas doenças, bem como a presença de fatores associados a um maior risco de desenvolvê-las, são encontradas mais freqüentemente com o avanço da idade. Alguns exemplos dessas doenças são artrite, doença cardiovascular, doenças pulmonares obstrutivas crônicas, diabetes melito, hipertensão, osteoporose e doença renal. Para descrições mais detalhadas desses distúrbios e seus efeitos sobre a prescrição de exercícios e teste de esforço, o leitor é conduzido para capítulos específicos neste livro.

Teste de Esforço do Idoso

A necessidade de um teste de tolerância ao exercício depende do estado de saúde do paciente, do nível presente de atividade habitual e do nível de atividade desejado. Em outras palavras, pacientes não-sintomáticos, de baixo risco sem evidência de doença cardiovascular podem não precisar de teste se caminhadas ou calistênicas leves forem sua principal forma de exercício. Por outro lado, pacientes de alto risco com uma história de problemas clínicos que podem ser agravados pelo exercício ou pessoas que querem fazer exercícios mais vigorosos devem ser testados para sua segurança pessoal.

Os principais objetivos do teste de esforço são os mesmos para o idoso, que para todos os adultos, *i. e.*, para definir o grau de risco associado aos vários níveis e quantidades de exercício e para estabelecer as intensidades apropriadas para a prescrição de exercícios. Embora as contra-indicações para o teste de esforço não sejam diferentes para pessoas mais velhas e mais jovens (28), o fato de que a idade é um fator de risco e que certas doenças podem ser mais prevalentes em pessoas mais velhas torna a segurança uma questão principal.

Supondo que o médico *(a)* esteja familiarizado com o estado atual e prévio do paciente com relação à saúde e à atividade física e *(b)* entenda as contra-indicações para o teste de esforço (28), o Council on Scientific Affairs of the American Medical Association recomenda testes de esforço para o idoso "quando apropriado" (29). Dessa forma, nem toda pessoa idosa pode ou deve fazer esses testes para determinar seu condicionamento. Por exemplo, Sidney e Shephard descobriram que a triagem médica eliminava 21% de voluntários idosos para um programa de treinamento (30). Como as pessoas idosas têm maior risco (até aquelas que são aparentemente saudáveis), o médico deve estar em contato visual ou em estreita proximidade todas as vezes. A interpretação dos resultados do teste também pode ser um problema. Schlenker relatou que 77% de adultos mais velhos tomam pelo menos uma medicação prescrita regularmente, ao passo que 65% tomam 1 a 3 e 20% tomam 4 a 9 (31). As interações desses medicamentos um com o outro, bem como sua possível interação com o exercício, podem afetar os resultados do teste e qualquer subseqüente prescrição de exercício.

Exceto para fins de pesquisa, há pouca razão para fazer testes de esforço máximo com adultos mais velhos. Thomas *et al.* encontraram coeficientes de confiança teste-reteste de 0,67, 0,87 e 0,90 para 3 protocolos de esteira com 224 homens de 55 a 68 anos de idade (32). Embora valores máximos mais altos para $\dot{V}O_2$ fossem encontrados quando os testes eram repetidos, apenas um terço dos homens alcançou um platô na VO_2; isso suscita mais dúvidas sobre o valor e a necessidade de testes máximos. Uma abordagem melhor seria estimar o condicionamento a partir de testes submáximos de modo que mais pessoas possam ser avaliadas com menor risco.

Contudo, 2 questões práticas surgem. Muitos testes submáximos determinam a FC em vários níveis de $\dot{V}O_2$ ou a produção de potência (PP). Extrapolando a relação linear entre FC e uma dessas 2 variáveis a da FC máxima estimada ou conhecida do indivíduo, o $\dot{V}O_2$ máximo ou a PP podem ser previstos. No entanto, em razão da grande variação na FC máxima (30) e da relação sobre aproximar-se ou chegar até o máximo, como se seleciona a FC máxima correta à qual se deve extrapolar? Além disso, um estudo recente mostrou que a equação muitas vezes usada de 220 menos a idade subestima a FC máxima verdadeira em pessoas mais velhas (33). Semelhantemente, se pacientes mais velhos são limitados por fraqueza muscular e não podem ir até níveis máximos de $\dot{V}O_2$ (ou não estão motivados para fazer isso), qual a importância prática desses valores "máximos" para sua saúde, bem-estar e independência? Testes submáximos de intensidade progressivamente crescente até algum ponto final fixo

(p. ex., até uma FC conhecida ou até o início de sinais e sintomas predeterminados) podem ser mais úteis.

Muitos valores normativos são baseados nos dados sobre homens jovens e podem não ser diretamente aplicáveis a uma população mais velha, especialmente aquela com mais mulheres. Assim, é necessária mais informação sobre valores típicos no "idoso-jovem" (65-75 anos), no "idoso-idoso" (+ de 75 anos) e no idoso atleta. Talvez mais importante seria a informação sobre *(a)* quanto e que tipos de atividade física são necessários para aumentar e manter a capacidade funcional na pessoa mais velha e *(b)* quais testes de condicionamento medem essas capacidades.

FATORES QUE INFLUENCIAM O TESTE DE ESFORÇO

Conforme mencionado, a idade é um fator de risco no desenvolvimento de várias doenças. Os efeitos de cada uma dessas doenças devem, portanto, ser considerados quando um teste de esforço adequado é selecionado. Todavia, características comuns do idoso podem modificar o tipo de teste oferecido (Quadro 6-1).

QUADRO 6-1 TESTE DE ESFORÇO PARA O IDOSO

Característica	*Modificação de Teste Sugerida*
$\dot{V}O_{2máx}$ baixo	Começar em intensidade baixa (2-3 METs)
Mais tempo requerido para alcançar um estado constante	Aquecimento longo (+ de 3 min). Pequena elevação na produção de potência (0,5-1 MET) e/ou 2-3 min em cada estágio
Fatigabilidade aumentada	Reduzir o tempo de teste total para 12-15 min ou usar um protocolo intermitente
Aumento da necessidade de monitorar o ECG, a PA e a FC	Bicicleta > esteira > teste de *step*
Equilíbrio deficiente	Bicicleta > esteira > teste de *step*. Usar esteira embutida no chão
Diminuição da força (especialmente parte superior das coxas)	Esteira > bicicleta ou teste de *step*
Menos capacidade deambulatória	Aumentar a inclinação da esteira em vez da velocidade (máximo de 3-3,5 mph)
Coordenação neuromuscular deficiente	Aumentar a quantidade de prática. Pode requerer mais de um teste
Dificuldade em segurar bocal se utiliza dentadura	Adicionar suporte ou usar máscara facial para medir $\dot{V}O_2$
Visão prejudicada	Bicicleta > esteira ou teste de *step*
Audição prejudicada	Esteira > bicicleta ou teste de *step*, se a pessoa precisar seguir uma cadência. Dificuldade de compreensão e de resposta em um ambiente ruidoso (usar bicicleta eletrônica)
Padrões de marcha senis e problemas no pé (p. ex., joanetes e calos)	Bicicleta > esteira ou teste de *step*

Com a idade, há uma redução nos valores médios de $\dot{V}O_{2máx}$ de cerca de 10% por década em homens e mulheres sedentários saudáveis (8). Partindo de cerca de 12 a 13 equivalentes metabólicos (METs; [42-46 mL · kg^{-1} · min^{-1}]) aos 25 anos de idade, há uma queda de cerca de 1 MET a cada 7 anos ou uma $\dot{V}O_2$ de 0,5 mL · kg^{-1} · min^{-1} cada ano. Os homens tendem a ter valores médios cerca de 1 MET mais altos que as mulheres. Assim, o idoso mediano de 60 anos de idade tem um $\dot{V}O_{2máx}$ de 7 a 8 METs; esse valor cai para 5 a 6 METs no idoso mediano saudável de 75 anos. Smith relata valores médios de 5 a 7 METs no idoso-jovem (65-75 anos) que vive na comunidade, 2 a 4 METs no idoso-idoso (+ de 75 anos) que vive em casas de repouso e cerca de 10 METs no idoso atleta (27). Devido aos valores baixos em todos, exceto no idoso atleta, a produção de potência inicial de qualquer teste de esforço deve envolver uma necessidade energética bastante baixa. Assim, o teste de Bruce não é o teste de escolha porque o segundo estágio (2,5 mph, grau 12%) requer 7 METs e está no $\dot{V}O_{2máx}$ ou próximo do máximo na maior parte das pessoas idosas (28).

Pessoas mais velhas requerem mais tempo para alcançar um estado relativamente estável no $\dot{V}_E$, $\dot{V}O_2$ e FC. Um teste ideal, portanto, incorpora um longo período de aquecimento, *i. e.*, a intensidade da PP inicial é baixa (2-3 METs) e é continuado por, pelo menos, 3 min ou mais até que o estado estável seja atingido. Aumentos na intensidade do exercício devem ser pequenos (0,5-1,0 MET) e o tempo a cada PP não deve ser muito breve (pelo menos 2-3 min). Novamente, o grande aumento em intensidade encontrado de um estágio para o outro no teste de Bruce argumenta contra seu uso em pacientes mais velhos. Até mesmo o teste de Balke modificado, que começa em 3 mph, grau 0% (3,2 METs) e aumentos por grau 2,5% (1 MET) a cada 2 min nem sempre pode ser o teste de escolha devido ao tempo insuficiente em cada estágio para alcançar um estado de estabilidade. Smith e Gilligan recomendam uma outra modificação do teste de Balke iniciando em 2 mph, grau 2% (2 METs) e aumentos de 2% (0,55 MET) a cada 2 min (34). Para pacientes de casas de repouso com um máximo muito baixo, eles sugerem um teste de 4 estágios na cadeira que permite que os pacientes sentem enquanto elevam suas pernas a várias alturas (33). Esse teste começa em 2,3 METs e a intensidade aumenta cerca de 0,5 MET após 2 a 5 min em cada estágio, até um máximo de 3,9 METs.

Como a fatigabilidade aumenta com a idade, o tempo de teste total não deve ser muito longo. É claro, a duração dependerá dos objetivos do teste, da capacidade de estimar o condicionamento de um indivíduo antes do teste e da capacidade de modificar um protocolo dependendo de seus resultados.

Com o avanço da idade, os problemas médicos são mais prováveis, sugerindo que a necessidade de monitoramento é maior. Embora seja mais fácil monitorar a PA com a utilização da bicicleta ergométrica de que no teste na esteira e no teste de *step*, não há problema em registrar a FC com os sistemas eletrocardiográficos disponíveis hoje.

O equilíbrio deficiente e a força muscular diminuída são características da pessoa mais velha, sedentária. Em função de equilíbrio, o exercício com descarga de peso em uma bicicleta ergométrica é mais fácil que o exercício em esteira ou no teste de *step*. Todavia, a esteira é preferida para as pessoas com diminuição da força muscular, especialmente aquelas com fraqueza na parte superior da coxa. Indivíduos com equilíbrio deficiente provavelmente se sentem mais confortáveis caminhando sobre uma esteira que não esteja muito elevada em relação ao solo. Embora muitas pessoas sejam autorizadas a segurar no corrimão esteira, o custo energético de um dado trabalho total executado pode ser muito alterado. Considerando que esse efeito pode não ser um problema se o $\dot{V}O_2$ for mensurado, ele pode causar erros importantes quando a FC é usada para predizer a capacidade de trabalho máxima ou o $\dot{V}O_2$ máximo (35).

Associada à falta de equilíbrio está uma diminuição na capacidade deambulatória e na coordenação neuromuscular com a idade. Aumentar a inclinação da esteira em vez da velocidade deve, portanto, ser mais fácil. Pessoas idosas podem requerer mais prática antes de se sentirem confortáveis mantendo a cadência adequada durante um teste de *step* ou na bicicleta ergométrica e enquanto caminham na esteira. Como resultado, mais de uma sessão de teste pode ser requerida antes de o examinador estar confiante de que os resultados indicam as respostas da pessoa mais idosa à quantidade e ao tipo de exercício.

Outras características do idoso devem ser consideradas quando se decide sobre a necessidade de um teste de esforço e o tipo de teste a ser dado. Pessoas com dentaduras podem ter dificuldade em manter um bocal, de modo que suporte adicional ou uso de uma máscara facial será necessário para a determinação direta de $\dot{V}O_2$. Comprometimentos usuais podem reduzir a capacidade de realizar testes de *step* e de esteira de maneira adequada e segura. Pessoas com perda auditiva podem não ser capazes de seguir a cadência adequada nos testes de bicicleta ergométrica e de *step* ou responder bem às perguntas durante um teste, especialmente em um ambiente barulhento. Pessoas com padrões de marcha senis e com problemas no pé como joanetes e calos podem ter dificuldade de caminhar sobre uma esteira ou de realizar um teste de *step*.

Pode parecer, portanto, que há muita heterogeneidade entre os idosos e que nenhum protocolo ou aparelhagem para o teste de esforço é favorável. Todavia, se considerarmos os fatores discutidos acima, bem como as razões pelas quais esse teste é feito com cada pessoa, podem ser encontradas alternativas adequadas.

Mais ênfase deve ser colocada sobre os fatores de avaliação importantes para a saúde e o bem-estar, tais como flexibilidade, resistência, força, equilíbrio e gordura corporal. Em outras palavras, o teste de condicionamento para o adulto mais velho deve se relacionar mais com a saúde e com a vida independente do que com o desempenho. Da mesma forma, seus resultados não devem ser comparados com valores "médios". Supondo que a "média" não é sempre satisfatória e que o desempenho por si próprio é menos importante para muitas pessoas mais velhas, as avaliações devem utilizar termos como "desejável", "aceitável", "mínimo" e "indesejável" para informar o idoso sobre as possíveis inter-relações entre certos aspectos de condicionamento, saúde e independência.

Prescrição de Exercícios para o Idoso

Os princípios gerais de prescrição de exercícios para o idoso não são muito diferentes daqueles usados para pessoas mais jovens, exceto pelo fato de que os princípios podem ter de ser modificados em virtude das restrições causadas pelos efeitos normais do envelhecimento. Smith descobriu que os "idosos-jovens" têm poucos problemas, enquanto os "idosos-idosos" são impedidos por uma variedade de distúrbios relacionados com a idade (27). Modificações adicionais devem ser feitas quando problemas clínicos ou incapacidades comuns ao idoso estiverem presentes (p. ex., aterosclerose, hipertensão, enfisema, artrite e descoordenação neuromuscular). Assim, há um espectro amplo de capacidade e de necessidade entre os idosos. Em geral, quanto mais os indivíduos forem sedentários e mais restrições ou limitações eles tiverem, maior será o número de modificações que devem ser feitas na sua prescrição de exercício.

O envelhecimento do sistema cardiovascular está quase sempre associado à aterosclerose (5,36). Além disso, envelhecimento e doença cardiovascular têm efeitos semelhantes sobre a capacidade de exercício (37). Como resultado, pacientes com doença coronariana podem ser considerados como tendo envelhecimento avançado do sistema arterial. Dadas essas semelhanças, muitos princípios de prescrição de exercícios para esses pacientes com doença cardíaca também se aplicariam a pessoas idosas; programas para os 2 grupos requerem uma abordagem mais criteriosa e mais cautelosa. Assim, pode ser necessária alguma supervisão, especialmente no início de um programa de exercícios ou quando há um aumento significativo na intensidade do exercício realizado.

OBJETIVOS DOS PROGRAMAS DE EXERCÍCIOS

Dependendo do estado de saúde e do nível de atividade habitual, que podem variar muito, os objetivos do idoso podem ser muito diferentes. Enquanto o desempenho e a aparência são mais importantes para pessoas jovens, a saúde, a independência e o bem-estar geral tornam-se mais importantes com a idade. De fato, Paterson *et al.* descobriram que o desejo de permanecer independente é soberano nos adultos mais velhos (38). Assim, o principal objetivo de programas de exercícios para o idoso (Quadro 6-2) deve ser melhorar o bem-estar geral, para aumentar sua capacidade de tomar conta de si mesmo e de se sentir melhor durante os últimos anos de vida.

Como a perda na resistência cardiovascular, na força, no equilíbrio ou na flexibilidade está associada a uma perda de independência e uma capacidade diminuída de se ajustar às necessidades da vida diária, a melhora desses fatores deve ser enfatizada. Entretanto a menos que os programas também tentem aumentar a socialização e a alegria, é impro-

QUADRO 6-2 OBJETIVOS DOS PROGRAMAS DE EXERCÍCIO PARA O IDOSO

- Melhorar as capacidades de autocuidado e bem-estar geral
- Melhorar a condição cardiovascular e a resistência geral
- Aumentar a força e a resistência muscular
- Manter ou melhorar a flexibilidade, a coordenação e o equilíbrio
- Maximizar o contato social e o prazer de viver
- Melhorar o controle de peso e a nutrição
- Ajudar na digestão e reduzir a constipação
- Promover relaxamento
- Aliviar a ansiedade, a insônia e a depressão
- Manter o vigor sexual

vável que pessoas mais velhas continuem participando daquilo que deve ser uma parte regular de seu estilo de vida. Embora os outros objetivos listados no Quadro 6-2 possam ser secundários para planejamento de programa, eles ainda estão associados ao autocuidado e ao bem-estar geral.

Uma boa prescrição de exercícios é a que combina objetivos realistas para pessoas de todas as idades. Como ocorre com pessoas mais jovens, o idoso quer sucesso. Isso pode ser realizado estabelecendo-se muitos pequenos e alcançáveis objetivos de curto prazo e a seleção de objetivos com uma alta probabilidade de sucesso (p. ex., melhor desempenho de habilidades motoras, como caminhar, em vez de melhora do desempenho de movimentos complexos, que requerem prática e são difíceis de dominar). Como o idoso tem um desejo de ser solicitado e de ter seu conselho procurado e valorizado, a prescrição deve envolver o estabelecimento de objetivos; isso deve melhorar as chances de que a pessoa idosa irá aderir ao programa prescrito.

CONSIDERAÇÕES NA PRESCRIÇÃO DE EXERCÍCIOS

Existem fatores a serem considerados quando se prescrevem exercícios para o idoso (Quadro 6-3). Como a mesma quantidade de exercício requer a mesma quantidade de energia e como há uma queda acentuada no $\dot{V}O_{2máx}$ com a idade, uma determinada produção de potência submáxima torna-se mais intensa com relação ao máximo. Com o exercício de alta intensidade, as pessoas mais velhas têm uma taxa menor de aumento no $\dot{V}O_2$, no $\dot{V}_E$ e na

QUADRO 6-3 CONSIDERAÇÕES NA PRESCRIÇÃO DE EXERCÍCIOS PARA O IDOSO

Fatores médico-fisiológicos
- Capacidade cardiorrespiratória reduzida
- Menos capacidade de realizar exercício de intensidade moderada e alta
- Capacidade diminuída de se adaptar e de se recuperar de estímulos fisiológicos exógenos (p. ex. exercício, calor e frio)
- Adaptabilidade reduzida ao treinamento físico (grau e/ou índice de melhora)
- Fraqueza muscular e fatigabilidade aumentada
- Problemas degenerativos ósseos, articulares e tendíneos
- Suscetibilidade aumentada à dor e à lesão
- Equilíbrio e coordenação neuromuscular prejudicados
- Visão e audição prejudicadas
- Distúrbios senis de marcha e problemas no pé

Fatores psicológicos
- Falta de encorajamento para ser ativo
- Percepção imprecisa de jovens e idosos de quão ativos os idosos são, podem ser ou devem ser
- Aumento de inibições e depressão
- Atitudes negativas em relação à atividade física
- Auto-imagem distorcida

FC; eles devem produzir mais energia através do mecanismo anaeróbico e não podem se exercitar por muito tempo (5,37). Contudo, o envelhecimento parece ter um efeito mínimo sobre a capacidade de trabalho em 50% ou menos de $\dot{V}O_{2máx}$. As pessoas podem trabalhar nessas intensidades mais baixas por, até, 8 horas com poucos problemas (25). Dessa forma, o idoso terá mais dificuldade se a intensidade for alta e se o ritmo for imposto; menos dificuldade pode ser esperada quando eles podem selecionar suas próprias freqüências de trabalho.

Visto que a capacidade funcional de muitas pessoas idosas sedentárias é muito baixa, atividades simples como caminhada, trabalho doméstico e jardinagem podem ser suficientemente intensas para estimular melhoras. Assim, até mesmo um incremento pequeno na atividade habitual pode melhorar sua capacidade funcional, independência e qualidade de vida.

Uma prescrição de exercícios deve incluir a freqüência, a duração, a intensidade e os tipos de atividade que a pessoa idosa pode fazer. Também deve incluir instruções sobre o que fazer se o paciente desenvolver muitos sintomas relacionados com o esforço, como dispnéia acentuada com exercício moderado, dor torácica, vertigem, claudicação ou fadiga extrema.

Intensidade

Os riscos de problemas cardiovasculares e musculoesqueléticos são muito maiores com exercício intenso, especialmente em pessoas mais velhas com problemas ósseos, articulares e neuromusculares (39). Os idosos também ficam fatigados mais facilmente e são mais suscetíveis à lesão. Portanto, programas de treinamento devem iniciar com exercício em uma intensidade baixa para permitir um aumento mais gradual na atividade. Como parece que os adultos mais velhos preferem exercício moderado, manter a intensidade em um nível confortável deve melhorar a complacência e a manutenção no programa (40).

Quanto mais prolongado o tempo durante o qual os indivíduos estiveram sedentários e quanto mais restrições ou limitações eles tiverem, menor deve ser a intensidade inicial, p. ex., 30% a 40% do $\dot{V}O_{2máx}$. Como pessoas com idade média de 65 anos têm um máximo de 7 a 8 METs, elas devem começar em 2 a 3 METs (caminhar 2-3 mph). Para colocar isso em um contexto, atividades diárias de vida independente para homens e mulheres sedentários saudáveis de 55 a 65 anos de idade requerem um $\dot{V}O_2$ de cerca de 15 $mL \cdot kg^{-1} \cdot min^{-1}$ (~ 4 METs) (38). Assim, a caminhada é ou deve estar dentro das capacidades da maioria dos idosos e deve ser de boa intensidade para eles.

Após um intervalo mais longo do que aquele geralmente requerido para pessoas mais jovens, a intensidade pode ser gradualmente elevada para 50% a 70% do $\dot{V}O_{2máx}$ (3,5-5,5 METs). Essa progressão mais lenta deve permitir tempo suficiente para o idoso se adaptar ao estímulo de treinamento.

Se decidirmos não fazer um teste máximo com uma pessoa idosa, como a intensidade de exercício pode ser estimada para uma prescrição? A chave é ter medidas de FC em várias PP em uma esteira ou durante atividades padronizadas, como caminhar em velocidades conhecidas. Usando a escala de Borg, índices de esforço percebido (IEP) nas várias PPs e FCs também seriam úteis. Um IEP de 12 a 13 (um pouco difícil) está associado ao exercício de intensidade moderada (6). Conhecer a FC obtida nesse IEP permitiria que pessoas idosas tivessem alguma idéia da intensidade de exercício.

Skinner *et al.* treinaram uma grande amostra de adultos saudáveis, sedentários, com idades entre 17 e 65 anos por 20 semanas (41). Quando os pacientes foram agrupados por idade e seus dados antes e depois do treinamento foram analisados, descobriu-se que os pacientes em todos os 3 grupos de idade tinham FCs significativamente mais baixas ($P < 0{,}01$) nas mesmas produções de potência absolutas após o treinamento (Fig. 6-1). Como esperado, os pacientes mais jovens tinham uma FC máxima mais alta ($P < 0{,}01$) e FCs mais altas em qualquer %$\dot{V}O_{2máx}$ determinado ($P < 0{,}01$) que os outros 2

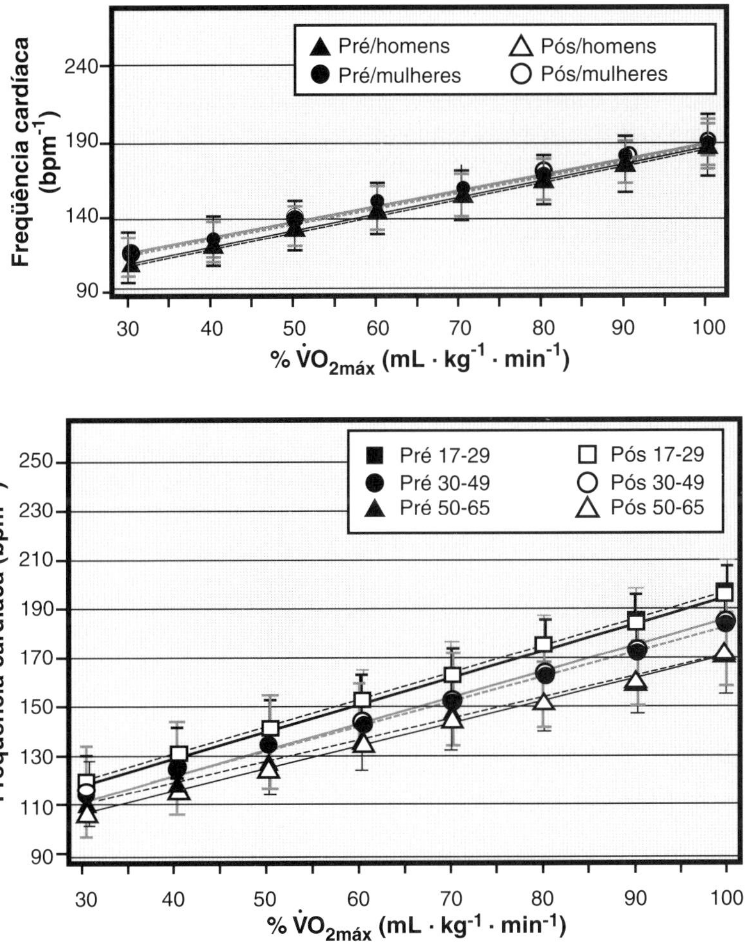

FIGURA 6-1 Freqüências cardíacas em intensidades relativas fixas (% $\dot{V}O_{2máx}$) em 293 homens e 360 mulheres *(acima)* e em 295 pacientes jovens (17-29 anos), 229 de meia-idade (30-49) e 129 mais velhos (50-65 anos) *(base)* pré e pós-treinamento no Heritage Family Study (ver ref. 41).

grupos de idade. O grupo médio também teve uma FC máxima mais alta ($P < 0,01$) e FCs mais altas em qualquer %$\dot{V}O_{2máx}$ determinado ($P < 0,01$) que aqueles do grupo de idade mais velhos. Contudo, não houve diferença na FC na mesma %$\dot{V}O_{2máx}$ após treinamento em qualquer grupo de idade. O mesmo foi encontrado para homens e mulheres (Fig. 6-1). Como uma determinada FC em uma determinada pessoa está associada à mesma intensidade relativa (%$\dot{V}O_{2máx}$) para aquela pessoa, quando os adultos de 17 a 65 anos se exercitam na mesma FC e/ou IEP, durante vários meses, eles estão trabalhando na mesma intensidade, até mesmo seu $\dot{V}O_{2máx}$ pode modificar-se; há pouca razão para esperar que isso seja diferente naqueles acima de 65 anos de idade.

Duração

Como a pessoa mais velha é menos capaz de se adaptar e de se recuperar dos estímulos fisiológicos, qualquer aumento principal na atividade deve ser precedido e seguido por períodos prolongados de exercício moderado, gradualmente crescente (ou decrescente). Quanto mais velho e mais sedentário o indivíduo, mais longos devem ser os períodos de aquecimento e de resfriamento. Evitar grandes ou rápidas modificações (para cima ou para baixo) na intensidade, proporcionar à pessoa mais velha mais tempo de se adaptar e de se recuperar de atividades de maior intensidade.

Com períodos prolongados de exercício de intensidade mais baixa, a duração total de cada sessão terá que ser maior para produzir uma renovação energética total significativa. Balke sugere que a quantidade de energia gasta durante uma sessão de exercício seja pelo menos 10% da ingestão calórica diária da pessoa (42). Para a maioria das pessoas mais velhas, essa quantidade seria 10% de 1.800 a 2.200 kcal, ou cerca de 200 kcal por dia de exercício e iria requerer cerca de uma hora de caminhada por pessoas com um $\dot{V}O_{2máx}$ baixo. Menos tempo é necessário com velocidades ou índices de trabalho correspondentemente maiores. Uma vez que um indivíduo está se exercitando regularmente, a duração mínima de cada sessão deve ser 30 min. Se as sessões de exercício forem muito mais longas que 30 min, a pessoa mais velha deve considerar fazer 2 sessões mais curtas em vez de 1 sessão mais longa. Um estudo que pode se aplicar a essa situação é o de DeBusk *et al.* (43). Eles descobriram que 3 sessões de 10 min por dia eram tão eficazes quanto 1 sessão de 30 min para melhorar o $\dot{V}O_{2máx}$ de homens de meia-idade. Provavelmente não há razão pela qual o mesmo não se aplicaria às pessoas mais velhas. Além disso, se eles podem encontrar momentos ao longo do dia em que podem caminhar (mesmo por 10 a 15 min), então a caminhada se tornaria parte de seu estilo de vida.

Freqüência

Como com indivíduos de qualquer idade que desejam melhorar a resistência cardiovascular e ter melhor controle da composição de seu peso corporal, o idoso deve se exercitar pelo menos 3 vezes por semana. Contudo, como o idoso também está tentando melhorar o bem-estar geral e a capacidade de tomar conta de si mesmo, ele precisa ser mental e fisicamente ativo todos os dias. Encontrando meios de se tornar ativo e incorporando essas atividades a um determinado estilo de vida, quantidades significativas de exercício podem ser realizadas. Assim será possível melhorar aspectos importantes, como flexibilidade, força e equilíbrio, e evitar ou reduzir a perda de função em geral associada ao desuso.

Tipo de Atividade

Em programas para o idoso, o exercício rítmico, contínuo, envolvendo a utilização de grandes grupos musculares, deve ser enfatizado. Atividades de intensidade baixa a moderada, como caminhar, correr, andar de bicicleta e nadar, são excelentes para controle de peso e para melhorar a resistência muscular geral e cardiovascular. Jogos de organização leves são um meio excelente para o idoso melhorar a coordenação mão-olho, o equilíbrio e a flexibilidade enquanto se diverte.

As chaves para manter função articular adequada são movimento para a amplitude articular e níveis adequados de força. Portanto, programas de exercício devem incluir alongamento rítmico de todas as articulações (especialmente durante fases de aquecimento e de resfriamento) para melhorar a flexibilidade; esse alongamento ajudará a manter a capacidade de abaixar-se, inclinar-se e alcançar algo. Calistenia rítmica é ideal para aumentar a força e o tônus muscular, especialmente naquelas áreas (coxas, costas, abdome e braços) em que a fraqueza muscular é comum no adulto idoso. Esse tipo de exercício com resistência leve a moderada também é potencialmente menos perigoso. Como ocorre com pacientes com doença coronariana, o levantamento de pesos, exercícios isométricos e exercícios para os braços devem ser evitados ou cuidadosamente controlados porque eles causam aumentos acentuados na FC e na PA (28).

Em geral, as atividades selecionadas para o idoso dependerão do número e do tipo de limitação que ele possui. Por exemplo, se uma pessoa mais velha tem um problema com equilíbrio, o exercício pode ser realizado com algum tipo de suporte (sentado, deitado no chão, de pé enquanto segura uma cadeira ou em piscina aquecida). As limitações usuais do idoso geralmente impedem atividades que envolvam contato corporal, movimentos rápidos ou complicados, giros agudos, competição excessiva e extremos ambientais (calor, frio ou altitude). O Quadro 6-4 descreve diferentes tipos de exercícios adequados para o idoso e dá exemplos de como os programas podem ser modificados com relação às características de muitas pessoas idosas.

Progressão

Como o adulto mais velho geralmente é menos adaptável, mais tempo deve ser dispendido em cada nível de exercício para permitir adaptação mais completa antes de aumentar a freqüência, a duração ou a intensidade. Por causa dos problemas potenciais associados ao exercício de alta intensidade, em geral é melhor se exercitar mais tempo, com mais freqüência ou ambos. Todavia, aumentos em qualquer um desses 3 componentes importantes de treinamento devem ser feitos gradualmente e sem modificações principais na quantidade total de trabalho feito.

Outras Considerações

Conforme afirmado na introdução deste capítulo, pessoas com mais de 50 anos de idade são o grupo mais inativo de adultos; isso especialmente para aqueles acima de 75 anos de idade (3). Assim, as pessoas tendem a se tornar menos ativas com o avanço da idade. Cunningham *et al.* estudaram os padrões de atividade de 1.695 homens, de 20 a 70 anos de idade, e descobriram que suas freqüências de participação em atividades ativas de lazer

QUADRO 6-4 CONSIDERAÇÕES MÉDICO-FISIOLÓGICAS NA PRESCRIÇÃO DE EXERCÍCIOS PARA O IDOSO E EXEMPLOS DE POSSÍVEIS MODIFICAÇÕES

Característica	*Exemplo de uma Possível Modificação*
Maior chance de doenças que colocam os pacientes em alto risco	Monitoramento aumentado em relação à segurança; mudanças dependem das limitações (p. ex., evitar exercícios isométricos intensos e manobra de Valsalva em pacientes com hipertensão)
Capacidade cardiovascular mais baixa	Iniciar em cargas de trabalho mais baixas
Menor capacidade de realizar exercício de intensidade moderada a alta	Diminuir a intensidade e permitir que os pacientes selecionem seu próprio ritmo
Menor capacidade de se adaptar ao exercício e se recuperar dele	Períodos mais longos de aquecimento e de resfriamento
Menor capacidade de se adaptar ao treinamento (grau e/ou índice de melhora)	Progressão mais gradual na freqüência, duração e intensidade do exercício
Fraqueza muscular	Treinamento de força moderado
Fatigabilidade aumentada	Intervalos curtos com mais períodos de repouso
Problemas degenerativos ósseos, articulares e tendíneos	
Suscetibilidade aumentada à lesão e dor	Sem giros ou movimentos rápidos
Pouca flexibilidade	Enfatizar o alongamento
Comprometimento da coordenação e equilíbrio	Segurar-se em uma cadeira e se exercitar enquanto sentado ou em supino; exercitar-se em piscina aquecida
Visão e audição prejudicadas	Exercitar-se em uma bicicleta estacionária
Distúrbio senis de marcha e problemas no pé	Usar calçados de apoio, de absorção de choque com boa tração

diminuíam com a idade (44). Mais importante, os gastos de energia máximos e médios também diminuíam. Embora parte dessas reduções na atividade possa estar associada aos efeitos de envelhecimento sobre a capacidade de se exercitar, também há fatores sociopsicológicos a serem considerados.

O estereótipo geral da pessoa idosa na América do Norte não é o de um indivíduo ativo. Pessoas jovens aprendem que uma redução na atividade habitual é um processo inevitável do envelhecimento (45). A população geral também acredita que pessoas mais velhas são menos ativas do que dizem que são (46). Assim, a inatividade entre os idosos é percebida como sendo "natural".

Também há um problema na percepção entre os próprios idosos. Pessoas mais velhas percebem que distúrbios crônicos são parte do envelhecimento normal e que elas não podem fazer nada a esse respeito (47). Pessoas sedentárias com mais de 50 anos de idade tendem a ter uma imagem distorcida de seus corpos, *i. e.*, elas se acham maiores e mais pesadas do que realmente são (36). Sidney e Shephard perguntaram a canadenses com mais de 65 anos se eles achavam que tinham atividade física suficiente (46). Embora muitos indivíduos dissessem que tinham mais atividade que o suficiente e que eram mais ativos que outras pessoas no seu grupo de idade, muitos deles estavam abaixo da média no seu nível de condicionamento quando testados na esteira. Assim, pessoas idosas parecem acreditar que seus níveis de atividade são adequados e não percebem a necessidade de fazer mais (ou seja, que eles são tão ativos quanto seus amigos). Infelizmente, eles provavelmente estão corretos. Um pouco desse problema de percepção pode ser graças ao fato de que os resultados de muitos testes de condicionamento são comparados com valores "médios". Mesmo que um índice médio possa não refletir um nível aceitável ou desejável, uma pessoa pode sentir que a "média" é adequada e não ver razão para tomar uma atitude corretiva. Como as pessoas tendem a superestimar o que elas fazem e a subestimar o que comem, essa autopercepção imprecisa provavelmente não é limitada ao idoso.

Juntamente com o estereótipo de que não se espera que a pessoa seja ativa, a falta de encorajamento para se tornar ativa, as atitudes e as percepções mencionadas anteriormente promovem um estilo de vida sedentário para o adulto idoso. Como resultado, o estereótipo distorcido é reforçado e um círculo vicioso é criado. Infelizmente, muitas pessoas idosas sentem que têm pouco ou nenhum controle sobre o processo de envelhecimento e, portanto, não tentam prevenir ou retardar muitas das perdas funcionais que ocorrem (5,27). Aumentar a atividade habitual do idoso pode reforçar a idéia de que ele é capaz de fazer mais. Se ele então tentar fazer mais, a espiral para baixo do círculo vicioso deve ser invertida.

Talvez ao enfatizar as relações possíveis entre níveis de condicionamento desejáveis e independência, proporcionando testes de condicionamento que avaliam os fatores importantes para a saúde e o bem-estar e mostrando ao idoso os tipos e as quantidades de atividade necessários para manter a capacidade funcional, essas percepções possam ser modificadas e a saúde total da população idosa melhore. Sob esse aspecto, o condicionamento cardiorrespiratório e a força dos membros inferiores são cruciais para manter a função física em um nível compatível com a vida independente de adultos mais velhos (48).

Vários fatores socioculturais podem influenciar completamente na maneira como o idoso irá aceitar e participar dos programas de exercícios. As experiências, o estilo de vida, as crenças e as atitudes de pessoas jovens hoje não são os mesmos das pessoas idosas. Em outras palavras, indivíduos idosos têm valores e normas diferentes e podem não aceitar facilmente os de um médico ou educador físico jovem. Por exemplo, uma mulher idosa pode se sentir desconfortável exercitando-se em uma classe e usando bermuda, malha ou até calças compridas. Pessoas idosas também tendem a ser mais inibidas. Portanto, esses sentimentos e inibições devem ser considerados quando se planeja programas de exercício.

Expor pessoas idosas à atividade em um ambiente de atenção e cuidado pode afetar sua disposição ao exercício. Em um estudo sobre os efeitos do exercício sobre adultos idosos com artrite reumatóide e osteoartrite, alguns participantes foram originalmente inscritos em um grupo de controle que fazia apenas atividades moderadas para aumentar a amplitude de movimento (49). Os pesquisadores observaram aumento na atividade física nesse grupo depois que o estudo tinha acabado. Eles afirmaram que o conteúdo do exercício era menos importante do que a experiência positiva do exercício para motivar alguns adultos idosos a se tornarem mais ativos.

Com relação a essa experiência positiva, lembre-se que o exercício é uma forma de atividade social para pessoas de todas as idades; isso ocorre especialmente para o idoso que tem mais tempo. Portanto, sessões de exercício devem enfatizar diversão, alegria, contato social e participação regular mais que condicionamento, desempenho ou saúde, mesmo que possam e devam resultar estes benefícios importantes.

Treinamento de Força no Idoso

Dados de estudos transversos e longitudinais relatam uma queda na força muscular de cerca de 15% por década dos 50 aos 70 anos, seguida depois disso por uma diminuição de cerca de 30% (7). Embora uma perda de massa muscular e a queda subseqüente na força muscular sejam consideradas aspectos normais do envelhecimento, há várias conseqüências para a saúde, como alta incidência de quedas e perda de independência (50).

Pouco se sabe sobre as modificações longitudinais ou transversas na força de vários grupos musculares em decorrência a idade, especialmente em pessoas ativas e inativas. Assim, normas específicas para idade e de gênero com relação à força e resistência muscular são necessárias. Seria útil se essas normas pudessem ser relacionadas a níveis mínimos e aceitáveis necessários para independência, porque isso daria ao adulto mais velho alguma idéia do que é preciso para permanecer funcional.

Até os anos 1980, programas de exercícios para o idoso enfatizaram atividades aeróbicas. Desde aquele tempo, um número crescente de estudos e tomadas de posição salientou a necessidade e o desejo de incluir programas para melhorar a força em todas as idades, mas especialmente em idosos (6,7,51). Quando pessoas idosas ficam mais fortes, elas tendem a aumentar seus níveis de atividade física espontânea; isso foi demonstrado em adultos idosos saudáveis, com liberdade de vida, e em muitos adultos idosos e frágeis (7). Assim, melhorar a força parece permitir e encorajar o idoso a se tornar mais ativo. Esse efeito positivo no seu estilo de vida é, muitas vezes, acompanhado por melhora das funções cardiovasculares e metabólicas, bem como aumentos na ação da insulina, na densidade mineral óssea, na flexibilidade e no estado funcional (7,52).

Os princípios gerais de treinamento de força para o idoso são essencialmente os mesmos que para pessoas mais jovens. O leitor é referido ao Capítulo 3 deste livro para mais detalhes. Como ocorre com pessoas mais jovens, pessoas mais idosas obtêm apenas ganhos modestos quando a intensidade da resistência é baixa (7). Semelhantemente, se há um estímulo de treinamento adequado, adultos mais velhos também podem ter aumentos acentuados na força (53). Até mesmo pessoas com mais de 90 anos obtiveram aumentos significativos de força através do treinamento de resistência (54). Como acontece com programas de exercício aeróbico, uma diferença principal entre adultos jovens e idosos é que pessoas mais velhas podem precisar iniciar com intensidades e quantidades de resistência mais baixas e progredirem mais lentamente.

Capacidade de Treinamento do Idoso

Como o envelhecimento é caracterizado pela perda no número, no tamanho e no desempenho de unidades funcionais no corpo e por uma adaptabilidade reduzida aos estímulos fisiológicos, a adaptabilidade ao treinamento também pode ser prejudicada com a idade. De fato, estudos feitos há 20 a 30 anos descobriram que seres humanos e animais mais idosos requeriam mais tempo para melhorar e que menos melhora ocorria em variáveis como força, $\dot{V}O_{2máx}$, volume mitocondrial no músculo e atividade de enzimas oxidativas (37,55). Até mesmo pesquisadores diferiram com relação a se a capacidade de treinamento é afetada com a idade, o consenso hoje é que a capacidade de treinamento do idoso é semelhante a dos adultos mais jovens (6,7).

Parte do problema na controvérsia acerca da idade e capacidade de treinamento foi de que muitos programas de treinamento para os idosos eram menos vigorosos. Como os pesquisadores não sabiam quanto exercício o idoso podia ou devia fazer, eles eram mais conservadores nas suas abordagens ao treinamento. Como resultado, seus programas de exercício não requeriam as mesmas quantidades ou intensidades de exercício absolutas (p. ex., correr em 6 mph) ou relativas (75% $\dot{V}O_{2máx}$) que as estabelecidas em programas usados com pessoas mais jovens. A menos que programas similares sejam da mesma forma aplicados em jovens e idosos e uma comparação direta seja então feita, é difícil discutir esse problema.

Embora o Estudo de HERANÇA Familiar fosse principalmente um estudo sobre a influência de fatores genéticos, proporcionou informações sobre idade e adaptação ao treinamento de resistência, porque ele estabeleceu o mesmo programa de exercício padronizado, de 20 semanas, a 633 pacientes de 17 a 65 anos de idade (56). A Figura 6-2 mostra a modificação no $\dot{V}O_{2máx}$ (mL · kg^{-1} · min^{-1}) de homens e mulheres de várias idades nesse estudo (57). Incluídos nessa figura estão os resultados do estudo de Kohrt *et al.*, que fizeram um programa de exercício similar com 110 pacientes de 60 a 71 anos de idade (58).

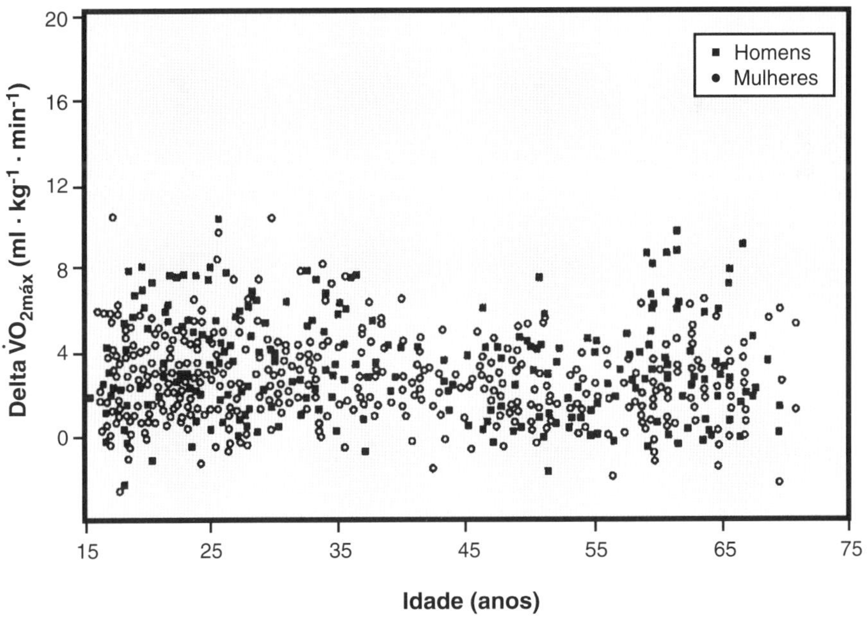

FIGURA 6-2 Mudança no $\dot{V}O_{2máx}$ (mL · kg^{-1} · min^{-1}) de 287 homens e 346 mulheres com idades entre 17 e 65 anos no Heritage Family Study (57) e de 53 homens e 57 mulheres com idades entre 60 e 71 anos no estudo de Kohrt *et al.* (58).

Como pode ser visto na Figura 6-2, houve uma ampla variação na resposta (*i. e.*, houve respostas baixas, médias e altas em todas as idades), mas não houve diferença entre homens e mulheres ou entre pacientes de diferentes idades. Assim, parece que adultos mais velhos respondem de maneira similar àquela vista nos pacientes jovens e de meia-idade.

Um comentário feito no estabelecimento de diretrizes da American College of Sports Medicine foi que participantes mais velhos podem precisar de mais tempo para se adaptar ao treinamento de resistência (6). Como os pacientes nos 2 estudos foram testados apenas no início e no final do programa de treinamento, não foi possível testar essa hipótese. Todavia, a partir desses 2 estudos parece que a capacidade de treinamento de $\dot{V}O_{2máx}$ nos pacientes mais velhos não difere significativamente da dos pacientes mais jovens quando utilizam 20 semanas ou mais para se adaptarem.

Resumo

- O principal objetivo de um programa de exercício não é treinar o idoso para torná-lo atleta.
- A melhora do funcionamento psicológico e fisiológico é o resultado comum de programas sistemáticos de exercício progressivo.
- Embora algumas dessas modificações possam não ser tão grandes ou ocorrer tão rapidamente, especialmente em pessoas mais velhas que foram sedentárias por muitos anos, a auto-suficiência e a capacidade de se mover com relativa facilidade são atingíveis e provavelmente são mais importantes para a vida diária e a independência que o $\dot{V}O_{2máx}$ alto muitas vezes visto naqueles que treinam intensamente para melhorar seu condicionamento.
- Profissionais envolvidos com pacientes mais velhos devem enfatizar que o *processo* de ser ativo é mais importante que o *produto* de estar condicionado. Isto é, algumas pessoas podem treinar de forma regular e intensa, mas não melhorar muito sua força ou resistência, ao passo que outras *(a)* podem treinar de forma irregular e obter melhoras acentuadas ou *(b)* não treinar e ainda estar condicionadas e ter melhor desempenho.
- O importante a ser lembrado é que é possível melhorar a capacidade para se exercitar em qualquer idade.

REFERÊNCIAS BIBLIOGRÁFICAS

1. Bureau of the Census. Current population reports: population projections of the United States by age, sex, and Hispanic origin: 1995-2050. Washington, DC: U.S. Department of Commerce, Economics and Statistics Administration, Bureau of the Census, 1996.
2. Berg RI, Casells JS, eds. The second fifty years: promoting health and preventing disability. Washington, DC: National Academy Press, 1990.
3. U.S. Department of Health and Human Services. Physical Activity and health: a report of the Surgeon General. Atlanta, GA. U.S. Department of Health and Human Services, Centers for Disease Control and Prevention, National Center for Chronic Disease Prevention, and Health Promotion, 1996.
4. Shock NW, Greulich RC, Andres R, et al. Normal Human Aging: The Baltimore Longitudinal Study of Aging. NIH Publ no. 84-2450. Washington, DC: U.S. Department of Health and Human Services, 1984.

5. Skinner JS, Tipton CM, Vailas AC. Exercise, physical training and the aging process. In: Viidik A, ed. Lectures on Gerontology. Volume 1B. London: Academic Press, 1982: 407-440.
6. American College of Sports Medicine Position Stand. The recommend quantity and quality of exercise for developing and maintaining cardiorespiratory and muscular fitness, and flexibility in healthy adults. Med Sci Sports Exerc 1998; 30: 975-991.
7. American College of Sports Medicine, Position stand. Exercise and physical activity for older adults. Med Sci Sports Exerc 1998; 30: 992-1008.
8. Holloszy JO, Kohrt WM. Exercise. In: Masoro EJ, ed. Handbook of Physiological Aging. New York: Oxford University Press, 1995: 633-666.
9. Spina RJ. Cardiovascular adaptations to endurance exercise training in older men and women. Exerc Sports Sci Rev 1999; 27: 317-332.
10. Rogers MA, Evans WJ. Changes in skeletal muscle with aging: effects of exercise training. Exerc Sport Sci Rev 1993; 21: 65-102.
11. Going S, Williams DP, Lohman TG. Aging and body composition: biological changes and methodological issues. Exerc Sport Sci Rev 1995; 23: 411-458.
12. Skrobak-Kaczynski J, Andersen KL. The effect of a high level of habitual physical activity in the regulation of fatness during aging. Int Arch Occup Environ Health 1975; 36: 41-46.
13. Stevens J, Cai J, Pamuk ER, et al. The effect of age on the association between body-mass index and mortality. N Engl J Med 1998; 338: 1-7.
14. Shimokata H, Tobin JD, Müller DC, et al. Studies in the distribution of body fat: I. Effects of age, sex, and obesity. J Gerontol 1989; 44: M66-M73.
15. Jackson AS, Pollock ML. Steps toward the development of generalized equations for predicting body composition in adults. Can J Appl Sports Sci 1982; 7: 189-196.
16. Pollock ML, Hickman T, Kendrick Z, et al. Prediction of body densitity in young and middle-aged men. J Appl Physiol 1976; 40: 300-304.
17. Pollock ML, Jackson AS. Research progress in validation of clinical methods of assessing body composition. Med Sci Sport Exerc 1984; 6: 606-615.
18. Jackson AS, Pollock ML. Generalized equations for predicting body density of men. Br J Nutr 1978; 40: 497-504.
19. Jackson AS, Pollock ML, Ward A. Generalized equations for predicting body density of women. Med Sci Sport Exerc 1980; 12: 175-181.
20. Larsson L. Morphological and functional characteristics of the aging skeletal muscle in man. Acta Physiol Scand Suppl 1978; 457: 1-36.
21. Fitts RH. Aging and skeletal muscle. In: Smith EL, Serfass RC, eds. Exercise and Aging: The Scientific Basis. Hillside, NJ: Enslow Publishing, 1981: 31-44.
22. Grabiner MD, Enoka RM. Changes in movement capabilities with aging. Exerc Sport Sci Rev 1995; 23: 65-104.
23. Bell RD, Hoshizaki TB. R elationships of age and sex with range of motion of seventeen joint actions in humans. Can J Appl Sport Sci 1981; 6: 202-206.
24. Reddan W. Respiratory system and aging. In: Smith EL, Serfass RC, eds. Exercise and Aging: The Scientific Basis. Hillside, NJ: Enslow Publishing, 1981: 89-107.
25. Åstrand I. Degree of strain during building work as related to individual work capacity. Ergonomics 1967; 10: 293-303.
26. Bortz WM II. Disuse and aging. JAMA 1982; 248: 1203-1208.
27. Smith EL. Age: the interaction between nature and nurture. In: Smith EL, Serfass RC, eds. Exercise and Aging: The Scientific Basis. Hillside, NJ: Enslow Publishing, 1981: 11-17.
28. American College of Sports Medicine. Guidelines for Exercise Testing and Exercise Prescription. 6th ed. Philadelphia: Lippincott Williams & Wilkins, 2000.
29. American Medical Association Council on Scientific Affairs. Indications and contraindications for exercise testing. JAMA 1981; 246: 1015-1018.

30. Sidney KH, Shepard RJ. Maximum and submaximum exercise tests in men and women in the seventh, eighth, and ninth decades of life. J Appl Physiol 1977; 43: 280-287.
31. Schlenker E. Nutrition in Aging. St. Louis: Mosby College Publishing, 1984.
32. Thomas S, Cunningham DA, Rechnitzer P, et al. Protocols and reliability of maximal oxygen uptake in the elderly. Can J Sport Sci 1987; 12: 144-151.
33. Tanaka H, Monahan KD, Seals DR. Age-predicted maximal heart rate revisited. J Am Coll Cardiol 2001; 37: 153-156.
34. Smith EL, Gilligan C. Physical activity prescription for the older adult. Physician Sportsmed 1983; 11: 91-101.
35. Haskell WL. Factors influencing estimated oxygen uptake during exercise testing soon after myocardial infarction. Am J Cardiol 1982; 50: 299-304.
36. Skinner JS. The cardiovascular system with aging and exercise. In: Brunner D, Jokl E, eds. Physical Activity and Aging. Basel: Karger, 1970: 100-109.
37. Skinner JS. Aging and performance. In: Keul J, ed. Limiting Factors of Physical Performance. Stuttgart: Thieme Verlag, 1973: 271-282.
38. Paterson DH, Cunningham DA, Koval JJ, et al. Aerobic fitness in a population of independently living men and women aged 55-65 years. Med Sci Sports Exerc 1999; 31: 1813-1820.
39. Mazzeo RS, Tanaka H. Exercise prescription for the elderly: current recommendations. Sports Med 2001; 31: 809-818.
40. King AC, Haskell WL, Taylor CB, et al. Group-versus home-based exercise training in healthy older men and women: a community-based clinical trial. JAMA 1991; 266: 1535-1542.
41. Skinner JS, Gaskill SE, Rankinen T, et al. Heart rate versus % VO2max: Age, sex, race, initial fitness & training response-HERITAGE. Med Sci Sports Exerc 2003; 35: 1908-1913.
42. Balke B. Prescribing physical activity. In: Ryan AJ, Allman FL, eds. Sports Medicine. New York: Academic Press, 1974: 505-523.
43. De Busk RF, Stenestrand U, Sheehan M, et al. Training effects of long versus short bouts of exercise in healthy subjects. Am J Cardiol 1990; 65: 1010-1013.
44. Cunningham DA, Montoye HJ, Metzner HL, et al. Active leisure time activities as related to age among males in a total population. J Gerontol 1968; 23: 551-556.
45. Ostrow C, Jones DC, Spiker DD. Age role expectations and sex role expectations for selected sport activities. Res Q Exerc Sport 1981; 52: 216.
46. Sidney KH, Shepard RJ. Activity patterns of elderly men and women. J Gerontol 1977; 32: 25-32.
47. Petrella RJ. Exercise for older patients with chronic disease. Physician Sportsmed 1999; 27: 79.
48. Paterson DH, Stathokostas L. Physical activity, fitness, and gender in relation to morbidity, survival, quality of life, and independence in older age. In: Shepard RJ, ed. Gender, Physical Activity, and Aging. Boca Raton, FL: CRC Press, 2002: 99-119.
49. Minor MA, Hewett JE, Webel RR, et al. Efficacy of physical conditioning exercise in patients with rheumatoid arthritis and osteoarthritis. Arthritis Rheum 1989; 32: 1396-1405.
50. Young A, Skelton D. Applied physiology of strength and power in old age. Int J Sports Med 1994; 15: 149-151.
51. American College of Sports Medicine. Position stand. The recommended quantity and quality of exercise for developing and maintaining cardiorespiratory and muscular fitness in healthy adults. Med Sci Sports Exerc 1990; 22: 265-274.
52. Hurley BF, Roth SM. Strength training in the elderly: effects on risk factors for age-related diseases. Sports Med 2000; 30: 249-268.

53. Frontera WR, Meredith CN, O'Reilly KP, et al. Strength conditioning in older men: skeletal muscle hypertrophy and improved function. J Appl Physiol 1988; 64: 1038-1044.
54. Fiatarone MA, Marks EC, Ryan ND, et al. High-intensity strength in nonagenarians: effects on skeletal muscle. JAMA 1990; 263: 3029-3034.
55. Orlander J, Aniansson A. Effects of physical training on skeletal muscle metabolism and ultrastructure in 70 to 75-year-old men. Acta Physiol Scand 1980; 19: 149-154.
56. Skinner JS, Wilmore KM, Jaskólska A, et al. Adaptation to a standardized training program and changes in fitness in a large, heterogeneous population: the HERITAGE Family Study. Med Sci Sports Exerc 2000; 32: 157-161.
57. Skinner JS, Krasnoff J, Jaskólski A, et al. Age, sex, race, initial fitness and response to training: the HERITAGE Family Study. J Appl Physiol 2001; 90: 1770-1776.
58. Kohrt WM, Malley MT, Coggan AR, et al. Effects of gender, age and fitness level on response of $\dot{V}O_2$ max to training in 60-71 year olds. J Appl Physiol 1991; 2004-2011.

SITES DA INTERNET

The National Blueprint: Increasing Physical Activity Among Adults Age 50 and Older
http://www.agingblueprint.org

O comitê de Bluesprint Steering desta organização consiste de membros provenientes das seguintes organizações:
American Association of Retired Persons (AARP)
http://www.aarp.org

American College of Sports Medicine
http://www.acsm.org

American Geriatrics Society
http://www.americangeriatrics.org

Centers for Disease Control and Prevention
http://www.cdc.gov/netinfo.htm

National Council on the Aging
http://www.ncoa.org

National Institute on Aging
http://www.nia.nih.org

Robert Wood Johnson Foundation
http://www.rwif.org

Também neste site, na Internet, encontram-se links relacionados ao Envelhecimento e Atividade Física *(Aging and Physical Activity Links),* que fornecem informações sobre envelhecimento e atividade física em 23 diferentes *links.*

7

Fatores Ambientais e a Prescrição de Exercícios e Teste de Esforço

Samuel N. Cheuvront ▪ Michael N. Sawka ▪ Kent B. Pandolf

A utilização clínica do teste de esforço para avaliar reserva cardiorrespiratória de um indivíduo e para permitir a prescrição apropriada de atividade aeróbica atingiu ampla aceitação médica. Contudo, o estresse fisiológico decorrente da intensidade metabólica imposta pelo exercício, é apenas uma consideração no teste e na prescrição. Um estresse igualmente importante é aquele imposto pelo ambiente (calor, frio, altitude e qualidade do ar). Tanto o exercício como o ambiente alteram as respostas fisiológicas do sistema cardiorrespiratório. Esses fatores ambientais, individualmente ou em combinação com o exercício, podem resultar em condições de saúde potencialmente perigosas.

Regulação de Temperatura e Equilíbrio de Energia

Os mecanismos de controle de regulação de temperatura para lidar com hiper-resfriamento (estresse pelo frio) não são tão eficazes quanto os para regulação contra superaquecimento (estresse pelo calor). Conseqüentemente, os seres humanos são considerados como animais tropicais. Modificações comportamentais como aumento da ingestão de alimentos e vestimenta adequada são reações humanas típicas ao hiper-resfriamento. Em comparação, os mecanismos de controle para termorregulação são estruturados principalmente para proteger o corpo contra o superaquecimento. Esse fato torna-se prontamente aparente quando se considera que variações maiores que ±4°C na temperatura central (T_c) estão associadas a desempenhos fisiológico e psicológico reduzidos, ao passo que desvios de cerca de +6°C ou −12°C a partir de 37°C (T_c normal) geralmente são letais. A combinação do estresse em decorrência do exercício e do calor podem resultar em sobrecarga maior sobre o sistema termorregulador que o estresse de apenas um dos estímulos citados, ao passo que o estresse produzido pelo exercício pode agir contra o estresse ao frio e resultar em menos hiper-resfriamento. Felizmente, o sistema termorregulador humano tem uma capacidade notável de manter o controle fisiológico através de ajustes apropriados em uma amplitude extremamente grande de diferentes produções de calor, perdas de calor e temperaturas ambientais.

O exercício físico altera dramaticamente o índice de produção de energia metabólica (calor) (M), com ajustes fisiológicos resultantes para perda de calor. Durante o exercício, a T_c inicialmente aumenta rapidamente e depois se eleva em uma taxa reduzida até a perda de calor se igualar à produção de calor, e são essencialmente alcançados valores de equilíbrio (1). O aumento da T_c representa armazenagem de calor metabólico produzido como um subproduto de contração muscular. No início do exercício, o índice metabólico aumenta imediatamente, enquanto respostas termorregulatórias para perda de calor ocorrem mais lentamente. A clássica equação de equilíbrio de energia para avaliar o ganho ou a perda de calor do corpo é $S = M - (\pm W) + Q_S \pm K \pm (R + C) - E$, em que S = índice de armazenagem de calor corporal; M = índice de produção de energia metabólica (calor) estimado a partir da captação de oxigênio ($\dot{V}O_2$) mensurada; W = trabalho mecânico, exercício concêntrico (positivo) ou excêntrico (negativo); $\dot{Q}_s$ = índice de energia solar radiativa absorvida (diferencia entre perda de calor sob exposição à luz do sol e a perda através da pele, em um ambiente sem fluxo solar); K = índice de condução (importante apenas quando em contato direto com um objeto, p. ex., roupa ou uma substância, p. ex., água); R + C = índice de trocas de energia radiante e convectiva e E = índice de perda evaporativa. Os 3 principais mecanismos físicos de perda de calor são radiação, convecção e evaporação. As respostas efetoras termorregulatórias que permitem perda de calor seco (radiação e convecção) e evaporativo aumentam em proporção ao índice de produção de calor. Finalmente, esses mecanismos aumentam suficientemente a perda de calor para equilibrar a produção de calor metabólico, permitindo que um estado de equilíbrio da T_c seja atingido, desde que o ambiente o permita.

O estado de equilíbrio da T_c aumenta em proporção ao índice metabólico durante o exercício (2-5). Embora essa relação entre índice metabólico e T_c seja adequada para determinada pessoa, ela nem sempre vale para comparações entre pessoas diferentes. O uso de intensidade relativa (%$\dot{V}O_{2máx}$), em vez de índice metabólico absoluto (intensidade absoluta), remove a maior parte da variabilidade intersujeito para a elevação da T_c durante o exercício (6,7). Portanto, a intensidade de exercício relativa é um fator importante quando se prescreve exercícios. A Figura 7-1 ilustra que a magnitude de aumento da T_c durante o exercício em estado de equilíbrio, em índices metabólicos baixos (200 W) a muito altos (1.000 W), é muitas vezes independente de uma grande variação de ambientes (com umidade baixa) (1,2). Isso é verdadeiro, contudo, apenas dentro de uma "zona prescritiva" climática (2) que estreita à medida que o índice metabólico aumenta.

Por fim, a combinação do nível de exercício e das condições ambientais particulares determina o índice de produção de suor e impõe o índice requerido de resfriamento evaporativo (E_{req}). Contudo, a capacidade evaporativa máxima do ambiente ($E_{máx}$), determina a máxima perda evaporativa possível. A Figura 7-2 ilustra dados de troca de calor durante o exercício (~650 W) em uma ampla gama de condições climáticas (temperaturas de bulbo seco de 5°C a 36°C com umidade relativa baixa, % rh) (1,8). A diferença entre índice metabólico e perda de calor total representa a energia usada para trabalho mecânico e armazenagem de calor. No entanto, as contribuições relativas de troca de calor evaporativo e seco para a perda de calor total, varia com as condições climáticas. À

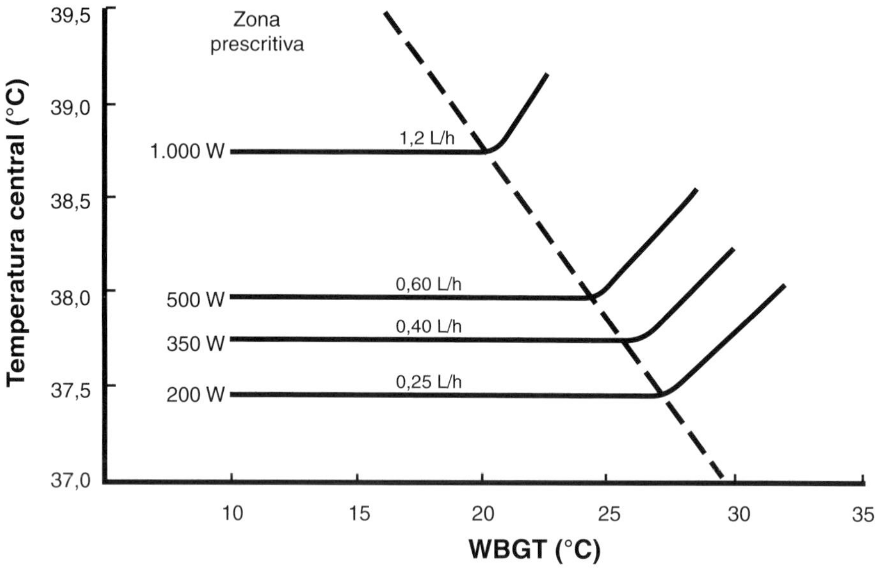

FIGURA 7-1 Vias para troca de calor durante o exercício em uma grande amplitude de temperaturas ambientes. (Modificado de Sawka MN, Wenger CB, Pandolf KB. Thermoregulatory responses to acute exercise-heat stress and heat acclimation. Em: Fregly MJ, Blatteis CM, eds. Handbook of Physiology, section 4, environmental physiology. New York, Oxford University Press, 1996: 157-185.)

medida que a temperatura aumenta, o gradiente para troca de calor seco é menor e a troca de calor evaporativo é mais importante.

Quando a temperatura ambiente se iguala à temperatura média da pele ($\overline{T}_p$), a troca de calor evaporativo é responsável por virtualmente toda perda de calor. Para indivíduos que se exercitam ao ar livre, a carga radiante solar torna-se uma consideração importante.

Está além do objetivo deste capítulo apresentar uma experiência detalhada sobre regulação de temperatura e exercício. O leitor deve consultar outras publicações e livros (9-13).

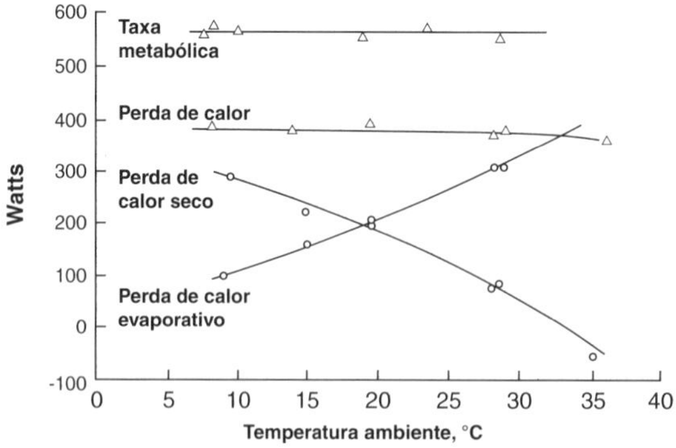

FIGURA 7-2 Resposta da T_c e taxas de suor requeridas para o exercício com relação ao índice metabólico e ao ambiente (Modificado de Sawka MN, Wenger CB, Pandolf KB. Thermoregulatory responses to acute exercise-heat stress and heat acclimation. Em: Fregly MJ, Blatteis CM, eds. Handbook of Physiology, section 4, environmental physiology. New York, Oxford University Press, 1996: 157-185.)

Exposição a Temperaturas Ambientais Altas

RESPOSTAS FISIOLÓGICAS HUMANAS AO CALOR

As 2 respostas fisiológicas primariamente envolvidas com regulação dinâmica contra superaquecimento são fluxo sangüíneo da pele e sudorese. A principal função do primeiro é transportar calor da parte profunda do corpo para a superfície. As glândulas sudoríparas produzem e secretam o suor requerido para resfriamento evaporativo na superfície da pele. Durante o exercício, a regulação por esses sistemas é cada vez mais desafiada quando a temperatura do ar (T_a) varia de condições temperadas (~22°C) a mais quentes.

Os estresse térmico e metabólico (induzido pelo exercício) e ambiental pode resultar em respostas fisiológicas normais ou esperadas ao estresse particular, mas também pode produzir uma variedade de distúrbios térmicos anormais. Embora o objetivo primário desta seção não seja detalhar as manifestações patológicas de exposição excessiva ao calor, alguns comentários sobre como prevenir esses distúrbios de calor são proporcionados. A exaustão térmica induzida pelo exercício pode ser minimizada fornecendo-se aclimação térmica adequada, graduando o exercício para considerar extremos de clima quente e evitando mudanças posturais excessivas ou manutenção de exercícios estáticos na vertical. Cãibras pelo calor e exaustão térmica por depleção de sal podem ocorrer quando perdas de líquidos e de eletrólitos são profundas. Esses distúrbios são mais prevalentes em climas cronicamente quentes, principalmente quando a ingestão de alimento e de água é limitada ou restrita. Evitar hidratação que exceda as perdas através da sudorese para evitar hiponatremia (14). As necessidades de líquido raramente excedem 8 a 12 L · dia^{-1}, mesmo em climas muito quentes (15,16). Pastilhas de sal não devem ser usadas e, se necessário, sódio suplementar pode ser facilmente obtido com comidas salgadas (16). Exaustão por calor anidrótico, que está relacionado com suor funcional reduzido, tem sido relacionada a distúrbios de pele, como brotoejas e queimadura solar; ambos os distúrbios têm sido associados à intolerância ao calor do exercício, conforme representado por elevações na T_c e reduções no tempo do desempenho (1,17). A intolerância ao calor foi vista mesmo com cerca de 20% da superfície corporal envolvida e persistiu até 3 semanas após a brotoeja ter se resolvido clinicamente. Pandolf *et al.* (18) também mostraram que a sensibilidade ao suor e o índice de sudorese foram reduzidos em queimadura solar leve durante o exercício em um ambiente quente/seco (49°C, 20% rh). Assim, essas 2 doenças de verão comuns podem prejudicar significativamente a termorregulação. A brotoeja é prevenida secando-se a pele, quando possível, e usando-se roupa limpa, seca, que permita livre evaporação. A queimadura solar é reduzida usando-se roupa adequada, exercitando-se durante horas de carga solar mínima (antes das 10 horas ou após as 16 horas) ou usando-se um protetor solar apropriado. A hiperpirexia de verão e lesão exercional térmica/ataque de calor apresentam elevações dramáticas de T_c, geralmente na amplitude de 41°C a 42°C. O primeiro distúrbio em geral é caracterizado pela T_cs mais inferior dessa amplitude, com o indivíduo ainda capaz de suar. A última condição apresenta T_cs mais alta e anidrose generalizada. Contudo, elevações na T_c, podem não ser causalmente relacionadas a esses distúrbios, porque tanto corredores de distância competitivos quanto pacientes com hipertermia induzida passivamente toleram T_cs de 41°C a 42°C com efeitos colaterais mínimos (19,20). Tanto a hiperpirexia térmica como o ataque de calor podem ser prevenidos adaptando-se o exercício ao clima, assegurando aclimação térmica adequada e, mais importante, rastreando-se uma história prévia de doença relacionada ao calor.

AJUSTES TERMORREGULATÓRIOS E CARDIOVASCULARES AO EXERCÍCIO NO CALOR SECO E ÚMIDO

Efeitos da Sobrecarga de Calor Solar

A importância de quantificar os efeitos fisiológicos de radiação solar torna-se aparente quando se consideram prescrições de exercícios para ambientes externos. O efeito da sobrecarga de calor solar simulada em ambientes quentes/secos (40°C, 32% rh) e quentes/úmidos (35°C, 75% rh) foi registrado em homens aclimatados ao calor enquanto caminhavam a 1,34 m/s^{-1} (grau 0 e 5%) (21). A avaliação da sobrecarga solar por meio de um manequim de cobre previu a administração de um efeito de 300 W (seminu) e 120 W (vestido) de carga de calor radiante sobre a pele. Indivíduos foram avaliados com ou sem essa sobrecarga solar enquanto usavam bermudas, meias e sapatos de corrida (seminus) ou um conjunto de roupas levemente mais pesado. Após 100 min de exercício, as respostas fisiológicas foram maiores enquanto se exercitavam com sobrecarga solar (amplitude de diferenças médias; freqüência cardíaca (FC), 22-42 bpm^{-1}; temperatura retal (ΔT_{re}), 0,45°C-1,48°C; índice de suor ($\dot{m}_{sr}$), 145-314 $g \cdot m^{-2} \cdot h^{-1}$. Nielsen *et al.* (22) mediram o ganho de calor solar líquido (ganhos de radiação de onda curta e longa – perdas de radiação de onda longa) durante 2 horas de exercício leve, em bicicleta ergométrica (92 W), realizado em ambiente externo entre julho e setembro, durante as horas do ângulo zênite solar máximo (10 horas até 16 horas). Nos climas temperados (21°C-25°C), o calor solar direto era equivalente a ~22% da carga de calor total (22). Juntos, esses estudos sugerem a necessidade de alterar a prescrição de exercícios durante atividade em ambientes externos, especialmente em dias quentes e claros.

Papel do Treinamento e do Condicionamento Cardiorrespiratórios

A importância do treinamento e do condicionamento cardiorrespiratório sobre as respostas fisiológicas ao exercício no calor e no índice de aclimação ao calor é controversa, mas há várias revisões detalhadas (23-25). Embora muitos autores concordem que o treinamento em um ambiente frio melhore a tolerância ao calor no exercício, o grau de melhora é controverso. Para atingir ganhos favoráveis, os pesquisadores sugerem utilizar treinamento contínuo ou de intervalo intensivo em uma intensidade > 50% $\dot{V}O_{2máx}$ (26-29). A melhora na tolerância ao calor produzida por treinamento leve a moderado em $\dot{V}O_{2máx}$ < 50% é questionável (30). Parece que o treinamento deve exceder 1 semana, mas a melhor margem de melhora relatada ocorre após 8 a 12 semanas (26,27). Parece que o treinamento deve aumentar o $\dot{V}O_{2máx}$ em 15% a 20% para melhor tolerância. A melhora na tolerância ao calor no exercício após treinamento apropriado aparece para aplicar-se a ambos, calor seco e úmido. Pessoas com valores altos de $\dot{V}O_{2máx}$ e atletas maratonistas (cujo treinamento de resistência causa níveis altos de hipertermia corporal e sudorese regulatória) parecem estar em vantagem.

Um outro aspecto discutível é se o $\dot{V}O_{2máx}$ está relacionado à melhor tolerância ao calor no exercício ou a um índice mais rápido de aclimação ao calor. 2 autores usando diferentes climas reportaram independentemente que o $\dot{V}O_{2máx}$ de um indivíduo é responsável por 42% a 46% da variabilidade que determina o nível T_c durante 3 horas de exercício no calor do dia de aclimação para um platô em T_c (31,32). Outros autores relatam relações insignificantes (33-35). Contudo, muitos estudos em que foi mostrada falta de relação, avaliaram relativamente poucos pacientes ou pacientes homogeneamente condicionados. O $\dot{V}O_{2máx}$, por si só, pode não ser importante, mas as adaptações fisiológicas associadas aos vários níveis de condicionamento podem desempenhar um papel vital na determinação da tolerância ao exercício no calor. Portanto, condicionamento aeróbico melhorado por treinamento de resistência está associado a elevações significativas na T_c durante treinamento para melhorar a tolerância ao calor no exercício (23). Atletas que treinam em água fria têm menos tolerância ao calor que outros atletas de condicionamento similar (27) ou que não experimentam nenhuma melhora termorreguladora durante o estresse térmico no exercício, apesar de melhora de treinamento significativa (15%) no $\dot{V}O_{2máx}$ (36). Assim, o treinamento que melhora o condicionamento sem elevações substanciais na T_c e sudorese podem não melhorar a tolerância ao calor.

Vantagens de Aclimação de Calor

A exposição ao calor no exercício repetido resulta na aclimação gradual com melhor tolerância ao exercício no calor (37). As melhoras fisiológicas observadas durante os primeiros 4 dias são dramáticas e a aclimação está virtualmente completa após cerca de 10 dias. Durante a aclimação, as principais mudanças fisiológicas são início precoce e índice de suor aumentado, FC diminuída e temperatura corporal interna diminuída durante o exercício no calor (38). Essas modificações resultam de muitos mecanismos potenciais, incluindo sudorese aumentada, mais volume de plasma e de água corporal total, tônus venoso mais alto de leitos cutâneos e não-cutâneos, atividade aumentada do sistema adrenopituitário e demandas metabólicas diminuídas a partir de exposições repetidas (38). Nenhuma causa simples explica o processo adaptativo, visto que a aclimação provavelmente resulta da interação de muitos mecanismos.

O desenvolvimento total de aclimação de calor no exercício não precisa envolver exposição de 24 horas por dia. Uma exposição diária de 100 min pode produzir uma resposta favorável (1,38). A resposta de aclimação é pouco específica para a condição climática particular e a intensidade de exercício. Ela parece ser bem mantida por 2 semanas após a última exposição ao calor, mas é rapidamente perdida durante as 2 semanas seguintes (1,38). Alguns autores relatam maior retenção de benefícios de aclimação em pessoas fisicamente treinadas que em indivíduos sedentários (31,38).

Influência da Vestimenta

Durante o exercício no calor, roupa de cor preta e possivelmente de outras cores escuras, em geral, são associadas à maior absorção radioativa solar que a branca ou de cores mais claras. Geralmente, a roupa serve como uma barreira física que reduz a troca de calor por radiação e convecção e simultaneamente diminui a troca evaporativa máxima para o ambiente. Quanto mais impermeável a roupa (p. ex., traje de couro ou emborrachado), maior a redução na perda de calor evaporativo e a elevação associada em esforço cardiovascular e termorregulador. Para conforto, o traje de algodão em geral é mais eficaz que o poliéster durante o exercício no calor. Em ambientes quentes/úmidos, quando a T_a é menor que a $\overline{T}_p$, indivíduos em exercício devem utilizar a menor quantidade de roupa possível. Quando a T_a exceder a $\overline{T}_p$, roupa adicional pode proteger da sobrecarga de calor proveniente do ambiente, mas irá interferir mais com perda de calor corporal. É aconselhável utilizar roupas largas que permitam maior fluxo de ar entre a pele e o ambiente, resultando um maior resfriamento evaporativo. Em ambientes quentes/úmidos ou quentes/secos, uma camada fina de roupa branca reduz acentuadamente a sobrecarga de calor solar e deve ser usada quando do exercício sob o sol. Conceitos associados foram recentemente revisados em detalhes em outra parte (39).

IMPACTO DO CALOR SOBRE O TESTE DE ESFORÇO E SOBRE A PRESCRIÇÃO DE EXERCÍCIOS

As comunidades de medicina esportiva e ocupacional comumente usam o índice de temperatura de globo e bulbo úmido (ITGBU) como um índice empírico para quantificar estresse de calor climático (40-42). Ele foi originalmente desenvolvido para exercício de intensidade leve (45). ITGBU ao ar livre = 0,7 bulbo úmido natural + 0,2 globo negro + 0,1 bulbo seco; ITGBU em ambiente interno = 0,7 bulbo úmido natural + 0,3 globo negro. ITGBU é usado para determinar o nível de atividade física permitida e estratégias para minimizar o risco de dano por calor. Valores altos de ITGBU podem ser atingidos por umidade alta (43), como refletido em alta temperatura de bulbo úmido ou através de temperatura do ar alta (bulbo negro) e carga solar (44), como refletido na temperatura de globo negro.

A posição da American College of Sports Medicine (ACSM) sobre a prevenção de lesões térmicas durante a corrida em distância está baseada em parte no ITGBU, que também pode ser adaptável para teste de esforço e prescrição de exercícios (46). Com um ITGBU > 28°C (82°F), a ACSM sugere que exercício prolongado seja restringido ou adiado até que um ITGBU menor seja predominante. A ACSM propõe a colocação de sinais grandes para alertar os indivíduos quanto ao risco existente de estresse térmico, utilizando 4 categorias. Risco muito alto está associado a um ITGBU > 28°C (82°F), risco alto é 23°C a 28°C (73°F a 82°F), risco moderado é 18°C a 20°C (65°F a 73°F) e risco baixo é < 18°C (65°F) (46). Esses valores do ITGBU são representativos para pessoas com bermudas, sapatos e camiseta tipo *T-Shirt* porque como o ITGBU não leva em consideração a roupa ou a intensidade do exercício (índice metabólico), ele não pode prever a troca de calor com o ambiente (40). Portanto, sistemas diferentes de roupas necessitam de mais ajustes nos valores de ITGBU associados a cada nível de risco. Finalmente, a ACSM recomenda que, quando estresse de calor ambiental for predominante, todo exercício comece de manhã cedo (antes das 8 horas) ou à tarde (após as 18 horas) para diminuir os efeitos de carga solar e de temperaturas altas.

Desempenho no Exercício

A prescrição de exercícios muitas vezes utiliza uma FC alvo que está dentro dos limites "seguros" para fornecer um estímulo de treinamento benéfico. O estresse de calor aumenta a FC independentemente como resultado do aumento do volume e do fluxo sangüíneo para a pele, enchimento cardíaco reduzido (menor volume diastólico final) e efeitos da temperatura sobre as células marcapasso (38). Durante o exercício submáximo no calor, o débito cardíaco ($\dot{Q}$) pode ser mais alto, ou mesmo mais baixo que em condições temperadas. Em intensidades de exercício muito baixas (< 20% de potência aeróbica), $\dot{Q}$ é elevado para aumentar o fluxo sangüíneo na pele. Com exercício de alta intensidade (> 70% de potência aeróbica) ou prolongado, o $\dot{Q}$ não pode tipicamente ser sustentado, apesar de taquicardia importante, porque o sangue é deslocado para a pele, com uma queda resultante no retorno venoso (12). Contudo, o $\dot{Q}$ pode aumentar sob as mesmas circunstâncias em atletas altamente condicionados que conseguem manter o volume de ejeção em uma FC aumentada (47).

Em pacientes jovens do sexo masculino após 30 min de exercício moderado (40% de $\dot{V}O_{2máx}$), a FC aumenta previsivelmente ~1 bpm^{-1} para cada 1°C de aumento na T_a (calor seco) acima dos níveis temperados (24 *vs.* 44,55°C) (48). Recentemente, mais predições quantitativas de resposta de equilíbrio da FC de exercício de equilíbrio foram feitas em ambientes quentes/secos (40°C, 20% rh) e quentes/úmidos (35°C, 75% rh) típicos em contraste com um ambiente temperado (21°C, 50% rh) (49-51). Foi pressuposto que o sujeito com 70 kg usava bermudas e uma camiseta tipo *T-shirt*, exercitava-se em uma freqüência metabólica alta (700 W) e não estava aclimatado ao calor. Em comparação com valores de um clima temperado, a FC era 30 bpm^{-1} mais alta (~1,5 bpm^{-1} para 1°C de elevação na T_a) nos climas quentes/secos e 50 bpm^{-1} mais alta (~3,5 bpm^{-1} para 1°C de elevação na T_a) no clima quente/úmido. Assim, enquanto são necessários ajustes em climas secos, deve ser dada atenção particular para uma FC alvo em climas úmidos. Essas equações de predição devem ser usadas para ajustar *individualmente* a FC alvo para a prescrição de exercícios, considerando-se as condições ambientais particulares, a intensidade de exercício e as interações da vestimenta (49,50). Um modelo matemático baseado nas equações de predição citada foi desenvolvido para prognosticar o desempenho humano no calor e pode ser útil para estabelecer prescrições de exercícios (52). Esse modelo de predição calcula ciclos de exercício e repouso sustentáveis, tempo de exercício simples máximo (se apropriado) e necessidades associadas de hidratação. As respostas da FC alvo devem ser ajustadas e reavaliadas periodicamente para considerar efeitos sazonais.

A Figura 7-3 fornece uma compilação da literatura com relação aos efeitos do estresse térmico climático (categorias de risco moderado a alto) e desidratação sobre as capacidades de exercício aeróbico (13). Essa análise é baseada em pessoas altamente motivadas e aclimatadas ao calor. Observe que o estresse do calor reduz a capacidade de exercício físico (submáximo) cerca de ~20% daquela sob condições ambientais temperadas. A combinação de estresse de calor e desidratação moderada (4% do peso corporal) pode reduzir as capacidades de trabalho em cerca de ~50% do que é esperado para indivíduos completamente hidratados em condições temperadas (13). Mecanismos que explicam

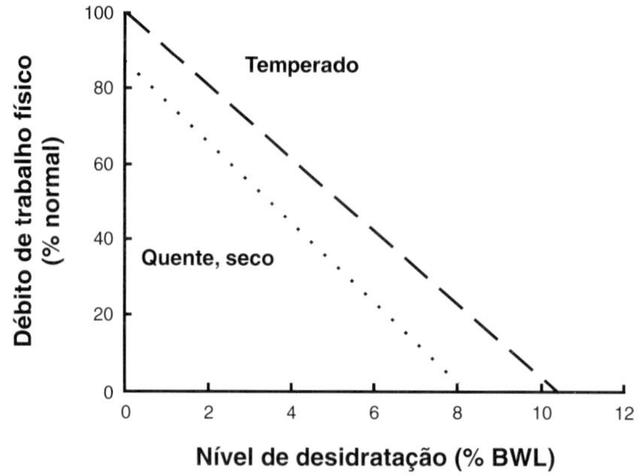

FIGURA 7-3 Efeitos da temperatura do ar e da desidratação sobre o desempenho de trabalho submáximo. (Modificado de Sawka MN, Young AJ. Physical exercise in hot and cold climates. Em: Garrett WE, Kirkendall DT, eds. Exercise and Sport Science. Philadelphia: Lippincott Williams & Wilkins, 2000: 385-400.)

essa observação incluem esforço cardiovascular aumentado e fatores psicológicos que independentemente ou em combinação diminuem a vontade de se exercitar (13). Quando a atividade física é esperada no calor, especialmente em um dia claro (carga solar) ou sob condições úmidas, são essenciais a redução da intensividade de exercício e FC alvo. O impacto da desidratação isolada sobre o teste de esforço e a prescrição de exercícios é discutido a seguir, juntamente com recomendações para reposição de líquido.

Populações Especiais

A tolerância ao calor em geral é reduzida em indivíduos mais velhos e o esforço cardiovascular é maior em virtude do condicionamento reduzido e da incapacidade de separar e regular o fluxo sangüíneo efetivamente (53). Enquanto ambientes quentes previsivelmente aumentam o esforço cardiovascular, conforme mensurado por modificações na FC, essas modificações não estão necessariamente associadas a resultados patológicos em pessoas com saúde cardiovascular comprometida. Respostas fisiológicas a 30 min de trabalho estático-dinâmico (escavação) foram comparadas em 10 homens com doença cardíaca isquêmica estável em ambientes quentes (29°C), temperados (24°C) e frios (-8°C) (54). Embora a FC estivesse mais alta durante tempo quente, nenhum paciente relatou angina e nenhuma modificação no segmento ST anormal foi observada durante qualquer ensaio. Semelhantemente, Sheldahl *et al.* (55) relataram FC mais alta sem isquemia miocárdica ou reduzida fração de ejeção em pacientes com doença cardíaca coronariana (DCC) (≥ 6 semanas pós-evento cardíaco) após 60 min de exercício de bicicleta em condições quentes (30°C) do que em condições temperadas (22°C). Embora essas observações fornecem *insight* válido para prescrição de exercícios, sempre que o nível de estresse ambiental determine a necessidade de precaução durante o exercício em populações saudáveis, devem também ser restringidos os exercícios em populações especiais.

Exposição a Temperaturas Ambientais Baixas

RESPOSTAS FISIOLÓGICAS HUMANAS AO FRIO

Os seres humanos, em geral, contam com estratégias comportamentais (p. ex., roupa, abrigo) para proteção ao frio. Quando a termorregulação comportamental proporciona proteção inadequada, as defesas fisiológicas para combater o frio são evocadas sob a forma de alterações na circulação periférica que reduzem a perda de calor e aumentam a produção de calor (56). A resposta inicial ao estresse de frio é a vasoconstrição periférica, para reduzir a perda de calor da parte profunda do corpo para a periferia. A próxima resposta principal envolve maior atividade musculoesquelética, ou o tremor, que aumenta a produção de calor metabólico (3-4 vezes o nível de repouso) (13). Essas respostas fisiológicas podem influenciar ou ser influenciadas pelas respostas fisiológicas ao exercício (13,57), que facilmente resultam em aumento de 10 vezes na produção de calor e podem efetivamente agir contra o estresse de frio moderado.

Uma variedade de fatores pode alterar a tolerância ao frio (56). O tamanho e a forma do corpo alteram a perda de calor para o ambiente. Para um determinado estresse de frio, pessoas menores (crianças e mulheres) precisam de uma produção de calor relativamente maior para manter o equilíbrio térmico em virtude de suas maiores proporções entre área de superfície e massa (58). Semelhantemente, pessoas mais baixas que pesam o mesmo que pessoas mais altas perdem menos calor, principalmente porque elas têm menos área de superfície exposta (braços, pernas e tronco mais curtos). A espessura de depósitos de gordura subcutâneos também é importante. Geralmente, a gordura subcutânea é um isolador eficaz, com quantidades maiores sendo negativamente relacionadas à queda na T_p ou T_c (56). As vantagens de maior quantidade de gordura subcutânea são aparentes para todos os tipos de exposição ao frio, mas particularmente imersão em água fria (58). A massa musculoesquelética é um outro fator importante porque ela pode gerar calor através de contração voluntária (exercício) ou involuntária (tremor). A perda de calor e de água através da respiração podem ser substanciais durante o exercício no frio. A maior parte da perda ocorre como evaporação para umidificar o ar frio muito seco que é inalado. As temperaturas das vias aéreas superiores podem cair substancialmente durante o exercício se ar extremamente frio for respirado, mas o trato respiratório inferior e as temperaturas corporais profundas não são afetados (59).

A maior parte da perda de calor corporal em ambientes frios ocorre através de mecanismos condutivos (K) e convectivos (C). Quando a temperatura ambiente é mais fria que a temperatura corporal, o gradiente térmico resultante favorece a perda de calor corporal. Embora a patofisiologia de lesão por frio não seja uma consideração principal deste capítulo, são necessários alguns comentários sobre prevenção de transtornos decorrentes do frio durante o exercício. Os transtornos do frio podem ser categorizados por lesões de frio não-congelantes (cãibras musculares, frieiras e imersão/mão ou pé de trincheira) ou congelantes (queimadura pelo frio e congelamento) e hipotermia de todo o corpo. Uma consideração principal na prevenção é a definição adequada do estresse do frio (*i. e.*, a temperatura ambiente particular e a velocidade do vento), bem como a presença de suor na pele ou na roupa. Para proteção máxima, a roupa deve ser em camadas e grossa e *deve* ser mantida seca. Para prevenir lesões por frio, o suporte de calor para a periferia deve ser aumentado. Aquecimento auxiliar das extremidades através de luvas e meias carregadas por bateria devem ajudar a manter temperaturas seguras. Bebidas alcoólicas produzem vasodilatação periférica e, portanto, promovem perda de calor, aumentando o risco de hipotermia (60). A aclimação gradual ao frio durante 2 a 3 semanas pode induzir mudanças periféricas que ajudam o indivíduo a resistir à lesão por frio local (56). Como os atletas raramente passam muito tempo ao ar livre e como o exercício aumenta a produção de calor, o risco de hipotermia de todo o corpo é mínimo, desde que o indivíduo não permaneça no frio estando molhado de suor ou molhado de chuva.

RESPOSTAS CARDIOVASCULARES E TERMORREGULATÓRIAS AO EXERCÍCIO NO FRIO

O resfriamento do corpo pode resultar em alterações sistêmicas acentuadas (56). A alteração mais aparente talvez seja a vasoconstrição periférica, que leva à redução na circulação local e perfusão reduzida em vários leitos vasculares, produzindo estase vascular e anoxia tecidual local. Há um aumento paradoxal inicial na FC, na ventilação pulmonar e na pressão arterial média. Contudo, à medida que a temperatura corporal profunda baixa, a FC, a ventilação e a pressão arterial (PA) caem. A ativação neuro-humoral leva à liberação dos hormônios pituitários anteriores e de catecolaminas para conservar o calor do corpo. Entretanto, além do exercício físico, a resposta reflexa principal para produção de calor aumentada envolve aumento do tônus muscular e tremor. Em certas circunstâncias, ocorrem oscilações periódicas na $\overline{T}_p$ refletindo mudanças transitórias no fluxo sangüíneo para capilares superficiais dos membros (vasodilatação induzida pelo frio) (61). Esse reflexo nervoso parece agir como um mecanismo primário para proteger o tecido periférico de lesão por congelamento ou para manter a destreza.

Estresse ao frio leve a moderado de natureza menos prolongada (~1 hora) é mais provavelmente encontrado pelo atleta do que o estresse por frio intenso prolongado. Até o estresse por frio menos intenso altera o desempenho cardiovascular e produz mudanças circulatórias que aumentam a necessidade de oxigênio pelo miocárdico, colocando dessa forma alguns indivíduos em risco adicional. Por exemplo, estresse por frio leve (15°C) durante repouso e exercício leve causa uma resistência periférica total constantemente mais alta (RPT), pressão arterial sistêmica mais alta e trabalho ventricular esquerdo maior em indivíduos com e sem a doença cardíaca coronariana DCC (62). Essa RPT mais alta ocorre na ausência de bradicardia reflexa e $\dot{Q}$ não é alterado pelo frio. A exposição da face a um estresse frio moderado (4°C) foi associada à bradicardia, resultando de um reflexo vagal através de estimulação do nervo trigêmeo (63). A estimulação do sistema nervoso simpático produz uma elevação na PA sistólica (PAS) e na PA diastólica (PAD). Assim, a exposição facial a ventos frios e a exposição de todo o corpo podem precipitar angina em um indivíduo com a doença cardíaca coronariana (DCC). O exercício apenas acentuaria esse risco, demandando mais aumentos no trabalho ventricular esquerdo e de oxigênio miocárdico.

ACLIMAÇÃO AO FRIO E HABITUAÇÃO ADAPTATIVA

Comparados com estresse de calor crônico, ajustes fisiológicos à exposição de frio crônica são menos pronunciados, mais lentos para se desenvolver e menos práticos em termos de alívio do esforço térmico e de prevenção à lesão por frio. Aclimatização ao frio ou aclimação deve ser diferenciada de adaptação ou de habituação. Aclimatização e aclimação são alterações funcionais estabelecidas durante dias ou semanas em resposta, respectivamente, a fatores ambientais naturais, complexos ou artificialmente controlados, em geral fatores ambientais simples (64). Em contraste, a adaptação sugere mudanças fisiológicas que se desenvolvem durante gerações e são geneticamente transmitidas para ajudar a promover a sobrevivência em ambientes hostis (64). A habituação ao estresse por frio parece estar mais associada à regulação do sistema nervoso. Ajustes fisiológicos durante a adaptação ou aclimação humana ao frio foram revisados em outra fonte (56).

Aclimação Humana e Habituação Adaptativa ao Frio

Adaptações termorregulatórias à exposição ao frio crônico são mais modestas e menos entendidas que a adaptação ao calor crônico (56). Enquanto a exposição ao calor crônico induz um padrão de ajustes completamente uniforme, a exposição ao frio crônico induz 3 padrões de adaptação diferentes. A habituação é caracterizada por respostas fisiológicas abruptas durante exposição ao frio. As adaptações metabólicas são caracterizadas por respostas termogênicas aumentadas e adaptações isolantes são caracterizadas por aumento da conservação do calor corporal (56).

Exposições breves, intermitentes, ao frio podem induzir habituação de respostas de tremor e vasoconstritoras, mesmo quando áreas de superfície corporal limitadas são expostas e perdas de calor de todo o corpo são provavelmente insignificantes (56). Ajustes fisiológicos mais pronunciados são observados apenas quando a exposição repetida ao frio causa perda de calor corporal importante, como é o caso de ajustes isolantes em resposta a exposições repetidas ao frio, que são muito pronunciados para serem compensados por produção de calor metabólico aumentado (*i. e.*, quando o frio causa uma queda importante na T_C) (56). A possibilidade de que uma capacidade termogênica aumentada possa se desenvolver em seres humanos em resposta ao frio crônico não pode ser desprezada. É tentador especular que o estímulo para esse padrão metabólico de adaptação ao frio seja a ocorrência de períodos prolongados em que perda de calor corporal importante é experimentada, mas sob condições em que a produção de calor corporal tenha aumentado suficientemente para prevenir um declínio importante na temperatura do corpo. Essa especulação não é injustificada, visto que o padrão metabólico de ajustes ao frio apenas foi registrado em estudos em que a aclimatização ou aclimação foi induzida por exposição a tais condições, *i. e.*, exposição prolongada ao ar moderadamente frio (56).

Influência da Vestimenta

A utilização de roupa apropriada deve ser reforçada quando se prescreve exercício no ar frio. A roupa deve ser grossa e com várias camadas, enquanto fornece ventilação adequada para manter-se seca. Todas as áreas do corpo (particularmente rosto, orelhas, pescoço, mãos e pés) devem ser cobertas adequadamente e mantidas quentes. Contudo, muitos esportes externos de inverno e atividades recreativas requerem que os participantes desconsiderem vestimentas isolantes pesadas em favor de roupas menos restritivas para liberdade de movimento. A necessidade de roupa isolante para aquecimento e conforto em ambientes frios é muito maior durante o repouso e atividade leve que durante atividade vigorosa (Fig. 7-4) (13). A solução é se vestir com múltiplas camadas de roupa que permitam isolamento que possa ser ajustado de acordo com o nível de atividade, de modo que o armazenamento de calor e a sudorese possam ser minimizados. Quando o exercício termina, qualquer acúmulo de suor na roupa irá comprometer seu valor isolante e facilitar a perda de calor por condução, convecção e evaporação. Pela mesma razão, chuva ou imersão acidental irão aumentar drasticamente esses efeitos através de absorção desproporcional de umidade e maior contato da área de superfície corporal com roupa molhada. A roupa adequada para o frio deve ser resistente ao vento, mas deve fornecer ventilação adequada para reduzir o acúmulo de suor. A proteção adequada da face e das extremidades pode ser de maior preocupação.

IMPACTO DO FRIO SOBRE O TESTE DE ESFORÇO E A PRESCRIÇÃO DE EXERCÍCIOS

Embora o exercício aumente a produção de calor metabólico, ele também facilita perda de calor por transferência de calor convectivo a partir do centro do corpo para a pele. Quando temperaturas ambientes baixas são combinadas com velocidades de vento consideráveis, as perdas de calor convectivo tornam-se aumentadas, especialmente quando a intensidade do exercício é reduzida por causa de fadiga, e o risco de hipotermia pode ocorrer em temperaturas ambientais de 10°C a 12°C ITGBU (50°F-54°F) (9,46). De fato, é mais comum ver colapso exaustivo em corredores de distância que sofrem de hipotermia que de hipertermia (65). A ACSM recomenda cancelar eventos de corrida em distância ao ar livre quando a temperatura do ar está abaixo de –20°C (–4°F) (46).

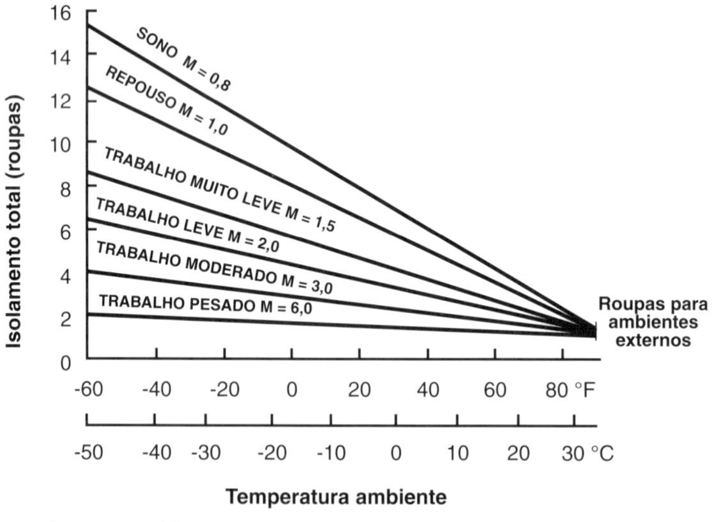

FIGURA 7-4 Isolamento total de roupas necessário para conforto térmico em várias temperaturas de ar e taxas metabólicas (M, METs). (Modificado de Swaka MN, Young AJ. Physical exercise in hot and cold climates. Em: Garrett WE, Kirkendall DT, eds. Exercise and Sport Science. Philadelphia: Lippincott Williams & Wilkins, 2000: 385-400.)

Enquanto nenhum índice de estresse ao frio simples integre todos os efeitos do ambiente sobre a perda de calor, o índice de resfriamento do vento (IRV) é amplamente aceito e usado (66). O índice de resfriamento do vento (IRV) estima a taxa de resfriamento ambiental decorrente dos efeitos combinados do vento e da temperatura do ar e é útil para orientar decisões sobre a realização ou cancelamento de atividades externas, embora existam algumas limitações (ver ref. 67 para revisão). A água tem uma capacidade térmica muito maior que o ar e o poder de resfriamento do ambiente é muito aumentado sob condições de frio/umidade. Assim, mesmo com temperaturas da água relativamente brandas, os nadadores e a população de rua que vagueia ao relento podem perder consideravelmente o calor corporal. Precauções especiais devem, portanto, ser tomadas para indivíduos em risco, especialmente os que usam a natação como uma forma de exercício. A natação em piscinas não-aquecidas ou inadequadamente aquecidas e no oceano (50% dos quais é < 20°C) deve ser abordada com extremo cuidado.

Desempenho no Exercício e Populações Especiais

Embora temperaturas extremamente frias possam afetar a função muscular e reduzir o desempenho no trabalho (57), o exercício sustentado, em geral, resulta em adequada produção de calor e manutenção da temperatura muscular. A estimulação de receptores cutâneos de frio pode, contudo, elevar a RPT, a pressão arterial, a contratilidade miocárdica e o trabalho cardíaco durante o repouso ou o exercício (62,68,69). Essas respostas alteradas foram observadas mesmo durante estresse ao frio muito brando (~15°C) (62). Mesmo a exposição facial localizada ao frio moderado (4°C) foi associada à bradicardia reflexa vagalmente mediada e PAS e PAD simpaticamente aumentadas (63). Assim, a sobrecarga localizada e corporal total provocada pelo frio pode diminuir o limiar e provocar um ataque de angina de peito em indivíduos com DCC por causa do aumento na RPT e na pressão arterial e do aumento conseqüente de demandas de oxigênio miocárdico. Não há evidência de que a vasoconstrição coronariana por si só contribua para o desenvolvimento de hipoxia miocárdica durante o estresse ao frio. Durante a exposição ao frio, o exercício pode aumentar mais o trabalho do coração através de solicitações adicionais de oxigênio miocárdico. Assim, um indivíduo com DCC está em maior risco em virtude de capacidade de reserva miocárdica muito menos funcional. A importância dessas observações para prescrição de exercícios no tempo frio é apenas preventiva para populações comprometidas, mas de baixo risco. Embora a informação seja limitada, um estudo de pacientes de baixo risco com doença cardíaca isquêmica estável registrou respostas de PAS e PAD mais altas aos 30 min de exercício estático-dinâmico em um ambiente frio (-8°C) em comparação com a mesma atividade em ambientes mais quentes (24°C-29°C) (54). Esse achado é consistente com RPT maior e trabalho ventricular esquerdo potencialmente maior, mas nenhuma modificação adversa no segmento ST (ou qualquer outra sintomatologia de ECG) foi observada.

Um teste de rastreamento para sensibilidade individual ao frio pode se tornar necessário se houver suspeita que um alto risco individual será exposto ao estresse e mesmo ao frio moderado (~15°C ou menos). O teste de vasoconstrição ao frio, que foi designado para detectar pessoas que eram potencialmente hipertensas, pode ser usado de maneira eficaz para classificar indivíduos com relação à reatividade a um estímulo frio (70,71).

Durante imersão da mão na água fria, a atividade simpática pode ser graduada pela elevação na PAS e na PAD, elevação da FC e grau de vasoconstrição sistêmica, conforme implicado pela redução na Tp da mão imersa. Reatividade extrema iria contra-indicar o exercício no frio para aqueles com sinais de DCC. Como um aviso adicional, a respiração ao ar frio a longo prazo também pode aumentar a passagem de secreções respiratórias e diminuir o *clearance* mucociliar (72), produzindo potencialmente congestão de via aérea, comprometendo a mecânica pulmonar e aumentando a dificuldade de qualquer exercício dado.

Exposição à Altitude Terrestre

ADAPTAÇÕES FISIOLÓGICAS EM CURTO E LONGO PRAZOS À EXPOSIÇÃO A ALTITUDES

Exposição Aguda e Subaguda à Altitude Elevada

A adaptação mais proeminente à exposição aguda à altitude é um aumento da ventilação pulmonar ($\dot{V}_E$) em qualquer $\dot{V}O_2$ de um dado exercício (73,74). A hiperpnéia resulta em um maior índice de troca respiratória (R), refletindo em maior eliminação de CO_2 pelos pulmões e uma elevação associada no pH do sangue (73). Em contraste com uma exposição em longo prazo à altitude, $\dot{Q}$ aumentado é observado durante os primeiros dias em altitude e é atribuído principalmente a uma FC mais alta (74-76). Essas alterações cardiopulmonares são, em parte, uma tentativa de aumentar o transporte e a oferta de oxigênio e dessa forma ajudar a compensar a pressão de oxigênio mais baixa. Contudo, esses mecanismos compensatórios não são adequados, e o desempenho no exercício em geral é bastante limitado com relação aos outros 2 estágios adaptativos. Outros fatores relacionados com alterações do desempenho são alcalose descompensada, função endócrina alterada, mudanças nos fluidos corporais e função metabólica prejudicada (73). Durante a exposição em curto prazo, a doença das altitudes pode se desenvolver com sintomas como dor de cabeça, letargia, sonolência, fadiga, distúrbios do sono, perda de apetite, distúrbios digestivos e, menos freqüentemente, náusea e vômito (75,77). Um distúrbio mais sério, mas raro, é edema pulmonar de grande altitude, associado com acúmulo de líquido nos pulmões (75,77).

As modificações funcionais observadas durante exposição subaguda à altitude também são transitórias (74). O estágio subagudo é associado a adaptações que aumentam a capacidade do sangue de carregar oxigênio. O conteúdo de oxigênio arterial é restaurado (hematócrito aumentado) em valores próximos aos do nível do mar secundariamente a uma diminuição do volume plasmático (73-76,78,79). Embora essa hemoconcentração possa aumentar o conteúdo de oxigênio no sangue, essas alterações também estão associadas a pequenas diminuições no fluxo sangüíneo convectivo secundárias ao aumento da viscosidade sangüínea (73,75,76). A segunda maior mudança vista envolve $\dot{Q}$ submáximo e máximo diminuídos, atribuídos a uma redução no VE (74), provavelmente como um resultado de volume plasmático diminuído e enchimento ventricular comprometido (80). Um aumento mais transitório no $\dot{V}_E$ (principalmente em intensidades de exercício mais pesadas) é visto durante esse estágio adaptativo e é chamado de *aclimatização ventilatória* (73,76,79). Em um $\dot{V}O_2$ constante, $\dot{V}_E$ em altitude pode aumentar cerca de 100%.

Exposição em Longo Prazo a Grandes Altitudes

Embora as alterações funcionais observadas durante exposição em longo prazo (2-3 semanas) sejam semelhantes àquelas observadas durante adaptação subaguda, Hannon e Vogel afirmam que essas alterações funcionais diferem em 4 aspectos principais (74). Adaptações em longo prazo à altitude se desenvolvem mais lentamente, não são transitórias, provavelmente estão associadas a todos os componentes sistêmicos e produzem capacidades sistêmicas funcionais que excedem aquelas observadas na adaptação subaguda (74).

Apesar de iniciados durante o estágio adaptativo agudo, os efeitos de eritropoiese aumentada tornam-se mais pronunciados durante o estágio crônico (78). Com o aumento do conteúdo de hemoglobina, o maior número de glóbulos vermelhos circulantes diminui o fluxo sangüíneo e aumenta a viscosidade. Assim, o trabalho cardíaco pode estar aumentado em qualquer $\dot{Q}$ determinado (73). Mudanças bioquímicas e histológicas tornam-se tornam mais aparentes após exposição em longo prazo, o que pode facilitar o aumento da condutância ou o transporte de oxigênio ou ambos. Por exemplo, em comparação com os outros 2 estágios adaptativos, há uma densidade capilar mais pronunciada, um conteúdo de mioglobina aumentado nos músculos esqueléticos e outras modificações de atividade enzimática que podem facilitar o transporte de oxigênio após exposição em longo prazo à hipoxia (81). Essas alterações funcionais requerem períodos de tempo diferentes para completa adaptação a longo prazo e podem necessitar de períodos de tempo significativamente mais longos, quando são consideradas respostas ao exercício (74).

IMPACTO DA ALTITUDE SOBRE O TESTE DE ESFORÇO E A PRESCRIÇÃO DE EXERCÍCIOS

Desempenho Máximo no Exercício

Muitos estudos mostram uma redução progressiva no $\dot{V}O_{2máx}$ com o aumento da altitude. Fulco *et al.* (82) registraram essa relação para altitudes a partir de 580 até 8.848 m; uma versão levemente modificada está ilustrada na Figura 7-5. A linha de regressão na Figura 7-5 prediz um declínio de 5% a 10% no $\dot{V}O_{2máx}$ para cada 1.000 m de ascensão (76), embora exista ampla variabilidade por causa dos múltiplos fatores e reduções desproporcionalmente maiores podem ser observadas acima de 6.300 m (82). Reduções menores (1%-7%) no $\dot{V}O_{2máx}$ são registradas em atletas bem-condicionados, começando em 350 até 580 m (82,83). O decréscimo no $\dot{V}O_{2máx}$ é maior para homens altamente condicionados que para homens menos condicionados, presumivelmente pelas limitações inerentes à troca de gases pulmonares (incompatibilidade $\dot{V}_A/\dot{Q}$; $\dot{V}_A$ – ventilação alveolar) exacerbadas por hipoxia (82). Essa hipótese é consistente com a incompatibilidade $\dot{V}_A/\dot{Q}$ e saturação de oxigênio arterial reduzida (%SaO_2) observadas em atletas com valores de elite $\dot{V}O_{2máx}$ (84,85). Embora o $\dot{V}O_{2máx}$ registrado ao nível do mar (86) seja um mau preditor do declínio de $\dot{V}O_{2máx}$ em altitudes (4.300 m), isso provavelmente é explicado pelo fato de que apenas sujeitos com valores subelite de $\dot{V}O_{2máx}$ foram estudados. Esses dados ilustram que o declínio no $\dot{V}O_{2máx}$ em 4.300 m normalmente é distribuído em uma amplitude de capacidades de condicionamento geralmente encontradas

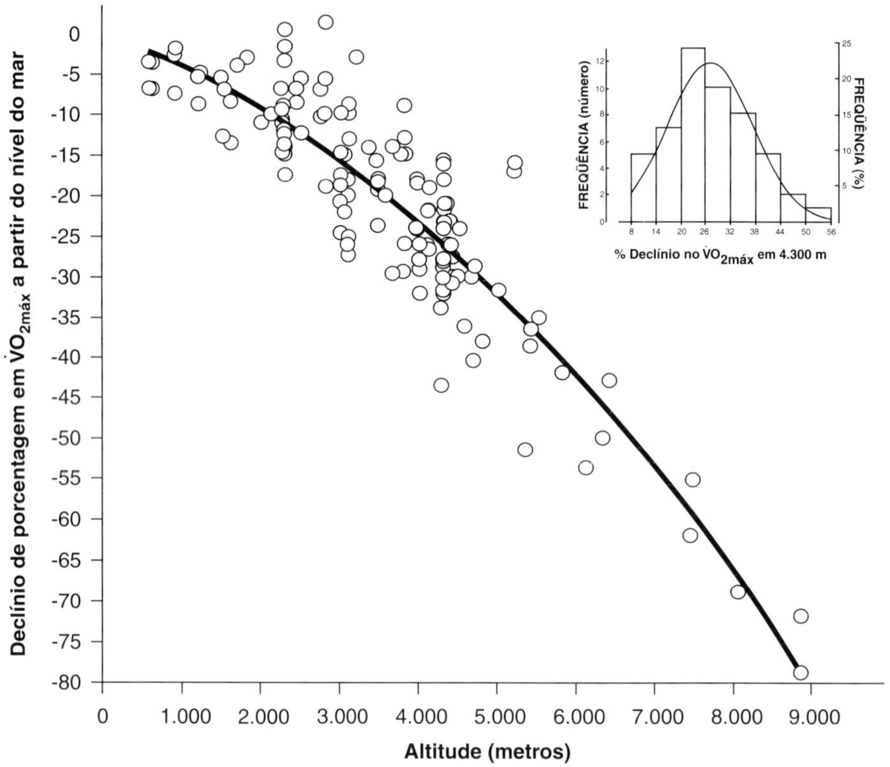

FIGURA 7-5 Efeitos da pressão parcial de oxigênio reduzida em altitude sobre captação máxima de oxigênio ($\dot{V}O_{2máx}$) quando expressa como uma porcentagem de $\dot{V}O_{2máx}$ ao nível do mar. (Modificado de Fulco CS, Rock PB, Cymerman A. Maximal and submaximal exercise performance at altitude. Aviat Space Environ Med 1998; 69: 793-801.) *Inset:* Distribution of decrement in percentage $\dot{V}O_{2máx}$ at 4300 m (Modificada de Young AJ, Cymerman A, Burse RL. The influence of cardiorespiratory fitness on the decrement in maximal aerobic power at high altitude. Eur J Appl Physiol 1985; 54: 12-15.)

na área dos testes de esforço (36-60 mL · kg^{-1} · min^{-1}) (86). Qualquer diminuição no $\dot{V}O_{2máx}$ irá persistir em uma determinada altitude, contanto que o nível de condicionamento físico cardiorrespiratório não seja alterado. Após o retorno de maior altitude, o $\dot{V}O_{2máx}$ retorna ao valor do nível do mar desde que a massa muscular seja mantida (87).

A maior redução no $\dot{V}O_{2máx}$ em geral ocorre durante os primeiros dias de exposição à altitude, com um aumento pequeno, mas significativo, observado com permanência prolongada (76,81). A redução precoce em geral é atribuída ao conteúdo de oxigênio arterial mais baixo e à diminuição persistente de uma redução no $\dot{Q}_{máx}$ (81,88). $\dot{Q}_{máx}$ reduzido resulta de uma diminuição no VE combinado com menor FC máxima (89). A manutenção do volume plasmático em altitudes pode manter a pressão de enchimento ventricular e prevenir uma diminuição no VE (90,91). Tônus vagal aumentado (90,92) e diminuição da sensibilidade dos β-receptores cardíacos (81,93) foram implicados na diminuição da FC máxima. As reduções no $\dot{V}O_{2máx}$ e no $\dot{Q}_{máx}$ em 4.300 m não são iguais (94), sugerindo o envolvimento de fatores como mudanças ventilatórias, hemodinâmicas e metabólicas que em conjunto diminuem o $\dot{V}O_{2máx}$. Revisões das adaptações cardiovasculares e periféricas ao exercício em altitude elevada são encontradas em outras fontes (76,81).

Desempenho no Exercício Submáximo

Para qualquer produção de potência (PP) dada ao nível do mar, o $\dot{V}O_2$ é similar em altitudes (95). Mas como o desempenho no exercício submáximo está extreitamente ligado a um $\dot{V}O_{2máx}$, qualquer débito de energia corresponde a uma intensidade de exercício relativamente maior em altitudes. Portanto, à mesma produção de potência absoluta ao nível do mar, o desempenho no exercício submáximo é reduzido em altitudes elevadas. Para eventos que duram 20 a 30 min e 2 a 3 horas ao nível do mar, Fulco *et al.* (82) relatam que desempenhos absolutos em 2.000 m de altitude seriam prejudicados em 5% e 10% a 15%, respectivamente, *i. e.*, decréscimos no desempenho são proporcionais à altitude e à duração de exercício (82). As limitações são mais profundas para exposição à altitude em curto e longo prazos (96). Enquanto as limitações impostas pelo sistema cardiovascular alteram primariamente as respostas de exercício máximo em altitude, diferenças na taxa de uso de reservas de glicogênio e no metabolismo anaeróbico influenciam respostas de exercício submáximo durante exposição à altitude em curto e longo prazos (81). As alterações fisiológicas em altitude que ajudam a melhorar a oferta de oxigênio aos tecidos quando a disponibilidade de oxigênio está reduzida podem ser classificadas em 3 estágios separados: adaptação aguda, subaguda e crônica. A adaptação aguda ocorre durante as primeiras 72 horas de exposição; adaptações subagudas são observadas durante os 10 a 11 dias seguintes; e adaptações crônicas são observadas após 2 semanas de exposição. Embora as adaptações sejam apresentadas como 3 estágios distintos, elas realmente representam um *continuum* de mudança com sobreposição individual e variabilidade consideráveis.

O desempenho nos exercícios submáximos e máximos é reduzido em altitude (2.000-5.000 m) e uma prescrição de exercícios deve ser ajustada adequadamente. Níveis de exercício absoluto devem ser reduzidos 5% a 10% para cada 1.000 m de ascensão acima do nível do mar, se o exercício tiver que ser realizado na mesma intensidade relativa (81). A partir da utilização das informações da Figura 7-5, muitos indivíduos podem ajustar o exercício apropriadamente quando a prescrição é baseada na intensidade de exercício relativo.

Populações Especiais

Grover afirma que, uma vez que as pessoas com doença cardiovascular reconheçam suas limitações e mantenham a intensidade de exercício dentro desses limites, o desempenho cardíaco não será comprometido (75). De acordo com Levine *et al.* (97), mais de 5 milhões de pessoas acima dos 60 anos de idade visitam altitudes elevadas anualmente. Como uma população mais idosa tem risco aumentado para doença cardiovascular, o interesse na resposta do idoso à hipoxia hipobárica tem crescido. As respostas clínicas de 97 homens e mulheres mais velhos (59-83 anos) foram estudadas durante 5 dias em altitude moderada (2.500 m). Embora a doença cardíaca coronariana (DCC) estivesse presente em 20% dos pacientes, nenhum sinal ou sintoma adverso foi observado durante atividade casual (98). Portanto, pessoas com doença cardiovascular assintomática podem seguramente visitar altitudes moderadas. Levine *et al.* (97) estudaram a resposta ao exercício em 20 veteranos (idade média, 68 anos) ao nível do mar, 2.500 m (agudo) e 2.500 m (crônico, 5 dias). O duplo produto (FC × PAS) que produziu 1 mm de depressão do segmento ST foi 5% inferior em 2.500 m (*versus* nível do mar), mas estabilizou após 5 dias em altitude (97). Eles concluíram que *(a)* o desempenho em altitude foi previsto com base no desempenho ao nível do mar e *(b)* aqueles com doença cardíaca coronariana (DCC) devem inicialmente limitar a atividade e permitir vários dias para se aclimatizar à altitude (97). Um estudo dos efeitos de altitude moderada sobre pacientes com doença cardíaca coronariana (DCC) e função ventricular esquerda prejudicada verificou que o exercício em 2.500 m foi terminado mais freqüentemente em virtude de dispnéia do que ocorria ao nível do mar, mas foi por outro lado bem tolerado e sem nenhum evento adverso (99).

Em contraste, a exposição à altitude elevada coloca maiores demandas sobre o ventrículo direito do coração, resultando em trabalho cardíaco total aumentado (*i. e.*, fluxo sangüíneo coronariano maior), principalmente durante o exercício (100). Alguns autores relatam distúrbios de ECG durante o exercício, como batimentos ectópicos atriais e ventriculares e intervalo QT prolongado, bem como onda T disfásica, invertida ou plana e segmento ST mais baixo em indivíduos não-adaptados em altitudes de 3.000 a 5.000 m (101). Esses resultados podem ter sido confundidos pela adição de estresse pelo frio. Se essas respostas são particularmente importantes e potencialmente perigosas para pessoas com doença cardíaca coronariana, isso pode depender da altitude estudada, bem como da seriedade e estabilidade da condição cardiovascular. Pelo menos, pessoas com doença avançada ou instável devem *(a)* limitar as suas permanências a altitudes baixas-moderadas próximas de facilidades adequadas para cuidado cardiovascular, *(b)* ascender lentamente para a altitude, e *(c)* limitar a atividade para abaixo das intensidades limitadas pelo surgimento de sintomas, ao nível do mar (102).

Exposição a Poluentes Atmosféricos

Pouco se sabe sobre os efeitos de agentes simples ou combinações de poluentes do ar atmosférico sobre o desempenho submáximo ou máximo no exercício. Menos ainda se sabe sobre os níveis de concentração particulares e as durações da exposição crítica aos poluentes do ar necessárias para a diminuição no desempenho no exercício. Dos poluentes do ar, apenas o monóxido de carbono (CO) foi avaliado com rigor com relação às respostas cardiovasculares ao exercício. Em indivíduos saudáveis, o CO não altera as respostas submáximas ao exercício, porém reduz ligeiramente o desempenho máximo. Indivíduos com comprometimentos cardiovasculares mostram diminuições marcadas no tempo de exercício submáximo para início da angina enquanto respiram CO (Quadro 7-1).

Entre os demais poluentes do ar avaliados, os fotoquímicos oxidantes de ozônio (O_3), dióxido de nitrogênio (NO_2) e nitrato de peroxiacetil (PAN) e óxidos sulfúricos, representados pelo dióxido sulfúrico (SO_2) e PANCO, não possuem efeito cardiovascular demonstrável durante o exercício submáximo em indivíduos saudáveis. Contudo, existem efeitos questionáveis, em indivíduos saudáveis durante o exercício submáximo e em pacientes com doença cardíaca coronariana (DCC) durante o exercício submáximo. O Quadro 7-1 resume os efeitos dos poluentes do ar sobre o desempenho no exercício em indivíduos saudáveis com problemas cardiovasculares. O leitor é direcionado para informações adicionais através de Raven (103), Gong e Krishnareddy (104) e Carlisle e Sharp (105).

QUADRO 7-1 EFEITOS DOS POLUENTES DO AR SOBRE O DESEMPENHO DE INDIVÍDUOS NORMAIS E COM DISTÚRBIOS CARDIOVASCULARES/PULMONARES NOS EXERCÍCIOS

Grupo de Sujeitos *Poluente do ar* *• Intensidade de Exercício*	**Decréscimo no Desempenho**	*Sem Efeito*	*Referências Selecionadas*
População normal			
CO			
• Submáximo		X	106, 107
• Máximo	X		109, 110
O_3			
• Submáximo		X	111, 112
• Máximo	?		114, 115
NO_2			
• Submáximo		X	103, 117
• Máximo	?		103
PAN			
• Submáximo		X	106, 116
• Máximo	?		103, 108
PANCO			
• Submáximo		X	106, 116
• Máximo	?		103, 108
SO_2			
• Submáximo	?		103
• Máximo	?		103
População com comprometimento cardiovascular/pulmonar[a]			
CO	X		120, 122
O_3	X[b]		103, 123, 124, 125
NO_2	?		103
PAN	?		103, 108
PANCO	?		103, 108
SO_2	?		103

[a]Denota apenas efeitos de exercício submáximo.
[b]Aplica-se apenas a populações com comprometimentos pulmonares (DPOC e asma).

IMPACTO DA QUALIDADE ADVERSA DO AR SOBRE O TESTE DE ESFORÇO E A PRESCRIÇÃO DE EXERCÍCIOS

Indivíduos Saudáveis

O CO prejudica a função cardiovascular durante o exercício ao combinar-se com a hemoglobina (COHb) para impedir o transporte de oxigênio. Um prejuízo mínimo da função cardiorrespiratória e nenhuma grande diminuição no desempenho foram observados em indivíduos saudáveis em níveis de COHb abaixo de 15% em intensidades submáximas do exercício de 35% a 60% de $\dot{V}O_{2máx}$ de curta ou longa duração. A freqüência cardíaca (FC), contudo, aumentou significativamente, e adicional sofrimento respiratório foi observado em ~70% $\dot{V}O_{2máx}$ (106,107). Em contraste, o $\dot{V}O_{2máx}$ estava inversamente relacionado com a concentração de CO (107-110). O nível crítico no qual o COHb influencia significativamente o $\dot{V}O_{2máx}$ é verdadeiramente 4,3%, mas mesmo níveis inferiores (2,7%) estiveram associados a diminuições significativas no tempo máximo de exercício (108-110).

Os oxidantes fotoquímicos parecem provocar disfunção do trato respiratório e do pulmão, com efeitos questionáveis sobre o sistema cardiovascular durante o exercício (103). Destes, o O_3 foi estudado com mais detalhes. Durante o exercício submáximo (40%-70% $\dot{V}O_{2máx}$) após ou durante a exposição a 0,37, 0,50 ou 0,75 ppm O_3, nenhumas alterações significativas na $\dot{V}O_2$ submáxima, FC ou $\dot{V}_E$ foram reportadas (111, 112). Contudo, outras medidas de função pulmonar, foram um tanto quanto alteradas (112). Nenhuma diferença significativa na função pulmonar foi reportada entre o exercício contínuo e o submáximo (0,330 ppm O_3) quando a dosagem efetiva total foi a mesma (113). As observações limitadas a respeito de uma diminuição verdadeira no $\dot{V}O_{2máx}$ com exposição ao O_3 são discutíveis. Alguns autores relatam modificação na capacidade de exercitar-se ou no $\dot{V}O_{2máx}$ enquanto se respira ar filtrado (AF) ou 0,15 ou 0,30 ppm O_3 e outros mostram um $\dot{V}O_{2máx}$ 11% inferior durante a exposição à 0,775 ppm de O_3 do que durante a exposição ao ar filtrado (AF) (114,115). Desse modo, o nível crítico de concentração para a redução do desempenho é questionável, particularmente durante o exercício máximo. Raven sugere que as diminuições no desempenho do exercício podem ser previstas como uma função da $\dot{V}_E$ e do tempo de exposição (103).

Dos outros oxidantes, PAN e PANCO foram avaliados durante o estresse de exercício (106,108,116). Durante o exercício submáximo (35% do $\dot{V}O_{2máx}$) com duração de 3 horas enquanto se respira 0,24 ppm PAN ou PANCO (50 ppm; COHb, 4%-6%), nenhuma modificação importante na função cardiorrespiratória foi observada em pacientes mais jovens (18-30 anos) ou mais velhos (40-55 anos) (106,116). A capacidade vital forçada foi reduzida em 4% a 7% nos pacientes mais jovens com PAN, mas a importância é questionável. Nenhuma redução importante no $\dot{V}O_{2máx}$ foi registrada enquanto se respirava essas mesmas concentrações de PAN ou PANCO (108,110). Parece prematuro concluir que PAN ou PANCO não tenham efeitos adversos sobre o desempenho no exercício, principalmente em níveis máximos. A concentração de PAN (0,24 ppm) nesses poucos experimentos podia estar no nível limiar ou abaixo do limiar necessário para efeitos fisiológicos demonstráveis.

Cada vez se sabe menos sobre os efeitos de um outro oxidante (NO_2) e de óxidos de enxofre, como o SO_2, com relação ao exercício. Níveis de concentração de 0,62 ppm de NO_2 foram avaliados após 2 horas de exposição a 40% de $\dot{V}O_{2máx}$ sem alterações importantes na função cardiorrespiratória (117). Nenhuma modificação importante foi encontrada na função pulmonar de atletas do sexo masculino em 50% de $\dot{V}O_{2máx}$ durante 30 min de exercício (0,18 e 0,30 ppm de NO_2) (118). Em intensidade baixa de exercício submáximo (apenas o dobro do $\dot{V}_E$ em repouso), a exposição a 0,37 ppm de SO_2 puro não muda a função ventilatória após 2 horas de exposição ao exercício intermitente (119). Respostas ao exercício máximo para esses 2 poluentes não foram registradas. Um efeito sinergístico entre SO_2 e O_3 foi descrito quanto a maior redução na função ventilatória durante o exercício, levantando a questão de possível sinergismo entre outros poluentes (119). Há pouca informação quanto às respostas à exposição em longo prazo ou prolongada (> 4 horas) para esses poluentes em várias concentrações durante o exercício.

Populações Especiais

Dos poluentes, apenas CO foi diretamente avaliado durante o exercício em indivíduos cardiovascularmente prejudicados. Foi sugerido que há uma relação entre CO e desenvolvimento avançado de DCC e que CO em presença de DCC importante incite infarto do miocárdio, angina de peito ou morte súbita. Em um estudo de 10 pacientes com DCC, a exposição ao tráfego pesado em auto-estrada por 90 min aumentou o COHb para uma média de 5,08%, causando uma diminuição no tempo de exercício para início de angina e reduções importantes na PAS e na FC no início de angina (120). Depressões do segmento ST isquêmico foram observadas em 3 de 10 pacientes enquanto respiravam ar na auto-estrada, em comparação com nenhuma anormalidade durante a direção na auto-estrada enquanto respiravam ar comprimido, purificado. Em 2 estudos, cada um com 10 pacientes envolvidos com angina documental, o tempo de início de angina durante o exercício foi determinado enquanto se respirava 50 ppm de CO (COHb, 2,7%) por 2 horas ou 50 ppm de CO (COHb, 2,9%) e 100 ppm de CO (COHb, 4,5%) por 4 horas (121,122). Durante os 2 estudos na concentração de CO, os tempos médios de exercício para início de angina foram mais baixos que os valores enquanto se respirava ar purificado, comprimido. A duração de angina foi significativamente prolongada após se respirar 100 ppm de CO, mas não após se respirar 50 ppm de CO (121). Em geral, depressões do segmento ST mais profundas e mais prolongadas foram observadas após se respirar CO (121). Dessa forma, pacientes com DCC têm risco importante durante o exercício em níveis baixos de COHb (2,5-3,0%). Raven conclui que "o paciente com comprometimento cardíaco que realiza exercícios será submetido a maior risco de incorrer em eventos coronarianos adicionais se os níveis ambientais de CO no ar inspirado forem capazes de causar uma elevação dos níveis de COHb no sangue acima de 1,5% a 2,0%" (103).

Pode-se esperar que indivíduos com distúrbios cardiovasculares ou pulmonares estariam em risco durante o exercício quando expostos a oxidantes e óxidos de enxofre em virtude de suas limitadas capacidades de reserva pulmonar ou cardiovascular. Contudo, os pacientes com DCC expostos a 0,20 ou 0,30 ppm de O_3 durante 40 min de exercício na esteira não foram mais suscetíveis à toxicidade de ozônio que pessoas clinicamente normais (123). Em comparação, pessoas que realizam exercício leve com doença pulmonar obstrutiva crônica (DPOC) documentada, expostas a 0,24 ppm de O_3 ou com asma documentada expostas a 0,16 ppm de O_3, demonstraram disfunção pulmonar importante (124,125).

O desempenho de exercício submáximo de pessoas sem distúrbios cardiovasculares não parece estar comprometido dentro dos limites de determinados níveis de concentração avaliados para os diferentes poluentes de ar. No exercício máximo ou perto do máximo, o desempenho não parece limitado para essas mesmas pessoas quando expostas aos mesmos poluentes. Em comparação, indivíduos com sistemas cardiovasculares prejudicados estão em risco maior durante exercício submáximo e exposição ao CO; hipoxia tecidual e isquemia do miocárdio podem resultar em ligação de CO à hemoglobina. Evidência é limitada quanto aos efeitos adversos dos oxidantes e dos óxidos de enxofre sobre o sistema cardiovascular desses indivíduos comprometidos durante o exercício. Os oxidantes (O_3, NO_2 e PAN) e os óxidos de enxofre, que aumentam a resistência das vias aéreas em razão de broncoconstrição reflexa, colocam os indivíduos com distúrbios dos tratos respiratório e pulmonar, como DPOC e asma, em risco particular durante o exercício. Obviamente, indivíduos com distúrbios dos sistemas cardiovascular e respiratório estão em risco maior durante o exercício, quando expostos a esses poluentes.

Muitos estudos sobre o desempenho no exercício e poluentes do ar envolvem exposição em curto prazo para determinados poluentes. Pouco se sabe sobre exposição em longo prazo à qualidade adversa de ar e o impacto sobre o desempenho no exercício. Para muitos poluentes do ar (p. ex., CO), são necessárias de 8 a 12 horas ou mais para se alcançar um estado de equilíbrio entre a concentração inspirada e o nível dentro do corpo (121). Dessa forma, a carga cardiovascular ou pulmonar deve ser ainda maior durante o exercício após exposição prolongada à qualidade adversa de ar. O possível sinergismo entre vários poluentes (em termos de sofrimento cardiorrespiratório pela exposição aguda ou prolongada) não foi avaliado durante o exercício e pode sobrecarregar mais as reservas cardíacas ou pulmonares. Por conta das muitas questões não respondidas quanto à qualidade adversa de ar e àqueles especificamente em risco durante o exercício, os profissionais que prescrevem/conduzem programas de exercício devem agir conservadoramente quando esse estresse ambiental é considerado (103).

Os padrões de concentração primários atuais do governo dos EUA para esses poluentes comuns do ar atmosférico são 9 ppm/8 horas e 35 ppm/1 hora de exposição ao CO; 0,12 ppm/1hora de exposição ao O_3; 0,05 ppm/1 ano de exposição ao NO_2; 0,14 ppm/24 horas de exposição ao SO_2 e 150 $\mu g/m^3$/24 horas de exposição à matéria particulada (104). O exercício não deve ser feito ao ar livre por aqueles com distúrbios cardiovasculares ou respiratórios, quando esses níveis de alerta primário de qualidade adversa de ar forem registrados (103). Como uma precaução geral para áreas urbanas muito industrializadas ou densamente populosas, as prescrições de exercícios para indivíduos comprometidos devem concentrar-se em exercícios realizados em ambientes fechados.

Exposição a Vários Interestressores

Dos vários estressores ambientais discutidos neste capítulo, somente as respostas fisiológicas durante o exercício com os efeitos combinados do calor ambiental e qualidade adversa do ar, os efeitos combinados da hipoxia (grande altitude) e qualidade adversa do ar, e os efeitos combinados do frio ambiental e grande altitude foram relatados. Os efeitos combinados do estresse por calor e poluentes do ar (especificamente CO, O_3, PAN e PANCO) foram avaliados. Apenas o O_3, contudo, foi sistematicamente estudado em uma variedade de temperaturas ambientais. Todos os poluentes (exceto para uma série de experimentos nos quais as respostas máximas do exercício a CO, PAN e PANCO foram avaliadas) foram estudados somente em intensidades baixas de exercício (35%-40% da $\dot{V}O_{2máx}$) no calor. Os efeitos combinados de grande altitude e CO foram reportados em indivíduos cardiovascularmente comprometidos e foram estudados os efeitos combinados do O_3 em alpinistas adultos no Monte Washington. Muitas informações sobre as temperaturas frias e a altitude resultam da predominância dessas temperaturas mais frias em montanhas altas em vez do projeto do experimento propriamente dito. Geralmente, as respostas fisiológicas durante o exercício ao frio e a altitude foram avaliadas a partir de breves exposições aos extremos para essas 2 condições. Até agora, poucos estudos avaliaram os efeitos de qualquer um desses interestressores sobre os indivíduos com distúrbios cardiovasculares ou respiratórios específicos.

CALOR AMBIENTAL, HIPOXIA (GRANDES ALTITUDES) E QUALIDADE DO AR ADVERSA

Como é alto o nível de muitos poluentes do ar durante períodos de estagnação do ar e é muitas vezes acompanhado pela T_a elevada, os indivíduos com um sistema cardiovascular ou respiratório prejudicado correm até um risco maior. O desempenho no exercício submáximo (40% de $\dot{V}O_{2máx}$) durante a exposição a O_3 (0,50 ppm) foi avaliada em diferentes condições ambientais (25°C, 45% unidade relativa; 31°C, 85% unidade relativa; 35°C, 40% unidade relativa; e 40°C, 50 unidade relativa). Havia uma tendência em direção a maior prejuízo na função pulmonar durante a exposição combinada a O_3 e estresse térmico (111). Diminuições da função pulmonar após a exposição ao ozônio e calor foram maiores imediatamente após o exercício. Reduções na capacidade vital e ventilação voluntária máxima foram significativas durante a mais extrema exposição ao calor (40°C, 50% unidade relativa); o $\dot{V}_E$ do exercício foi mais alta nesta T_a (mais o ozônio). Como o calor e a exposição ao O_3 não estavam relacionados às reduções adicionais em quaisquer variáveis de fluxo comparadas com o O_3 isoladamente, outro(s) mecanismo(s) desconhecido(s) além da broncoconstrição provavelmente estão relacionados às diminuições na função pulmonar durante a exposição aos estresses combinados.

Embora outros poluentes do ar (CO, PAN e PANCO) tenham sido avaliados durante o estresse térmico no exercício, as condições ambientais estavam limitadas a 30% rh a 25°C e 35°C (106,108,110,116) durante as intensidades de exercício máxima e submáxima (35% de $\dot{V}O_{2máx}$). O $\dot{V}O_{2máx}$ não foi alterado durante a exposição a CO, PAN ou PANCO a 35°C. Enquanto se respira ar filtrado, a exposição a 35°C reduziu o $\dot{V}O_{2máx}$ (~4%) mais do que a exposição a 1 poluente simples ou os 2 em conjunto a

25°C. Embora nenhuma modificação significativa nas respostas fisiológicas fosse reportada enquanto se respira CO, PAN ou PANCO a 35°C durante o exercício submáximo, as queixas subjetivas foram maiores, particularmente para PAN e PANCO. Drinkwater *et al.* especularam que a combinação de CO e estresse térmico é importante nos distúrbios respiratórios mais pronunciados observados nessa temperatura elevada (108).

Como estes 2 agentes estressores (calor e poluição) impõem riscos adicionais quando apresentados separadamente ao indivíduo que se exercita com um sistema cardiovascular ou respiratório comprometido, não é surpreendente que o risco seja potencializado quando eles estão combinados. A informação disponível sugere que indivíduos com capacidades de reserva cardíaca ou pulmonar limitadas correm risco maior durante a exposição combinada ao calor ambiental mais CO ou O_3. Como a evidência é limitada, é prematuro concluir que outros poluentes não afetem adversamente o desempenho no exercício em T_a elevada, particularmente aqueles em risco. Portanto, o exercício físico ao ar livre não deve ser prescrito para indivíduos em risco quando os níveis de estresse térmico necessitam de cuidado para indivíduos saudáveis ou quando os padrões federais primários atuais para os poluentes do ar são excedidos (103).

Recentemente, homens com doença cardíaca coronariana executaram teste de estresse ao exercício a uma altitude simulada de 2,1 km enquanto expostos ao CO (COHb = 4,2%). O tempo do início da angina foi reduzido em cerca de 18% e houve uma suscetibilidade à ectopia ventricular maior do que ao nível do mar (126,127). Escaladores com idades entre 18 e 64 anos de idade subiram o Monte Washington enquanto expostos a níveis baixos de O_3, matéria particulada fina e forte acidez de aerossol (128). Aqueles com asma ou sibilo tiveram modificações significativamente maiores na disfunção pulmonar.

FRIO AMBIENTAL E GRANDES ALTITUDES

À medida que um indivíduo sobe um terreno montanhoso, tanto a T_a quanto a umidade diminuem, com aumentos correspondentes na velocidade do vento e na radiação solar. Embora haja uma considerável variação, a T_a diminui ~1°C para cada 150 m de ascensão (129). A baixa umidade observada em grandes altitudes promove perda aumentada de calor através do resfriamento evaporativo mais efetivo. A baixa umidade combinada com a alta ventilação pulmonar pode marcadamente aumentar a perda de calor, com sérias conseqüências sobre o desempenho (130). A maior velocidade do vento diminui a temperatura efetiva na superfície da pele. Os efeitos desse fator de vento frio são de particular conseqüência na prevenção de lesões periféricas por congelamento em razão do resfriamento das áreas de superfície expostas. A velocidade aumentada do vento pode dificultar a locomoção, elevar o $\dot{V}O_2$ e contribuir para a fadiga ou exaustão (129). Além disso, a penetração do vento nas roupas perturba a camada de ar morto aprisionada e diminui o isolamento. Ainda que devam ser tomadas precauções para prevenir os danos por queimadura, a radiação solar fornece uma fonte de calor necessária. Em contraste com os ambientes quentes, parece importante utilizar cores escuras na altitude, porque as roupas escuras absorvem 88% da radiação solar; as cáquis 57% e as brancas apenas 20% (129).

Além de selecionar roupas escuras na altitude, 3 princípios básicos para o projeto das roupas são sugeridos para auxiliar a reduzir a perda de calor (130). Eles são *(a)* aprisionar ar dentro das roupas e utilizar suas propriedades insolantes além das proporcionadas na fabricação para reduzir a perda de calor, *(b)* utilizar vestimentas de camadas múltiplas que auxiliem a maximizar a utilização da camada de ar aprisionado e permitir a remoção ou adição de camadas de roupas, quando necessário e, *(c)* colocar camadas mais pesadas e menos permeáveis de roupas sobre vestimentas mais grossas para reduzir a umidade e a transferência de calor. A vestimenta deve ser mantida o mais seca possível, porque roupas molhadas (provenientes da transpiração ou umidade ambiental) reduzem suas propriedades insolares e resultam em perda de calor aumentada.

Os efeitos interativos do frio e estresses hipóxicos sobre o desempenho no exercício não são bem compreendidos, principalmente por causa da falta de informação experimental. Ward sugere uma série de fatores que podem diminuir o desempenho no exercício (129). Frio e estresses hipóxicos combinados podem diminuir a função mental e alterar o desempenho no exercício. Como o $\dot{V}O_{2máx}$ é reduzido na altitude, a produção de calor durante o exercício é limitada na altitude e, portanto, associado a um grande risco de lesão por frio. A $\dot{V}_E$ aumentada na altitude aumenta a perda de calor e de água, os quais são uma óbvia desvantagem. O calor e o estresse hipóxico estão associados a hemoconcentração e possível aumento adicional na viscosidade sangüínea, levando ao fluxo sangüíneo diminuído. A vasoconstrição periférica grave (estresse por frio) e a viscosidade sangüínea alta (intensificada pela desidratação na altitude) podem levar a perfusão prejudicada do tecido e possível necrose tecidual. Como o fluxo sangüíneo da pele é reduzido através da vasoconstrição hipóxica na altitude em temperaturas neutras térmicas, essa resposta pode magnificar a redução durante a exposição ao frio. Os estresses por frio e hipóxico podem aumentar a produção de ácido láctico e a produção para uma determinada intensidade de exercício, complicando possivelmente o desempenho. Por fim, como o estresse combinado pode produzir uma situação ameaçadora à vida para o indivíduo normal, saudável, durante o exercício, os riscos adicionais para aqueles indivíduos com distúrbios dos sistemas cardiovascular ou pulmonar são óbvios.

HIDRATAÇÃO NO FRIO, NO CALOR E EM AMBIENTES DE ALTITUDE ELEVADA

Ambientes Quentes

As deficiências de água desenvolvem-se por causa da não-disponibilidade de líquido ou de um desequilíbrio entre a sede e a perda pela transpiração. A hipoidratação aumenta as respostas de T_c durante o exercício em climas quentes e em temperaturas elevadas (16,131); deficiências de líquido tão pequenas quanto 1% do peso corporal podem elevar a T_c e a freqüência cardíaca (FC) durante o exercício (16,131,132). A T_c eleva-se de 0,1°C a 0,23°C, e a freqüência cardíaca eleva-se em ~6 bpm^{-1}por 1% do peso corporal perdido (131,133,134). À medida que a deficiência de água aumenta, existe um aumento gradual concomitante no esforço fisiológico durante o estresse térmico e do exercício (131,133) e a tolerância ao calor é reduzida (131). Quando espera-se que o exercício produza perdas de líquido > 2% do peso do corpo, as prescrições para a freqüência cardíaca alvo devem ser modificadas. Além de elevar as respostas de T_c e a freqüência cardíaca, a hipoidratação nega as vantagens termorregulatórias conferidas pelo alto condicionamento físico e a aclimatação ao calor (135,136). Como a sede não se desenvolve até que uma modesta desidratação (1%-2%) esteja presente, as prescrições para o exercício em climas quentes devem incluir recomendações para beber precoce e freqüentemente e para repor os líquidos em uma freqüência que se aproxime à da perda pela sudorese (137). A ingestão não deve exceder 1,5 $L \cdot h^{-1}$ para durações estendidas de forte transpiração pesada (14,15).

Ambientes Frios e de Grande Altitude

À medida que a temperatura do ar diminui, a saturação da pressão do vapor também declina. Desse modo, o ar frio possui menos conteúdo de água do que o ar mais aquecido, ainda que a umidade relativa seja a mesma. Respirar ar frio pode aumentar a perda de líquido do corpo durante o exercício porque mais água respiratória é requerida para umedecer o ar inspirado à medida que ele passa em direção aos pulmões. Esse fato torna-se especialmente importante durante o exercício quando a $\dot{V}_E$ é aumentada tanto como em altitudes durante o repouso e o exercício (em relação ao nível do mar), uma vez que a hipoidratação é um marco da aclimatação exitosa à altitude (138). Cálculos padrões (139) mostram que a perda de água respiratória pode ser ~50% maior durante o exercício ($\dot{V}O_2$ = 3 $L \cdot min^{-1}$) ao se respirar ar frio (0°C) ao invés de ar quente (35°C) de umidade relativa similar (50%). Embora as perdas de água respiratória em curto prazo em ambientes frios possam amplamente variar (10-100 $mL \cdot min^{-1}$, dependendo da $\dot{V}_E$), essas perdas podem se somar consideravelmente às necessidades totais de líquido, se extrapolados sobre uma exposição prolongada ao ar livre. Além disso, a sede é neutralizada no clima frio (140), e o líquido pode ser voluntariamente restringido para se evitar a necessidade de urinar ao ar livre em temperaturas congelantes. Como os índices de transpiração podem exceder 1 $L \cdot h^{-1}$ durante o trabalho em ambientes frios, especialmente quando vestimentas pesadas estão sendo usadas (140), a desidratação pode ser um problema em ambientes frios, de grande altitude. Há suspeita também de que a lesão periférica pelo frio possa ser exacerbada pela desidratação (141), possivelmente através de uma resposta de vasoconstrição ao frio prejudicada (142). As prescrições para o exercício em ambientes frios, de grande altitude, devem também considerar a importância das estratégias apropriadas de reposição de líquido.

Agradecimento

Os autores agradecem com muito carinho a Terry Hovagimian por sua assistência técnica na preparação dos manuscritos. As visões, opiniões e/ou descobertas contidas neste registro são aquelas dos autores e não devem ser consideradas como uma posição, política ou decisão oficial do Departamento do Exército, a menos que designadas através de outra documentação oficial.

REFERÊNCIAS BIBLIOGRÁFICAS

1. Sawka MN, Wenger CB, Pandolf KB. Thermoregulatory responses to acute exercise–heat stress and heat acclimation. In: Fregly MJ, Blatteis CM, eds. Handbook of Physiology, section 4, environmental physiology. New York: Oxford University Press, 1996: 157-185.
2. Lind AR. A physiological criterion for setting thermal environmental limits for everyday work. J Appl Physiol 1963; 18: 51-56.

3. Nielsen B, Nielsen M. Body temperature during work at different environmental temperatures. Acta Physiol Scand 1962; 56: 120-129.
4. Nielsen M. Heat production and body temperature during test and work. In: Hardy JD, Gagge AP, Stolwijk JAJ. Physiological and Behavioral Temperature Regulation. Springfield, IL: Charles C Thomas 1970: 205-214.
5. Saltin B, Hermansen L. Esophageal, rectal, and muscle temperature during exercise. J Appl Physiol 1966; 21: 1757-1762.
6. Åstrand I. Aerobic work capacity in men and women. Acta Physiol Scand. 1960; 49: 64-73.
7. Davies CTM. Influence of skin temperature on sweating and aerobic performance during severe work. J Appl Physiol 1979; 47: 770-777.
8. Nielsen M. Die Regulation der Körpertemperatur bei Muskelarbeit. Skand Arch Physiol 1938; 79: 193-203.
9. Cheuvront SN, Haymes EM. Thermoregulation and marathon running: biological and environmental influences. Sports Medicine 2000; 31: 743-762.
10. Gisolfi CV, Lamb DR, Nadel ER. Perspectives in Exercise Science and Sports Medicine. Volume 6, Exercise, Heat, and Thermoregulation. Traverse City, MI: Cooper Publishing, 1993.
11. Gisolfi CW, Wenger CB. Temperature regulation during exercise: old concepts, new ideas. Exerc Sport Sci Rev 1984; 12: 339-372.
12. Rowell LB. Human cardiovascular adjustments to exercise and thermal stress. Physiol Rev 1974; 54: 75-159.
13. Sawka MN, Young AJ. Physical exercise in hot and cold climates. In: Garrett WE, Kirkendall DT, eds. Exercise and Sport Science. Philadelphia: Lippincott Williams & Wilkins, 2000: 385-400.
14. Montain SJ, Sawka MN, Wenger CB. Hyponatremia associated with exercise: risk factors and pathogenesis. Exerc Sport Sci Rev 2001; 29: 113-117.
15. Montain SJ, Latzka WA, Sawka MN. Fluid replacement recommendations for training in hot weather. Mil Med 1999; 164: 502-508.
16. Sawka MN, Montain SJ. Fluid and electrolyte balance: effects on thermoregulation and exercise in the heat. In: Bowman BA, Russell RM, eds. Present Knowldge in Nutrition, Washington, DC: ILSI Press, 2001: 115-126.
17. Pandolf KB, Griffin TB, Munro EH, *et al.*. Persistence of impaired heat tolerance from artificially induced miliaria rubra. Am J Physiol 1980; 239: R226-232.
18. Pandolf KB, Gange RW, Latzka WA, et al. Human thermoregulatory responses during heat exposure after artificially induced sunburn. Am J Physiol 1992; 262: R610-616.
19. Bynum GD, Pandolf KB, Schuette WH, et al. Induced hyperthermia in sedated humans and the concept of critical thermal maximum. Am J Physiol 1978; 235: R228-236.
20. Cheuvront SN, Sawka MN. Physical exercise and exhaustion from heat strain. J Korean Soc Living Environ Syst 2001; 8: 134-145.
21. Pandolf KB, Shapiro Y, Breckenridge JR, et al. Effects of solar heat load on physiological performance at rest and work in the heat. Fed Proc 1979; 38: 1052 (abstr.).
22. Nielsen B, Kassow K, Aschengreen FE. Heat balance during exercise in the sun. Eur J Appl Physiol 1988; 58: 189-196.
23. Armstrong LE, Pandolf KB. Physical training, cardiorespiratory physical fitness and exercise–heat tolerance. In: Pandolf KB, Sawka MN, González RR, eds. Human Performance Physiology and Environmental Medicine at Terrestrial Extremes. Indianapolis, IN: Benchmark Press, 1988: 199-226.
24. Gisolfi CV, Cohen JS. Relationships among training, heat acclimation, and heat tolerance in men and women: the controversy revisited. Med Sci Sports 1979; 11: 56-59.

25. Pandolf KB. Effects of physical training and cardiorespiratory physical fitness on exercise–heat tolerance, recent observations. Med Sci Sports 1979; 11: 60-65.
26. Gisolfi CV. Work–heat tolerance derived from interval training. J Appl Physiol 1973; 35: 349-354.
27. Henane R, Flandrois R, Charbonnier JP. Increase in sweating sensivity by endurance conditioning in man. J Appl Physiol 1977; 43: 822-828.
28. Nadel ER, Pandolf KB, Roberts MF, et al. Mechanisms of thermal acclimation to exercise and heat. J Appl Physiol 1974; 37: 515-520.
29. Roberts MF, Wenger CB, Stolwijk JAJ, et al. Skin blood flow and sweating changes following exercise training and heat acclimation. J Appl Physiol 1977; 43: 133-137.
30. Shvartz E, Saar, E, Meyerstein N, et al. A comparison of three methods of acclimatization to dry heat. J Appl Physiol 1973; 34: 214-219.
31. Pandolf KB, Burse RL, Goldman RF. Role of physical fitness in heat acclimatization, decay and reinduction. Ergonomics 1977; 20: 399-408.
32. Shvartz E, Shapiro Y, Magazanik A, et al. Heat acclimation, physical fitness, and responses to exercise in temperature and hot environments. J Appl Physiol 1977; 43: 678-683.
33. Drinkwater BL, Denton JE, Kupprat IC, et al. Aerobic power as a factor in women's response to work in hot environments. J Appl Physiol 1976; 41: 815-821.
34. Greenleaf JE, Castle BL, Ruff WK. Maximal oxygen uptake, sweating and tolerance to exercise in the heat. Int J Biometeorol 1972; 16: 375-387.
35. Wyndham CH, Strydom NB, Williams CG, et al. An examination of certain individual factors affecting the heat tolerance of mine workers. J S Afr Inst Mining Metallurgy 1967; 68: 79-81.
36. Avellini BA, Shapiro Y, Fortney SM, et al. Effects on heat tolerance of physical training in water and on land. J Appl Physiol, 1982; 52: 1291-1298.
37. Wenger CB. Human heat acclimatization. In: Pandolf KB, Sawka MN, González RR, eds. Human Performance Physiology and Environmental Medicine at Terrestrial Extremes. Indianapolis, IN: Benchmark Press, 1988: 153-197.
38. Sawka MN, Cheuvront SN, Kolka MA. Human adaptations to heat stress. In: Nose H, Mack GW, Imaizumi K, eds. Exercise, Nutrition, and Environmental Stress, Volume 3. Traverse City, MI: Cooper Publishing Group, 2003: 129-153.
39. González RR. Biophysical and physiological integration of proper clothing for exercise. Exerc Sport Sci Rev 1987; 15: 261-295.
40. González RR. Biophysics of heat exchange and clothing: applications to sports physiology. Med Exerc Nutr Health 1995; 4: 290-305.
41. Kark JA, Burr PQ, Wenger CB, et al. Exertional heat illness in Marine Corps recruit training. Aviat Space Environ Med 1996; 67: 354-360.
42. National Institute of Occupational Safety and Health. Occupational exposure to hot environments. Washington, DC: U.S. Department of Health and Human Services, 1986.
43. Ladell WSS. Terrestrial animals in humid heat: man. In: Dill DB, Adolf EF, Wilber CG. Handbook of Physiology, section 4. Adaptation to the environment. Washington, DC: American Physiological Society, 1964: 625-629.
44. Lee DHK. Terrestrial animals in dry heat; man in the desert. In: Dill DB, Adolf EF, Wilber CG. Handbook of Physiology, section 4, Adaptation to the environment. Washington, DC: American Physiological Society, 1964: 551-582.
45. Yaglou CP, Minard D. Control of heat casualties at military training centers. AMA Arch Ind Health 1957; 16: 302-316.
46. American College of Sports Medicine. Heat and cold illnesses during distance running. Med Sci Sports Exerc, 1996; 28: i–x.

47. González–Alonso J, Mora–Rodriguez R, Coyle EF. Stroke volume during exercise: interaction of environment and hydration. Am J Physiol Heart Circ Physiol 2000; 278: H321-H330.
48. Pandolf KB, Cafarelli E, Noble BJ, et al. Hyperthermia: effect on exercise prescription. Arch Phys Med Rehabil 1975; 56: 524-526.
49. Givoni B, Goldman RF. Predicting effects of heat acclimatization on heart rate and rectal temperature. J Appl Physiol 1973; 35: 875-879.
50. Givoni B, Goldman RF. Predicting heart rate response to work, environment, and clothing. J Appl Physiol 1973; 34: 201-204.
51. Givoni B, Goldman RF. Predicting rectal temperature response to work, environment, and clothing. J Appl Physiol 1972; 32: 812-822.
52. Pandolf KB, Strschein LA, Drolet LL, et al. Prediction modeling of physiological responses and human performance in the heat. Comput Biol Med 1986; 16: 319-325.
53. Kenney WL. Thermoregulation at rest and during exercise in healthy older adults. Exerc Sport Sci Rev 1997; 25: 41-76.
54. Dougherty SM, Sheldahl LM, Wilke NA, et al. Physiological responses to shoveling and thermal stress in men with cardiac disease. Med Sci Sports Exerc 1993; 25: 790-795.
55. Sheldahl LM, Wilke NA, Dougherty S, et al. Cardiac responses to combined moderate heat and exercise in men with coronary heart disease. Am J Cardiol 1992; 15: 186-191.
56. Young AJ. Homeostatic responses to prolonged cold exposure: human cold acclimatization. In: Fregly MJ, Blatteis CM, eds. Handbook of Physiology, section 4, Environmental physiology. New York: Oxford University Press, 1996: 419-438.
57. Horvat SM. Exercise in a cold environment. Exerc Sport Sci Rev 1981; 9: 221-263.
58. Toner MM, McArdle WD. Human thermoregulatory responses to acute cold stress with special reference to water immersion. In: Fregly MJ, Blatteis CM, ed. Handbook of Physiology, section 4, Environmental physiology. New York: Oxford University Press, 1996: 379-418.
59. Jaeger JJ, Deal EC, Roberts DE, et al. Cold air inhalation and esophageal temperature in exercising humans. Med Sci Sports Exerc 1980; 12: 365-369.
60. Freund BJ, O'Brien C, Young AJ. Alcohol ingestion and temperature regulation during cold exposure. J Wilderness Med 1994; 5: 88-98.
61. Ducharme MB, VanHelder WP, Radomski MW. Cyclic intramuscular temperature fluctuations in the human forearm during cold–water immersion. Eur J Appl Physiol 1991; 63: 188-193.
62. Epstein SE, Stampfer M, Beiser GD, et al. Effects of a reduction in environmental temperature on the circulatory response to exercise in man. N Engl J Med 1969; 280: 7-11.
63. LeBlanc J. Man in the Cold. Springfield, IL: Charles C Thomas, 1975.
64. Glossary of Terms for Thermal Physiology. 2nd ed. Revised by the Commission for Thermal Physiology of the International Union of Physiological Sciences. Pflugers Arch 1987; 410: 567-587.
65. Roberts WO. A 12-year profile of medical injury and illness for the Twin Cities Marathon. Med Sci Sports Exerc 2000; 32: 1549-1555.
66. National Weather Service, Office of Climate, Water, and Weather Services. Wind Chill Temperature Index. November 1, 2001, at http: //www.nws.noaa.gov/om/notif.htm. Accessed June 5, 2002.
67. Danielsson U. Windchill and the risk of tissue freezing J Appl Physiol 1996; 81: 2666-2673.
68. Leon DF, Amidi M, Leonard JJ. Left heart work and temperature responses to cold exposure in man. Am J Cardiol 1970; 26: 38-45.
69. Neill WA, Duncan DA, Kloster F, et al. Response of coronary circulation to cutaneous cold. Am J Med 1974; 56: 471-476.

70. Dubois-Rande Journal, Dupouy P, Aptecar E, et al. Comparison of the effects of exercise and cold pressor test on the vasomotor response of normal and atherosclerotic coronary arteries and their relation to the flow–mediated mechanism. Am J Cardiol 1995; 76: 467-473.
71. Malacoff RF, Mudge GH, Holman BL, et al. Effect of the cold pressor test on regional myocardial blood flow in patients with coronary artery disease. Am Heart J 1983; 106: 78-84.
72. Giesbrecht GG. The respiratory system in a cold environment. Aviat Space Environ Med 1995; 66: 890-902.
73. Åstrand PO, Rodahl K. Textbook of Work Physiology. 3rd ed. New York: McGraw-Hill, 1986.
74. Hannon JP, Vogel JA. Oxygen transport during early altitude acclimatization: a perspective study. Eur J Appl Physiol 1977; 36: 285-297.
75. Grover RF. Performance at altitude. In: Strauss RH, ed. Sports Medicine and Physiology. Philadelphia: WB Saunders, 1979: 327-343.
76. Grover RF, Weil JV, Reeves JT. Cardiovascular adaptation to exercise at high altitude. Exerc Sport Sci Rev 1986; 14: 269-302.
77. Hultgren HN. High Altitude Medicine. Palo Alto, CA: Hultgren Publications, 1997.
78. Sawka MN, Convertino VA, Eichner ER, et al. Blood volume: importance and adaptations to exercise training, environmental stresses, and trauma/sickness. Med Sci Sports Exerc 2000; 32: 332-348.
79. Young AJ, Young PM. Human acclimatization to high terrestrial altitude. In: Pandolf KB, Sawka MN, González RR, eds. Human Performance Physiology and Environmental Medicine at Terrestrial Extremes. Carmel CA: Cooper Publishing Group, 1988: 497-544.
80. Kollias J, Buskirk ER. Exercise and altitude. In: Johnson WR, Buskirk ER. Structural and Physiological Aspects of Exercise and Sport. Princeton, NJ: Princeton Book Company, 1980: 211-227.
81. Saltin B. Exercise and the environment: focus on altitude. Res Q Exerc Sport 1996; 67: 1-10.
82. Fulco CS, Rock PB, Cymerman A. Maximal and submaximal exercise performance at altitude. Aviat Space Environ Med 1998; 69: 793-801.
83. Jackson CG, Sharkey BJ. Altitude, training and human performance. Sports Med 1988; 6: 279-284.
84. Dempsey JA, Hanson PG, Henderson KS. Exercise–induced arterial hypoxaemia in healthy human subjects at sea level. J Physiol 1984; 355: 161-175.
85. Powers SK, Lawler J, Dempsey JA, et al. Effects on incomplete pulmonary gas exchange on VO2max. J Appl Physiol 1989; 66: 2491-2495.
86. Young AJ, Cymerman A, Burse RL. The influence of cardiorespiratory fitness on the decrement in maximal aerobic power at high altitude. Eur J Appl Physiol 1985; 54: 12-15.
87. Ferretti G, Hauser H, di Prampero PE. Maximal muscular power before and after exposure to chronic hypoxia. Int J Sports Med 1990; (suppl 1): S31-34.
88. Stenberg J, Ekblom B, Messin R. Hemodynamic response to work at simulated altitude, 4,000 m. J Appl Physiol 1966; 21: 1589-1594.
89. Alexander JK, Hartley LH, Modelski M, et al. Reduction of stroke volume during exercise in man following ascent to 3,100 m altitude. J Appl Physiol 1967; 23: 849-858.
90. Grover RF. Future studies in adaptations to altitude. In: Horvath S, Yousef MK, eds. Environmental Physiology. Aging, Heat and Altitude. New York: Elsevier-North Holland, 1981: 281-290.
91. Grover RF, Reeves JT, Maher JT, et al. Maintained stroke volume but impaired arterial oxygenation in man at high altitude with supplemental CO_2 Circ Res 1976; 38: 391-396.

92. Hartley LH, Vogel JA, Cruz JC. Reduction of maximal exercise heart rate at altitude and its reversal with atropine. J Appl Physiol 1974; 36: 362-365.
93. Richalet JP, Larmignat P, Rathat C, et al. Decreased cardiac response to isoproterenol infusion in acute and chronic hypoxia. J Appl Physiol 1988; 65: 1957-1961.
94. Saltin B, Grover RF, Blomqvist CG, et al. Maximal oxygen uptake and Q after 2 weeks at 4,300 m. J Appl Physiol 1968; 25: 400-409.
95. Levine BD, Stray-Gundersen J. Living high-training low: effect of moderate–altitude acclimatization with low–altitude training on performance. J Appl Physiol 1997; 83: 102-112.
96. Pandolf KB, Young AJ, Sawka MN, et al. Does erythrocyte infusion improve 3.2 km run performance at high altitude? Eur J Appl Physiol 1998; 79: 1-6.
97. Levine BD, Zuckerman JH, De Filippi CR. Effect of high–altitude exposure in the elderly: the Tenth Mountain Division Study Circulation 1997; 96: 1224-1232.
98. Roach RC, Houston CS, Honigman B, et al. How well do older persons tolerate moderate altitude? West J Med 1995; 162: 32-36.
99. Erdmann J, Sun KT, Masar P, et al. Effects of exposure to altitude on men with coronary artery disease and impaired left ventricular function. Am J Physiol 1998; 81: 266-270.
100. Balke B. Cardiac performance in relation to altitude. Am J Cardiol 1964; 14: 796-810.
101. Politte LL, Almond CH, Logue JT. Dynamic electrocardiography with strenuous exertion at high altitudes. Am Heart J 1968; 75: 570-572.
102. Alexander JK. Coronary problems associated with altitude and air travel. Cardiol Clin 1995; 13: 271-278.
103. Raven PB. Heat and air pollution: the cardiac patient. In: Pollock ML, Schmidt DH, eds. Heart Disease and Rehabilitation. Boston: Houghton Mifflin, 1979: 563-586.
104. Gong H, Krishnareddy S. How pollution and airbone allergens affect exercise. Physician Sportsmed 1995; 23: 35-43.
105. Carlisle AJ, Sharp NCC. Exercise and outdoor ambient air pollution. Br J Sports Med 2001; 35: 214-222.
106. Gliner JA, Raven PB, Horvath SM, et al. Man's physiologic response to long-term work during thermal and pollutant stress. J Appl Physiol 1975; 39: 628-632.
107. Vogel JA, Gleser MA, Effect of carbon monoxide in oxygen transport during exercise. J Appl Physiol 1972; 32: 234-239.
108. Drinkwater BL, Raven PB, Horvath SM, et al. Air pollution, exercise, and heat stress. Arch. Environ Health 1974; 28: 177-181.
109. Horvath SM, Raven PB, Dahms TE, et al. Maximal aerobic capacity at different levels of carboxyhemoglobin. J Appl Physiol 1975; 38: 300-303.
110. Raven PB, Drinkwater BL, Ruhling RO, et al. Effect of carbon monoxide and peroxyacetyl nitrate on man's maximal aerobic capacity. J Appl Physiol 1974; 36: 288-293.
111. Folinsbee LJ, Horvath SM, Raven PB, et al. Influence of exercise and heat stress on pulmonary function during ozone exposure. J Appl Physiol 1977; 43: 409-413.
112. Folinsbee LJ, Silverman F, Shephard RJ. Exercise responses following ozone exposure. J Appl Physiol 1975; 38: 996-1001.
113. McKittrick T, Adams WC. Pulmonary function response to equivalent doses of ozone consequent to intermittent and continuous exercise. Arch Environ Health 1995; 50: 153-158.
114. Folinsbee LJ, Silverman F, Shephard RJ. Decrease of maximum oxygen uptake following exposure to ozone. Physiologist 1975; 18: 215(abstr.).
115. Savin WM, Adams WC. Effects of ozone inhalation on work performance and $\dot{V}O_{2max}$. J Appl Physiol 1979; 46: 309-314.
116. Raven PB, Gliner JA, Sutton JC, Dynamic lung function changes following longterm work in poluted environments. Environ Res 1976; 12: 18-25.

117. Horvath SM, Folinsbee LJ. The effect of nitrogen dioxide on lung function in normal subjects. Washington, DC: U.S. Department of Commerce, National Technical Information Service PB-277 671, 1978.
118. Kim SU, Koenig JQ, Pierson WE, et al. Acute pulmonary effects of nitrogen dioxide exposure during exercise in competitive athletes. Chest 1991; 99: 815-819.
119. Hazucha M, Bates DV. Combined effect of ozone and sulphur dioxide on human pulmonary function. Nature 1975; 257: 50-51.
120. Aronow WS, Harris CN, Isbell MW, et al. Effect of freeway travel on angina pectoris. Ann. Intern Med 1972; 77: 669-676.
121. Anderson EW, Strauch JM, Fortuin NJ, et al. Effect of low–level carbon monoxide exposure on onset and duration of angina pectoris: a study in tem patients with ischemic heart disease. Ann Intern Med 1973; 79: 46-50.
122. Aronow WS, Isbell MW. Carbon monoxide effect on exercise–induced angina pectoris. Ann Intern Med 1973; 79: 392-395.
123. Superko HR, Adams WC, Webb-Daly P. Effects of ozone inhalation during exercise in selected patients with heart disease. Am J Med 1984; 77: 463-470.
124. Gong H, Shamoo DA, Anderson RR, et al. Responses of older men with and without chronic obstructive pulmonary disease to prolonged ozone exposure. Arch Environ Health 1997; 52: 18-25.
125. Horstman DH, Ball BA, Brown J, et al. Comparison of pulmonary responses of asthmatic and nonasthmatic subjects performing light exercise while exposed to a low level of ozone. Toxicol Ind Health 1995; 11: 369-385.
126. Kleinman MT, Leaf DA, Kelly E, et al. Urban angina in the mountains: effects of carbon monoxide and mild hypoxemia on subjects with chronic stable angina. Arch Environ Health 1998; 53: 388-397.
127. Leaf DA, Kleinman MT. Urban ectopy in the mountains: carbon monoxide exposure at high altitude. Arch Environ Health 1996; 51: 283-290.
128. Korrick AS, Neas LM, Dockery DW, et al. Effects of ozone and other pollutants on the pulmonary function of adults hikers. Environ Health Perspect 1998; 106: 93-99.
129. Ward M. Mountain Medicine: A Clinical Study of Cold and High Altitude. London: Crosby Lockwood Staples, 1975.
130. Baker PT, The Biology of High–Altitude Peoples. Cambridge: Cambridge University Press, 1978.
131. Sawka MN, Montain SJ, Latzka WA. Body fluid balance during exercise–heat exposure. In: Buskirk ER, Puhl SM, eds. Body Fluid Balance: Exercise and Sport. Boca Raton, FL: CRC Press, 1996: 139-158.
132. Ekblom B, Greenleaf CJ, Greenleaf JE, et al. Temperature regulation during exercise dehydration in man. Acta Physiol Scand 1970; 79: 475-483.
133. Montain SJ, Coyle EF. Influence of graded dehydration on hyperthermia and cardiovascular drift during exercise. J Appl Physiol 1992; 73: 1340-1350.
134. Strydom NB, Holdsworth DL. The effects of different levels of water deficit on physiological responses during exercise heat stress. Int Z Angew Physiol 1968; 26: 95-102.
135. Buskirk ER, Iampietro PF, Bass DE. Work performance after dehydration: effects of physical conditioning and heat acclimatization. J Appl Physiol 1958; 12: 189-194.
136. Sawka MN, Toner MM, Franscesconi RP, et al. Hypohydration and exercise: effects of heat acclimation, gender, and environment. J Appl Physiol 1983; 55: 1147-1153.
137. American College of Sports Medicine. Exercise and fluid replacement. Med Sci Sports Exerc 1996; 28: i–vii.
138. Hoyt RW, Honig A. Environmental influences on body fluid balance during exercise: altitude. In: Buskirk ER, Puhl SM, eds. Body Fluid Balance: Exercise and Sport. Boca Raton, FL: CRC Press, 1996: 183-196.

139. Mitchell JW, Nadel ER, Stolwijk JAJ. Respiratory weight losses during exercise. J Appl Physiol 1972; 22: 474-476.
140. Freund BJ, Young AJ. Environmental influences on body fluid balance during exercise: cold exposure. In: Buskirk ER, Puhl SM, eds. Body Fluid Balance: Exercise and Sport. Boca Raton, FL: CRC Press, 1996: 159-181.
141. Roberts DE, Berberich JJ. The role of hydration on peripheral response to cold. Milit Med 1988; 153: 605-608.
142. O'Brien C, Young AJ, Sawka MN. Hypohydration and thermoregulation in cold air. J Appl Physiol 195; 84: 185-189.

8

Adesão e Prescrição de Exercícios para Populações Especiais

John S. Raglin ▪ Gregory S. Wilson

A necessidade de se estabelecer métodos efetivos para intensificar a participação da população geral em programas regulares de atividade física nunca foi tão crítica. Estimativas da proporção de adultos que se engajam no exercício vigoroso em uma base regular variam de apenas 10% (1) até um máximo de 22% (2). Em contraste, uma enorme proporção de adultos (~25%) está cronicamente inativa e não se exercita de forma alguma (1). A participação em uma atividade física regular diminui ao longo da vida, com essa tendência iniciando na adolescência (3). De 1991 a 1998, a porcentagem de norte-americanos adultos classificados como clinicamente obesos elevou-se até 49,2% (4) e isso levou a aumentos incisivos em doenças relacionadas ao excesso de peso, mais notavelmente à diabetes do tipo 2. Mesmo entre indivíduos que iniciam um programa de exercício, uma média de 50% não irá aderir, um panorama que permanece essencialmente inalterado durante as 2 últimas décadas (5). Tipicamente, a maior freqüência de desistência ocorre durante as primeiras 6 a 8 semanas de um programa de exercícios (6), antes que a maioria dos participantes comece a experimentar ganhos evidentes no condicionamento e outros efeitos desejáveis.

Soluções simples para o problema da adesão ao exercício são improváveis. Por exemplo, entre as razões apontadas para a desistência de um programa de exercícios, a mais freqüentemente citada é a falta de tempo, com cerca de 40% de desistentes afirmando ser essa a razão principal pela qual eles não prosseguem com o exercício (7). Técnicas de administração do tempo foram propostas como uma solução para criar tempo de lazer suficiente para a atividade física e para intensificar a adesão (7). Entretanto, os índices de desistência do exercício permanecem inalterados mesmo em situações nas quais as restrições de tempo estão obviamente ausentes. Por exemplo, em estudos com prisioneiros (8) alistados em programas de exercício supervisionados, os índices de adesão (55%, 57%) não foram considerados melhores do que a média para a população geral.

Programas educacionais são utilizados há muito tempo para promover os benefícios da atividade física, criar atitudes positivas para com os programas de exercício e principalmente aumentar a participação. O benefício de se possuir informações sobre a descrição apropriada e os benefícios do exercício prévias à adesão é sustentado pelas teorias de comportamento com relação ao exercício, incluindo teoria de aprendizado social, teoria de proteção motivação e o modelo de crenças em saúde. Cada uma dessas teorias enfatiza a importância da análise racional dos processos de tomada de decisão, por meio da qual o indivíduo pesa os custos e benefícios potenciais do exercício e conseqüentemente altera seu comportamento (9). Com base nessas teorias se compreende que os índices de adesão poderiam ser maiores para indivíduos com maiores riscos à saúde pessoal (p. ex., hipertensão) ou com uma condição médica que se beneficie do aumento da atividade física (p. ex., doença da artéria coronária), principalmente se considerar-se que os benefícios à saúde resultariam de um regime relativamente brando, muitas vezes completamente cobertos pela política dos planos de saúde. Contudo, em um resumo de estudos de adesão envolvendo vários milhares de adultos, Franklin (10) considerou o índice de desistência de pacientes inscritos em programas de exercícios para a reabilitação cardíaca como essencialmente idêntico àquele de adultos saudáveis envolvidos em programas de exercícios com propósitos de condicionamento físico e saúde em geral (44% *versus* 46%, respectivamente), uma observação sustentada em uma metanálise recente da literatura (11). Em virtude disso, o pressuposto de que os índices de adesão poderiam aumentar para pessoas que têm mais a ganhar com participação em um programa de exercícios não foi ainda consistentemente sustentado.

Os revisores estão unidos no sentido de requerer pesquisa sobre a adesão ao exercício e de que a aplicação esteja baseada em uma estrutura teórica apropriada (9,12). Contudo, no mínimo 10 teorias foram aplicadas à pesquisa do comportamento com relação ao exercício (6), algumas das quais envolvem cerca de 20 variáveis independentes. Essas variáveis não foram consistentemente medidas através dos estudos e, em alguns casos, foram avaliadas utilizando-se instrumentos de validade questionável. Complicando mais a aplicação bem-sucedida da teoria, os níveis de atividade física e índices de adesão foram medidos utilizando-se diferentes padrões e instrumentos (13). Por fim, o modelo estatístico não apropriado pode inflar a associação entre uma variável e a adesão ou resultar em correlações espúrias (14). Embora haja evidência de que a pesquisa teoricamente conduzida possa resultar na maior compreensão da adesão ao exercício e reduzir a desistência, particularmente no caso do modelo transteórico (14), a utilização rigorosa e apropriada deste e de outros modelos teóricos permanece contraditoriamente decepcionante.

Apesar dessas sensatas descobertas, a pesquisa tem demonstrado que várias técnicas de intervenção produziram modesta melhora na adesão ao exercício em algumas circunstâncias (11). Uma ampla variedade de técnicas foi utilizada na tentativa de reduzir o índice de abandono ao exercício, e intervenções podem ser direcionadas ao indivíduo, grupo ou toda uma comunidade. Além disso, técnicas de intervenção podem ser elaboradas para diferentes estágios de exercício sob a presunção de que isso irá intensificar sua efetividade. A próxima seção descreve as principais técnicas utilizadas na tentativa de intensificar os níveis de atividade física enquanto se reduz os riscos de abandono.

Estratégias de Intervenção

MODIFICAÇÃO DO COMPORTAMENTO

Muitas das pesquisas envolvendo a intervenção de exercício utilizaram a modificação do comportamento (15). Essas técnicas não envolvem o ensino de habilidades que poderiam fortalecer diretamente o comportamento com relação ao exercício ou modificar crenças, atitudes ou autopercepção para com o exercício. Pelo contrário, elas são dirigidas aos comportamentos antecedentes inconsistentes com o exercício (p. ex., tabagismo, recreação sedentária) ou comportamentos subseqüentes para reforçar e fortalecer os comportamentos habituais da atividade física (p. ex., utilizar escadas em vez do elevador). Geralmente, as técnicas de modificação do comportamento são consideradas como centradas no terapeuta, porque elas são iniciadas e supervisionadas pelo profissional de saúde.

Uma das principais técnicas de modificação de comportamento é o *controle de estímulos*, por meio do qual sinais que enfraquecem ou fortalecem a probabilidade de se exercitar são inicialmente identificados e então manipulados (11). Os sinais podem ser categorizados como *físicos* (p. ex., fadiga após um dia no trabalho); *emocionais* (p. ex., sentir-se culpado por não se exercitar); *cognitivos* (p. ex., pensar sobre os benefícios de exercitar-se ou não); ou *ambientais* (p. ex., um memorando indicando a programação de uma aula de exercícios). A relevância desses sinais é influenciada por características pessoais, tais como atitudes relacionadas ao exercício e condições físicas que restringem a capacidade de exercitar-se (p. ex., obesidade). Desse modo, elas podem diferir consideravelmente entre as pessoas.

O controle de estímulos é aplicado de modo que sinais positivos são introduzidos e fortalecidos enquanto se tenta minimizar ou eliminar sinais que sejam contrários ao exercício. Sinais positivos indicam a utilização de chamadas ou cartazes que encorajem a atividade física ou a colocação de equipamento de exercício em uma localização conspícua com fácil acesso. A utilização de chamadas telefônicas para estimular o exercício é outro exemplo de um sinal de controle de estímulo. Um estudo com adultos engajados em um programa de caminhadas verificou que os telefonemas semanais, seja como um "lembrete" ou para fornecer informações sobre o estabelecimento de objetivos, aumentou a freqüência ao exercício em igual intensidade, enquanto telefonemas menos freqüentes foram significativamente menos efetivos (16).

Outra importante estratégia de modificação comportamental que foi utilizada nos estudos de adesão ao exercício é o *controle de reforços*, que trabalha para aumentar a freqüência do comportamento-alvo através da utilização de recompensas. Essa técnica pode ser implementada através de um reforço positivo, no qual um estímulo desejável é apresentado após o comportamento, ou através de um reforço negativo, através da qual um estímulo negativo é retirado após o comportamento-alvo. Um exemplo de reforço negativo deve incluir o exercício resultando na redução de sentimentos disfóricos (p. ex., culpa, ansiedade) ou sintomas de uma doença (p. ex., dor, fadiga). Contudo, é mais comum utilizar o reforço positivo para introduzir recompensas durante e após uma sessão de atividade física (15). Alguns exemplos incluem elogios ou uma recompensa, tal como uma camiseta, quando um objetivo de exercício é atingido. Reforçadores positivos ou negativos podem ser conceitualizados como intrínsecos ou extrínsecos. Recompensas intrínsecas são geradas internamente pela pessoa que está se exercitando e devem incluir sentimentos de satisfação, realização ou domínio. Recompensas extrínsecas são tipicamente controladas por outra pessoa que não a que se exercita, e exemplos incluem camisetas, troféus ou prêmios.

As condições acerca de quando as recompensas serão apresentadas podem ser determinadas através de contratos comportamentais que especificam atividades aceitáveis e sua duração e intensidade apropriadas. Contratos podem incluir também uma cláusula de penalidade a ser aplicada quando a atividade-alvo não foi alcançada. Penalidades não devem ser percebidas como sendo contrárias ao exercício ou excessivamente punitivas. Um modo de se atingir esse objetivo é escolher penalidades que resultem em algum ganho incidental para o cliente, tal como a doação a uma instituição de caridade.

Uma técnica denominada tratamento de adequação pode ser útil para identificar a intervenção apropriada e para elaborá-la conforme o presente estágio de comportamento do indivíduo com relação ao exercício com base no modelo transteórico. Utilizando este modelo, o exercício e outros comportamentos relacionados com a saúde são classificados de acordo com os seguintes estágios distintos: *(a) pré-contemplação,* na qual os indivíduos não têm intenção de exercitar-se; *(b) contemplação,* na qual os indivíduos são inativos, mas pretendem começar a exercitar-se dentro de 6 meses; *(c) preparação,* na qual os indivíduos são ativos, porém ainda não satisfizeram a prescrição do exercício, embora pretendam fazer isso; *(d) ação,* na qual os indivíduos vêm exercitando-se de acordo com a prescrição por menos de 6 meses e *(e) manutenção,* na qual os indivíduos vêm exercitando-se regularmente por mais de 6 meses (17). Utilizando o tratamento de adequação, os indivíduos que planejam iniciar um programa de exercício (o estágio de preparação) devem beneficiar-se das avaliações físicas e psicossociais que identifiquem barreiras e reforços ao exercício. Em contraste, indivíduos que vêm exercitando-se regularmente durante algum período de tempo (o estágio de manutenção) devem beneficiar-se da reavaliação dos objetivos do exercício e realizar planejamentos para potenciais lapsos em sua rotina de exercícios.

MODIFICAÇÃO COGNITIVA DO COMPORTAMENTO

A modificação cognitiva do comportamento visa ao controle do estímulo e reforço das técnicas de controle de variáveis psicológicas presumidas para mediar o comportamento no que diz respeito ao exercício, em vez de afetar diretamente o próprio comportamento de exercício (18). As habilidades são ensinadas em uma tentativa de alterar e controlar as condições que disparam e fortalecem o comportamento de exercício; estas incluem determinação do objetivo, tomada de decisão, automonitoramento e treinamento de prevenção do relapso. Em contraste com métodos estritos de modificação do comportamento, o indivíduo que se exercita assume o papel central na aplicação das técnicas cognitivas de comportamento. Portanto, esses métodos são centrados no cliente, em vez de no terapeuta. Por exemplo, no lugar de simplesmente ser determinada uma prescrição padrão de exercícios no caso de um contrato de exercício, o cliente pode determinar o nível apropriado de atividade, bem como a especificidade das recompensas e das punições, com a assistência de um profissional do exercício ou de um médico.

A determinação de objetivos talvez seja a técnica cognitiva de comportamento mais comumente utilizada, sendo um aspecto central das teorias cognitivas de comportamento com relação ao exercício. A determinação de objetivos trabalha através do direcionamento de atenção e condução de recursos em direção ao comportamento-alvo, e fornecendo marcadores objetivos do progresso. Um aspecto inerente no estabelecimento do objetivo é que este seja realista e dentro da capacidade do indivíduo de executá-lo. Recompensas devem ser estruturadas dentro do programa de estabelecimento do objetivo para proporcionar incentivos e manter a persistência. Embora esses pontos possam parecer óbvios, não é incomum que iniciantes estabeleçam objetivos irreais sobre o que um programa de atividade física pode atingir (p. ex., perda dramática e imediata de peso), o que pode sabotar a efetividade de um programa de estabelecimento de objetivos. Ao contrário, pessoas com condições físicas que limitem sua capacidade de exercitar-se (p. ex., doença cardíaca) podem ter objetivos de atividade física que caiam abaixo de sua capacidade física, ou podem possuir níveis inadequados de confiança sobre sua capacidade de atingir um objetivo do exercício, dentro de sua capacidade física. A informação obtida a partir do exercício basal e dos testes de saúde pode ser utilizada para formular objetivos eficazes do exercício, que sejam também pessoalmente relevantes, assim como para fornecer informações objetivas utilizadas mais adiante para mapear o progresso e a melhora. Uma vez que os indivíduos que desistem dos programas de exercício tipicamente o fazem nas primeiras poucas semanas, uma estratégia de determinação de objetivos deve incluir objetivos a curto prazo que possam ser atingidos durante uma única sessão de exercícios ou dentro de 1 semana.

O automonitoramento mediante um registro escrito de pensamentos, sentimentos e fatores ambientais associados a tentativas bem-sucedidas ou não de exercitar-se pode ser útil para identificar as barreiras e os reforçadores da atividade física. Essa informação também pode ajudar os participantes a programarem o exercício mais efetivamente dentro de uma rotina regular para favorecer a conveniência (15).

As técnicas de prevenção contra o relapso são tipicamente utilizadas na tentativa de reduzir ou eliminar os comportamentos habituais indesejados, tais como tabagismo, particularmente quando o indivíduo encontra-se em uma situação ou ambiente que aumente o risco de reincidência (15). No caso do exercício, a prevenção contra o relaxamento concentra-se nas chamadas variáveis de alto risco, que levam à inatividade ou à perda de 1 sessão programada de exercício. Variáveis de alto risco comumente citadas incluem tempo inclemente, tabagismo, beber e comer socialmente, e fadiga decorrente de trabalho excessivo ou sono insuficiente. Como esses riscos podem diferir entre as pessoas e mudar com o tempo, um indivíduo deve utilizar o automonitoramento ou entrevistas para identificar as causas da desistência do exercício no passado. Com base nessa informação, o indivíduo é abastecido com habilidades de treinamento tais como a utilização de estratégias de enfrentamento e planos de contingência almejados para situações de alto risco previamente identificadas. Por exemplo, se a chuva ou um tempo inclemente são identificados como razões comuns para faltar a 1 sessão programada de exercício, então planejamentos de substituição apropriados, como exercícios em ambientes fechados (caminhada no *shopping*) ou ter à mão equipamento de exercícios para todos os tipos de clima.

Modificação do comportamento e técnicas cognitivas de modificação de comportamento foram consideradas para proporcionar algum benefício no aumento da adesão ao exercício. Uma metanálise da literatura sobre adesão (11) examinando o benefício das técnicas de intervenção de comportamento rendeu um efeito estimado sobre a população, corrigido por um tamanho de amostra de 0,75, que prevê um índice de sucesso de 88%. Não ocorreu nenhuma diferença na efetividade para idade, sexo ou raça, mas dimensões de efeitos maiores foram consideradas para programas de exercício de baixa intensidade, em grande parte pelo risco aumentado de lesão associado à atividade mais vigorosa. Os efeitos benéficos das técnicas de intervenção comportamentais com relação à adesão comparam-se estreitamente ao grau de melhora na adesão associada ao suporte social descoberto em outra metanálise (19). Em contraste, nenhuma melhora na adesão foi descoberta para intervenções com base na educação em saúde ou apreciações de risco à saúde. Infelizmente, tem havido pouco estudo sistemático de técnicas de intervenção comportamentais ou influências sociais em populações especiais, e em geral não existe informação empírica sobre como prescrever especificamente técnicas comportamentais para populações especiais (12).

OUTRAS VARIÁVEIS ASSOCIADAS À ADESÃO AO EXERCÍCIO

Várias variáveis psicológicas e sociais foram estudadas no contexto do comportamento do exercício. Os resultados deste trabalho indicam que, surpreendentemente, poucos fatores possuem um impacto significativo sobre a adesão (20). Por exemplo, a atitude pessoal positiva com relação à importância da atividade física pode logicamente ser um fator presumido para aumentar a atividade física e reduzir a probabilidade de desistência. Atitudes sobre o exercício também são aspectos centrais para uma série de teorias de adesão ao exercício. Contudo, pesquisas indicam que possuir uma atitude positiva referente à atividade física muitas vezes tem apenas um efeito periférico na redução da desistência (21).

A auto-eficácia é outra variável psicológica que foi extensivamente estudada. A auto-eficácia é uma medida da autopercepção da capacidade de um indivíduo de executar um comportamento prescrito em uma situação específica. A auto-eficácia alta foi considerada como associada a aumentos no esforço despendido em uma tarefa e na persistência em estudos de uma variedade de comportamentos de saúde, incluindo o exercício. Várias medidas de auto-eficácia no exercício foram desenvolvidas para determinar o grau de confiança que um indivíduo possui para completar prescrições de exercício sucessivamente mais longas. A pesquisa indica que a elevada auto-eficácia alta no exercício está associada à adoção de programas de atividade física, mas seu efeito sobre a manutenção da atividade é pequeno (22). Como observado por Dishman (14), o grau de confiança de um indivíduo na capacidade de aderir com sucesso a um programa de exercício é mediador ao lado de sucessos ou fracassos passados e sua interação com as barreiras. Apesar disso, a utilização de técnicas que possam estimular a auto-eficácia é recomendada (18). A auto-eficácia para o exercício pode ser intensificada criando-se experiências de domínio na prescrição de exercício, que são regularmente programadas e divididas em componentes discretos, progredindo de fáceis a mais desafiadores. Quando os participantes atingem um exercício "histórico", eles são recompensados e abastecidos com um *feedback* específico sobre sua realização (p. ex., "Congratulações, você caminhou 5 minutos a mais do que conseguia na semana passada").

Outras maneiras através das quais a auto-eficácia pode ser aumentada são fornecer informações sobre os sinais e as sensações físicas normais que ocorrem com o exercício, bem como interpretar corretamente essas informações. Por exemplo, elevações apropriadas na respiração e freqüência cardíaca devem ser percebidas como sensações normais do exercício que podem ser utilizadas para monitorar e regular o esforço deste, em vez de sinais de fadiga ou falta de condicionamento físico.

A automotivação é um traço estável que avalia "a tendência de perseverar independente de reforços situacionais" (23; p. 421). A pesquisa envolvendo uma medida válida de automotivação indica que os escores altos estão moderadamente correlacionados com a maior adesão à atividade física tanto na esfera recreacional (24) quanto na de competição esportiva (25), mas a força dessa relação é insuficiente para a aplicação prática. A automotivação possui confiabilidades de teste-reteste da magnitude associada a aspectos psicológicos estáveis, e ela não muda significativamente após a participação em longo prazo no exercício. Em virtude disso, em contraste com a auto-eficácia e com outras variáveis psicológicas mais instáveis, a automotivação não se submete às técnicas de intervenção.

SUPORTE SOCIAL

A pesquisa tem mostrado que as formas de suporte social algumas vezes podem resultar em comportamento intensificado de exercício. Várias formas de suporte social (p. ex., família, amigos) podem aumentar a participação em programas de exercício das mulheres adultas (26). O suporte do cônjuge do indivíduo é um preditor importante da adesão ao exercício em homens. Por exemplo, em um estudo de mais de 200 homens engajados em um programa de exercício clinicamente baseado (27), a adesão teve média de 80% para os participantes cujo cônjuge teve uma atitude positiva com relação ao programa de exercício, mas apenas 40% para os homens cuja esposa teve uma atitude neutra ou negativa com relação ao programa. Outra pesquisa indica que o suporte do cônjuge está associado à adesão melhorada em homens engajados em programas de reabilitação cardíaca (28,29). Um estudo (30) de homens e mulheres saudáveis engajados em um programa de condicionamento físico geral verificou que os participantes casados que participaram do programa com seu cônjuge tiveram uma adesão muito mais expressiva 1 ano após o engajamento do que participantes casados cujos cônjuges matricularam-se sozinhos (93,7% *versus* 57%). Os participantes que se exercitaram com seus cônjuges inscreveram-se juntos no programa de exercícios por sua própria conta; nenhum esforço ou incentivo foi proporcionado para encorajar casais casados a unirem-se como 1 par. Não está claro se um programa de incentivo voltado para fazer os cônjuges participarem juntos em um programa de exercícios pode resultar em um índice de adesão comparável àquele observado neste estudo. Processos que criam suporte social através do fortalecimento da natureza coesiva entre os participantes em programas organizados do exercício foram hipotetizados como resultando em um sucesso maior (31), mas estudos sobre os efeitos das intervenções coletivas nos programas de exercício indicam seu benefício como somente modesto e equivalente a um tratamento com placebo (32). Dado que a pesquisa sobre outras técnicas de intervenção também teve tendência a produzir somente modestas reduções na desistência, é provável que o benefício do suporte do cônjuge, observado no presente estudo, tenha sido uma conseqüência de muitas variáveis.

PRESCRIÇÃO DE EXERCÍCIOS PARA SUCESSO EM POPULAÇÕES ESPECIAIS

O American College of Sports Medicine [ACSM] (33) recomenda que os princípios gerais da prescrição do exercício apliquem-se a adultos de todas as idades, independentemente das necessidades especiais. Em populações especiais, tais como os idosos, contudo, a inatividade física é mais comum, e consideração adicional pode ser necessária para desenvolver um programa de exercício que venha a promover a adesão bem-sucedida (34). A pesquisa indica que a utilização de prescrições do exercício não intensifica sistematicamente a adesão (11), mas essa conclusão foi baseada em estudos que envolveram amplamente populações saudáveis, e o impacto da programação do exercício em populações especiais é bem menos compreendido. Alguma evidência sugere que programas domiciliares adequados ao estilo de vida do indivíduo que envolvam reservar 30 minutos da atividade diária em vários períodos curtos proporcionam benefícios à saúde comparáveis às prescrições tradicionais, ao mesmo tempo que intensificam também a adesão (35). O profissional que realiza a prescrição deve identificar uma atividade que seja conveniente e agradável ao paciente (36). Como as populações especiais muitas vezes têm condições ou sintomas que tornam a atividade física mais difícil e diminuem sua qualidade de vida, a prescrição criteriosa de um programa de exercícios poderia bem fazer uma diferença crucial em termos de assegurar a adesão em longo prazo.

As seções seguintes discutem aspectos comportamentais e sociais associados aos programas de exercício para populações especiais. Os leitores devem referir-se ao capítulo específico voltado para o problema de saúde ou a população específica para mais informações sobre a prescrição do exercício.

Idosos

Embora os benefícios da participação regular em atividade física entre as populações especiais sejam amplamente reconhecidos, a participação e a adesão em longo prazo ao exercício permanecem baixas. Atualmente, estima-se que 2/3 de pessoas acima dos 65 anos de idade não se exercitam em uma base estável (37), com mulheres com mais de 55 anos de idade tendo uma probabilidade mais elevada de limitar ou evitar a atividade física do que homens (38). Compatível com os estudos envolvendo amostras mais jovens, entre idosos sedentários que começam um programa de exercício, 50% irão desistir dentro dos primeiros 6 meses de envolvimento (39).

Condições médicas comuns com a idade tornam o exercício cada vez mais difícil, porém muitas variáveis não médicas são determinantes importantes da não participação e da desistência (38). Para melhorar a adesão dos idosos ao exercício, devem ser identificados fatores associados às razões para não se exercitar e, se possível, remediá-los. Testes de condicionamento físico basal, entrevistas e a utilização judiciosa de questionários podem ajudar a terminar com isso, se essa informação for utilizada para criar objetivos de exercício atingíveis que sejam pessoalmente significativos e que minimizem ou eliminem barreiras à atividade física.

ASPECTOS COMPORTAMENTAIS E SOCIAIS

Nenhuma variável isolada explica e prevê o comportamento com relação ao exercício. Como resultado, devem ser examinados fatores específicos no contexto de fatores pessoais, ambientais e comportamentais (18). Por exemplo, Satariano *et al.* (38) descobriram que os idosos freqüentemente têm mais de uma razão para não participar de programas de exercício e que o gênero pode influenciar quanto aos obstáculos percebidos. Esses pesquisadores reportaram que mulheres idosas têm mais probabilidade de citar a ausência de uma companhia para o exercício como a razão primária para evitar a atividade física, enquanto falta de interesse foi o fator principal para os homens. Em virtude disso, para as mulheres, o suporte social pode ser mais importante nos estágios iniciais de adoção de um exercício para garantir a adesão bem-sucedida (18). Além disso, fatores socioeconômicos apresentam uma barreira mais significativa à participação em programas de exercício para as mulheres do que para os homens (38). Apesar das diferenças iniciais em gênero, com o avançar da idade, ambos, homens e mulheres, reportam o medo de cair como um fator principal no distanciamento da atividade física. Em contraste, um estudo de mulheres afro-americanas descobriu que a barreira mais freqüente ao exercício era a acessibilidade e disponibilidade de locais de condicionamento físico (40).

Pesquisas também descobriram que a automotivação é, muitas vezes, um claro discriminador entre aqueles indivíduos idosos que aderem a um programa de exercícios e aqueles que desistem (24). Dishman (20) sugeriu que a simples falta de conhecimento sobre os benefícios de um programa de exercícios freqüentemente afeta os níveis individuais de motivação. Educadores físicos que se concentram na motivação dos idosos para participarem e manterem um programa de exercício podem aumentar os índices de adesão. Uma característica crucial de seu sucesso é educar o idoso a respeito dos benefícios potenciais da atividade física (37).

Gravidez

Um dos grupos de população especial inicial a ser diretamente examinado em termos de problemas potenciais e efeitos benéficos provenientes do exercício era o de mulheres grávidas (41). Contudo, pesquisa recente sugere que os benefícios de um programa de exercícios adequadamente prescrito durante a gravidez sobrepõem os riscos potenciais (33,42).

ASPECTOS COMPORTAMENTAIS

O estresse percebido e o suporte social têm sido associados ao comportamento para com o exercício em mulheres grávidas. Em um estudo com mulheres suecas, Rodriguez *et al.* (43) relataram que o suporte social teve um efeito significativo sobre a obediência para com as recomendações do profissional de saúde com relação ao exercício durante a gravidez. O grau de compreensão do parceiro para com a gravidez e o isolamento social afetaram a motivação das mulheres tanto na participação quanto na aderência a um programa de exercícios prescrito.

Obesidade

O exercício tem sido firmemente estabelecido como um componente vital de um programa efetivo de controle do peso. Contudo, os índices de adesão em longo prazo de indivíduos obesos são muito baixos (44). Como a maioria dos indivíduos obesos é sedentária e provavelmente tais indivíduos tiveram experiências ruins com programas de exercício anteriores, as diretrizes do American College of Sports Medicine (ACSM) (33) sugerem que os profissionais de exercício conduzam uma entrevista com os participantes obesos antes do início de um regime de exercícios para determinar a extensão do histórico de exercícios, problemas potenciais e localizações preferidas onde um programa de exercícios possa ser executado.

ASPECTOS COMPORTAMENTAIS

Educadores físicos e *personal trainers* precisam ser sensibilizados quanto aos desafios particulares com os quais os indivíduos acima do peso defrontam-se. Autoconsciência e ansiedade sobre a aparência física pessoal são comuns entre indivíduos acima do peso que se engajam em programas de atividade física, e esses sentimentos podem resultar em grandes índices de desistência. O ambiente em si onde é realizado o exercício pode exacerbar esses sentimentos, e devem ser feitos esforços para criar um ambiente não ameaçador. Para se obter sucesso com indivíduos obesos, a prescrição do exercício deve ser delineada para minimizar o desconforto e a ansiedade social associada a muitos ambientes de exercício. Em alguns casos, isso pode requerer programar aulas individuais de exercício.

Doença Mental

Existe evidência substancial de que os programas de exercício podem fornecer consideráveis benefícios psicológicos (45). Reduções na ansiedade e mais sentimentos de tranqüilidade foram consistentemente observados após simples sessões de exercício, e essas modificações podem persistir durante várias horas (46). A participação em longo prazo em programas de exercício está também associada à melhora na saúde mental, particularmente para populações com condições médicas (47). Em estudos com amostras de indivíduos clinicamente deprimidos e ansiosos, a participação regular em um exercício supervisionado está associada à melhora psicológica que se aproxima (48) ou equivale àquela associada à medicação (49). Em indivíduos situados na amplitude normal para essas variáveis, as modificações na depressão e na ansiedade são geralmente menores e muitas vezes não estatisticamente significativas (45).

ASPECTOS PROGRAMÁTICOS

Diferentemente da utilização do exercício como maneira de tratar ou prevenir condições físicas, tais como a hipertensão ou a osteoporose, existe relativamente pouca informação a respeito da prescrição do exercício apropriado para as condições psicológicas. Contudo, algumas diretrizes gerais podem ser fornecidas com base na literatura publicada. Em estudos de diferentes programas de exercício (p. ex., aeróbico *versus* anaeróbico), parece que a efetividade do exercício para melhorar a saúde mental é idêntica a de formas aeróbicas e anaeróbicas de exercício, embora sejam escassos estudos utilizando programas de treinamento de força vigorosos (46). Programas de treinamento aeróbico utilizados em pesquisa sobre a saúde mental estiveram baseados em diretrizes aceitas e envolvem prescrições de programas de caminhada/*jogging* 3 vezes por semana. Especulou-se que a melhora na saúde mental está diretamente vinculada à capacidade física aumentada, mas a evidência existente encontrou apenas uma pequena correlação entre essas variáveis (47,49). Outro trabalho descobriu que até mesmo programas de alongamento brando fornecem benefícios psicológicos comparáveis àqueles provenientes de regimes mais rigorosos de caminhada/*jogging* (47). Conseqüentemente, a prescrição inicial de exercícios pode ser bem branda e facilmente tolerada, um aspecto de significado adicional porque a fadiga e a letargia são sintomas comuns na depressão.

Há muito tempo tem sido proposto que o exercício vigoroso não fornece benefícios psicológicos para indivíduos que sofrem de distúrbios de ansiedade, e que o próprio exercício pode piorar os sintomas ou provocar ataques de pânico (50). Contudo, uma revisão pormenorizada da literatura indica que não existe suporte empírico para essa afirmação (51). Trabalho recente envolvendo pacientes clinicamente diagnosticados com o distúrbio do pânico indicou que a maioria pode completar sessões de exercícios de alta intensidade sem experimentar um ataque de pânico (52). Existe alguma evidência de que pacientes deprimidos e ansiosos têm condicionamento físico inferior a indivíduos da mesma idade livres de distúrbios psicológicos. Colocado isso e a descoberta de que a relação entre os melhoramentos no condicionamento cardiovascular e os sintomas psicológicos é fraca, um programa de exercício brando provavelmente resultará em melhoramentos significativos nos sintomas clínicos e em maior adesão do que um regime mais vigoroso.

ASPECTOS COMPORTAMENTAIS

Embora evidência substancial indique que o exercício físico pode ser efetivo no tratamento de distúrbios à saúde mental leves a moderados, muitos pacientes – particularmente aqueles com distúrbios de ansiedade – evitam exercitar-se por causa dos temores amplamente circulados mas infundados de que isso irá exacerbar seus sintomas (51). A educação das pessoas sobre os benefícios psicológicos do exercício e pesquisas indicando que o exercício não provoca ataques de pânico podem ajudar a aliviar essas preocupações. Fornecer informação sobre as sensações e sobre o desconforto normal que ocorrem com o exercício (p. ex., aumento da ventilação e da freqüência cardíaca aumentada, transpiração) é decisivo, uma vez que a maioria desses sintomas ocorre comumente em ataques de pânico e pode ser interpretada como um sinal de ansiedade. Também deve-se conferir atenção para o ambiente do exercício. Pacientes com fobias ou outros distúrbios de ansiedade podem sentir-se desconfortáveis exercitando-se no meio de um grupo, em um ambiente fechado, ou distante da saída em uma sala. O exercício em grandes espaços abertos, ou ao ar livre, pode ser o provocador de ansiedade em outros indivíduos e, em tais casos, um parceiro de exercício pode auxiliar a aliviar temores, assim como a utilização de trilhas de exercício bem definidas.

A medicação psiquiátrica pode ser utilizada com segurança pela maioria dos pacientes que está se exercitando, porém essas medicações possuem efeitos colaterais que podem tornar a atividade física desconfortável, tais como boca seca e sonolência. Verificou-se que clorpromazina e antidepressivos tricíclicos estão associados à baixa pressão arterial e intolerância ortostática (53). O tremor e a fraqueza muscular podem ocorrer com o uso de lítio. Poucos efeitos colaterais foram reportados para inibidores de recaptação de serotonina, embora um estudo tenha verificado que a combinação de fluoxetina e lítio poderia exacerbar a hipertermia induzida pelo exercício (54). Embora tenha sido especulado que a combinação de exercícios e medicação possa ter um efeito sinergístico que deva potencializar tanto os benefícios quanto os efeitos colaterais da medicação, nenhuma evidência com relação a esse efeito foi observada (49,53).

Resumo

Motivar indivíduos saudáveis inativos a começarem e aderirem de forma bem-sucedida a programas de atividade física é um desafio multidimensional, que se torna composto quando se trabalha com populações especiais. A pesquisa indica que técnicas de modificação do comportamento e modificação cognitiva do comportamento estão associadas à maior adoção e manutenção da atividade física. Educação em saúde ou apreciações de riscos à saúde não foram consideradas como sendo consistentemente efetivas (11,55). Contudo, no caso de populações especiais, esses procedimentos fornecem importante informação que pode ser integrada dentro de uma ampla estratégia de intervenção, que inclui técnicas comportamentais. A informação sobre a prescrição do exercício, embora não associada à melhora da adesão em geral (11), pode ser particularmente valiosa para as populações especiais com condições que resultem em barreiras ao exercício não confrontadas pela população geral. Além disso, pesquisas no passado freqüentemente combinaram intervenções cognitivo-comportamentais com outros tipos de técnicas, de modo que é difícil avaliar a influência de uma simples intervenção objetivamente com base na literatura (11). No caso de populações especiais que têm condições que possam beneficiar-se do exercício físico, a informação empírica a respeito de maneiras efetivas para melhorar a participação e o sucesso em programas de atividade física e pesquisa é especialmente necessária.

REFERÊNCIAS BIBLIOGRÁFICAS

1. Caspersen CJ, Merritt RK. Physical activity trends among 26 states, 1986-1990. Med Sci Sports Exerc 1995; 27: 713-720.
2. Stephens T, Jacobs DR, White CC. A descriptive epidemiology of leisure time physical activity. Pub Health Rep 1985; 100: 147-151.
3. Caspersen CJ, Pereira MA, Curran KM. Changes in physical activity patterns in the United States by sex, and cross-sectional age. Med Sci Sports Exerc 2000; 32: 1601-1609.
4. Mokdad AH, Serdula MK, Dietz WH, et al. The spread of the obesity epidemic in the United States, 1991-1998. JAMA 1999; 282: 1519-1522.
5. Morgan WP. Prescription of physical activity: a paradigm shift. Quest 2000; 53: 366-382.
6. Dishman RK. Advances in Exercise Adherence. Champaign, IL: Human Kinetics, 1994.
7. Gettman LR. Management skills required for exercise programs. In: Blair SN, et al., ed. Resource Manual for Guidelines for Exercise Testing and Prescription. Philadelphia: Lea & Febiger, 1988: 377-389.
8. Morgan WP. Involvement in vigorous physical activity with special reference to adherence. Proceedings of the NCPEAM/NAPECW national conference 1977: 235-246.
9. Godin G, Shephard RJ. Use of attitude-behavior models in exercise promotion. Sports Med 1990; 10: 103-121.

10. Franklin BA. Program factors that influence exercise adherence: practical adherence skills for the clinical staff. In: Dishman RK, ed. Exercise Adherence-ts Impact on Public Health. Champaign, IL: Human Kinetics, 1988: 237-258.
11. Dishman RK, Buckworth J. Increasing physical activity: a quantitative synthesis. Med Sci Sports Exerc 1996; 28: 706-719.
12. Kosma M, Cardinal BJ, Kintala P. Motivating individuals with disabilities to be physically active. Quest 2002; 54: 116-132.
13. Dishman RK, Buckworth J. Adherence to physical activity. In: Morgan WP, ed. Physical Activity and Mental Health. Washington, DC: Taylor & Francis, 1997: 163-180.
14. Dishman RK. The problem of exercise adherence: fighting sloth in nations with marketing economies. Quest 2000; 53: 279-294.
15. Buckworth, J. Exercise determinants and interventions. Int J Sport Psychol 2000; 31: 305-320.
16. Lombard DN, Lombard TN, Winett RA. Walking to meet health guidelines: the effect of prompting frequency and prompt structure. Health Psychol 1995; 14: 164-170.
17. Prochaska JO, Marcus BH. The transtheoretical model: applications to exercise. In: Dishman RK, ed. Advances in Exercise Adherence. Champaign, IL: Human Kinetics, 1994: 161-180.
18. Buckworth J, Dishman R. Exercise Psychology. Champaign, IL: Human Kinetics, 2002.
19. Carron, AV, Hausenblas, HA, Mack D. Social influence and exercise: a meta-analysis. J Sport Exerc Psychol 1996; 18: 1-6.
20. Dishman RK. Motivating older adults to exercise. South Med J 1994; 87: 79-82.
21. Sonstroem RJ. Psychological models. In: Dishman RK, ed. Exercise Adherence-ts Impact on Public Health. Champaign, IL: Human Kinetics, 1988: 125-153.
22. McAuley E, Blissmer B. Self-efficacy determinants and consequences of physical activity. Exerc Sport Sci Rev 2000; 28: 85-88.
23. Dishman RK, Ikes W. Self-motivation and the adherence to therapeutic exercise. J Behav Med 1981; 4: 421-438.
24. Dishman R, Ickes W, Morgan W. Self-motivation and adherence to habitual physical activity. J Appl Psychol 1980; 10: 115-132.
25. Raglin JS, Morgan WP, Luchsinger AL. Mood and self-motivation in succesful and unsuccesful rowers. Med Sci Sports Exerc 1990; 22: 849-853.
26. Lee C. Factors related to the adoption of exercise among older women. J Behav Med 1993; 16: 323-334.
27. Heinzelmann F, Bagley RW. Response to physical activity programs and their effects on health behavior. Public Health Rep 1970; 85: 905-911.
28. Erling J, Oldridge NB. Effect of a spousal-support program on compliance with cardiac rehabilitation. Med Sci Sports Exerc 1985; 17: 284.
29. Knapp D, Guttmann M, Squires R, et al. Exercise adherence among coronary artery bypass surgery (CABS) patients. Med Sci Sports Exerc 1983; 15: 120.
30. Wallace JP, Raglin JS, Jastremski C. Twelve month adherence of adults who joined a fitness program with a spouse versus without a spouse. J Sports Med Phys Fitness 1995; 35: 206-213.
31. Estabrooks PA. Sustaining exercise participation through group cohesion. Exerc Sport Sci Rev 2000; 28: 63-67.
32. Estabrooks PA, Carron AV. Group cohesion in older adult exercisers: prediction and intervention effects. J Behav Med 1999; 22: 575-588.
33. American College of Sports Medicine. Guidelines for Exercise Testing and Prescription. 6th ed. Philadelphia: Lippincott Williams & Wilkins, 2000.
34. McArdie WM, Katch FI, Katch VL. Essentials of Exercise Physiology. 2nd ed. Philadelphia: Lippincott Williams & Wilkins, 2000.

35. Jakicic JM, Winters C, Lang W, Wing RR. Effects of intermittent exercise and use of home exercise equipment on adherence, weight loss, and fitness in overweight women. JAMA 1999; 282: 1554-1660.
36. Brennan FH. Exercise prescriptions for active seniors. Physician Sports Med 2000; 30(2): 19-27.
37. Grove N, Speir B. Motivating the well elderly to exercise. J Community Health Nurs 1999; 16: 179-180.
38. Satariano WA. Thaddeus J, Haight MA, et al. Reasons given by older people for limitation or avoidance of leisure time physical activity. J Am Geriatr Soc 2000; 48: 502-512.
39. Resnick B. Prescribing an exercise program and motivating older adults to comply. Educ Gerontol 2001; 27: 209-227.
40. Jones M, Neis MA. The relationship of perceived benefits of and barriers to reported exercise in older African-American women. Public Health Nurs 1996; 13: 151-158.
41. Durak E. Special populations and exercise. Total Health 1983; 15: 23-28.
42. Clapp JF. The effect of continuing regular endurance exercise on the physiologic adaptations to pregnancy outcome. Am J Sports Med 1996; 24: 28-29.
43. Rodriguez A, Bohlin G, Lindmark G. Psychosocial predictors of smoking and exercise during pregnancy. J Reprod Infant Psychol 2000; 18: 203-226.
44. Goodrick GK, Malek JN, Foreyt JP. Exercise adherence in the obese: self-regulated intensity. Med Exerc Nutr Health 1194; 3: 335-338.
45. Morgan WP. Physical Activity and Mental Health. Washington, DC: Taylor & Francis, 1997: 107-126.
46. Raglin JS. Anxiolytic effects of exercise. In: Morgan WP, ed. Physical Activity and Mental Health. Washington, DC: Taylor & Francis, 1997: 107-126.
47. Martinsen EG, Morgan WP. Antidepressant effects of physical activity. In: Morgan WP, ed. Physical Activity & Mental Health. Washington: Taylor & Francis, 1997: 93-106.
48. Brooks A, Bandelow B, Pekrun G, et al. Comparison of aerobic exercise, clomipramine, and placebo in the treatment of panic disorder. Am J Psychol 1998; 55: 603-609.
49. Blumenthal JA, Babyak MA, Moore KA, et al. Effects of exercise training on older patients with major depression. Arch Int Med 1990; 159: 2349-2356.
50. Pitts JW, McClure JN. Lactate metabolism in anxiety neurotics. N Engl J Med 1967; 227: 1329-1336.
51. O'Connor PJ, Smith JC, Morgan WP. Physical activity does not provoke panic attacks in patients with panic disorders. Anxiety Stress Coping 2000; 13: 333-353.
52. Martinsen EG, Raglin JS, Hoffart A, et al. Tolerance to intensive exercise and high levels of lactate in panic disorder. J Anxiety Disord 1998; 12: 333-342.
53. Martinsen EG, Stanghelle JK. Drug therapy and physical activity. In: Morgan WP, ed. Physical Activity & Mental Health. Washington, DC: Taylor & Francis, 1997: 81-90.
54. Epstein Y, Albukrek D, Kalmovitz B, et al. Heat intolerance induced by antidepressant. Ann NY Acad Sci 1997; 813: 553-558.
55. Dishman RK, Buckworth J. Exercise determinants and interventions. Int J Sport Psychol 2000; 31: 305-320.

9

Avaliação Econômica – Reabilitação Cardíaca Abrangente

Neil B. Oldridge

Os encargos que crescem rapidamente, produzidos sobre o sistema de saúde com o tratado de doenças crônicas produziram um aumento do interesse no impacto econômico de estratégias para tratar de doenças crônicas, tais como a doença da artéria coronária (DAC). Em 1995, os custos de tratamento do primeiro ano para um número estimado de 616.900 casos de incidência de DAC nos Estados Unidos chegaram a um total de US$ 5,54 bilhões, com os custos cumulativos de 5 e 10 anos estimados em US$ 71,5 e 126,6 bilhões, respectivamente (1). Extrapolando-se a partir de um estudo de aproximadamente 10.000 pacientes com infarto agudo do miocárdio (IAM) ou angina ao receberem alta após uma cateterização na população americana de pacientes com cateterização em 1993, os custos de uma média de 10 anos foram de um valor estimado de US$ 63,3 bilhões (2).

Esses dados reforçam o enorme encargo dos custos para o tratamento de doenças crônicas e os fatores de risco associados, e identificar a utilização mais eficiente dos recursos limitados e finitos disponíveis para o cuidado com a saúde tornou-se um importante desafio. Com os deslocamentos demográficos e aumento da expectativa de vida, as crescentes demandas objetivando maior cuidado e melhor qualidade da saúde e a disponibilidade aumentada de avanços tecnológicos dispendiosos desempenham, cada um, papel significativo no aumento dos custos no que diz respeito à saúde observados em muitos países. Avaliações econômicas, definidas como "a análise comparativa de cursos alternativos de ação em termos de custos e conseqüências", fornecem um esquema de trabalho para uma avaliação sistemática dos benefícios e custos de serviços alternativos de atenção à saúde (3). Existem 2 questões-chave na avaliação econômica dos serviços de cuidado com a saúde:

- A relação custo-eficácia do serviço de saúde A é melhor do que a do serviço alternativo B, que é o mais freqüentemente utilizado?
- Qual é o impacto do custo para o sistema de cuidado com a saúde se o serviço A for substituído pelo serviço B?

Como a evidência para a efetividade muitas vezes é de precária qualidade e, na maioria dos casos, totalmente ausente, a tomada de decisões sobre qual alternativa escolher entre as muitas práticas médicas atuais e emergentes é freqüentemente problemática (4). Adicionalmente, nós sabemos pouco sobre a efetividade dos custos de muitas de nossas atuais intervenções (5).

O propósito deste capítulo é fornecer uma breve descrição dos tipos de avaliações econômicas comumente utilizadas no cuidado com a saúde e resumir os dados de avaliação econômica disponíveis para a reabilitação cardíaca abrangente.

Avaliação Econômica no Cuidado com a Saúde

A afirmação de que uma prática médica específica é efetiva com relação ao custo freqüentemente não é sustentada com a documentação apropriada dos custos e benefícios associados. Com o aumento da consciência de que é necessário permanecer dentro de um orçamento preestabelecido, a avaliação econômica é uma estratégia para ajudar os formadores de decisão a fazerem as escolhas racionais sobre o cuidado com a saúde eficiente e efetivo. As perspectivas diferentes em cada nível resultam em atitudes para com as avaliações econômicas que diferem consideravelmente (6). A tomada de decisão ocorre em um nível superior, onde os políticos e reguladores tomam decisões sobre reembolsos; em um nível intermediário, onde as organizações elaboram formulários e decisões de diretrizes; em um nível menor, em que profissionais de saúde e os pacientes tomam decisões de tratamento. Preocupações adicionais sobre avaliações econômicas incluem *(a)* aspectos metodológicos nas estratégias analíticas, p. ex., desafios em termos de custos, que muitas vezes redundam em resultados contraditórios e criam confusão; *(b)* resultados que são muitas vezes contra-intuitivos; e *(c)* outros argumentos de natureza psicológica e filosófica, tais como a partir de qual perspectiva – a perspectiva social utilizando dados preferenciais com base na comunidade ou a perspectiva do paciente utilizando dados individuais do paciente – deve a avaliação econômica ser executada (6). As avaliações econômicas fornecem uma planilha de resultados, quer benefícios (vantagens) ou danos (desvantagens), e os custos da escolha entre serviços alternativos de atenção à saúde. Por fim, a questão desloca-se para "Quem deve fazer o que para quem, com quais recursos de saúde, e com qual relação com outros serviços de saúde?" (3).

A padronização da metodologia da avaliação econômica é necessária se comparações da efetividade dos custos de vários tratamentos forem efetuadas pelos médicos, fontes pagadoras e políticos. Uma determinação padronizada dos métodos da análise da efetividade dos custos, a análise do "caso de referência", foi recomendada pelo Panel on Cost-Effectiveness in Health and Medicine (7) e está resumida em uma série de 3 artigos na JAMA (5,8,9).

PERSPECTIVA

O painel recomenda que a análise do "caso de referência" seja conduzida a partir de uma perspectiva social utilizando dados preferenciais baseados na comunidade, à medida que isso represente o interesse público, em vez daquele de qualquer grupo, e permite comparações sobre as condições e intervenções quando se avalia o valor ou mérito relativo aos serviços alternativos de cuidados com a saúde (7). Esta abordagem da avaliação econômica dos serviços de atenção à saúde fornece consideração com os custos de todos os recursos utilizados e para todos os efeitos com a saúde, mesmo em indivíduos não diretamente afetados pela intervenção. A abordagem da perspectiva social reconhece diretamente o valor de nossos recursos limitados para usos de concorrência, tais como educação, prosperidade e justiça. Como as decisões sobre o valor ou mérito relativo dos serviços alternativos de atenção à saúde são tomadas à luz das crescentes demandas sociais para recursos escassos e finitos, "nenhuma perspectiva possui a sustentação mais forte para ser a base para a comparatividade entre os estudos".

Contudo, embora as preferências do paciente não devam ser vistas como equivalentes às preferências da comunidade, pode haver boas razões para se utilizar os dados de preferência do paciente sob certas circunstâncias. Por exemplo, quando um estudo é projetado para comparar o impacto de tratamentos alternativos para a mesma condição, p. ex., reabilitação cardíaca em base clínica e em base doméstica, a utilização das preferências do paciente deve ser de escolha para uso de preferências comunitárias (7). Isso acontece porque o foco desse tipo de análise é o de examinar a maneira mais eficiente para tratar pacientes com uma condição específica, dado que existem opções de tratamento alternativo, e não é direcionado para pesquisar recursos de decisões sobre uma ampla gama de condições. As medidas de preferência sob a perspectiva do paciente capturam melhor as diferenças pequenas, porém importantes muitas vezes observadas com os tratamentos e assim podem capturar melhor os efeitos de um determinado tratamento (7).

CUSTOS E EFEITOS DA ATENÇÃO À SAÚDE

Dados de custos (aplicações) e efeitos (resultados) coletados em 2 ou mais alternativas fornecem a base para as avaliações econômicas e cálculo de uma razão custo-efetividade (E/C) (7). O termo numerador na razão E/C é o custo da "rede incremental" do tratamento A, que é a diferença entre os recursos utilizados ou os custos do tratamento sob investigação e os custos do tratamento de comparação, tipicamente "cuidado de rotina". O efeito de saúde é o termo denominador na razão E/C e é a melhora da "rede incremental", que captura a modificação na saúde ou os resultados. A análise da efetividade dos custos é, portanto, sempre comparativa, e a razão E/C incremental para o tratamento A *versus* o cuidado rotineiro é calculada como o custo adicional do tratamento A comparado com o custo do cuidado de rotina como descrito a seguir.

$$\text{Incremento de custo-efetividade}_A = \frac{\text{Custo}_A - \text{Custo}_{\text{cuidado de rotina}}}{\text{Efeito}_A - \text{Efeito}_{\text{cuidado de rotina}}}$$

Os custos de um serviço de atenção à saúde, o termo do numerador na razão E/C, refletem os recursos utilizados. Os custos diretos podem ser médicos (atividades de profissionais de saúde e do hospital, custos do próprio paciente) ou não-médicos (alimentação, transporte, hospedagem, cuidado familiar) e são geralmente baseados no preço dos fatores envolvidos. Os custos indiretos refletem o impacto dos recursos perdidos por causa da mortalidade ou da morbidez (refletindo a morte prematura e o tempo perdido em atividades produção e/ou consumo). Os custos intangíveis, aqueles associados a dor e sofrimento, luto, e outras conseqüências não monetárias da doença e atenção à saúde, são difíceis de se estimar.

O efeito sobre a saúde ou o resultado pode ser medido em unidades naturais (p. ex., anos de vida ganhos [AVG]; anos de vida salvos [AVS]; medidas laboratoriais, tais como pressão arterial, lipídios sangüíneos ou qualidade de vida relacionada com a saúde [QVRS]) ou unidades derivadas (p. ex., qualidade ajustada aos anos de vida [QAAV]). Escalas com base na preferência são projetadas para fornecer escores de preferência para estados de saúde e são utilizadas para avaliar a QVRS e para estimar a QAAV (3,7). Os escores de preferência podem ser medidos indiretamente utilizando sistemas de classificação de saúde multiatribuídos e com base na comunidade, tais como a Qualidade do Bem-Estar (QBE) (10) e o Health Utilities Index (11,12) ou as preferências diretas do paciente utilizando técnicas tais como o tempo *tradeoff* (TTO) (13) e o risco-padrão (14).

Com o sistema de classificação de saúde multiatribuído QBE, os pacientes são solicitados a reportar-se sobre seu próprio estado de saúde utilizando questionários padronizados administrados pelo entrevistador. O QBE é projetado para extrair uma perspectiva do paciente relativas a suas limitações e problemas com a saúde, incluindo sintomas, mobilidade, atividade física e atividade social. Utilizando-se a função de preferência aditiva de QBE linear, um escore de preferência comunitário indireto é calculado para cada paciente. Com a metodologia TTO, os pacientes fornecem um escore de preferência para seu próprio estado de saúde atual geral subjetivamente definido, cujo conteúdo é implícito e pessoal. Ambas as abordagens, a indireta e a direta, são baseadas em uma escala na qual morte é = 0,00 e a saúde perfeita é = 1,00.

A teoria e a experiência mostraram que os escores de preferência no nível do paciente, tal como o estimado com o TTO, são geralmente mais altos do que os escores de preferência no nível comunitário, tais como aqueles estimados com o QBE (15). Essas diferenças nas abordagens para medidas de preferência têm levado a questões do tipo "Sabemos o quanto são similares os QAAV quando utilizamos os escores preferenciais QBE comunitário e TTO do paciente gerados pelo mesmo grupo de pacientes"?

TIPOS DE AVALIAÇÃO ECONÔMICA

A forma de avaliação econômica é determinada basicamente por meio da resposta a 2 séries de questões (Fig. 9-1). Duas séries de questões podem ser feitas e respondidas: *(a)* Foram considerados os custos e efeitos do serviço de atenção à saúde? *(b)* Foram comparados os serviços alternativos de cuidado com a saúde? De acordo com Drummond *et al.* (3), apenas quando a resposta a ambas as questões é "sim" acontece uma completa avaliação econômica, visto que as análises fornecem apenas avaliações econômicas parciais. Um determinan-

	Tanto os custos quanto as conseqüências são examinados? NÃO SIM	
	Avaliações parciais	
	Apenas custos	
NÃO	Descrição dos custos	Descrição do resultado-custo
As alternativas são comparadas?		**AVALIAÇÕES COMPLETAS**
SIM	Análise dos custos	Minimização dos custos Custo-benefício Efetividade dos custos Utilidade dos custos

FIGURA 9-1 Espectro da avaliação econômica da atenção à saúde.

te posterior do tipo de avaliação econômica é a maneira pela qual o efeito ou resultado da saúde, o termo do denominador na razão E/C, é calculado (7).

As seguintes afirmações respondem às 2 séries de questões distinguindo os tipos de estudos de custos.

Avaliação Econômica Parcial

a. Descrição do custo: a informação apresentada diz respeito somente a um serviço e somente uma informação de custo é fornecida.
b. Descrição do desfecho do custo: a informação apresentada restringe-se a apenas um serviço e informação de custo e efeito é fornecida.
c. Análise de custo: a informação apresentada pertence a 2 ou mais serviços e somente a informação do custo, não do efeito, é fornecida.

Avaliação Econômica Completa

A resposta aqui às questões propostas anteriormente é que, se existem 2 ou mais cursos alternativos de ação e tanto os custos quanto as conseqüências de cada curso de ação alternativo estão disponíveis, então a análise é uma avaliação econômica completa. As seguintes características distinguem-se entre os diferentes tipos de avaliações econômicas completas.

a. Minimização do custo: se a efetividade das intervenções alternativas for similar ou a mesma e seus resultados forem similares ou os mesmos, a intervenção menos dispendiosa será a preferida na medida em que ela é considerada a mais eficiente.
b. Custo-benefício: tanto os custos quanto os efeitos sobre a saúde recebem um valor monetário, que permite comparações entre diferentes serviços de saúde, e o serviço com a mais alta razão de benefício com relação ao custo é o serviço de escolha. Contudo, já que é difícil estabelecer um valor monetário sobre os resultados complexos do serviço de saúde, tais como sobre os anos de vida ganhos (AVG) ou anos de vida salvos (AVS), a análise do custo-benefício é utilizada sem muita freqüência para a pesquisa e a tomada de decisão na atenção à saúde.

c. Custo-efetividade: a efetividade de uma intervenção e seus custos é incorporada dentro de uma análise E/C assegurando que ambos são considerados na tomada de decisão clínica. Duas formas de análises de efetividade dos custos foram identificadas.

(i) A análise de custo-efetividade é utilizada quando os resultados, ou o termo no denominador na razão E/C, são medidos em unidades naturais e são expressos em uma dimensão única, mais comumente AVG ou AVS, e quando espera-se que os resultados dos serviços alternativos de atenção à saúde sejam diferentes. Custos incrementais são determinados por efeito de unidade e, quanto menor a razão E/C, maior a efetividade dos custos.

(ii) A análise de custo-utilidade é uma forma de análise E/C na qual o resultado, ou termo no denominador, baseia-se na necessidade de um estado de saúde específico ou resultado de tratamento. Este é tipicamente medido como um escore de preferência que é ancorado em 0,00 (morte) e 1,00 (plena saúde), com o escore utilizado para ajustar o valor do tempo despendido em um determinado estado de saúde (14). Mais comumente, isso é calculado como QAAV, mas medidas similares, tais como o equivalente em anos saudáveis, podem também ser estimadas. Se a intervenção A melhora a medida de preferência mais do que a intervenção B, então mais QAAVs serão obtidas com a intervenção A do que com a B. O custo incremental de rede por unidade de efeito, neste caso QAAV, pode então ser comparado entre doenças, condições e tratamentos, e quanto menor a razão U/C, maior a utilidade dos custos. A análise da utilidade dos custos, conduzida a partir de uma perspectiva social com preferências baseadas na comunidade, é recomendada para a tomada das decisões de políticas do cuidado com a saúde no Canadá (16), na Austrália (17) e cada vez mais nos Estados Unidos (7). Contudo, embora as preferências dos pacientes não sejam equivalentes às preferências da comunidade, quando um estudo é projetado para comparar o impacto dos tratamentos alternativos para a mesma condição (p. ex., reabilitação cardíaca com base na clínica e com base doméstica), a utilização das preferências do paciente é preferível a da comunidade (7).

FONTES DOS DADOS

A efetividade válida dos dados para uma intervenção, relativos a uma alternativa como o cuidado normal, deve ser estabelecida antes que uma avaliação econômica seja tentada (3). Fontes valiosas da efetividade dos dados incluem o ensaio controlado aleatório (ECA), embora haja alguma controvérsia sobre a execução das avaliações econômicas junto com os ECAs (18,19). Os ECAs satisfazem os critérios para a melhor evidência científica experimental e teste de hipótese, *i. e.*, alta validade interna com replicação, verificação, falsificação e avaliação de incerteza. Por outro lado, a partir de uma perspectiva dos elaboradores de política, existem problemas com o nível de generalização de uma evidência do ECA, incluindo a escolha de uma intervenção alternativa, custos dirigidos a protocolos, um ambiente artificial, escolha dos resultados, seguimento inadequado do paciente e viés do provedor ou paciente (20). A utilização do modelo de teoria da decisão é uma alternativa legítima e complementar aos dados gerados através do ECA para avaliações econômicas e pode enriquecer e ampliar os resultados da pesquisa experimental e substituir os dados experimentais, quando estes não estiverem disponíveis. Nesta abordagem, a evidência da efetividade do estudo clínico retrospectivo é combinada com dados de custos provenientes de fontes secundárias em um modelo de análise de decisão (20,21).

OUTROS ASPECTOS DE AVALIAÇÃO ECONÔMICA

A validade das suposições determina a utilidade de uma avaliação econômica. Por exemplo, presumir um índice de 2% de novos enfartes por ano pode ser impreciso, na medida em que o índice real pode se tornar 4%. Portanto, as análises de sensibilidade devem ser executadas com uma variedade de possíveis suposições para examinar a solidez da suposição inicial (7). A preferência de tempo é outra importante consideração na medida em que se tenciona valorizar os custos e benefícios presentes mais do que os valores dos custos e benefícios futuros. O valor diminuído dos custos e benefícios futuros é manuseado descontando-se ambos, os custos e benefícios presentes (7). Por exemplo, estratégias preventivas como tratamento médico da hipertensão possuem custos iniciais altos, mas benefícios retardados; o tratamento médico da angina possui custos e benefícios relativamente uniformes em longo prazo; a cirurgia de *bypass* cardíaco possui custos presentes altos, mas produz benefícios imediatos.

Enquanto há uma necessidade de saber quais suposições da sociedade são aceitáveis em termos de custo e resultados, as diretrizes para determinar se um tratamento é ou não é custo-efetivo não foram universalmente aceitas. As intervenções com custos incrementais (atualizadas pelo indicador de preços ao consumidor de cuidado médico para US$ em 2001) abaixo de US$ 25.000 são considerados altamente atrativos, entre US$ 25.000 e US$ 50.000 por ano de vida salvo ou por QAAV são atrativos, e mais do que US$ 50.000 cada vez mais não-atrativos (22,23).

Avaliação Econômica da Reabilitação Cardíaca Abrangente

A essência de uma avaliação econômica é que ela fornece uma folha de equilíbrio dos benefícios (vantagens) ou prejuízos (desvantagens) e os custos de cada opção, permitindo comparações para auxiliar na escolha entre as alternativas disponíveis. Drummond *et al.* sugeriram que as avaliações econômicas são mais úteis quando procedidas pela demonstração da eficácia, efetividade e disponibilidade (3).

Consumo de cigarros, hiperlipidemia e carência de atividade física são 3 importantes fatores de risco modificáveis para as prevenções primária e secundária de doença cardíaca, com considerável evidência que a modificação desses fatores, quer separadamente ou em combinação, é benéfica (24). Infelizmente, e apesar da evidência disponível de sua eficácia, estratégias preventivas secundárias são freqüentemente pouco utilizadas (25), com somente 11% dos pacientes com um evento coronário agudo referidos à reabilitação cardíaca na prática clínica rotineira (26), e até 38% dos pacientes norte-americanos e 32% dos pacientes canadenses referidos a centros médicos terciários no Ensaio de GUSTO

(27). Além disso, a adesão do paciente às estratégias de prevenção secundárias é muitas vezes baixa e uma preocupação importante (28).

Por exemplo, a evidência do abandono do tabagismo como parte da prevenção secundária para diminuir o risco de doença cardiovascular é considerada provada (24). Existem dados experimentais limitados sobre o abandono do tabagismo após o IM, mas, em um estudo, o índice de abandono de 61% em pacientes distribuídos aleatoriamente para intervenção conduzida por enfermeiros foi quase o dobro dos 32% do grupo de tratamento tradicional (29). Uma recente metanálise de estudos sobre abandono do tabagismo após IM incluiu 12 estudos de coorte com dados em 5.878 pacientes de 6 países no período de 1948 a 1988, com um seguimento que variou de 2 a 10 anos (30). Todos os 12 estudos mostraram benefício em termos de mortalidade associado ao abandono do tabagismo, com uma razão agregada de probabilidades de probabilidade de morte de 0,54 (intervalo de confiança 95%, 0,46 a 0,62) após IM naqueles que deixaram de fumar, e o número necessário estimado para salvar a vida é 13, presumindo um índice de mortalidade de 20% nos que continuaram a fumar (30). O modelo da teoria da decisão foi utilizado (31) para examinar a efetividade dos custos do programa de abandono do tabagismo conduzido por enfermeiros acima relatado em pacientes com IM (29). O custo foi estimado considerando-se os recursos necessários para implementar o programa e anos de vida salvos foram estimados modelando-se a expectativa de vida utilizando uma única aproximação exponencial do declínio da expectativa de vida com base nos dados de relatos publicados. A efetividade dos custos do programa de interrupção do tabagismo foi estimada como sendo de US$ 220 por ano de vida salvo (cerca de US$ 340, cotação de 2001) e permaneceu abaixo de US$ 20.000 por ano de vida salvo, mesmo se o índice de interrupção fosse de 3% ou se ele custasse cerca de US$ 8.840/fumante (29).

REABILITAÇÃO CARDÍACA

Diretrizes de práticas clínicas para serviços de reabilitação cardíaca, baseadas em 334 estudos de eficácia e efetividade, foram estabelecidas em 1995 para a reabilitação cardíaca abrangente nos Estados Unidos (26). A chave dos serviços de reabilitação cardíaca são exercício, educação e aconselhamento de tratamento com relação aos fatores de risco, e os benefícios mais substanciais, como documentado nas diretrizes (26) e sustentado pela revisão sistemática e metanálise (32), incluem o seguinte:

- Aumento da tolerância ao exercício.
- Melhora dos sintomas.
- Melhora dos níveis de lipídios no sangue.
- Maior bem-estar.
- Diminuição do consumo de cigarros.
- Redução do estresse.
- Redução da mortalidade.

Existe apenas uma quantidade limitada de avaliações econômicas da reabilitação cardíaca (33,34) e até menos que satisfaçam os seguintes critérios:

1. Uma avaliação econômica completa ou uma análise dos custos.
2. Adultos com DAC.
3. Reabilitação cardíaca com um componente de exercícios.
4. Resultados primários fornecendo custos em dólares ou um aumento custo-efetividade ou razão custo-utilidade.

Dos 6 estudos que satisfazem os critérios de elegibilidade 3 são estudos de análise de custos (35-37) e 3 são avaliações econômicas completas (38-40). Uma avaliação econômica adicional completa da reabilitação cardíaca baseada em exercícios em pacientes com insuficiência cardíaca (41), que satisfaz cada um dos critérios de inclusão além do critério diagnóstico, é descrita a seguir.

Esse pequeno número de avaliações econômicas rigorosas demonstra claramente a escassez e a necessidade de mais avaliações econômicas dos serviços de reabilitação cardíaca. Contudo, os dados limitados são encorajadores e sugerem que a reabilitação cardíaca provavelmente seja uma eficiente utilização dos recursos de atenção à saúde que podem ser economicamente justificados. Foram executadas 2 das avaliações econômicas completas no Canadá (38,40) e 1 nos Estados Unidos (39) e na Itália (41); das 3 análises de custos, 2 foram executadas na Suécia (35,37) e 1 nos Estados Unidos (36). Sem uma abordagem universal para oferta de serviços de reabilitação cardíaca no mesmo país, isoladas em diferentes países, a generalização dos dados sobre a efetividade dos custos da reabilitação cardíaca pormenorizada aos diferentes sistemas de atenção com à saúde é incerta.

AVALIAÇÃO ECONÔMICA PARCIAL

Análise de Custos

1. O propósito deste estudo prospectivo de acompanhamento de 5 anos, não-aleatório (Suécia, publicado em 1991), era a comparação de 5 anos de custos associados aos serviços de reabilitação cardíaca abrangente através de cuidado-padrão após um IM em pacientes < 65 anos de idade a partir da perspectiva do Swedish National Health Insurance System (35). Após o IM, 147 pacientes (124 homens, 23 mulheres) provenientes de um hospital municipal foram convidados a participar de um programa de treinamento físico clinicamente supervisionado durante 3 meses, com o encorajamento para continuar o treinamento em casa. Controles (134 homens, 24 mulheres) foram recrutados provenientes do distrito hospitalar adjacente e receberam cuidado-padrão que consistiu em uma visita clínica pós-IM, seguida de encaminhamento para o setor primário de atenção à saúde.

   Uma análise de custos foi executada com custos diretos de 5 anos estimados para a participação no programa, nova hospitalização, procedimentos de visitas médicas, medicações e transporte. A diferença nos custos diretos por paciente foi de 3.910 Coroas Suecas (SEK) por paciente em favor da reabilitação. Custos indiretos foram responsáveis pela maior parte do custo total e estavam associados primariamente à perda da produtividade. O índice global de emprego ativo em 5 anos foi significativamente mais alto ($P < 0,01$) entre os pacientes em reabilitação (51,8%) do que entre os pacientes controle (27,4%), considerando um custo total indireto de 69.600 SEK em favor dos pacientes em reabilitação. O programa de reabilitação, portanto, resultou em uma economia de 73.510 SEK por paciente durante um acompanhamento de 5 anos, com resultados clínicos positivos em favor dos pacientes em reabilitação (42). De acordo com os autores do estudo, "O notável vencedor do programa de reabilitação foi o Sistema de Seguro de Saúde Nacional da Suécia. Concluiu-se que o programa abrangente de reabilitação cardíaca é uma importante estratégia que leva à redução dos custos e efeitos positivos sobre a saúde. O programa de reabilitação cardíaca é, portanto, altamente custo-efetivo" (35). Ainda que os dados não tenham sido gerados em um desenho de estudo aleatório, a natureza controlada do estudo, a comparação de 2 situações clínicas reais e a natureza prospectiva da coleta de dados fortalecem a utilidade da informação com relação à efetividade dos custos da reabilitação cardíaca.

2. Uma revisão retrospectiva computadorizada de dados monetários (Estados Unidos, publicados em 1992) foi executada utilizando a perspectiva do hospital para determinar os encargos totais da hospitalização para admissões cardíacas após IM ou para cirurgia de desvio cardíaco durante um período de 3 anos para 580 pacientes (36). Destes 580 pacientes, 230 foram encaminhados para um programa de reabilitação cardíaca de 12 semanas, com educação sobre o tratamento de fatores de risco cardíacos, enquanto 350 pacientes não foram encaminhados. Participantes e não-participantes da reabilitação tinham função ventricular esquerda similar, mas os participantes tinham maior probabilidade de haver tido um IM, serem mais jovens, do sexo masculino, não-fumantes e trabalhadores de escritório e menor probabilidade de haver tido cirurgia de desvio cardíaco ou outras complicações médicas.

   Uma análise dos custos foi executada e, antes da correção para diferenças clínicas basais, os participantes da reabilitação tinham encargos de hospitalização cardíaca significativamente menores ($P = 0,022$) de US$ 1.197 (± US$ 3.911) por paciente durante um período de 3 anos de acompanhamento, comparados com os não-participantes US$ 1.936 (± US$ 5.359). Essa diferença permaneceu significativa após a análise passo a passo da covariância para ajustar-se às diferenças basais entre os 2 grupos. Os autores apontam que uma vez que os encargos médicos não foram incluídos na análise dos custos, o diferencial dos custos foi subestimado e eles concluíram que os "resultados deste estudo mostraram uma associação entre a participação na reabilitação cardíaca pormenorizada e menores custos de re-hospitalização cardíaca nos anos que seguiram um evento coronário agudo" (36). Contudo, o projeto do estudo retrospectivo e as diferenças nas características basais dos pacientes limitam a utilidade desses dados.

3. Bondestam *et al.* (37) examinaram os efeitos da reabilitação prematura sobre a utilização de atendimento médico após o IM em pacientes com 65 anos de idade e mais velhos, utilizando a perspectiva do fornecedor de atenção primária à saúde. O projeto do estudo foi similar àquele utilizado por Levin *et al.* (35), com os pacientes em uma clínica hospitalar de cuidado primário servindo como grupo de reabilita-

ção (n = 91) e aqueles em um hospital próximo, sem serviços de reabilitação, servindo como controles (n = 99). Os pacientes foram acompanhados durante 1 ano com registro de mortes provenientes do registro nacional e documentação de re-hospitalização ou visitas inesperadas ao departamento de emergência.

A intervenção consistiu de exercícios de baixa intensidade durante 4 a 8 semanas, seguida por uma discussão em grupo sobre o tratamento dos fatores de risco. Os pacientes em reabilitação tinham um total de 70 visitas à emergência e re-hospitalizações comparados com 149 entre os pacientes em controle ($P < 0{,}001$), resultando em significativamente menos dias ($P < 0{,}05$) de hospitalização. Os autores concluíram que "um modelo de reabilitação descomplicado caracterizado por uma intervenção bem prematura e executada dentro do sistema de atenção primária à saúde pode significativamente reduzir o consumo do cuidado com a saúde 1 ano após o IM em pacientes ≥ 65 anos de idade" (37). Este é único estudo que examinou a utilização do cuidado com a saúde em pacientes mais velhos com IM e como tal fornece uma útil informação sobre a efetividade da reabilitação cardíaca na redução da utilização do cuidado com a saúde durante, no mínimo, o primeiro ano após o IM.

AVALIAÇÃO ECONÔMICA COMPLETA

Duas abordagens diferentes à avaliação econômica, *(a)* ECAs com uma avaliação econômica *a priori* e *(b)* modelo de teoria de decisão, estão disponíveis e devem ser consideradas como sendo fontes complementares em vez de competitivas de informação (21). Como afirmado acima, os ECAs satisfazem os critérios para melhor evidência científica experimental e teste de hipóteses, enquanto que o modelo de teoria da decisão combina a evidência da efetividade do estudo clínico retrospectivo com dados de custos provenientes de fontes secundárias em um modelo de análise de decisão, ampliando os resultados da pesquisa experimental (20,21). Existem 2 estudos de modelo de teoria da decisão com avaliações econômicas completas na reabilitação cardíaca, 1 (39) em pacientes que sobreviveram ao IM e 1 (40) em pacientes com doença cardiovascular sintomática. Existem 2 avaliações econômicas completas utilizando dados derivados do ECA, 1 em pacientes que sobreviveram ao IM (38) e 1 em pacientes com insuficiência cardíaca (41).

Modelo da Teoria da Decisão: Efetividade dos Custos

1. Ades *et al.* (39) executaram uma análise da efetividade dos custos através da teoria da decisão da reabilitação cardíaca após o IM a partir da perspectiva do paciente ou da seguradora, utilizando dados provenientes dos resultados publicados dos ECAs sobre a mortalidade, estudos epidemiológicos de sobrevivência em longo prazo e estudos publicados de encargos do paciente para serviços de reabilitação e despesas médicas limitadas. A fonte dos dados para a informação sobre a efetividade clínica (*i. e.*, todas as causas de mortalidade) foi uma metanálise da reabilitação cardíaca, com controles aleatórios para nenhum ou pouco exercício nos primeiros anos após o IM (43), com índices similares àqueles reportados anteriormente por Oldridge *et al.* (44). Dados de sobrevivência em longo prazo foram criados a partir do banco

de dados da Duke University Cardiovascular Disease (45). Um índice de desconto anual de 5% foi utilizado para reduzir AVS de seu valor de 1995. Dados de custos foram derivados de dados de pesquisa obtidos de 626 centros de reabilitação de operação cardíaca, 78% dos quais tinham base hospitalar (46).

Esses investigadores estimaram um aumento da expectativa de vida de 0,202 anos durante os 15 anos após a reabilitação com um custo de rede estimado para 1985 de US$ 430 (custos diretos, US$ 1.280; economias, US$ 850) para reabilitação e teste de esforço. Utilizando-se fatores inflacionários e modificações na mortalidade após IM, a razão da efetividade dos custos para 1995 foi de US$ 4.950/AVS. Análises de sensibilidade, considerando sobrevivência, eficácia e despesas impedidas, foram executadas, sustentando os resultados dos estudos. Os autores concluem afirmando que "a reabilitação cardíaca é mais custo-efetiva do que a terapia trombolítica, a cirurgia de *bypass* coronário e os remédios para diminuição do colesterol, embora menos custo-efetiva do que o abandono do tabagismo... e deve permanecer junto a essas terapias como padrão de tratamento no cenário pós-IM" (39).

2. Lowensteyn *et al.* (40) executaram o segundo estudo de avaliação econômica do modelo da teoria da decisão (perspectiva não estabelecida) em pacientes com doença cardiovascular. Dados de fatores de risco foram derivados do Canadian Heart Health Survey (47); estes foram então aplicados ao Cardiovascular Disease Life Expectancy Model (48) para estimar os AVS por meio da reabilitação cardíaca com treinamento de exercícios. Os custos canadenses associados a eventos fatais e não-fatais, procedimentos cirúrgicos e acompanhamento médico foram estimados a partir de pesquisa previamente publicada (49) e os custos foram estimados para a reabilitação com treinamento supervisionado e não supervisionado presumindo 50% de adesão no ano 1% e 30% em todos os outros anos. A efetividade dos custos por AVS (em dólares norte-americanos, cotação de 1996) da prevenção secundária da doença cardiovascular foi estimada para ambientes supervisionados e não-supervisionados e para homens e mulheres através da idade (35-54, 55-64 e 67-75 anos) (40).

   As razões custo-efetividade, como esperado, eram sempre piores para o treinamento com exercício supervisionado do que para o treinamento com exercício não-supervisionado, e o treinamento com exercício não-supervisionado foi, na verdade, mais econômico em mulheres de 55 a 64 anos de idade (Quadro 9-1). No treinamento com exercício não-supervisionado, as razões foram piores em mulheres do que em homens no grupo de idade mais jovem, mas piores para homens do que para mulheres no grupo de idade mais avançada. No treinamento com exercício supervisionado, as razões foram piores para homens do que para mulheres em cada grupo etário. Os autores concluíram que a reabilitação cardíaca por meio do treinamento com exercício não-supervisionado "parece ser uma utilização extremamente eficiente dos recursos" em todas as idades, tanto para homens quanto para mulheres; eles afirmam ainda que o "exercício supervisionado é altamente custo-efetivo para todos os homens com doença cardiovascular e mulheres com doença cardio-

QUADRO 9-1 MODELO DE TEORIA DA DECISÃO COM RELAÇÃO À EFETIVIDADE DE CUSTOS DOS EXERCÍCIOS DE REABILITAÇÃO CARDÍACA PARA PESSOAS COM DOENÇA CARDIOVASCULAR

	Custos Não-Supervisionados/AVS[a]		*Custos Supervisionados/AVS*	
Idade	*Mulheres*	*Homens*	*Mulheres*	*Homens*
35-54 anos	US$ 6.765	US$ 1.734	US$ 42.367	US$ 13.719
55-64 anos	(US$ 634)[b]	US$ 341	US$ 12.015	US$ 8.562
65-74 anos	US$ 965	US$ 1.723	US$ 20.307	US$ 14.464

[a]Custo por ano de vida salvo em dólares norte-americanos, cotação de 1996.
[b]Custo economizado por AVS.

vascular entre 55 e 64 anos de idade... e relativamente custo-efetivo para mulheres mais idosas com doença cardiovascular" (40).

Ensaios Controlados Aleatoriamente: Custo-Efetividade e Custo-Utilidade

1. Existe apenas um ensaio controlado aleatoriamente da reabilitação cardíaca inicial após o IM, que incluiu uma avaliação econômica *a priori* com análises de efetividade dos custos e de utilidades dos custos (38). O ECA foi executado no Canadá e incluiu pacientes (n = 201) com um infarto do miocárdio documentado que estavam moderadamente ansiosos ou deprimidos e foram identificados ainda no hospital. Eles foram então estratificados e distribuídos aleatoriamente para um programa de 8 semanas de exercícios e aconselhamento em grupo sobre tratamento de fatores de risco e comportamento (n = 99) ou tratamento comunitário normal (n = 101) dentro de 6 semanas do IM (50).

   O menor número de visitas de reabilitação cardíacas (P < 0,001) entre pacientes com reabilitação prematura (N = 2,1) do que em pacientes de controle (N = 8,4) durante os 10 meses de acompanhamento após a intervenção experimental de 8 semanas, atingiu uma economia direta nos custos de US$ 310/paciente em reabilitação. Com os custos diretos totais de US$ 790, os custos diretos líquidos atingiram US$ 480 por paciente em reabilitação, que é o numerador para cada um dos cálculos que seguem. Dois termos denominadores foram gerados. O 1º foi a QAAV estimada utilizando o instrumento de preferência TTO direta (13,51,52), que foi administrado para todos os pacientes em 5 pontos de avaliação: na entrada dentro do ECA e no final da intervenção em 2 meses, 4 meses, 8 meses e 12 meses. A abordagem TTO resultou em uma média agregada incremental de 0,052 QAAV ganhos por paciente em reabilitação. A 2ª abordagem foi para estimar a quantidade de AVG utilizando dados provenientes da metanálise da reabilitação cardíaca (43,44), que demonstrou um índice de mortalidade 25% inferior com a reabilitação do que com o tratamento normal, atingindo um incremento de 0,022 AVG por paciente em reabilitação.

   Utilizando-se esses dados e a cotação dos dólares americanos de 1991, a melhor estimativa de custo-efetividade na análise original (38) foi de US$ 21.800 por AVG e a razão da melhor estimativa custo-utilidade foi de US$ 9.200 por QAAV obtida com a reabilitação cardíaca. Combinando as diferenças em QAAV e a redução na mortalidade proveniente da metanálise, uma média de 0,071 QAAV atribuível ao programa de reabilitação foi obtida por paciente, e a razão da melhor estimativa abrangente de custo-utilidade para a reabilitação cardíaca foi estimada em US$ 6.800 por QAAV ganhos por paciente em reabilitação. Os investigadores neste estudo concluíram que "os dados fornecem evidência de que a breve reabilitação cardíaca iniciada logo após o IM para pacientes com ansiedade ou depressão, de média a moderada, ou ambas, é uma eficiente utilização dos recursos de atenção à saúde e pode ser economicamente justificada" (38).

Os dados coletados nesse estudo foram recentemente analisados mais uma vez utilizando medidas mais atualizadas, e estratégias analíticas forneceram informação tentadora (53). Essas estratégias incluem o seguinte:

a. Além de utilizar a medida de utilidade TTO direta no ECA, nós também administramos a QBE indireta, de atribuição múltipla, com base na comunidade para todos os pacientes.
b. Utilizamos modelo de regressão linear para imputar todas as preferências e dados de custos perdidos.
c. Estimamos escores de preferência em nível individual (estimando as QAAVs experimentadas pelo paciente durante o acompanhamento de 12 meses utilizando cada uma das 5 séries de dados de escores de preferência imputados) em vez de escores de preferência em nível grupal.
d. Usamos métodos contemporâneos para estimar o intervalo de confiança (IC) à volta de uma razão.

Com os escores de preferência da QBE no nível grupal, a reabilitação estava associada a 0,011 mais QAAV do que o grupo-controle, ao passo que a diferença com o escore de preferência TTO foi 0,040 QAAV. Como adicionamos todos os dados que faltavam, estamos aptos a estimar o IC de 95% à volta da modificação média no nível individual. Observamos uma diferença média no nível individual de 0,011 QAAV (IC de 95%, –0,030 para 0,052) com escores de preferência do QBE e QAAV 0,040 (IC de 95%, –0,029 para 0,103) com escores de preferência TTO, ambos em favor da reabilitação. Não houve diferença significativa entre os 2 (Quadro 9-2).

Custos incrementais sobre e acima dos custos com cuidado normais e os resultados e todos os cálculos subseqüentes são inflacionados a partir do número publicado de dólares americanos, cotação de 1991 a 2001 (54), com custos incrementais totais estimados de US$ 702 (IC de 95% inferior, US$ 200; IC acima de 95%, US$ 1.605).

A razão média da utilidade dos custos para QAAV derivado da QBE de nível individual e grupal foi de US$ 63.818/QAAV; com QAAV derivado de TTO, a razão média da utilidade do custo para o nível grupal e individual foi de US$ 17,550/QAAV. Os IC de 95% inferior e superior para a QBE de nível individual e razões de utilidade de custos derivados de TTO e QBE foram estimados utilizando o método de aproximação normal (Quadro 9-2).

QUADRO 9-2 QUALIDADE AJUSTADA AOS ANOS DE VIDA (QAAVs) e RAZÕES DE UTILIDADE DOS CUSTOS (RUC)

	QAAVs e Razões da Utilidade de Custos[a]					
	Qualidade do Bem-Estar			*Tempo Tradeoff*		
	IC de 95% Inferior	*Média*	*IC de 95% Superior*	*IC de 95% Inferior*	*Média*	*IC de 95% Superior*
QAAV em nível individual	−0,030	0,011	0,052	−0,029	0,040	0,103
RUC em nível individual (US$)		63.818			17.550	
IC de 95% – Normalidade (US$)	−180.424		304.475	−19.286		54.321

O achado-chave nesta análise secundária dos dados é que os escores de preferência da comunidade e preferência do paciente proporcionam resultados diferentes (53). Isso foi verdadeiro para os escores basais, para a modificação sobre o acompanhamento de 12 meses, para a estimativa de QAAV e para as razões de utilidade dos custos. Como nós estamos aptos a estimar os 95% dos limites de confiança com os dados de nível individual, podemos documentar que não havia diferença estatisticamente significativa na QBE de nível individual e nas razões de utilidade dos custos de TTO. Contudo, a razão custo-utilidade de nível individual com os escores de preferência em nível de comunidade da QBE foi qualitativamente não atrativa, enquanto a razão do custo-utilidade de nível individual com os escores de preferência do TTO em nível do paciente foi atrativa e altamente custo-efetiva.

2. Há um ensaio controlado aleatório de reabilitação cardíaca precoce em pacientes com insuficiência cardíaca que incluiu uma avaliação econômica *a priori* com uma avaliação de efetividade dos custos (41). O ECA foi executado na Itália, e pacientes elegíveis com idades de 54 e 65 anos com insuficiência cardíaca de classes II e III (n = 99) foram distribuídos de maneira aleatória para um programa de treinamento de exercícios de 14 meses (n = 50) ou tratamento comunitário normal (controle, n = 49) (55).

A freqüência de hospitalização durante o acompanhamento foi de 29% no grupo de cuidado comum (14 de 49 pacientes) comparada com 10% entre os pacientes em reabilitação (5 de 50 pacientes), que resultou em economias estimadas de US$ 1.336 por paciente usando um índice de desconto de 3%, dólares norte-americanos, cotação de 1999, e números de custos da cidade de Nova Iorque. Como o custo do programa de reabilitação totalizou US$ 5.282, os custos incrementais do programa foram de US$ 3.227. O incremento da expectativa de vida foi estimado durante um período de 10 anos, com índices de sobrevivência de 42% no grupo de reabilitação e de 30% no grupo de cuidado normal. Quando descontados em 3%, o incremento na expectativa de vida foi de 1,82 anos por paciente. A razão da efetividade dos custos é expressa como o custo incremental da reabilitação cardíaca à medida que o numerador e os anos incrementais de vida salvos como denominador. Com um custo incremental de US$ 3.227 e 1,82 anos incrementais de vida salvos, a razão da efetividade dos custos é US$ 1.773 por ano de vida salvo com limites superiores e inferiores de US$ 8.274 a US$ 1.012 por ano de vida salvo. Os autores sugerem que a razão da utilidade dos custos por QAAV possivelmente pode ser inferior à medida que melhoramentos significativos na qualidade de vida observados no ECA (55) sugerem que o "ajuste da qualidade deve resultar em uma razão custo-efetividade que pode mais fortemente favorecer o treinamento com exercício" (41).

Discussão

A avaliação econômica fornece dados sobre os cursos alternativos de ação e deve ser útil ao se desenvolver diretrizes clínicas práticas e políticas de saúde para melhorar a prática clínica. As características dos pacientes tratados e as suposições subjacentes à efetividade da intervenção afetam a efetividade dos custos de uma intervenção. Além disso, as questões que precisam ser tratadas, quando se avalia a efetividade dos custos de intervenções alternativas de prevenção secundárias para o DAC, incluem:

- Qual é o impacto esperado sobre a mortalidade e a qualidade de vida relacionada à saúde?
- Como os custos da estratégia comparam-se com aqueles das alternativas?
- Os custos serão compensados pela economia que ocorrerá em razão do retardo ou prevenção de eventos adversos?
- Qual é a previsão do período que se espera que os custos e benefícios ocorram?
- Qual é a probabilidade do paciente aderir à terapia recomendada?

Com certas limitações, as avaliações econômicas da reabilitação cardíaca abrangente sugerem que ela é uma intervenção de custo efetivo em pacientes com DAC. As limitações incluem o seguinte: 1) há apenas dados limitados sobre os quais se baseia qualquer estimativa de custo-efetividade da reabilitação cardíaca; 2) no único ensaio controlado aleatoriamente no qual uma avaliação econômica da reabilitação cardíaca foi executada, a reabilitação cardíaca estava associada aos custos aumentados (38,41), ao passo que os estudos com desenhos menos rigorosos demonstraram economias reais ou uma diminuição na utilização do serviço de saúde. Isso reforça a necessidade de mais pesquisas sobre custo-efetividade da reabilitação cardíaca antes que qualquer afirmação definitiva possa ser feita sobre o reembolso.

Embora as preferências comunitária e do paciente tenham sido utilizadas nos estudos de custo-efetividade para calcular QAAVs, o Panel on Cost Effectiveness apontou que, em 1996, não havia estudos que comparassem o impacto de uso de uma ou outra preferência na mesma análise nos mesmos pacientes que se submeteram às mesmas intervenções (5,7) (e, no nosso conhecimento, isso ainda é verdadeiro). Ainda que houvesse uma grande variabilidade entre indivíduos em ambas as medidas de preferência na análise secundária dos dados originalmente publicados pelo nosso grupo (38), todas, com exceção de 1 das 15 comparações (3 comparações para cada um dos 5 pontos de avaliação), foram significativamente diferentes, sempre com os escores de preferência do paciente TTO mais altos do que os da QBE de preferência da comunidade. A razão média de custo-utilidade com QAAV derivados da QBE de nível individual foi de US$ 63.818 por QAAV e foi de US$ 17.550 por QAAV com QAAV derivados da QBE de nível individual. Isso sugere que o custo-efetividade de uma intervenção em particular, neste caso a reabilitação cardíaca, difere substancialmente, dependendo de as preferências da comunidade ou as do paciente serem utilizadas para estimar as QAAV. Os resultados desta análise secundária devem ser sugestivos de que o Panel estava certo em se preocupar com a abordagem da medida adotada para estimar as QAAV e que cada estudo deveria considerar cuidadosamente se adicionaria ou não uma análise proveniente de ambas as perspectivas, do paciente e da comunidade. Além disso, e de muita importância para a reabilitação cardíaca, as razões de utilidade dos custos incrementais derivadas com QAAV derivados de QBE ou TTO sugerem que para uma unidade de efetividade (*i. e.*, HRQL melhorada) existe uma evidência de que as preferências do nível do paciente resultam em razões de efetividade dos custos consideravelmente mais atrativas do que as preferências de nível comunitário. Os amplos e sobrepostos limites de confiança comprometem uma conclusão sobre diferenças significativas e, embora essas observações não possam ser generalizadas para outros estudos, elas são causa de preocupação.

A avaliação econômica é apenas um componente da avaliação dos serviços de atenção à saúde e permite a comparação de cursos alternativos de ação em termos monetários por unidade de conseqüência. Os serviços de reabilitação cardíaca estão sofrendo um considerável reexame (56-59). Essas novas abordagens para a oferta de serviço não foram sujeitas à avaliação econômica extensiva, embora a evidência limitada sobre a abordagem mais tradicional para a oferta de reabilitação cardíaca sugira que ela possa ser economicamente justificada como uma intervenção de custo efetivo. Além disso, a reabilitação cardíaca aparece como pelo menos tão custo-efetiva quanto muitas das outras estratégias de prevenção secundárias, com exceção do abandono do tabagismo, que possui uma razão de efetividade dos custos (dólares americanos, cotação de 2001) de aproximadamente US$ 340 por anos de vida ganhos (AVG) (31). Contudo, no final desta discussão sobre a efetividade dos custos da reabilitação cardíaca abrangente, nós ainda não possuímos respostas definitivas para as 2 questões críticas a seguir:

1. "Se o exercício é um componente-chave da reabilitação cardíaca abrangente, qual é o valor incremental do exercício quando adicionado a outras intervenções de prevenção secundárias de custo efetivo, tais como o abandono do tabagismo?"
2. "A reabilitação cardíaca realmente reduz os custos e economiza os escassos recursos de atenção à saúde?

■ Resumo

- A avaliação econômica é definida como a análise comparativa de cursos alternativos de ação em termos de custos e efeitos e fornece um esquema de trabalho para a avaliação sistemática dos custos e os efeitos, dos serviços alternativos de atenção à saúde.

- A razão do incremento da efetividade dos custos é calculada como a diferença nos custos entre as alternativas dividida pelas diferenças nos efeitos na saúde entre as alternativas.
- As avaliações econômicas da reabilitação cardíaca abrangente sugerem que ela é uma intervenção custo-efetiva em pacientes com doença cardíaca.
- A efetividade dos custos da reabilitação cardíaca parece diferir substancialmente dependendo de as preferências da comunidade ou as do paciente serem utilizadas para estimar a qualidade ajustada aos anos de vida (QAAV).
- A efetividade dos custos da reabilitação cardíaca é particularmente atrativa em pacientes com insuficiência cardíaca.
- Estas conclusões estão baseadas em informações limitadas, e consideravelmente mais pesquisas são necessárias.

REFERÊNCIAS BIBLIOGRÁFICAS

1. Russell MW, Huse DM, Drowns S, et al. Direct medical costs of coronary artery disease in the United States. Am J Cardiol 1998; 81: 1110-1115.
2. Eisenstein EL, Shaw LK, Anstrom KJ, et al. Assessing the clinical and economic burden of coronary artery disease: 1986-1998. Med Care 2001; 39: 824-835.
3. Drummond MF, O'Brien BJ, Stoddart GL, Torrance GW. Methods for the Economic Evaluation of Health Care Programmes. Oxford: Oxford University Press, 1997.
4. Eddy DM, Billings J. The quality of medical evidence: implications for quality of care. Health Affairs 1988; 7: 19-32.
5. Russell LB, Gold MR, Siegel JE, et al. For the Panel on Cost-Effectiveness in Health and Medicine. The role of cost-effectiveness analysis in health and medicine. JAMA 1996; 276: 1172-1177.
6. Zwart-van Rijkom JE, Leufkens HG, Busschbach JJ, et al. Differences in attitudes, knowledge and use of economic evaluations in decision-making in The Netherlands. The Dutch results from the EUROMET Project. Pharmacoeconomics 2000; 18: 149-160.
7. Gold MR, Siegel JE, Russell L, Weinstein M, eds. Cost-effectiveness in Health and Medicine. New York: Oxford University Press, 1996.
8. Weinstein MC, Siegel JE, Gold MR, et al., for the Panel on Cost-Effectiveness in Health and Medicine. Recommendations of the Panel on Cost-Effectiveness in Health and Medicine. JAMA 1996; 276: 1253-1258.
9. Siegel JE, Weinstein MC, Russell LB, Gold MR, for the Panel on Cost-Effectiveness in Health and Medicine. Recommendations for reporting cost-effectiveness analyses. JAMA 1996; 276: 1339-1341.
10. Kaplan R, Bush J. Health-related quality of life measurement for evaluation research and policy analysis. Health Psychol 1982; 1: 61-80.
11. Feeny D, Furlong W, Barr RD. Multiattribute approach to the assessment of health-related quality of life: Health Utilities Index. Med Pediatr Oncol 1998; (suppl): 54-59.
12. Furlong WJ, Feeny DH, Torrance GW, Barr RD. The Health Utilities Index (HUI) system for assessing health-related quality of life in clinical studies. Ann Med 2001; 33: 375-384.
13. Torrance GW, Thomas WH, Sackett DL. A utility maximization model for evaluation of health care programs. Health Serv Res 1972; 7: 118-113.
14. Torrance GW, Feeny D. Utilities and quality-adjusted life years. Int J Technol Assess Health Care 1989; 5: 559-575.

15. Torrance GW, Furlong W, Feeny D. Health utility estimation. Expert Rev Pharmacoecon Outcomes Res 2002; 2: 99-108.
16. Canadian Coordinating Office for Health Technology Assessment. Guidelines for the Economic Evaluation of Pharmaceuticals: Canada. 1st ed. Ottawa: 1994.
17. Commonwealth on Austrália. Background document on the use of economic evaluation as a basis for the inclusion of pharmaceutical products on the Pharmaceutical Benefits Scheme. Canberra: Australian Government Publishing Service, 1993.
18. O'Brien BJ, Drummond MF, Labelle RJ, Willan A. In search of power and significance: issues in the design and analysis of stochastic cost-effectiveness studies in health care. Med Care 1994; 32: 150-163.
19. Coyle D, Davies L, Drummond MF. Trials and tribulations. Emerging issues in designing economic evaluations alongside clinical trials. Int J Technol Assess Health Care 1998; 14: 135-144.
20. Rittenhouse B, Uses of Models in Economic Evaluations of Medicines and Other Health Technologies. London: Office of Health Economics, 1996.
21. Brennan A, Akehurst R. Modeling in health economic evaluation. What is its place? What is its value? Pharmacoeconomics 2000; 17: 445-449.
22. Mark DB, Hlatky MA. Medical economics and the assessment of value in cardiovascular medicine: Part I. Circulation 2002; 106: 516-520.
23. Goldman L, Garber AM, Grover SA, Hlatky MA. Cost-effectiveness of assessment and management of risk factors. J Am Coll Cardiol 1996; 27: 1020-1030.
24. 27th Bethesda Conference. Matching the intensity of risk factor management with the hazard for coronary disease events. J Am Coll Cardiol 1996; 27: 957-1047.
25. Meyers DG. Relative survival benefits of risk factor modification. Am J Cardiol 1996; 77: 298-299.
26. Wenger NK, Froelicher ES, Smith LK, et al. Cardiac Rehabilitation. Clinical Practice Guideline #17. AHCPR #96-0672. Rockville, MD: U. S. Dept of Health & Human Services, Public Health Service, Agency for Health Care Policy & Research, and the National Heart, Blood & Lung Institute: 95.
27. Mark DB, Naylor CD, Hlatky MA, et al. Use of medical resources and quality of life after acute myocardial infarction in Canada and the United States. N Engl J Med 1994; 331: 1130-1135.
28. Oldridge NB, Pashkow FJ, Adherence and motivation in cardiac rehabilitation. In: Pashkow FJ, Dafoe WA, eds. Clinical Cardiac Rehabilitation. A Cardiologist's Guide. Baltimore: Williams & Wilkins: 999: 487-503.
29. Taylor CB, Houston-Miller N, Killen JD, DeBusk RF. Smoking cessation after acute myocardial infarction: Effects of a nurse-managed intervention. Ann Intern Med 1990; 113: 118-123.
30. Wilson K, Gibson N, Willan A, Cook D. Effect of smoking cessation on mortality after myocardial infarction: meta-analysis of cohort studies. Arch Intern Med 2000; 160: 939-944.
31. Krumholz HM, Cohen BJ, Tsevat J, et al. Cost-effectiveness of a smoking cessation program after myocardial infarction. J Am Coll Cardiol 1993; 22: 1697-1702.
32. Taylor R, Brown A, Ebrahim A, et al. Exercise-based rehabilitation for patients with coronary heart disease: systematic review & meta-analysis of randomized controlled trials. Am J Med 2004; 116: 682-692.
33. Oldridge NB. Comprehensive cardiac rehabilitation: Is it cost-effective? Eur Heart J 1998; 19 (suppl O): O42-O49.
34. Taylor R, Kirby B. The evidence base for the cost effectiveness of cardiac rehabilitation. Heart 1997; 78: 5-6.
35. Levin L-A, Perk J, Hedback B. Cardiac rehabilitation-cost analysis. J Intern Med 1991; 230: 427-434.

36. Ades PA, Huang D, Weaver SO. Cardiac rehabilitation participation predicts lower rehospitalization costs. Am Heart J 1992; 123: 916-921.
37. Bondestam E, Breikks A, Hartford M. Effects of early rehabilitation on comsumption of medical care during the first year after acute myocardial infarction in patients > 65 years of age. Am J Cardiol 1995; 75: 676-771.
38. Oldridge N, Furlong W, Feeny D, et al. Economic evaluation of cardiac rehabilitation soon after acute myocardial infarction. Am J Cardiol 1993; 72: 154-161.
39. Ades PA, Pashkow FJ, Nestor JR. Cost-effectiveness of cardiac rehabilitation after myocardial infarction. J Cardiopulm Rehabil 1997; 17: 222-231.
40. Lowensteyn I, Coupal L, Zowall H, Grover SA. The cost-effectiveness of exercise training for the primary and secondary prevention of cardiovascular disease. J Cardiopulm Rehabil 2000; 20: 147-155.
41. Georgiou D, Chen Y, Appadoo S, et al. Cost-effectiveness analysis of long-term moderate exercise training in chronic heart failure. Am J Cardiol 2001; 87: 984-988.
42. Hedback B, Perk J. Five-year results of a comprehensive rehabilitation programme on mortality, morbidity and risk factors. Eur Heart J 1987; 8: 234-242.
43. O'Connor GT, Buring JE, Yusuf S, et al. An overview of randomized trials of rehabilitation with exercise after myocardial infarction. Circulation, 1989; 80: 234-244.
44. Oldridge NB, Guyatt GH, Fischer M, Rimm AR. Cardiac rehabilitation after myocardial infarction: combining data from randomized clinical trials. JAMA 1988; 260: 945-980.
45. Mark DB, Hlatky MA, Califf RM, et al. Cost-effectiveness of thrombolytic therapy with tissue plasminogen activator as compared with streptokinase for acute myocardial infarction. N Engl J Med 1995; 332: 1418-1424.
46. Byl N, Reed P, Franklin BA, Gordon S. Cost of phase II cardiac rehabilitation: implications regarding ECG monitoring practices. Circulation, 1988; 78 (suppl II): II-136 (abstr.).
47. The Canadian Heart Health Database 1986-1992. Canadian Heart Health Database Centre, Memorial University of Newfoundland. St. John's, 1998.
48. Grover SA, Paquet S, Levinton C, et al. Estimating the benefits of modifying risk factors of cardiovascular disease: a comparison of primary versus secondary prevention. Arch Intern Med 1998; 158: 655-662.
49. Grover SA, Coupal L, Paquet S, Zowall H. Cost-effectiveness of 3-hydroxy-3-methylglutaryl-coenzyme A reductase inhibitors in the secondary prevention of cardiovascular disease: forecasting the incremental benefits of preventing coronary and cerebrovascular events. Arch Intern Med 1999; 159: 593-600.
50. Oldridge N, Guyatt G, Jones N, et al. Effects on quality of life with comprehensive rehabilitation after acute myocardial infarction. Am J Cardiol 1991; 6: 1084-1089.
51. Torrance GW. Measurement of health state utilities for economic appraisal. A review. J Health Econ 1986; 5: 1-30.
52. Bennett KJ, Torrance GW. Measuring health state preferences and utilities: rating scale, time trade-off, and standard gamble techniques. In: Spilker B, ed. Quality of Life and Pharmacoeconomics in Clinical Trials. Philadelphia: Lippincott-Raven: 996: 253-265.
53. Furlong W, Oldridge N, Perkins A, et al. Community or patient preferences for cost-utility analyses: does it matter? Value in Health 2003; 6: 298.
54. Economic Report of the President. Washington, DC: United States Government Printing Office: 002.
55. Belardinelli R, Georgiou D, Cianci G, Purcaro A. Randomized, controlled trial of long-term moderate exercise training in chronic heart failure: effects on functional capacity, quality of life, and clinical outcome. Circulation 1999; 99: 1173-1182.
56. Dafoe W, Huston P. Current trends in cardiac rehabilitation. Can Med Assoc J 1997; 156: 527-532.

57. Franklin BA, Hall L, Timmis GC. Contemporary cardiac rehabilitation services. Am J Cardiol 1997; 79: 1075-1077.
58. Gordon NF, Haskell WL. Comprehensive cardiovascular disease risk reduction in a cardiac rehabilitation setting. Am J Cardiol 1997; 80: 69H-73H.
59. Ades PA, Balady GJ, Berra K. Transforming exercise-based cardiac rehabilitation programs into secondary prevention centers: a national imperative. J Cardiopulm Rehabil 2001; 21: 263-272.

SITES DA INTERNET

Cochrane Library
http://www.cochrane.org

McMaster University Centre for Health Economics and Policy Analysis, Ontario, Canada
http://www.chepa.org

The University of York, United Kingdom
http://www.york.ac.uk/inst/che

SEÇÃO II

Condições Esqueléticas e Neuromusculares

10

Artrite

Ilkka M. Vuori

A artrite é uma condição degenerativa crônica das articulações. Duas formas distintas de artrite podem ser discernidas: osteoartrite (OA) e artrite reumatóide (AR). A OA é muito mais comum e sua fisiopatologia está mais relacionada com a atividade física do que com as características da AR. Portanto, este capítulo foca principalmente a OA. Contudo, existe necessidade de mais informação sobre como realizar o teste de esforço, como prescrever o exercício e o que esperar-se com a AR.

A OA é uma condição heterogênea que pode afetar qualquer articulação diartrodial. Não está claro se a OA é uma doença simples ou muitos distúrbios com uma trajetória comum similar (1). Uma classificação da OA inclui suas formas primária e secundária (2). A forma primária de OA é a mais comum. Sua causa não é conhecida, mas está comumente relacionada com o envelhecimento e à hereditariedade. A OA secundária pode ocorrer em qualquer articulação como resultado de lesão articular (p. ex., utilização repetitiva da articulação, fratura, ou doença metabólica) e pode ocorrer em qualquer idade.

Clinicamente, a OA pode ser definida como uma doença que combina a patologia da doença com a dor que ocorre quando se estimula a articulação (1). A patologia da OA envolve toda a articulação e também os tecidos adjacentes e suas funções. O problema primário está na cartilagem articular, que se torna mais macia e menos elástica, e existe uma perda de cartilagem hialina focal e progressiva. A cartilagem torna-se mais fina e sua função de acolchoamento para reduzir as forças mecânicas na articulação, bem como sua cobertura de extremidades ósseas, são diminuídas. Conseqüentemente, o osso por debaixo da cartilagem cresce mais espesso (osteoesclerose), crescimentos marginais (osteófitos) se desenvolvem como modificações compensatórias, e os espaços articulares tornam-se mais estreitos (3-5).

As estruturas do tecido mole dentro e à volta da articulação também são afetadas. Essas modificações incluem infiltração inflamatória progressiva e espessamento dentro da sinóvia; lassidão dos ligamentos e enfraquecimento dos músculos que atravessam a articulação. Durante o processo artrítico, a fricção na articulação aumenta, a absorção de choques diminui, e a carga de impacto aumenta. Essas modificações tendem a facilitar a degeneração estrutural e funcional da articulação (3,6).

Os sinais de OA incluem sensibilidade localizada, crepitação no movimento, discreto alargamento articular, sinovite e possivelmente deformidades nos estágios tardios. Modificações radiológicas incluem estreitamento do espaço articular, osteófitos e remodelação do osso ao redor das articulações. Uma grande proporção de indivíduos com achados radiológicos de OA não possui nenhum sintoma (1). Os sintomas normais são dor ao movimento nos estágios iniciais e também em repouso nos estágios mais avançados, agravamento da dor com atividade intensa ou prolongada, e rigidez localizada, em especial pela parte da manhã e após períodos de inatividade durante o dia. Nos casos graves, os pacientes possuem amplitude de movimento limitada da articulação afetada como resultado de superfícies articulares incongruentes, contratura muscular ou capsular, ou bloqueio mecânico (geralmente temporário) ocasionado por corpos livres no espaço articular ou pelos osteófitos (4,7). Em especial pacientes mais idosos com OA do joelho possuem também oscilação aumentada do corpo e equilíbrio prejudicado (8,9). Indivíduos com OA também podem reportar sintomas de instabilidade articular, fraqueza muscular periarticular e fadiga (10). Junto com a propriocepção e a flexibilidade diminuídas, essas deteriorações funcionais aumentam o risco de quedas do paciente (11).

O início dos sintomas de OA é quase invariavelmente insidioso. Os sinais e sintomas da doença geralmente manifestam-se somente após ocorrer um dano significativo à cartilagem. A carência de sintomas no estágio inicial de OA é por causa da falta de terminações nervosas na cartilagem. Embora a causa exata da dor na OA não seja conhecida (12), existem várias fontes possíveis, tais como irritação do periósteo como resultado da remodelação, osso desnudo graças ao dano na cartilagem, compressão do tecido mole através dos osteófitos, sinovite, efusão, estresse sobre os ligamentos, espasmo dos tecidos circundantes e microfraturas do osso subcondral (13).

A OA afeta mais comumente as articulações do joelho e do quadril, especialmente em idades avançadas (14) (Fig. 10-1), e ela representa 2 das mais significativas causas de dor e incapacidade em indivíduos adultos (6). Portanto, este capítulo concentra-se sobre a OA do joelho e do quadril.

Estimativas da prevalência e da incidência da OA mostram ampla variação, dependendo dos critérios do diagnóstico e da população. A Figura 10-1 representa uma incidência de OA maior em mulheres do que em homens e seu acentuado aumento com a idade. Na população norte-americana de 30 anos de idade ou mais, estima-se que 6% tenham OA do joelho e 3%, OA sintomática do quadril (15). Em indivíduos com mais de 60 anos, a prevalência de doença clinicamente significativa é de 10% a 20%, e a OA do joelho tem prevalência cerca de 2 vezes maior que a doença do quadril (cerca de 10% *versus* 5%) (16,17).

Em especial em sua forma avançada, a OA leva a sérias conseqüências individuais e sociais. Nos países ocidentais, a OA ocupa o 4° lugar no impacto sobre a saúde entre mulheres e 8° entre os homens (18). A OA causa mais problemas para subir escadas e caminhar do que qualquer outra doença (19). Indivíduos idosos com OA têm maior probabilidade de necessitar de ajuda com atividades de cuidado pessoal e atividades instrumentais da vida diária do que os indivíduos sem OA. Esses pacientes fazem 2 vezes mais visitas a serviços médicos que aqueles que não têm a doença (20). A osteoartrite leva freqüentemente à qualidade de vida diminuída e ao isolamento social (21). A OA é a razão mais comum para as substitui-

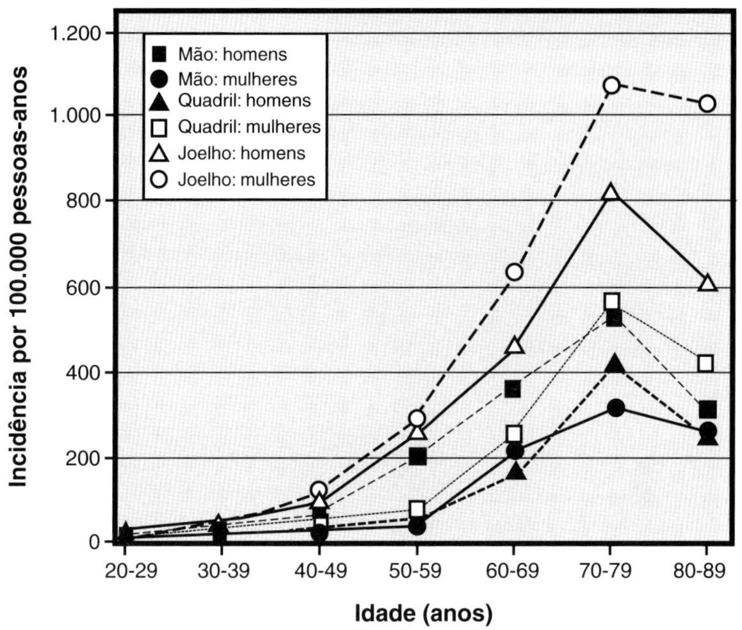

FIGURA 10-1 Incidência de osteoartrite da mão, do quadril e do joelho nos membros da Fallon Community Health Plan, 1991-1992, por idade e sexo. (Reproduzida com permissão de Oliveria SA, Felson DT, Reed JI *et al*. Incidence of symptomatic hand, hip and knee osteoarthritis among patients in a health maintenance organization. Arthritis Rheum 1995; 38: 1134-1141.)

ções totais de quadril e joelho e causa considerável prejuízo à economia em termos de tempo perdido no trabalho e em aposentadorias precoces (22). Os custos totais da artrite, incluindo a OA, podem exceder 2% do produto interno bruto (PIB) (22). Nos Estados Unidos a OA é a 2ª e globalmente a 8ª causa mais comum de incapacidade (6).

Fatores de Risco para Desenvolvimento e Progressão da OA

Vários fatores sistêmicos aumentam o risco de desenvolvimento e progressão da OA (1) (Fig. 10-2). O papel da idade avançada e do sexo feminino como fatores de risco já foi mencionado. A evidência para o papel da etnia é conflitante, e o papel da biologia, do estilo de vida e de fatores socioeconômicos como possíveis associações é obscuro (1). Todas as formas de OA parecem estar fortemente determinadas geneticamente, visto que os fatores genéticos são responsáveis por, no mínimo, 50% da OA nos quadris e uma porcentagem menor nos joelhos (1). Vários possíveis genes candidatos foram identificados (1,7). Baixos níveis de estrogênio parecem aumentar o risco, como evidenciado pela alta incidência de OA após a menopausa. Contudo, a evidência de um valor protetor de terapia de substituição de estrogênio é apenas sugestiva por causa das observações conflitantes (1,7). A densidade óssea está em uma relação complexa com a OA. A densidade óssea elevada aumenta o risco de desenvolvimento da OA, mas ela pode fornecer proteção contra a progressão da doença já existente. A alta perda óssea em pacientes com OA pode acelerar a

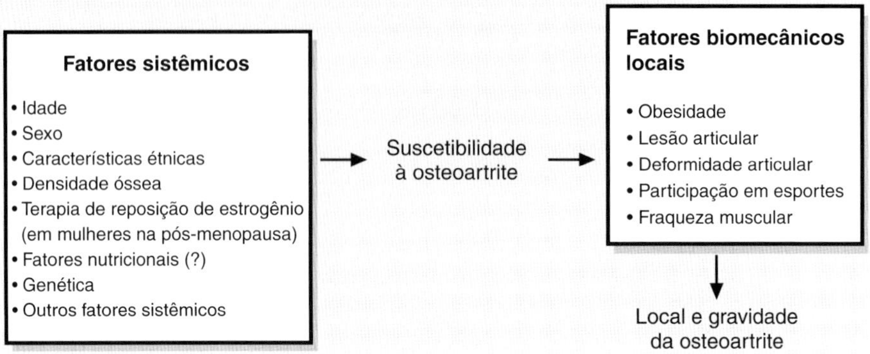

FIGURA 10-2 Patogênese de osteoartrite com supostos fatores de risco. (Modificada com permissão de Dieppe P. The classification and diagnosis of osteoarthritis. Em: Kuettner K, Goldberg V, eds. Osteoarthritic Disorders. Rosemont, IL: American Academy of Orthopaedic Surgeons; 1995: 7.)

progressão da doença (1). Alguns fatores nutricionais podem estar relacionados com o risco de OA. A exposição contínua a oxidantes pode aumentar o risco, mas as vitaminas C e D parecem ser protetoras (1).

Fatores locais que influenciam o risco de OA incluem excesso de peso e obesidade, ambiente mecânico da articulação, lesão articular aguda, deformidade articular, fraqueza muscular, fatores ocupacionais e participação em esportes. O excesso de peso e a obesidade aumentam o risco de desenvolvimento de OA e de sua progressão radiográfica (23-27) na maioria, porém não em todos os estudos, mais em mulheres do que em homens. Por outro lado, mesmo uma modesta perda de peso (~4,5 kg) diminui o risco de OA em cerca de 50% (28). A perda de peso também pode diminuir a progressão e os sintomas da já existente OA no joelho (6,29). A relação do excesso de peso com a OA do quadril é mais fraca do que sua associação com a OA do joelho (1,4). O risco aumentado de OA associada ao excesso de peso é explicado principalmente pela sobrecarga das articulações, mas os fatores sistêmicos também podem estar envolvidos (1).

O ambiente mecânico da articulação a longo prazo é determinado pela sua estabilidade, seu alinhamento e sua propriocepção. Esses fatores são particularmente relevantes para a articulação do joelho. A lassidão do joelho, especialmente no plano frontal, aumenta o risco de OA. A propriocepção, a percepção consciente e inconsciente da posição e do movimento da articulação, são críticas para a manutenção da estabilidade articular sob condições dinâmicas. A precisão da propriocepção no joelho diminui com a idade (30) (particularmente em indivíduos sedentários [31]), e ela foi verificada como pior em pacientes com OA do joelho (32). Esses achados sugerem que a deficiência proprioceptiva pode aumentar o risco de OA no joelho (1).

Lesões que resultam em fraturas da superfície articular, deslocamentos articulares e rupturas de menisco e ligamento aumentam o risco de desenvolver OA (1,15,33-35). O risco é adicionalmente aumentado através da instabilidade e do mau alinhamento articular, incongruência persistente da superfície articular, excesso de peso e atividade física extenuante (1). Displasias articulares podem causar estresse cumulativo na superfície articular acima de um limiar crítico que leva à degeneração articular (1). Fraqueza muscular, notavelmente do músculo quadríceps, aumenta o risco de OA no joelho (1,6,36, 37). Modelos de OA no joelho sugerem que, cada aumento de 4,5 kg-pés na força do extensor do joelho, está associado a uma redução de 20% nas probabilidades de doença radiográfica, em uma redução de 29% de probabilidades de OA sintomática do joelho.Um aumento de aproximadamente 20% na força do extensor do joelho para os homens e aumento de 25% para mulheres reduziu as probabilidades de OA no joelho em cerca de 20% a 30% (38).

O risco de OA é aumentado em várias ocupações nas quais os trabalhadores estão expostos a tarefas repetitivas, sobrecarregando as articulações e fatigando os músculos que protegem as articulações. Os trabalhos que requerem posição de joelhos ou de agachamento junto com levantamento de carga estão associados a índices particularmente altos de OA no joelho e no quadril. Rotação ou giros durante a realização das atividades aumentam claramente os riscos adicionais (1,39,40). O risco de OA relacionada aos esportes será discutido a seguir.

Atividades Físicas, Esportes e OA

A atividade física e os esportes podem estar relacionados com o risco de OA através de sobrecargas ou de lesões. A cartilagem articular é altamente resistente ao estresse ocasionado pela sobrecarga física. Se a carga for aplicada lentamente, a cartilagem terá tempo para deformar-se e tolerar bem o estresse. Além disso, os músculos adjacentes contraem-se e absorvem grande parte da energia e estabilizam a articulação (6,41). Contudo, impactos súbitos isolados ou repetitivos ou cargas associadas a movimentos de torção podem causar dano à cartilagem articular e ao osso subcondral (42). A cartilagem articular normal pode romper-se, se os estresses entre as superfícies adjacentes forem de 25 MPa (megapascais, newtons/m^2) ou mais. Por exemplo, o auge do estresse de contato articular, durante a corrida e dos saltos, é de 4 a 9 MPa. Quantidades moderadas desses tipos de atividade provavelmente não causam dano às articulações saudáveis. Essa noção é sustentada também através de experimentos extensivos com modelos animais. No entanto, o estresse crônico ou repetitivo < 25 MPa pode ocasionar dano ou degeneração articular (43,44). Muitos estudos relatam risco grandemente aumentado de OA com a sobrecarga crônica ou repetitiva (p. ex., no trabalho ocupacional [40,45,46]).

A sobrecarga física pode ser benéfica para a cartilagem ao comprimi-la, facilitando, por meio disso, sua nutrição (47,48). Este parece ser o caso, porque a ausência de carga e a completa inatividade física são prejudiciais para a cartilagem e para as estruturas adjacentes da articulação (5,49). A atividade física necessária para manter as estruturas articulares normais pode ser tão pequena que essa necessidade é satisfeita através das atividades diárias corriqueiras. Estudos com modelos animais mostram que a atividade física moderada ocasiona mudanças estruturais e funcionais benéficas nas articulações (5). Entretanto, somente a evidência muito limitada sugere que a atividade física possa prevenir diretamente a OA em indivíduos deambulantes. Todavia, formulou-se a hipótese de que a atividade física na infância pode ser importante para o desenvolvimento da cartilagem articular e para a prevenção de uma futura OA (50). Indiretamente, a atividade física pode ser benéfica para a diminuição do risco de excesso de peso e obesidade.

Uma série de estudos baseados na população indica que níveis moderados de atividade física não aumentam o risco de OA (1,33,43,44,48,51). Porém, o risco foi aumentado nos indivíduos mais ativos em vários desses estudos (44). Algumas estimativas do risco associado a quantidades cada vez maiores de atividade física estão disponíveis, *i. e.*, no mínimo 4 horas por dia de atividade física pesada para OA radiológica, no mínimo 3 horas por dia para OA sintomática no joelho em um estudo (52), e correr no mínimo 32 quilômetros por semana para a OA no quadril e no joelho em outro estudo (53).

Correr é uma atividade que inclui forças de impacto moderadas repetitivas, mas não causa lesões freqüentes que afetem as articulações. Vários estudos sobre corredores não sugerem nenhum risco aumentado de OA, exceto possivelmente em atletas de competição, que correm altas quilometragens (1,5,33,43,44). Contudo, a auto-seleção para começar, continuar e interromper a corrida em vários níveis causa problemas na interpretação desses achados.

O risco de OA é, várias vezes, mais elevado em esportes que incluem um alto índice de lesão, especialmente se combinados com altos impactos e movimentos de torção (p. ex., futebol e futebol americano) (1,43,51,54). O mais alto risco é observado em jogadores de nível de elite e em mulheres (35). Lesões no tecido mole sem envolvimento direto da articulação também parecem aumentar o risco de OA (35,55,56). Lesões que levam à instabilidade e à desnervação sensorial das estruturas articulares mostram um alto índice de desenvolvimento de OA (43). Infelizmente, a reconstrução cirúrgica dos ligamentos rompidos do menisco da articulação do joelho não parece oferecer proteção contra o desenvolvimento de OA nessa articulação (35).

Tratamento da OA

Se o título desta seção for tomado ao pé da letra, ele é grosseiramente enganoso. É importante tratar o próprio processo de OA local, mas também é necessário tratar as conseqüências da condição primária. A OA e seus efeitos imediatos (dor e limitações de movimento) tendem a iniciar um ciclo vicioso, no qual a idade aumentada e a diminuição das atividades físicas e sociais facilitam o efeito da condição primária e tendem a ocasionar problemas progressivos. Esses problemas incluem deterioração do condicionamento físico aeróbico e muscular, ganho de peso, humor depressivo, falta de autoconfiança e iniciativa, capacidade diminuída para as atividades da vida diária, dependência aumentada e desenvolvimento de co-morbidade. O objetivo do tratamento da OA é diminuir, interromper ou até mesmo inverter parcialmente o ciclo vicioso. Esse objetivo pode ser atingido por meio de um bom tratamento paliativo da própria OA e através de medidas preventivas secundárias e terciárias.

As medidas para o tratamento da OA podem ser divididas em 3 grupos: medidas não-farmacológicas, medidas farmacológicas (sistêmicas, tópicas e intra-articulares) e procedimentos cirúrgicos. Como a OA é uma condição progressiva que não pode ser curada e como os pacientes e seus problemas variam grandemente, o tratamento da OA deve ser baseado em 3 princípios. Primeiro, embora o tratamento farmacológico seja necessário no mínimo periodicamente para a maioria dos pacientes, as medidas não-farmacolÃ³gicas devem ser a parte primÃ¡ria do regime. Segundo, o programa de tratamento e suas vÃ¡rias medidas devem ser elaborados individualmente para satisfazer as necessidades e expectativas de cada paciente. Terceiro, como o programa deve ser contÃnuo, os pacientes e suas famÃlias devem ser ensinados a executÃ¡-lo o mÃ¡ximo tanto quanto for possÃvel.

As opÃ§Ãµes nÃ£o-farmacolÃ³gicas incluem educaÃ§Ã£o (paciente e cÃ´njuge ou famÃlia), suporte social (p. ex., contato telefÃ´nico), fisioterapia (p. ex., diatermia, ultra-som, exercÃcio aerÃ³bico, fortalecimento muscular, realinhamento patelar com esparadrapo), perda de peso, acupuntura, modalidades tÃ©rmicas, auxÃlios e aplicativos, e estimulaÃ§Ã£o elÃ©trica nervosa transcutÃ¢nea (TENS) (10,57-59). Recente avaliaÃ§Ã£o de evidÃªncias indica que a educaÃ§Ã£o do paciente pode ter um efeito benÃ©fico significativo sobre a dor, mas nÃ£o sobre a incapacidade. A educaÃ§Ã£o era cerca de 20% tÃ£o efetiva quanto as drogas antiinflamatÃ³rias nÃ£o-esteroidais (60). O contato telefÃ´nico dos profissionais de cuidado com a saÃºde foi tambÃ©m efetivo na reduÃ§Ã£o da dor e para melhorar a capacidade funcional (61). O suporte social, promovido pelos membros da famÃlia educados para fornecÃª-lo, tambÃ©m beneficiou o paciente (62). Duas abordagens de fisioterapia (exercÃcios de condicionamento aerÃ³bico e fortalecimento muscular) mostravam-se efetivos em aliviar a dor e a incapacidade na OA no joelho (63). Outras abordagens de fisioterapia (p. ex., diatermia, ultra-som, e outras formas de calor e frio) possuem efeitos limitados ou nenhum efeito (57,59). Os efeitos da terapia ocupacional nÃ£o foram minuciosamente avaliados, porÃ©m a vasta experiÃªncia prÃ¡tica Ã© favorÃ¡vel. A verdadeira acupuntura nÃ£o produziu efeitos benÃ©ficos comparada com a aplicaÃ§Ã£o aleatÃ³ria de agulha. A TENS pode proporcionar alÃvio modesto da dor (57,59). Mesmo uma modesta perda de peso (5 kg) foi efetiva para a reduÃ§Ã£o do risco de desenvolvimento de osteoartrite sintomÃ¡tica no joelho em cerca de 50% e na reduÃ§Ã£o da gravidade da dor articular (29).

ExercÃcio no Tratamento de Pacientes com OA

O valor do exercÃcio, para pacientes com OA, Ã© determinado atravÃ©s da extensÃ£o em que o exercÃcio satisfaz as necessidades e expectativas dos pacientes, e em que extensÃ£o os pacientes estÃ£o dispostos e capazes de executar os regimes de exercÃcio necessÃ¡rios.

Pacientes com OA possuem vÃ¡rios problemas que sÃ£o ocasionados ou estÃ£o relacionados com ela. Os problemas mais comuns provocados pela OA sÃ£o dor, sensibilidade localizada, rigidez e amplitude de movimento limitada, instabilidade articular, fraqueza muscular periarticular, incapacidade e fadiga. Os problemas relacionados com a OA (ou aqueles freqÃ¼entemente encontrados entre esses pacientes como conseqÃ¼Ãªncias indiretas da OA) incluem baixa capacidade aerÃ³bica, forÃ§a muscular, flexibilidade, propriocepÃ§Ã£o e equilÃbrio diminuÃdos em comparaÃ§Ã£o com indivÃduos saudÃ¡veis (7,33,51,57,64). Pacientes com OA sÃ£o tambÃ©m muitas vezes menos ativos fisicamente, e seus fatores de risco cardiovasculares sÃ£o maiores do que os de indivÃduos saudÃ¡veis (33,40,51,57,64). A maioria dos pacientes Ã© idosa, e muitos estÃ£o acima do peso ou obesos e podem ter humor depressivo e autoconfianÃ§a diminuÃda. Essas caracterÃsticas de pacientes com OA oferecem uma quantidade de objetivos potenciais para programas de exercÃcios e ao mesmo tempo sugerem dificuldades considerÃ¡veis em sua realizaÃ§Ã£o.

EFEITOS DOS PROGRAMAS DE EXERCÍCIO EM PACIENTES COM OA

Revisões sistemáticas baseadas em estudos publicados e metanálises mostram evidência de vários efeitos favoráveis, clinicamente significativos, de programas de exercícios em pacientes com osteoartrite. Revisões sistemáticas de estudos controlados mostram que o exercício possui *(a)* pequenos a moderados efeitos benéficos a curto prazo sobre a dor, *(b)* pequenos efeitos benéficos sobre a incapacidade auto-reportada e observada e caminhada e *(c)* efeitos de moderados a grandes na avaliação global do paciente sobre os efeitos do remédio em pacientes com OA no joelho e em poucos estudos em pacientes com OA no quadril (44,51,58,65-67). Os benefícios, a respeito da dor auto- reportada e função física, foram menores em estudos que utilizaram avaliação cega de resultados do que em estudos que utilizaram avaliação de resultados incertos ou não cega (67). A evidência dos benefícios a longo prazo dos programas de exercício com tempo limitado é escassa e conflitante (68,69). Contudo, não pode se esperar efeitos a longo prazo após a interrupção da atividade, já que o exercício deve ser uma parte contínua da vida em geral, particularmente quando ele é indicado para um propósito específico. Programas aeróbicos aumentam a capacidade aeróbica, o tempo de caminhada e a função auto-reportada, diminuem a dor e a utilização de medicações (33,51). Programas de treinamento de resistência resultaram em diminuição da dor (70,71), em aumentos substanciais na força, melhora da função e caminhada aeróbica (33,72). O treinamento com pesos resultou também em menos incapacidade e menos tempo necessário para executar as atividades diárias (72), bem como melhora da oscilação postural e, portanto, de equilíbrio e marcha em pacientes idosos com OA (73). Algumas evidências sugerem que os regimes de exercícios que fortalecem o músculo quadríceps podem diminuir a progressão do dano à articulação em pacientes com OA no joelho (37,38). Nenhum estudo com humanos indicou que o exercício exacerbe os sintomas ou sinais de OA ou acelere a degeneração da cartilagem. No geral, os programas de exercício são seguros e bem tolerados por indivíduos com OA, embora complicações possam ocorrer (48).

As evidências científicas claramente indicam que o treinamento de exercícios individualizado, sistemático, pode trazer benefícios múltiplos e significativos para pacientes com OA e que regimes efetivos de exercício são seguros, especialmente quando adequadamente supervisionados. A evidência para esses benefícios é mais forte para a OA no joelho do que para a no quadril. Com base na evidência, o exercício é atualmente recomendado como uma parte essencial do tratamento abrangente e da prevenção secundária da OA (74). Contudo, permanecem vários aspectos sobre o planejamento e a implementação de programas de exercícios favoravelmente efetivos, seguros e acessíveis. Esses aspectos incluem a falta de conhecimento dos melhores tipos de exercício, as relações resposta-dose para vários benefícios e a administração dos programas (programas individual, em grupo, ou com base domiciliar) (44,67,75), bem como problemas relacionados com o início e a continuação dos programas de exercício (48,51,64). Esses aspectos têm que ser resolvidos através da aplicação do conhecimento da fisiologia do exercício e por experiência e achados provenientes de estudos prévios. Quando toda a evidência específica, conhecimento mais geral e considerável experiência são reunidos, existe uma base sólida para planejar e implementar programas de exercícios efetivos, seguros e praticáveis para pacientes com OA.

OBJETIVOS DOS PROGRAMAS DE EXERCÍCIO

As necessidades dos pacientes com OA e a evidência dos benefícios alcançáveis dos programas de exercícios praticáveis permitem o estabelecimento de vários objetivos para conduzir sistematicamente programas de exercícios.

- O objetivo primário e mais específico é restaurar e manter a melhor função possível da articulação artrítica, para prevenir sua degeneração adicional causada pela inatividade, desuso, ou agravamento através de sobrecarga excessiva. Esse objetivo inclui redução da dor, aumento da amplitude de movimento e fortalecimento dos músculos periarticulares para a estabilização da articulação.
- O 2º objetivo, muito similar ao primeiro, é proteger a articulação de dano por meio da redução do estresse sobre a articulação, da atenuação das forças articulares e da melhora da biomecânica.
- O 3º objetivo é restaurar, manter, ou melhorar a capacidade do paciente de caminhar e de fazer outras atividades da vida diária. Esse objetivo inclui exercícios que melhoram a flexibilidade, equilíbrio, propriocepção, marcha e condicionamento muscular e aeróbico.
- O 4º objetivo é reduzir os riscos de condições de co-morbidade que estão casualmente relacionadas com a inatividade e que podem ser influenciadas favoravelmente pela atividade física moderada e realizável. Exemplos dessas condições são excesso de peso e obesidade, pressão arterial elevada, diabetes do tipo 2, doença cardíaca coronariana, e acidente vascular, osteoporose, uma propensão para quedas, humor depressivo e sono inconstante.

A importância, a obtenção, a sincronização e a ordem de prioridade dos objetivos irão amplamente variar entre os pacientes e todos os objetivos poderão não ser relevantes para, ou acessíveis a, todos pacientes, no mínimo no início do programa de exercícios. O programa de exercícios relacionado com o 4º objetivo é extensivamente coberto em capítulos específicos deste livro.

AVALIAÇÃO DE NECESSIDADES, CAPACIDADES, RISCOS E OPORTUNIDADES DO PACIENTE PARA REALIZAR EXERCÍCIOS

A análise racional, a prescrição e o tratamento responsável por meio do exercício para pacientes com OA exige uma avaliação minuciosa de suas necessidades, capacidades, dos riscos e das oportunidades para o exercício, quando relacionado com a OA e com seu estado saudável e situação de vida como um todo. A avaliação confiável serve ao planejamento, à implementação, ao acompanhamento, à avaliação e ao ajuste do programa de exercícios e finalmente a outros componentes do tratamento do paciente. A avaliação é feita com propósitos práticos para servir cada indivíduo específico. Contudo, quando as avaliações são feitas sistematicamente utilizando testes padronizados e são documentados apropriadamente, elas constroem uma experiência com base na evidência que pode ser útil para propósitos de pesquisa.

A avaliação relacionada com exercício de pacientes com OA, partilha muitos dos mesmos princípios e elementos, que aquela para pessoas com outras doenças discutidas neste livro. Isso é verdade particularmente com respeito à avaliação das condições e dos riscos cardiorrespiratórios e metabólicos. Portanto, o leitor é referido aos capítulos correspondentes para detalhes sobre aqueles aspectos da avaliação. Os aspectos musculoesqueléticos de saúde, condicionamento físico e avaliação dos riscos e programação do exercício são mais específicos para a OA e são tratados em detalhes específicos neste capítulo.

A avaliação da saúde, capacidades, condicionamento físico, segurança e oportunidades para o exercício pode ser feita de muitas maneiras diferentes. Por exemplo, em ambientes médicos, academias de condicionamento ou no campo conduzida pelo corpo pessoal correspondente. Ela pode utilizar testes numerosos e altamente tecnológicos ou principalmente testes simples restritos àqueles mais essenciais. Ela pode aplicar sistemas computadorizados para cálculo, interpretação e *feedback* dos resultados ou utilização de métodos manuais. Além disso, ela pode custar aos pacientes consideráveis somas de dinheiro ou pequenas quantias. Embora essas maneiras diferentes possuam seus méritos, suas desvantagens e justificativas em várias circunstâncias para diferentes pacientes, os seguintes princípios e condições devem sempre ser satisfeitos (76):

- A avaliação deve fornecer a informação essencial para planejamento, implementação e acompanhamento de um programa de exercícios seguro, praticável, potencialmente efetivo para o paciente, mas não incluir elementos irrelevantes e potencialmente dispendiosos ou inseguros.
- Os testes e métodos devem ser aceitáveis, praticáveis e seguros para seus propósitos.
- Os testadores devem dominar todos os aspectos relacionados com a condução apropriada dos testes.
- O paciente deve ser informado sobre todos os aspectos relevantes dos testes. Geralmente, o consentimento escrito é requerido. É aconselhável obter-se consentimento em qualquer caso.
- O paciente deve ter realizado uma autopreparação para os testes, assim como ter sido avisado a respeito de fatores, tais como condição de saúde, medicação, comidas e bebidas, tabaco, álcool, atividades físicas prévias e outras, vestimentas, aquecimento, prática e familiarização com todos os elementos do procedimento.
- O paciente deve receber os resultados relevantes e sua interpretação sem atraso indevido. A informação deve proporcionar ao paciente uma visão realística e equilibrada das possibilidades, limitações, benefícios e riscos que ele pode esperar quando participar do exercício prescrito.

A pré-participação ou avaliação basal deve incluir um exame clínico, testes laboratoriais, quando indicados para fatores de risco de doenças, e testes de desempenho ou testes de condicionamento físico relacionados com a saúde do paciente.

EXAME CLÍNICO

O exame clínico sempre foi e tem que permanecer como uma parte chave na avaliação do estado de saúde de um indivíduo e de fatores relacionados. Ele não pode ser compensado (apenas complementado) por outros exames e testes. Informações pessoais e de emergência, histórico médico passado e presente e comportamentos saudáveis pertinentes podem ser obtidos através de uma das muitas formas disponíveis.

Sintomas e sinais da OA são naturalmente o foco central do exame, mesmo quando o diagnóstico foi previamente executado, porque eles são a base para a prescrição do exercício e acompanhamento. Sintomas da OA no quadril geralmente são sentidos dentro e à volta do quadril na frente e na parte interna da coxa até o joelho, na virilha, e na nádega e, algumas vezes, na articulação sacroilíaca. Nas fases iniciais da OA, a dor é sentida ocasionalmente e em especial sob carga (p. ex., enquanto caminha ou carrega objetos). Mais tarde, a dor é sentida como uma "dor inicial", quando o indivíduo começa a mover-se e, finalmente, também em repouso. Os sintomas geralmente pioram durante o curso do dia. A dor é acompanhada por algum grau de claudicação. A dor em diferentes localizações e em diferentes circunstâncias pode ser classificada de diferentes maneiras (p. ex., ao se utilizar uma escala analógica visual, uma linha de 10 cm dividida por mm de 0 a 100). O problema principal algumas vezes é rigidez, fraqueza da perna ou uma sensação de instabilidade. As limitações ocasionadas pela condição nas atividades da vida diária têm que ser questionadas e registradas com cuidado (p. ex., utilizando um dos formulários desenvolvidos para esses propósitos).

Na OA no joelho, o primeiro sintoma geralmente é dor que pode aparecer quando se senta por um longo período, quando se sobe escadas, ou quando se ajoelha ou ao abaixar-se. Sintomas posteriores são dor durante o movimento, limitações do movimento, e fraqueza muscular. Os sintomas (claudicação, necessidade de apoio enquanto sobe escadas e ao agachar-se, sensação de instabilidade, dor, inchaço) podem ser classificados utilizando-se a escala de Lysholm (77).

O exame físico do paciente com OA do quadril inclui observação de frente, de lado e de costas quando o paciente está em pé e caminhando. Observar pacientes quando eles se levantam de uma cadeira é informativo em relação à necessidade de suporte. Subir escadas ou em uma esteira adiciona informação sobre claudicação, comprimento da passada, velocidade e ritmo do movimento, mau alinhamento, instabilidade, força muscular e necessidade de suporte. A região do quadril em ambos os lados é inspecionada quanto a cor, contornos e alinhamento da espinha ilíaca anterior, quando o paciente está deitado em supino. A amplitude de todos os movimentos do quadril e a sensação final do movimento (o tipo de resistência no final da amplitude passiva de movimento) podem ser medidas em ambos os movimentos ativo e passivo através do uso de um goniômetro. Na OA, todos os movimentos do quadril estão restritos. A força muscular em vários movimentos pode ser testada contra a resistência do braço do examinador ou mais precisamente utilizando vários dinamômetros. Na OA no quadril, a força dos músculos da coxa está diminuída. Valores padrões para vários testes e equipamentos podem ser obtidos a partir de vários guias e manuais. A diferença no comprimento dos membros inferiores (MMII) é examinada clinicamente, por um pelvímetro ou mais precisamente por técnicas radiográficas.

O exame físico do joelho é iniciado com a inspeção dos pacientes, quando eles estão em pé (deformidades, mau alinhamentos, diferenças entre os MMII) e quando estão caminhando (simetria, comprimento, velocidade e ritmo da passada). O agachamento proporciona informação sobre as limitações funcionais do joelho. A palpação e vários testes quando os pacientes estão deitados conferem informação sobre sintomas, movimentos, estabilidade do joelho e força dos músculos adjacentes.

TESTES FUNCIONAIS OU DE CONDICIONAMENTO FÍSICO RELACIONADOS À SAÚDE

A vasta experiência mostra que a OA em uma articulação influencia as funções de muitas outras articulações e órgãos. Além disso, a maioria dos pacientes com OA é idoso, e muitos estão acima do peso e possuem outras doenças. Portanto, freqüentemente é apropriado complementar o exame clínico com testes mais precisos das articulações afetadas e músculos adjacentes, bem como testes de funções mais distantes. Um conceito relevante que unifica esses testes é o condicionamento físico relacionado com a saúde (CFRS), *i. e.*, aqueles componentes do condicionamento físico que são influenciados pela atividade física habitual e relacionam-se com a saúde presente e futura (78). A ênfase no teste de CFRS é mais sobre a intensificação da capacidade física para a vida diária do que para evitar as doenças específicas. Esse propósito corresponde-se bem com a prescrição de exercícios para pacientes com OA. Além disso, os testes de CFRS são projetados para serem seguros, econômicos e fáceis de se administrar sob condições disponíveis em comunidades comuns e para serem utilizados especificamente para testar indivíduos descondicionados e fisicamente inativos (79). Portanto, exercitar-se em níveis máximos de flexibilidade, força e potência aeróbica deve ser evitado.

O CFRS inclui condicionamento morfológico (composição do corpo, força muscular), musculosquelético (força e resistência muscular, flexibilidade), motor (controle postural), cardiorrespiratório (potência aeróbica máxima ou $\dot{V}O_{2máx}$, capacidade cardiorrespiratória submáxima) e metabólico (metabolismo de carboidratos e lipídeos) (78). Todos esses componentes são alvos válidos a serem testados em pacientes com OA para avaliar sua necessidade de exercícios, os riscos à saúde em geral e em conexão com o exercício e para acompanhar os efeitos do programa de exercícios. Nenhum dos testes de CFRS desenvolvidos é específico para a OA no quadril ou no joelho em termos de avaliar as funções atuais e futuras do estado de saúde dessas articulações. Por outro lado, não se sabe quais tipos de exercícios são mais benéficos para aqueles propósitos. Desse modo, tanto o "tratamento" quanto os testes de sua efetividade não são específicos com relação à doença real, mas valiosos a respeito da saúde e da capacidade funcional do paciente como um todo.

Várias baterias de CFRS foram desenvolvidas, e algumas são descritas em vários capítulos deste livro. A maioria dos testes que avalia as funções e os riscos cardiorrespiratório e metabólico foi minuciosamente validada para satisfazer os critérios dos testes de CFRS. Contudo, a maioria dos testes que avalia o condicionamento morfológico, musculoesquelético e motor, foi insuficientemente validada como CFRS (80,81). Recentemente, demonstrou-se que alguns deles são viáveis, seguros e válidos em termos de demonstrar associações prudentes com a auto-avaliação da saúde percebida atual ou futura, mobilidade ao subir escadas, funcionamento das costas e dor nas costas (82). O desenvolvimento dos testes de CFRS é um processo contínuo e são necessários testes válidos e específicos para avaliar pacientes com OA no quadril e no joelho. Enquanto isso, podem ser utilizados testes clínicos com base em aparelhos que medem sintomas relevantes, amplitude de movimento e de extensão e tipo de limitações do paciente, força muscular, estabilidade, equilíbrio e capacidade de caminhar por meio de métodos reprodutíveis, viáveis e seguros (76,83).

Em pacientes com OA no quadril, medir a força dos extensores (músculos glúteo máximo, posteriores da coxa) e flexores (iliopsoas, pectíneo e adutor longo como adutores e rotadores laterais e rotadores mediais) é alvo-chave. Em pacientes com OA no joelho, a força dos músculos extensores do joelho (quadríceps) e flexores (posterior) é alvo-chave. Pode ser aconselhável executar a primeira rodada das medidas utilizando métodos e maneiras não muito extenuantes, complicadas ou talvez assustadoras para o paciente. O programa de exercício deve começar com uma fase de introdução às atividades, após a qual as medidas podem ser repetidas e complementadas, uma vez que o paciente se tornou familiarizado com os exercícios e o equipamento.

Em princípio, a capacidade cardiorrespiratória e o risco cardiovascular de pacientes com OA no quadril e no joelho podem ser avaliados utilizando qualquer um dos testes padrões. Contudo, a dor e a fraqueza muscular freqüentemente limitam a caminhada ou andar de bicicleta do paciente antes que um $\dot{V}O_{2máx}$ verdadeiro possa ser atingido. Os modos preferidos de exercício (caminhar na esteira ou andar na bicicleta ergométrica) dependem dos sintomas do paciente e do equipamento disponível. Para a avaliação do risco cardiorrespiratório, os níveis submáximos geralmente bastam para pacientes com OA, porque a intensidade do programa de exercício tem de ser estabelecida para corresponder ao seu nível sintoma-limitado. Além disso, a maioria dos sintomas e sinais sérios indicando risco cardiovascular relacionado com o exercício aparece já em intensidades submáximas. Entretanto, uma desvantagem do teste submáximo é que a informação completa para a utilização da freqüência cardíaca para ajustar a intensidade do exercício pode não ser obtida. Por outro lado, a intensidade, a duração, e os tipos de exercício para pacientes com OA no quadril e no joelho têm de ser ajustados principalmente na base de seus sintomas e no grau percebido de esforço, especialmente no início do programa, e não pelos critérios fisiológicos objetivos. Apesar disso, muitos pacientes com OA utilizam medicação que influencia, p. ex., a freqüência cardíaca. Muitos testes de caminhada são úteis e são recomendados para avaliar a capacidade de resistência aeróbica (84,85). Esses testes proporcionam informação objetiva e relevante para o examinador e o paciente, no que se relaciona especificamente com o caminhar, uma vez que o caminhar é geralmente um dos componentes-chave de seu programa de exercícios.

A avaliação dos fatores de risco para doenças cardiorrespiratória e metabólica é feita utilizando os mesmos critérios, testes laboratoriais e métodos descritos em outras partes deste livro. Do mesmo modo, o encaminhamento de pacientes para futuros exames médicos e programas de exercícios supervisionados com base nos resultados das avaliação dos riscos deve seguir as diretrizes aceitas (86).

PROGRAMAS DE EXERCÍCIOS

Dois elementos principais dos programas de exercícios bem-sucedidos são fatos e sensações. Os fatos referem-se à evidência científica dos princípios fisiológicos dos vários regimes de exercícios e seus efeitos sobre as estruturas e funções e sobre os sintomas, sinais e riscos de doenças. Sensações referem-se às expectativas e às experiências do programa de exercícios e seus efeitos sobre os pacientes. Essas expectativas e experiências relacionam-se aos efeitos e à aceitabilidade (pessoal e social), à proporcionalidade, à segurança, e à apreciação do programa. Os sentimentos do paciente determinam sua disposição de começar ou continuar a participar do programa. A diminuição de sintomas (dor, rigidez) e limitações da vida diária tem um peso importante como parte das expectativas do paciente, mas muitas outras expectativas, tais como menos fadiga, melhora do humor, companhia e perda de peso, podem ser importantes. A tarefa de quem planeja e supervisiona o programa de exercício é criar um equilíbrio apropriado entre os fatos e as sensações.

Dois princípios de direcionamento relacionados com os fatos, quando se planeja programas de exercícios, são sobrecarga e especificidade (veja o Capítulo 2 para mais detalhes). Esses princípios são aplicados a cada componente principal do programa, a saber, exercícios de amplitude de movimento e de alongamento, de fortalecimento muscular e aeróbicos. Quando as estruturas e funções sofrem modificações adaptativas para tolerar uma sobrecarga, a carga tem que ser aumentada gradualmente. Como essas adaptações levam tempo, geralmente semanas e vários meses, os resultados escassos em muitos programas de treinamento de exercícios são parcialmente causados pela curta duração do treinamento. A especificidade significa que a carga tem de ser aplicada àquelas estruturas e às funções que são os alvos primários do treinamento. Desse modo, embora estudos tenham mostrado melhora do equilíbrio de pacientes com OA como resultado dos exercícios de alongamento genérico, amplitude de movimento, resistência e aeróbicos (73), melhores resultados podem ser obtidos utilizando-se modos de exercício que estimulam especificamente funções relacionadas com a manutenção do equilíbrio (p. ex., ioga, *tai chi*, dança, jogos com bola, caminhar ou esquiar sobre superfícies variadas).

Todos os benefícios do exercício são reversíveis, alguns dentro de poucos dias, outros em semanas, e muitos em meses. Esse fenômeno possui 2 implicações importantes. Primeiro: não é viável se esperar que os efeitos de um programa de exercícios permaneçam ainda 1 ano após sua interrupção (p. ex., se o programa supervisionado não for acompanhado por exercícios autoconduzidos). Segundo, os programas de exercícios para pacientes com OA devem ser planejados e implementados de modo que os pacientes com OA sejam ensinados e motivados a continuar os exercícios apropriados e a atividade física em geral como um hábito de vida permanente.

A quantidade de modificações adaptativas de muitos efeitos estruturais e funcionais do exercício mostra relações previsíveis com a dosagem, *i. e.*, sua intensidade, duração, freqüência, ou volume total (87,88). Essas relações são as bases mais precisas para recomendações de exercícios a fim de se obter vários benefícios. As relações de resposta-dosagem sustentam também muitos efeitos biológicos consideráveis do exercício em pacientes com OA. Contudo, como esses pacientes mostram freqüentemente sintomas, limitações funcionais, baixo nível de condicionamento físico, falta de experiência de treinamento de exercício anterior e co-morbidades, as diretrizes gerais do exercício (89) podem nem sempre ser aplicáveis a eles. Indivíduos que supervisionam o treinamento de exercícios por parte desses pacientes devem conhecer esses critérios e diretrizes e especialmente seus princípios subjacentes, mas o exercício tem que ser prescrito e ajustado de acordo com as necessidades, capacidades e preferências pessoais altamente variáveis e rapidamente modificáveis dos pacientes. Essa tarefa é uma medida das habilidades profissionais do corpo pessoal responsável pela saúde e atividade física.

Um programa abrangente de treinamento de exercícios para pacientes com OA não é apenas um regime técnico, porque a educação e o suporte do paciente são também partes-chave. A primeira parte de um programa de exercícios é educar os pacientes sobre os benefícios e a necessidade de exercício regular; sobre objetivos pessoais atingíveis e a necessidade de exercício para atingi-los; e sobre as respostas iniciais e os sintomas ocasionados, que o paciente provavelmente experimentará (64). Essa informação tem de ser elaborada individualmente e parte dela deve ser repetida durante o programa, utilizando formatos apropriados, especialmente incluindo a educação como uma parte das sessões de treinamento. Um papel importante da educação é preparar o paciente para adotar exercícios regulares e outras atividades físicas como um estilo de vida.

Os pacientes geralmente precisam de suporte profissional e social, aconselhamento, medidas práticas e encorajamento para entender e sobrepujar as barreiras do exercício e perceber que vale a pena continuar. Barreiras freqüentes relacionadas diretamente com o exercício são temor de danificar as articulações, quedas, lesões, dor (durante ou após o exercício), fadiga e aborrecimento. Todos esses problemas podem ser efetivamente amenizados com um suporte verbal cuidadoso e medidas práticas apropriadas, tais como, ensinar técnicas de relaxamento, utilizar calçados bem acolchoados e de boa sustentação e ortóticos (p. ex., correção com palmilhas no solado interno), quando necessário, usando medicação para a dor antes das sessões de exercício, protetores para os quadris durante as sessões e calor e frio local nas ocasiões apropriadas. O corpo, a mente e a alma devem ser tratados juntos.

Exercícios de Alongamento e de Amplitude de Movimento (ADM)

Estes exercícios são o núcleo do programa de treinamento para pacientes com OA e devem ser executados diariamente. Embora a ênfase principal seja sobre as articulações afetadas e suas homólagas contralaterais, os exercícios de alongamento e ADM devem incluir também a maioria das outras articulações e grupos musculares. A mobilidade dos quadris e da parte inferior das costas influencia reciprocamente os sintomas e as funções do paciente. Os exercícios devem ser feitos de maneira relaxada em posições seguras, confortáveis e em condições suficientemente quentes, possivelmente após aplicação local de calor e após um aquecimento ativo. Os exercícios de ADM devem explorar as articulações por meio da ADM completa até que ela seja limitada pela dor e/ou tecido, em especial a resistência óssea. Os movimentos são repetidos várias (~10) vezes e são gradualmente estendidos. É aconselhável repetir estes exercícios, especialmente aqueles relacionados com as articulações afetadas, mais de 1 vez por dia. Esses exercícios devem ser ensinados aos pacientes por intermédio de um profissional treinado, contudo mais tarde eles devem ser feitos principalmente pelos próprios pacientes.

Com os exercícios de alongamento, são importantes posições relaxadas e seguras que permitam o alongamento dos músculos, de modo que eles não se contraiam durante o alongamento. Outro aspecto-chave é estender lenta e gradualmente o alongamento até o limite do conforto e manter a posição por, no mínimo, 10 a 30 s, até mesmo 90 s. Os exercícios são repetidos de 3 a 5 vezes durante a sessão e os exercícios-chave devem ser executados mais de 1 vez a cada dia.

Exercícios de Fortalecimento Muscular

Os objetivos dos exercícios de fortalecimento muscular são intensificar a atenuação de choques e a estabilidade das articulações afetadas, diminuir a dor e melhorar a capacidade funcional do paciente. O treinamento deve influenciar não apenas a força, mas também a resistência e as habilidades motoras, para atingir seus objetivos. Os músculos mais importantes a serem treinados, especialmente em pacientes com OA no joelho, são os músculos quadríceps. Enquanto os exercícios estáticos ou dinâmicos podem ser utilizados, os exercícios isométricos podem ser preferíveis inicialmente e quando a dor na articulação for um problema. É seguro evitar o uso de contrações máximas próximo do limite da ADM para evitar o dano à articulação. O mesmo permanece verdadeiro com os exercícios de fortalecimento dinâmicos. Por outro lado, é importante aumentar a força muscular sobre toda a ADM. Movimentos concêntricos são preferíveis aos excêntricos, e os impactos devem ser evitados na resistência e em outros tipos de exercício. Os movimentos devem ser feitos em velocidade lenta ou moderada enquanto mantém uma boa estabilidade e controle através de todo o movimento para evitar lesões. A intensidade da atividade pode ser ajustada variando-se a carga, o número de repetições, o número de séries de repetições e a duração do repouso entre as séries e os exercícios. O conselho geral para o treinamento isotônico é executar 6 a 10 repetições sucessivas (uma série) a 85% de uma repetição máxima (1 RM = carga máxima que um grupo muscular pode erguer 1 vez através de toda a ADM utilizando a forma correta). Cada diminuição de 2,5% em 1 RM permite uma repetição a mais. Essas séries são repetidas 3 vezes para cada grupo muscular e o exercício é feito 3 a 5 vezes por um mínimo de 2 vezes por semana. A carga é aumentada quando o indivíduo executa com facilidade a quantidade determinada de repetições e séries. Se a quantidade de repetições for aumentada, e a resistência diminuída (p. ex., 15 RM ou 60% de 1 RM para 15 repetições), a resistência muscular deve aumentar mais do que a força máxima (76). Cargas mais leves e mais repetições são recomendadas para pessoas idosas em geral e para pacientes com OA. Lembre-se, a dosagem do exercício tem de ser estabelecida individualmente para pacientes com OA.

Todos os modelos de métodos de treinamento dinâmicos ou de variação de resistência são úteis, exceto no treinamento pliométrico, em que o músculo é alongado imediatamente antes da contração (p. ex., ao saltar de um banco para o chão e então saltar de volta). Embora o treinamento isocinético ofereça algumas vantagens sobre os outros métodos em relação à facilitação do desempenho, o risco de dor muscular e lesão e à melhora de habilidades, a disponibilidade e custos do equipamento limitam sua utilização (76).

Treinamento Aeróbico

Os exercícios aeróbicos são utilizados para o condicionamento geral e muitos tipos oferecem boas oportunidades para controle do peso, recreação, socialização e treinamento de coordenação, equilíbrio e estabilidade. Cada vez mais evidências demonstram que, mesmo o treinamento aeróbico leve, em 30% a 40% do $\dot{V}O_{2máx}$ pode beneficiar indivíduos descondicionados, sedentários e idosos (90,91). Além disso, o treinamento de baixa intensidade aumenta a capacidade de resistência mais do que o $\dot{V}O_{2máx}$ e isso é particularmente importante para a execução das tarefas diárias. As percepções do paciente devem receber muita consideração ao se ajustar a intensidade do exercício, e a aplicação mecânica dos critérios de freqüência cardíaca pode ser grosseiramente enganosa. Evidência suficiente indica também que 30 minutos de atividade aeróbica diária podem ser feitos em vários turnos sem o comprometimento de sua efetividade (92,93). Isso é importante para muitos pacientes com OA para evitar a fadiga e a sobrecarga excessiva das articulações.

Talvez o critério mais importante do treinamento aeróbico para pacientes com OA é que ele deve ser executado diariamente, não apenas durante o programa formal, mas também continuadamente depois disso. Uma forma ideal de atividades aeróbicas é o exercício na água. Outras maneiras adequadas incluem caminhada para muitos pacientes (não caminhar em degraus), ciclismo (preferencialmente em uma resistência baixa), calistênicos, aeróbica lenta, esqui nórdico, remo, dança de baixo impacto, e alguns esportes com bola em uma freqüência moderada (p. ex., *badminton,* tênis de mesa e golfe). Caminhada nórdica ou com bastões, utilizados para propósitos especiais, muito parecidos com pólos para esqui em ambas as mãos, aproximadamente do mesmo jeito que no seu esqui nórdico, ganhou ampla popularidade entre adultos, especialmente na Finlândia, mas particularmente entre indivíduos idosos e incapacitados. Os bastões, quando efetivamente utilizados, podem aumentar o gasto energético, a quantidade de músculos envolvidos e desse modo a efetividade desse tipo de caminhada, em comparação com a caminhada simples. Além disso, os bastões aumentam a segurança da caminhada nórdica sob condições variáveis. Para pacientes com osteoartrite, os bastões podem ser utilizados para reduzir a sobrecarga das articulações do quadril e do joelho. Esses aspectos podem aumentar indiretamente a efetividade da caminhada com bastões como um tipo de exercício para pacientes com OA.

Precauções de Segurança

As precauções gerais com a segurança durante o exercício físico aplicam-se também a pacientes com OA (86,89). Deve-se conferir atenção especial para não sobrecarregar as articulações agudamente inflamadas ou então que estejam excepcionalmente doloridas. A quantidade, a intensidade e o modo de exercitar-se têm naturalmente que ser ajustados se o treinamento aumentar os sintomas. A variação substancial diária nos sintomas de muitos pacientes deve ser levada em consideração.

Artrite Reumatóide

A artrite reumatóide (AR) é a doença artrítica inflamatória mais comum. Ela é uma doença crônica, progressiva, auto-imune, com etiologia desconhecida. A AR é uma doença sistêmica, mas sua característica-chave é a inflamação do revestimento da articulação ou sinóvia, que se torna espessa e interfere com a mobilidade articular. As articulações tornam-se inchadas e doloridas com o movimento e, quando palpadas, elas ficam rígidas durante várias horas pela manhã por causa do líquido extra no espaço articular. As articulações mais comumente afetadas são as do antepé, dedos e punho, mas qualquer uma delas pode ser afetada. A quantidade de articulações inflamadas aumenta com a progressão da doença. A cartilagem articular é gradualmente desgastada, e a cartilagem, o osso subjacente e os ligamentos adjacentes são destruídos, levando a deformidades e a comprometimento da função. A natureza sistêmica da doença é observada em várias manifestações inflamatórias em muitos órgãos, p. ex., coração, pulmões, vascularidade, olhos e nervos periféricos. O diagnóstico de AR é baseado nos critérios estabelecidos pela American Rheumatism Association (94) (Quadro 10-1). No mínimo 4 dos 7 critérios do Quadro 10-1 devem ser satisfeitos para estabelecimento do diagnóstico, e os critérios 1 a 4 devem estar presentes por, no mínimo, 6 semanas. A AR é um estado catabólico que leva à perda de músculo (95) e de osso (8,96-98) e conseqüentemente a fraqueza muscular, baixa resistência e risco aumentado de fratura no quadril (99). Pacientes com AR possuem também risco aumentado de doença coronária cardíaca, provavelmente relacionada à inflamação.

A prevalência da AR fica por volta da mesma proporção da OA, *i. e.*, 0,5% a 1% na maioria das populações adultas das quais as estimativas confiáveis estão disponíveis (100). Cerca de 2/3 dos pacientes são mulheres. A doença pode começar em qualquer idade, mas a mais alta incidência é observada entre 55 e 60 anos. A mais alta predominância é encontrada por volta dos 70 anos de idade.

A progressão da doença é muitas vezes classificada em 4 estágios. No estágio I, as primeiras modificações ósseas são observadas nas radiografias. No estágio II, alguns músculos desgastam-se e a limitação do movimento é também observada. No estágio III, exis-

QUADRO 10-1 CRITÉRIOS DE 1987 REVISADOS PARA A CLASSIFICAÇÃO DE ARTRITE REUMATÓIDE (AR)

Critério	*Definição*
1. Rigidez matinal	Rigidez matinal nas articulações e ao redor delas, durando pelo menos 1 hora antes da melhora máxima
2. Artrite de 3 ou mais áreas articulares	Pelo menos 3 áreas articulares simultaneamente têm edema de tecido mole ou líquido (sem crescimento ósseo excessivo isolado) observado por um médico; as 14 áreas possíveis são articulações IFP, MCF, do punho, do cotovelo, do joelho, do tornozelo e MTF
3. Artrite das articulações da mão	Pelo menos 1 área edemaciada (conforme definido acima) em 1 articulação do punho, MCF ou IFP
4. Artrite simétrica	Envolvimento simultâneo das mesmas áreas articulares (conforme definido em 2) nos 2 lados do corpo (envolvimento bilateral da IFP, MCF ou MTF é aceitável sem simetria absoluta)
5. Nódulos reumatóides	Nódulos subcutâneos sobre proeminências ósseas ou superfícies extensoras ou em regiões justaarticulares, observados por um médico
6. Fator reumatóide no soro	Demonstração de quantidades anormais de fator reumatóide no soro por qualquer método para o qual o resultado foi positivo em $< 5\%$ dos pacientes de controle normais
7. Modificações radiográficas	Modificações radiográficas típicas de artrite reumatóide na radiografia do punho e da parte póstero-anterior da mão, que deve incluir erosões ou descalcificação óssea inequívoca nas articulações envolvidas ou mais acentuadas adjacentes (modificações de osteortrite sozinhas não qualificam)

IFD, articulações interfalangianas distais; IFP, articulações interfalangianas proximais; MCF, articulações metacarpofalangianas; MTF, articulações metatarsofalangianas.

tem defeitos articulares, uma grande quantidade de atrofia muscular e destruição do osso e da cartilagem. O estágio IV é o estágio final, mostrando as modificações nas fases anteriores e junção óssea ou *fiberlike* (anquilose) das articulações inflamadas (101). Embora a predominância da AR seja relativamente baixa, sua responsabilidade é alta por causa de sua natureza severamente debilitante. O sintoma principal, dor crônica, leva freqüentemente a humor depressivo, ansiedade, sentimentos de abandono, inatividade física e contatos sociais diminuídos. Especialmente durante as fases ativas, os pacientes têm apetite reduzido e catabolismo aumentado, e conseqüentemente perdem peso, especialmente tecido muscular. Estima-se que cerca de 10% dos pacientes com AR dependam de outro indivíduo para as atividades diárias (100). Pacientes com AR representam apenas 8% de todos os pacientes com distúrbios musculoesqueléticos, mas eles consomem 40% de todos os dias passados em hospitais (102). Mais de 50% dos pacientes tornam-se incapacitados para o trabalho num espaço de 10 anos da doença (103-105) e o mais rápido declínio é observado durante os primeiros 3 anos (106). Em um estudo baseado na comunidade, a probabilidade para a incapacidade era de 7,7 vezes mais alta em pacientes com AR do que nos controles da comunidade após o ajuste para vários fatores potencialmente geradores de confusão (107), e o impacto da AR foi maior em indivíduos mais jovens e de meia-idade do que nos idosos. Atualmente, a AR não pode ser curada ou prevenida. Todas essas características enfatizam a importância da prevenção secundária na AR.

TRATAMENTO DA AR

A natureza sistêmica da AR ocasiona múltiplos problemas para os pacientes. Portanto, o tratamento da AR requer uma abordagem abrangente, incluindo tratamento medicamentoso e cirúrgico, bem como várias formas de reabilitação física, psicológica, social e vocacional. Medidas preventivas secundárias devem começar imediatamente para preservar as articulações e suas funções após o diagnóstico ter sido realizado. Uma parte importante do tratamento é educar os pacientes e suas famílias a tomarem parte ativa no tratamento e na reabilitação da doença.

Exercício no Tratamento da AR

Como se temia que a sobrecarga das articulações com artrite facilitasse sua destruição, foram utilizados métodos passivos de tratamento para tratar a AR até a década de 1970 (108) e exercícios sem carga foram utilizados na década de 1970 (109). Vários estudos evidenciaram, contudo, que o exercício dinâmico era seguro e efetivo em pacientes com AR e não agravava a condição clínica nem aumentava a destruição articular (110-115). Vários efeitos prejudiciais causados pela AR ou relacionados com ela sofrem potencialmente a influência benéfica do exercício apropriado. Esses efeitos incluem rigidez, dor e mobilidade limitada das articulações afetadas, perda de massa muscular e força (95,116-118), massa óssea (96-98,119) e capacidade aeróbica diminuída e risco aumentado de doença cardíaca coronariana (DCC). Tenha em mente, contudo, que os estudos de qualidade mais pobre podem mostrar resultados melhores do que ensaios de melhor qualidade (120).

No teste e no exame do pré-participação, ênfase especial é colocada sobre a avaliação do estado e da função da articulação afetada e outras articulações. Radiografias são importantes, porque os achados podem ser utilizados como sinais objetivos do desenvolvimento da doença. Vários métodos validados podem ser utilizados para marcar as radiografias (121,122). Deve-se verificar cuidadosamente dor no pescoço e os sintomas relacionados, porque uma lesão típica na AR é a subluxação anterior do osso atlas graças à erosão do ligamento entre os arcos das vértebras. Essa condição requer exercícios especiais e suporte de um colar rígido, mas a tração do pescoço é contra-indicada. A capacidade funcional e a qualidade de vida do paciente podem ser avaliadas através de questionários auto-administráveis validados (123-125). Por causa do risco aumentado de DCC nesses pacientes, os fatores de risco para a DCC devem ser avaliados. A necessidade de um teste de esforço para avaliar o risco relacionado com o exercício é decidida com base nos sintomas, no nível de fatores de risco e no exercício planejado. Apesar disso, no mínimo 1 teste submáximo (p. ex., caminhada) (84,85) é recomendado para se obter uma linha de base da capacidade de desempenho aeróbico do paciente.

Os objetivos do exercício e de outros recursos de fisioterapia são diminuir a dor, manter e aumentar a função da articulação, prevenir e corrigir deformidades, manter e aumentar a força muscular e a capacidade de desempenho geral, treinar atividades diárias e educar o paciente no tratamento da doença. No início, os exercícios devem ser supervisionados por profissionais treinados. Isso é necessário para ensinar os pacientes e também para encorajá-los a continuar exercitando-se, porque um ciclo de exercícios ocasiona algum desconforto na maioria dos pacientes com AR. Em 1/4 deles os sintomas duram vários dias (126). Contudo, os pacientes devem começar a fazer alguma atividade, p. ex., exercícios de mobilidade, por conta própria o mais cedo possível. O período preferido para os exercícios supervisionados é em torno do meio-dia quando a rigidez matinal desapareceu e a fadiga ainda não ocorreu.

Exercícios de mobilidade que incluem alongamento e aquecimento são partes centrais do regime de exercícios de pacientes com AR para prevenir o desenvolvimento de contraturas, bem como para evitar o estresse excessivo sobre os tendões enfraquecidos pela inflamação. Os movimentos devem ser executados suavemente e sustentados pelo supervisor ou pelo paciente, sendo cuidadoso para não forçar o movimento até um grau mais avançado. Os exercícios de mobilidade devem ser repetidos várias vezes cada dia.

Por causa da natureza catabólica da AR, o fortalecimento dos músculos à volta das articulações afetadas e em geral é importante. Durante a fase aguda, os exercícios isométricos têm sido recomendados para os músculos periarticulares para evitar a sobrecarga excessiva da articulação. Os resultados foram controversos, mostrando efeitos positivos (127) ou nenhuma modificação (128-129). Por outro lado, uma quantidade de estudos utilizando exercícios dinâmicos encontrou aumentos na força muscular (114,120) e na capacidade aeróbica dos pacientes com AR crônica ou inicial (115,130,131) sem efeitos nocivos sobre a atividade na doença, dor, ou achados radiológicos. Parece que os pacientes com AR ativa beneficiam-se da atividade e a toleram bem mesmo o treinamento intensivo de força utilizando técnicas isocinéticas, que parecem ser mais efetivas do que o treinamento isométrico (132). A força explosiva também pode ser aumentada utilizando-se altas velocidades de movimento no programa de treinamento (130). Esse achado é importante porque sugere que o treinamento de exercícios para pacientes com AR pode ser utilizado para prevenir atrofia das fibras musculares do tipo II induzida pela doença (133) as quais parecem ser especificamente afetadas pela AR (134). Alguns estudos mostraram também uma quantidade diminuída de articulações sensíveis e inchadas (135, 136) e modificações positivas na capacidade funcional auto-avaliada (115,130,131). Contudo, os efeitos do treinamento através de exercícios sobre a capacidade de desempenho geral são obscuros (120,132,137).

Pouca pesquisa foi realizada sobre o efeito do exercício sobre a densidade mineral óssea em pacientes com AR. Estudos recentes focando esse aspecto mostraram nenhuma modificação significativa como resultado dos exercícios de fortalecimento (130,131), provavelmente porque o treinamento não satisfez as características de um estímulo de carga efetiva sobre o osso efetivo (138).

A intensidade do treinamento tem de ser ajustada em uma base estritamente individual. Em pacientes fracos, a resistência contra a gravidade, água, ou outra parte do corpo, muitas vezes, basta como um estímulo para o treinamento. Mais adiante, em pacientes mais fortes, os critérios para o treinamento enfatizando a força (60%-80% 1 RM) ou resistência (30%-60% 1 RM) podem ser aplicados. Os exercícios devem ser executados com a técnica apropriada, em boas posições e utilizando suportes apropriados, quando necessário.

O exercício aeróbico é indicado para pacientes com AR para manter ou melhorar o condicionamento físico e para prevenir as doenças cardiovasculares. Exercícios aquáticos são particularmente adequados. Outros modos efetivos e seguros incluem caminhada, caminhada nórdica ou com bastões, ciclismo e esqui nórdico. A intensidade é ajustada individualmente, e o limite inferior da freqüência cardíaca e outros critérios fisiológicos geralmente são aplicados. Várias sessões pequenas de exercício durante o dia são preferíveis a 1 sessão prolongada de exercício, contínuo, para evitar a sobrecarga excessiva sobre a articulação e a fadiga.

Como esperado, os efeitos do treinamento excessivo desaparecem gradualmente quando o programa é interrompido (139). Essa observação coloca ênfase na necessidade de continuar com o exercício regular e de fazer menos atividade física formal para pacientes com AR.

O exercício atingiu o *status* de parte do tratamento da AR. Quando o exercício é utilizado como uma modalidade médica, os pré-prequisitos para sua segurança são comparáveis àqueles associados à utilização de medicações, mas mais altos do que aqueles associados ao exercício recreacional de auto-iniciativa. Mesmo em lesões menores, dor e sensibilidade inexplicáveis, ou outras percepções desagradáveis, podem levar a conseqüências nocivas, p. ex., a interrupção do programa. Isso enfatiza a necessidade de uma prescrição cuidadosa e monitoramento do exercício e evitar todos os riscos relacionados com o próprio exercício, com o paciente, com o supervisor, com o equipamento e vestimentas e com o ambiente. A AR é uma doença com curso flutuante, e os incidentes acontecem com os pacientes quando a condição é pior, *i. e.*, aparições repentinas. A sobrecarga da articulação agudamente inflamada deve ser evitada, mas movimentos sem sobrecarga são necessários durante a aparição repentina. Em geral, a capacidade do paciente de exercitar-se diminui durante as fases ativas da doença por causa de dor, rigidez e estado catabólico. Os pacientes podem estar cansados e indispostos para se exercitar. Essas características requerem ajustes apropriados com relação ao programa de exercícios.

Resumo

- A artrite, mesmo em apenas 1 articulação, ocasiona problemas múltiplos para o paciente e requer um tratamento abrangente.
- Como a artrite não pode ser curada, o paciente tem de aprender a viver com ela. Contudo, um bom tratamento e a prevenção secundária, na qual o paciente desempenha um papel central, podem diminuir o dano, melhorar notavelmente a qualidade de vida e prevenir o agravamento da condição.
- O exercício e a atividade física, em geral, inicialmente supervisionados e ao final independentes, são componentes-chave para a prevenção da deterioração funcional das articulações prejudicadas e o agravamento de outras conseqüências diretas e indiretas da doença da AR.
- O tipo e a dosagem do exercício devem ser determinados individualmente com base no estado de saúde do paciente e nas capacidades funcionais para estabelecer um equilíbrio apropriado entre a efetividade e a segurança.
- O exercício e a atividade física em geral devem ser hábitos contínuos do paciente. Portanto, um dos objetivos primários dos programas de exercícios deve ser encontrar maneiras viáveis e agradáveis para exercitar-se através da consideração total das expectativas, capacidades, oportunidades, limitações e preferências do paciente.
- O exercício para os pacientes com artrite é parte de um regime médico e deve continuar como um hábito vitalício. Portanto, os mesmos critérios de segurança com as medicações aplicam-se ao exercício.

REFERÊNCIAS BIBLIOGRÁFICAS

1. Felson DT, Lawrence RC, Dieppe PA, et al. Osteoarthritis: new insights. NIH conference, Part 1: The disease and its risk factors. Ann Intern Med 2000; 133: 635-646.
2. Mitchell NS, Cruess RL. Classification of degenerative arthritis. Can Med Assoc J 1977; 117: 763-765.
3. Buckwater JA, Mankin HJ. Articular cartilage II. Degeneration and osteoarthritis, repair, regeneration and transplantation. J Bone Joint Surg Am 1997; 79A: 612-632.
4. Cardone DA, Tallia AF. Osteoarthritis. In: Singleton JK, Sandowski SA, Green-Hernandez C, et al. eds. Primary care. Philadelphia: Lippincott, 1999: 543-548.
5. Arokoski JPA, Jurvelin J, Vaatainen U, et al. Normal and pathological adaptation of articular cartilage to joint loading. Scand J Med Sci Sports 2000; 10: 186-198.
6. Kee CK. Osteoarthritis: manageable scourge of aging. Rheumatology, 2000; 35: 199-208.
7. Birchfield PC. Osteoarthritis overview. Geriatr Nurs 2001; 22: 124-131.
8. Messier SP, Loeser RF, Hoover JL, et al. Osteoarthritis of the knee: effects on gait, strength, and flexibility. Arch Phys Med Rehabil 1992; 73: 29-36.
9. Wegener L, Kisner C, Nichols D. Static and dynamic balance responses in persons with bilateral knee osteoarthritis. J Orthop Sports Phys Ther 1997; 25: 13-18.
10. Manek NJ. Medical management of osteoarthritis. Mayo Clin Proc 2001; 76: 533-539.
11. Tinetti ME, Doucette J, Claus E, et al. Risk factors for serious injury during falls by older persons in the community. J Am Geriatr Soc 1995; 43: 1214-1221.
12. Dieppe P. What is the relationship between pain and osteoarthritis. Rheumatol Eur 1998; 27: 55-56.
13. Townes AS. Osteoarthritis. In: Barker LR, Burton JR, Zieve PD, eds. Principles of Ambulatory Medicine. 5th ed. Baltimore: Williams & Wilkins, 1999: 960-973.

14. Oliveria SA, Felson DT, Reed JI, et al. Incidence of symptomatic hand, hip and knee osteoarthritis among patients in a health maintenance organization. Arthritis Rheum 1995; 38: 1134-1141.
15. Felson DT, Zhang Y. An update on the epidemiology of knee and hip osteoarthritis with a review to prevention. Arthritis Rheum 1998; 41: 1345-1353.
16. Petersson IF. Occurrence of osteoarthritis of the peripheral joints in European populations. Ann Rheum Dis 1996; 55: 659-661.
17. Felson DT. Epidemiology of hip and knee osteoarthritis. Epidemiol Rev 1988; 10: 1-28.
18. Murray JL, Lopez AD, eds. The Global Burden of Disease: A Comprehensive Assessment of Mortality and Disability from Diseases, Injuries and Risk Factors in 1990 and Projected to 2020. Cambridge, MA: Harvard University Press, 1996.
19. Guccione AA, Felson DT, Anderson JJ, et al. The effects of specific medical conditions on functional limitations of elders in the Framingham Study. Am J Publ Health 1994; 84: 351-358.
20. National Institute of Arthritis and Musculoskeletal and Skin Disease, National Institutes of Health. Arthritis prevalence rising as a baby boomers grow older. Available at http: //www.nih.gov/niams. 1998.
21. Arthritis: a leading cause of disability in the United States. Natl Acad Aging Soc 2000; 5: 1-6.
22. Yelin E. The economics of osteoarthritis. In: Brandt KD, Doherty M, Lohmander LS, eds. Osteoarthritis. New York: Oxford University Press, 1998: 23-30.
23. Dougados M, Gueguen A, Nguyen M, et al. Longitudinal radiologic evaluation of osteoarthritis of the knee. J Rheumatol 1992; 19: 378-383.
24. Schouten JS, van den Ouweland F, Valkenburg HA. A 12 year follow-up study in the general population on prognostic factors of cartilage loss in osteoarthritis of the knee. Ann Rheum Dis 1992; 51: 932-937.
25. Manninen P, Riihimaki H, Heliovaara M, Makela P. Overweight, gender, and knee osteoarthritis. Int J Obes Relat Metab Disord 1996; 20: 595-597.
26. Felson DT, Zhang Y, Hannan MT, et al. Risk factors for incident radiographic knee osteoarthritis in the elderly: The Framingham Study. Arthritis Rheum 1997; 40: 728-733.
27. Karlson EW, Mand LA, Grodstein F, et al. Risk factors for severe hip osteoarthritis in a large female cohort study (abstract). Arthritis Rheum 2000; 43 (suppl): S152.
28. Felson DT, Zhang Y, Anthony JM, et al. Weight loss reduces the risk for symptomatic knee osteoarthritis in women. The Framingham Study. Ann Intern Med 1992; 116: 535-539.
29. McGoey BV, Deitel M, Saplys RJ, Kliman ME. Effect of weight loss on musculoskeletal pain in the morbidly obese. J Bone Joint Surg Br 1990; 72: 322-323.
30. Sharma L. Proprioceptive impairment in osteoarthritis. Rheum Dis Clin North Am 1999; 25: 299-314.
31. Petrella RJ, Lattanzio PJ, Nelson MG. Effect of age and activity on knee joint proprioception. Am J Phys Med Rehabil 1997; 73: 235-241.
32. Sharma L, Pai YC, Holtkamp K, Rymer WZ. Is knee joint proprioception worse in the arthritic knee versus the unaffected knee in unilateral knee osteoarthritis? Arthritis Rheum 1997; 40: 1518-1525.
33. Casper J, Berg K. Effects of exercise on osteoarthritis: a review. J Strength Cond Res 1998; 12: 120-125.
34. Gelber AC, Hochberg MC, Mead IA, et al. Joint injury in young adults and risk for subsequent knee and hip osteoarthritis. Ann Intern Med 2000; 133: 321-328.
35. Lohmander LS, Roos HP. Osteoarthritis. In: Kjaer M, Krogsgaard M, Magnusson P, et al. Textbook of Sports Medicine. Malden, MA: Blackwell Science, 2003.

36. Slemenda C, Hellman D, Brandt KD, et al. Weight, adiposity and quadriceps weakness as predictors of progression of knee osteoarthritis (OA). Arthritis Rheum 1997; 40: S1246.
37. Slemenda C, Hellman DK, Brandt KD, et al. Reduced quadriceps strength relative to body weight: a risk factor for knee osteoarthritis in women? Arthritis Rheum 1998; 41: 1951-1959.
38. Slemenda C, Brandt KD, Hellman DK, et al. Quadriceps weakness and osteoarthritis of the knee. Ann Intern Med 1997; 127: 97-104.
39. Felson DT, Hannan MT, Naimark A, et al. Occupational physical demands, knee bending, and knee osteoarthritis: results from the Framingham Study. J Rheumatol. 1991; 18: 1587-1592.
40. Kirkeskov-Jensen L, Eenberg W. Occupation as a risk factor for knee disorders. Scand J Work Environ Health 1996; 22: 165-175.
41. O'Reilly S, Jones A, Doherty M, Muscle weakness in osteoarthritis. Curr Opin Rheumatol 1997; 9: 259-262.
42. Thompson R, Oegema TR, Lewis JL, Wallace L. Osteoarthritic changes after acute transarticular load: an animal model. J Bone Joint Surg 1991; 73A: 990-1001.
43. Buckwater JA, Lane NE. Athletics and osteoarthritis. Am J Sports Med 1997; 25: 873-881.
44. Vuori IM. Dose–response of physical activity and low back pain, osteoarthritis, and osteoporosis. Med Sci Sports Exerc 2001; 33 (suppl): S551-586.
45. Vingard EL, Alfredsson L, Goldie I, Hogstedt C. Occupation and osteoarthrosis of the hip and knee: a register-based cohort study. Int J Epidemiol 1991; 20: 1025-1031.
46. Panush RS, Inzinna JD. Recreational activities and degenerative joint disease. Sports Med 1994; 17: 1-5.
47. Ratcliffe A, Beauvais P, Saed-Nejad F. Differential levels of aggregan aggregate components in synovial fluids from canine knee joints with experimental osteoarthritis and disuse. J Orthop Res. 1994; 12: 464-473.
48. Sharkey NA, Williams NI, Guerin JB. The role of exercise in the prevention and treatment of osteoporosis and osteoarthritis. Nursing Clin North America 2000; 35: 209-221.
49. Setton L. Zimmeman J, Mow V, et al. Effect of disuse on the tensile properties and composition of canine knee joint cartilage. Transactions of the Orthopaedic Research Society 1990; 15: 155-159.
50. Helminen HJ, Hyttinen MM, Lammi MJ, et al. Regular joint loading in youth assists in the estabilishment and strengthening of the collagen network of articular cartilage and contributes to the prevention of the osteoarthritis later in life: a hypothesis. J Bone Miner Metab. 2000; 18: 245-257.
51. Ettinger WH Jr. Physical activity, arthritis, and disability in older people. Clin Geriatric Med 1998; 14: 633-640.
52. McAlindon TE, Wilson PWF, Aliabadi P, et al. Level of physical activity and the risk of radiographic and symptomatic knee osteoarthritis in the elderly: the Framingham Study. Am J Med 1999; 106: 151-157.
53. Cheng Y, Macera CA, Davis DR, et al. Physical activity and self-reported, physician-diagnosed osteoarthritis: is physical activity a risk factor? J Clin Epidemiol 2000; 3: 315-322.
54. Lequesne MG, Dang N, Lane NE. Sport practice and osteoarthritis of the limbs. Osteoarthritis Cartilage 1997; 5: 75-86.
55. Roos H, Lindberg H, Gardsell P, et al. The prevalence of gonarthrosis, and its relation to meniscectomy in former soccer players. Am J Sports Med 1994; 22: 219-222.

56. Spector TD, Harris PA, Hart DJ, et al. Risk of osteoarthritis associated with long-term weight–bearing sports a radiologic survey of the hips and knees in female ex-athletes and population controls. Arthritis Rheum 1996; 39: 988-995.
57. Brandt KD. The importance of nonpharmacologic approaches in management of osteoarthritis. Am J Med 1998; 105: 39S-44S.
58. Felson DT, Lawrence RC, Hochberg MC, et al. Osteoarthritis: New insights. NIH Conference, Part 2: Treatment approaches. Ann Intern Med 2000; 133: 726-737.
59. Walker-Bone K, Javaid K, Arden N, Cooper C. Medical management of osteoarthritis. BMJ 2000; 321: 936-940.
60. Superio-Cabyslay E, Ward MM, Lorig KR. Patient education interventions in osteoarthritis and rheumatoid arthritis: a meta-analytic comparison with nonsteroidal anti-inflammatory drug treatment. Arthritis Care Res 1996; 9: 292-301.
61. Rene J, Weinberger M, Mazzuca SA, et al. Reduction of joint pain in patients with knee osteoarthritis who have received monthly telephone calls from lay personnel and whose medical treatment regimens have remained stable. Arthritis Rheum 1992; 35: 511-515.
62. Keefe FJ, Caldwell DS, Baucom D, et al. Spouse-assisted coping skills training in the management of osteoarthritic knee pain. Arthritis Care Res 1996; 9: 279-291.
63. Puet DW, Griffin MR. Published trials of non-medicinal and non-invasive therapies for hip and knee osteoarthritis. Ann Intern Med 1994; 131: 133-140.
64. Resnick B. Managing arthritis with exercise. Geriatr Nurs 2001; 22: 143-150.
65. Van Baar ME, Assendelft WJJ, Dekker J, et al. Effectiveness of exercise therapy in patients with osteoarthritis of the hip or knee. Arthritis Rheum 1999; 42: 1361-1369.
66. Van den Ende CHM, Vliet Vlieland TPM, Munneke M, Hazes JMW. Dynamic exercise therapy for arthritis rheumatoid. The Cochrane Library, Issue 2, 2003.
67. Fransen M, McConnell S, Bell M. Exercise for osteoarthritis of the hip or knee. The Cochrane Library, Issue 1, 2004.
68. Deyle GD, Henderson NE, Matekel RI, et al. Effectiveness of manual physical therapy and exercise in osteoarthritis of the knee. A randomised controlled trial. Ann Intern Med 2000; 132: 173-181.
69. Sullivan T, Allegrante JP, Peterson MG, et al. One-year follow-up of patients with osteoarthritis of the knee who participated in a program of supervised fitness walking and supportive patient education. Arthritis Care Res 1998; 11: 228-233.
70. Chamberlain MA, Care G, Harfield B. Physiotherapy in osteoarthritis of the knees. A controlled trial of hospital versus home exercises. Int Rehabil Med 1982; 4: 101-106.
71. Fisher NM, Pendergast DR, Gresham GE, Calkins E. Muscle rehabilitation: its effect on muscular and functional performance of patients with knee osteoarthritis. Arch Phys Med Rehabil 1991; 72: 367-374.
72. Ettinger WH Jr., Burns R, Messier SP, et al. A randomized trial comparing aerobic exercise and resistance exercise with a health education program in older adults with knee osteoarthritis. JAMA 1997; 277: 25-31.
73. Messier SP, Royer TD, Craven TE, et al. Long-term exercise and its effect on balance in older, osteoarthritic adults: results from the Fitness, Arthritis, and Senior Trial (FASR). J Am Geriatr Soc 2000; 48: 131-138.
74. American College of Rheumatology Subcommittee on Osteoarthritis Guidelines. Recommendations for the medical management of osteoarthritis of the hip and knee: 2000 update. Arthritis Rheum 2000; 43: 1905-1915.
75. Brosseau L, MacLeay L, Robinson V, et al. Intensity of exercise for the treatment of osteoarthritis. The Cochrane Library, Issue 2, 2003.
76. Howley TE, Franks BD. Health Fitness Instructor's Handbook. 3rd. ed. Champaign, IL: Human Kinetics, 1997.

77. Lysholm J, Gillqvist J. Evaluation of the knee ligament surgery results with emphasis on use of a scoring scale. Am J Sports Med 1982; 10: 150-154.
78. Bouchard C, Shephard RJ. Physical activity, fitness and health: the model and key concepts. In: Bouchard C, Shephard RJ, Stephens T, eds. Physical Activity, Fitness, and Health. Champaign, IL: Human Kinetics, 1994: 77-88.
79. Skinner JS, Oja P. Laboratory and field tests for assessing health–related fitness. In: Bouchard C, Shephard RJ, Stephens T, eds. Physical Activity, Fitness, and Health. Champaign, IL: Human Kinetics, 1994: 160-179.
80. Suni J, Oja P, Laukkanen R, et al. Health–related fitness test battery for adults: aspects of reliability. Arch Phys Med Rehab 1996; 77: 399-405.
81. Suni J, Miilunpalo S, Asikainen T-M, et al. Safety and feasibility of a health–related fitness test battery for adults. Phys Ther 1998; 78: 134-148.
82. Suni J, Oja P, Miilunpalo S, et al. Health–related fitness test battery for adults: associations with perceived health, mobility, and back function and symptoms. Arch Phys Med Rehabil 1998; 79: 559-569.
83. Maud PJ, Foster C, eds. Physiological Assessment of Human Fitness. Champaign, IL: Human Kinetics, 1995.
84. Fleg Journal, Pinã IL, Balady GJ, et al. Assessment of functional capacity in clinical and research applications. An advisory from the Committee on Exercise, Rehabilitation, and Prevention, Council of Clinical Cardiology, American Heart Association. Circulation 2000; 102: 1591-1597.
85. Noonan V, Dean E. Submaximal exercise testing: clinical application and interpretation. Phys Ther 2000; 80: 782-807.
86. ACSM' Guidelines for Exercise Testing and Prescription. 6th ed. Philadelphia: Lippincott Williams & Wilkins, 2000.
87. Haskell W. Dose–response issues from a biological perspective. In: Bouchard C, Shephard RJ, Stephens T, eds. Physical Activity, Fitness, and Health. Champaign, IL: Human Kinetics, 1994: 1030-1039.
88. Dose–response issues concerning physical activity and health: an evidence-based symposium. Med Sci Sports Exerc 2001; 33 (suppl): S345-S641.
89. American College of Sports Medicine Position Stand. The recommended quantity and quality of exercise for developing and maintaining cardiorespiratory and muscular fitness, and flexibility in healthy adults. Med Sci Sports Exerc 1998; 30: 975-991.
90. Morris JN, Hardman AE. Walking to health. Sports Med 1997; 23: 306-332.
91. Asikainen T-M, Miilunpalo S, Oja P, et al. Randomised, controlled walking trials in post-menopausal women: the minimum dose to improve aerobic fitness? Br J Sports Med 2002; 36: 189-194.
92. Hardman AE. Issues of fractionization of exercise (short versus long bouts). Med Sci Sports Exerc 2001; 33 (suppl): S421-S427.
93. Asikainen T-M, Miilunpalo S, Oja P, et al. Walking trials in postmenopausal women: effect of one versus two daily bouts on aerobic fitness. Scand J Med Sci Sports 2002; 12: 99-105.
94. Arnett F, Edworthy S, Bloch D, et al. The American Rheumatism Association 1987 revised criteria for the classification of rheumatoid arthritis. Arthritis Rheum 1988; 31: 315-324.
95. Roubenoff R, Roubenoff RA, Cannon J, et al. Rheumatoid cachexia: cytokine-driven hypermetabolism accompanying reduced body cell mass in chronic inflammation. J Clin Invest 1994; 93: 2379-2386.
96. Sambrook P, Eisman J, Champion G, et al. Determinants of axial bone loss in rheumatoid arthritis. Arthritis Rheum 1998; 30: 721-728.

97. Kroger H, Honkanen R, Saarikoski S, Alhava E. Decreased axial bone mineral density in perimenopausal women with rheumatoid arthritis. A population based study. Ann Rheum Dis 1994; 53: 18-23.
98. Hansen M, Florescu A, Stoltenberg M, et al. Bone loss in rheumatoid arthritis. Influence of disease activity, duration of the disease, functional capacity, and corticosteroid treatment. Scand J Rheumatol 1996; 25: 367-376.
99. Hooyman J, Melton L, Nelson A, et al. Fractures after rheumatoid arthritis. Arthritis Rheum 1984; 27: 1353-1361.
100. Gran J. The epidemiology of rheumatoid arthritis. In: Schlumberger HD, ed. Epidemiology of Allergic Diseases. Monographs in Allergy, volume 21. Basel: Karger, 1987: 62-196.
101. Ekblom B, Nordemar R. Rheumatoid arthritis. In: Skinner JS, ed. Exercise Testing and Exercise Prescription for Special Cases. 2nd ed. Philadelphia: Lea & Febiger, 1993: 113-126.
102. Yelin E, Felts W. A summary of the impact of musculoskeletal conditions in the United States. Arthritis Rheum 1990; 33: 750-755.
103. Makisara G, Makisara P. Prognosis of functional capacity and work in rheumatoid arthritis. Clin Rheumatol 1982; 1: 117-125.
104. Borg G, Allander E, Berg E, et al. Auranofin treatment in early rheumatoid arthritis may postpone early retirement. Results from a 2-year double blind trial. J Rheumatol 1991; 18: 1015-1020.
105. Wolfe F, Andersson J, Hawley D. Rates and predictors of work disability in rheumaoid arthritis: importance of disease, psycho-social and workplace factors. Arthritis Rheum 1994; 37: S231 (abstr.).
106. Mau W, Bornmann M, Weber H, et al. Prediction of permanent work disability in a follow-up study of early rheumatoid arthritis: results of a tree structured analysis using recpam. Br J Rheumatol 1996; 35: 652-659.
107. Sokka T, Krishnan E, Hakkinen A, Hannonen P. Functional disability in rheumatoid arthritis patients compared with a community population in Finland. Arthritis Rheum 2003; 48: 59-63.
108. Alexander G, Hortas C, Bacon P. Bed rest, activity and the inflammation of rheumatoid arthritis. Br J Rheumatol 1983; 22: 134-140.
109. Jivoff L. Rehabilitation and rheumatoid arthritis. Bull Rheum Dis 1975; 26: 838-841.
110. Ekblom B, Lovgren O, Alderin M, et al. Effect of short-term physical training on patients with rheumatoid arthritis. Scand J Rheumatol 1975; 4: 87-91.
111. Minor AA, Hewett JE, Webel RR, et al. Efficacy of physical conditioning exercise in patients with rheumatoid arthritis and osteoarthritis. Arthritis Rheum 1989; 32: 1396-1405.
112. Ekdahl C, Andersson S, Moritz U, Svensson B. Dynamic versus static training in patients with rheumatoid arthritis. Scand J Rheumatol 1990; 19: 17-26.
113. Stenstrom C, Lindell B, Swabberg E, et al. Intensive dynamic training in water for rheumatoid arthritis functional class II–a long-term study of effects. Scand J Rheumatol 1991; 20: 358-365.
114. Hansen T, Hansen G, Langgaard A, Rasmussen J. Long-term physical training in rheumatoid arthritis. A randomised trial with different training programs and blinded observers. Scand J Rheumatol 1993; 22: 107-112.
115. De Jong Z, Munneke M, Zwinderman AH, et al. Is a long-term high-intensity exercise program effective and safe in patients with rheumatoid arthritis? Results of a randomised controlled trial. Arthritis Rheum 2003; 48: 2393-2395.
116. Ekblom B, Lovgren O, Alderin M, et al. Physical performance in patients with rheumatoid arthritis. Scand J Rheumatol 1974; 3: 121-125.

117. Ekdahl C, Broman G. Muscle strength, endurance, and aerobic capacity in rheumatoid arthritis: a comparative study with healthy subjects. Ann Rheum Dis 1992; 51: 35-40.
118. Hakkinen A, Hannonen P, Hakkinen K. Muscle strength in healthy people and in patients suffering from recent-onset inflammatory arthritis. Br J Rheumatol 1995; 34: 355-360.
119. Star V, Hochberg M. Osteoporosis in patients with rheumatic diseases. Rheum Dis Clin North Am 1994; 3: 561-576.
120. Van den Ende CHM, Vliet Vlieland TPM, Munneke M, Hazes JMW. Dynamic exercise therapy for treating rheumatoid arthritis. In: The Cochrane Library, Issue 1, 2004.
121. Larsen A, Dale K, Eek M. Radiographic evaluation of rheumatoid arthritis and related conditions by standard reference films. Acta Radiol 1977; 18: 481-491.
122. Sharp J. Scoring radiographic abnormalities in rheumatoid arthritis. J Rheumatol 1989; 16: 568-569.
123. Fries J, Spitz P, Kraines R, Holman H. Measurement of patient outcome in arthritis. Arthritis Rheum 1980; 23: 137-145.
124. Meenan R, Gertman P, Mason J. Measuring health status in arthritis: the Arthritis Impact Measurement Scales. Arthritis Rheum 1980; 23: 146-152.
125. Kirvan J, Reeback J. Stanford Health Assessment Questionnaire modified to assess disability in British patients with rheumatoid arthritis. Br J Rheumatol 1986; 25: 206-209.
126. Nordemar R, Ekblom B, Zachrisson L, Lundqvist K. Physical training in rheumatoid arthritis: a controlled long-term study. Scand J Rheumatol 1981; 10: 17-23.
127. Machover S, Sapecky A. Effect of isometric exercise on the quadriceps muscle in patients with rheumatoid arthritis. Arch Phys Med Rehabil 1966; 47: 737-741.
128. Cuddigan J. Quadriceps femoris strength. Rheumatol Rehabil 1973; 12: 77-83.
129. Luckhurst B, Peppiat J, Reynolds W. The response of the quadriceps muscle to an isometric strengthening program in rheumatoid arthritis. Proceedings World Confederation for Physical Therapy Seventh International Congress 1974: 244-249.
130. Hakkinen A, Sokka T, Kotaniemi A, et al. Dynamic strength training in patients with early rheumatoid arthritis increases muscle strength but not bone mineral density. J Rheumatol 1999; 26: 1257-1263.
131. Hakkinen A, Sokka T, Kotaniemi A, Hannonen P. A randomised two-year study of the effect of dynamic strength training on muscle strength, disease activity, functional capacity and bone mineral density in early rheumatoid arthritis. Arthritis Rheum 2001; 44: 515-522.
132. Van den Ende CHM, Breedveld FC, Le Cessie S, et al. Effect of intensive exercise on patients with active rheumatoid arthritis: a randomised clinical trial. Ann Rheum Dis 2000; 59: 615-621.
133. Hsieh L, Detenko B, Schumacher H. Isokinetic and isometric testing of knee musculature in patients with rheumatoid arthritis with mild knee involvement. Arch Phys Med Rehabil 1987; 68: 294-297.
134. Danneskiold-Samsoe B, Grimby G. Isokinetic and isometric muscle strength in patients with rheumatoid arthritis. The relatioship to clinical parameters and the influence of corticosteroid. Clin Rheumatol 1986; 5: 459-467.
135. Van den Ende HJ, Le Cessie S, Mulder W, et al. Comparison of high and low intensity training in well controlled rheumatoid arthritis. Results of a randomised trial. Ann Rheumatol Dis 1996; 55: 798-805.
136. Stenstrom C, Arge B, Sundbom A. Dynamic training versus relaxation training as home exercise for patients with inflammatory rheumatic diseases. A randomised controllled study. Scand J Rheumatol. 1996; 25: 28-33.

137. Hakkinen A, Sokka T, Lietsalmi AM, et al. Effects of dynamic strength training on physical function, Valpar work sample test, and working capacity in patients with early rheumatoid arthritis. Arthritis Rheum 2003; 49: 71-77.
138. Vuori I, Kannus P. Exercise for prevention of osteoporotic fractures. In: An Y, ed. Orthopaedic Issues in Osteoporosis. Boca Raton, FL: CRC Press, 2003: 543-555.
139. Hakkinen A, Malkia E, Hakkinen K, et al. Effects of detraining on neuromuscular function in patients with inflammatory arthritis. Br J Rheumatol 1997; 36: 1075-1081.

11

Osteoporose

Kerri M. Winters-Stone ▪ Christine M. Snow

A condição clínica de osteoporose é caracterizada por perda óssea que aumenta a fragilidade esquelética e o risco de fratura. Dos 44 milhões de americanos tratados por osteoporose, aproximadamente 10 milhões já têm a doença e outros 34 milhões têm risco (1). As mulheres estão em risco particular para osteoporose em virtude da acelerada perda óssea de 2,0% a 6,5% por ano nos primeiros 5 a 8 anos após a menopausa. Assim, uma mulher na pós-menopausa pode perder 20% da sua massa esquelética nesse espaço de tempo (2-5). À medida que a percepção e a detecção precoce de osteoporose progridem, mais homens estão sendo diagnosticados (6). Enquanto a genética é responsável pela maioria da massa esquelética, fatores relacionados ao estilo de vida, que incluem hormônios reprodutivos, nutrição (*i. e.*, cálcio [Ca] e vitamina D) e atividade, podem ser responsáveis por 20% a 40% da massa óssea de uma pessoa e dessa forma influenciar o risco para osteoporose (7).

Há cerca de 1,5 milhão de fraturas relacionadas com a osteoporose a cada ano nos Estados Unidos, que representam custos de saúde acima de 13 bilhões de dólares (8). A maior parte (> 70%) das fraturas ocorrem em pessoas com mais de 70 anos de idade. Mais comumente, as fraturas ocorrem no antebraço, na coluna ou no quadril. A fratura de quadril acarreta as conseqüências mais graves com relação à morbidade e à mortalidade. Atualmente, os custos anuais com saúde nos Estados Unidos com fraturas de quadril excedem 9 bilhões de dólares (9). Fraturas vertebrais também são caras e muitas vezes resultam em dor crônica e deformidade que podem ser debilitantes. A redução da massa óssea no quadril ou no antebraço aumenta o risco de fratura nesses locais. Estima-se que cada desvio-padrão de diminuição na massa óssea aumenta o risco de fratura em 10% a 15% (10). Contudo, há considerável sobreposição na massa óssea entre aqueles que sofreram e aqueles que não sofrem fraturas, sugerindo que fatores adicionais também contribuem (11,12). A fratura osteoporótica clássica é aquela na qual um esqueleto frágil não consegue sustentar o peso do corpo ou a aplicação de forças normais durante movimentos de rotina, como flexão, rotação ou tosse. Entretanto, a maior parte das fraturas de quadril (> 90%), metade de todas as fraturas de coluna e todas as fraturas de antebraço não são causadas por fragilidade esquelética isolada, mas resultam de trauma associado a uma queda. Entre os idosos de residência comunitária (ou seja, não institucionalizadas), 30% a 50% acima de 65 anos caem e 25% de todas as quedas resultam em lesão grave, como uma fratura (13,14). Dessa forma, a combinação de fragilidade esquelética e propensão à queda aumenta muito o perfil de risco de fratura de um indivíduo. Fatores de risco físicos para quedas da massa muscular incluem redução da força e da potência na extremidade inferior e instabilidade (15).

Fisiologia Esquelética

Para entender os mecanismos subjacentes à osteoporose, deve-se ter um entendimento básico da fisiologia esquelética nos níveis organizacional e celular. O esqueleto desempenha várias funções, mas a preservação do Ca sérico e a integridade mecânica determinam primariamente a massa esquelética. Anatomicamente, o esqueleto é organizado nas divisões axial (crânio, coluna, costelas e esterno) e apendicular (pelve, clavículas, escápulas e membros superiores e inferiores). O esqueleto é também organizado de acordo com sua composição e arquitetura relacionada. Os 2 tipos de tecido esquelético são os ossos cortical ("compacto") e trabecular ("esponjoso"). A proporção de cada tecido varia dependendo das necessidades mecânicas e metabólicas da região esquelética. O osso cortical, predominante no crânio e nas diáfises dos ossos longos, consiste de um canal central circundado por camadas concêntricas de colágeno mineralizado que produzem um tecido denso, compacto adequadamente desenvolvido para tolerar estresses mecânicos. O osso trabecular, predominante em ossos planos ou cubóides e nas extremidades dos ossos longos, consiste de 1 rede irregular de placas mineralizadas tipo treliça chamadas trabéculas e 1 suprimento sangüíneo abundante. Comparado com osso cortical, o osso trabecular tem um índice de renovação maior, suscetibilidade à desmineralização hormônio–induzida e fragilidade estrutural. Locais com uma proporção maior de osso trabecular (quadril, coluna e punho) são mais suscetíveis à fratura osteoporótica.

No nível celular, o osso é um tecido dinâmico e seu equilíbrio é coordenado pela atividade relativa de seus 3 tipos de célula: osteoclastos, osteoblastos e osteócitos. Os *osteoclastos* são células de reabsorção óssea que secretam um meio ácido que solubiliza bolsas de tecido ósseo, mobilizando Ca do esqueleto. Os *osteoblastos* são células de formação óssea que depositam 1 matriz colágena, que é subseqüentemente mineralizada para formar tecido duro. Os *osteócitos* são osteoblastos prévios cuja função precisa é desconhecida, mas podem desempenhar algum papel na comunicação célula a célula.

O osso está em constante renovação, na qual a reabsorção osteoclástica de tecido ósseo velho, enfraquecido é seguida por formação osteoblástica de material novo, mais forte. No esqueleto maduro, esses processos são chamados de *remodelagem* e, quando discrepantes, causam ganho ou perda óssea. Com a idade, a reabsorção excede levemente a formação, resultando em uma perda de 0,5% a 1,0% por ano após os 30 anos de idade (16), enquanto certas condições podem acelerar (p. ex., retirada de estrogênio) ou inibir (p. ex., drogas anti-reabsorção) a reabsorção (17) ou estimular a formação óssea (p. ex., exercício [18,19]). No esqueleto em crescimento, a *modelagem* descreve o processo pelo qual grandes ganhos em massa esquelética e desenvolvimento de macroarquitetura óssea são produzidos por causa da formação aumentada. Como tal, alguns sugeriram que essa é uma época favorável para maximizar a saúde esquelética através de fatores relacionados de estilo de vida (20,21). Contudo, visto que o osso é um tecido dinâmico durante toda a vida, intervenções dirigidas à redução de fratura podem ser úteis em qualquer estágio da vida.

Efeito da Osteoporose sobre o Corpo e a Capacidade de Exercício

A osteoporose é chamada de "doença silenciosa" por sua apresentação pouco significativa nos indivíduos afetados. A perda óssea não é dolorosa e não produz sintomas notáveis. Muitas vezes o primeiro sinal de doença é uma fratura, mesmo apesar dos avanços na detecção hoje em dia permitirem a identificação da doença antes que uma fratura ocorra. Algumas fraturas vertebrais escapam da detecção, quando confundidas com dor lombar. Fraturas osteoporóticas incorrem em morbidade considerável (22). Dor óssea é comum nas semanas após a fratura e trauma de tecido mole muitas vezes causa desconforto adicional durante períodos de tempo longos. Dependendo da localização e da gravidade da fratura, a mobilidade pode ser significativamente prejudicada e a função muito reduzida (23). Mobilidade e função reduzidas levam à perda de independência e à possível depressão (24). Medo de quedas e de fraturas é comum em indivíduos idosos e a resposta a esse medo é muitas vezes a redução da atividade. Em um levantamento em mulheres idosas com risco de fratura de quadril, 80% afirmaram que elas preferiam morrer a experimentar a perda de independência e de qualidade de vida que resulta de fratura grave de quadril e a subseqüente admissão em uma instituição de apoio (25). Enquanto a osteoporose se desenvolve silenciosamente, a percepção do risco de doença e a atenção aos fatores de risco modificáveis podem evitar a dor física e emocional que resulta das fraturas.

No evento de uma fratura, intervenção farmacêutica para melhorar o estado esquelético é implicada, enquanto estratégias de estilo de vida direcionadas para reduzir o risco de queda são importantes. Se a fratura requerer reparo cirúrgico, o descondicionamento provavelmente ocorrerá durante a hospitalização e a recuperação. Após a cirurgia, é necessária fisioterapia para restaurar a mobilidade básica, devendo continuar até que seja atingido movimento relativamente livre de dor. Uma vez móvel, um programa limitado de exercício regular pode começar, progredindo de acordo com a tolerância e as capacidades do indivíduo. Esse programa deve objetivar restaurar a capacidade cardiorrespiratória para saúde geral e restaurar e melhorar o condicionamento musculoesquelético para redução de risco de queda.

Determinantes de Fratura: Osteoporose

A etiologia da osteoporose é complexa e nenhum fator único pode ser implicado como o único determinante de desenvolvimento da doença (Quadro 11-1). Fatores não controláveis que influenciam a massa óssea incluem genética, gênero, raça, idade e doença secundária. Uma história familiar de osteoporose, principalmente com fraturas relacionadas, é um fator de risco importante (26). As mulheres têm risco maior em razão de seu tamanho esquelético menor e suscetibilidade à perda óssea relacionada com o estrogênio após a menopausa (27). Cerca de 20% dos casos de osteoporose são de homens; essa porcentagem pode aumentar à medida que os homens vivem mais e a percepção do risco de doença nos homens aumenta. A osteoporose é mais predominante entre mulheres caucasianas e asiáticas que em mulheres afro-americanas e latinas, enquanto a prevalência da doença em

QUADRO 11-1 ALGUNS FATORES DE RISCO PARA OSTEOPOROSE E QUEDAS

Osteoporose	*Quedas*
Ser do sexo feminino	Idade avançada
Estrutura delgada e/ou pequena	Diminuição da força e/ou potência nos MMII
Idade avançada	Equilíbrio e marcha prejudicados
História familiar de osteoporose	Tempo de reação reduzido
Pós-menopausa, incluindo menopausa precoce ou induzida cirurgicamente	Visão reduzida ou comprometida
Ausência anormal de períodos menstruais (amenorréia)	Audição reduzida ou comprometida
Anorexia nervosa	Hipotensão postural
Dieta baixa em cálcio	Uso de medicação múltipla, medicações que afetam o equilíbrio hídrico
Uso de determinados medicamentos, como corticoesteróides e anticonvulsivantes	Ambiente de risco: iluminação inadequada, solo irregular, carpetes/tapetes soltos, obstáculos, giros abruptos no trajeto da caminhada
Níveis baixos de testosterona nos homens	Hábitos pessoais: calçados impróprios/inadequados, correção visual vencida, recusa ao uso de aparelhos de auxílio
Estilo de vida inativo	
Tabagismo	
Uso excessivo de álcool	
Ser caucasiano ou asiático; afro-americanos e hispano-americanos também têm risco significativo	

MMII, membros inferiores.

outras raças não foi bem descrita (28). O envelhecimento é responsável por perda óssea de 0,5% a 1,0% por ano, começando próximo do fim da 3ª década (29,30). Cumulativamente, declínios relacionados com a idade podem levar a perdas de 15% a 30% de massa esquelética aos 60 anos de idade e possivelmente 50% aos 80 anos. Embora a osteoporose seja muitas vezes diagnosticada após os 50 anos de idade, influências ambientais na saúde do osso e no desenvolvimento da doença começam na infância e continuam por toda a idade adulta.

Fatores controláveis que influenciam a massa óssea incluem níveis de hormônios reprodutivos, dieta adequada (*i. e.*, Ca e vitamina D) e atividade física. Próximo ou no início da menopausa e o resultante declínio de estrogênio, a perda óssea acelera de 0,5% a 1,0% típicos até 2,0% a 6,5% por ano (3,4). Terapia de reposição de estrogênio e/ou hormonal (combinação de estrogênio e progesterona; TRH) detém essa perda óssea e pode levar a ganhos de 2% a 3% em massa óssea nos primeiros 3 a 5 anos de tratamento (18). Contudo, algumas mulheres optam contra a TRH pelo risco de câncer de mama ou preocupação com relação a efeitos colaterais perigosos (31). Para essas mulheres, terapias com drogas alternativas podem ser adotadas (*i. e.*, bifosfonatos [Fosamax, Actonel], calcitonina [Miacalcin], moduladores de receptores de estrogênio seletivos [Evista]), principalmente naquelas com osteoporose diagnosticada. Um papel análogo da testosterona na osteoporose masculina não está claro. Enquanto alguns homens osteoporóticos também têm níveis baixos de testosterona, testosterona baixa não leva inevitavelmente à osteoporose. A evidência sugere que níveis de estrogênio circulante baixos em homens são reguladores potentes de massa óssea e níveis diminuídos de estrogênio no homem podem levar à perda óssea (32).

Do Ca corporal total 90% é armazenado no esqueleto, com o restante distribuído entre o sangue e outros tecidos periféricos. Níveis de Ca estáveis no sangue são cruciais para funções fisiológicas normais, e perdas diárias de Ca através da urina, das fezes e do suor devem ser substituídas através da dieta. Quando a ingesta de Ca é cronicamente inadequada, o mineral do osso é perdido e a integridade esquelética é comprometida. Absorção intestinal de Ca nos seres humanos é fraca e piora com a idade e a privação de estrogênio. Para compensar perdas diárias em indivíduos idosos (> 60 anos), o aporte deve aumentar a partir da ingesta recomendada do adulto de 800 a 1.000 mg/dia para 1.200 mg/dia e novamente para 1.500 mg/dia em mulheres que não estão fazendo TRH ou naquelas acima de 80 anos (33). Como a absorção máxima é saturada em doses de 500 mg, a captação de Ca atingida através de suplementação deve ser espaçada em doses de 500 mg durante todo o dia (34).

Vitamina D adequada é necessária para absorção eficiente de Ca. Enquanto a vitamina D é obtida com 10 a 15 min de exposição UV diária e a partir de leite de vaca enriquecido, indivíduos com intolerância à lactose e idosos incapacitados de sair de casa estão em risco para deficiência de vitamina D e se beneficiariam de um suplemento. Nutrientes adicionais que podem influenciar a saúde esquelética incluem proteína, sódio e vitaminas C e K, mas evidência precisa sobre o papel de cada um no desenvolvimento da osteoporose ainda é motivo de debate. A adesão a uma dieta equilibrada e ingestão de um suplemento multivitamínico, se implicada, podem minimizar a perda óssea nutricionalmente relacionada.

O osso é um tecido dinâmico que ajusta sua massa de acordo com os estresses colocados sobre ele. Em geral, mulheres inativas têm massa óssea menor que as mulheres fisicamente ativas (35,36). Estudos aeroespaciais e sobre imobilização e repouso no leito registram perda óssea importante como resultado de desuso e perda de forças mecânicas de sustentação de peso sobre o osso (37). O tipo favorável e a quantidade de atividade necessária para prevenir ou inverter declínios ainda têm de ser definidos (19).

Determinantes de Fratura: Quedas

Aumentos no risco de quedas igualam-se aos declínios de massa óssea relacionados com a idade. As quedas podem ser atribuídas a ambientes inseguros, efeitos secundários de condições médicas e/ou decréscimos fisiológicos (Quadro 11-1). Ambientes perigosos são produzidos pela presença de obstáculos, caminhos estreitos com curvas apertadas, solo irregular e/ou luz inadequada. Adicionalmente, hábitos pessoais como calçados inadequados, prescrições visuais desatualizadas e/ou recusa a utilizar aparelhos de auxílio podem levar à instabilidade. Condições médicas ou tratamento relacionado podem prejudicar a estabilidade. Desidratação, medicação prescrita e danos neurais devem ser avaliados e corrigidos para reduzir o risco de queda. Declínios fisiológicos no sistema neuromuscular levam ao controle postural deficiente e prejuízo da capacidade de se recuperar de um escorregão, de um tropeção ou de um passo em falso. A massa muscular reduzida, força e potência diminuídas na extremidade inferior e instabilidade postural são independentemente associadas ao risco de queda aumentado e à capacidade funcional mais baixa para tarefas como levantar objetos ou realizar trabalhos domésticos (38,39).

Declínios na massa muscular são evidentes pela 3ª década e se tornam mais pronunciados após os 60 anos de idade (40). Enquanto essas perdas foram atribuídas em parte a declínios relacionados com a idade na secreção de hormônio do crescimento, atividade reduzida também é um provável fator de contribuição (41,42). Diretamente relacionadas com a perda muscular estão reduções na força e na potência (43). Declínios na capacidade de força do músculo não são apenas causados pela perda absoluta de massa muscular, mas principalmente à perda seletiva de fibras de contração rápida (alta produção de força e de energia). Como a participação em atividades que requerem força diminui com a idade, a atrofia seletiva de fibras de contração rápida resulta em perda de força e de energia (44). A perda de força muscular contribui para instabilidade, enquanto a perda de potência prejudica a capacidade de reagir a uma queda potencial (45-47). A estabilidade também piora com a idade e, enquanto declínios de força podem explicar parcialmente essa mudança, a instabilidade provavelmente é mais determinada por um conjunto complexo de *inputs* de sistemas visuais, vestibulares e somatossensoriais (48,49). A inatividade acelera os declínios de massa, força e potência musculares e de estabilidade relacionados com a idade e esses declínios contribuem para aumento do risco de queda (39,50). Assim, juntamente com a criação de um ambiente de vida seguro e a minimização de efeitos colaterais de condições médicas relacionadas com a estabilidade, a atividade física direcionada à melhora da função neuromuscular deve levar à redução no risco de quedas.

Teste e Avaliação

A avaliação abrangente do risco de fratura deve incluir avaliação do estado esquelético e do risco de quedas (Quadro 11-2). Com avanços tecnológicos, surgiram vários novos métodos propícios à avaliação do estado esquelético de pacientes. A avaliação do risco de quedas pode variar de sofisticados testes laboratoriais de capacidade neurológica a testes de campo baratos, relativamente simples, que efetivamente discriminam os que caem dos que não caem. Em se tratando dos objetivos deste texto, apenas os últimos métodos são discutidos em detalhe.

Antes de realizar quaisquer avaliações baseadas no desempenho, deve ser obtida a liberação do médico, se necessária (51). Além disso, uma história médica completa, história de atividade física (p. ex., PAR-Q) e freqüência cardíaca (FC) em repouso e pressão arterial (PA) devem ser obtidas. Em indivíduos com contra-indicações (*i. e.*, freqüência cardíaca e/ou pressão arterial), o teste deve ser adiado até liberação adequada e/ou supervisão médica adequada. Aquecimento adequado incluindo 5 a 10 min de atividade aeróbica leve (p. ex., bicicleta estacionária, marchar no lugar) é necessário. O alongamento deve preceder e seguir o teste máximo. Se forem realizadas mensurações repetidas após a avaliação inicial, devem ser feitos esforços para manter condições de teste semelhantes. A

QUADRO 11-2 AVALIAÇÃO DO ESTADO ESQUELÉTICO E DO RISCO DE QUEDA

Estado Esquelético	*Risco de Queda*
Densidade mineral óssea ($g \cdot cm^{-1}$)	Força do MI
Absormetria de raios X de energia dupla (DXA), padrão-ouro	Uma repetição máxima (1 RM)
Densidade mineral óssea (DMO) em sítios de fratura	Seis repetições máximas (6 RM)
Critérios diagnósticos OMS	Dinamometria (isocinética ou isométrica)
DXA periférica (DXAp): ferramenta de rastreamento	Transferência sentado/P.O.
Densidade mineral óssea (DMO) em sítios periféricos: calcâneo, punho, dedo	Potência do MI
Indicador fraco DXA periférica: de fraturas axiais	Teste de potência anaeróbica de Wingate
Qualidade do osso	Potência dos extensores da perna
Ultra-som quantitativo (USQ), ferramenta de rastreamento	Salto vertical
Atenuação de banda larga (ABA) e velocidade (SOS) em sítio periférico: calcâneo	Subida de escadas cronometrada
Predição de fratura comparável a DXA central através de escores T, mas pouca confiabilidade	Equilíbrio
Renovação óssea	Avaliação laboratorial
Marcadores séricos ou urinários de formação ou de reabsorção	Estático: apoio unifodal: olhos abertos/fechados, posição com pés enfileirados em linha reta
Predição adicional de risco de fratura junto com DXA	Dinâmico: caminhada com pés enfileirados em linha reta: para frente, para trás
Formação osteocalcina, fosfatase alcalina específica do osso	Marcha
Reabsorção: ligações cruzadas de pirodinolina ou deoxipirodinolina, telopeptídio terminal N	Medidas laboratoriais
	Teste *up and go*
	Avaliação médica: visão, audição, pressão arterial, interação de medicamentos
	Avaliação do ambiente: iluminação, peso, obstáculos, hábitos pessoais

OMS, Organização Mundial de Saúde; P.O., posição ortostática.

seleção do método de teste apropriado dependerá de vários fatores, incluindo aceitabilidade do paciente, praticabilidade, validade, confiança e sensibilidade à mudança.

ESTADO ESQUELÉTICO

Absormetria de Raios X de Energia Dupla

O "padrão ouro" atual para avaliar a osteoporose é a mensuração da densidade mineral óssea (DMO; $g \cdot cm^{-1}$) através de absormetria de raios X de energia dupla (DXA). A DMO é inversamente relacionada à fragilidade óssea e ao risco de fratura (52). Como a DMO específica ao local dá a melhor indicação de risco de fratura de uma região esquelética particular, ela deve ser mensurada no quadril e na coluna (10,53). Enquanto a predição de fraturas axiais a partir de DMO periférica também é forte, o risco de fratura é mais bem avaliado a partir de valores de DMO no local de interesse (54,55). O erro de precisão da DXA é muito baixo (Coeficiente de variação < 1,0%-1,5%), tornando-a uma ferramenta ideal para avaliar a eficácia do tratamento e/ou as estratégias instituídas para alterar a massa óssea. Por sua alta taxa de renovação, a coluna é uma região particularmente sensível para se monitorar respostas (56).

Com base nas mensurações de DMO, a saúde esquelética é avaliada comparando-se valores de DMO individuais com aqueles de grupos de referência normais jovens e pareados com relação à idade. As comparações pareadas com relação à faixa etária (escores Z) descrevem o valor de DMO do indivíduo em desvios-padrão (DP) relacionados com outros de gênero, idade e raça/etnia semelhantes. Enquanto um indicador útil de estado esquelético relacionado com a idade, a DMO baixa típica de idade mais avançada pode indicar "média" para a idade de uma mulher, mas alto risco de doença. Por exemplo, uma mulher de 80 anos de idade com um escore Z de "0" ou 100% de níveis combinados com a idade, é osteoporótica com base nos critérios diagnósticos. Portanto, escores Z não devem ser usados para diagnosticar doença, mas apenas para avaliar a DMO esperada da idade. Em 1994, critérios diagnósticos para osteoporose foram estabelecidos pela Organização Mundial de Saúde (OMS) e são baseados em comparações com jovens normais (escores T; 9). Os escores T comparam uma leitura em DPs da DMO média do indivíduo de 30 anos com idade, gênero e raça/etnia semelhantes. Um escore T igual ou maior que 2,5 DP abaixo do jovem normal indica osteoporose; entre 1 e 2,5 DP abaixo do normal do jovem indica osteopenia (massa óssea baixa) e menos de 1 DP abaixo do normal do jovem indica ausência de doença. Osteoporose estabelecida é definida como um escore T diagnóstico e a presença e/ou história de uma ou mais fraturas osteoporóticas.

Avaliação de osteoporose baseada na DXA é recomendada para o seguinte:

1. Mulheres na pós-menopausa abaixo de 65 anos com 1 ou mais fatores de risco adicionais.
2. Todas as mulheres ≥ 65 anos de idade.
3. Mulheres na pós-menopausa com fraturas (para confirmar o diagnóstico e determinar a gravidade da doença).
4. Mulheres que consideram terapia para osteoporose.
5. Mulheres em TRH por períodos prolongados.
6. Homens com 1 ou mais dos seguintes fatores:
   a. Exposição prolongada a determinados medicamentos (p. ex., esteróides para asma ou artrite, anticonvulsivos, determinados tratamentos de câncer e antiácidos que contêm alumínio).
   b. Doença crônica dos rins, dos pulmões, do estômago ou dos intestinos.
   c. Baixos níveis de testosterona.

Além disso, mulheres na pré e na pós-menopausa, principalmente aquelas com uma história familiar de osteoporose e/ou fator de risco >1, podem desejar ter uma avaliação da DXA. Contudo, muitas vezes o plano de saúde não cobre o custo de DXA para mulheres na pré-menopausa, ainda que a avaliação precoce de DMO possa oferecer a melhor estratégia para prevenir declínio na massa óssea relacionado com a idade e para retardar ou compensar o início de osteoporose.

Uma mensuração através de DXA menos sensível e específica, contudo conveniente e cada vez mais popular em situações de rastreamento, é a DXA periférica (DXAp), que é realizada no calcanhar, no punho ou no dedo usando-se um pequeno aparelho portátil com tecnologia DXA convencional, que emite muito menos radiação que DXA central (57). Embora obviamente popular por sua capacidade de alcançar grandes segmentos da população, a informação epidemiológica não sustenta a capacidade de mensurações de DMO derivadas de DXAp para prever de forma eficaz fraturas de coluna e de quadril (10,53). Além disso, mudanças na DMO periférica em resposta ao tratamento terapêutico são relativamente pequenas. Assim, DXAp pode não ser sensível o suficiente para monitorar ou diagnosticar, mas pode ser uma útil ferramenta de rastreamento (55).

Ultra-Som Quantitativo (USQ)

Uma outra técnica para avaliar o esqueleto periférico, o USQ, está ganhando popularidade por seu baixo custo, portabilidade, ausência de exposição à radiação e potencial para avaliar a quantidade e a qualidade do osso (58). O USQ é baseado nos princípios do ultra-som, em que um pulso sonográfico é transmitido através do calcanhar. À medida que o número e a qualidade de trabéculas dentro do calcâneo aumentam, a atenuação do pulso aumenta proporcionalmente. A integridade óssea é mensurada por atenuação de ultra-som de faixa larga e velocidade do som; as 2 medidas estão reduzidas em pacientes osteoporóticos (59). Dados recentes sugerem que o valor previsto de USQ para fratura de quadril é comparável ao de DXA central. Contudo, esses estudos são limitados à predição de fratura em pessoas com mais de 70 anos, apenas avaliada fratura de quadril e utilizou sistemas iniciais baseados em água (60,61).

Outras limitações de USQ incluem sua incapacidade de aplicar os mesmos critérios diagnósticos da OMS, utilizando uma medida periférica e a reduzida confiabilidade de medidas do dia-a-dia, proibindo seu uso como uma ferramenta para monitorar modificações ósseas relacionadas com o tempo ou terapêuticas (62). Como com a DXAp, o USQ deve ser usado apenas como uma ferramenta de rastreamento com recomendações para avaliação através de DXA central, quando apropriado.

Biomarcadores de Renovação Óssea

Novas evidências sugerem que a renovação óssea, conforme evidenciada através de biomarcadores de formação e de reabsorção ósseas, prediz fratura independente de densidade mineral óssea e pode avaliar a integridade microarquitetônica do osso (8,63-67). Antecipou-se que a atividade osteoclástica associada a níveis altos de renovação óssea em mulheres na pós-menopausa leva à perfuração nas trabéculas, que pode finalmente causar sua destruição e/ou distorção (68). Biomarcadores de renovação óssea estão elevados em mulheres na pós-menopausa que não recebem TRH e declinam na resposta à terapia anti-reabsortiva (69,70). Biomarcadores podem ser determinados a partir de amostras séricas ou urinárias com *kits* comerciais e estão se tornando mais rotineiramente disponíveis.

Os marcadores séricos mais comuns de formação óssea são osteocalcina e fosfatase alcalina específica do osso, enquanto os marcadores de reabsorção óssea incluem ligações cruzadas de pirodinolina ou deoxipirodinolina e N-telopeptídio (marcadores urinários devem ser indexados através de creatinina para se ajustar a variações no volume de urina). Normas pré-menopausa estão disponíveis para muitos biomarcadores. Indivíduos com DMO baixa e níveis altos de biomarcadores de renovação (acima das normas da pré-menopausa) devem ser considerados em risco mais alto de fratura que aqueles com DMO baixa ou alta renovação isolada (65). Como reduções precoces nos biomarcadores predizem, de maneira bem-sucedida, aumentos de DMO em resposta a agentes terapêuticos e exercício (71,72), a mensuração seriada de biomarcadores pode ter um custo baixo, modo conveniente de identificar pessoas que respondem e que não respondem às estratégias de intervenção.

AVALIAÇÃO DO RISCO DE QUEDAS

As quedas muitas vezes têm uma etiologia complexa. Assim, a adequada avaliação do risco deve incluir o seguinte: avaliação médica da visão, da audição, da pressão sangüínea e de interação da medicação; avaliação de perigos potenciais no ambiente em que o indivíduo vive e avaliação laboratorial ou clínica de prognosticadores físicos de quedas.

Força da Extremidade Inferior

Vários métodos de avaliação da força muscular estão disponíveis. Em indivíduos saudáveis, é útil teste máximo usando pesos livres ou com aparelhos para avaliar a força e prescrever a intensidade do exercício em programas de treinamento de força. O método de repetição máxima (1 RM) consiste no peso mais alto que um grupo muscular pode levantar de 1 vez e pode seguramente ser realizado em muitas populações adultas, incluindo a idosa (73). Indivíduos frágeis ou osteoporóticos que têm fatores de risco cardiovasculares ou não estão acostumados ao exercício devem evitar testes máximos. A avaliação de força para avaliar risco de queda deve focalizar a extremidade inferior. Supervisão, iluminação adequadas e uso de equipamento tipo aparelhos são importantes para minimizar o risco de lesão. Naqueles indivíduos para os quais o teste de 1 RM é contra-indicado, pode ser estimada força máxima medindo-se um máximo de 6 repetições (6 RM). Pode então ser estimado 1 RM por extrapolação usando-se equações específicas para o gênero. Protocolos padronizados, equações de conversão e normas baseadas na idade para 1 RM e 6 RM estão disponíveis (74).

A força máxima também pode ser mensurada através de dinamometria. A dinamometria isocinética em geral é realizada com um aparelho de teste isocinético em um laboratório ou clínica; em geral eles não estão disponíveis em campo e consultórios médicos privados. O teste isocinético deve ser feito em velocidades mais lentas (30-60°. s^{-1}) para evocar força máxima; instruções do fabricante em geral estão disponíveis. A força isométrica pode ser avaliada através de dinamômetros portáteis manuais que testam a força em vários movimentos (p. ex., abdução de quadril, flexão/extensão de joelho, flexão plantar/dorsiflexão de tornozelo). As desvantagens do dinamômetro manual incluem elevada força muscular da equipe de teste (para resistir ao movimento do paciente) e modesta reprodutibilidade. Contudo, eles podem ser úteis em campo, para avaliação geral e em populações frágeis.

A força funcional pode ser avaliada por 2 testes facilmente conduzidos em uma variedade de ambientes e que são seguros para serem administradas em indivíduos frágeis (75). Contudo, esses testes podem não ser sensíveis o suficiente para avaliar a força em adultos mais condicionados. O *levantar da cadeira cronometrado* mede o tempo requerido para se levantar e retornar a uma posição sentada 5 vezes. O *levantar da cadeira* mede o número de vezes que um indivíduo pode levantar de uma posição sentada 30 segundos; esse teste foi validado em relação à dinamometria isocinética. Publicou-se um protocolo padronizado e normas baseadas na idade para indivíduos de 60 a 94 anos (75).

Potência do Membro Inferior

A potência muscular diminui com a idade, e as reduções indicam prejuízo da função e na recuperação de escorregões, tropeções ou passos em falso (46,47). A escolha de como medir a potência do membro inferior (MI) depende do equipamento, da capacidade individual e dos objetivos do teste. O Teste Anaeróbico de Wingate (TAnW) mede as velocidades máximas no erogômetro de braço ou em pedaladas durante 30 segundos contra uma força constante. Protocolos padronizados ou modificados e normas específicas em relação à idade e gênero estão disponíveis (76). Esse teste é uma medida válida e confiável de potência, mas pode não ser adequado para populações frágeis, não-condicionadas ou de alto risco. Um dinamômetro para os extensores da perna (Medical Research Faculty, Nottingham, UK) foi especificamente desenvolvido para medir a potência máxima da perna e é uma medida válida e confiável, adequada a populações condicionadas ou frágeis.

Simples medidas de potência para avaliações em incluem testes de salto vertical e de subida de escadas. O salto vertical é um teste de potência do membro inferior comumente usado. Normas baseadas na idade estão disponíveis, mas, em virtude da necessidade de se garantir a segurança do indivíduo esse teste pode não ser adequado para pessoas frágeis ou instáveis. O teste padronizado de subir escadas mede a potência do membro inferior de acordo com o tempo requerido para subir 6 degraus dando-se 3 passos de cada vez. Esse teste pode ser modificado para populações mais idosas e/ou frágeis, limitando-se o número de escadas para 3, dando 1 passo de cada vez. Devem ser fornecidos corrimãos e supervisão adequada e asseguradas precauções de segurança para evitar lesões.

Equilíbrio: Estático e Dinâmico

Equilíbrio é a capacidade de manter a posição do corpo sobre sua base de suporte durante a posição em pé, parado (estático) ou quando em movimento (dinâmico). Reduções no equilíbrio estático e dinâmico estão relacionadas com o risco aumentado de queda (77,78), mas equilíbrio estático pode indicar apenas risco de queda para o idoso que cai sem aviso em vez de durante atividades de vida diária. Medidas laboratoriais de equilíbrio incluem oscilação postural, excursão do centro de pressão, teste de estresse postural de Wolfson e teste de perturbação com a plataforma de Nashner (79-81).

Medidas clínicas simples de equilíbrio estático incluem testes de apoio em uma só perna (apoio unipodal – AUP) e de Romberg. O AUP mede o tempo que um indivíduo consegue ficar de pé em apoio unifodal, sem o apoio do outro pé (posicionado no meio da panturrilha da perna de apoio) no chão. Ele é tipicamente realizado com os olhos abertos e com os olhos fechados e, em geral, tem duração de 30 segundos. A condição de manter os olhos fechados é mais difícil, porém o teste com os olhos abertos é mais sensível à idade e confiável (82). O teste de Romberg, também conhecido como posição de apoio com os pés enfileirados em linha reta, mede o equilíbrio estático, ficando o paciente de pé em uma posição calcanhar-artelho com o pé dominante atrás do pé não-dominante, com os olhos abertos e com os olhos fechados (83). O tempo de manutenção da posição é registrado até que o paciente movimente os pés, ou abra os olhos nos testes de olhos fechados ou alcance o máximo de 60 segundos.

Testes de equilíbrio dinâmico avaliam a capacidade do indivíduo manter o centro de gravidade enquanto se move sobre sua base de suporte (p. ex., realizar um movimento de alcance ou deambular). A avaliação da mobilidade orientada pelo desempenho de Tinetti, é uma bateria de testes simples que avaliam vários aspectos de equilíbrio dinâmico e marcha como um Índice de Mobilidade singular, que é preditivo de quedas no idoso (78). A marcha em linha reta requer que os pacientes atravessem uma dada distância com os pés alinhados em linha reta (calcanhar-artelho) e discrimina pessoas que caem das pessoas que não caem (84). O teste de *up and go* (levantar e andar) pode ser útil para predizer a capacidade de manobrar rapidamente e a realizar as tarefas de maneira segura e cronometrada. Há várias versões do teste, e uma versão modificada quanto à extensão do espaço a ser percorrido tem normas baseadas na idade para pessoas de 60 a 94 anos (75). O teste de Alcance Funcional mede a capacidade de pessoas idosas manterem o equilíbrio enquanto alcançam um objeto (85). O alcance funcional é definido como a distância máxima que os pacientes podem realizar um movimento de alcance para frente maior que o comprimento de seus próprios braços enquanto mantêm uma base de suporte fixa na posição de pé. Todas essas medidas clínicas são adequadas para avaliação de equilíbrio em populações não-condicionadas ou frágeis, mas podem não ser sensíveis o suficiente para discriminar entre indivíduos mais jovens e/ou mais condicionados.

Marcha

A marcha normal é alterada com a idade, resultando em passos mais largos e mais curtos, períodos mais longos de duplo apoio e velocidades mais lentas (86). Medidas laboratoriais sofisticadas da marcha usam transdutores de pressão sensíveis e equipamento de digitalização e de vídeo. A parte relativa ao teste de marcha do Índice de Mobilidade de Tinetti, o teste de *up and go* e a velocidade de marcha são todos indicadores úteis de marcha e de mobilidade.

Exercícios na Redução do Risco de Fraturas

O exercício representa uma estratégia particularmente atraente para evitar fraturas. Além de seu custo-eficácia, apenas o exercício tem o potencial para reduzir simultaneamente o risco de doenças crônicas múltiplas (p. ex., osteoporose, doença cardiovascular, diabetes do tipo 2) e melhorar a saúde mental (87). Com relação às fraturas, o exercício alvo tem o potencial de melhorar ou de preservar a saúde esquelética e reduzir o risco de quedas. Todos os programas de treinamento devem seguir o princípio de progressão e incluir períodos de aquecimento e de resfriamento adequados. Um programa individualizado deve ser elaborado para os interesses pessoais do indivíduo, a capacidade de exercitar-se, as fraquezas físicas e a competência esquelética conforme avaliado através da DXA. Por exemplo, uma mulher não-osteoporótica saudável na pós-menopausa pode se engajar em exercícios osteogênicos e para redução de quedas em intensidade moderada a alta, ao passo que uma mulher osteoporótica frágil deve objetivar manter um nível de função física e reduzir seu risco de quedas. Aquelas não acostumadas ao exercício devem ser supervisionadas durante os estágios iniciais. Programas usando exercício de alta intensidade ou de musculação requerem supervisão adequada.

EXERCÍCIO PARA MELHORAR O ESTADO ESQUELÉTICO

Observações de perda óssea em resposta a vôos aeroespaciais, repouso no leito ou imobilização salientam a importância de forças de sustentação de peso para manter a massa esquelética (37). Isso logicamente demonstrou que o aumento da sustentação de peso deve estimular a osteogênese. Durante a última década, várias intervenções de exercício estudaram o modo, a intensidade, a duração e a freqüência favoráveis de exercício necessários para afetar positivamente o osso. Infelizmente, os dados são esparsos comparados com o que se sabe para outros sistemas fisiológicos. Além disso, as intervenções são muitas vezes muito variadas para comparar adequadamente. Contudo, recomendações gerais e conservadoras podem ser feitas (Quadro 11-3).

Tipos tradicionais de exercícios incluem sustentação de peso (p. ex., caminhada, corrida, subir escadas e dança aeróbica), de resistência e de impacto (p. ex., salto). A sensibilidade esquelética ao exercício depende da idade e o exercício parece ser mais eficaz em otimizar a saúde esquelética e talvez prevenir a osteoporose quando adotado durante os anos de crescimento (20,21). Após a maturidade, ganhos de massa óssea induzidos pelo exercício ainda são positivos, mas são atenuados (88-91). No fim da idade adulta, a preservação de massa é a resposta mais atingível (73,92). Os estudos neste capítulo são limitados àqueles em adultos acima de 50 anos, a idade aproximada da menopausa. Daqueles estudos revisados aqui, muitos foram conduzidos em mulheres não-osteoporóticas na pós-menopausa; nem todos os estudos controlados para estado de TRH. Poucos estudos incluíram homens e, naqueles que o fizeram, os homens responderam tão bem ou levemente melhor que as mulheres (93,94). Uma metanálise recente registrou um efeito modesto (~+1,0%) de exercícios de força ou de resistência (*stepping* aeróbico e de impacto, mas não caminhada) sobre a densidade mineral óssea do quadril e da coluna em mulheres não-osteoporóticas na pós-menopausa (19). O uso de TRH produziu ganhos de exercício levemente aumentados. Embora aparentemente pequeno, um aumento de 1% mantido com o tempo pode traduzir-se em uma redução significativa no risco de fratura. Essa estimativa é particularmente verdadeira quando um programa de exercício regular é iniciado precocemente e mantido por toda a vida.

Em oposição às recomendações médicas comuns, intervenções através de caminhadas exercem apenas um efeito preservativo moderado sobre a DMO da coluna, até mesmo quando o peso é adicionado na forma de um cinto com peso (95,96). Considera-se

QUADRO 11-3 PRESCRIÇÃO DE EXERCÍCIOS PARA REDUZIR O RISCO DE FRATURA EM POPULAÇÕES COM ESTADOS ESQUELÉTICOS VARIADOS[a]

População	*Objetivo*	*Tipo*	*Intensidade*	*Duração*	*Exercícios Sugeridos*
Homens e mulheres não-osteoporóticos	• ↑ ou manter a DMO de coluna e de quadril	• Aeróbico	• Inicial: 60%-70% $FC_{máx}$ • Alvo: 70%-85% $FC_{máx}$	• 15-60 min/sessão	• Aeróbicos com descarga de peso + *stepping* (caminhada veloz/*jogging*, escalada, subir escadas)
		• Resistência	• Inicial: 5%0-60% 1 RM • Alvo: 70%-85% 1 RM	• 10-15 reps. 1-3 séries • 6 a 10 reps. 2-3 séries	• Livre: agachamento, investidas para frente e para o lado, elevação calcanhar-artelho, remada ereta, exercício de bíceps, extensão do tríceps, elevação do ombro *leg press* • Aparelho: *brusk jogging*, extensão/flexão de quadril/joelho, abdução/adução de quadril, extensão de tronco, pressão militar, exercício de bíceps, puxada *bench press* do grande dorsal
		• Impacto	• Saltos realizados a partir do solo, altura ~1-2″	• 10-15 reps. 3-5 séries	• Apoio bipodal sobre superfície firme
	• ↓ Risco de queda	• Resistência	• Mesmo que acima	• Mesmo que acima	• Mesmo que acima, exceto enfatizar a força da parte inferior do corpo (incluindo abdutores de quadril), foco nos exercícios que enfatizam movimento funcional (sentado na cadeira para de pé, investida lateral, elevação calcanhar/artelho)

(Continua)

CAPÍTULO 11

QUADRO 11-3 PRESCRIÇÃO DE EXERCÍCIOS PARA REDUZIR O RISCO DE FRATURA EM POPULAÇÕES COM ESTADOS ESQUELÉTICOS VARIADOS[a] *(Cont.)*

População	*Objetivo*	*Modo*	*Intensidade*	*Duração*	*Exercícios Sugeridos*
		• Equilíbrio	• N/A	• N/A	• De pé com apoio unipodal, olhos abertos/fechados, caminhada com pés em linha reta: para frente/para trás
Homens e mulheres osteopênicos	• ↑ ou manter densidade mineral óssea de coluna e de quadril	• Aeróbico	• Mesmo que acima	• Mesmo que acima	• Aeróbicos com descarga de peso + *stepping* (caminhada/corrida ativa, escalada, subir escadas)
		• Resistência	• Mesmo que acima com progressão mais lenta	• Mesmo que acima	• Mesmo que acima, mas levantamentos impõem carga indevida sobre a coluna, como elevações laterais, são contra-indicados. Evitar movimentos de hiperflexão/extensão e de giro
		• Impacto	• Saltos realizados a partir do solo, altura ~1-2"	• 10-15 reps. 3-5 séries	• De pé com apoio bipodal sobre superfície firme
	• ↓ Risco de queda	• Resistência + equilíbrio	• Mesmo que acima para risco de queda	• Mesmo que acima para redução de risco de queda	• Mesmo que acima para redução de risco de queda. Evitar movimentos arriscados. Assegurar ambiente de exercício seguro
Homens e mulheres osteoporóticos	• ↓ Risco de queda	• Resistência + equilíbrio	• Mesmo que acima; dependendo da capacidade funcional	• Mesmo que acima para redução de risco de queda	• Mesmo que acima para redução de risco de queda. Evitar movimentos arriscados. Assegurar ambiente de exercício seguro

FC, freqüência cardíaca.
[a]A freqüência recomendada de exercício é de 2 a 3 dias por semana, embora recentemente seja relatado que o treinamento de resistência de 1 a 2 vezes por semana produz ganhos neuromusculares similares ao de 3 dias por semana (107).

que o esqueleto já ajustou sua massa para resistir às forças produzidas pela caminhada habitual. Enquanto a caminhada pode bastar para melhora cardiorrespiratória, sua insuficiência em afetar o sistema musculoesquelético previne sua recomendação para reduzir especificamente o risco de fratura. Para estimular a osteogênese, cargas adicionais devem exceder os esforços diários experimentados durante atividades usuais. Conseqüentemente, exercício aeróbico de intensidade mais alta, como corrida ou dança (principalmente quando alguma forma de *stepping* é rotineiramente incluída), preserva ou melhora levemente a densidade mineral óssea do quadril e da coluna (94,97,98). Assim, uma prescrição de exercício apropriada é atividade de sustentação de peso realizada em 70% a 85% da freqüência cardíaca (FC) máxima mantida durante 30 a 45 min. O exercício de impacto sozinho (p. ex., saltos) produziu resultados duvidosos em mulheres na pós-menopausa (92, 99, 100), mas pode oferecer um meio simples e rápido para preservar especificamente a massa óssea no quadril, principalmente se adicionado a um programa de exercício designado para reduzir o risco de quedas (92,100).

Mulheres que engajaram regularmente no exercício de resistência mais 50 saltos bipodais a partir do solo mantiveram a massa óssea do quadril após 5 anos contínuos de exercício; isso incluiu mulheres que não estavam em TRH e aquelas com DMO baixa (92).

O treinamento de resistência recebeu estudo considerável, com base na hipótese de que contrações musculares fortes transmitem força alta ao osso, resultando em adaptação osteogênica. Infelizmente, programas de treinamento de resistência variam muito em relação ao modo (aparelho *versus* peso livre *versus* tensor elástico), à intensidade e à duração; essa variabilidade impede a recomendação de qualquer programa único. Contudo, programas de intensidade suficiente preservaram de maneira bem-sucedida ou melhoraram levemente a DMO do quadril e da coluna em mulheres não-osteoporóticas na pós-menopausa (73,92,101,102). Programas com pesos livres e de musculação parecem ser igualmente eficazes, mas os resultados mais favoráveis ocorrem com cargas suficientemente altas. Intensidades acima de 70% de 1 RM (o peso também poderia ser ajustado como $\leq$ 10 RM) preservam o osso de maneira mais eficaz; sob condições supervisionadas, essa intensidade é bem tolerada e segura, mesmo em adultos idosos (73,103).

Estudos de exercícios em mulheres com DMO baixa são poucos. Dois estudos objetivando especificamente mulheres osteopênicas registraram preservação de densidade mineral óssea da coluna a partir de caminhada mais exercícios de em degraus (*stepping*) (104) ou aumentos na DMO do quadril (6%) e da coluna (2%) a partir de um regime semelhante de intensidade mais alta (105). Embora possa concluir que o princípio de valores iniciais explica o grande aumento na DMO no último estudo, quando usuárias e não-usuárias de TRH foram separadas, as usuárias de TRH mostraram ganhos muito maiores. Assim, eles podem ter aumentado artificialmente o aumento médio da pequena amostra (N = 16). Mais importante, os 2 programas mostraram adaptação óssea e tolerância esquelética bem-sucedidas em mulheres com DMO baixa. Atualmente, não há estimativa quantitativa do limite superior de tolerância a cargas induzidas pelo exercício para evitar fratura em mulheres osteoporóticas. Contudo, recomendações práticas e conservadoras sugerem evitar o seguinte: exercício de alto impacto (p. ex., saltos), flexão espinhal contra resistência (p. ex., manter as costas retas), forças compressivas altas sobre a coluna (p. ex., evitar cargas sobre a cabeça ou cargas altas distais ao eixo central do corpo), ou exercícios que produzem rotação de tronco rápida (p. ex., movimentos de giro como golfe).

EXERCÍCIOS PARA REDUZIR O RISCO DE QUEDAS

As estratégias para reduzir o risco de quedas são importantes porque as quedas são um contribuinte principal para fraturas e outras lesões. Indivíduos não-osteoporóticos podem se engajar em exercício osteogênico, mas também devem objetivar reduzir o risco de queda para reduzir o risco de fratura. Indivíduos osteoporóticos ou frágeis, contudo, podem não tolerar exercício osteogênico, mas se beneficiariam de programas voltados para a redução do risco de queda. Enquanto causas de quedas são multifatoriais e complexas, a modificação de determinados fatores de risco físicos através de exercício (incluindo treino força e potência, estabilidade/equilíbrio e marcha) pode reduzir o risco e a incidência de queda. Novamente, tentativas de intervenção de exercício variaram muito em modo, intensidade, duração e freqüência de treinamento, mas recomendações gerais podem ser oferecidas (Quadro 11-3).

Em virtude da relação entre a redução da massa muscular, força e potência e do comprometimento da marcha e do equilíbrio, muitos programas de intervenção de exercício incluem exercícios de fortalecimento com ou sem treinamento adicional de equilíbrio. Programas de treinamento de força são amplamente bem-sucedidos no aumento da massa muscular e melhorar dramaticamente a força muscular em populações idosas (73,100,101,103,106,107). Esses estudos também confirmam que adultos idosos saudáveis que moram em comunidade podem participar de um programa de treinamento de resistência de intensidade moderada a alta com pouco risco de lesão. Como muitas fraturas de quadril resultam de quedas para o lado (108), é prudente incluir exercícios de fortalecimento da extremidade inferior dirigidos aos músculos envolvidos em movimentos laterais. Usando roupas pesadas como resistência, Shaw *et al.* (100) demonstraram ganhos de 33% na força dos abdutores do quadril a partir de um programa de treinamento de força da parte inferior do corpo que incluía *stepping* lateral e passadas laterais.

Assumindo uma progressão adequada durante o estágio inicial do programa de exercício, adultos idosos devem objetivar realizar 2 ou 3 séries de 8 a 12 repetições em uma intensidade de 70% a 85% de 1 RM (ou peso que pode ser levantado 8-12 vezes para fadiga modesta), similar ao que é recomendado para manter a massa óssea (103). Aparelhos ou pesos livres podem ser usados para objetivar grandes grupos musculares (quadris, joelhos, tornozelos, ombros, costas, braços, tronco), embora os aparelhos possam ser mais seguros para pessoas fracas ou pessoas que fazem exercícios pela primeira vez. Embora, aumentos dramáticos na força (+ 174%) tenham sido registrados em nonagenários engajados em treinamento de força supervisionado, de alta intensidade (106); populações frágeis também podem se beneficiar de exercício de fortalecimento de intensidade moderada de 2 a 3 séries de 10 a 12 repetições usando o peso corporal, tensores elásticos ou pesos leves (2,5 a 4,5 kg) no tornozelo ou no punho (109,110), que podem ser mais toleráveis e factíveis nessa população. O treinamento moderado de força e o treinamento de equilíbrio reduziu quedas (109). Programas usando roupas pesadas, tensores elásticos ou pequenos pesos podem melhorar a aderência, ao programa de exercícios visto que esses exercícios podem ser realizados em casa e não são caros. Além disso, a aderência pode ser encorajada pelo relato recente de que o treinamento de resistência de 1 dia/semana produziu ganhos comparáveis com o mesmo programa realizado 3 dias/semana (107). Assim, indivíduos idosos não devem ser desencorajados a treinar força, visto que o treinamento pode ser feito em casa, não precisa envolver equipamento caro e requer apenas um compromisso de tempo modesto.

A potência do MI também pode ser um determinante importante de quedas que pode ser modificado através de exercício. Potência é a capacidade de desenvolver força rapidamente e pode determinar parcialmente a capacidade de se recuperar de um escorregão, de um tropeção ou de um passo em falso (46,47). A potência diminui com a idade mais rapidamente que a força. Enquanto programas de treinamento de força em geral irão aumentar um pouco a potência, ganhos favoráveis são atingidos através de ênfase específica nos movimentos explosivos. Exercícios pliométricos (saltos e pulos) são tradicionalmente usados por atletas para melhorar a potência, mas não são recomendados para adultos idosos. Contudo, o salto vertical simples também melhorou a potência (88,91), mesmo em adultos idosos (100). Assim, em indivíduos não-osteoporóticos, um programa simples de saltos pode ser adicionado a um regime de treinamento de força para objetivar a DMO de quadril e potência do MI. O salto deve ser adicionado apenas após 4 a 6 meses de treinamento consistente para força e potência da extremidade inferior.

A melhora de equilíbrio também deve ser um objetivo de estratégias de redução do risco de queda. Embora programas de treinamento de equilíbrio baseados em exames laboratoriais sofisticados mostram melhoras no equilíbrio estático e dinâmico e reduções na oscilação (111,112), esses programas muitas vezes não são acessíveis para a população em geral. Como a força do membro inferior foi correlacionada com o equilíbrio estático e dinâmico, programas de treinamento de força devem produzir algumas melhoras no equilíbrio (100,107). Junto com exercício de fortalecimento geral, exercícios de equilíbrio específicos (p. ex., apoio unipodal com os olhos abertos ou fechados, caminhada em linha reta, com um pé imediatamente atrás do outro, para frente ou para trás e combinar caminhos não-lineares com giros) mostraram reduzir quedas (109,110). Esses programas de força e de equilíbrio também melhoraram a marcha e o tempo de reação.

Em resumo, o exercício pode reduzir o risco de fraturas preservando ou melhorando levemente a DMO e reduzindo os fatores de risco associados a quedas. Poucos programas de exercício descritos anteriormente utilizaram um tipo singular de exercício, mas em vez disso utilizaram exercícios de múltiplos tipos, desenvolvidos para objetivar vários fatores de risco para fraturas em um programa abrangente. Vários programas também foram baseados em casa ou puderam ser adaptados para uso em casa. Com base nesses programas bem-sucedidos, são oferecidos prescrição e programa de exercício (Quadro 11-3). Programas de treinamento práticos, abrangentes, oferecem uma estratégia sensível para se alcançar um grande segmento da população, diminuindo efetivamente o risco de fraturas.

EFEITO DO TREINAMENTO SOBRE A OSTEOPOROSE E FRATURAS

Infelizmente, nenhuma intervenção de exercício até agora respondeu à pergunta se o exercício efetivamente diminui a incidência de fraturas. Contudo, como o exercício pode preservar massa esquelética e reduzir quedas, pode-se afirmar que o exercício reduz efetivamente o risco de fratura. Está claro, assim, que a participação habitual no exercício é central para a manutenção dos benefícios musculoesqueléticos produzidos pelo exercício e para reduzir o risco de fraturas. Melhoras na DMO e fatores de risco de queda revertem quando o treinamento é descontinuado e muitas vezes na metade do tempo investido treinando (91,97). Essa inversão sublinha a importância de se criar programas eficazes, eficientes e agradáveis que satisfaçam as necessidades fisiológicas, financeiras e práticas individuais.

Resumo

- Fraturas em idade mais avançada são comumente atribuídas à osteoporose e quedas.
- Enquanto certos fatores predisponentes para osteoporose e para quedas não possam ser mudados, vários podem ser tratados como hormônios reprodutivos, nutrição deficiente e inatividade.
- O exercício pode alterar favoravelmente a massa óssea e o risco de queda em adultos idosos.
- A avaliação do risco de fraturas deve incluir avaliação tanto do estado esquelético (preferivelmente DXA) quanto do risco de queda (força do MI, equilíbrio e marcha).
- Programas de exercício abrangentes com o objetivo de reduzir o risco de fraturas devem incluir um componente de treinamento de força e de equilíbrio. Indivíduos idosos e frágeis podem seguramente participar do treinamento de força de intensidade leve a moderada.
- Fatores específicos do programa (tipo de exercício, intensidade, duração) dependerão de vários itens, incluindo a idade, o condicionamento, a saúde óssea, as limitações físicas e os objetivos relacionados com a saúde do indivíduo.
- A participação regular em exercícios deve continuar para manutenção dos benefícios que reduzem o risco de fraturas.

REFERÊNCIAS BIBLIOGRÁFICAS

1. National Osteoporosis Foundation Report. America's Bone Health: The State of Osteoporosis and Low Bone Mass. Washington, DC: 2002.
2. Dalen NJ, Olsson KE, Bone mineral content and physical activity. Acta Orthop Scand 1974; 45: 170-174.
3. Gallagher JC, Goldgar D, Moy D. Total bone calcium in normal women: effect of age and menopause status. J Bone Miner Res 1987; 2: 491-496.
4. Krolner B, Nielsen S. Bone Mineral content of the lumbar spine in normal and osteoporotic women: cross-sectional and longitudinal studies. Clin Sci 1982; 62: 329-336.
5. Nilas L, Gotfredsen A, Hadberg A, et al. Age-related bone loss in women evaluated by the single and dual photon technique. Bone Miner 1988; 4: 95-103.
6. Orwoll ES. Osteoporosis in men. Endocrinol Metab Clin North Am 1988; 27: 349-367.

7. Pocock NA, Eisman JA, Hopper JL, et al. Genetic determinants of bone mass in adults. A twin study. J Clin Invest 1987; 80: 76-710.
8. Melton LJ, Thamer M, Ray NF, et al. Fractures attributable to osteoporosis: report from the National Osteoporosis Foundation. J Bone Miner Res 1997; 12: 16-23.
9. World Health Organization. Assessment of fracture risk and its application to screening for osteoporosis. WHO technical report series 843. Geneva: WHO, 1994.
10. Cummings SR, Black DM, Nevitt MC. Bone density at various sites for prediction of hip fractures. Lancet 1993; 341: 72-75.
11. Cummings SR, Nevitt MC. A hypothesis: the causes of hip fractures. J Gerontol 1989; 44: M107-111.
12. Kanis JA. Diagnosis of osteoporosis and assessment of fracture risk. Lancet 2002; 359: 1929-1936.
13. Blake AJ, Morgan K, Bendall MJ, et al. Falls by elderly people at home: prevalence and associated factors. Age Ageing 1988; 17: 365-372.
14. O'Loughlin JL, Robitaille Y, Boivin JF, et al. Incidence of and risk factors for falls and injurious falls among the community-dwelling elderly. Am J Epidemiol 1993; 137: 342-354.
15. Greenspan SL, Meyers ER, Maitland LA, et al. Fall severity and bone mineral density as risk factors for hip fracture in ambulatory elderly. JAMA 1994; 271: 128-133.
16. Hui SL, Zhou L, Evans R, et al. Rates of growth and loss of bone mineral in the spine and femoral neck in white females. Osteoporos Int 1999; 9: 200-205.
17. Riggs BL. Endocrine causes of age-related bone loss and osteoporosis. Novartis Found Symp 2002; 242: 247-259.
18. Cummings SR, Karpf DB, Harris F, et al. Improvement in spine bone density and reduction in risk of vertebral fractures during treatment with antiresorptive drugs. Am J Med 2002; 112: 281-289.
19. Wolff I, van Croonenborg JJ, Kemper HC, et al. The effect of exercise training programs on bone mass: a meta-analysis of published controlled trials in pre and postmenopausal women. Osteoporosis Int 1999; 9: 1-12.
20. Fuchs RK, Bauer JJ, Snow CM. Jumping improves hip and lumbar spine bone mass in prepubescent children: a randomized controlled trial. J Bone Miner Res 2001; 16: 148-156.
21. McKay HA, Petit MA, Schultz RW, et al. Augmented trochanteric bone mineral density after modified physical education classes: a randomized school–based exercise intervention study in prepubescent and early pubescent children. J Pediatr 2000; 136: 156-162.
22. Chrischelles E, Butler CD, Davis CS, Wallace RB. A model of lifetime osteoporosis impact. Arch Intern Med 1991; 151: 2026-2032.
23. Miller W. Survival and ambulation following hip fracture. J Bone Joint Surg 1978; 60A: 930-934.
24. Gignac MA, Cott C, Badley EM. Adaptation to chronic illness and disability and its relationship to perceptions of independence and dependence. J Gerontol B Psychol Sci Soc Sci 2000; 55: P362-372.
25. Salkeld G, Cameron ID, Cumming RG, et al. Quality of life related to fear of falling and hip fracture in older women: a time trade off study. BMJ 2000; 320: 341-346.
26. Keen RW, Hart DJ, Arden NK, et al. Family history of appendicular fracture and risk of osteoporosis: a population-based study. Osteoporosis 1999; 10: 161-166.
27. Arendt EA. Gender differences in musculoskeletal health. J Gend Specif Med 2000; 3: 58-64.
28. Pollitzer WS, Anderson JJ. Ethnic and genetic differences in bone mass: a review with a hereditary versus environmental perspective. Am J Clin Nutr 1989; 50: 1244-1259.

29. Geusens P, Dequeker A, Vestraeten A, et al. Age -, sex -, and menopause-related changes of vertebral and peripheral bone population study using dual and single photon absortiometry and radiogrammetry. J Nucl Med 1986; 27: 1540-1549.
30. Riggs BL, Wahner HW, Melton LJ, et al. Rates of bone loss in appendicular and axial skeletons of women: evidence of substantial vertebral bone loss before menopause. J Clin Invest 1986; 77: 1487-1491.
31. Writing Group for the Women's Health Initiative Investigators. Risks and benefits of estrogen plus progestin in healthy postmenopausal women: principal results from the Women's Health Initiative randomized controlled trial. JAMA 2002; 288: 321-333.
32. Khosla S, Melton LJ 3rd, Riggs BL. Clinical review 144: estrogen and the male skeleton. J Clin Endocrinol Metab 2002; 87: 1443-1450.
33. National Institutes of Health Consensus Conference, Optimal calcium intake. JAMA 1994; 272: 1942-1948.
34. Heaney RP. Calcium in the prevention and treatment of osteoporosis. J Intern Med 1992; 231: 169-180.
35. Fehling PC, Alekel L, Clasey J, et al. A comparison of bone mineral densities among female athletes in impact loading and active loading sports. Bone 1995; 17: 205-210.
36. Robinson TL, Snow-Harter C, Taaffe DR, et al. Gymnasts exhibit higher bone mass than runners despite similar prevalence of amenorrhea and oligomenorrhea. J Bone Miner Res 1995; 10: 26-35.
37. Baldwin KM, White TP, Arnaud SB, et al. Musculoskeletal adaptations to weightlessness and development of effective countermeasures. Med Sci Sports Exerc 1996; 28: 1247-1253.
38. Drinkwater BL, Grimston SK, Raab-Cullen DM, et al. ACSM position stand on osteoporosis and exercise. Med Sci Sports Exerc 1995; 27: i-vii.
39. Myers AH, Young Y, Langlois JA. Prevention of falls in the elderly. Bone 1996; 18: 87-102S.
40. Poehlman ET, Toth MJ, Gardner AW. Changes in energy balance and body composition at menopause: a controlled longitudinal study. Ann Intern Med 1995; 123: 673-675.
41. Carter WJ. Effect of anabolic hormones and insulin-like growth factor-I on muscle mass and strength in elderly persons. Clin Geriatr Med 1995; 11: 735-748.
42. Horber FF, Kohler AS, Lippuner K, et al. Effect of regular physical training on age–associated alteration of body composition in men. Eur J Clin Invest 1996; 26: 279-285.
43. Larsson L. Histochemical characteristics of human skeletal muscle during aging. Acta Physiol Scand 1983; 117: 469-471.
44. Larsson L, Grimby G, Karlsson J. Muscle strength and speed of movement in relation to age and muscle morphology. J Appl Physiol 1979; 46: 451-456.
45. Lord SR, Clark RD, Webster IW. Postural stability and associated physiological factors in a population af aged persons. J Gerontol 1991; 46: M69-79.
46. Maki BE, Gait changes in older adults: predictors of falls or indicators of fear. J Am Geriatr Soc 1997; 45: 313-320.
47. Skelton DA, Kennedy J, Rutherford OM. Explosive power and assymmetry in leg muscle function in frequent fallers and non–fallers aged over 64. Age Ageing 2002; 31: 119-125.
48. Balogun JA, Akindele KA, Nihinlola JO, et al. Age–related changes in balance performance. Disabil Rehabil 1994; 16: 58-62.
49. Tinetti ME, Doucette J, Claus E, et al. Risk factors for serious injury during falls by older persons in the community. J Am Geriatr Soc 1995; 43: 1214-1221.
50. Fiatarone MA, Evans WJ. The etiology and reversibility of muscle dysfunction in the aged. J Gerontol 1993; 48(spec no.): 77-83.

51. American College of Sports Medicine. Guidelines for Exercise Testing and Prescription. 6th ed. Philadelphia: Lippincott Williams & Wilkins, 2000.
52. Bouxsein ML, Courtney AC, Hayes WC. Ultrasound and densitometry of the calcaneus correlate with the failure loads of cadaveric femurs. CalcifTissue Int 1995; 56: 99-103.
53. Marshall D, Johnell O, Wedel H. Meta–analysis of how well measures of bone mineral density predict occurrence of osteoporotic fractures. BMJ 1996; 312: 1254-1259.
54. Eckstein F, Lochmuller EM, Lill CA, et al. Bone strength at clinically relevant sites displays substantial heterogeneity and is best predicted from site–specific densitometry. J Bone Miner Res 2002; 17: 162-171.
55. Faulkner KG. Bone densitometry: choosing the proper skeletal site to measure. J Clin Densitom 1998; 1: 279-285.
56. Eastell R. Treatment of postmenopausal osteoporosis. N Engl J Med 1998; 338: 736-746.
57. Patell R, Blake GM, Fogelman I. Radiation dose to the patient and operator from a peripheral dual x-ray absortiometry system. J Clin Densitom 1999; 2: 397-401.
58. Njeh CF, Boivin CM, Langton CM. The role of ultrasound in the assessment of osteoporosis: a review. Osteoporos Int 1997; 7: 7-22.
59. Nairus J, Ahmadi S, Baker S, et al. Quantitative ultrasound: an indicator of osteoporosis in perimenopausal women. J Clin Densitom 2000; 3: 141-147.
60. Hans D, Dargent-Molina P, Schott AM, et al. Ultrasound measurements for the prediction of osteoporotic fractures in elderly women: the EPIDOS prospective study. Lancet 1996; 348: 511-514.
61. Pluijm SMF, Graafmans WC, Bouter LM, et al. Ultrasound measurements for the prediction of osteoporotic fractures in elderly people. Osteoporosis Int 1999; 9: 550-556.
62. Gluer C-C. Quantitative ultrasound techniques for the assessment of osteoporosis–expert agreement on current status. J Bone Miner Res 1997; 12: 1280-1288.
63. Garnero P, Hausherr E, Chapuy MC, et al. Markers of bone resorption predict hip fracture in elderly women: The EPIDOS prospective study. J Bone Miner Metab 1996; 11: 1531-1538.
64. Garnero P, Dargent-Molina P, Hans D, et al. Do markers of bone resorption add to bone mineral density and ultrasonographic heel measurement for the prediction of hip fracture in elderly women? The EPIDOS prospective study. Osteoporosis Int 1998; 8: 563-569.
65. Riggs BL, Melton LJ, O'Fallon WM. Drug therapy for vertebral fractures in osteoporosis: evidence that decreases in bone turnover and increases in bone mass both determine antifracture efficacy. Bone 196; 18: 197S-201S.
66. Riggs BL, Melton LJ 3rd. Bone turnover matters: the raloxifene treatment paradox of dramatic decreases in vertebral fractures without commensurate increases in bone density. J Bone Miner Res 2002; 17: 11-14.
67. Saakar S, Mitlak BH, Wong M, et al. Relationships between bone mineral density and incident vertebral fracture risk with raloxifene therapy. J Bone Miner Res 2002; 17: 1-10.
68. Parfitt AM, Mathews CH, Villanueva AR, et al. Relationships between surface, volume, and thickness of iliac trabecular bone in aging and in osteoporosis. Implications for the microanatomic and cellular mechanisms of bone loss. J Clin Invest 1983; 72: 1396-1409.
69. Chesnut CH 3rd, McClung MR, Ensrud KE, et al. Alendronate treatment of the postmenopausal osteoporotic woman: effect of multiple dosages on bone mass and bone remodeling. Am J Med 1995; 99: 144-152.
70. Hamwi A, Ganem AH, Grebe C, et al. Markers of bone turnover in postmenopausal women receiving hormone replacement therapy. Clin Chem Lab Med 2001; 39: 414-417.
71. Ravn P, Hosking D, Thompson D, et al. Monitoring of alendronate treatment and prediction of effect on bone mass by biochemical markers in the early postmenopausal intervention cohort study. J Clin Endocrinol Metab 1999; 84: 2363-2368.

72. Winters KM, Lougheed CY, Snow CM. Reductions in bone turnover predict exercise–induced increases in bone mineral density in mature premenopausal women. J Bone Miner Res 2001; 16 (suppl 1): S411.
73. Nelson ME, Fiatarone MA, Morganti CM, et al. Effects of high-intensity strength training on multiple risk factors for osteoporotic fractures. A randomized controlled trial. JAMA 1994; 272: 1909-1914.
74. Heyward V. Advanced Fitness Assessment and Exercise Prescription. 4th ed. Champaign, IL: Human Kinetics, 2002.
75. Rikli RE, Jones CJ. Senior Fitness Test Manual. Champaign, IL: Human Kinetics, 2000.
76. Inbar O, Bar–O O, Skinner JS. The Wingate Anaerobic Test. Champaign, IL: Human Kinetics, 1996.
77. Overstall PW, Exton-Smith NA, Immus FJ, et al. Falls in the elderly related to postural imbalance. BMJ 1977; 1: 261-264.
78. Tinetti ME. Performance–oriented assessment of mobility problems, I. Elderly patients. J Am Geriatrics Soc 1986; 34: 119-126.
79. Wolfson L, Whipple R, Amerman P, et al. Stressing the postural response: a quantitative method for teaching balance. J Am Geriatr Soc 1986; 34: 845-850.
80. Murray MP, Seireg AA, Sepic SB. Normal postural stability and steadiness: quantitative assessment. J Bone Joint Surg 1975; 57A: 510-516.
81. Nasher LM. Adapting reflexes controlling the human posture. Exp Brain Res 1976; 26: 59-72.
82. Stones MJ, Kozma A. Balance and age in the sighted and blind. Arch Phys Med Rehabil 1978; 66: 85-89.
83. Graybiel A, Frgly AR. A new quantitative staxia test battery. Acta Otolaryngol 1966; 61: 292-312.
84. Dargent-Molina P, Favier F, Grandjean H, et al. Fall-related factors and risk of hip fracture: the EPIDOS prospective study. Lancet 1996; 348: 145-149.
85. Duncan PW, Weiner DK, Chandler J, et al. Functional reach: a new clinical measure of balance. J Gerontol Med Sci 1990; 45: M192-M197.
86. Wolfson L, Whipple R, Amerman P, et al. Gait assessment in the elderly: a gait abnormality rating scale and its relation to falls. J Gerontol 1990; 45: M12-19.
87. American College of Sports Medicine. Position stand: exercise and physical activity for older adults. Med Sci Sports Exerc 1998; 30: 992-1008.
88. Heinonen A, Kannus P, Sievanen H, et al. Randomized controlled trial of effect of high-impact exercise on selected risk factors for osteoporotic fractures. Lancet 1996; 348: 1343-1347.
89. Lohman T, Going D, Pamenter R, et al. Effects of resistance training on regional and total bone mineral density in premenopausal women: a randomized prospective study. J Bone Miner Res 1995; 10: 1015-1024.
90. Snow-Harter C, Bouxsein ML, Lewis BT, et al. Effects of resistance and endurance exercise on bone mineral status of young women: a randomized exercise intervention trial. J Bone Miner Res 1992; 7: 761-769.
91. Winters KM, Snow CM. Detraining reverses positive effects of exercise on the musculoskeletal system in premenopausal women. J Bone Miner Res 2000; 15: 2495-2503.
92. Snow CM, Shaw JM, Winters KM, et al. Long-term exercise using weighted vests prevents hip bone loss in postmenopausal woman. J Gerontol A Biol Sci Med Sci 2000; 55: M489-491.
93. Maddalozzo GF, Snow CM. High-intensiy resistance training: effects on bone in older men and women. Calcif Tissue Int 2000; 66: 399-404.

94. Welsh L, Rutherford OM. Hip bone mineral density is improved by high-impact aerobic exercise in postmenopausal women and men over 50 years. Eur J Appl Physiol Occup Physiol 1996; 74: 511-517.
95. Brooke-Wavell K, Jones PR. Hardman AE, et al. Commencing, continuing and stopping brisk walking: effects on bone mineral density, quantitative ultrasound of bone and markers of bone metabolism in postmenopausal women. Osteoporosis Int 2001; 12: 581-587.
96. Nelson ME, Fisher EC, Dilmanian FA, et al. A 1-year walking program and increased dietary calcium in postmenopausal women: effects on bone. Am J Clin Nutr 1991; 53: 1304-1311.
97. Dalsky G, Stocke KS, Ehsani AA. Weight-bearing exercise training and lumbar bone mineral content in postmenopausal women. Ann Intern Med 1988; 108: 824-828.
98. Kohrt WM, Ehsani AA, Birge SJ. Effects of exercise involving predominantly either joint–reaction ou ground–reaction forces on bone mineral density in older women. J Bone Miner Res 1997; 12: 1253-1261.
99. Bassey EJ, Rothwell MC, Littlewood JJ, et al. Pre – and postmenopausal, women have different bone mineral density responses to the same high-impact exercise. J Bone Miner Res 1998; 13: 1805-1813.
100. Shaw JM, Snow CM. Weighted vest exercise improves indices of fall risk in older women. J Gerontol A Biol Sci Med Sci 1998; 53: M53-58.
101. Kerr D, Morton A, Dick I, et al. Exercise effects on bone mass in postmenopausal women are site–especific and load–dependent. J Bone Miner Res 1996; 11: 218-225.
102. Pruitt LA, Taafe DR, Marcus R. Effects of a one–year high-intensity versus low–intensity resistance training program on bone mineral density in older women. J Bone Miner Res 1995; 10: 1788-1795.
103. Evans WJ. Exercise training guidelines for the elderly. Med Sci Sports Exerc 1999; 31: 12-17.
104. Kronhed AC, Moller M. Effects of physical exercise on bone mass, balance skill and aerobic capacity in women and men with low bone mineral density, after one year of training – a prospective study. Scand J Med Sci Sports 1998; 8 (5 Pt. 1): 290-298.
105. Chien MY; Wu YT, Hsu AT, et al. Efficacy of a 24-week aerobic exercise program for osteopenic postmenopausal women. Calcif Tissue Int 2000; 67: 443-448.
106. Fiatarone MA, Marks EC, Ryan ND, et al. High-intensity strength training in nonagenarians. Effects on skeletal muscle. JAMA 1990; 263: 3029-3034.
107. Taafe DR, Duret C, Wheeler S, et al. Once-weekly resistance exercise improves muscle strength and neuromuscular performance in older adults. J Am Geriatr Soc 1999; 47: 1208-1214.
108. Greenspan SL, Myers ER, Kiel DP, et al. Fall direction, bone mineral density, and function: risk factors for hip fracture in frail nursing home elderly. Am J Med 1998; 104: 539-545.
109. Campbell AJ, Robertson MC, Gardner MM, et al. Randomized controlled trial of a general practice programme of home based exercise to prevent falls in elderly women. BMJ 1997; 315: 1065-1069.
110. Lord SR, Ward JA, Williams P, et al. The effect of a 12-month exercise trial on balance, strength, and falls in older women: a randomized controlled trial. J Am Geriatr Soc 1995; 43: 1198-1206.
111. Kollmitzer J, Ebenbichler GR, Sabo A, et al. Effects of back extensor strength training versus balance training on postural control. Med Sci Sports Exerc 2000; 32: 1770-1776.
112. Wolf SL, Barnhart HX, Ellison GL, et al. The effect of tai chi Quan and computerized balance training on postural stability in older individuals. Atlanta FICSIT Group. Frailty and injuries: cooperative studies on intervention techniques. Phys Ther 1997; 77: 371-381 (discussion 382-384).

SITES DA INTERNET

American Society for Bone and Mineral Research
http: //www.asbmr.org
Sociedade profissional de especialistas acadêmicos e clínicos promovendo diretrizes de pesquisa e prática no campo da osteoporose e de outras doenças ósseas.

Better Bones and Balance
http: //www.bonesandbalance.com
Um site na internet comercial com informação para o paciente sobre o exercício para reduzir o risco de fraturas e vídeo doméstico e equipamentos a adquirir para o exercício.

Bone Key Osteovision
http: //www.bonekey-ibms.org
Este site serve como um repositório central de conhecimento do campo do osso, cartilagem e metabolismo mineral para médicos e pesquisadores.

International Osteoporosis Foundation
http: //www.osteofound.org
Uma organização internacional para pesquisa e profissionais da saúde com interesse em osteoporose.

National Osteoporosis Foundation
http: //www.nof.org
Ambas as organizações pública e profissional fornecem informação, materiais e defensoria pública.

National Institutes of Health Osteoporosis and Related Diseases Resource Center
http: //www.osteo.org
Centro pormenorizado de pesquisas para o público e profissionais da medicina interessados na osteoporose e em doenças ósseas relacionadas.

National Institute of Aging
http: //www.nia.nih.gov
Ramificação do NIH especificamente devotada para pesquisa sobre o envelhecimento; fornece também informação e materiais sobre a saúde incluindo o gratuito "Exercise: A Guide from the NIA" que dá instruções passo a passo para o treinamento de força em adultos idosos.

12

Estados Crônicos de Dor

Angela K. Lyden ▪ Kirsten Ambrose ▪ Daniel J. Clauw

A dor crônica e a fadiga são sintomas somáticos comuns. Aproximadamente 30% da população norte-americana sofre de dor crônica (1), e cerca de 15% reporta fadiga crônica (2). Na maioria dos casos, não existe causa "orgânica" que possa ser identificada para produzir para esses sintomas (3).

Doenças Crônicas Multissintomáticas

Estudos baseados na população mostram que, embora dor, fadiga ou memória ou distúrbios de humor possam ocorrer isolados em indivíduos, eles comumente aglomeram-se, de modo que os indivíduos que sofrem de dor crônica têm maior probabilidade de fadiga de co-morbidade ou outras doenças somáticas. Essa associação de sintomas dá origem a síndromes tais como fibromialgia (FM), síndrome da fadiga crônica (SFC) e síndrome do colo irritável (SCI) (4,5). O termo *doenças crônicas multissintomáticas* (DCMS) foi utilizado para descrever esta constelação de síndromes e sintomas sobrepostos (Fig. 12-1) (6,7).

Embora as denominações utilizadas para descrever as DCMS sejam relativamente novas, as condições não o são. Durante séculos, a literatura médica incluiu sintomas complexos aproximadamente idênticos àqueles agora rotulados fibromialgia (FM) e síndrome da fadiga crônica (SFC) (8). Muitos termos previamente utilizados para descrever essas condições (p. ex., miofibrosite ou fibrosite, ou vírus Epstein-Barr crônico) foram tentativas de ligar o complexo de sintomas a um processo patofisiológico subjacente. Os termos mais genéricos utilizados hoje em dia reconhecem que nós sabemos que isso *não* ocasiona essas doenças. Por exemplo, é razoavelmente certo que não há nenhuma "*–ite*" (*i. e.*, inflamação) dos músculos na fibromialgia e que a síndrome da fadiga crônica não é ocasionada por uma infecção (9,10).

Embora existam critérios para a FM (11) e para a SFC (12), eles não são destinados necessariamente para a utilização clínica no diagnóstico de pacientes individuais. Muitas pessoas que são diagnosticadas com FM e SFC podem não preencher os critérios de classificação. Por exemplo, enquanto que os critérios para FM refletem apenas aqueles indivíduos que reportam dor constante e disseminada, os sintomas que definem essas doenças incluem-se em um *continuum*: alguns indivíduos raramente experimentam dor, outros experimentam dor intermitentemente e outros ainda experimentam dor continua-

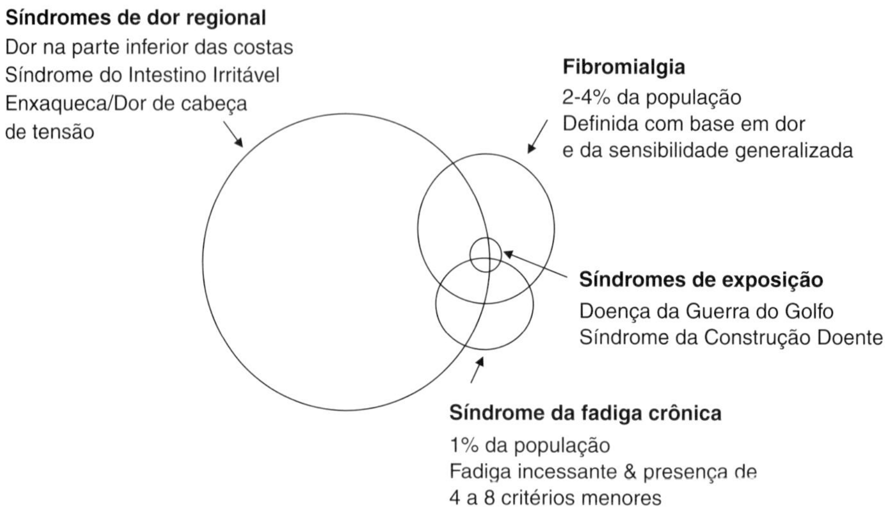

FIGURA 12-1 Relações entre as doenças crônicas multissintomáticas.

damente o suficiente para satisfazer os critérios estabelecidos. O mesmo aplica-se às SFC, em que muito mais indivíduos satisfazem os critérios para a fadiga idiopática crônica do que para a SFC. A pesquisa sugere que esses pacientes com subsíndrome compartilham os mesmos aspectos semióticos que aqueles com FM/ SFC sem satisfazer os critérios de classificação. Embora este capítulo esteja voltado para os dados coletados em indivíduos em um dos extremos desse *continuum* (*i. e.*, aqueles que apresentam sintomas em uma freqüência ou gravidade suficiente para satisfazer os critérios para FM ou SFC), muitas pessoas experimentam uma sintomatologia menos grave e podem responder a tratamentos similares. Sabe-se que a fibromialgia é freqüentemente utilizada como um exemplo por causa da vasta base de conhecimento. Contudo, as afirmações neste capítulo aplicam-se a todos os pacientes com DCMS, independentemente de seu sintoma principal (*i. e.*, dor ou fadiga).

DESENVOLVIMENTO DOS SINTOMAS

Muito se aprendeu sobre os mecanismos neurobiológicos que podem estar subjacentes à expressão dos sintomas nas DCMS (Fig. 12-2). Como em muitas doenças, as DCMS podem ocorrer quando um indivíduo geneticamente predisposto entra em contato com certas exposições ambientais que podem disparar o desenvolvimento de sintomas. Muitas exposições ambientais, que geralmente são consideradas disparadoras de DCSM, caem na categoria de "estressores", incluindo trauma físico (especialmente para o esqueleto axial), infecções e angústias emocionais (13,14). Para cada um deles, os estudos mostram que, em um pequeno subgrupo de indivíduos expostos àquele estressor em particular, os sintomas podem prolongar-se bem após a interrupção da exposição original, provocando doenças crônicas. Embora estudos de *grupos* sugiram que muitos estressores são capazes de disparar o desenvolvimento dessas doenças, não existem dados concretos para estabele-

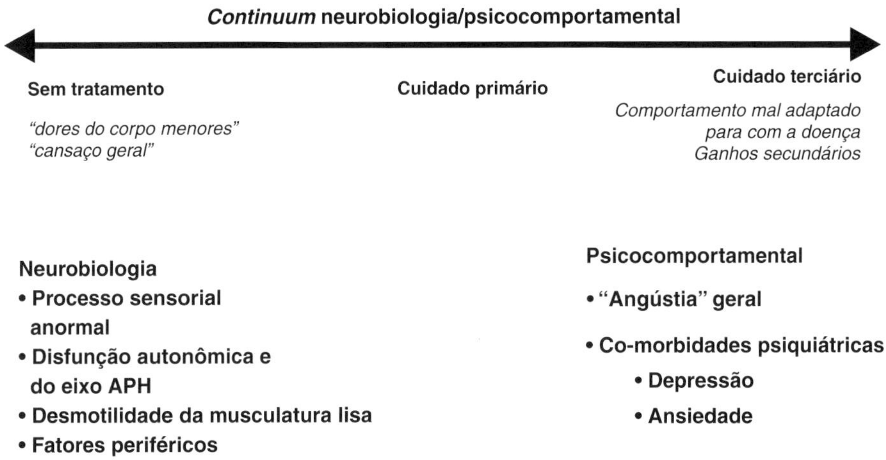

FIGURA 12-2 *Continuum* neurobiologia/psicocomportamental.

cer uma relação linear entre "o evento disparador" e a presença sustentada dos sintomas em um indivíduo.

Manutenção dos Sintomas: Mecanismos Periféricos

Os mecanismos precisos responsáveis pela expressão continuada do sintoma após o estímulo estressor inicial são desconhecidos, mas são complexos e multifatoriais (5,14). Levando-se em consideração que a maioria dos pacientes com DCMS reporta "dor muscular", grande parte da pesquisa inicial concentrou-se no mais óbvio: deficiências e adaptações neuromusculares. Bennett *et al.* (15) descreveram a tolerância reduzida ao exercício aeróbico e menor fluxo muscular sangüíneo em pacientes com FM do que em controles sedentários e controles ativos, mas não encontraram nenhuma correlação com o desempenho do exercício ou os sintomas reportados. Mengshoel *et al.* (16) descobriram que os pacientes com FM tinham força muscular reduzida e uma incapacidade relativa para executar atividades de resistência muscular dinâmica e estática. Isso era secundário à dor e à fadiga, induzida ou exacerbada pelo exercício. Em indivíduos saudáveis, as demandas metabólicas aumentadas dos músculos que trabalham sofrem por causa da microcirculação prejudicada e da diminuição dos compostos energéticos no músculo. Mengshoel *et al.* (16) argumentaram que essas modificações foram similarmente observadas em pessoas com FM, mas que elas ocorreram em um estágio mais prematuro, inibindo assim sua capacidade de se exercitar. Borman *et al.* (17) descobriram também a força muscular e a resistência reduzida em pacientes com FM e atribuíram esta capacidade reduzida de exercitar-se ao descondicionamento generalizado e à fadiga, em vez da dor. O esforço insuficiente feito pelos pacientes foi ainda outra explicação para a reduzida capacidade de se exercitar (18).

Estudos posteriores, contudo, determinaram que o metabolismo de energia muscular não era diferente em pacientes com FM com relação a controles saudáveis (20). Hakkinen *et al.* (19) compararam 3 grupos, controles sedentários saudáveis (CS), controles com fibromialgia (CFM) e pacientes com fibromialgia treinados (FMT) durante o curso de 21 semanas, programa de treinamento de força 2 vezes por semana. Além de ganhos significativos e comparáveis em força nos grupos de FMT e CS, eles verificaram hipertrofia normal induzida pelo treinamento em uma área de corte transverso do grupo muscular quadríceps femoral e aumentos significativos na força e na ativação neural dos músculos treinados. Essas adaptações seriam esperadas após um programa de treinamento de força normalmente prescrito e concederam suporte ao metabolismo muscular normal em pacientes com FM. Simms *et al.* (20) mostraram que quaisquer deficiências na força eram provavelmente mais afetadas pelo descondicionamento muscular do que por defeitos no metabolismo muscular. Geel *et al.* (21) demonstraram um metabolismo de alta energia muscular normal em repouso, com uma resposta metabólica significativamente mais baixa ao exercício exaustivo. O descondicionamento global foi a explicação proposta para a menor depleção de reservas de fosfato após o trabalho muscular dinâmico, com argumentos para uma patofisiologia periférica ainda não convincentes. Estudos sugeriram a desregulação no SNC, particularmente no processamento da dor, como um precursor dos sintomas na DCMS. A opinião corrente sugere que o processamento aberrante do SNC mantém a expressão dos sintomas nas DCMS (10,22-24), especificamente o processamento sensorial, a função autonômica e neuroendócrina e fatores psicocomportamentais.

Manutenção dos Sintomas: Mecanismos Centrais

Processamento Sensorial. Pacientes com FM não possuem um baixo limiar de ativação sensorial, *i. e.*, eles não conseguem detectar estímulos elétricos, térmicos ou de pressão em níveis mais baixos do que os controles saudáveis. Contudo, a intensidade na qual esses estímulos seguramente invocam o relato de dor é mais baixa (25,26). Utilizando a aquisição de imagem por ressonância magnética funcional, Gracely *et al.* (27) mostraram que níveis subjetivos similares de intensidade de dor experimental provocada por pressão levaram a padrões de ativação similares nos cérebros dos pacientes com FM e dos controles, *i. e.*, estímulos de pressão absoluta similares resultaram em maior ativação em pacientes e nenhuma região comparável de ativação nos controles. A evidência sugere também que a desregulação nos sistemas analgésicos centrais pode propagar a expressão dos sintomas em DCMS. Uma explicação potencial para a sensibilidade à dor aumentada nas DCMS é a atividade diminuída das vias antinociceptivas descendentes. Sob condições normais, essas veias inibem a transmissão ascendente da dor. Kosek *et al.* (28) demonstraram que as contrações musculares isométricas exerceram um efeito analgésico sobre o limiar de pressão dolorosa em controles saudáveis, ao passo que pacientes com FM responderam com um limiar à dor paradoxalmente diminuído. Embora o sistema opióide endógeno funcione normalmente em pacientes com FM (29), o controle inibitório nociceptivo difuso (CIND) ou analgesia generalizada em resposta aos estímulos nociceptivos intensos pode não funcionar. Estudos iniciais descobriram que a manipulação do CIND em resposta à dor isquêmica diminuiu a sensibilidade à pressão dolorosa em controles, mas não em pacientes com FM (30).

Eixo Adrenal-Hipotalâmico-Pituitário (Eixo AHP). Outra área de interesse envolve os principais componentes da "resposta de estresse", uma reação bioquímica em cascata e de sistemas efetores que permite ao corpo responder e adaptar-se aos estímulos. Dados indicam que o eixo AHP funciona diferentemente em subconjuntos de pacientes com FM e distúrbios relacionados (31), de modo que cada distúrbio difere ligeiramente com respeito à perturbação precisa. Em todas as ocasiões, a função hipotalâmica é somente "anormal" em um pequeno subconjunto de pacientes. Na FM, a maioria dos estudos revela baixo cortisol urinário livre em 24 horas, liberação exagerada de ACTH em resposta ao desafio hormonal para liberação de corticotropina e secreção diurna anormal de cortisol. Van Denderen *et al.* (32) reportaram níveis similares de cortisol basal em pacientes e controles com FM, com o aumento pós-exercício esperado nos controles e a diminuição paradoxal nos pacientes; isso foi sugestivo de uma insuficiência adrenal em resposta ao exercício máximo em pacientes com FM. Enquanto os dados atuais sugerem atenuada "atividade de resposta ao estresse", diferenças entre pacientes e controles são tipicamente observadas em termos de grupos, com sobreposição considerável em valores individuais.

Funcionamento Autônomo. Talvez o achado mais consistente com relação à função autônoma na FM seja o comprometimento da capacidade simpática em responder a um estressor (p. ex., exercício, contração muscular, barulho) (32-34). Estudos mais recentes sustentam disautonomia e uma resposta simpática limitada no teste de inclinação ortostática (*tilt-table test*) (35,36).

Fatores Psicológicos. A influência dos fatores psiquiátricos, psicológicos e comportamentais nas DCMS é debatida há muito tempo. Aproximadamente de 20% a 40% dos pacientes com FM vistos no atendimento terciário possuem distúrbio de comportamento atual identificável (37). Conforme ocorre com quase todas as doenças crônicas, uma miríade de fatores psicossociais desempenha um papel na expressão da doença em pacientes com DCMS: vias comportamentais (desempenhar o papel de doente e mecanismos de enfrentamento mal adaptados); vias cognitivas (vitimização e perda de controle) e vias sociais (interferência com o funcionamento do papel social e deterioração das redes social/de suporte). Essas influências desempenham um papel proeminente na cronicidade dos sintomas e incapacidade (38,39).

Tratamento

Dada a expressão diversa das DCMS, é irreal esperar um paradigma de tratamento simples ou algoritmo efetivo. Ao contrário, o tratamento das DCMS deve ser imaginado como sendo uma abordagem fluida incluindo o paciente e uma equipe multidisciplinar. As melhores abordagens multimodais freqüentemente incluem educação sobre a doença, farmacoterapia, terapia comportamental-cognitiva (ou atenção às necessidades de saúde mental) e exercícios.

Educação. Indivíduos com sintomas brandos muitas vezes respondem, notavelmente a informações específicas sobre a doença, principalmente à informação de que as

DCMS são uma condição não-progressiva que não ocasiona dano ou inflamação. Esses pacientes podem estar próximo do extremo da "pura neurobiologia" do *continuum* (Fig. 12-2), e eles geralmente possuem estratégias adequadas para melhorar os sintomas e manter a função. Os pacientes devem aprender a fazer a distinção entre a informação e a má informação. São preferíveis estratégias de tratamento com base em evidências bem fundamentadas do que produtos e aparelhos apoiados apenas em testemunhos. Por exemplo, a disponibilidade generalizada da Internet gerou numerosos sites que veiculam curas miraculosas para a FM e a síndrome da fadiga crônica (SFC), incluindo enemas de café, injeções intravenosas de vitaminas, e dietas de eliminação "especiais" entre os tratamentos propostos para curar as DCMS. Profissionais de saúde devem educar seus pacientes para que possam identificar a informação válida e reputável.

Terapias Farmacológicas. Os pacientes muitas vezes apresentam-se com uma longa lista de medicações atuais e passadas e em alguns casos possuem dificuldades em determinar quais os ajudaram. A classe de medicações mais bem estudada para as DCMS são os antidepressivos tricíclicos, particularmente baixas dosagens de amitriplina e ciclobenzaprina para o sono e sintomas de dor (40). Embora esta classe de medicações não afete diretamente o desempenho no exercício, o tratamento farmacêutico inicial dos sintomas cardinais é muitas vezes benéfico antes da introdução do exercício como uma ferramenta terapêutica em potencial. Outras classes de compostos (p. ex., tramadol, gabapentina e outras classes de antidepressivos) podem ser também analgésicos efetivos.

Terapia Comportamental Cognitiva (TCC). A base teórica para a terapia comportamental cognitiva (TCC) reside na idéia de que a dor e o sofrimento resultam de uma integração complexa de patofisiologia, cognição, afeto e comportamento (41). Através de uma série de habilidades e comportamentos aprendidos (p. ex., relaxamento, desacelerar o ritmo de vida, programação de atividades agradáveis, reavaliação cognitiva, fixação de um objetivo), o paciente estabelece um sentido de controle sobre sua doença, melhorando, desse modo, a função e reduzindo a dor.

Exercício. O exercício tem sido amplamente considerado benéfico para pacientes com SFC e é recomendado como um componente integral do tratamento a longo prazo dos sintomas. Embora diversos estudos demonstrem melhora do condicionamento e relato de melhora dos sintomas após intervenções através de exercícios aeróbicos, diferenças metodológicas tornam difícil a comparação entre os estudos.

Efeitos Clínicos do Exercício

ADAPTAÇÕES DO TREINAMENTO CARDIOVASCULAR E EFEITOS SOBRE OS SINTOMAS

Em uma das primeiras intervenções de exercícios para a FM, McCain *et al.* (42) utilizaram um programa de ciclismo de 20 semanas para melhorar o condicionamento físico cardiovascular e sintomas reportados em 42 pacientes. Os sujeitos foram distribuídos aleatoreamente em um grupo de treinamento cardiovascular (3×/semana a uma freqüência cardíaca [FC] > 150 bpm) ou um grupo de treinamento de flexibilidade (3×/semana, FC < 115 bpm). Os indivíduos no grupo de treinamento cardiovascular melhoraram seu condicionamento físico cardiovascular significativamente mais do que os indivíduos no grupo de treinamento de flexibilidade, e 12 de 18 sujeitos no grupo de treinamento cardiovascular reportaram redução da dor. Quando questionados sobre o estado global da FM, 50% do grupo cardiovascular e 60% do grupo de flexibilidade reportaram uma melhora geral. Nenhum dos programas afetou a qualidade do sono ou a distribuição global da dor. Esta foi a primeira evidência de que os pacientes com FM poderiam participar seguramente de um programa de treinamento de exercícios aeróbico, que eles poderiam treinar o suficiente para melhorar seu condicionamento físico cardiovascular e que seus sintomas melhoraram com o exercício.

Embora as modalidades de exercício mais comumente utilizadas incluíssem caminhada (43,44) e ciclismo (42), a dança aeróbica (45) e as atividades com jogos (46) foram também estudadas. Os indivíduos parecem responder igualmente a uma variedade de diferentes atividades, embora pedalar uma bicicleta ergométrica estivesse associado a maior fadiga muscular local inicial (47) e sensibilidade glútea localizada. Estudos recentes incluíram exercícios aquáticos (48,49) similares àqueles utilizados na artrite reumatóide e na osteoartrite. Esses programas são bem tolerados, especialmente em piscinas com água aquecida (29,4°C-31°C). Jentoft *et al.* (48) projetaram programas de solo e na piscina que duravam 60 minutos, com cerca de 25 minutos de treinamento aeróbico (40%-50% do tempo foi dispendido em uma FC de 60%-80% da FC máxima prevista para a idade). Eles demonstraram que ambos os programas melhoraram significativamente a capacidade cardiovascular. Ambos os programas eliciaram melhora na dor, fadiga e/ou ansiedade/depressão, com pacientes em ambos os grupos mantendo seu estado pós-estudo através do período de seguimento. Embora o exercício na piscina possa ter exercido efeitos positivos adicionais sobre os estados de humor e dor, houve pouca diferença nos resultados clínicos entre esses programas.

Mengshoel *et al.* (45) demonstraram que a capacidade submáxima melhorou após 20 semanas de sessões de dança aeróbica de baixo impacto 2 vezes por semana. Em nível basal, a FC média em *steady-state* foi de 165 bpm, caindo significativamente para 142 bpm para a mesma produção de potência após o treinamento. Os indivíduos não reportaram melhora geral na dor (escore da escala analógica visual [EAV]), mas relataram diminuição significativa na dor induzida através do exercício durante o trabalho estático ou dinâmico com a extremidade superior.

Uma descoberta comum com o exercício aeróbico é que pacientes com FM assemelham-se a controles saudáveis sedentários em relação ao condicionamento físico absoluto, mas que eles podem perceber o exercício aeróbico como mais difícil na mesma produção de potência. Alguns investigadores mostraram que os grupos de pacientes reportam índices comensuráveis de esforço percebido, fadiga e dor mais altos do que controles em produções de potência comparáveis (50,51). Nielens *et al.* (50) mostraram que o desempenho cardiovascular era similar entre um grupo de pacientes com FM e um grupo de controles de mesma idade, mas que um novo índice de esforço percebido (calculado a partir da escala de 10 pontos de Borg e da FC) era maior em pacientes com um índice de trabalho similar. Martin *et al.* (52) mostraram aumento da dor em sujeitos com FM após um programa de exercícios de 6 semanas que incluiu 20 minutos de caminhada em um ritmo que elevava a FC em 60% a 80% da FC máxima prevista para a idade e 20 minutos cada de treinamento de força e flexibilidade. Talvez pela brevidade da intervenção, esse grupo não observou uma modificação na saúde global. Apesar disso, as modestas melhoras em sensibilidade e condicionamento físico aeróbico foram promissoras. Melhoras na força não foram detectadas, mas a capacidade das pessoas para tolerar um programa abrangente sem exacerbação dos sintomas é digna de nota.

ADAPTAÇÃO DO TREINAMENTO DE FORÇA E EFEITOS SOBRE OS SINTOMAS

Historicamente, pacientes com FM e profissionais evitaram o treinamento de força por causa da queixa primária de dor musculoesquelética. À luz de achados recentes sobre o SNC e do estado descondicionado global da maioria dos pacientes com FM, essa linha de pensamento tem sido desafiada. Como os indivíduos sedentários saudáveis, os pacientes com FM não podem apenas tolerar o treinamento de força, mas podem também beneficiar-se de um programa de treinamento de força cuidadosamente prescrito. Rooks *et al.* (53) fizeram pacientes com FM exercitarem-se por 60 minutos por sessão, 3×/semana, começando com um treinamento em piscina nas primeiras 4 semanas, passando para o treinamento no solo nas 16 semanas restantes. Incluindo movimentos estáticos e dinâmicos para os principais grupos musculares, utilizando aparelhos, pesos de mão e o peso corporal, eles mostraram que mulheres com FM poderiam melhorar com segurança a força sem exacerbar os sintomas relacionados à FM ou desenvolver lesões musculoesqueléticas.

Outro grupo teve achados similares com um programa de treinamento progressivo de força de 21 semanas, que comparou indivíduos com FM com controles sedentários saudáveis (19,54). Avançando de pesos de baixas intensidades e altas repetições para intensidades mais altas e menos repetições durante as 21 semanas, ambos os grupos mostraram melhoras comparáveis na força muscular global. Enquanto a dor e a sensibilidade não se modificaram, melhoraram as percepções de humor, fadiga e dor no pescoço no grupo de pacientes (54).

VARIAÇÕES NA INTENSIDADE DO EXERCÍCIO E NA ESTRUTURAÇÃO DO PROGRAMA

No geral, os dados sugerem que ambos os exercícios aeróbico e anaeróbico são benéficos para pacientes com DCMS. Questões sobre a intensidade e a estrutura são menos bem estabelecidas. Enquanto McCain *et al.* (42) demonstraram que pacientes com FM poderiam exercitar-se em uma intensidade vigorosa sem aumentar os sintomas ou a gravidade da doença, vários estudos posteriores sugeriram que o exercício aeróbico de baixa intensidade promove melhoras similares nos sintomas e no bem-estar sem potencial exacerbação da dor e fadiga. Meyer *et al.* (55) compararam o exercício aeróbico de intensidade alta (85% da reserva da freqüência cardíaca na semana 10) à baixa (60% da reserva da freqüência cardíaca na semana 10) em pacientes com FM. Como em muitos estudos de exercício nesta população, ocorreu um problema com a aderência. Vinte e um indivíduos foram divididos entre 2 grupos de intensidade e 1 grupo de controle. Após 24 semanas, apenas 8 indivíduos (38%) permaneceram. Eles foram então reencaminhados para grupos com base em registros de atividade semanal, de modo que havia 5 no grupo de baixa intensidade (50% da reserva de FC) e 3 no grupo de alta intensidade (75% da reserva de

FC). Embora a pequena quantidade de indivíduos impeça conclusões definitivas, os autores relataram que 5 indivíduo no grupo de baixa intensidade tinham escores no Fibromyalgia Impact Questionnaire (FIQ) significativamente menores (decréscimo de 35%) do que os 3 indivíduos no de alta intensidade (aumento de 8%). O relato de dor também tendeu a ser inferior no grupo de baixa intensidade. Uma advertência desse estudo é a discrepância entre a prescrição original do exercício e o programa real "executado" (56). Quando deixados com seus próprios aparelhos, pacientes com FM tendem a auto-selecionar uma intensidade de exercício que é de baixa a moderada.

Programas de exercícios domiciliares foram estudados também em pacientes com FM. Utilizando prescrições similares de exercícios, Ramsay *et al.* (64) apresentaram um grupo com uma única experiência didática, *i. e.*, instruções escritas para levar para casa. Outro grupo encontrou-se 1 vez por semana durante 12 semanas com um fisioterapeuta e foi encorajado a continuar com os exercícios em casa. Embora tenham ocorrido ganhos significativos no bem-estar psicológico, os autores reportaram que eles eram "modestos e mal sustentados", e nenhum grupo melhorou seu relato da dor com relação aos níveis iniciais. Meiworm *et al.* (65) e Busch *et al.* (66) mostraram resultados favoráveis com seus programas domiciliares, melhorando o desempenho e a dor, e a função e a gravidade da doença, respectivamente.

É questionável se a melhora no condicionamento físico se traduz em um perfil de melhora dos sintomas. A literatura sugere que maiores níveis de atividade física estão relacionados com um maior controle percebido de sintomas e qualidade de vida relacionada à saúde (42,45-47,58-60), embora os efeitos sobre os sintomas específicos (dor e fadiga) tendam a ser menores do que os efeitos sobre as medidas mais globais de bem-estar. Alguns índices de dor, particularmente dor clínica, não são tipicamente tão sujeitos à modificação após o treinamento com exercícios (45,46). O relato de Cochrane (56) afirma que os protocolos que satisfazem as diretrizes da ACSM para o treinamento aeróbico "produzem melhora a curto prazo no limiar de dor à pressão em pontos sensíveis de FM". Contudo, considerando que os pontos sensíveis são altamente influenciados pelos níveis de angústia e não são necessariamente medidas de dor ou sensibilidade por si (1,62,63), esses resultados podem refletir uma modificação do estado afetivo em vez de uma alteração no processo sensorial. Uma revisão feita por Koltyn (61) dirigida à questão da hipoalgesia induzida pelo exercício (sensibilidade reduzida aos estímulos dolorosos). Em indivíduos sem dor, a hipoalgesia foi consistentemente induzida após o exercício de alta intensidade. Pesquisa adicional é necessária, contudo, para estabelecer o equilíbrio apropriado ou "dosagem" de intensidade e duração do exercício em indivíduos com dor crônica.

Não existem dados sobre a utilização de um estilo de vida em termos de atividade física em pacientes com FM. Em populações obesas e saudáveis, programas de atividade ligadas ao estilo de vida foram utilizados para aumentar o gasto de energia diário e para diminuir os perfis de doenças de risco. Dada a falta de correlação entre condicionamento físico e a severidade dos sintomas, parece que provavelmente os pacientes com DCMS devem responder favoravelmente a um estilo de vida com atividade física aumentada. As vantagens de tal programa são que ele permite liberdade de escolha quanto à atividade, ao tempo e à intensidade e, mais importante, eles transferem a responsabilidade para o paciente. Seja adotando um estilo de vida com atividade física ou uma estrita prescrição de exercícios, os pacientes devem aprender o que esperar com respeito aos sentimentos potenciais de fadiga e desconforto durante e após o exercício. O automonitoramento durante o exercício (p. ex., utilizando a FC ou o esforço percebido) para prevenir o esforço excessivo enquanto se assegura que algum nível de esforço é atingido é particularmente importante.

Quase todo estudo sobre o exercício em DCMS relata que os indivíduos melhoram durante a duração do estudo, mas muito poucos estudos demonstram adesão significativa para a continuação do exercício depois disso. Isso deve ser considerado em estudos futuros, uma vez que a adesão a longo prazo parece ser o aspecto mais relevante do exercício ou da atividade para pacientes com FM. Outra observação interessante é que acontecimentos adversos sérios não ocorrem com maior freqüência em pacientes com FM do que na população geral, embora acontecimentos relacionados com a FM (p. ex., exacerbação de sintomas) não estejam bem documentados nos estudos. O relato do Surgeon General de 1996 (67), promovendo um estilo de vida com mais atividade física, amplia substancialmente as oportunidades para pacientes com FM incorporarem o exercício e/ou a atividade física em suas vidas.

Recomendações para o Exercício e para a Atividade

A combinação particular de sintomas que constituem o espectro DCMS pode impor desafios significativos para o paciente e o profissional do exercício. Considere a atividade e o exercício que uma pessoa realiza como uma droga e titule a dose até os níveis máximos de tolerância do indivíduo (Fig. 12-3). Embora nem sempre quantificado em estudos, muitos pacientes com FM relatam um aumento transitório em seu sintoma cardinal quando iniciam uma nova atividade ou outra forma de exercício. Sua resposta natural a qualquer aumento na dor e fadiga pode ser de parar, ou reduzir muito sua atividade. Esse padrão de comportamento perpetua um ciclo infrutífero: a promoção de comportamentos mal adaptados à doença, diminuição da produtividade e a redução da qualidade de vida. Programas com a maior chance de sucesso irão levar em consideração as barreiras potenciais e implementar um reforço de base e estratégias de prevenção contra o abandono já no início do processo de educação para o exercício.

As características do paciente que afetam a adoção e a manutenção de uma participação rotineira em exercícios incluem *(a)* prontidão para adotar um novo comportamento que pode, a princípio, aumentar o desconforto; *(b)* prontidão para aceitar uma abordagem de autotratamento para sua doença (68); *(c)* expectativas irreais ou conflitantes; *(d)* medo de aumento da dor e fadiga; *(e)* experiência passada com o exercício e a atividade; e *(f)* suporte social disponível (p. ex., família, amigos).

As características do programa que provavelmente influenciam a adoção e a manutenção da participação do exercício incluem *(a)* intensidade do exercício; *(b)* qualquer fator visto como "estressante" (p. ex., consumo de tempo, dificuldades para estacionar, inconveniências); *(c)* suporte social disponível (p. ex., profissional do exercício, médico, enfermeiro e família, amigos); e *(d)* índice de progressão (quer seja muito rápido ou muito lento).

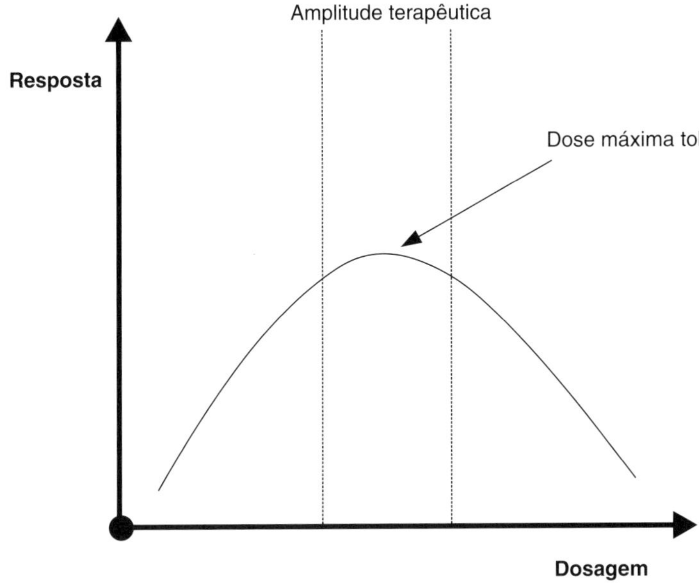

FIGURA 12-3 Dosagem terapêutica de exercício para doenças crônicas de sintomas múltiplos (DCSM) seguindo um modelo de farmacoterapia.

Embora essas listas não sejam muito exaustivas, elas fornecem uma idéia geral do que levar em consideração ao desenvolver programas de exercícios para indivíduos com DCSM. A prontidão para adotar a abordagem do autotratamento à dor é uma importante consideração para o tratamento do sintoma global e uma precursora da modificação comportamental (69). Um programa amplamente dirigido à educação pode beneficiar muito esses pacientes. A educação sobre a doença propriamente dita, bem como a educação sobre como e por que uma combinação de terapias deve ser utilizada pode ser o maior benefício. Uma vez que qualquer conhecimento recém-adquirido sobre a doença provavelmente se perderá por volta de 12 semanas (70), uma abordagem prudente com informação verbal e escrita irá maximizar a retenção do conhecimento ou no mínimo a disponibilidade. Espera-se que essa tática também diminua as expectativas de uma monoterapia do tipo "bala mágica".

Ao considerar quais características de um programa de exercício influenciam os resultados, a literatura e a experiência clínica sugerem que uma intensidade mais baixa (< 75% da FC máxima prevista para a idade) é mais provavelmente tolerada por pacientes com doenças crônicas multisintomáticas pelo menos, inicialmente. Igualmente importante é o índice de progressão. Enquanto que um indivíduo saudável pode progredir de 15 a 30 minutos em 4 semanas, um paciente com DCSM pode levar 2 vezes esse tempo ou mais. Um aspecto importante é a falta de progressão. O índice real pode ser menos relevante do que a redução dos comportamentos ou crenças de adaptação inadequada através de um progresso contínuo, avançado. A dor e a fadiga podem piorar no início, mas provavelmente irão diminuir dentro de poucos dias e poucas semanas. Para evitar a entrada em um círculo vicioso, deve-se encorajar a continuidade do programa, embora em nível reduzido. Embora não existam dados confiáveis sobre como tratar apropriadamente uma exacerbação de sintomas dentro do contexto de um programa de exercícios, a experiência clínica sugere uma redução pela metade (geralmente de quantidade, com uma redução comensurável da intensidade), com retorno gradual aos níveis anteriores à exacerbação de 3 dias a 1 semana (Fig. 12-4).

ADERÊNCIA

A obediência e a aderência a longo prazo para com os comportamentos de exercício são difíceis para pacientes com DCSM. Esse problema é visto em muitas doenças e seus comportamentos associados, independentemente do grau de risco à saúde. Por exemplo, para manter uma supressão virológica, pacientes com AIDS devem seguir um regime de ingestão de pílulas com ≥ 95% de precisão. Apesar disso, 40% a 60% desses pacientes têm menos de 90% de obediência (71). De maneira similar, Kushner (73) reportou 30% de obediência a uma dieta de redução de lipídios com potencial para melhorar fatores de riscos de doenças. Razões gerais dadas para a falha em aderir a comportamentos saudáveis variam: tédio, esquecimento, interferência dos acontecimentos da vida, medo de dor ou lesão, expectativas e objetivos discordantes etc. (71,72,74). Pacientes com DCSM enfrentam desafios e índices de desgaste similares com respeito à adoção de comportamentos de exercício.

O alto índice de reincidência talvez seja a maior deficiência entre as intervenções de exercício em pacientes com DCSM. Embora alguns ensaios reportem índices de obediência razoavelmente altos (66), outros reportam altos números de desistências (56,65). Infelizmente, quaisquer benefícios conferidos pela participação regular no exercício são perdidos uma vez que o paciente interrompa o treino (47,56,65). Possíveis fatores contribuitivos para os altos índices de desistência incluem aqueles comuns a outras populações: falta de tempo, compromissos familiares e falta de comodidade. Mais especificamente em pacientes com DCSM esses fatores são a dor e fadiga constantes e medo de dor e fadiga após o exercício. Os pacientes relatam sentir-se "quebrados" por mais de 24 horas após a sessão de treinamento e têm se referido ao exercício como "consumidor de tempo", "doloroso" e "estressante" (58).

Um recente achado sugeriu que 55% das desistências provenientes de um centro de reabilitação abrangente da dor ocorreram precocemente por causa das "expectativas discrepantes" (69). Um estudo mostrou apenas 25% dos indivíduos continuando com a atividade física regular 1 ano ou mais após o estudo (47). Os 16 estudos descritos no relato de Cochrane (57) como "estudos de treinamento de alta qualidade" reportaram um índice de desgaste médio de 25%. Alguns ensaios incorporaram elementos educacionais ou comportamentais aos tradicionais programas de treinamento (59,60,70) em uma tentativa de melhorar a aderência a longo prazo e para sustentar os efeitos do exercício regular. Uma metanálise feita por Rossy *et al.* de 49 estudos de resultados do tratamento da FM (75) concluiu que os tratamentos não farmacológicos (*i. e.*, exercício e terapia

Tratamento do rubor
• Volume reduzido pela metade
• Retorno gradual aos níveis pré-rubor durante 3 dias a 1 semana
Exemplo – O programa de exercício atual é de 40 minutos por semana distribuídos durante 4 dias com 1 sessão de 10 minutos por dia
Dia 1-5 minutos, com atividade de relaxamento por 5 minutos
Dia 2-7 minutos, com atividade de relaxamento por 4-5 minutos
Dia 3-9 minutos
Dia 4-10 minutos; inclusão de atividades de relaxamento serve como um repouso viabilizando disposição para os pelos minutos de exercício remanescentes.

FIGURA 12-4 Tratamento da exacerbação dos sintomas.

comportamental cognitiva [TCC]) consistiram em ótimas estratégias de intervenção, juntamente com o tratamento farmacológico apropriado para dor e sintomas do sono.

Com uma população recalcitrante (62% de incapacidade), Burkhardt *et al.* (60) demonstraram que enquanto a dor e os parâmetros de condicionamento físico permaneceram não afetados por um programa combinado de educação e exercício ou por um programa de educação isolado, ambos os grupos melhoraram significativamente as medidas de qualidade de vida e auto-eficácia para a função em relação a um grupo controle de tratamento tardio (60). Em um acompanhamento de 4 a 8 meses, o grupo de combinação teve resultado mais favorável do que o grupo da educação isolada. No total, 71% dos indivíduos responderam favoravelmente à questão do impacto da intervenção sobre seus sintomas. Buckelew *et al.* (59) mostraram também que um grupo de combinação (exercício mais *biofeedback*) manteve a melhora na sensibilidade e auto-eficácia para a função em um seguimento de 2 anos.

PREVENÇÃO DA RECAÍDA

As estratégias de prevenção da recaída são utilizadas em uma ampla variedade de doenças e cenários de comportamento para promover a progressão através de determinado programa ou prática. No geral, são freqüentemente inesperadas e pode resultar de exacerbação de sintomas, acontecimentos imprevisíveis da vida ou simplesmente esquecimento. Outras influências sobre a adoção ou retomada de um programa de exercícios são o histórico da dor ou lesão ou a expectativa de futura dor ou lesão (74). O perigo da recaída situa-se na incapacidade de o paciente enfrentar a atividade e na falha subseqüente ao retornar à atividade. Com isso em mente, estratégias de prevenção, tais como adoção de um programa de exercícios com objetivos flexíveis, identificação de situações potenciais de alto risco antes que elas ocorram, o desenvolvimento de habilidades de enfrentamento para lidar com essas situações e a educação dos indivíduos sobre técnicas específicas que facilitam a retomada do programa (74), são delineadas para atacar esses pontos.

Embora não formalmente estudadas, muitas lições da terapia comportamental cognitiva (TCC) podem ser aplicadas à adoção e à manutenção dos comportamentos do exercício. Duas dessas lições incluem adequação do ritmo e reavaliação cognitiva. A constructo de adequação do ritmo instrui os pacientes a fragmentarem as tarefas dentro de segmentos administráveis, com base no tempo. Por exemplo, uma tarefa domiciliar que geralmente requer 1 hora para ser completada é dividida em 6 segmentos de 10 minutos para evitar excesso de dor e fadiga. O mesmo conceito pode ser aplicado ao exercício. Pequenas sessões múltiplas, ao contrário de 1 longa, fornecem um modo de interespaçar o exercício ao longo do dia em intervalos convenientes para o indivíduo, sem a apreensão adicional ou potencial para o fracasso percebido que pode acompanhar seqüências únicas, mais longas de atividade. A idéia por detrás da reavaliação cognitiva é que o pensamento traz emoções, e o pensamento é alterável. No contexto de uma exacerbação de sintomas, os pacientes podem ser ensinados a modificar a maneira como eles reagem. Em vez de sentirem culpa ou impotência, eles aprendem a reestruturar suas idéias e, conseqüentemente, suas ações para prevenir um lapso em sua atividade diária ou programa de exercícios. De maneira similar, a reestruturação de uma falha em termos de sucesso pode abrandar armadilhas potenciais antes que elas apareçam.

O suporte social é fornecido a partir de uma variedade de indivíduos e grupos na vida do paciente. Família e amigos são cruciais na promoção de comportamentos de saúde positivos. Contudo, é o profissional (médico, enfermeiro, e profissional do exercício) que detém uma tremenda influência sobre o paciente. Isso não deve implicar em visitas extras ou mais longas ao consultório. Após uma sessão de orientação, breves telefonemas encorajadores podem ajudar os indivíduos a manterem seus comportamentos de exercício (76,77). Com a ampla disponibilidade da Internet, o *e-mail* é outro caminho potencial para o suporte social. Mais recentemente, o *palm-top* apareceu como uma ferramenta para promover educação do paciente, estabelecimento de objetivos, rastreamento de progressos, relato do sintoma e adesão (78). Essa tecnologia pode ser utilizada posteriormente para avaliar razões para e o grau de descontinuidade e subseqüente ajuste do nível da atividade do paciente, para facilitar a reentrada no programa.

Avaliação de Resultados

As medidas para os resultados podem descrever os objetivos atingidos e fornecem evidência da eficácia terapêutica. Os resultados primários são as medidas diretamente influenciadas pelo tratamento e quantificadas através das modificações em uma variável em particular. Elas podem refletir domínios específicos de doença (dor) ou adaptações fisiológicas gerais ($\dot{V}O_{2máx}$) com relação ao treinamento. As medidas de processo são aquelas variáveis que afetam os resultados primários (p. ex., aderência à intervenção). De acordo com o relato de Cochrane (57), as medidas de resultados comumente relatadas em ensaios de tratamento via exercícios para a FM podem ser divididas em 7 domínios: dor clínica (escala analógica visual, mapa corporal); sensibilidade (contagem de pontos dolorosos, escore miálgico total, dolorimetria); função física através de medidas objetivas (condicionamento físico cardiorrespiratório) e subjetivas (função física auto-reportada, subescala de comprometimento físico FIQ); desempenho musculoesquelético (força, resistência); bem-estar global e melhora percebida (modificação indexada pelo médico, escore total de FIQ); auto-eficácia; fadiga e sono (subescala de fadiga FIQ, escala analógica visual); e função psicológica (depressão e escalas de ansiedade, FIQ). A escolha de medidas apropriadas para resultados é equivalente ao projeto do programa e depende altamente dos objetivos do indivíduo e da intervenção. A inclusão de medidas de resultados primários e do processo asseguram uma representação mais precisa do impacto de um programa sobre o paciente e a doença.

TESTE DE ESFORÇO

A prática padrão nos ambientes de exercícios de reabilitação é executar um teste de tolerância ao exercício. Essa é uma forma de avaliar o indivíduo e o programa e pode ser uma ferramenta educacional e de motivação. Em pacientes com DCSM, a informação proveniente do teste, em conjunto com um histórico médico e do exercício, pode ser utilizada para auxiliar o indivíduo a atingir os objetivos de saúde e estilo de vida.

Condicionamento Aeróbico

A decisão de executar um teste máximo ou submáximo depende da razão para o teste e da disponibilidade do equipamento e do corpo pessoal. Entre pacientes com fibromialgia, o desempenho nos testes de esforço máximos varia. A maioria dos investigadores relata que alguns de seus indivíduos falham ao tentar atingir um máximo fisiológico (52,79,80). Sietsema *et al.* (79) reportaram valores de $\dot{V}O_2$ pico para pacientes e controles de 21 ± 9 e 27 ± 8 ml · kg^{-1} · min^{-1}, respectivamente, com menos pacientes atingindo os critérios para um esforço próximo do máximo. Apenas 7 de 18 pacientes com FM (*versus* 8 de 8 controles) atingiram um platô no $\dot{V}O_2$ ou 80% da FC máxima prevista para a idade. Limitando a análise aos 7 pacientes com FM, valores de $\dot{V}O_2$ pico eram similares àqueles dos controles ($26{,}8 \pm 9$ ml · kg^{-1} · min^{-1}). Gursel *et al.* (81) informaram valores de $\dot{V}O_2$ pico similares para pacientes e controles. Em contraste com os testes máximos variados, o desempenho do exercício submáximo pode estar bastante próximo do normal em pacientes com FM. Dados provenientes de Sietsema *et al.* (79) refletem limiares anaeróbicos comparáveis em pacientes e controles (13 ± 4 e 15 ± 3 ml · kg^{-1} · min^{-1}).

O modo do teste depende do equipamento disponível. Pacientes com FM têm executado adequadamente os protocolos de esteira de Balke e Naughton (45,58) bem como numerosos protocolos de bicicleta ergométrica. Independentemente do modo, o bom senso sugere que o "começar com pouco, evoluir com prudência" é importante quando se testa pacientes com DCSM. A preocupação primária é um aquecimento adequado e uma freqüência tolerável de aumento para minimizar a fadiga e a dor muscular local prematuras, pontos finais freqüentes de muitos testes.

Um teste freqüentemente executado é o teste de 6 minutos de marcha (6MM). Ele é mais bem utilizado como um teste funcional, em vez de uma medida de condicionamento físico cardiorrespiratório. Pankoff *et al.* (80) fizeram os pacientes com FM executarem uma série de testes de 6 minutos de marcha. Os indivíduos executaram 3 testes de 6 minutos de marcha em dias consecutivos. Ocorreram diferenças significativas entre a caminhada 1 (478 ± 61 m) e a caminhada 2 (492 ± 57 m) e entre a caminhada 1 e a caminhada 3 (495 ± 60 m). Após uma intervenção multidisciplinar de 4 semanas, mais 3 testes de 6 minutos de marcha foram executados, sem diferenças significativas na distância percorrida (507 ± 67, 505 ± 63 e 509 ± 62 m). Com um grupo diferente de pacientes com FM, Pankoff *et al.* (80) fizeram os indivíduos completarem um teste de marcha de 6 minutos, o FIQ, e o teste de $\dot{V}O_2$ pico antes e depois de um programa de exercícios de 12 semanas. Correlações entre o teste de 6 minutos de marcha e o $\dot{V}O_2$ pico foram insignificantes *(a)* antes da intervenção, *(b)* após significativa melhora em ambos os testes e *(c)* para a modificação dos escores de ambas as medidas.

Embora o teste de 6 minutos de marcha responda às modificações nos pacientes com FM, ele não é uma boa medida do condicionamento cardiorrespiratório e pode representar uma medida mais composta da melhora global. Levando-se em consideração que o teste de 6 minutos de marcha pode ser influenciado pela motivação e pelo encorajamento e que o desempenho é estabilizado após 2 caminhadas, esse teste pode ser útil para realizar o automonitoramento entre pacientes ou como uma medida de resultado clínico.

Condicionamento Muscular

Durante anos, pesquisadores da FM vêm utilizando uma variedade de métodos e dispositivos para avaliar o condicionamento de pressão muscular (p. ex., manômetros manual, dinamômetros). Hagberg *et al.* (82) desenvolveram 1 teste para medir a resistência estática em pacientes com dor miofascial no ombro. Os pacientes eram solicitados a manter 1 braço em uma posição fixa, predeterminada, enquanto equilibravam 1 folha de papel sobre 1 caneta. O tempo de resistência era calculado quando o indivíduo não podia mais segurar a caneta com firmeza, levando o papel a cair. Essa era a maneira simples de correlacionar o tempo de resistência com a dor e a fadiga. Estudos recentes utilizaram métodos mais sofisticados, tais como aparelhos com pesos ou dinamômetros, para obter uma medida simples de força ou para extrapolar resultados para um estudo de treinamento (17-20,54).

Uma consideração importante para ambos – força muscular e treinamento aeróbico – é que atividades envolvendo contrações predominantemente excêntricas resultam em dor muscular de início tardio (DMIT) mais freqüentemente do que aquelas que envolvem contrações concêntricas. Tipicamente, o indivíduo com dormência muscular de início retardado (DMIT) reporta dor, rigidez e perda de força com perda acompanhante da função. Em pacientes com FM, esse efeito colateral comum pode descarrilhar até mesmo o programa de exercício mais intacto.

Resumo

A FM e outras DCSM são condições complexas com fatores neurobiológicos que desempenham algum papel na expressão dos sintomas. Esses sintomas (p. ex., dor, fadiga incessante e de dificuldades cognitivas e/ou de memória) também podem estar vinculados a um hospedeiro de co-morbidades psiquiátricas e fatores psicossociais. A compreensão atual desses fatores não permite a identificação dos mecanismos operativos em pacientes individuais, então os profissionais de saúde devem dirigir-se ao tratamento dos sintomas. Um esquema de tratamento multimodal, incluindo farmacoterapia, terapia comportamental cognitiva e terapia por exercícios, pode representar a melhor abordagem para tratar dos pacientes com essas condições.

Quer independentemente ou como parte de um programa mais abrangente, o exercício foi repetidamente demonstrado como sendo uma terapia efetiva com poucos efeitos nocivos e numerosos benefícios para pacientes com DCSM. Infelizmente, o exercício é muitas vezes subutilizado por causa da pouca compreensão médica sobre como ele deve ser prescrito, pela falta de confiança por parte do paciente e cobertura deficiente por parte de planos de saúde etc. Utilizando-se um programa elaborado para a situação do indivíduo, o exercício regular ou a atividade física ensina aos pacientes com DCSM que eles podem-se exercitar segura e efetivamente. Mais importante ainda, uma abordagem individualizada irá acalmar os temores do paciente sobre a indução de uma exacerbação (83). Um programa de exercícios inicial deve incluir objetivos atingíveis e amplo suporte. A consistência e a participação em um estilo de vida cada vez mais ativo são os fatores-chave para facilitar os benefícios sustentados e o comprometimento continuado com a saúde.

REFERÊNCIAS BIBLIOGRÁFICAS

1. Wolfe F, Ross K, Anderson J, et al. Aspects of fibromyalgia in the general population; sex, pain threshold, and fibromyalgia symptoms. J Rheumatol 1995; 22: 151-156.
2. Buchwald D, Umali P, Umali J, et al. Chronic fatigue and the chronic fatigue syndrome: prevalence in a Pacific northwest health system care. Ann Intern Med 1995; 123: 81-88.
3. Renfro L. Feder HM Jr., Lane TJ. Yeast connection among 100 patients with chronic fatigue. Am J Med 1989; 86: 165-168.
4. Doebbeling BN, Clarke WR, Watson D, et al. Is there a Persian Gulf War syndrome? Evidence from a large population-based survey of veterans and non-deployed controls. Am J Med 2000; 108: 695-704.
5. Clauw DJ, Chrousos GP. Chronic pain and fatigue syndromes: overlapping clinical and neuroendocrine features and potential pathogenic mechanisms. Neuroimmunomodulation 1997; 4: 134-153.
6. Fukuda K, Nisenbaum R, Stewart G, et al. Chronic multisymptom illness affecting air force veterans of the gulf-war. JAMA 1999; 280: 981-988.
7. Nisenbaum R, Barrett DH, Reyes M, et al. Deployment stressors and a chronic multisymptom illness among Gulf War veterans. J Nerv Ment Dis 2000; 188: 259-266.
8. McKenzie R, Straus SE. Chronic fatigue syndrome. Adv Intern Med 1995; 40: 119-153.
9. Straus SE. Studies of herpes virus infection in chronic fatigue syndrome. Ciba Found Symp 1993; 173: 132-139.
10. Yanus MB. Towards a model of patophysiology of fibromyalgia: aberrant central pain mechanisms with peripheral modulation. J Rheumatol 1992; 19: 846-850 (editorial).

11. Wolfe F, Smythe HA, Yanus MB, et al. The American College of Rheumatology 1990 criteria for the classification of fibromylagia. Report of the Multicenter Criteria Commitee. Arthritis Rheum 1990; 33: 160-172.
12. Holmes GP, Kaplan JE, Gantz NM, et al. Chronic fatigue syndrome: a working case definition. Ann Intern Med 1988; 108: 387-389.
13. Buskila D, Neumann L, Vaisberg G, et al. Increased rates of fibromyalgia following cervical spine injury: a controlled study of 161 cases of traumatic injury. Arthritis Rheum 1997; 40: 446-452.
14. Hudson JI, Goldenberg DL, Pope HG Jr., et al. Comorbidity of fibromyalgia with medical and psychiatric disorders. Am J Med 1992; 92: 363-367.
15. Bennett RM, Clark SR, Goldberg L, et al. Aerobic fitness in patients with fibrositis: a controlled study of respiratory gas exchange and 133xenon clearance from exercising muscle. Arthritis Rheum 1989; 32: 454-460.
16. Mengshoel AM, Forre O, Komnaes HB. Muscle strength and aerobic capacity in primary fibromyalgia. Clin Exp Rheumatol 1990; 8: 475-479.
17. Borman P, Celiker R, Hascelik Z. Muscle performance in fibromylagia syndrome. Rheumatol Int 1999; 19: 27-30.
18. Norregaard J, Bulow PM, Lykkegaard JJ, et al. Muscle strength, working capacity and effort in patients with fibromyalgia. Scand J Rehabil Med 1997; 29: 97-102.
19. Hakkinen A, Hakkinen K, Hannonen P, et al. Force production capacity and acute neuromuscular responses to fatiguing loading in women with fibromyalgia are not different from those of healthy women. J Rheumatol 2000; 27: 1277-1282.
20. Simms RW, Roy S, Skrinar G, et al. Lack of association between fibromyalgia syndrome and abnormalities in muscle energy metabolism. Arthritis Rheum 1994; 37: 794-800.
21. Geel SE, Robergs RA. The effect of graded resistance exercise on fibromyalgia symptoms and muscle bioenergetics: pilot study. Arthritis Rheum 2002; 47: 82-86.
22. Russell IJ, Orr MD, Littman B, et al. Elevated cerebrospinal fluid levels of substance p in patients with the fibromyalgia syndrome. Arthritis Rheum 1994; 37: 1593-1601.
23. Harvey CK. Fibromyalgia. Part II: Prevalence in the podiatric patient population. J Am Podiatr Med Assoc 193; 83: 416-417.
24. Crofford LJ, Engleberg NC, Demitrack MA. Neurohormonal perturbations in fibromyalgia. Baillieres Clin Rheumatol 1996; 10: 365-378.
25. Donald F, Esdaile JM, Kimoff JR, et al. Musculoskeletal complaints and fibromyalgia in patients attending a respiratory sleep disorders clinic. J Rheumatol 1996; 23: 1612-1616.[see Comments].
26. Arroyo JF, Cohen ML. Abnormal responses to electrocutaneous stimulation in fibromyalgia. J Rheumatol 1993; 20: 1925-1931.
27. Gracely RH, Petzke F, Wolf JM, et al. Functional magnetic resonance imaging evidence of augmented pain processing in fibromyalgia. Arthritis Rheum 2002; 46: 1333-1343.
28. Kosek E, Ekholm J, Hansson P. Modulation of pressure pain thresholds during and following isometric contraction in patients with fibromyalgia aid in healthy controls. Pain 1996; 64: 415-423.
29. Price D, Staud R, Robinson M, et al. Enhanced temporal summation of second pain and its central modulation in fibromyalgia patients. Pain 2002; 99: 49-59.
30. Kosek E, Hansson P. Modulatory influence on somatosensory perception from vibration and heterotopic noxious conditioning stimulation (HNCS) in fibromyalgia patients and healthy subjects. Pain 1997; 70: 41-51.
31. Crofford LJ. Neuroendocrine abnormalities in fibromylagia and related disorders. Am J Med Sci 1998; 315: 359-366.
32. Van Denderen JC, Boersma JW, Zeinstra P, et al. Physiological effects of exhaustive physical exercise in primary fibromyalgia syndrome (PFS): is PFS a disorder of neuroendocrine reactivity? Scand J Rheumatol 1992; 21: 35-37.

33. Elam M, Johansson G, Wallin BG. Do patients with primary fibromyalgia have an altered muscle sympathetic nerve activity? Pain 1992; 48: 371-375.
34. Qiao ZG, Vaery H, Mrkrid L. Electrodermal and microcirculatory activity in patients with fibromyalgia during baseline, acoustic stimulation and cold pressor tests. J Rheumatol 1991; 18: 1383-1391.
35. Clauw DJ, Radulovic D, Heshmat Y, et al. Heart rate variability as a measure of autonomic dysfunction in fibromyalgia and chronic fatigue syndrome. Arthritis Rheum 1995; 38: R25.
36. Clauw DJ, Radulovic D, Antonetti D, et al. Tilt table testing in fibromyalgia. Arthritis Rheum 1996; 39: R20.
37. Boissevain MD, McCain GA. Toward an integrated understanding of fibromyalgia syndrome. II. Psychological and phenomenological aspects. Pain 1991; 45: 239-248.
38. Pulliam CB, Gatchel RJ, Gardea MA. Psychosocial differences in high risk versus low risk acute low-back pain patients. J Occup Rehabil 2001; 11: 43-52.
39. Epker J, Gatchel RJ, Ellis E III. A model for predicting chronic TMD: practical application in clinical settings. J Am Dent Assoc 1999; 130: 1470-1475.
40. Godfrey RG. A guide to the understanding and use of tricyclic antidepressants in the overall management of fibromyalgia and other chronic pain syndromes. Arch Intern Med 1996; 156: 1047-1052.
41. Turk DC. A cognitive-behavioral perspective of the therapy process. In: Turk DC, Meichenbaum D, Genest M, eds. Pain and behavioral medicine: a cognitive-behavioral perspective. New York, Guilford Press, 1983: 3-17.
42. McCain GA, Bell DA, Mai FM, et al. A controlled study of the effect of a tonic pain stimulus on pain threshold in patients with fibromyalgia (FM), and effects of a supervised cardiovascular fitness training program on the manifestations of primary fibromyalgia. Arthritis Rheum 1988; 31: 1135-1141.
43. Nichols DS, Glenn TM. Effects of aerobic exercise on pain perception, affect, and level of diability in individuals with fibromylagia. Phys Ther 1994; 74: 327-332.
44. Martin L, Nutting A, MacIntosh BR, et al. An exercise program in the treatment of fibromyalgia. J Rheumatol 1996; 23: 1050-1053.
45. Mengshoel AM, Komnaes HB, Forre O. The effects of 20 weeks of physical fitness training in female patients with fibromyalgia. Clin Exp Rheumatol 1992; 10: 345-349.
46. Wigers SH, Stiles TC, Vogel PA. Effects of aerobic exercise versus stress management treatment in fibromyalgia: a 4.5 year prospective study. Scand J Rheumatol 1996; 25: 77-86.
47. Klug GA, McAuley E, Clark S. Factors influencing the development and maintenance of aerobic fitness: lessons applicable to the fibrositis syndrome. J Rheumatol 1989; 19 (suppl): 30-39.
48. Jentoft ES, Kvalik AG, Mengshoel AM. Effects of pool-based and land-based aerobic exercise on women with fibromyalgia/chronic widespread muscle pain. Arthritis Rheum 2001; 45: 42-47.
49. Mannerkorpi K, Nyberg B, Ahlmen M, et al. Pool exercise combined with an education program for patients with fibromyalgia syndrome: a prospective, randomized study. J Rheumatol 2000; 27: 2473-2481.
50. Nielens H, Boisset V, Masquelier E. Fitness and perceived exertion in patients with fibromyalgia syndrome. Clin J Pain 2000; 16: 209-213.
51. Burckhardt CS, Clark SR, Padrick KP. Use of the modified Balke treadmill protocol for determining the aerobic capacity of women with fibromyalgia. Arthritis Care Res 1989; 2: 165-167.
52. Martin L, Nutting A, McIntosh BR, et al. An exercise program in the treatment of fibromyalgia. J Rheumatol 1996; 23: 1050-1053.

53. Rooks DS, Silverman CB, Kantrowitz FG. The effects of progressive strength training and aerobic exercise on muscle strength and cardiovascular fitness in women with fibromyalgia: a pilot study. Arthritis Rheum 2002; 47: 22-28.
54. Hakkinen A, Hakkinen K, Hannonen P, et al. Strength training induced adaptations in neuromuscular function of premenopausal women with fibromyalgia: a comparison with healthy women. Ann Rheum Dis 2001; 60: 21-26.
55. Meyer BB, Lemley KJ. Utilizing exercise to affect the symptomatology of fibromyalgia: a pilot study Med Sci Sports Exerc 2000; 32: 1691-1697.
56. Busch A, Schacter CL, Peloso PM, et al. Exercise for treating fibromyalgia. (Cochrane Review). In: *The Cochrane Library* [3], Oxford: Update Software, 2002.
57. Van Santen M, Bolwijn P, Verstappen F, et al. A randomized clinical trial comparing fitness and biofeddback training versus basic treatment in patients with fibromyalgia. J Rheumatol 2002; 29: 575-581.
58. Buckelew SP, Conway R, Parker J, et al. Biofeedback/relaxation training and exercise interventions for fibromyalgia: a prospective trial. Arthritis Care Res 1998; 11: 196-209.
59. Burckhardt CS, Mannerkorpi K, Hedenberg L, et al. A randomized, controlled clinical trial of education and physical training for women with fibromyalgia. J Rheumatol 1994; 21: 714-720.
60. Karper WB, Hopewell R, Hodge M. Exercise program effects on women with fibromyalgia syndrome. Clin Nurs Spec 2001; 15: 67-73.
61. Koltyn KF. Exercise–induced hypoalgesia and intensity of exercise. Sports Med 2002; 32: 477-487.
62. Croft P, Schollum J, Silman A. Population study of tender point counts and pain as evidence of fibromyalgia. BMJ 1994; 309: 696-699 [see Comments].
63. Wolfe F, Ross K, Anderson J, et al. The prevalence and characteristics of fibromyalgia in the general population. Arthritis Rheum 1995; 38: 19-28.
64. Ramsay C, Moreland J, Ho M, et al. An observer-blinded comparison of supervised and unsupervised aerobic exercise regimens in fibromyalgia. Rheumatology 2000; 39: 501-505.
65. Meiworm L, Jakob E, Walker UA, et al. Patients with fibromyalgia benefit from aerobic endurance exercise. Clin Rheumatol 2000; 19: 253-257.
66. Bush AJ, Schacter CL, Sheppard MS. Home–based videotaped program of aerobics for fibromyalgia. Arthritis Rheum 1999; 46: S220.
67. United States Department of Health and Human Services. Physical activity and health: a report of the Surgeon General. Atlanta, GA: U.S. Department of Health and Human Services, Centers for Disease Control and Prevention, National Center for Chronic Disease Prevention and Health Promotion, 1996.
68. Kerns RD, Haythornthwaite J, Williams DA, et al. Can matching chronic pain patients to psychological treatments improve outcomes? Oral presentation. 16th annual meeting of the American Pain Society, New Orleans, LA, 1997.
69. Nelson PJ, Bee SM, Evans MM, et al. Characteristics of dropouts from a pain rehabilitation program: support for "pain stages of change" model. IASP abstracts: 10th world congress on pain, San Diego, CA 2002; 10: 448.
70. Gowans SE, DeHueck A, Voss S, et al. A randomized, controlled trial of exercise and education for individuals with fibromyalgia. Arthritis Care Res 1999; 12: 120-128.
71. Bartlett JA. Addressing the challenges of adherence. J Acquired Immune Defic Syndr 2002; 29 (suppl 1): S2-10.
72. Smith CF, Burke LE, Wing RR. Vegetarian and weight-loss diets among young adults. Obes Res 2000; 8123-8129.
73. Kushner RF. Long-term compliance with a lipid-lowering diet. Nutr Rev 1993; 51: 16-18.

74. Dishman R. Consensus, problems, and prospects. In: Dishman R, ed. Advances in Exercise Adherence. Champaign, IL: Human Kinetics, 1994; 1-28.
75. Rossy LA, Buckelew SP, Dorr N, et al. A meta–analysis of fibromyalgia treatment interventions. Ann Behav Med 1999; 21: 180-191.
76. King AC, Taylor CB, Haskell WL, et al. Strategies for increasing early adherence to and long-term maintenance of home–based exercise training in healthy middle-aged men and women. Am J Cardiol 1988; 61: 628-632.
77. Juneau M, Rogers D, De Santos V, et al. Effectiveness of self-monitored, home–based, moderate-intensity exercise training in middle-aged men and women. Am J Cardiol 1987; 60: 66-70.
78. Davidson MH. Strategies to improve adult treatment panel III: guideline adherence and patient compliance. Am J Cardiol 2002; 89: 8C-20C.
79. Sietsema KE, Cooper DM, Caro X, et al. Oxygen uptake during exercise in patients with primary fibromyalgia syndrome. J Rheumatol 1993; 20: 860-865.
80. Pankoff B, Overend T, Lucy D, et al. Validity and responsiveness of the 6 minute walk test for people with fibromyalgia. J Rheumatol 2000; 27: 2666-2670.
81. Gursel Y, Ergin S, Ulus Y, et al. Hormonal responses to exercise stress test in patients with fibromyalgia syndrome. Clin Rheumatol 2001; 20: 401-405.
82. Hagberg M, Kvarnstrom S. Muscular endurance and electromyographic fatigue in myofascial shoulder pain. Arch Phys Med Rehabil 1984; 65: 522-525.
83. Ax S, Gregg VH, Jones D. Coping and illness cognitions: chronic fatigue syndrome. Clin Psychol Rev 2001; 21: 161-162.

13

Lesão da Medula Espinal

Thomas W. J. Janssen ▪ Maria T. E. Hopman

Uma lesão na medula espinal é uma ruptura parcial ou total da integridade estrutural e funcional da medula espinal, freqüentemente causada por algum tipo de trauma, resultando em danos como paralisia, perda de sensibilidade e disfunção do sistema nervoso autonômico. Lesões na medula espinal acima do 1º segmento espinhal torácico resultam em tetraplegia, *i. e.*, perda (parcial) de inervação neurológica dos membros superiores, do tronco, do abdome, da pelve e dos membros inferiores. A lesão na medula espinal (LME) no 1º segmento torácico ou abaixo dele define a condição de paraplegia, com o grau de disfunção aproximadamente proporcional ao nível da lesão.

A lesão na medula espinal resulta em mudanças drásticas e repentinas no estado de saúde e no estilo de vida do indivíduo, que podem levar à perda de saúde e de condicionamento. Enquanto que, algumas décadas atrás, os indivíduos com lesão na medula espinal morriam em um estágio inicial pelas complicações respiratórias e outras complicações, hoje em dia, eles têm uma expectativa de vida maior, e atenção deve ser dirigida à melhora de sua qualidade de vida.

O confinamento a uma cadeira de rodas após LME está associado a inatividade e sintomas degenerativos como atrofia muscular, perda de integridade óssea abaixo do nível da lesão e mudanças nos sistemas cardiovascular e respiratório. Para melhorar a saúde geral, o condicionamento físico e a capacidade funcional e reduzir o risco de complicações secundárias, é recomendada participação regular em exercícios. Exercício dos braços, exercícios de membros inferiores por estimulação elétrica (EE) ou uma combinação de ambos são os tipos de exercício apropriados.

Este capítulo apresenta uma visão geral dos efeitos da LME sobre a função cardiorrespiratória e a musculoesquelética, bem como as respostas de exercício em presença de LME para diferentes tipos de exercício. Recomendações para teste de esforço na LME são feitas e são discutidas considerações especiais. Finalmente, sugestões para protocolos de treinamento para indivíduos com LME são apresentados e as adaptações ao treinamento são discutidas.

Efeito da LME sobre o Corpo

MÚSCULOS

Como resultado da lesão, se desenvolve dramática atrofia muscular dos músculos paralisados logo após a lesão (1). Essa atrofia muscular é refletida pela redução na área de corte transverso e pela perda de fibras musculares (2) e pode ser acompanhada por uma quantidade aumentada de tecido perimisial. Os músculos paralisados abaixo da lesão mostram uma transformação na distribuição de fibras com uma predominância de fibras musculares de tipo II (3). Essas alterações na expressão do tipo de fibra são acompanhadas por mudanças metabólicas pronunciadas, como atividade enzimática oxidativa e/ou conteúdo mitocondrial reduzido (4). Essas modificações "típicas" na composição da fibra muscular e no perfil metabólico mais provavelmente são adaptações à atividade neuromuscular reduzida bem como à falta de carga mecânica, alongamento reduzido, demanda de oxigênio reduzida e possivelmente mudanças hormonais.

OSSOS

Osteoporose e concomitante risco aumentado para fraturas são problemas comuns na LME (5,6). A maior perda óssea ocorre no 2º ano pós-período de lesão, seguida por uma taxa de perda óssea acentuadamente reduzida (7).

CIRCULAÇÃO

Não apenas as fibras musculares, mas também o sistema vascular nos membros inferiores parece atrofiar como resultado da inatividade dos membros paralisados após LME. Usando ultra-sonografia ecodoppler, vários investigadores registraram diâmetros menores da artéria femoral comum naqueles com LME (~5-6 mm) que nos controles equivalentes em tamanho corporal, idade e sexo (~8-10 mm) (8-10). O fluxo sangüíneo na artéria femoral em indivíduos com LME foi de 30% a 50% daquele em controles não incapacitados (CS) (8,10,11). Essas adaptações circulatórias mais provavelmente são ajustes fisiológicos à baixa demanda de oxigênio nos músculos do membro paralisado; *i. e.*, a oferta de oxigênio é gerada para a demanda de oxigênio, por adaptações funcionais e estruturais dos vasos.

O oposto, aumento do diâmetro dos vasos e do fluxo sangüíneo, foi mostrado na vasculatura dos membros superiores em indivíduos com LME como uma adaptação ao trabalho dessas extremidades a longo prazo. Shenberger *et al.* (12) registraram diâmetros maiores da artéria braquial em indivíduos com paraplegia que em controles saudáveis. O mecanismo por trás disso pode ser hipoxia e relacionado aumento crônico de forças de cisalhamento induzindo alterações mediadas por células endoteliais na liberação de fatores de crescimento, óxido nítrico e outros fatores vasodilatadores levando finalmente a adaptações estruturais da parede vascular (13).

Na LME, a capacidade venosa é diminuída em cerca de 40% e a resistência de fluxo venoso aumenta até cerca de 130% dos valores de controles não incapacitados (14,15). Esses resultados indicam que a distensibilidade venosa diminuiu como resultado de aumento de rigidez da parede venosa e/ou dos tecidos que circundam o sistema venoso nos membros inferiores. Além disso, a área de secção transversa total do sistema venoso do membro inferior é menor. Isso sustenta a hipótese de atrofia venosa como uma adaptação à paralisia e à inatividade e descarta o conceito de estase venosa nos membros inferiores daqueles com LME. Essas adaptações vasculares parecem ocorrer muito rapidamente após a LME.

CORAÇÃO

A morfologia do coração é modificada em indivíduos com LME, principalmente aqueles com tetraplegia. Uma menor massa cardíaca ventricular esquerda (~25% de redução) e diminuição das dimensões ventriculares esquerdas têm sido constantemente encontradas naqueles com tetraplegia (16), ao passo que dimensões ventriculares esquerdas menores foram registradas apenas em indivíduos sedentários com paraplegia (9,17). O efeito da LME na função cardíaca é desconhecido.

FATORES DE RISCO DA DOENÇA CARDÍACA CORONARIANA (DCC)

O risco de DCC parece ser mais alto naqueles com LME que na população não incapacitados (18); isso pode ser graças em parte à adoção de um estilo de vida sedentário com conseqüentes mudanças degenerativas no sistema cardiovascular (19,20). O alto risco de DCC entre indivíduos sedentários com LME é indicado por perfis de lipídios sangüíneos fracos, como colesterol de lipoproteína de alta densidade mais baixo, colesterol total e de lipoproteína de baixa densidade mais altos e concentrações de triglicerídeos mais altas que em pessoas mais ativas com LME e indivíduos não incapacitados sedentários e ativos (19,21-23). Visto que o nível de atividade e o condicionamento cardiopulmonar daqueles com LME parecem estar relacionados com fatores de risco de DCC do mesmo modo que na população não incapacitada, o treinamento com exercício da parte superior do corpo pode melhorar o estado de saúde e reduzir o risco de DCC de pessoas com LME, bem como exercício de treinamento de membros inferiores beneficia indivíduos não incapacitados.

SISTEMA PULMONAR

Em pessoas com lesões cervicais abaixo de C4, a inervação motora do diafragma e do músculo esternocleidomastóideo está intacta, e elas podem respirar independentemente. A perda de inervação de músculos respiratórios depende do nível e da totalidade da lesão e induz um outro padrão respiratório, provavelmente menos eficaz, em indivíduos com lesões completas e incompletas. Na tetraplegia, o volume pulmonar é modificado. Em particular, a capacidade vital é diminuída (24,25), mais provavelmente pela capacidade de reserva expiratória diminuída e pelo volume residual aumentado (24,26). O fluxo expiratório máximo também é diminuído (24). A paralisia dos músculos intercostais resulta em mudanças na mecânica pulmonar e torácica como a diminuição da complacência pulmonar e forte comprometimento ventilatório restritivo (25). Na tetraplegia, a força inspiratória é cerca de 60% daquela em pacientes não incapacitados da mesma faixa etária (27). A eficiência dos músculos não afetados pode ser diminuída em razão da instabilidade da parede torácica e de um estilo de vida inativo (27). A disfunção dos músculos respiratórios em indivíduos com tetraplegia pode ser descrita como "fraqueza muscular" (força máxima baixa) e como "fadiga muscular" (capacidade de resistência baixa) dos músculos respiratórios. Ambas parecem ser significativamente mais baixas em indivíduos com tetraplegia que em indivíduos não incapacitados (28).

O treinamento de músculos inspiratórios pode ser uma adição importante para o tratamento de pessoas com tetraplegia visando melhorar o desempenho em atividades diárias e no exercício, bem como melhorar a qualidade de vida prevenindo infecções pulmonares/respiratórias.

LME e Exercício

Para aumentar o condicionamento físico e o estado de saúde e prevenir complicações secundárias à LME, a participação regular em exercícios é recomendada; o que se constituirá em exercícios para os braços, exercícios eletricamente assistidos para os membros inferiores em bicicleta (exercícios em bicicleta eletricamente assistidos – EBEA) ou uma combinação de ambos.

EXERCÍCIOS PARA OS MEMBROS SUPERIORES

Os 3 tipos principais de exercício de braços são ergômetro de braço, propulsão de cadeira de rodas e bicicleta com as mãos. Há diferenças na eficiência e na função muscular entre os 3 tipos de exercício de braço. Em geral, o exercício dinâmico de braços tem uma eficiência mais baixa que o exercício dinâmico de pernas (p. ex., bicicleta; 7%-13% *versus* 18%-23%). O consumo máximo de oxigênio ($\dot{V}O_{2máx}$) durante o exercício de braços é cerca de 70% daquele durante o exercício de bicicleta com os membros inferiores na população não incapacitada (29).

RESPOSTAS AO EXERCÍCIO SUBMÁXIMO DE BRAÇO

O ajuste circulatório apropriado durante exercício em pacientes não incapacitados é regulado pelo sistema nervoso central (sistema nervoso autônomo e mecanismos reflexos) e através de mecanismos locais e influências humorais. A redistribuição de sangue durante exercício de braços em indivíduos com LME é prejudicada pela falta de vasoconstrição simpática abaixo da lesão e pela perda de inervação motora dos músculos dos membros inferiores, resultando em inatividade da bomba muscular (30,31). Isso causa uma incapacidade de redistribuir o sangue abaixo da lesão e, conseqüentemente, um aumento menor na pressão de enchimento ventricular e sistêmica na pressão média durante o exercício de braços em pacientes com LME que em pacientes não incapacitados (Fig. 13-1). De acordo com o mecanismo de Frank-Starling, a menor pressão de enchimento ventricular fará com que o miocárdio se contraia em uma parte menos eficiente da curva de função ventricular. Como resultado, o volume de ejeção (VE) é mais baixo em indivíduos com LME que em controles não incapacitados, que têm uma redistribuição de sangue eficaz.

O menor VE em pessoas com paraplegia é compensado pelo aumento na freqüência cardíaca (FC). A responsabilidade para esse mecanismo compensatório pode originar-se da influência da inervação simpática cardíaca e humoral (32). Conseqüentemente, o débito cardíaco, ou $\dot{Q}$, (o produto de FC e VE) é similar ao de sujeitos não incapacitados em um determinado $\dot{V}O_2$ submáximo. Indivíduos com LME torácica alta (> T6) ou lesões na medula espinal cervical têm um comprometimento da inervação simpática do coração, e o aumento na FC é limitado a um máximo de cerca de 120 a 130 bpm^{-1} (com base em retirada vagal).

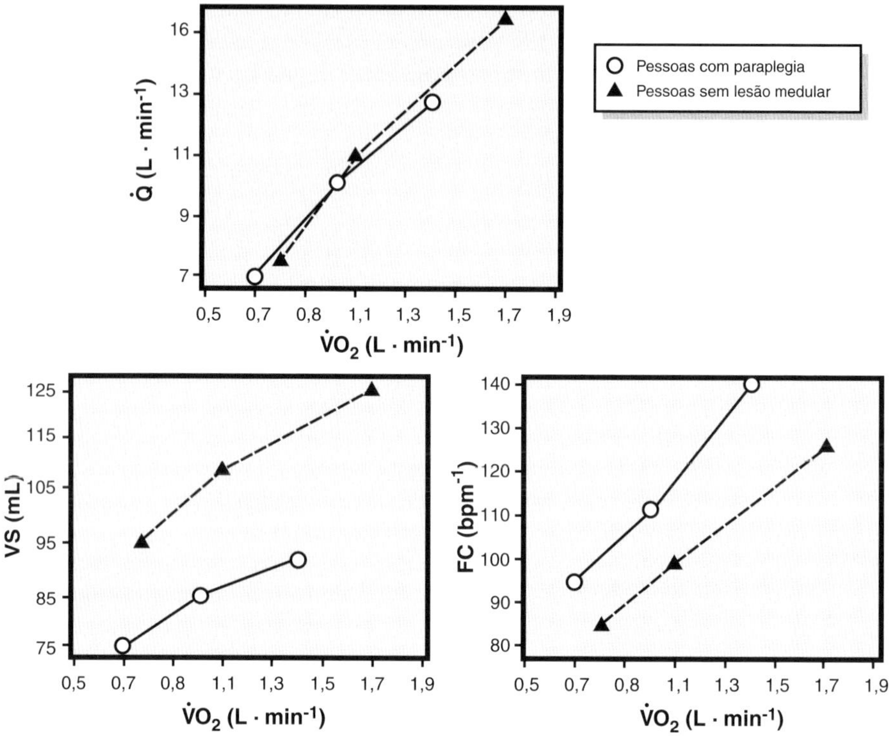

FIGURA 13-1 Débito cardíaco ($\dot{Q}$) em L · min^{-1}, volume de ejeção (VE) em mL e freqüência cardíaca (FC) em bpm^{-1} *versus* consumo de oxigênio ($\dot{V}O_2$) em L · min^{-1} durante exercício de braço submáximo em indivíduos com paraplegia e indivíduos sem lesão medular. (Redesenhada de Coutts KD, Rhodes EC, McKenzie DC. Maximal exercise responses of tetraplegics and paraplegics. J Appl Physiol 1983; 55: 479-482.)

RESPOSTAS AO EXERCÍCIO MÁXIMO DOS MEMBROS SUPERIORES

Apesar da taquicardia compensatória observada, o VE mais baixo em indivíduos com paraplegia limita o aumento do $\dot{Q}$ durante exercício máximo. Conseqüentemente, o fluxo sangüíneo muscular insuficiente leva ao início precoce de fadiga periférica como resultado de suporte de oxigênio limitado, e o desempenho máximo é reduzido. Como conseqüência da perda de inervação motora abaixo da LME, a menor massa muscular ativa durante exercício de braço também pode reduzir o $\dot{V}O_{2máx}$ em comparação ao observado em pacientes não incapacitados, que utilizam os músculos do tronco e das pernas para estabilização durante exercícios dos braços e como um fulcro a partir do qual empurrar. Além disso, a massa muscular ativa limitada associada à LME pode restringir a carga cardiovascular, as adaptações cardíacas intrínsecas ao exercício e o nível de condicionamento absoluto que pode ser atingido através de treinamento de exercício; esses fatores produzem um desempenho máximo inferior que o encontrado em pacientes não incapacitados semelhantemente treinados (33-35).

Como resultado do conhecimento obtido em relação aos problemas circulatórios causados por paraplegia, pesquisadores tentaram encontrar um meio de sustentar a redistribuição de sangue e melhorar o ajuste circulatório ao desempenho físico. Um estudo de Hopman *et al.* (36) não encontrou aumento no $\dot{V}O_{2máx}$ ou no desempenho máximo, usando várias condições para melhorar a redistribuição de sangue durante o exercício dos braços (simulação da bomba muscular da perna por EE dos músculos do MI, aplicando contra-pressão aos membros inferiores e abdome através de um traje anti-G e do exercício na posição supina para promover retorno venoso). Isso sugere que a limitação no $\dot{V}O_{2máx}$ nessa população está localizada perifericamente (*i. e.*, a pequena massa muscular e a máquina metabólica no músculo) em vez de centralmente (suporte de oxigênio). Não se pode descartar que o treinamento com um desses aparelhos de suporte possa beneficiar o estado de condicionamento dos indivíduos com LME.

CONSIDERAÇÕES ESPECÍFICAS

Quanto mais alto o nível e mais completa a LME, mais abrangente é a perda de função do sistema nervoso somático e autonômico. Quanto mais músculos esqueléticos são paralisados, menor será a independência funcional e a capacidade de realizar exercício voluntário em índices metabólicos altos o suficiente para estimular o sistema cardiopulmonar e, subseqüentemente, menor será o nível de condicionamento cardiopulmonar que pode ser atingido através do treinamento com exercícios. Em indivíduos com LME de nível mais alto, a paralisia dos músculos intercostais pode limitar gravemente a ventilação pulmonar, que reduz mais a capacidade para o exercício e leva a problemas pulmonares secundários.

Os músculos ativos do braço fadigam-se rapidamente em razão de sua massa relativamente pequena, de um fluxo sangüíneo potencialmente inadequado, de um suporte de energia aeróbica limitado com acúmulo de metabólitos nos músculos (37). A fadiga inicial dos músculos do braço durante locomoção em cadeira de rodas e treinamento de exercícios pode desestimular muitos usuários de cadeira de rodas de levarem vida ativa. Infelizmente, um estilo de vida sedentário leva ao decréscimo adicional no condicionamento físico e à redução ainda maior da capacidade funcional. O envelhecimento diminui mais as funções cardiovascular, pulmonar e muscular, o que pode eventualmente levar a uma perda de independência e ao aumento de complicações médicas. Um estilo ativo de vida que incorpora treinamento, de exercício específico e/ou programas de esportes é necessário para quebrar esse ciclo debilitante de estilo de vida sedentário e perda de condicionamento e melhorar a independência funcional e a qualidade de vida.

RESPOSTAS AO EXERCÍCIO INDUZIDO POR ESTIMULAÇÃO ELÉTRICA

O uso de músculos paralisados do membro inferior para se exercitar pode aliviar alguns dos problemas discutidos anteriormente (*i. e.*, massa muscular ativa pequena) e pode melhorar a reabilitação. Durante as 2 últimas décadas, EE foi usada cada vez mais para induzir exercício em músculos paralisados do membro inferior. Tipicamente, pulsos elétricos a partir de um estimulador foram usados em conjunto com eletrodos de superfície na pele colocados sobre pontos motores para induzir contrações tetânicas de intensidade controlada. Portanto, a EBEA pode potencialmente utilizar uma grande massa muscular que por outro lado estaria dormente. Além disso, esse exercício aumenta a circulação ativando a bomba muscular esquelética, aumentando a demanda metabólica. Dessa forma exercícios com EE podem muitas vezes melhorar a saúde e o condicionamento de pessoas com LME para níveis freqüentemente mais altos que os que podem ser atingidos com exercícios de braço apenas. Pessoas com tetraplegia considerarão mais provavelmente esse tipo de exercício induzido particularmente vantajoso em razão da pequena massa muscular que está sob controle voluntário.

Outra vantagem importante de EBEA é que respostas hemodinâmicas centrais são superiores àquelas do exercício voluntário dos braços. Por exemplo, Figoni *et al.* (38) encontraram VE significativamente mais alto (92 *versus* 58 mL · bpm^{-1}) no mesmo $\dot{V}O_2$ de 1 L · min^{-1} em 6 homens com tetraplegia que realizam EBEA e exercícios no ergômetro de braço. Um mecanismo provável para essas respostas é que o EBEA ativou a bomba muscular esquelética e aumentou o retorno venoso, aumentando a pré-carga cardíaca e o VE subseqüentemente. Figoni *et al.* (38) encontraram FC 25% mais baixa e um produto freqüência-pressão 19% inferior (FC × pressão arterial sistólica [PAS]) durante o EBEA, sugerindo que a carga mais alta de volume cardíaco foi atingida com $\dot{V}O_2$ miocardíaco mais baixo. Portanto, o EBEA potencialmente é mais eficaz que o ergômetro de braço para treinamento cardiopulmonar em indivíduos com tetraplegia e tem um risco cardiovascular mais baixo.

RESPOSTAS AO EXERCÍCIO COMBINADO DE MEMBROS SUPERIORES E INFERIORES

Várias atividades da extremidade superior fornecem àqueles com LME a oportunidade de se engajar em programa de exercício intencional que melhora o condicionamento total. Contudo, exercícios que envolvem movimentos dos braços permitem significativamente menor esforço de trabalho que aqueles envolvendo as pernas. O EBEA é usado em centros de reabilitação para melhorar o condicionamento físico de indivíduos com LME e produz adaptações periféricas benéficas, como aumento da massa muscular e da circulação na extremidade inferior. Como um exercício combinado (ergômetro de braço e EBEA são realizados concomitantemente), há massa muscular ativa maior, que sucessivamente evoca demandas cardiorrespiratórias maiores. Além disso, a simulação da bomba muscular por EBEA melhora o retorno venoso o que pode melhorar a circulação para os músculos das partes superior e inferior do corpo. Hooker *et al.* (39) encontraram aumentos maiores no $\dot{V}O_2$, na FC, no VE e no $\dot{Q}$ durante a combinação de exercícios de braço e EBEA do que com exercícios de braço isolados em pessoas com tetraplegia. Raymond *et al.* (40) demonstraram que, durante exercício submáximo e máximo, um estresse metabólico maior foi evocado durante exercícios combinados de membros superiores e inferiores que durante exercícios de MS isolados. Eles mostraram que o VE era mais alto durante exercício de MMSS e de MMII combinados que com exercícios de MMSS isolados e que a FC não diferiu entre os 2 tipos de exercício. A partir daí, eles concluíram que a redistribuição sangüínea tinha melhorado e que o retorno venoso tinha aumentado. Eles especularam que o exercício de MMSS e MMII combinados pode melhorar o condicionamento aeróbico em pessoas com LME de maneira mais eficaz que qualquer 1 dos 2 isoladamente.

LME e Teste de Esforço

O teste de esforço permite a avaliação de condicionamento cardiopulmonar analisando a capacidade de exercício e as respostas metabólicas e cardiopulmonares. Em indivíduos sem lesão medular, o exercício de MMII (caminhada/corrida na esteira ou exercício de MMII na bicicleta ergométrica) é tipicamente usado para teste de estresse, e a grande massa muscular que se contrai ritmicamente estimula as respostas metabólicas e cardiopulmonares máximas para avaliação funcional válida desses sistemas. Os fatores principais que restringem a produção de potência (PP) máximo e o $\dot{V}O_{2máx}$ durante o exercício de perna estão associados à circulação central, que limita a oferta de oxigênio suficiente para a grande massa muscular que está se exercitando (41). Em contraste, o exercício da parte superior do corpo (ergômetro de braço e exercício na cadeira de rodas) ativa massa muscular relativamente pequena. Os fatores limitantes primários podem ser periféricos e a fadiga local da musculatura fortemente estressada do braço pode ocorrer rapidamente apesar da oferta de sangue e oxigênio suficientes (42). Em virtude da capacidade mais baixa de produção de potência e do início precoce de fadiga, o exercício de braço pode não fornecer estímulo suficiente para conduzir os sistemas metabólico e cardiopulmonar a atender à demanda, tornando a avaliação funcional válida desses sistemas difícil. Visto que o nível mais alto de $\dot{V}O_2$ que pode ser obtido para exercício de esforço máximo de MMSS é um pouco inferior que o máximo fisiológico verdadeiro esperado para exercício de MMII em indivíduos sem lesão medular, o termo $\dot{V}O_{2m}$, pico em vez de $\dot{V}O_{2máx}$ é tipicamente uitilizado.

CAPÍTULO 13

TESTE DE ESFORÇO DE MEMBRO SUPERIOR

O teste de esforço clínico de usuários de cadeira de rodas com LME tipicamente envolve ergômetros de braço (EMBs), visto que eles estão disponíveis comercialmente e a intensidade de exercício pode ser precisamente ajustada para níveis desejados. Ergômetros de cadeira de rodas (ERGCs), que são aparelhos estacionários que permitem simulação próxima de locomoção de cadeira de rodas, também são usados (43,44). ERGCs sofisticados que foram desenvolvidos e construídos sob medida para estudos de pesquisa biomecânica e de fisiologia do exercício permitem mensuração precisa de vários torques operacionais, forças e velocidade para determinar a produção de potência e as características de propulsão (45). Embora excelente para os objetivos desejados, esses ERGCs têm desvantagens: eles estão relativamente indisponíveis, são caros para construir e não permitem a utilização da cadeira de rodas da própria pessoa. Contudo, um outro tipo de ERGC que pode ser vantajoso consiste da cadeira de rodas da própria pessoa montada sobre um sistema rolante comercialmente disponível. O ajuste preciso da intensidade de exercício requer um sistema de rolamento que permite a mensuração da força de propulsão e da velocidade. Um outro modo que pode ser útil para teste de esforço e treinamento é operar uma cadeira de rodas sobre uma esteira impulsionada por motor (46,47). A intensidade do exercício pode ser regulada ajustando-se a velocidade e o grau ou aplicando-se força resistiva adicional através de um sistema de polias (46). Esse sistema permite melhor simulação da real locomoção na cadeira de rodas, mas não é prático para a maior parte dos usuários de cadeira de rodas.

Sawka *et al.* (48) compararam ERGC ao exercício de EMB nos mesmos níveis *submáximos* de produção de potência e descobriram que o exercício de ERGC geralmente evocava um $\dot{V}O_2$, um volume minuto respiratório, um $\dot{Q}$, um VE, uma PAS e uma FC mais altos. Outros estudos descobriram que exercício de ERGC e EMB de esforço *máximo* evocava um $\dot{V}O_2$ pico similar, mas uma produção de potência máxima significativamente menor no exercício de ERGC (49,50). Por causa das taxas metabólicas aeróbicas máximas similares, parece que ERGC e EMB produzirão resultados similares no teste de esforço em usuários de cadeira de rodas. Contudo, o conceito de "especificidade de exercício" sugere que exercício de ERGC pode ser mais apropriado para indivíduos que propulsionam suas cadeiras de rodas para eventos esportivos ou quando a capacidade de locomoção em cadeira de rodas precisa ser avaliada, visto que se assemelha mais estreitamente à locomoção real em cadeira de rodas. A taxa metabólica e respostas cardiopulmonares mais baixas encontradas no exercício EMB submáximo, bem como a maior produção de potência no máximo atingida, sugere que o ergômetro de braço pode ser superior ao toque com a mão como um meio de locomoção em cadeira de rodas. Na verdadc, Smith *et al.* (51) encontraram $\dot{V}O_2$ (-32%) e FC (-19%) significativamente menores durante a operação de uma cadeira de rodas propulsionada por manivela do que com propulsão com o toque com a mão sob as mesmas condições locomotivas; isso foi confirmado por estudos adicionais (50,52). Recentemente, a bicicleta manual se tornou popular entre usuários de cadeira de rodas, principalmente para esportes. Testes de esforço com ergômetros de braço podem ser mais apropriados para avaliar a capacidade de exercício dessa população (53).

PROTOCOLOS DE TESTE: EXERCÍCIOS DE MEMBROS SUPERIORES

Os princípios fundamentais seguidos para o teste de esforço da parte inferior do corpo em indivíduos não incapacitados podem ser usados para a parte superior do corpo em indivíduos com LME. Os testes em geral são progressivos na intensidade e têm critérios de extremo final de esforço *submáximo* ou *máximo* bem definidos. Um protocolo *contínuo* ou *descontínuo* pode ser usado. Protocolos submáximos descontínuos são preferíveis para teste de estresse de indivíduos com LME, visto que eles são relativamente seguros e confortáveis. Um protocolo adequado seria composto de ciclos de exercício que tenham de 4 a 6 minutos de duração, separados por 5 a 10 minutos de repouso. Para testes ERGC e EMB, a velocidade é tipicamente mantida constante (p. ex., uma velocidade na cadeira de rodas de 3 km · h^{-1} e um índice de manivela de 50 rpm, respectivamente) enquanto a resistência aumenta durante o teste. Com ERGC, 5 W parece ser uma produção de potência inicial apropriado, já que é encontrada freqüentemente durante a locomoção diária em cadeira de rodas. Aumentos de 5 a 10 W são apropriados para indivíduos com LME e a produção de potência pode ser limitada para 25 a 35 W para testes submáximos (43,54). Para EMB, níveis de produção de potência submáximos variam de 20 a 80 W, dependendo do estado de condicionamento e do nível de lesão. Respostas fisiológicas de sttady-state (submáximas) podem ser determinadas durante o último minuto de cada ciclo de exercícios de 4 a 6 minutos. Os critérios para término do teste de esforço máximo incluem *(a)* cessação voluntária, *(b)* sintomas de anormalidades cardiovasculares ou pulmonares (p. ex., desconforto no tórax, mudanças inadequadas no ECG, hipertensão ou hipotensão acentuadas, dispnéia), *(c)* alcance do nível máximo de produção de potência requerido para o teste e *(d)* alcance de uma FC predeterminada. Contudo, para indivíduos com lesão alta da medula espinal, o critério de FC pode ser menos útil pela interrupção de vias simpáticas para o coração e pela capacidade limitada para cardioaceleração.

O pico de produção de potência e o $\dot{V}O_{2máx}$ podem ser previstos a partir de dados submáximos extrapolando-os até os níveis de FC máxima estimados. Em indivíduos sem lesão medular, a FC máxima durante exercício de MMII é muitas vezes estimada pela utilização da fórmula 220 menos a idade. No entanto, esse método seria menos válido para aqueles que têm lesão alta na medula espinal, visto que seu mecanismo cardioaceleratório pode estar acentuadamente prejudicado. Além disso, a FC máxima atingida para exercício com MMSS pode ser 10 a 20 bpm^{-1} mais baixa que para exercício de MMII (conforme encontrado em indivíduos sem lesão medular), em virtude da massa muscular ativa menor. Assim, valores obtidos pela utilização da fórmula 220 bpm^{-1} menos a idade para estimar a FC máxima podem precisar ser reduzidos por 10 a 20 bpm^{-1} para exercício ERGC e EMB (48,55).

Para determinação precisa de dados cardiopulmonares e metabólicos máximos, o teste de esforço máximo deve ser conduzido. Para isso, o teste submáximo descontínuo pode ser estendido até esforço máximo, aumentando-se o número de ciclos de exercício. Desvantagens desse protocolo são que muito tempo é requerido para completar o teste e os múltiplos ciclos de exercício podem levar à fadiga e à subestimação do pico de produção de potência e $\dot{V}O_{2máx}$. Portanto, se o teste máximo é desejado e dados submáximos não forem necessários, um protocolo de exercício máximo, contínuo, pode ser usado. Esse protocolo menor começa em uma baixa a moderada produção de potência para aquecimento e o trabalho realizado aumenta a cada 1 a 2 minutos até que o esforço máximo seja atingido (56,57). Com EMB, os aumentos de produção de potência podem variar de 3 a 5 W em indivíduos com tetraplegia até 10 W em indivíduos com paraplegia, com níveis de produção de potência máximos típicos variando de 30 a 50 W para pessoas com tetraplegia até 150 W para indivíduos bem treinados com paraplegia.

Critérios de condicionamento de teste de esforço são baseados nas magnitudes de respostas metabólicas e cardiopulmonares evocadas em níveis determinados de produção de potência, bem como da produção de potência máxima atingida. Em produção de potência submáximas determinadas, indivíduos condicionados e bem treinados tipicamente exibem FC e respostas de ventilação mais baixas, indicando maior condicionamento cardiopulmonar, estresse relativo mais baixo e mais reserva funcional. Em indivíduos com lesão alta na medula espinal, contudo, deve-se tomar cuidado para não interpretar as respostas de FC de exercício baixas como uma indicação de melhor condicionamento cardiovascular. Conforme indicado acima, a cardioaceleração nesses indivíduos é limitada por estimulação simpática insuficiente e muitos aumentos observados na FC são por causa da retirada vagal. Todavia, a FC ainda pode ser usada para indicar condicionamento nessa população quando expressa como uma porcentagem de reserva de FC (*i. e.*, a variação funcional entre FC máxima e de repouso) (58). No exercício máximo, valores máximos de produção de potência, $\dot{V}O_2$, ventilação pulmonar, $\dot{Q}$ e VE seriam esperados como sendo mais altos em indivíduos condicionados.

QUADRO 13-1 PROTOCOLOS SUGERIDOS PARA TESTE DE ESFORÇO DE MMSS TESTES SUBMÁXIMOS E TESTES MÁXIMOS UTILIZANDO ERGÔMETRO DE BRAÇO (EMB EM 50-60 rpm) E ERGOMETRIA EM CADEIRA DE RODAS (ERGC EM 3 km/h)

	Paraplegia	*Tetraplegia*
EMB submáximo	Exercícios por 4-6 minutos em níveis entre 20 e 80 W	Exercício por 4-6 minutos em níveis entre 5 e 40 W
EMB máximo	Começando entre 0-10 W, aumentar 10 W a cada min	Começando entre 0 e 5 W, aumentar 3-5 W a cada minuto dependendo do nível e da integralidade da lesão e do estado de condicionamento do paciente
EMCR submáximo	Exercícios por 4-6 minutos em 25-35 W	Exercício por 4-6 minutos em níveis entre 5 e 25 W
EMCR máximo	Começando em 5 W, com aumentos de 10 W por min	Começando em 0-5 W, com aumentos de 5 W por minuto

EMB, ergômetro de braço; EMCR, ergometria em cadeira de rodas; e MMSS, membros superiores

Portanto, indivíduos mais condicionados teriam reservas metabólica e cardiopulmonar maiores e determinadas tarefas submáximas seriam menos estressantes visto que elas são realizadas em uma porcentagem mais baixa de $\dot{V}O_2$ máximo. Ver Quadro 13-1 para uma visão geral dos protocolos de teste.

Para fornecer valores normativos, Janssen *et al.* (59) reanalisaram dados a partir de 5 estudos nos quais indivíduos com LME realizaram exercício máximo em um ergômetro de cadeira de rodas ou com a cadeira de rodas sobre uma esteira. Variações nos parâmetros de capacidade física foram extensos e valores normativos para indivíduos com tetraplegia e paraplegia foram estabelecidos e são mostrados no Quadro 13-2.

CONSIDERAÇÕES ESPECIAIS

Um problema ao se estudar as respostas fisiológicas e circulatórias durante o exercício de MMSS em pessoas com LME é a grande variedade em lesões de medula espinal com relação ao nível e à totalidade. Isso resulta em heterogeneidade no comportamento fisiológico e funcional. Em geral, quanto mais altos o nível e a extensão da LME, maior a disfunção autonômica e sensoriomotora concomitante. Um nível importante é a 6ª vértebra torácica. Pessoas com lesões na medula espinal entre a 1ª e a 6ª vértebras torácicas podem ter distúrbio na inervação simpática cardíaca. A inervação parassimpática não será prejudicada (nervo vagal) e pode até sobrepor-se. Isso terá conseqüências para a FC durante repouso e exercício (*i. e.*, a cardioaceleração depende muito da retirada do tônus vagal), resultando em FCs baixas. Pessoas com lesões abaixo da 6ª vértebra torácica terão inervação simpática intacta para o coração, mas a inervação simpática para as áreas esplâncnicas e renais ainda pode estar ausente, dependendo do nível da lesão. O leito vascular esplâncnico desempenha um papel importante na redistribuição de sangue durante o exercício. A inervação renal pode ser importante para controle hormonal da circulação durante o exercício.

QUADRO 13-2 NORMAS DE CAPACIDADE FÍSICA PARA HOMENS COM TETRAPLEGIA (TP) E PARAPLEGIA (PP) DURANTE O EXERCÍCIO DE MMSS EM UMA CADEIRA DE RODAS (INCLUINDO AQUELES COM LESÕES INCOMPLETAS)

		Classificação[a]				
Variável		*Fraca*	*Regular*	*Média*	*Boa*	*Excelente*
$\dot{V}O_{2máx}$ ($L \cdot min^{-1}$)	TP	< 0,51	0,52-0,79	0,80-0,96	0,97-1,10	> 1,19
	PP	< 1,33	1,34-1,72	1,73-2,00	2,01-2,31	> 2,31
$\dot{V}O_{2máx}$ ($mL \cdot kg^{-1} \cdot min^{-1}$)	TP	< 7,60	7,61-10,00	10,01-13,39	13,40-16,94	> 16,94
	PP	< 16,50	16,51-22,70	22,71-29,20	29,21-34,35	> 34,35
$PP_{máx}$ (W)	TP	< 11,6	11,6-20,0	20,1-26,8	26,8-37,5	> 37,5
	PP	< 52,7	52,8-70,4	70,5-82,1	82,2-97,8	> 97,8
$PP_{máx}$ ($W \cdot kg^{-1}$)	TP	< 0,14	0,15-0,26	0,27-0,34	0,35-0,44	> 0,44
	PP	< 0,69	0,70-0,92	0,93-1,13	1,14-1,42	> 1,42
P_{30} (W)	TP	< 18,7	18,8-25,4	25,5-39,1	39,2-68,4	> 68,4
	PP	< 75,0	75,0-92,9	93,0-114,1	114,2-133,4	> 133,4
P_{30} ($W \cdot kg^{-1}$)	TP	< 0,25	0,25-0,38	0,34-0,54	0,55-0,93	> 0,93
	PP	< 1,05	1,05-1,22	1,23-1,58	1,59-1,85	> 1,85
F_{iso} (N)	TP	< 60,3	60,3-105,6	105,7-119,4	119,5-185,0	> 185,0
	PP	< 158,5	158,5-206,9	207,0-258,5	258,6-290,1	> 290,1
F_{iso} ($N \cdot kg^{-1}$)	TP	< 0,87	0,87-1,27	1,28-1,65	1,66-2,48	> 2,48
	PP	< 2,14	2,14-2,61	2,62-3,41	3,42-3,84	> 3,84

De Janssen TWJ, Dallmeijer AJ, Veeger DJ, *et al*. Normative values and determinants of physical capacity in individuals with spinal cord injury. J Rehabil Res Dev 2002; 39: 29-39.

P_{30}, produção de potência média durante 30 segundos esforço máximo; F_{iso}, força de extensão isométrica do braço; N, Newton.

[a]Classificação baseada em percentuais: deficiente ou fraca (< 20%), regular (20%-40%), médio (40-60%), bom (60-80%), excelente (> 80%).

Uma limitação técnica importante durante o exercício de MMSS é a capacidade de avaliar a pressão arterial pelo método padrão do manguito em um braço em exercício. Em geral, as mensurações são obtidas durante intervalos curtos ou imediatamente após o término do exercício. A validade dessas mensurações, contudo, é duvidosa. Há uma necessidade de métodos alternativos para mensurar a pressão arterial durante exercício de braço por pessoas com LME, visto que isso fornece informação adicional importante sobre sua hemodinâmica.

TESTE DE ESFORÇO DE MMII INDUZIDO POR EE

Os 2 tipos de exercício de perna induzido por EE mais comumente usados em indivíduos com LME são exercícios de resistência. A maior parte da pesquisa sobre exercício de resistência por EE foi direcionada para os músculos quadríceps paralisados por sua receptividade à EE, pelo aumento proporcional no débito de força com aumento de EE e pela facilidade relativa de implementação de exercício. Contudo, essa técnica de EE pode ser adaptada para fornecer exercício de resistência para outros músculos paralisados/enfraquecidos. Para exercícios de resistência, uma bicicleta ergométrica (EBP) foi desenvolvida em 1982 (60). É utilizada EE controlada por computador para induzir contrações do quadríceps paralisado, dos músculos posteriores da coxa e dos músculos glúteos durante apropriadas variações de ângulo dos pedais para manter o movimento de pedaleio suave. Para controlar o cíclico padrão de EE e a intensidade de corrente, um microprocessador recebe informação de *feedback* de velocidade e de posição do pedal a partir dos sensores. À medida que a fadiga muscular progride durante o exercício, a intensidade de corrente de EE aumenta automaticamente até um máximo de cerca de 140 mA para recrutar fibras musculares não fatigadas para tentar manter 50 rpm. Quando a corrente máxima é alcançada e o recrutamento adicional de fibras musculares não é mais possível, o índice de pedaladas diminui e por fim cai abaixo de 35 rpm, sendo que nesse momento o exercício é automaticamente terminado. Variáveis cardiopulmonares máximas podem ser mensuradas durante o último estágio de estimulação.

O requisito principal para utilizar EE é que os músculos a serem exercitados estejam paralisados por causa do dano no neurônio motor superior e que as unidades motoras estejam intactas e funcionais. A existência de atividade reflexa ao alongamento e espasticidade indica que os indivíduos são candidatos potenciais para exercício com EE. Contudo, se eles retêm alguma sensibilidade cutânea, a EE pode ocasionar desconforto ou dor e a alta corrente de estimulação que é requerida para induzir contrações forçadas pode não ser tolerada. Antes de um teste ou programa de exercícios com EE, um exame médico completo é essencial, incluindo raios X dos membros paralisados, testes de amplitude de movimento, exame neurológico e um ECG.

Visto que os músculos, os ossos e as articulações dos membros inferiores paralisados tendem a se deteriorar, contrações induzidas por EE devem ser mantidas o mais suaves possível e a força de contração gerada deve ser limitada a um nível seguro para prevenir lesão. Em indivíduos com lesões ao nível ou acima de T6, o exercício com EE pode provocar disreflexia autonômica, com episódica e perigosa elevação da pressão sangüínea. Portanto, a pressão arterial deve ser monitorada periodicamente, especialmente durante as primeiras sessões de teste de esforço com EE. O exercício deve ser descontinuado imediatamente, se for observada alguma resposta que coloque o indivíduo em risco.

LME e Treinamento de Exercícios

A atividade diária normal em cadeira de rodas pode não fornecer exercício suficiente para treinar os sistemas muscular e cardiopulmonar e tornar necessário o treinamento suplementar de exercícios para melhorar o condicionamento físico (61,62). Esses programas de treinamento podem aumentar o condicionamento cardiopulmonar e a capacidade de reserva e tornar as atividades de vida diária (p. ex., locomoção em cadeira de rodas e fazer transferências) menos estressantes, visto que elas seriam realizadas em mais baixas porcentagens de produção de potência máxima, de $\dot{V}O_{2máx}$ e de reserva de FC (63,64). Isso possivelmente pode contribuir para melhora da independência funcional e dos resultados de reabilitação. Em um estudo de 3 anos, Janssen *et al.* (64) demonstraram que um declínio de apenas 5 a 10 W na capacidade de produção de potência de usuários de cadeira de rodas sedentários com tetraplegia pode resultar na perda de independência. Em comparação, coortes que regularmente participavam de atividades esportivas e aumentaram seu condicionamento físico geralmente mantinham sua independência e realizavam atividades diárias com menos estresse. Assim, o treinamento regular de exercícios pode reduzir os estresses de locomoção em cadeira de rodas e de outras atividades de vida diária, retardar o declínio na capacidade física que tipicamente acompanha a idade e diminuir alguns dos riscos associados às incapacidades cardiovasculares secundárias.

TREINAMENTO DE EXERCÍCIOS DE MEMBROS SUPERIORES (MMSS)

Para promover condicionamento muscular e cardiopulmonar e aumentar o desempenho, o treinamento de exercícios de MMSS para usuários de cadeira de rodas com LME deve seguir os mesmos princípios de sobrecarga e de especificidade que as pessoas sem lesão medular. O leitor deve ver os Capítulos 2 e 3 para informação geral.

Os protocolos de treinamento de exercício de MMSS podem ser contínuos ou descontínuos. Se o aumento condicionamento cardiopulmonar for o principal objetivo, a produção de DE deve ser ajustado para permitir níveis moderados de exercício com durações relativamente longas (15-60 min para seqüências contínuas e 3-10 min para cada 1 das várias seqüências descontínuas), sem fadiga excessiva ou esforço respiratório. O exercício deve ser feito 2 a 5 vezes por semana. Tradicionalmente, o exercício de EMB foi usado para treinamento de resistência de usuários de cadeira de rodas com LME. Esse tipo de exercício está prontamente disponível e melhora o condicionamento cardiopulmonar (65,66). Embora o exercício de ERGC evoque similares respostas metabólicas e cardiopulmonares máximas, ele tem a vantagem de se assemelhar mais à atividade real em cadeira de rodas e pode melhorar o desempenho locomotor na cadeira de rodas. Se o aumento da potência muscular for o principal objetivo, débitos de potência mais altos devem ser utilizados e as seqüências de exercício devem ser mais curtas (p. ex., de alguns segundos a alguns minutos). O grande componente energético anaeróbico causa um acúmulo acentuado de lactato no sangue. Essa forma de exercício é útil para atletas de cadeira de rodas que querem melhorar o desempenho em velocidade e para muitos outros usuários de cadeira de rodas, visto que muitas atividades de vida diária (p. ex., transferências, superar barreiras arquitetônicas) requerem extensos esforços de curta duração.

Ao desenvolver um protocolo de treinamento de exercício aeróbico de MMSS para indivíduos com LME, uma intensidade de treinamento eficaz pode ser mais difícil de ajustar, e deve-se conhecer a FC durante o exercício máximo. A resposta de FC expressa como uma porcentagem de reserva de FC ou FC máxima pode ser um indicador útil de estresse de exercício na população com LME, mas o valor real usado dependerá das características de resposta do indivíduo ao exercício (67,68). Portanto, para ajustar a intensidade de exercícios de MMSS a vários indivíduos com LME, é desejável a determinação direta de valores máximos para FC, PP, $\dot{V}O_2$, ventilação e concentração de lactato no sangue (durante o teste de exercício). Em indivíduos que não exibem uma relação clara entre essas variáveis (o que é mais comum naqueles com tetraplegia), o treinamento em uma porcentagem de PP máxima pode ser preferível (69). Quando o teste de laboratório não estiver disponível, os critérios de intensidade podem ser estabelecidos de acordo com a classificação subjetiva de esforço percebido (p. ex., a escala de Borg) e com a real capacidade de resistência ao exercício. Em muitos casos, várias tentativas serão necessárias para cada indivíduo ajustar a intensidade de treinamento de maneira eficaz. Ver Quadro 13-3 para protocolos de treinamento sugeridos.

QUADRO 13-3 PROTOCOLOS DE TREINAMENTO AERÓBICO SUGERIDOS PARA TREINAMENTO DE EXERCÍCIO DE MMSS CONTÍNUO (15-60 MINUTOS) OU TREINAMENTO DE EXERCÍCIO DE MMSS DESCONTÍNUO (3-10 MINUTOS PARA CADA SEQÜÊNCIA) REALIZADO DE 2 A 5 VEZES POR SEMANA

	Paraplegia	*Tetraplegia*
EMB/bicicleta movida manualmente	• Entre 60% e 90% da reserva de freqüência cardíaca • Subjetivamente, escala de Borg (1-10), entre 6 e 9	• Entre 60% e 90% da reserva de freqüência cardíaca • Entre 50 e 90% de produção de potência (PP) máxima atingido • Subjetivamente, escala de Borg (1-10) entre 6 e 9
EMCR	• Entre 60% e 90% da reserva de freqüência cardíaca • Subjetivamente, escala de Borg (1-10) entre 6 e 9	• Entre 60% e 90% da reserva de freqüência cardíaca • Entre 50% e 90% de produção de potência máxima atingido • Subjetivamente, escala de Borg (1-10) entre 6 e 9

TREINAMENTO DE BICICLETA INDUZIDO POR EE

O treinamento de exercícios por EE pode ser aplicado de maneira funcional (caminhando ou pedalando) ou como uma forma de treinamento de resistência. Os indivíduos devem ser informados dos benefícios e dos riscos potenciais do treinamento de exercícios com EE e entender claramente que a EE *não irá* regenerar os neurônios danificados ou curar a paralisia. Como com treinamento de exercício voluntário, também deve ser entendido que quaisquer benefícios de saúde e de condicionamento derivados do treinamento de exercícios com EE serão perdidos várias semanas depois que essa atividade for interrompida. Os resultados discutidos a seguir são baseados principalmente nos estudos usando EBP-EE. Estudos indicam que EBEI evocam respostas cardiopulmonares e metabólicas aeróbicas relativamente altas bem como favoráveis respostas hemodinâmicas periféricas e centrais em indivíduos com LME (70-72). EBEA oferece a esses indivíduos uma ferramenta potencial para treinamento em uma taxa metabólica aeróbica similar à da corrida, mas eles teriam que ser altamente treinados em EBEI para atingir essas respostas metabólicas altas com durações longas. Muitos indivíduos com LME realizam EBEI em níveis metabólicos equivalentes à caminhada ($\dot{V}O_2$ ~1 L · min^{-1}). Isso pode ser muito benéfico para aqueles com tetraplegia, visto que essa taxa é mais alta do que a maioria pode atingir com exercícios de MMSS (59).

Adaptações ao Treinamento na LME

ADAPTAÇÕES FISIOLÓGICAS AO TREINAMENTO COM EXERCÍCIOS DE MMSS

Estudos sobre indivíduos com LME indicam que o treinamento de exercícios de resistência dos MMSS aumenta acentuadamente a capacidade de produção de potência, o $\dot{V}O_{2máx}$ e o desempenho cardiopulmonar em 10% a 20% dentro de 7 a 20 semanas

(73-75). Usando o exercício ERGC, Miles *et al.* (76) relataram que 8 atletas de cadeira de rodas aumentaram sua produção de potência máxima em 31%, o $\dot{V}O_{2máx}$ em 26% e o volume minuto respiratório máximo em 32% após 6 semanas de intervalo de treinamento, 3 vezes por semana. Esses ganhos foram ainda mais notáveis considerando que os atletas tinham níveis relativamente altos de condicionamento antes do treinamento.

Embora o treinamento de exercícios de MMSS limite o nível absoluto de condicionamento aeróbico que pode ser atingido, alguns benefícios cardiopulmonares podem ser esperados para muitas pessoas, dependendo do nível de condicionamento inicial e do tamanho da massa muscular disponível para exercício. Muitos dos ganhos observados no desempenho de exercícios de MMSS são por causa das adaptações periféricas como densidade capilar e/ou melhora da capacidade metabólica dos músculos, mas adaptações circulatórias centrais não podem ser descartadas. Todavia, o treinamento regular de exercícios de MMSS parece aumentar a PP máxima e o $\dot{V}O_{2máx}$ e também pode diminuir os níveis de respostas fisiológicas para determinadas tarefas de exercício submáximas e da vida diária, incluindo locomoção em cadeira de rodas (64,77).

O treinamento habitual de exercício de MMSS e a participação em esportes também pode reduzir o risco de adquirir DCC. Estudos transversos com usuários de cadeira de rodas sedentários e fisicamente ativos mostraram que os indivíduos mais ativos tinham melhores perfis de lipídicos sangüíneos, conforme indicado por um nível de colesterol total mais baixo, um nível de colesterol de lipoproteína de baixa densidade mais baixo e um nível de colesterol de lipoproteína de alta densidade mais elevado (21,22,78).

ADAPTAÇÕES AO TREINAMENTO DE EBEI

Estudos sobre treinamento de exercício EBEI demonstraram várias adaptações fisiológicas que provavelmente refletem benefícios cardiopulmonares e periféricos (músculo esquelético). Geralmente, melhoras significativas no desempenho do exercício e no $\dot{V}O_2$ máximo e no VE são vistas após 1,5 a 6 meses de treinamento de EBEI (71,72,79). O melhor condicionamento cardiopulmonar resultante de treinamento de EBEI também foi indicado por respostas melhores durante exercício submáximo e em repouso. Sob condições de repouso, um aumento na PAS, na FC e na freqüência cardíaca foi encontrado em indivíduos com tetraplegia após treinamento de EBEI; isso os ajudou a aliviar sua hipotensão crônica e melhorar a estabilidade cardiovascular (80,81). Em comparação, *reduções* benéficas na pressão sangüínea e na FC em repouso são comumente encontradas naqueles com paraplegia (80). Para um determinado $\dot{V}O_2$ ou PP submáximos, respostas melhores como diminuição da FC, concentração de lactato no sangue e da pressão sangüínea arterial, bem como cinética de $\dot{V}O_2$ mais veloz, foram encontradas (80,82). Como aquelas tipicamente obtidas em indivíduos sem lesão medular, essas respostas sugerem que a oferta de oxigênio para o músculo melhorou e/ou a capacidade aeróbica dos músculos foi aumentada como resultado de treinamento de EBEI. Ganhos em condicionamento cardiopulmonar podem finalmente se traduzir em redução do risco de complicações desempenho menos estressante de tarefas de vida diária.

O treinamento de EBEI evoca hipertrofia dos músculos esqueléticos utilizados, conforme indicado por aumento da circunferência das áreas da coxa e do músculo quadríceps (83,84). Além disso, Baldi *et al.* (85) descobriram que o treinamento de exercício de EBEI preveniu a ocorrência de atrofia do músculo glúteo vista em um grupo de controle sem exercício durante os primeiros 6 meses pós-lesão. Além disso, possivelmente por causa das positivas respostas hemodinâmicas centrais, o EBEI também pode resultar em uma inversão (parcial) da atrofia cardíaca comumente encontrada em indivíduos com tetraplegia (81,86). Assim, o treinamento de exercícios eletricamente induzidos dos MMII em bicicleta parece ter um efeito acentuado na reversão da atrofia por desuso de músculos esqueléticos paralisados (ou retardar sua taxa de progressão) e na reversão da atrofia cardíaca.

Não apenas a atrofia muscular, mas também a atrofia do sistema vascular comumente vista em indivíduos com LME abaixo do nível da lesão pode ser neutralizada por EBEI (10,87,88). Vários investigadores relatam aumento no diâmetro da artéria femoral, fluxo sangüíneo do membro inferior aumentado ou capilarização aumentada após treinamento de EBEI. Recentemente, Gerrits *et al.* (88) demonstraram que, mesmo após 6 semanas de treinamento de EBEI, o diâmetro aumentou significativamente em 10% a 15%; isso coincidiu com o aumento de cerca de 40% no influxo arterial em repouso. Claramente, propriedades vasculares dos membros inferiores paralisados de pessoas com LME podem modificar-se muito rapidamente após o início do treinamento de MMII por EE. Essas adaptações mais provavelmente resultam de aumento demanda de oxigênio nos músculos previamente inativos.

ÚLCERAS DE PRESSÃO

Incapacidades secundárias relacionadas com a pele, especialmente úlceras de pressão, são um problema comum em indivíduos com LME, resultando em grande desconforto e custos médicos significativos. Os indivíduos com LME têm risco aumentado de úlceras de pressão em virtude de fatores como redução da mobilidade e da microcirculação, prejuízo da função simpática e atrofia dos músculos paralisados. Além disso, em razão do comprometimento da sensibilidade, os indivíduos muitas vezes não estão cientes da necessidade de aliviar a pressão. Teoricamente, o exercício induzido por EE pode colaborar na redução do risco de úlceras de pressão, visto que ele mostrou aumentar a massa muscular, a densidade capilar e o fluxo sangüíneo na pele e no músculo (vide parágrafo anterior). Visto que o exercício eletricamente induzido de MMII em bicicleta envolve contrações induzidas dos músculos glúteos, essa atividade pode ser especialmente eficaz para reduzir o risco de úlcera de pressão. Embora não confirmado por estudos experimentais controlados, Petrofsky (89) relatou que a incidência de úlcera de pressão foi reduzida em 90% em um grupo de indivíduos com LME participando em um programa de 2 anos de exercício com EE.

Considerações Especiais em Relação à LME e Exercício

EXERCÍCIO E ESTRESSE TÉRMICO

Durante exercício prolongado e estresse de calor, uma carga extra é adicionada ao sistema circulatório. A temperatura e os sistemas de regulação cardiovascular têm que se ajustar ao calor endógeno e exógeno para manter uma temperatura corporal interna constante. Isso resulta em aumento do fluxo sangüíneo para os músculos ativos para suporte de oxigênio e aumento do fluxo sangüíneo cutâneo para transporte e perda de calor. O aumento fluxo sangüíneo da pele pode resultar em deslocamento de volume sangüíneo para veias cutâneas, que pode diminuir a pressão de enchimento cardíaco e o VE. Para indivíduos com LME com um comprometimento da redistribuição de sangue durante o exercício, o estresse por calor impõe um estresse extra sobre o sistema circulatório já afetado.

Para prevenir hipertermia ou hipotermia, deve ser dada consideração cuidadosa à temperatura ambiente, à umidade relativa e às roupas utilizadas, bem como à intensidade e à duração do exercício. Muitos indivíduos com LME têm uma capacidade termorregulatória limitada devido à secreção de suor inadequada e comprometimento da vasorregulação, de modo que o superaquecimento ocorre mais facilmente que na população sem lesão medular (90,91). Isso é especialmente verdadeiro em um ambiente quente e úmido, no qual o exercício vigoroso prolongado pode ocasionar desidratação grave, perigoso aumento da temperatura e possivelmente colapso circulatório e internação. Sob essas condições, reposição de fluido adequada e freqüente é essencial. O exercício em ambientes frios pode resultar em perda de calor excessiva, também exacerbada pelo comprometimento do controle do sistema cardiovascular. Se existirem sintomas de hipertermia ou de hipotermia, o exercício deve ser descontinuado e a roupa e as condições ambientais devem ser adequadamente ajustadas.

DISREFLEXIA AUTÔNOMA

Ocasionalmente, alguns indivíduos com lesão alta da medula espinal exibem um episódio repentino e inadequado de hipertensão extrema decorrente da disreflexia autônoma, causada por perda de controle central (*i. e.*, inibição) de reflexos espinhais simpáticos e por subseqüente resposta simpática exagerada a estímulos nocivos como trauma à pele, impactação intestinal e superdistensão da bexiga. Essa situação é muito perigosa e pode ser fatal, se não corrigida em tempo (92). Para ajudar a evitar essa condição, indivíduos com LME devem seguir práticas de saúde adequadas para eliminar estímulos nocivos e procurar tratamento médico, quando apropriado. A bexiga deve ser esvaziada antes do exercício e durante seqüências prolongadas de exercício e a pressão arterial deve ser monitorada em intervalos regulares (pelo menos durante sessões de exercício iniciais). O exercício deve ser descontinuado imediatamente, se houver reações adversas, e deve-se agir de forma apropriada para aliviar o problema [elevação para hipertensão e o contrário (deitar o pé) para hipotensão e síncope].

Resumo

Em resumo, indivíduos com LME experimentam um estilo de vida diferente em cadeira de rodas e sua vida diária é muitas vezes composta de níveis de atividade dramaticamente baixos, levando a vários graus de descondicionamento físico. Para esses indivíduos, realizar exercício regularmente é da mais alta importância. Vários aspectos devem ser considerados para teste e treinamento de indivíduos com LME:

- Indivíduos com LME experimentam redistribuição sangüínea alterada durante o exercício pela falta de vasoconstrição simpaticamente induzida e da atividade de bombeamentos dos músculos da perna. As implicações práticas mais importantes são um VE baixo e uma FC compensatória alta durante o exercício.
- Indivíduos com níveis de lesão acima de T6 dependem quase inteiramente de retirada vagal para o aumento de sua FC durante o exercício, que limita a FC máxima para cerca de 130 bpm^{-1}. Portanto, as intensidades de treinamento devem ser expressas como reserva de FC.
- O exercício de braços, o tipo de exercício mais comumente usado para teste e treinamento de indivíduos com LME, ativa apenas massa muscular pequena, que limita a carga cardiopulmonar. Uma boa alternativa (ou adição) é o exercício de perna induzido por EE. O último tem a vantagem de ativar massa muscular maior e induzir efeitos de treinamento central e periférico.
- Como no treinamento de exercício voluntário em indivíduos sem lesão medular, a duração, a freqüência e a intensidade são os determinantes mais importantes para resultado de treinamento em LME. Além disso, quaisquer benefícios de saúde e de condicionamento derivados de EE ou de treinamento de exercícios de MMSS em LME serão perdidos várias semanas após essa atividade ser interrompida.
- Indivíduos com LME têm uma capacidade termorregulatória limitada em razão da secreção inadequada de suor e comprometimento da vasorregulação. Portanto, o superaquecimento ocorre mais rapidamente.

REFERÊNCIAS BIBLIOGRÁFICAS

1. Burnham R, Martin T, Stein R, et al. Skeletal muscle fibre type transformation following spinal cord injury. Spinal Cord 1997; 35: 86-91.
2. Gordon T, Mão J. Muscle atrophy and procedures for training after spinal cord injury. Phys Ther 1994; 74: 50-60.
3. Grimby G, Broberg C, Krotkiewska I, et al. Muscle fiber composition in patients with traumatic cord lesion. Scand J Rehabil Med 1976; 8: 37-42.
4. Martin TP, Stein RB, Hoeppner PH, et al. Influence of electrical stimulation on the morphological and metabolic properties of paralyzed muscle. J Appl Physiol 1992; 72: 1401-1406.
5. Garland DE, Maric Z, Adkins RH, et al. Bone mineral density about the knee in spinal cord injuried patients with pathologic fractures. Contemp Orthop 1993; 26: 375-379.
6. Ragnarsson KT, Sell GH. Lower extremity fractures after spinal cord injury: a retrospective study. Arch Phys Med Rehabil 1981; 62: 418-423.
7. Garland DE, Stewart CA, Adkins RH, et al. Osteoporosis after spinal cord injury. J Orhtop Res 1992; 10: 371-378.
8. Hopman MTE, Van Asten WN, Oeseburg B. Changes in blood flow in the common femoral artery related to inactivity and muscle atrophy in individuals with long-standing paraplegia. Adv Exp Med Biol 1996; 388: 379-383.
9. Huonker M, Schmid A, Sorichter S, et al. Cardiovascular differences between sedentary and wheelchair trained subjects with paraplegia. Med Sci Sports Exerc 1998; 30: 609-613.
10. Nash MS, Montalvo BM. Applegate B. Lower extremity blood flow and responses to occlusion ischemia differ in exercise–trained and sedentary tetraplegic persons. Arch Phys Med Rehabil 1996; 77: 1260-1265.

11. Taylor PN, Ewins DJ, Fox B, et al. Limb blood flow, cardiac output and quadriceps muscle bulk following spinal cord injury and the effect of training for the Odstock functional electrical stimulation standing system. Paraplegia 1993; 31: 303-310.
12. Shenberger JS, Leaman GJ, Neumyer MM, et al. Physiologic and structural indices of vascular function in paraplegics. Med Sci Sports Exerc 1990; 22: 96-101.
13. Hudlicka O, Price S. The role of blood flow and/or muscle hypoxia in capillary growth in chronically stimulated fast muscles. Pflügers Arch 1990; 417: 67-72.
14. Hopman MTE, Nommensen E, Van Asten WN, et al. Properties of the venous vascular system in the lower extremities of individuals with paraplegia. Paraplegia 1994; 32: 810-816.
15. Frieden RA, Ahn JH, Pineda HD, et al. Venous plethysmography values in patients with spinal cord injury. Arch Phys Med Rehabil 1987; 68: 427-429.
16. Kessler KM, Pina I, Green B, et al. Cardiovascular findings in quadriplegic and paraplegic patients and in normal subjects. Am J Cardiol 1986; 58: 525-530.
17. Washburn RA, Savage DD, Dearwater SR, et al. Echocardiographic left ventricular mass and physical activity: quantification of the relation in spinal cord injured and apparently healthy active men. Am J Cardiol 1986; 58: 1248-1253.
18. Le CT, Price M. Survival from spinal cord injury. J Chronic Dis 1982; 35: 487-492.
19. Dearwater SR, La Porte RE, Robertson RJ, et al. Activity in the spinal cord-injured patient: an epidemiologic analysis of metabolic parameters. Med Sci Sports Exerc 1986; 18: 541-544.
20. Heldenberg D, Rubinstein A, Levtov O, et al. Serum lipids and lipoprotein concentrations in young quadriplegic patients. Atherosclerosis 1981; 39: 163-167.
21. Dallmeijer AJ, Hopman MTE, Van der Woulde LH. Lipid, lipoprotein, and apoliprotein profiles in active and sedentary men with tetraplegia. Arch Phys Med Rehabil 1997; 78: 1173-1176.
22. Janssen TWJ, Van Oers CAJM, Van Kamp GJ, et al. Coronary heart disease risk indicators, aeobic power, and physical activity in men with spinal cord injuries. Arch Phys Med Rehabil 1997; 78: 697-705.
23. La Porte RE, Adams LL, Savage DD, et al. The spectrum of physical activity, cardiovascular disease and health: an epidemiologic perpective. Am J Epidemiol 1984; 120: 507-517.
24. Forner JV. Lung volumes and mechanics of breathing in tetraplegics. Paraplegia 1980; 18: 258-266.
25. De Troyer A, Heilporn A. Respiratory mechanics in quadriplegia. The respiratory function of the intercostal muscles. Am Rev Respir Dis 1980; 122: 591-600.
26. Hjeltnes N. Cardiorespiratory capacity in tetra–and paraplegia shortly after injury. Scand J Rehabil Med 1986; 18: 65-70.
27. Grassino A. A rationale for training respiratory muscles. Int Rehabil Med 1984; 6: 175-178.
28. Hopman MTE, Van der Woulde LHV, Dallmeijer AJ, et al. Respiratory muscle strength and endurance in individuals with tetraplegia. Spinal Cord 1997; 35: 104-108.
29. Sawka MN. Physiology of upper body exercise. Exerc Sport Sci Rev 1986; 14: 175-211.
30. Davis GM. Exercise capacity of individuals with paraplegia. Med Sci Sports Exerc 1993; 25: 423-432.
31. Hopman MTE, Oeseburg B, Binkhorst RA. Cardiovascular responses in paraplegic subjects during arm exercise. Eur J Appl Physiol Occup Physiol 1992; 65: 73-78.
32. Rowell LB, O'Leary DS. Reflex control of the circulation during exercise: chemoreflexes and mechanoreflexes. J Appl Physiol 1990; 69: 407-418.
33. Davis GM, Shephard RJ. Cardiorespiratory fitness in highly active versus inactive paraplegics. Med Sci Sports Exerc 1988; 20: 463-468.

34. Figoni SF. Exercise responses and quadriplegia. Med Sci Sports Exerc 1993; 25: 433-441.
35. Hopman MTE, Kamerbeek IC, Pistorius M, et al. The effect of an anti–G suit on the maximal performance of individuals with paraplegia. Int J Sports Med 1993; 14: 357-361.
36. Hopman MTE, Dueck C, Monroe M, et al. Limits to maximal performance in individuals with spinal cord injury. Int J Sports Med 1998; 19: 98-103.
37. Glaser RM. Exercise and locomotion for the spinal cord injured. Exerc Sport Sci Rev 1985; 13: 263-303.
38. Figoni SF, Glaser RM, Hendershot DM, et al. Hemodynamic responses of quadriplegics to maximal arm-cranking and FES leg cycling exercise. 10th annual IEEE conference of the Engineering in Medicine and Biology Society. New Orleans, 1988: 1636-1637.
39. Hooker SP, Figoni SF, Rodgers MM, et al. Metabolic and hemodynamic responses to concurrent voluntary arm crank and electrical stimulation leg cycle exercise in quadriplegics. J Rehabil Res Dev 1992; 29: 1-11.
40. Raymond J, Davis GM, Climstein M, et al. Cardiorespiratory responses to arm cranking and electrical stimulation leg cycling in people with paraplegia. Med Sci Sports Exerc 1999; 31: 822-828.
41. Reybrouck T, Heigenhauser GF, Faulkner JA. Limitations to maximum oxygen uptake in arms, leg, and combined arm–leg ergometry. J Appl Physiol 1975; 38: 774-779.
42. Shephard RJ, Bouhlel E, Vandewalle H, et al. Muscle mass as a factor limiting physical work. J Appl Physiol 1988; 64: 1472-1479.
43. Glaser RM, Foley DM, Laubach LL, et al. An exercise test to evaluate fitness for wheelchair activity. Paraplegia 1979; 16: 341-349.
44. Brattgard SO, Grimby G, Hook O. Energy expenditure and heart rate in driving a wheelchair ergometer. Scand J Rehabil Med 1970; 2: 143-148.
45. Niesing R, Eijskoot F, Kranse R, et al. Computer-controlled wheelchair ergometer. Med Biol Eng Comp 1990; 28: 329-338.
46. Janssen TWJ, Van Oers CAJM, Hollander AP, et al. Isometric strength, sprint power, and aerobic power in individuals with a spinal cord injury. Med Sci Sports Exerc 1993; 25: 863-870.
47. Van der Woulde LH, Veeger HE, Rozendal RH, et al. Wheelchair racing: effects of rim diameter and speed on physiology and technique. Med Sci Sports Exerc 1988; 20: 492-500.
48. Sawka MN, Glaser RM, Wilde SW, et al. Metabolic and circulatory responses to wheelchair and arm crank exercise. J Appl Physiol 1980; 49: 784-788.
49. Glaser RM, Sawka MN, Brune MF, et al. Physiological responses to maximal effort wheelchair and arm crank ergometry. J Appl Physiol 1980; 48: 1060-1064.
50. Martel G, Noreau L, Jobin J. Physiological responses to maximal exercise on arm cranking and wheelchair ergometer with paraplegics. Paraplegia 1991; 29: 447-456.
51. Smith PA, Glaser RM, Petrofsky JS, et al. Arm crank versus handrim wheelchair propulsion: metabolic and cardiopulmonary responses. Arch Phys Med Rehabil 1983; 64: 249-254.
52. Van der Woulde LH, de Groot G, Hollander AP, et al. Wheelchair ergonomics and physiological testing of prototypes. Ergonomics 1986; 29: 1561-1573.
53. Janssen TWJ, Dallmeijer AJ, Van der Woulde LHV. Physical capacity and race performance of handcycle users. J Rehabil Res Dev 2001; 38: 33-40.
54. Lasko-McCarthey P, Davis JA. Protocol dependency of VO2max during arm cycle ergometry in males with quadriplegia. Med Sci Sports Exerc 1991; 23: 1097-1101.
55. Stenberg J, Astrand PO, Ekblom B, et al. Hemodynamic response to work with different muscle groups, sitting and supine. J Appl Physiol 1967; 22: 61-70.

56. Bar–Or O, Zwiren LD. Maximal oxygen consumption test during arm exercise–reliability and validity. J Appl Physiol 1975; 38: 424-426.
57. Coutts KD, Rhodes EC, McKenzie DC. Maximal exercise responses of tetraplegics and paraplegics. J Appl Physiol 1983; 55: 479-482.
58. Janssen TWJ, Van Oers CAJM, Veeger HEJ, et al. Relationship between physical strain during standardised ADL tasks and physical capacity in men with spinal cord injuries. Paraplegia 1994; 32: 844-859.
59. Janssen TWJ, Dallmeijer AJ, Veeger DJ, et al. Normative values and determinants of physical capacity in individuals with spinal cord injury. J Rehabil Res Dev 2002; 39: 29-39.
60. Petrfsky JS, Phillips CA, Heaton HHI, et al. Bicycle ergometer for paralyzed muscles. J Clin Eng 1984; 9: 13-19.
61. Hjeltnes N, Vokac Z. Circulatory strain in everyday life of paraplegics. Scand J Rehabil Med 1979; 11: 67-73.
62. Janssen TWJ, Van Oers CAJM, Van der Woulde LHV, et al. Physical strain in daily life of wheelchair users with spinal cord injuries. Med Sci Sports Exerc 1994; 26: 661-670.
63. Dallmeijer AJ, Van der Woulde LHV, Hollander AP, et al. Changes in physical capacity and performance of activities of daily living during rehabilitation in persons with spinal cord injuries. Med Sci Sports Exerc 1999; 31: 1330-1335.
64. Janssen TWJ, Van Oers CAJM, Rozendaal EP, et al. Changes in physical strain and physical capacity in men with spinal cord injuries. Med Sci Sports Exerc 1996; 28: 551-559.
65. Davis G, Plyley MJ, Shephard RJ. Gains of cardiorespiratory fitness with arm–crank training in spinally disabled men. Can J Sport Sci 1999; 16: 64-72.
66. Hjeltnes N. Capacity for physical work and training after spinal injuries and strokes. Scand J Soc Med Suppl 1982; 29: 245-251.
67. Hooker SP, Greenwood JD, Hatae DT, et al. Oxygen uptake and heart rate relationship in persons with spinal cord injury. Med Sci Sports Exerc 1993; 25: 1115-1119.
68. Janssen TWJ, Van Oers CA, Veeger HE, et al. Relationship between physical strain during standardised ADL tasks and physical capacity in men with spinal cord injuries. Paraplegia 1994; 32: 844-859.
69. McLean KP, Jones PP, Skinner JS. Exercise prescription for sitting and supine exercise in subjects with quadriplegia. Med Sci Sports Exerc 1995; 27: 15-21.
70. Figoni SF, Glaser RM, Hooker SP, et al. Peak hemodynamic responses of SCI subjects during FNS leg cycle ergometry. 12th annual RESNA conference on rehabilitation technology, Washington, DC, 1989; 97-98.
71. Mohr T, Andersen JL, Biering-Sorensen F, et al. Long-term adaptation to electrically induced cycle training in severe spinal cord injured individuals. Spinal Coed 1997; 35: 1-16 [erratum appears in Spinal Cord 1997; 35: 262].
72. Pollack SF, Axen K, Spielholz N, et al. Aerobic training effects of electrically induced lower extremity exercises in spinal cord injured people. Arch Phys Med Rehabil 1989; 70: 214-219.
73. Knutsson E, Lewenhaupt-Olsson E, Thorsen M. Physical work capacity and physical conditioning in paraplegic patients. Paraplegia 1973; 11: 205-216.
74. Di Carlo SE, Supp MD, Taylor HC. Effect of arm ergometry training on physical work capacity of individuals with spinal cord injuries. Phys Ther 1983; 63: 1104-1107.
75. Nilsson S, Staff PH, Pruett ED. Physical work capacity and the effect of training on subjects with long-standing paraplegia. Scand J Rehabil Med 1975; 7: 51-56.
76. Miles DS, Sawka MN, Wilde SW, et al. Pulmonary function changes in wheelchair athletes subsequent to exercise training. Ergonomics 1982; 25: 239-246.
77. Dallmeijer AJ, Hopman MTE, Van As HH, et al. Physical capacity and physical strain in persons with tetraplegia; the role of sport activity. Spinal Cord 1996; 34: 729-735.

78. Brenes G, Dearwater S, Shapera R, et al. High density lipoprotein cholesterol concentrations in physically active and sedentary spinal cord injure patients. Arch Phys Med Rehabil 1986; 67: 445-450.
79. Krauss JC, Robergs RA, Depaepe JL, et al. Effects of electrical stimulation and upper body training after spinal cord injury. Med Sci Sports Exerc 1993; 25: 1054-1061.
80. Faghri PD, Glaser RM, Figoni SF. Functional electrical stimulation leg cycle ergometer exercise: training effects on cardiorespiratory responses of spinal cord injured subjects at rest and during submaximal exercise. Arch Phys Med Rehabil 1992; 73: 1085-1093.
81. Danopulos D, Kezdi P, Stanley EL, et al. Changes in cardiovascular circulatory dynamics after a twelve week active bicycle rehabilitation in young tetraplegics. J Neutrol Orthop Med Surg 1986; 7: 179-184.
82. Barstow TJ, Scremin AM, Mutton DL, et al. Changes in gas exchange kinetics with training in patients with spinal cord injury. Med Sci Sports Exerc 1996; 28: 1221-1228.
83. Pacy PJ, Hesp R, Halliday DA, et al. Muscle and bone in paraplegic patients, and the effect of functional electrical stimulation. Clin Sci 1988; 75: 481-487.
84. Sloan KE, Bremmer LA, Byrne J, et al. Musculoskeletal effects of an electrical stimulation induced cycling programme in the spinal injured. Paraplegia 1994; 32: 407-415.
85. Baldi JC, Jackson RD, Moraille R, et al. Muscle atrophy is prevented in patients with acute spinal cord injury using functional electrical stimulation. Spinal Cord 1998; 36: 463-469.
86. Nash MS, Bilsker S, Marcillo AE, et al. Reversal of adaptive left ventricular atrophy following electrically-stimulated exercise training in human tetraplegics. Paraplegia 1991; 29: 590-599.
87. Chilibeck PD, Jeon J, Weiss C, et al. Histochemical changes in muscle of individuals with spinal cord injury following functional electrical stimulated exercise training. Spinal Cord Paraplegia 1999; 37: 264-268.
88. Gerrits HL, de Haan A, Sargeant AJ, et al. Peripheral vascular changes after electrically stimulated cycle training in people with spinal cord injury. Arch Phys Med Rehabil 2001; 82: 832-839.
89. Petrofsky JS. Functional electrical stimulation: a two–year study. J Rehabil 1992; 58: 29-34.
90. Hopman MTE, Oeseburg B, Binkhorst RA. Cardiovascular responses in persons with paraplegia to prolonged arm exercise and thermal stress. Med Sci Sports Exerc 1993; 25: 577-583.
91. Sawka MN, Latzka WA, Pandolf KB. Temperature regulation during upper body exercise: ablebodied and spinal cord injured. Med Sci Sports Exerc 1989; 21: S132-140.
92. Wheeler G, Cumming D, Burnham R, et al. Testosterone, cortisol and catecholamine responses to exercise stress and autonomic dysreflexia in elite quadriplegic athletes. Paraplegia 1994; 32: 292-299.

SITES DA INTERNET

Lesões na medula espinal

Spinal Cord Injury Information Network
http://www.spinalcord.uab.edu

Spinal Injuries
http://www.spinalinjury.org

National Spinal Cord Injury Association
http://www.spinalcord.org

National Institute of Neurological Disorders and Stroke Spinal Cord Information Page
http://www.ninds.nih.gov/health_and_medical/disorders/sci.htm

Christopher and Dana Reeve Paralysis Resource Center
http://www.paralysis.org

Paralyzed Veterans of America
http://www.pva.org

University of Michigan Health Systems Health Topics A–Z: Spinal Cord Injury
http://www.med.umich.edu/1libr/aha/umscord.htm

University of Michigan Health Systems Model Spinal Cord Injury Care System
http://www.med.umich.edu/pmr/model_sci

Mobilidade em cadeira de rodas
http://www.wheelchairmobility.com

SEÇÃO III

Condições Metabólicas

14

Diabetes Melito

Arthur S. Leon ▪ Otto A. Sánchez

Estima-se que cerca de 15 milhões (5%) de norte-americanos tenham diabetes melito (DM), metade deles não tem ciência dessa condição (1). A prevalência de alteração da glicemia de jejum, precursora do DM, é cerca de 7%. Essas 2 condições combinadas afetam cerca de 29 milhões de pessoas (1). O DM é a 6ª maior causa de mortalidade nos Estados Unidos, diretamente responsável por 40.000 mortes anualmente. Contudo, esse quadro subestima grosseiramente sua contribuição para a mortalidade, porque a maioria das vítimas de DM morre em virtude de complicações cardiovasculares associadas (2).

Descrição

O DM é, na realidade, um grupo heterogêneo de distúrbios metabólicos tendo em comum uma insuficiência relativa ou absoluta de secreção de insulina. Esse hormônio peptídeo é sintetizado pelas células das ilhotas pancreáticas beta (β) e promove o transporte de glicose através das membranas celulares em tecidos sensíveis à insulina (p. ex., tecido adiposo e músculo esquelético) e sua oxidação subseqüente para a produção de energia. Desse modo, a insuficiência de insulina reduz a capacidade do corpo de utilizar a glicose como combustível. A capacidade do músculo de sintetizar glicogênio proveniente da glicose é também comprometida e a liberação de glicose hepática é aumentada, resultando em aumento da glicose sangüínea (hiperglicemia), o marcador clínico do DM. Quando a glicose de plasma excede 160 a 180 mg/dL, ela geralmente verte para a urina, resultando em *glicosúria.* Isso se acompanha de maior freqüência de diurese e maior volume de urina excretado *(poliúria).* A perda associada de grandes quantidades de água corporal aumenta a sede e a ingestão de água *(polidipsia).* Contudo, a desidratação pode ainda ocorrer por causa da perda excessiva de líquido em razão da hiperosmolaridade da urina rica em glicose. Essas 4 anormalidades metabólicas (hiperglicemia, glicosúria, poliúria e polidipsia) são os principais sintomas e sinais clínicos do DM.

Tipos de Diabetes Melito

Existem 2 tipos clínicos principais de DM. O tipo 1 de DM, anteriormente conhecido como DM insulinodependente, geralmente é ocasionado por uma destruição mediada pelo sistema imunológico das células β pancreáticas. A DM do tipo 2, previamente referida como DM não-insulinodependente, é caracterizada pela resistência à insulina celular com uma insuficiência relativa de insulina, até mesmo em presença de hiperinsulinemia. Outros tipos menos comuns de DM são secundários a várias condições médicas ou síndromes que afetam adversamente a função pancreática. O início do DM durante a gravidez é referido como *DM gestacional*; ela é subseqüentemente reclassificada, se persistir após a gravidez. O Quadro 14-1 compara as principais características do DM dos tipos 1 e 2.

Etiologia

Existe evidência que a caxumba e viroses Coxsackie B possam causar o DM do tipo 1, invadindo e destruindo as células em ilhotas β. Existe também uma forte possibilidade de que as células em ilhotas virais danificadas atuem como antígenos, o que resulta em produção de anticorpos em indivíduos suscetíveis que podem destruir as células β remanescentes através de um processo auto-imune (3). Uma predisposição herdada para ambos os tipos de DM está também bem estabelecida. Por exemplo, se ambos os pais possuem DM do tipo 2, seus filhos possuem de 4 a 6 vezes mais chances de desenvolver DM do tipo 2 do que os filhos de pais não-diabéticos (4). Indivíduos com uma predisposição genética para o DM do tipo 2 em geral avançam gradualmente da tolerância normal à glicose para a DM evidente ao longo dos anos. Inicialmente, o comprometimento da captação de glicose celular e fosforilação e o prejuízo da síntese de glicogênio precedem muitas vezes o DM do tipo 2, especialmente em filhos de pacientes com a DM do tipo 2 (5). Além dos transtornos metabólicos herdados, a maioria dos indivíduos com DM pré-tipo 2 acumula gordura na região abdominal (6). Isso contribui para a resistência à insulina no fígado e na musculatura esquelética, talvez através da liberação acelerada de ácidos gordurosos a par-

QUADRO 14-1 COMPARAÇÃO DE DIABETES MELITO DOS TIPOS 1 E 2

Características	*Tipo 1*	*Tipo 2*
Antiga designação	DMID	DMNID
Idade de início	Geralmente < 35 anos	Geralmente > 40 anos
Início clínico	Abrupto	Gradual
Histórico familiar	Nem sempre	Sim
Associação de HLA[a]	Sim	Não
Composição corporal	Normal ou magro	Geralmente obeso (tipo central)
Níveis de insulina no sangue	Reduzida ou ausente	Normal ou aumentada
Resistência celular à insulina	Ausente ou pequena	Presente
Tendência para cetose (sem reposição de insulina)	Sim	Não
Tratamento para o controle da hiperglicemia	Insulina, dieta ± exercício	Perda de peso, dieta, drogas hipoglicemiantes orais ou insulina

[a]Associação com tipos específicos de antígenos leucocitários humanos.
DMID, diabetes melito insulinodependente; DMNID, diabetes melito não-insulinodependente; HLA, histocompatibilidade de antígeno de leucócito.

tir do tecido adiposo abdominal (7). A secreção aumentada de citócinos através das células adiposas também pode interferir com as funções de recepção de insulina e induzir a resistência à insulina (8). A resistência à ação da insulina estimula o aumento da secreção de insulina para manter os níveis normais de glicose sangüíneo. A hiperinsulinemia compensatória resultante pode induzir uma constelação de distúrbios metabólicos e cardiovasculares referida como síndrome metabólica (9), que é caracterizada por resistência à insulina, hipergliceridemia, pela redução da lipoproteína de alta densidade (HDL) e pela elevação da pressão arterial. Essa constelação de fatores de risco contribui para a alta prevalência de doença cardiovascular (10). Estudos epidemiológicos mostram consistentemente que a obesidade é um fator de risco importante para o DM do tipo 2, já que cerca de 80% das pessoas com essa doença são obesas (6). Além disso, gordura corporal central ou abdominal (p. ex., circunferência da cintura > 100 cm nos homens e > 85 cm nas mulheres) demonstrou em estudos prospectivos prognosticar DM futuro, independente do peso relativo do corpo (11). A incidência da intolerância à glicose e do DM tipo 2 aumentam com a idade, com a maioria dos pacientes acima de 40 anos de idade (1). A comum redução na atividade física e na massa corporal magra e o aumento da adiposidade associadas à idade muito provavelmente contribuem significativamente.

Aspectos Clínicos da Diabetes

CRITÉRIOS DE DIAGNÓSTICO

Os critérios atuais de diagnóstico para o DM estão baseados nos níveis de glicose no sangue, *i. e.*, um nível de jejum de 125 mg · dL^{-1} ou acima ou acima de 200 mg · dL^{-1} após uma provocação de glicose oral (Quadro 14-2). Níveis de jejum entre 110 e 125 mg · dL^{-1} são definidos como *alteração da glicemia de jejum.* Níveis de glicose no sangue entre 140 e 200 mg · dL^{-1} 2 horas após uma provocação de glicose oral são referidos como *intolerância à glicose* (TGP) (12).

QUADRO 14-2 CRITÉRIOS DIAGNÓSTICOS PARA DIABETES MELITO

1. Valores normais: glicose plasmática em jejum[a] ≤ 110 mg · dL^{-1} (6,1 mmol · L^{-1}) ou glicose plasmática de 2 horas durante um TTGO ≤ 140 mg · dL^{-1} (7,8 mmol · L^{-1})
2. Sintomas de diabetes mais concentração casual de glicose plasmática ≥ 200 mg · dL^{-1}H (11,1 mmol · L^{-1}). (Casual é definido como qualquer ocasião do dia sem considerar-se o tempo desde a última refeição. Os sintomas clássicos de diabetes incluem poliúria, polidipsia e perda inexplicável de peso) ou
3. Glicose plasmática de jejum (GPJ) ≥ 125 mg · dL^{-1} (7,0 mmol · L^{-1}) ou
4. Glicose plasmática de 2 horas ≥ 200 mg · dL^{-1} (11,1 mmol · L^{-1}) durante um TTGO. O teste deve ser executado como descrito pela OMS, utilizando uma carga de glicose contendo o equivalente de 75 gramas de glicose anidro dissolvida em água

TTGO, teste de tolerância à glicose oral.
[a]O jejum é definido como nenhuma ingestão de energia nas últimas 8 horas.

MONITORAMENTO DA GLICOSE NO SANGUE

Uma vez que o DM seja diagnosticado, o monitoramento dos níveis de glicose no sangue (glicêmico) é essencial para avaliar a eficácia da terapia. A abordagem recomendada é o automonitoramento da glicose sangüínea (AMGS) através de procedimentos automatizados. O AMGS deve ser executado de 3 a 4 vezes por dia por todos os pacientes que recebem insulina por paciente com DM do tipo 2 em uso de agentes hipoglicêmicos orais, especialmente aqueles que não atingem os objetivos glicêmicos favoráveis durante a terapia (13,14). A hemoglobina glicosilada é um teste de laboratório para avaliar o controle de açúcar no sangue a longo prazo. Ela mede a porcentagem de hemoglobina glicosilada dentro da fração HbA_{1c}, que em indivíduos saudáveis deve estar abaixo de 6% e reflete o nível normal de glicose sérica durante os 2 a 3 meses anteriores (15).

COMPLICAÇÕES DIABÉTICAS AGUDAS

O histórico natural do DM é extremamente variável, tornando difícil prever os resultados específicos em determinado indivíduo (16). Muitos indivíduos diabéticos provenientes de todas as esferas socioeconômicas permanecem livres de complicações significativas e levam vidas ativas e produtivas durante muitas décadas, mesmo com grave DM do tipo 1, incluindo atletas profissionais. Contudo, apesar do bom controle do DM, alguns pacientes possuem complicações agudas e crônicas. Situações agudas podem ocorrer a qualquer momento no DM e são geralmente temporárias e remediáveis.

Hipoglicemia

A hipoglicemia ou baixo açúcar no sangue é a complicação mais comum para pacientes diabéticos que recebem insulina ou um agente hipoglicêmico oral (AHO). Ela resulta de uma dose excessiva do agente que baixa a glicose em relação ao estado alimentar e à atividade física do paciente. Fatores comuns que precipitam a hipoglicemia são ingesta de elemento insuficiente para contrabalançar o efeito hipoglicemiante da droga ou atividade física mais intensa que a usual para o indivíduo. Embora os sintomas de hipoglicemia geralmente desenvolvam-se quando a glicose plasmática é < 50 mg · dL^{-1}, eles podem também ocorrer em níveis mais altos em resposta a uma rápida queda durante o tratamento. Os sintomas resultantes são de origem do sistema nervoso simpático e central e incluem fome, fraqueza, tremor, transpiração, confusão, comportamento bizarro e dores de cabeça. Um paciente com DM com tais sintomas deve imediatamente consumir de 10 a 15 g de carboidratos. O Quadro 14-3 lista alimentos e bebidas que contêm de 10 a 15 g por porção. Se o indivíduo diabético não seguir essa orientação, pode ocorrer perda de consciência. Ocasionalmente, um paciente com DM subclínico desenvolve hipoglicemia como um sintoma presente inicial de horários ou quantidades inadequados de insulina liberada através das células β após as refeições. Por causa desse perigo potencial, indivíduos com DM devem utilizar dispositivos de alerta apropriados para a identificação.

QUADRO 14-3 ALIMENTOS E BEBIDAS QUE CONTÊM DE 10 A 15 GRAMAS DE CARBOIDRATO POR PORÇÃO PARA O TRATAMENTO DA HIPOGLICEMIA

Alimento ou Bebida	*Quantidade*
Tabletes de açúcar	2-3
Cubos de açúcar, grandes	2
Mel	2 colheres de chá
Dropes	7
Frutas secas	1/4 de xícara
Frutas frescas	1 troca
Pão	1 troca
Suco de laranja	1/2 xícara
Leite	1 xícara
Bebidas energéticas 5% a 10% de carboidrato	1 xícara
Bebidas leves (não dietéticas)	1/2 xícara

Cetoacidose Diabética

A cetoacidose diabética foi uma complicação ameaçadora à vida comum antes da descoberta da insulina. Atualmente, apenas cerca de 1% dos pacientes com DM do tipo 1 morrem em virtude dessa complicação. Uma insuficiência de insulina resulta em lipólise aumentada dos triglicerídeos (TG) do tecido adiposo, fazendo surgir ácidos gordurosos livres (AGL) no sangue, o que resulta em sua utilização acelerada para combustível. Contudo, uma vez que o fígado possui uma capacidade limitada para utilizar acetil-coenzima A gerada a partir da oxidação-β dos ácidos gordurosos livres, são formados corpos cetônicos. O acúmulo de corpos cetônicos no sangue e sua excreção na urina causam acidose metabólica (cetoacidose), que leva à perda posterior de água e eletrólitos e pode resultar em coma e colapso circulatório.

Problemas de Pele

Muitos problemas da pele e mucosa podem ocorrer em indivíduos com DM. Esses problemas incluem infeções localizadas, tais como furúnculos e carbúnculos (abcessos), que podem ser os sintomas presentes iniciais da DM do tipo 2. Os abcessos podem ocorrer também em locais de injeção de insulina em virtude de técnicas pouco cuidadosas. Prurido vulvar devido a uma infecção fúngica (monilíase) é outro problema cutâneo freqüente em mulheres diabéticas.

COMPLICAÇÕES TARDIAS (CRÔNICAS)

A incidência de complicações crônicas aumenta com a duração do DM, especialmente na ausência de um controle glicêmico favorável (16). Complicações tardias são os principais fatores contributivos para a mortalidade prematura no DM. Essas complicações podem ser classificadas como complicações *microvasculares* (pequenos vasos), complicações ateroescleróticas *macrovasculares* (vasos grandes ou intermediários) e *neuropatias.*

Complicações Microvasculares

Uma das complicações microvasculares mais predominantes é a retinopatia diabética (RD), ocorrendo em cerca de 25% a 50% de todos os pacientes com DM (17). A RD é caracterizada pela presença de microaneurismas dos capilares retinais que pode resultar em hemorragia retinal, acompanhada de cicatrização e formação de novos vasos (retinopatia proliferativa), levando a descolamento retinal, comprometimento visual progressivo e cegueira.

A nefropatia é observada em cerca de 40% a 50% dos pacientes com DM do tipo 1 (20). Essa condição é a causa principal da doença renal de estágio final requerendo diálise renal a longo prazo e/ou transplante de rim e é uma causa comum da morte em indivíduos com menos de 40 anos de idade com DM do tipo 1. A manifestação inicial da nefropatia diabética é a presença de albumina na urina (proteinúria), que deve ser monitorada de perto pelo médico assistente para avaliar o dano ao fígado.

Complicações Macrovasculares (Ateroescleróticas)

Uma forma acelerada de ateroesclerose é comum em ambos os tipos principais de DM, assim como ocorre com triglicerídeos I (TGI) (18). A aterosclerose é a causa subjacente dos infartos do miocárdio, derrames e doença arterial periférica em pacientes com DM. Tipicamente, complicações cardiovasculares ateroscleróticas aparecem somente após muitos anos de DM do tipo 1 e geralmente são precedidas por doença microvascular. Contudo, indivíduos idosos com DM do tipo 2 ou TGI podem apresentar-se com aterosclerose grave dos vasos coronários e periféricos relativamente cedo após o diagnóstico inicial de DM. No Framingham Heart Study, a incidência de doença cardiovascular (DCV) entre os homens e mulheres diabéticos foi cerca de 2 a 3 vezes a de indivíduos não-diabéticos (19). Mais de 60% de todas as mortes em pacientes diabéticos nas sociedades ocidentais foram atribuídas à doença cardiovascular (19). Uma interação de multifatorial parece estar envolvida, p. ex., disfunção dos revestimentos endoteliais da parede da artéria (20-22), distúrbios de lipídios, hiperinsulinemia em pacientes com DM do tipo 2, elevação da pressão sangüínea e distúrbios hemostáticos pró-coagulantes. Disfunções endoteliais resultam em desequilíbrio entre fatores vasodilatadores e vasoconstritores favorecendo a vasoconstrição, bem como a agregação de plaquetas. A pressão sangüínea elevada e anormalidades no perfil de lipoproteínas-lipídios no sangue (TG elevados e colesterol HDL reduzido) comumente associada a DM aceleram o processo aterosclerótico na medida em que eles fazem isso em indivíduos não-diabéticos (20). A nefropatia diabética e a falência renal podem ocasionar elevações posteriores na pressão sangüínea e dislipemias, o que posteriormente acelera a aterosclerose.

Neuropatias

Quase qualquer via nervosa (motora periférica ou sensorial, central ou autonômica) pode ser afetada pelo DM (23). Sintomas neurológicos, variando em gravidade de leve à incapacitante, incluem dormência, formigamento ou dor nas extremidades inferiores, atrofia muscular e fraqueza, pé caído, reflexo tendíneo do tornozelo ausente, hipotensão postural, sintomas gastrointestinais, dificuldade de esvaziar a bexiga (bexiga neurogênica) e impotência (14). O enfraquecimento da atividade do sistema nervoso simpático pode tornar difícil para indivíduos com DM reconhecerem sintomas de hipoglicemia. A isquemia miocárdica silenciosa pode também estar relacionada com a neuropatia do sistema autonômico.

A redução da força muscular é mais comum em pacientes com DM a longo prazo do que em sujeitos controle pareados (24). Atrofia muscular, alterações nas proteínas contráteis, neuropatia motora e fluxo sangüíneo prejudicado para os músculos esqueléticos são fatores contributivos importantes para a fraqueza muscular esquelética (25,26). Além disso, a combinação de DM, inatividade física e os efeitos do envelhecimento podem contribuir para uma perda da força muscular em indivíduos diabéticos mais velhos. A fraqueza muscular pode contribuir para uma perda de vida independente em um estágio mais prematuro do que para os indivíduos não-diabéticos.

Tratamento do DM

O tratamento do DM é algo para a vida toda, com o objetivo de regular seus efeitos metabólicos. O objetivo final do tratamento é o controle glicêmico para eliminar sintomas relacionados com a hiperglicemia e a prevenção ou redução na gravidade das complicações crônicas, permitindo que o paciente adquira um estilo de vida mais normal (13,14).

As 3 abordagens terapêuticas essenciais para o controle glicêmico são medicação, alimentação controlada e exercício regular. O tratamento diabético ideal inclui também o controle de outros fatores de risco aterogênicos, em particular o consumo de cigarros, obesidade e inatividade física, para impedir complicações de doenças cardiovasculares.

MEDICAÇÕES PARA CONTROLAR A HIPOGLICEMIA

A insulina e os agentes hipoglicêmicos orais são abordagens farmacológicas para controlar a glicose no sangue, se um programa de redução de peso, dieta e exercícios não o fizer. Descrições detalhadas sobre a utilização desses medicamentos estão disponíveis em outras fontes (13,14) e são brevemente revisadas aqui.

Terapia com Insulina

Poucos desenvolvimentos na medicina modificaram o curso de uma doença tão drasticamente quanto a descoberta da insulina. As principais indicações para a terapia com insulina são *(a)* para tratar ou prevenir episódios de cetoacidose no DM do tipo 1 e *(b)* para controlar os sintomas associados aos desarranjos metabólicos que acompanham a hiperglicemia em pacientes com qualquer tipo de DM (14). A necessidade de insulina é estabelecida através de doses subcutâneas progressivamente crescentes de acordo com a determinações repetidas de glicose no sangue. O controle ideal requer administração de insulina o suficiente para permitir a utilização apropriada de nutrientes para energia ou armazenamento, alívio de sintomas do DM e manutenção dos níveis de açúcar no sangue quase normais sem freqüentes reações hipoglicêmicas.

O tipo de insulina é classificado através do tempo requerido após a injeção para atingir o pico da atividade e através da duração da ação, isso é, ação rápida, intermediária ou prolongada. Insulina de ação intermediária ou prolongada freqüentemente é combinada com uma insulina de ação rápida para o controle favorável da glicose. Como o "controle rígido da glicose" pode significativamente reduzir a incidência de retinopatia, neuropatia e nefropatia (27), a American Diabetes Association (AAD) recomenda a manutenção dos níveis quase normais da glicose no sangue e HbA_{1c} (Quadro 14-4) através do freqüente AMGS, enquanto se administra injeções de insulina diárias múltiplas (13). Nos pacientes com DM do tipo 1, uma insulina de ação intermediária (p. ex., insulina lenta ou NPH), ou de longa ação (p. ex., insulina ultralenta ou glargine), representando cerca de metade da necessidade diária de insulina, geralmente é administrada em 2 doses, com intervalos de 10 a 12 horas. O restante geralmente é ministrado 20 a 45 minutos antes de cada refeição como uma insulina de ação curta; a dose depende da glicose no sangue pré-prandial e na ingestão antecipada de carboidrato (14,28). O AMGS freqüente (4 a 8 vezes por dia) é essencial para tal regime ser seguro e bem-sucedido. Existem diferentes regimes de insulina e o tratamento deve ser individualizado.

Pacientes com DM do tipo 2 apresentando-se com hiperglicemia acentuada freqüentemente requerem insulina para a terapia inicial, particularmente aqueles com perda de peso acentuada. A insulina pode ser administrada junto com os agentes hipoglicêmicos, se o controle da glicose não puder ser atingido somente com esses agentes. Nos pacientes com DM do tipo 2, a insulina geralmente precisa ser administrada somente 1 vez por dia para controlar a hiperglicemia.

Vários modelos de bomba de insulina podem significativamente melhorar o controle do DM e tornam a vida mais fácil e mais normal para indivíduos com DM do tipo 1 (29). Esses instrumentos consistem de 1 bomba do tamanho de *pager* utilizada na parte externa do corpo em 1 bolsa ou 1 prega do cinto. Eles são pré-programados para introduzir a insulina subcutaneamente durante todo o dia e para administrar insulina em *bolus* quando espera-se que os níveis de glicose aumentem (p. ex., após refeições ou lanches rápidos). Algoritmos individualizados baseados nos valores de glicose plasmática pré-prandial e ingestão antecipada de carboidratos determinam a quantidade requerida. Ajustes também podem ser feitos antes de atividades físicas. Esses dispositivos requerem que o paciente seja treinado por uma equipe de saúde experiente para utilizar apropriadamente as bombas e evitar complicações (29).

QUADRO 14-4 OBJETIVOS IDEAIS PARA O DESEJADO CONTROLE GLICÊMICO

	Variação Normal	*Objetivo*	*Ação Adicional Sugerida*
Glicose pré-prandial média mmol · L^{-1} (mg · dL^{-1})	< 5,0 (100)	4,4-6,7 (80-120)	< 4,4 (80) ou > 7,8 (140)
Glicose média na hora de dormir mmol · L^{-1}(mg · dL^{-1})	< 6,1 (110)	5,5-7,8 (100-140)	< 5,5 (100) ou > 8,8 (160)
HbA_{1c}, %	< 6	< 7	> 8

Agentes Hipoglicêmicos Orais (AHOs)

Os agentes hipoglicêmicos orais (AHO) controlam os níveis de açúcar no sangue em muitos pacientes com DM do tipo 2 que não conseguem responder ou aderir a um programa de exercícios e alimentar (14,28). Os AHOs diferem em seus mecanismos de ação (Quadro 14-5). Drogas sulfoniluréias, o tipo mais comum, estimulam as células das ilhotas β a liberarem mais insulina. Elas melhoram também a sensibilidade periférica à insulina e inibem a secreção do antagonista da insulina, glucagon, proveniente das células em ilhota α do pâncreas (28).

Biguanidas diminuem a glicose sangüínea através da diminuição da produção de glicose hepática. As tiazolidinedionas, também conhecidas como agentes RAPPγ (receptor ativador de proliferadores de peroxissoma γ), diminuem a glicose sangüínea, aumentando a sensibilidade insulínica e diminuindo a produção de glicose hepática. Os inibidores de α-glicosidase diminuem a glicose no sangue ao diminuir a absorção intestinal de carboidratos.

ABORDAGENS DIETÉTICAS

Princípios Gerais

A dieta tem sido tradicionalmente a pedra fundamental para o tratamento de ambos os tipos de DM. Diretrizes alimentares detalhadas foram publicadas (30) e incluem a redução do excesso de peso para melhorar o controle glicêmico e reduzir outros fatores de risco de doença cardíaca coronariana (DCC); substituição da gordura saturada da dieta por carboidratos complexos, enquanto se minimiza a utilização de açúcares simples, sal e álcool; ingerir refeições nutricionalmente sadias e distribuir a ingestão de alimentos durante as 24 horas do dia para cobrir a administração de insulina (Quadro 14-6).

CAPÍTULO 14

QUADRO 14-5 TIPOS ATUALMENTE DISPONÍVEIS DE AGENTES HIPOGLICÊMICOS ORAIS

Tipo (Exemplos)	*Mecanismo de Ação*	*Dosagem Diária Normal*	*Nº de Doses por Dia*	*Contra-Indicações*
1. Sulfoniluréias (p. ex., tolbutamida)	Aumento da liberação da insulina das células β pancreáticas	500-2.000 mg	2-3	Doença renal ou hepática
2. Biguanides (p. ex., metformina)	Diminuição da produção de glicose hepática	500-1.000 mg	2-3	Doença renal ou hepática, histórico passado de acidose láctica proveniente de qualquer causa
3. Inibidores α-glucosidades (p. ex., acarbose)	Diminuição intestinal de absorção de glicose	500-1.000 mg	1	Doença renal ou hepática
4. Tiazolidinedionas (p. ex., rosiglitazona, pioglitazona)	Redução da resistência à insulina ao unir-se ao receptor ativador de proliferadores de peroxissoma γ	4-8 mg	1	Doença hepática e insuficiência cardíaca congestiva

QUADRO 14-6 OBJETIVOS ALIMENTARES RECOMENDADOS PARA PACIENTES COM DIABETES

1. Se obeso, reduzir calorias e aumentar a atividade física para readquirir gradualmente e manter o peso ideal
2. Liberalizar a ingestão de carboidratos complexos
3. Reduzir a ingestão de gordura total, gordura saturada e colesterol
4. Minimizar a ingestão de carboidratos simples, exceto aqueles que ocorrem naturalmente em frutas e vegetais
5. Consumir refeições nutricionalmente saudáveis utilizando a lista de troca de alimentos
6. Indivíduos recebendo insulina devem distribuir sua ingestão de alimentos durante todo o período do dia que estiver acordado
7. Limitar a utilização de sal e álcool
8. Existe insuficiência de evidências de que qualquer suplemento específico de vitaminas ou minerais irá melhorar as alterações metabólicas ou prevenir as complicações crônicas
9. Não existe evidência de que uma dieta que forneça 15%-20% de energia proveniente de proteínas possa contribuir para a nefropatia diabética

Manejo do Peso

Como muitos indivíduos com DM do tipo 2 são obesos, a melhora metabólica ou o controle glicêmico satisfatório e a intensificação da sensibilidade periférica à insulina geralmente resultam da perda do excesso de peso. Desse modo, a redução da ingesta energética total e o aumento da atividade física para atingir e manter o peso corporal apropriado são objetivos importantes no tratamento do DM.

Composição da Dieta

As recomendações atuais da AAD são de que os carboidratos devam fornecer de 60% a 70% das necessidades energéticas diárias, com uma ingestão de fibras alimentares associadas de 25 a 30 gramas por dia (30). Isso deve ser proporcionado primariamente através do consumo aumentado de cereais de grãos e pão, raízes comestíveis, legumes e outros vegetais e frutas. A AAD liberalizou o consumo de açúcar em tabletes ou sacarose e de frutas contendo carboidratos simples por indivíduos diabéticos. Contudo, a alta ingestão de sacarose pode impedir a sensibilidade à insulina e afetar adversamente o metabolismo de lipídios por, no mínimo, 6 semanas (31). Desse modo, o consenso corrente é que a sacarose e outros açúcares simples devem ser responsáveis por ≤ 10% da energia alimentar total e originar-se primariamente de fontes de frutas e vegetais (30). Atualmente, a sacarose supre cerca de 16% da energia na dieta americana comum.

Uma preocupação importante com a saúde da tradicional dieta diabética reduzida em carboidrato é que ela era alta em gordura total, gordura saturada e colesterol. Esse padrão de alimentação contribui para os elevados níveis de colesterol total no sangue e de lipoproteínas de baixa densidade (LDL), acelerando dessa maneira o processo aterosclerótico e o risco de complicações com DCV. As recomendações atuais da AAD são para reduzir o conteúdo total de gordura para ≤ 30% da ingesta energética diária, com uma igual proporção energética de ácidos gordurosos saturados, poliinsaturados e monoinsaturados (30). O colesterol alimentar deveria ser < 300 mg · dia^{-1}. Essas recomendações estão alinhadas com o passo I da dieta da American Heart Association e com as recomendações alimentares do National Research Council (32). Para pacientes com DM do tipo 2 com hiperlipidemias, a AAD recomenda uma restrição posterior de gorduras alimentares para ≤ 20% da ingesta energética diária e do colesterol alimentar de 100 a 150 mg · dia^{-1} (30). A ingestão de proteínas deve ser similar àquela recomendada para indivíduos não-diabéticos (0,8 g · kg^{-1} ou cerca de 15% da ingesta energética) na ausência de doença renal significativa. Contudo, uma quantidade significativa deve provir de fontes vegetais em vez de animais para reduzir a ingesta de gordura saturada e de colesterol associados. Para aqueles indivíduos com controle glicêmico deficiente, as necessidades protéicas podem ser aumentadas para 1 g · kg^{-1} do peso do corpo para evitar um equilíbrio negativo de aminoácidos por causa do estado catabólico. Entretanto, a ingestão de proteína deve ser restrita, se a função renal estiver anormal.

A ingestão de sódio deve ser modestamente restringida para < 2.400 mg · dia^{-1} (4 tsp) por causa da associação comum de hipertensão com o DM. O álcool deve ser evitado por aqueles indivíduos com controle glicêmico deficiente, aqueles com dietas de restrição de energia e na presença de hipertensão, hipertrigliceridemia ou gravidez. Outros podem utilizá-lo com prudência, isso é, até 56,7 g 1 a 2 vezes por semana. Para aqueles indivíduos que usam insulina, o álcool deve ser consumido apenas com alimentos para reduzir o risco de hipoglicemia induzida por ele.

A seleção apropriada de alimentos para cobrir todos os nutrientes necessários é possível utilizando um sistema de troca de alimentos (33). Isso envolve selecionar uma quantidade apropriadamente prescrita de escolhas de alimentos dos diferentes tipos alimentares: *(a)* leite/laticínios, *(b)* vegetais, *(c)* frutas, *(d)* pão/cereais, *(e)* carnes e *(f)* gorduras. A adequação nutricional de uma dieta alta em carboidratos e baixa em gordura foi demonstrada (34). Para aqueles indivíduos que usam insulina, a estrutura básica geralmente consiste de 3 refeições principais mais lanches rápidos no meio da manhã, meio da tarde e na hora de dormir para prevenir a hipoglicemia.

AUMENTO DA ATIVIDADE FÍSICA E EXERCÍCIOS

Os efeitos metabólicos do exercício a curto prazo e suas implicações terapêuticas no DM foram extensivamente revisados (35,36). Glicogênio muscular, glicose metabolizada pelo organismo e ácidos graxos livres são os principais combustíveis utilizados durante o exercício aeróbico por aqueles indivíduos com e sem DM. A contribuição relativa de cada um para a produção de energia oxidativa depende da intensidade e da duração do exercício. Uma seqüência ordenada da utilização desses combustíveis ocorre durante o exercício dinâmico ou de resistência prolongado, como caminhada, corrida, ciclismo e natação. No início do exercício, o glicogênio intramuscular é o combustível primário para a contração do músculo. Após 5 a 10 minutos, a glicose no sangue e os ácidos gordurosos livres tornam-se cada vez mais importantes. A utilização de glicose durante o exercício de intensidade branda a moderada prolongado pode aumentar 20 vezes acima do nível basal e são responsáveis por 25% a 40% das necessidades totais de combustível oxidativo. Apesar dessa acentuada estimulação do uso da glicose, os níveis de glicose no sangue geralmente permanecem inalterados ou diminuem ligeiramente durante os primeiros 40 minutos por causa da liberação de glicose aumentada proveniente do fígado, inicialmente a partir da quebra do glicogênio hepático (glicogenólise) e posteriormente através da gliconeogênese. Se o exercício for longo o suficiente, a glicose no sangue finalmente cairá apesar desses mecanismos. Isso está associado à mudança progressiva no metabolismo de energia de carboidratos para os ácidos graxos livres (AGL). A contribuição dos AGL para o metabolismo oxidativo pode ser de 2 vezes o da glicose nesse ponto, com os indivíduos diabéticos sendo mais eficientes na utilização dos AGL como combustível.

A glicose é transportada através das membranas dos músculos esqueléticos através de uma série de transportadores de glicose, sendo o mais importante o GLUT-4. A insulina e o exercício aumentam independentemente o deslocamento do GLUT-4 para a membrana celular (37). A insulina aumenta o transporte de glicose ao ativar o receptor de insulina, que então resulta em fosforilação das várias proteínas intracelulares, incluindo o substrato-1 receptor de insulina, que então inicia os sinais bioquímicos para o deslocamento do GLUT-4. O exercício pode intensificar o deslocamento de GLUT-4 e subseqüentemente a captação de glicose através da ativação da cinase protéica ativada pela AMP através de vias bioquímicas independentes da insulina (37,38), mesmo em indivíduos com DM do tipo 2 (39). A captação acelerada de glicose e a síntese de glicogênio podem persistir por até 40 horas após uma simples sessão de exercício aeróbico (40). Desse modo, para manter esses efeitos benéficos, um indivíduo precisa exercitar-se no mínimo todos os dias. O treinamento de exercícios de resistência melhora também o transporte e o armazenamento de glicose no músculo ao aumentar a atividade da hexocinase II e síntese de glicogênio (41,42). Além disso, o treinamento de exercício de resistência reduz a hiperglicemia pós-prandial e diminui a produção de glicose hepática (43). Essas modificações metabólicas explicam a diminuição da resistência à insulina e o efeito benéfico sobre a homeostase de glicose no sangue observada em pacientes com DM após o treinamento de exercícios.

SEÇÃO III

PREVENÇÃO DO DM TIPO 2 E MELHORADO CONTROLE ATRAVÉS DO EXERCÍCIO

Estudos epidemiológicos longitudinais de observação (44,45) e recentes ensaios clínicos aleatórios (46-48) sustentam fortemente o papel do exercício aeróbico na prevenção primária do DM tipo 2. Em ensaios clínicos controlados envolvendo indivíduos com TGI, 30 minutos ou mais de exercício de resistência de intensidade moderada, 3 a 5 vezes por semana, reduziram melhor o risco de desenvolvimento da DM do tipo 2 do que a utilização profiláctica da metformina de AHO ou placebo (47). Além disso, a atividade física aumentada estava associada ao risco reduzido de mortalidade por DCV em homens com DM do tipo 2 (49).

Uma metanálise recente avaliando ensaios clínicos aleatórios comparou os efeitos do exercício de resistência e *endurance* sobre os níveis de hemoglobina glicosilada no DM do tipo 2 (50). Ambos os tipos de treinamento de exercícios diminuíram a HbA_{1c} em uma média de 0,66% mesmo sem perda no peso do corpo. O efeito do exercício de resistência sobre a HbA_{1c} foi similar àquele obtido por um controle de glicose rígido com medicações (51). Em um ensaio clínico controlado aleatório, o melhor controle de glicose levou a uma diminuição na dosagem da medicação diabética em 72% dos indivíduos idosos com DM do tipo 2 treinados em resistência (52). Além disso, o treinamento de exercício de resistência melhorou significativamente a massa muscular, diminuiu a pressão arterial sistólica e reduziu a massa de gordura abdominal (52). Esses resultados sustentam a importância de se promover a atividade física para o tratamento de pacientes com DM do tipo 2.

Existem múltiplos outros benefícios potenciais dos exercícios de condicionamento para o DM, p. ex., como um adjunto da restrição energética para o tratamento do peso e para ajudar a corrigir outros fatores de risco aterogênicos. O treinamento de exercício melhora também a qualidade de vida ao aumentar a capacidade de treinamento e proporcionar benefícios psicossociais.

Teste de Esforço

Uma vez que pacientes com DM correm grande risco de DCV, uma avaliação médica anterior ao exercício vigoroso deve incluir um teste de estresse de exercício para pacientes com DM do tipo 1 com mais de 30 anos de idade, para aqueles que tiveram DM por mais de 15 anos, e para todos os pacientes com DM do tipo 2 com mais de 35 anos de idade (53). Isso é especialmente importante para aqueles pacientes com neuropatia autonômica e sensorial, que podem ter episódios isquêmicos miocárdicos silenciosos, mascarando a presença da DCV. O teste em esteira é o modo de preferência para testar pacientes com DM. Contudo, se o paciente possui neuropatia autonômica ou sensorial, uma bicicleta ergométrica pode ser melhor para evitar riscos de quedas e danos aos pés.

Recomendações e Prescrição do Exercício

TREINAMENTO DE RESISTÊNCIA

Atividades físicas devem ser selecionadas para que o indivíduo as aprecie, sejam apropriadas para a saúde e o estado de condicionamento e possam ser executadas regularmente. Essas devem incluir atividades que forneçam movimentos rítmicos dos grupos musculares principais do corpo e que não sejam exaustivos. Para ajustar apropriadamente a ingestão de alimentos e insulina ou agentes hipoglicêmicos orais, as necessidades energéticas das atividades selecionadas devem ser quantificados. Exemplos de atividades ideais incluem caminhada rápida, excursões a pé, corrida lenta *(jogging)*, natação, ciclismo e esqui *cross-country*. Se executadas regularmente (4-5 dias por semana) por 30 a 60 minutos em uma intensidade moderada (60%-75% da freqüência cardíaca máxima ou reserva da freqüência cardíaca), tais atividades devem melhorar o condicionamento cardiorrespiratório e provavelmente fornecerão os benefícios fisiológicos e psicológicos já descritos, incluindo redução dos fatores de risco de DCV (54).

Para atingir os benefícios relacionados à saúde e para facilitar o controle do peso, a ACSM recomenda que os indivíduos com DM do tipo 2 consumam no mínimo 1.000 calorias por semana em atividades aeróbicas (55). Contudo, pacientes com DM do tipo

2 geralmente possuem baixos valores de $\dot{V}O_{2máx}$ (55), e a maioria é obesa e descondicionada. Portanto, alguns pacientes podem não estar aptos, no mínimo inicialmente, para se exercitar continuadamente por 30 minutos e serão incapazes de atingir o gasto calórico semanal para obter benefícios saudáveis. Em tais casos, a duração do exercício pode ser dividida em sessões de 10 minutos, 2 a 3 vezes por dia, até que o paciente atinja um nível de condicionamento físico que irá lhe permitir continuar com o exercício por, no mínimo, 30 minutos (56). Para mais informações sobre a prescrição do exercício, o leitor é referido ao Capítulo 2 deste livro para detalhes adicionais.

TREINAMENTO DE FORÇA (RESISTÊNCIA)

O treinamento de exercício de resistência demonstrou intensificar a ação da insulina, aumentar o metabolismo não-oxidativo de glicose e melhorar o controle glicêmico sangüíneo em pacientes com DM (57). Portanto, o treinamento de resistência é recomendado juntamente com um programa de exercício aeróbico, especialmente para indivíduos com DM com fraqueza muscular associada. Recomenda-se que o exercício de resistência seja executado 2 a 3 vezes por semana utilizando 3 séries de 8 a 10 exercícios com 60% de 1 Repetição Máxima (1RM) (57). Para detalhes adicionais sobre os programas de exercício de resistência e métodos, o leitor é referido ao Capítulo 3 deste livro.

Precauções de Segurança antes e durante o Exercício

COMO EVITAR HIPOGLICEMIA

Uma vez que o exercício de *endurance* e resistência apresenta maior potencial para provocar lesões em pessoas diabéticas, devem ser tomadas precauções especiais quando se prescreve o exercício de *endurance* ou resistência (58). Um efeito adverso comum em pacientes que usam insulina é hipoglicemia ou reação insulínica durante o exercício ou no período de recuperação imediato. Esse perigo é aumentado se a insulina for administrada em áreas dos MMSS ou MMII sobre grupos musculares em atividade durante o exercício em um período de 1 hora do início do exercício, em virtude do aumento da liberação de insulina na circulação através do efeito massageador das contrações musculares. Um local alternativo preferível de administração é a parede abdominal. Para reduzir mais o risco de uma reação insulínica, é melhor exercitar-se após uma refeição leve, quando a glicose plasmática está em seu nível mais elevado e evitar exercitar-se quando os níveis de insulina estiverem no pico. Isso acontece porque a insulina suprime a liberação de glicose hepática, necessária para manter a homeostase de glicose na presença da captação acelerada de glicose pelo músculo em atividade. Além disso, os pacientes que recebem terapia com insulina devem seguir uma rotina diária regular para alimentar-se, exercitar-se e para a administração de insulina. Recomenda-se exercitar-se na mesma hora do dia, em intensidades similares e sem variar significativamente o tipo de dieta para evitar episódios de hipoglicemia. O paciente que se exercita esporadicamente e/ou ingere quantidades variadas em ocasiões diferentes do dia não sabe a quantidade de insulina necessária para manter níveis regulares de glicose no sangue e, portanto, aumenta os riscos de hipoglicemia. Princípios adicionais para evitar a hipoglicemia são listados no Quadro 14-7.

Em contraste, o exercício prolongado executado em presença de marcada deficiência de insulina controle associado e metabólico insuficiente resulta em excesso de liberação de glicose pelo fígado e elevações posteriores na glicose sangüínea. O aumento acentuado de ácidos graxos livres em presença de controle metabólico insuficiente pode ocasionar produção excessiva de corpos cetônicos (59). Um associado aumento exagerado de hormônios contra-regulatórios durante o exercício contribui para esses efeitos adversos. Assim, o indivíduo deve atingir no mínimo um controle diabético razoável antes de iniciar um programa de exercícios.

PRECAUÇÕES EM PRESENÇA DE RETINOPATIA

Embora nenhum efeito adverso do exercício sobre a retinopatia diabética preexistente tenha sido reportado, a retinopatia proliferativa grave geralmente é considerada uma contra-indicação para exercícios aeróbico ou de resistência extenuantes, por causa da preocupação com a precipitação da hemorragia retinal e de descolamento retinal (60). Se pacientes com DM com ou sem retinopatia realizam exercícios de resistência, devem ser instruídos sobre a técnica apropriada de levantamento de peso para evitar a manobra de Valsalva, que pode elevar a pressão arterial sistólica a níveis perigosos, *i. e.*, > 200 mmHg (61). Para

QUADRO 14-7 DIRETRIZES GERAIS PARA EVITAR A HIPOGLICEMIA ANTES OU DEPOIS DO EXERCÍCIO PARA PACIENTES RECEBENDO TERAPIA COM INSULINA

1. Monitorar a glicose no sangue imediatamente antes e 15 minutos depois do exercício prolongado
2. Se a glicose no sangue estiver com menos de 100 mg · dL^{-1} antes de iniciar-se uma sessão de exercícios, consumir de 15 a 20 g de carboidratos e esperar de 15 a 30 minutos; verificar novamente os níveis de glicose no sangue e retardar o exercício até que a glicose no sangue esteja com mais de 100 mg · dL^{-1}
3. Se os sintomas aparecerem durante o exercício, interrompa-o imediatamente e avalie a glicose no sangue
4. Se o monitoramento da glicose no sangue não for possível durante o exercício, os pacientes devem exercitar-se a não mais do que uma intensidade moderada e suplementar com 10-30 g de carboidratos durante o exercício de 45-60 minutos de duração
5. Consumir 15-30 g de carboidratos tão logo for possível, se a glicose no sangue após o exercício estiver < 60 mg · dL^{-1}
6. Não iniciar o exercício se a glicose no sangue estiver > 250 mg · dL^{-1} e cetonas urinárias estiverem presentes ou se a glicose no sangue estiver > 300 mg · dL^{-1}, mesmo se cetonas não estiverem presentes
7. Evitar exercitar-se na ocasião do pico da ação de insulina
8. Evitar injetar insulina em uma extremidade que será exercitada. Utilize a parede abdominal.
9. Reduzir a dosagem de insulina antes de exercitar-se:
   a. Para exercícios de intensidade moderada de 45-60 minutos, reduzir a dosagem de insulina em 15% a 40%, se o exercício for executado durante a ocasião do pico da ação da insulina.
   b. Para a CSII, diminuir a freqüência basal de infusão de insulina durante uma atividade e/ou no bolo alimentar antes do exercício
10. Evitar exercitar-se tarde da noite para evitar episódios hipoglicêmicos durante o sono

CSII, infusão de insulina subcutânea contínua.

evitar isso, um indivíduo deve expirar enquanto executa uma contração concêntrica e inspirar durante a fase excêntrica. Outras precauções estão listadas no Quadro 14-8.

COMO EVITAR LESÕES NO PÉ

Um importante potencial efeito adverso do exercício em pacientes com DM é o agravamento do "pé diabético". Essa complicação ocorre quando a lesão de pele de um paciente não cicatriza apropriadamente em decorrência de neuropatia sensorial, doença macrovascular, biomecânica anormal do pé e diminuição da capacidade de lutar contra infecções. A resultante ulceração de pele pode levar a gangrena e amputação do membro afetado. Para evitar essas complicações os pacientes devem ser cuidadosos ao executar exercícios que podem prejudicar os pés (p. ex., excursões a pé prolongadas, caminhada ou *jogging* em superfícies duras ou desniveladas) e devem utilizar calçados bem ajustados e manter seus pés limpos e secos. Corredores profissionais devem cobrir seus pés com uma substância lubrificante (p. ex., óleo mineral) antes de correr e substituir os calçados a cada 480 quilômetros percorridos, mesmo se eles ainda não estiverem gastos. É importante verificar regularmente os pés para evidências de áreas de aumento de pressão (p. ex., calos, vermelhidão, hemorragia sob os calos) e para sinais de lesão ou infecções (58).

Conclusões

Existem evidências crescentes de que o exercício regular pode auxiliar a prevenir o DM tipo 2, melhorar o controle glicêmico em ambos os tipos de DM e talvez auxiliar a reduzir complicações ateroscleróticas. Contudo, apesar dos benefícios bem conhecidos do exercício no tratamento do DM, a maioria dos indivíduos com DM é fisicamente inativa (62). A comunidade de profissionais de saúde deve encorajar os indivíduos diabéticos a alcançarem diretrizes mínimas de atividade física para melhorar o controle da glicose e reduzir o risco de complicações a longo prazo.

Uma combinação de 30 a 60 minutos de exercício de resistência em intensidade moderada, no mínimo 3 vezes por semana, pode melhorar a dinâmica glicose-insulina, bem como reduzir outros fatores de risco para a DCV, que estão muitas vezes associados

QUADRO 14-8 ATIVIDADES A SEREM EVITADAS PELOS PACIENTES COM RETINOPATIA DIABÉTICA

1. Inclinar-se de modo que a cabeça esteja posicionada mais baixo do que a cintura
2. Manobras do tipo Valsalva
3. Contrações isométricas próximas do máximo
4. Levantamento de peso com alta resistência e baixa repetição
5. Movimentos de cabeça-olho rápidos (esportes de contato)
6. Exercícios extenuantes para a extremidade superior do corpo (remada, bicicleta ergométrica)
7. Saltos vigorosos
8. Saltar de pára-quedas e mergulhar com escafandro
9. Ioga, uma vez que as posturas utilizadas aumentam a pressão intra-ocular

Adaptado de Graham C, Lasko-McCarthey P. Exercise options for persons with diabetic complications. Diabetes Educ 1990; 16: 212-220.

ao DM. O exercício de resistência pode reduzir a necessidade de oxigênio miocárdico durante o exercício submáximo através da diminuição da freqüência cardíaca e da pressão arterial sistólica e pode melhorar o bem-estar geral ao aumentar o condicionamento físico. O treinamento de exercícios de resistência 2 vezes por semana proporciona benefícios adicionais à saúde e qualidade de vida.

No planejamento de um programa de exercícios para pacientes com DM, várias precauções devem ser consideradas para diminuir o risco de eventos potencialmente ameaçadores à vida ou para evitar o agravamento de complicações crônicas que podem estar presentes. Recomenda-se a triagem para a retinopatia proliferativa, neuropatia e DCV, bem como o automonitoramento freqüente da glicose no sangue para reduzir o risco de hipoglicemia.

As diretrizes da ACSM para aumentar progressivamente a duração e a intensidade do exercício aeróbico e de resistência devem ser seguidas. A monitorização dos níveis de glicose no sangue antes e depois do exercício com ajustes apropriados da dosagem de insulina e ingestão de alimentos é essencial na redução do risco de hipoglicemia em indivíduos diabéticos que recebem terapia insulínica.

Resumo

- O DM atingiu proporções epidêmicas.
- O DM do tipo 2 representa 85% a 90% de todos os casos de DM.
- As complicações cardiovasculares, renais e neurológicas são importantes causas de morbidade e mortalidade em pacientes com DM.
- O exercício e uma alimentação saudável comprovadamente reduzem o risco de DM do tipo 2 e são importantes componentes de seu tratamento.
- Antes de engajar-se em um programa de exercícios, o paciente diabético deve excluir possíveis limitações e aprender como prevenir complicações induzidas pelo exercício.
- O atleta diabético em uso de insulina deve aprender como evitar episódios hipoglicêmicos ao monitorar os valores de glicose no sangue antes e depois do exercício, ao reconhecer sinais prematuros de hipoglicemia e equilibrar a ingestão de carboidratos e dosagem de insulina com a intensidade do exercício.
- Um forte esforço realizado por profissional de saúde deve ser dirigido à melhora do porcentual de pacientes com DM que seguem diretrizes de exercício e dietéticas.

REFERÊNCIAS BIBLIOGRÁFICAS

1. Harris, MI, Flegal KM, Cowie CC, et al. Prevalence of diabetes, impaired fasting glucose, and impaired glucose tolerance in U.S. adults. The Third National Health and Nutrition Examination Survey, 1988-1994. Diabetes Care, 1998; 21: 518 -524.
2. Morrish NJ, Wang SL, Stevens LK, et al. Mortality and causes of death in the WHO Multinational Study of Vascular Disease in Diabetes. Diabetologia 2001; 44: S14-21.
3. Wilkin TJ. Insulin autoantibodies as markers for type I diabetes. Endocr Rev 1990; 11: 92-104.
4. Meigs JB, Cupples LA, Wilson PW. Parental transmission of type 2 diabetes: the Framingham Offspring Study. Diabetes 2000; 49: 2201-2207.

5. Perseghin G, Price T, Falk Petersen K, et al. Increased glucose transport-phosphorylation and muscle glycogen synthesis after exercise training in insulin-resistant subjects. N Engl J Med 1996; 335: 1335-1357.
6. Beck-Nielsen H, Henriksen JE, Vaag A, et al. Pathophysiology of non-insulin-dependent diabetes mellitus (NIDDM). Diabetes Res Clin Pract 1995; 28: S13-15.
7. Roden M, Price TB, Perseghin G, et al. Mechanism of free fatty acid-induced insulin resistance in humans. J Clin Invest 1996; 97: 2859-2865.
8. Hotamisligil GS, Peraldi P, Budavari A, et al. IRS-1-mediated inhibition of insulin receptor tyrosine kinase activity in TNF-alpha and obesity-induced insulin resistance. Science 1996; 271: 665-668.
9. Reaven GM. Banting lecture 1988. Role of insulin resistance in human disease. Diabetes 1988; 37: 1595-1607.
10. Reaven GM. Syndrome X: 6 years later. J Intern Med Suppl 1994; 736: 13-22.
11. Després JP, Moorjani S, Lupien PJ, et al. Regional distribution of body fat, plasma lipoproteins, and cardiovascular disease. Arteriosclerosis 1990; 10: 497-511.
12. American Diabetes Association. Report of the Expert Committee on the Diagnosis and Classification of Diabetes Mellitus. Diabetes Care 1997; 20: 1183-1197.
13. American Diabetes Association. Standards of medical care for patients with diabetes mellitus. Diabetes Care 2000; 23: S32-42.
14. Powers AC. Diabetes mellitus. In: Braunwald E, Fauci AS, Kasper DL, et al., eds. Harrison's Principles of Intenal Medicine. New York: McGraw-Hill, 2002: 2109-2137.
15. Nathan DM, Singer DE, Hurxthal K, et al. The clinical information value of the glycosylated hemoglobin assay. N Engl J Med 1984; 310: 341-346.
16. Davidson MB. The continually changing 'natural history' of diabetes mellitus. J Chronic Dis 1981; 34: 5-10.
17. Merimee TJ. Diabetic retinopathy. A synthesis of perspectives. N Engl J Med 1990; 322: 978-983.
18. Grundy SM, Howard B, Smith S Jr., et al. Prevention conference VI: Diabetes and cardiovascular disease: executive summary: conference proceeding for healthcare professionals from a special writing group of the American Heart Association. Circulation 2002; 105: 2231-2239.
19. Kannel WB, McGee DL. Diabetes and cardiovascular disease. The Framingham Study. JAMA 1979; 241: 2035-2038.
20. Laasko M, Ronnemaa T, Pyorala K, et al. Atherosclerotic vascular disease and its risk factors in non-insulin-dependent diabetic and nondiabetic subjects in Finland. Diabetes Care 1988; 11: 449-463.
21. Rosenstock J, Strowig S, Cercone S, et al. Reduction in cardiovascular risk factors with intensive diabetes treatment in insulin-dependent diabetes mellitus. Diabetes Care 1987; 10: 729-734.
22. Simonson DC, Etiology and prevalence of hypertension in diabetic patients. Diabetes Care 1988; 11: 821-827.
23. Green DA, Feldman EL, Stevens MJ, et al. Diabetic neuropathy. In: Rifkin H, Porte D, eds. Diabetes Mellitus: Theory and Practice. New York: Elsevier, 1997: 1009-1076.
24. Andersen H. Motor function in diabetic neuropathy. Acta Neurol Scand 1999; 100: 211-220.
25. Cameron NE, Cotter MA, Robertson S. Changes in skeletal muscle contractile properties in streptozocin-induced diabetic rats and role of polyol pathway and hypoinsulinemia. Diabetes 1990; 39: 460-465.
26. Stephenson GM, O'Callaghan A, Stephenson G. Single-fiber study of contractile and biochemical properties of skeletal muscles in streptozocininduced diabetetic rats. Diabetes 1994; 43: 622-628.

27. The Diabetes Control and Complications Trial Research Group. The effect of intensive treatment of diabetes on the development and progression of long-term complications in insulin-dependent diabetes mellitus. The Diabetes Control and Complications Trial Research Group. N Engl J Med 1993; 329: 977-986.
28. Davis SN, Granner DK. Insulin, oral hypoglicemic agents, and the pharmacology of the endocrine pancreas. In: Hardman JG, Limbird LE, eds. Goodman and Gilman's The Pharmacological Basis of Therapeutics. New York: McGraw-Hill, 2002: 1679-1714.
29. Colberg SR, Walsh J. Pumping insulin during exercise. Physician Sportsmed 2002; 30: 33-38.
30. Franz MJ, Bantle JP, Beebe CA, et al. Evidence-based nutrition principles and recommendations for the treatment and prevention of diabetes and related complications. Diabetes Care 2002; 25: 148-198.
31. Hollenbeck CB, Coulston AM, Reaven GM. Effects of sucrose on carbohydrate and lipid metabolism in NIDDM patients. Diabetes Care 1989; 12: 62-66.
32. Expert Panel on Detection, Evaluation, and Treatment of High Blood Cholesterol in Adults. Executive summary of the third report of the National Cholesterol Education Program (NCEP) Expert Panel on Detection, Evaluation, and Treatment of High Blood Cholesterol in Adults (Adult Treatment Panel III). JAMA 2001; 285: 2486-2497.
33. Vinik A, Wing RR, Lauterio TJ. Nutritional management of the person with diabetes. In: Rifkin H, Porte D, eds. Diabetes Mellitus Theory and Practice. New York: Elsevier, 1997: 609-652.
34. Hollenbeck CB, Leklem JE, Riddle MC, et al. The composition and nutritional adequacy of subject-selected high carbohydrate, low fats in insulin-dependent diabetes mellitus. Am J Clin Nutr 1983; 38: 41-51.
35. Ivy JL, Zderic TW, Fogt DL. Prevention and treatment of non-insulin-dependent diabetes mellitus. Exerc Sport Sci Rev 1999; 27: 1-35.
36. Goodyear LJ, Kahn BB. Exercise, glucose transport, and insulin sensivity. Annu Rev Med 1998; 49: 235-261.
37. Kanakawa K, Higuchi M, Ohmori H, et al. Muscle contractile activity modulates GLUT-4 protein content in the absence of insulin. Horm Metab Res 1995; 28: 75-80.
38. Shepherd PR, Kahn BB. Glucose transporters and insulin action–implications for insulin resistance and diabetes mellitus. N Engl J Med 1999; 341: 248-257.
39. Musi N, Fujii N, Hirshman MF, et al. AMP–activated protein kinase (AMPK) is activated in muscle of subjects with type 2 diabetes during exercise. Diabetes 2001; 50: 921-927.
40. Host HH, Hansen PA, Nolte LA, et al. Rapid reversal of adaptive increases in muscle GLUT-4 and glucose transport capacity after training cessation. J Appl Physiol 1998; 84: 798-802.
41. Koval JA, De Fronzo RA, O'Doherty RM, et al. Regulation of hexokinase II activity and expression in human muscle by moderate exercise. Am J Physiol 1998; 274: E304-308.
42. Nakatani A, Han DH, Hansen PA, et al. Effect of endurance exercise training on muscle glycogen super-compensation in rats. J Appl Physiol 1997; 82: 711-715.
43. Kelley DE, Goodpaster BH. Effects of exercise on glucose homeostasis in type 2 diabetes mellitus. Med Sci Sports Exerc 2001; 33: S495-501.
44. Helmrich SP, Ragland DR, Leung RW, et al. Physical activity and reduced occurrence of non-insulin-dependent diabetes mellitus. N Engl J Med 1991; 325: 147-152.
45. Lynch J, Helmrich SP, Lakka TA, et al. Moderately intense physical activities and high levels of cardiorespiratory fitness reduce the risk of noninsulin-dependent diabetes mellitus in middle-aged men. Arch Intern Med 1996; 156: 1307-1314.
46. Eriksson KF, Lindgarde F. Prevention of type 2 (non-insulin-dependent) diabetes mellitus by diet and physical exercise. The 6–year Malmö feasibility study. Diabetologia 1991; 34: 891-898.

47. Knowler WC, Barrett-Connor E, Fowler SE, et al. Reduction in the incidence of type 2 diabetes with lifestyle intervention or metformin. N Engl J Med 2002; 346: 393-403.
48. Pan XL, Li GW, Hu YH, et al. Effects of diet and exercise in preventing NIDDM in people with impaired glucose tolerance. The Da Qing IGT and Diabetes Study. Diabetes Care 1997; 20: 537-544.
49. Tanasescu M, Leitzmann MF, Rimm EB, et al. Physical activity in relation to cardiovascular disease and total mortality among men with type 2 diabetes. Circulation 2003; 107: 2435-2439.
50. Boule NG, Haddad E, Kenny GP, et al. Effects of exercise on glycemic control and body mass in type 2 diabetes mellitus: a meta–analysis of controlled clinical trials. JAMA 2001; 286: 1218-1227.
51. UK Prospective Diabetes Study (UKPDS) Group. Intensive blood–glucose control with sulphonylureas or insulin compared with conventional treatment and risk of complications in patients with type 2 diabetes (UKPDS 33). Lancet 1998; 352: 837-853.
52. Castaneda C, Layne JE, Munoz-Orians L, et al. A randomized controlled trial of resistance exercise training to improve glycemic control in older adults with type 2 diabetes. 2002; 25: 2335-2341.
53. Leon AS. Patients with diabetes mellitus. Franklin BA, Gordon S, Timmis GC, eds. Exercise in Modern Medicine. Baltimore: Williams & Wilkins, 1989: 118-145.
54. Albright A, Franz M, Hornsby G, et al. American College of Sports Medicine position stand. Exercise and type 2 diabetes. Med Sci Sports Exerc 2000; 32: 1345-1360.
55. Regensteiner JG, Sippel J, McFarling ET, et al. Effects of non-insulin-dependent diabetes on oxygen consumption during treadmill exercise. Med Sci Sports Exerc 1995; 27: 875-881.
56. Balady GJ, Berra KA, Golding LA, et al. General principles of exercise prescription. In: Franklin BA, Whalry MH, Howley ET, eds. ACSM's Guidelines for Exercise Testing and Prescription. 6th ed. Philadelphia: Lippincott Williams & Wilkins, 2000: 137-164.
57. Sanchez OA, Leon AS. Resistance training for health and rehabilitation. In: Graves JE, Franklin BA, eds. Resistance Exercise for Patients with Diabetes Mellitus. Champaign, Illinois IL: Human Kinetics, 2001: 295-318.
58. Campaigne BN. Exercise and diabetes. In: Roitman Journal, Moira K, eds. ACSM's Resource Manual for Guidelines for Exercise Testing and Prescription. 3rd ed. Baltimore: Williams & Wilkins, 1998: 267-274.
59. Vranic M, Wasserman D. Exercise, fitness, and diabetes. In: Bouchard C, Shephard RJ, Stephens T, et al., eds. Exercise Fitness and Health: A Consensus of Current Knowledge. Champaign, IL: Human Kinetics, 1990: 467-490.
60. Graham C, Lasko-McCarthey P. Exercise options for persons with diabetic complications. Diabetes Educ 190; 16: 212-220.
61. MacDougall JD, Tuxen D, Sale DG, et al. Arterial blood pressure response to heavy resistance exercise. J Appl Physiol 1985; 58: 785-790.
62. Ford ES, Herman WH. Leisure-time physical activity patterns in the U.S. diabetic population. Findings from the 1990 National Health Interview Survey–Health promotion and disease prevention supplement. Diabetes Care 1995; 18: 27-33.

15

Obesidade

Scott G. Owens

A prevalência da obesidade tem aumentado em índices alarmantes nos Estados Unidos (1) e no mundo todo (2). Estimativas de uma série da National Health and Nutrition Examination Surveys (NHANES) indicam que a obesidade aumentou de 15% nos adultos norte-americanos, em 1980, para 23% em 1994 e para 27% em 1999 (3). As implicações dessa epidemia mundial são tais que os especialistas em uma conferência na World Health Organization (Organização Mundial de Saúde [OMS]) sobre obesidade declararam que "o impacto da obesidade é tão diverso e extremo que ela deve agora ser considerada como um dos maiores problemas de saúde pública negligenciados de nossos tempos com um impacto sobre a saúde que pode bem revelar-se tão grande quanto o do tabagismo" (4).

Este capítulo discute vários assuntos relacionados com a obesidade, incluindo sua definição e prevalência, sua etiologia, seus efeitos sobre a saúde e desempenho no exercício, suas implicações para o teste de esforço e prescrição do exercício, e suas respostas às intervenções por exercícios. Embora o capítulo esteja dirigido à obesidade adulta, deve-se reconhecer que está ocorrendo uma epidemia também em crianças e adolescentes, a predominância da qual mais do que dobrou em menos de uma geração (5).

Descrição

Os termos "peso excessivo" e "obesidade" tiveram vários significados na literatura médica e científica ao longo dos últimos 200 anos (6). Durante grande parte do século passado, profissionais de saúde confiaram fortemente nas definições de sobrepeso e obesidade baseadas nos dados de sobrevivência atuariais fornecidos pelo Metropolitan Life Insurance Company (7,8). Mais recentemente, pelo menos em termos conceitual, a obesidade foi definida como excesso de gordura no corpo, enquanto o sobrepeso foi definido como excesso de peso no corpo com relação à altura (9). Transformar essas noções conceituais de sobrepeso e obesidade em definições operacionais que satisfaçam as necessidades de médicos, cientistas de pesquisas, dietistas, especialistas do exercício e o público leigo provou-se desafiador. Dois importantes contribuidores a esse assunto foram a OMS e o National Heart, Lung, and Blood Institute (NHLBI) e o National Institutes of Health (NIH). Em 1998, a OMS publicou um relato de uma força-tarefa internacional sobre obesidade (2) e o INCPS publicou diretrizes sobre a prevenção e o tratamento da obesidade (10). Ambos os grupos recomendaram definições de sobrepeso e obesidade com base no índice de massa corporal (IMC), calculado como o peso do corpo em quilogramas dividido pela altura em metros quadrados ($kg \cdot m^{-2}$). Eles definiram sobrepeso como um IMC $\geq 25\ kg \cdot m^{-2}$ e obesidade como o IMC $\geq 30\ kg \cdot m^{-2}$ (2,10) (Quadro 15-1). Esses parâmetros são agora geralmente reconhecidos como um padrão mundial (11).

A utilização do IMC para classificar peso excessivo e obesidade apresenta benefícios e limitações. O IMC é fácil de se medir, barato, e reproduzível. Em geral, o IMC correlaciona-se bem com a gordura corporal em homens e mulheres e é relativamente não afetado pela altura (12,13). O IMC possui certo valor produtivo naqueles estudos populacionais que têm consistentemente mostrado uma relação linear ou em forma de J entre o IMC e o risco relativo de morbidade e/ou mortalidade, especialmente quando relacionado com a doença cardiovascular e outras condições crônicas (Fig. 15-1) (14-16). Por outro lado, críticos do IMC sugerem que ele pode representar mal a quantidade de gordura em certas situações. Indivíduos invulgarmente musculosos, tais como certos atletas, podem estar acima do peso, mas não gordos, e desse modo representam falso-positivo para obesidade (17). Entretanto, com base em dados provenientes de vários estudos, Allison e Saunders (11) sugerem que, para a maioria das populações, um parâmetro do IMC *(a)* pode sensivelmente detectar a maioria das pessoas com gordura excessiva, *(b)* pode ser específico e não detectar erroneamente a maioria das pessoas magras, e *(c)* por volta de 25 parece ser quase favorável para detectar pessoas com gordura excessiva e detectar não erroneamente pessoas excessivamente magras. Ao mesmo tempo, há um reconhecimento que diferentes parâmetros de IMC podem ser necessários para certos grupos étnicos. Por exemplo, a morbidez e a mortalidade associadas à obesidade parecem ocorrer em um IMC mais baixo em populações asiáticas (13).

Embora o IMC tenha-se tornado um método aceito para definir excesso de peso e obesidade, ele é um índice de peso $\cdot$ altura^{-2} e não fornece uma medida direta da gordura corporal. A obesidade deve acarretar uma medida de adiposidade (9,13,17). Power *et al.* (17) delinearam uma série de critérios para uma medida ideal de gordura corporal. Ela

SEÇÃO III

QUADRO 15-1 CLASSIFICAÇÃO DO SOBREPESO E OBESIDADE ATRAVÉS DO ÍNDICE DE MASSA CORPORAL (IMC)

	Classes de Obesidade	*IMC ($kg \cdot m^{-2}$)*
Abaixo do peso		< 18,5
Normal		18,5-24,9
Sobrepeso		25,0-29,9
Obesidade	I	30,0-34,9
	II	35,0-39,9
Obesidade extrema	III	≥ 40

Reproduzida com a permissão do National Institutes of Health, National Heart, Lung, and Blood Institute. Clinical guidelines on the identification, evaluation, and treatment of overweight and obesity in adults: the evidence report. Bethesda (MD): NIH, 1998, NIH publicação número 98-4083.

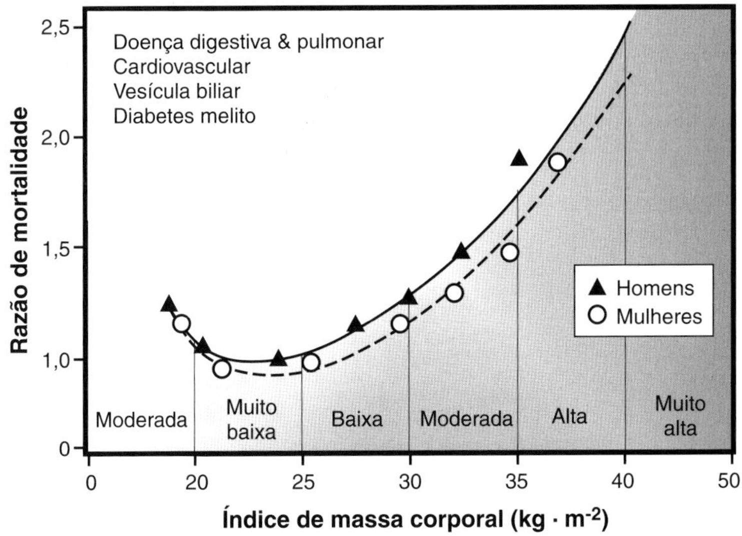

FIGURA 15-1 Obesidade e risco de mortalidade. (Reimpresso com a permissão de Gray D. Diagnosis and prevalence of obesity. Med Clin North Am 1989; 73: 1-13).

deve ser *(a)* precisa em sua medida de gordura corporal; *(b)* precisa, com um pequeno erro de medida; *(c)* acessível em termos de simplicidade, custo e facilidade de utilização; *(d)* aceitável para o indivíduo e *(e)* possuir valores de referência publicados. A essa lista, um indivíduo deve adicionar a capacidade de distinguir gordura abdominal e visceral de adiposidade global. Infelizmente, na atualidade nenhuma medida de adiposidade satisfaz todos esses critérios. O Quadro 15-2 lista os benefícios e as limitações de uma variedade de métodos para a medição ou estimativa da gordura corporal.

Ainda que várias técnicas de medida de gordura corporal possam fornecer informações sobre adiposidade não fornecidas pelo IMC, não há claramente concordância sobre os níveis de gordura corporal que identifiquem o ponto no qual a morbidez e a mortalidade aumentem significativamente (18). Assim, critérios clínicos para composição corporal devem ser desenvolvidos (18). Nesse ínterim, parece que a informação sobre a gordura corporal é mais útil no tratamento da obesidade como um método para monitorar a modificação na composição do corpo em resposta ao tratamento (18).

DISTRIBUIÇÃO DA GORDURA

Além da quantidade de gordura corporal, o padrão da distribuição de gordura no corpo é importante (18). A gordura armazenada na região abdominal, especialmente o compartimento visceral, está mais estreitamente associada ao desenvolvimento de doenças crônicas, tais como insuficiência da artéria coronariana e diabetes do tipo 2, do que a gordura armazenada em outras partes do corpo (18-21). Embora a aquisição de imagem por ressonância magnética (RM) e a tomografia computadorizada (TC) forneçam os métodos

QUADRO 15-2 **RESUMO DOS MÉTODOS DE COMPOSIÇÃO CORPORAL**

	Custo (Cotação do Dólar de 1999)	*VD*	*Forças*	*Limitações*
Métodos laboratoriais				
Tanque de hidrodensitometria	US$ 5.000-US$ 7.000	DC; VR	Tradicional "padrão-ouro"; precisão excelente para a DC	Manobra difícil para o participante executar; requer medida de VR para a precisão
Analisador pulmonar	US$ 20.000-US$ 30.000			
Bod Pod	US$ 30.000-US$ 35.000	DC	Rápido; procedimento simples para o participante	Mais pesquisa validada é necessária
Diluição de isótopo (mais espectrômetro)	US$ 50-US$ 60 por amostra	ATC	Excelente precisão para a ATC	Longo tempo de equilíbrio; análise difícil
Absormetria de raios X de energia dupla	US$ 60.000-US$ 80.000	TMOC; MM; TMM	Excelente precisão; fácil para o participante; relativamente rápida; capaz de avaliação regional da gordura	Requer treinamento técnico; equipamento dispendioso
IRM	US$ 200.000-1 milhão	MM; MG	Excelente precisão; pode medir a gordura abdominal e visceral	Requer técnicos profissionais; consumo de tempo para avaliação e análise
Métodos de campo				
Análise de impedância bioelétrica	US$ 1.000-US$ 5.000	ATC; MM	Fácil; procedimento fácil	Rigorosas diretrizes para hidratação para o participante
Futrex 5000	US$ 2.500-US$ 3.500	%GC	Fácil; procedimento simples	Validade pobre e grandes erros de prognóstico
Dobras cutâneas	US$ 170-US$ 450	DC	Acurada para participantes magros; relativamente barata	Requer alto grau de habilidade técnica; não conveniente para indivíduos obesos ou mais velhos
Antropometria (medida de fita de Gulick)	US$ 20-US$ 25	DC	Simples; estratificação do risco-saúde; barata	População bem específica

Adaptado com permissão de Wagner DR, Heyward VH. Techniques of body composition assessment: a review of laboratory and field methods. Res Q Exerc Sport
1999; 70: 135-149.
VD, variável dependente; DC, densidade do corpo; MG, massa gorda; MM, massa magra; TMM, tecido mole magro; IRM, imagem por ressonância magnética;
VR, volume residual pulmonar; ATC, água total do corpo; TMOC, total mineral ósseo no corpo; %GC, porcentagem de gordura corporal.

mais precisos para medir a gordura visceral, o equipamento é dispendioso e não é prático fora do ambiente de pesquisas. Na prática clínica e em estudos de campo, a gordura abdominal pode ser estimada através da medição da circunferência da cintura e pela determinação da razão da circunferência da cintura com relação à circunferência do quadril (razão cintura-quadril). Apesar de razão cintura-quadril tenha historicamente sido utilizada para estimar a distribuição de gordura corporal, a literatura recente sugere que a circunferência da cintura isoladamente possa correlacionar-se melhor com a adiposidade central (22, 23). A circunferência da cintura é medida a meio caminho entre a margem da parte inferior das costelas e a crista ilíaca, com a pessoa na posição de pé ereta (24). Tanto a OMS quanto o NHLBI consideram a circunferência da cintura a medida de preferência (2,10). Pode ser vantajoso incluir essa medida nos procedimentos-padrão de avaliação da saúde clínica. A perda de peso deve ser recomendada quando a circunferência da cintura igualar-se ou exceder 102 cm (~40 polegadas) nos homens e 88 cm (~35 polegadas) nas mulheres (18). Esses pontos de corte da circunferência da cintura perdem seu valor preditivo em indivíduos com um IMC de $\geq 35 \text{ kg} \cdot \text{m}^{-2}$ (10).

Recentemente, foi comprovado que o diâmetro sagital abdominal está fortemente correlacionado com fatores de risco para doenças cardiovasculares, como são a circunferência da cintura, razão cintura-quadril ou o IMC (23) e mais fortemente correlacionado em alguns outros estudos (25,26). Entretanto, os métodos para medir o diâmetro sagital ainda não foram estandarlizados, e isso deve ser realizado de maneira padronizada antes de poder ser recomendado para a utilização clínica (13).

Predominância e Tendências

Provavelmente os dados mais reveladores da predominância da obesidade nos Estados Unidos são os da série dos NHANES, que teve início em 1960. A Figura 15-2 mostra a modificação da predominância ajustada à idade do sobrepeso e da obesidade em homens e mulheres com idades entre 20 e 74 anos, de 1960 a 1994. Dados provenientes dos NHANES de 1999 indicam que a obesidade nos norte-americanos adultos aumentou para 27% (3). A obesidade entre certos grupos minoritários era particularmente alta. Entre negros não hispânicos e mulheres mexicanas-americanas, mais de 33% eram obesas (27).

Etiologia

A obesidade resulta do desequilíbrio, com o passar do tempo, entre a ingesta energética e o gasto de energia. Contudo, as relações são complexas. Nossa compreensão de como e porque esse desequilíbrio surge é incompleta, mas, para um determinado indivíduo, o peso e a composição do corpo são o resultado de interações entre fatores genéticos, metabólicos, comportamentais, ambientais e culturais (28).

INGESTA ENERGÉTICA (IE)

Tem sentido intuitivo suspeitar que a ingestão de energia seja um fator na tendência crescente do excesso de peso e da obesidade nos Estados Unidos. Contudo, uma pesquisa so-

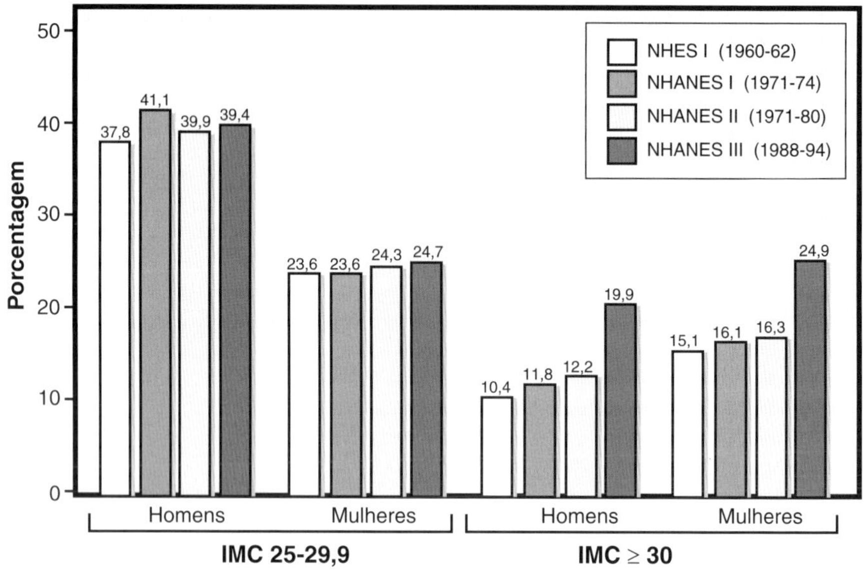

FIGURA 15-2 Prevalência de excesso de peso (IMC 25-29,9) e obesidade (IMC ≥ 30) nos Estados Unidos, 1960-1994 (idades de 20 a 74). (Reimpresso com a permissão do National Institute of Health, National Heart, Lung, and Blood Institute. Clinical guidelines on the identification, evaluation, and treatment of overweight and obesity in adults: the evidence report. Bethesda, MD, 1988. Publicação do National Institute of Health (NIH) nº 98-4083.)

bre as tendências na ingesta energética (IE) cobrindo as 2 últimas décadas proporcionou resultados mistos (29). Dados de estudos em todo o país relataram tanto diminuições (30) quanto aumentos na ingestão diária de energia (31). Em resumo, a extensão precisa em que a IE aumentada contribuiu para a elevação na obesidade permanece incerta.

CONSUMO ENERGÉTICO (CE)

O CE total compreende o índice metabólico em repouso (IMR), o efeito térmico do alimento (ETA) e a atividade física. O IMR constitui de 60% a 70% do gasto total, o ETA aproximadamente 10% e a atividade física o restante (32).

ÍNDICE METABÓLICO EM REPOUSO (IMR)

O IMR merece consideração como um fator causador da obesidade porque é responsável pela maior proporção do consumo energético diário na maioria das pessoas (9). Não há indicação, entretanto, de que as modificações no IMR durante as 2 últimas décadas tenham desempenhado qualquer papel no aumento da prevalência da obesidade nos Estados Unidos (33,34).

EFEITO TÉRMICO DO ALIMENTO (ETA)

O ETA refere-se ao consumo energético obrigatório associado à digestão, absorção e assimilação de nutrientes. Ele compreende aproximadamente 10% do gasto energético diário (32). Entretanto, como o ETA representa essa pequena porção do gasto energético diário, ele não é um bom prognosticador de obesidade subseqüente (35). Em qualquer índice, não existe evidência de que uma modificação no ETA em nível de população tenha contribuído para o aumento da prevalência de obesidade entre adultos nos Estados Unidos (33).

ATIVIDADE FÍSICA

Embora não existam estudos prospectivos definidos mostrando que um baixo nível de atividade física seja um fator para o desenvolvimento da obesidade e que um alto nível de atividade física seja uma proteção contra a obesidade, uma quantidade inquestionável de evidências diretas sugere que esse seja o caso (33). Dados provenientes de estudos transversos, populacionais e coortes têm consistentemente mostrado uma relação negativa entre o nível de atividade física e os índices de obesidade (33,36-38).

Claramente, a maneira mais direta através da qual a atividade física afeta o equilíbrio energético é através do CE real (39). Por exemplo, uma prescrição típica de exercícios para o tratamento da obesidade pode incluir uma caminhada em ritmo moderado (5,6 km/h) durante 45 minutos, 5 dias por semana. Sob tal programa, uma pessoa pesando 100 kg consumiria ~300 kcal por sessão (Quadro 15-3) e 1.500 kcal por semana (18). Se acoplada a nenhum aumento na IE, o CE relacionado com exercício adicional deve equiparar-se a cerca de 10 kg de gordura corporal perdida ao final do ano.

Dada a importância potencial da atividade física para o equilíbrio energético, existe evidência de que o declínio na atividade física nos Estados Unidos durante as 2 últimas décadas tenha contribuído para essa epidemia de obesidade? De modo geral, estudos populacionais detectaram pouca, se alguma, mudança nos níveis de atividade física de adultos durante as 2 últimas décadas (40-42). Apesar disso, vários pesquisadores sugeriram que houve, provavelmente, um declínio em grande parte da população na dificuldade de quantificar os componentes de "atividades da vida diária" na atividade física (33,43). Esses autores argumentam que, embora dados de estudos indiquem que a atividade física tenha permanecido constante durante décadas recentes, os instrumentos de avaliação podem não captar modificações sutis na vida diária. As perguntas com relação à atividade geralmente são delineadas para questionar sobre esportes tradicionais e condicionamento físico. Há probabilidade de serem esquecidos os declínios na atividade diária em virtude dos avanços assustadores na engenharia, como computadores e outros dispositivos laboratoriais.

INFLUÊNCIAS GENÉTICAS SOBRE A OBESIDADE

Estimativas acerca da hereditariedade da obesidade variaram amplamente, de algumas elevadas estimativas iniciais de até 80% a estimativas mais recentes de 30% a 40% (22,44,45). Seria enganoso, contudo, sugerir que a obesidade epidêmica crescente seja um problema genético. Membros de uma mesa-redonda científica do American College of Sports Medicine (ACSM) de 1999 sobre atividade física e obesidade observaram que *(a)* o nível da hereditariedade da obesidade ou gordura corporal é moderado e que *(b)* o

QUADRO 15-3 **MINUTOS DE ATIVIDADE CONTÍNUA NECESSÁRIOS PARA CONSUMIR 300 KCAL COM BASE NO PESO CORPORAL**

	Peso do corpo (kg)													
Atividade	*120*	*130*	*140*	*150*	*160*	*170*	*180*	*190*	*200*	*210*	*220*	*230*	*240*	*250*
Exercícios de condicionamento														
Ciclismo														
Estacionário	66	61	57	53	50	47	44	42	40	38	36	35	33	32
Em exteriores (lazer)	83	76	71	66	62	58	55	52	50	47	45	43	41	40
Caminhada (nivelada)														
4 km/h	110	102	94	88	83	78	73	70	66	63	60	58	55	53
4 km/h	94	87	81	76	71	67	63	60	57	54	52	49	47	45
5 km/h	83	76	71	66	62	58	55	52	50	47	45	43	41	40
Hidroginástica	83	76	71	66	62	58	55	52	50	47	45	43	41	40
Natação	41	38	35	33	31	29	28	26	25	24	23	22	21	20
Ioga	83	76	71	66	62	58	55	52	50	47	45	43	41	40
Exercícios de resistência	55	51	47	44	41	39	37	35	33	31	30	29	28	26
Dança														
Dança aeróbica	55	51	47	44	41	39	37	35	33	31	30	29	28	26
Dança aeróbica de baixo impacto	66	61	57	53	50	47	44	42	40	38	36	35	33	32
Dança de salão (rápida)	60	56	52	48	45	42	40	38	36	34	33	31	30	29
Dança de salão (lenta)	110	102	94	88	83	78	73	70	66	63	60	58	55	53
Atividades de estilo de vida														
Golfe (caminhada)	73	68	63	59	55	52	49	46	44	42	40	38	37	35
Limpar a grama com ancinho	83	76	71	66	62	58	55	52	50	47	45	43	41	40
Aparar a grama com cortador														
Aparar grama à pé, com cortador mecânico	73	68	63	59	55	52	49	46	44	42	40	38	37	35
Aparar grama sentado com cortador motorizado	132	122	113	106	99	93	88	84	79	76	72	69	66	63
Aspirar/varrer	132	122	113	106	99	93	88	84	79	76	72	69	66	63

Reimpressa com a permissão do American College of Sports Medicine. Appropriate intervention strategies for weight loss and prevention of weight regain for adults. Med Sci Sports Exerc 2001; 33: 2145-2156.

aumento dramático na obesidade na sociedade ocidental ocorreu durante um período de tempo que é muito curto, para ser provocado por modificações na freqüência dos genes de obesidade ou alelos de suscetibilidade (34). Desse modo, embora os fatores genéticos quase certamente contribuam para algumas das variações no peso e na composição do corpo em uma população, modificações nas condições ambientais e nas características do estilo de vida são as explicações mais prováveis para os grandes aumentos na obesidade em todo o mundo durante as 2 últimas décadas (33).

Riscos e Condições Associadas

MORTALIDADE

Uma quantidade de estudos em grande escala durante as últimas décadas relataram a associação entre obesidade e todas as causas de mortalidade (46-49). Allison e Saunders (11) sugeriram que a maioria dos autores concorda em alguns pontos: *(a)* a relação observada (não necessariamente causal) entre IMC e mortalidade tem forma de U ou de J (Fig. 15-1); *(b)* a relação pode variar em função de características demográficas, tais como sexo e raça; *(c)* a relação observada parece modificar-se com a idade, de modo que IMCs mais altos parecem menos deletérios em idades mais avançadas; e *(d)* as relações não estão totalmente compreendidas nesse momento.

Os dados sugerem também que a relação obesidade-mortalidade é atenuada pelo nível de condicionamento físico. Isto é, estar fisicamente condicionado reduz o risco de todas as causas da mortalidade, mesmo em presença de obesidade. Em seu estudo coorte observacional envolvendo 21.925 homens, Lee *et al.* (50) não observaram elevação do risco de mortalidade em homens com grandes quantidades de massa gorda, se estes estivessem também condicionados (determinado através do teste de esforço máximo em esteira). Homens magros tinham a longevidade aumentada apenas se estivessem condicionados. Eles também reportaram que homens condicionados na categoria grande circunferência abdominal tinham um índice de todas as causas de mortalidade similar àquele dos homens condicionados com pequena circunferência abdominal.

MORBIDADE

O conhecimento da associação da obesidade com os problemas de saúde existe há muito tempo (24). Estima-se que > 70% das pessoas obesas têm no mínimo uma condição de co-morbidade estabelecida (22). Na verdade, o peso excessivo e a obesidade têm estado associados ao aumento do risco de uma grande quantidade de transtornos. O Quadro 15-4 demonstra uma estimativa da grande proporção de prevalência de doenças atribuíveis à obesidade.

DOENÇA CARDÍACA CORONARIANA (DCC)

A obesidade é agora considerada um fator de risco independente para a DCC (51). Em mulheres do Nurse's Health Study, o risco de DCC naquelas com IMC $\geq$ 29 kg · m^{-2} era 3 vezes maior que o de indivíduos com IMC < 21 kg · m^{-2} (52). Entre homens do Health Professionals Study, indivíduos com IMC entre 29 e 33 kg · m^{-2} tinham um risco 2 vezes maior de desenvolver DCC que homens com IMC abaixo de 23 kg · m^{-2} (53). Aqueles

QUADRO 15-4 **PROPORÇÃO DA PREVALÊNCIA DE DOENÇA ATRIBUÍVEL À OBESIDADE**

Doença	*Prevalência (%)*
Diabetes melito do tipo 2	61
Câncer do endométrio	34
Doença da vesícula biliar	30
Osteoartrite	24
Hipertensão	17
Doença cardíaca coronariana	17
Câncer de mama	11
Câncer de cólon	11

Adaptado com permissão de Wolf AM, Colditz GA. Current estimates of the economic cost of obesity in the United States. Obes Res 1998; 6: 97-106.

com IMC > 33 kg · m^{-2} tinham um risco 3 vezes maior. Outros estudos demonstraram que a obesidade abdominal implica um risco maior de DCC que a obesidade geral (54-56).

DISLIPIDEMIAS

Entre homens e mulheres mais jovens, dados da NHANES III indicam que as taxas de prevalência de índices de elevado colesterol total eram mais altas para a maioria das classes de IMC de sobrepeso e obesidade do que para o grupo de referência (IMC 18,5-24,9 kg · m^{-2}) (57). Entre os indivíduos mais velhos, os índices de prevalência eram significativamente mais elevados somente para indivíduos com sobrepeso. Assim como as frações de lipídios, o aumento do IMC correlacionou-se positivamente com a lipoproteína de baixa densidade (LDL) e negativamente com a lipoproteína de alta densidade (HDL) em vários estudos (58-60). Quantidades substanciais de dados mostram uma relação positiva entre IMC e triglicerídeos (59,61). Perfis lipídicos desfavoráveis parecem ser acentuados com a obesidade abdominal (54,55,58,62).

HIPERTENSÃO

Dados da NHANES III revelaram que a hipertensão foi a condição de saúde mais comumente relacionada com o sobrepeso e a obesidade para homens e mulheres e sua prevalência mostrou uma forte elevação em associação com a categoria *status* de aumento de peso (57). Essas descobertas concordam com as de vários outros estudos epidemiológicos reportando o excesso de peso e a obesidade como fatores de risco para a hipertensão (63,64).

DIABETES DO TIPO 2

Estima-se que 90% dos indivíduos com diabetes do tipo 2 sejam obesos (65). No Nurse's Health Study, uma mulher que atingiu um IMC ≥ 31 kg · m^{-2} corria um risco de desenvolver diabetes do tipo 2 que era 40 vezes maior do que o da mulher com um IMC < 22 kg · m^{-2} (66). No Male Health Professionals Study, um homem com um

IMC > 35 kg · m^{-2} tinha 40 vezes mais risco de desenvolver diabetes do tipo 2 do que um homem com um IMC < 23 kg · m^{-2} (67).

CÂNCER

Vários estudos mostraram uma correlação positiva entre o IMC e o câncer no colón em homens (68,69) e em mulheres (70). Para o câncer de mama, parece que valores de IMC mais altos estão associados ao risco reduzido de desenvolvimento da doença em mulheres pré-menopausa (71), porém valores de IMC mais altos estão aliados ao risco aumentado de câncer de mama em mulheres pós-menopausa (72).

OSTEOARTRITE

Os dados da NHANES III mostraram um acentuado aumento de osteoartrite entre homens e mulheres com sobrepeso e obesos, correspondendo às classes de aumento de peso (57). Um estudo sobre mulheres com idades entre 45 e 64 anos reportou que para cada 5 kg ganhos em peso o risco de osteoartrite no joelho aumentava em 35% (73).

Implicações da Obesidade sobre o Exercício

Por causa da necessidade de movimentar o excesso de peso do corpo, a carga de trabalho cardíaco em qualquer determinado nível de atividade de sustentação de peso é maior em pessoas obesas (62). Conseqüentemente, a tolerância ao exercício pode ser comprometida, mesmo em atividades como caminhada (74). Donnelly *et al.* (75), p. ex., reportaram que somente 3 de 17 indivíduos obesos conseguem completar um teste de caminhada de 1,6 km em seu esforço inicial. Em virtude disso, um determinado exercício submáximo provavelmente irá impor maior desafio para os indivíduos obesos. A potência aeróbica ($\dot{V}O_{2máx}$) reduzida na obesidade parece depender de como a $\dot{V}O_{2máx}$ é expressa. Quando expressa com relação ao peso do corpo, os estudos mostram consistentemente uma $\dot{V}O_{2máx}$ reduzida com a obesidade (76-78). Quando expressa com relação à massa magra, a maioria dos estudos não relata nenhuma diferença (76-79). Goran *et al.* (79) observaram que o fator limitador nos exercícios do tipo aeróbico para o obeso provavelmente não é o sistema cardiovascular, mas, ao contrário, uma limitação em sua capacidade aeróbica submáxima, como indicado através da freqüência cardíaca submáxima mais elevada, índice de troca respiratória, % de $\dot{V}O_{2máx}$, e tempo mais curto até a exaustão. O indivíduo obeso, portanto, requer uma proporção maior de sua $\dot{V}O_{2máx}$ para conduzir as atividades de sustentação de peso. O Quadro 15-5 mostra uma lista de medidas de discriminação durante o exercício na obesidade (80).

A tolerância ao calor é uma fonte potencial de limitação do exercício na obesidade. Indivíduos obesos possuem um menor índice de área de superfície com relação à massa, levando à área de superfície reduzida para a perda de calor por evaporação (81). Isso pode exacerbar o esforço fisiológico durante o estresse ao calor no exercício (82). Em um grupo de militares, soldados obesos corriam 3,5 vezes mais o risco de distúrbios pelo calor, motivando uma recomendação de que soldados obesos treinem em intensidades inferiores e que a eles seja conferido um tempo maior para aclimatação (81). Ao prescreverem

QUADRO 15-5 DISCRIMINAÇÃO ÀS MEDIDAS DURANTE O EXERCÍCIO NA OBESIDADE

Custo de O_2 alto para executar o trabalho
Deslocamento para cima da relação do índice de trabalho-$\dot{V}O_2$
Pico de $\dot{V}O_2$/peso corporal e LA/ peso corporal são baixos
Pico de $\dot{V}O_2$/altura e LA/altura estão normais ou altos (com estilo de vida ativo)
Pulso de O_2 normal a alto quando o "normal" é determinado a partir do peso previsto
PaO_2 baixa em repouso que se normaliza durante o exercício
V_D/V_C normal
Falha em desenvolver compensação ventilatória normal para a acidose metabólica
A $\dot{V}_E$ mantém um aumento linear com a freqüência de trabalho e a $\dot{V}CO_2$

Reproduzido com permissão de Wasserman K, Hansen J, Sue D, *et al.* Principles of Exercise Testing & Interpretation. 3rd ed. Baltimore: Lippincott Williams & Wilkins, 1999: 97.
LA, limiar anaeróbico; V_D, espaço morto fisiológico; V_C, volume corrente do pulmão; $\dot{V}_E$, ventilação-minuto.

exercícios para o indivíduo obeso, profissionais de saúde devem levar em consideração essa recomendação.

Teste de Esforço

Como ocorre com a população não-obesa, o teste de esforço de indivíduos obesos proporciona informação sobre a capacidade de trabalho e proporciona base para uma prescrição de exercícios. Embora os riscos de testes de esforço para indivíduos obesos não pareçam ser maiores (9,83), os desafios para se obter uma avaliação precisa do pico de suas respostas cardiopulmonares podem surgir da instabilidade da marcha durante a caminhada em uma esteira, da capacidade funcional baixa, de comprometimentos ortopédicos coexistentes e da distribuição desigual do peso do corpo (84).

As recomendações sobre os procedimentos do teste de esforço para os indivíduos obesos estão incluídas em diretrizes publicadas pelo ACSM e pela American Heart Association (AHA). O ACSM recomenda a utilização de métodos e protocolos de teste padrões com o obeso, mas adiciona que a bicicleta ergométrica ou a ergometria para o braço podem intensificar a capacidade do teste (82). Eles sinalizam que podem ser necessárias modificações no equipamento, tais como assentos amplos nas bicicletas ergométricas e remadores. As diretrizes da AHA estabelecem que pessoas obesas podem executar testes de esforço efetivamente com uma variedade de protocolos, mas eles preferem os protocolos de caminhada de baixo impacto (85). O Quadro 15-6 lista os protocolos para esteira que foram utilizados com sucesso para testar indivíduos obesos.

Efeitos do Treinamento de Exercício sobre a Obesidade

Antes de discutir a prescrição dos exercícios na obesidade, vale a pena rever o estado atual do conhecimento sobre a efetividade do exercício no tratamento e no manejo da obesidade.

QUADRO 15-6 **PROTOCOLOS DE ESTEIRA PARA POPULAÇÕES OBESAS**

Estudo (Ref.)	*Indivíduos*	*Protocolo*	*Resultados*	*Comentários*
McInnis *et al.* (84)	Mulheres obesas, IMC > 40 kg · m^{-2} (n = 25)	Comparou o protocolo de rampa e os protocolos de Bruce e de Bruce modificado (com base em resultados do questionário sobre a atividade física)	Nenhuma diferença no pico de respostas cardiopulmonares entre os protocolos de rampa e de Bruce	Nenhuma angina ou depressão isquêmica do segmento ST em ambos os protocolos
Franklin *et al.* (108)	Mulheres moderadamente obesas (> 30% de gordura no corpo) (n = 23)	Caminhada na esteira com incrementos. Velocidade máxima = 4,8 km/h; o grau aumentou 2,5% a cada 3 minutos. Teste de fadiga volitiva	Potência aeróbica média < 8 METs	Nenhum evento desagradável
DeVore (83)	Homens e mulheres obesos (n = 357)	Protocolo de Balke modificado (o teste parou a 85% da freqüência cardíaca máxima prevista)	Incidência do teste do estresse positivo resultou em menos do que 4%	Apenas um paciente desenvolveu sintomas graves
Profant *et al.* (109)	Mulheres obesas (peso relativo ≥ 110%) (n = 23)	Protocolo de Bruce	Uma depressão significativa do segmento ST	Nenhum experimentou angina
Weber *et al.* (110)	76 homens e mulheres obesos (> 30 kg · m^{-2}) & 121 homens e mulheres magros	Protocolo de Balke modificado com caminhada via protocolo de rampa, desenvolvido para produzir fadiga volitiva em 10 minutos	Mesmas respostas da pressão arterial diastólica e sistólica durante o exercício em indivíduos obesos e magros	Nenhum efeito adverso

EXERCÍCIO ISOLADO

Após examinar os resultados dos ensaios randomizados aleatórios, o NHLBI'S 1998 Expert Panel on the Identification, Evaluation and Tratment of Overweight and Obesilg in Adults, concluiu que em 10 de 12 estudos examinados o exercício isolado resultou em perda de peso um pouco maior do que a condição do controle sem exercício (10). A perda média de peso foi de 2,4 kg. Uma mesa-redonda da ACSM de 1999 concluiu também que, embora o exercício aeróbico produza alguma perda de peso, o efeito é modesto (1-2 kg) (86). Em resposta a esses relatos, alguns pesquisadores perceberam que um caso mais forte poderia ser realizado para a efetividade do exercício isolado na redução da obesidade, observando que o equilíbrio energético negativo induzido através do exercício na maioria dos estudos foi modesto na extensão que não se poderia esperar perda de peso substancial (87). Esses pesquisadores citaram 2 estudos nos quais déficits energéticos mais substanciais induzidos pelo exercício isolado durante 12 semanas de intervenção resultaram em reduções substanciais na massa total do corpo de 6,1 kg (88) e 7,5 kg (89). Desse modo, interpretações atuais dos dados sugerem que o exercício isolado resulta tipicamente em perda modesta de peso, mas pode resultar em perda substancial em situações controladas.

EXERCÍCIO MAIS MODIFICAÇÃO ALIMENTAR *VERSUS* MODIFICAÇÃO ALIMENTAR ISOLADA

A mesa-redonda do ACSM de 1999 examinou 13 ensaios randomizados controlados e concluiu que a maioria dos estudos favorecia a dieta mais o exercício sobre a dieta isoladamente, porém descobriu diferenças estatisticamente significativas em perda de peso em apenas uma minoria dos estudos (86). O painel de revisão observou que a curta duração das intervenções e os pequenos tamanhos das amostras provavelmente contribuíram para a falta de diferenças estatisticamente significativas em alguns estudos. Similarmente, uma metanálise cobrindo 25 anos de pesquisa sobre perda de peso reportou que as perdas de peso médias eram similares em estudos comparando dieta mais exercício (11 kg) com a dieta isolada (10,7 kg) (90). Wing (91) sugeriu que a falha da dieta mais os regimes de exercício em resultar em perda de peso mais substancial do que a modificação alimentar isolada é decorrente do fato de que os indivíduos em programas de dieta mais exercício compensaram o déficit energético causado pelo exercício através da redução da atividade física em outras ocasiões do dia ou alimentando-se um pouco mais.

EXERCÍCIO MAIS MODIFICAÇÃO ALIMENTAR NA MANUTENÇÃO DA PERDA DE PESO

A mesa-redonda de 1999 do ACSM examinou 6 ensaios aleatórios controlados que visaram descobrir se o exercício mais a modificação alimentar manteriam a perda de peso melhor do que a modificação alimentar isolada (86). Dois dos 6 estudos mostraram efeitos significativos a longo prazo em favor do exercício mais a modificação alimentar, e os outros 4 não foram conclusivos. Com base nas tendências relativamente fortes dos 2 estudos positivos, o painel concluiu que o exercício mais a modificação alimentar forneceram benefícios sobre a modificação alimentar isolada na manutenção da perda de peso. O painel avançou para observar que estudos correlacionais e estudos entre sujeitos que perderam peso de forma bem-sucedida mostram consistentemente que a atividade física está fortemente associada à melhor manutenção a longo prazo de perda de peso (86).

RESPONDEDORES E NÃO-RESPONDEDORES

Ao examinar a efetividade do exercício com relação à perda de peso nos indivíduos, lembre-se de que provavelmente ocorrerão "respondedores" e "não-respondedores" para o mesmo programa de exercícios (22,82). No mínimo parte da variabilidade da resposta ao treinamento do exercício parece ser por causa da predisposição genética. Em um estudo sobre exercício e perda de peso em gêmeos idênticos, Bouchard *et al.* (92) comentaram que a variância para as modificações no peso do corpo foram 6,8 vezes maiores entre pares gêmeos do que dentro dos pares gêmeos.

Prescrição do Exercício

Uma ampla intervenção combinando aumento do exercício com redução da ingestão alimentar e a terapia comportamental parece mais provável de ser bem-sucedida (62). Essa seção considera o componente do exercício dessa estratégia, com recomendações sobre quantidade, intensidade e o tipo a ser utilizado. Sugestões para a adesão ao exercício também estão presentes.

QUANTIDADE DE EXERCÍCIO

Para a população adulta geral, a atual recomendação da saúde pública proveniente do ACSM/CDC *(Center for Disease Control and Prevention)* é que cada adulto norte-americano deve acumular 30 minutos ou mais de atividade física de intensidade moderada na maioria dos dias da semana de preferência todos (93). Isso é interpretado freqüentemente como um mínimo de 150 minutos por semana e iguala-se a um consumo energético (CE) relacionado com a atividade física de aproximadamente 1.000 kcal por semana (18). Embora isso possa ser um objetivo inicial razoável para muitos indivíduos obesos, parece que mais exercício será necessário para perda e manutenção de peso a longo prazo. Desse modo, o ACSM recomenda que, para a perda de peso a longo prazo, os adultos obesos devem finalmente progredir para algo entre 200 e 300 minutos de atividade física por semana ou o equivalente de, no mínimo, 2.000 kcal por semana (18). O Quadro 15-3 fornece informação sobre o CE para diversos tipos de atividade física em vários pesos corporais.

Avançar para 200 a 300 minutos de atividade física semanal pode apresentar um desafio significativo para uma grande proporção de indivíduos obesos, a maioria dos quais e sedentário e descondicionado. Muitos indivíduos obesos simplesmente não podem executar grandes quantidades de exercício, pelo menos inicialmente. Um grande número de indivíduos não consegue caminhar 1,6 quilômetro continuadamente (43). Desse modo, é importante progredir gradualmente e manter-se afinado ao nível de atividade que os indivíduos estão dispostos a adotar e manter. A título de referência, um mínimo de 17 a 20 semanas de progressão foi sugerido para o componente de resistência de uma prescrição de exercício para um indivíduo aparentemente saudável atingir 200 minutos de exercício de resistência por semana (*i. e.*, 5 dias por semana × 40 minutos por sessão) (82).

Felizmente, a pesquisa sugere que os objetivos do exercício diário para promover perda de peso não precisam ser atingidos em sessões únicas de exercício contínuo, mas podem ser acumulados em uma série de sessões curtas. Jakicic *et al.* (94) descobriram que sessões curtas intermitentes de exercícios eram tão efetivas quanto sessões contínuas na redução da massa corporal de mulheres obesas durante um período de 18 meses. A utilização de sessões de exercícios intermitentes em vez de contínuas pode parecer agradável para certos segmentos da população obesa.

INTENSIDADE DO EXERCÍCIO

Existe pouca pesquisa definitiva a respeito dos efeitos da intensidade do exercício sobre perda de peso e prevenção da reobtenção de peso. Dados observacionais provenientes do National Weight Control Registry sugerem que os indivíduos que perderam peso e mantiveram sua perda de peso executaram aproximadamente 25% de seu exercício semanal total em uma intensidade vigorosa (95). Por outro lado, em um estudo de 24 semanas de caminhada com mulheres com sobrepeso, no qual a intensidade do exercício foi manipulada (86%, 67% ou 56% da freqüência cardíaca máxima) e o volume de exercício total foi igualado, nenhum efeito diferencial da intensidade do exercício sobre o peso e a composição do corpo foi observado (96). Dada a escassez dos dados provenientes de ensaios controlados aleatórios nesta área, a tomada de posição de 2001 do ACSM sobre as estratégias de perda de peso concluiu que quantidades suficientes de exercício de intensidade moderada (55%-69% da freqüência cardíaca máxima) parecem ser benéficas no tratamento da obesidade e que evidências limitadas sustentam a necessidade de inclusão de formas mais vigorosas de exercício ($\geq$ 70% da freqüência cardíaca máxima) para o tratamento a longo prazo do peso do corpo (18).

TIPOS DE EXERCÍCIO

Exercícios rítmicos e aeróbicos que utilizam grandes grupos musculares, que podem ser executados durante prolongados períodos de tempo e estão associados a um risco relativamente baixo de lesão devem formar a pedra fundamental do componente do exercício de um programa de tratamento da obesidade. Caminhada, várias formas de ciclismo, natação, remo, vários tipos de dança, e subida de degraus em aparelhos qualificariam-se como atividades fundamentais. Essas modalidades de exercício fornecem também uma variabilidade individual relativa ao nível de habilidade e prazer. Pode ser desejável fazer que indivíduos obesos engajem-se em mais de uma atividade para reduzir estresses ortopédicos repetitivos e envolver mais grupos musculares (82).

A caminhada provavelmente deve ser considerada inicialmente quando se prescrever o exercício (9). A caminhada possui a vantagem de ser uma atividade familiar, que pode ser feita em qualquer lugar e a qualquer momento, não requerendo nenhum equipamento ou habilidade especial e tendo sido utilizada com sucesso no tratamento da obesidade (95,97). Ao mesmo tempo, lembre-se que a tolerância ao exercício durante a caminhada muitas vezes é reduzida nos obesos (98). Mattson *et al.* (99) advertiram que, embora uma animada caminhada possa ser experimentada como uma atividade de leve a moderada entre indivíduos com peso normal, ela parece ser uma atividade de intensidade moderada a alta para muitos indivíduos obesos. Assim, deve ser dada atenção particular para considerações sobre a intensidade quando se prescrever uma caminhada. A ênfase inicial deve ser sobre o aumento da duração em vez da intensidade, com o objetivo de otimizar o CE (82).

Foi sugerido que as atividades de baixa intensidade, sem sobrecarga de peso, como o ciclismo e natação, resultam na maior facilidade de execução, proporcionando maior CE a longo prazo e perda de peso (79). Em virtude disso, as atividades aquáticas podem ser uma alternativa atraente à caminhada para muitas pessoas obesas. Por causa da flutuação, o exercício executado na água reduz a carga sobre as articulações, permitindo que os indivíduos obesos aumentem o volume com menos risco de lesão. Além disso, os exercícios na água podem reduzir os problemas de regulação térmica e aquecimento freqüentemente experimentados pelos obesos.

O pensamento atual sobre a prescrição de exercícios recomenda que o treinamento de resistência suplemente o programa de exercícios de *endurance* (18,100). A tomada de posição de 2001 do ACSM (18) observa que não existe evidência científica mostrando exercícios de resistência sejam superiores aos de *endurance* para a perda de peso. Apesar disso, o exercício de resistência melhora a força e a resistência muscular, o que pode ser especialmente benéfico na manutenção das tarefas funcionais pelos obesos (p. ex., levantar de uma cadeira, erguer o peso do próprio corpo). Isso pode facilitar a adoção de um estilo de vida mais ativo em indivíduos obesos sedentários. Em termos de prescrição de treinamento de resistência, o ACSM recomenda que os indivíduos obesos *(a)* executem um mínimo de 8 a 10 exercícios separados que trabalhem os grandes grupos musculares (braços, ombros, tórax, abdome, costas, quadris e pernas); *(b)* executem um mínimo de 1 série de 8 a 12 repetições de cada exercício até o ponto da fadiga volitiva; e *(c)* executem os exercícios de 2 a 3 dias por semana (82). O treinamento de resistência pode ser executado utilizando uma variedade de aparelhos para treinamento, tais como pesos livres, aparelhos com pesos e bandas elásticas. Para os indivíduos obesos, o peso do próprio corpo pode funcionar freqüentemente como uma espécie de resistência para os exercícios do tipo calistênicos.

Outra perspectiva que merece consideração quando se prescreve exercícios para a obesidade relaciona-se com as assim chamadas atividades do estilo de vida. A adesão aos programas de exercício formais é tipicamente pobre entre os indivíduos obesos (101). Atividades ligadas ao estilo de vida, que pode ser acumulada através das atividades diárias em casa e no trabalho, pode ser uma opção efetiva para aumentar o CE e modificar o peso do corpo no obeso. Andersen *et al.* (102) compararam a atividade aeróbica estruturada e as atividades de estilo de vida de intensidade moderada e relataram que atividades de estilo de vida resultaram em perda de peso comparável àquela resultante do exercício aeróbico após 16 e 68 semanas de intervenção. As recomendações de atividades de estilo de vida devem ser focadas em atividades de rotina, como caminhada, subir escadas e a execução de tarefas enquanto se está em posição ereta e deslocando-se durante o trabalho ou em casa. Contudo, pesquisa adicional é necessária para determinar a efetividade de formas específicas de atividade de estilo de vida em termos de modificações na composição do corpo (18).

Existem dados insuficientes para determinar se os programas de exercício em grupo tradicionais, estruturados, ou os programas de exercício de base domiciliar menos formais são modelos mais efetivos para o tratamento da obesidade. Programas de exercício em grupo podem intensificar a segurança e a vigilância, proporcionar oportunidades para o reforço social e aumentar o tempo de contato com o grupo de profissionais. Por outro lado, programas em grupo muitas vezes estão associados a horas não convenientes, aumento de custos e maior tempo de deslocamento (82). Os programas de exercício com base domiciliar possuem as vantagens de custo menor, praticidade aumentada, conveniência e o potencial para promover a independência e a auto-responsabilidade para com as necessidades de saúde e de condicionamento físico (103).

Seja recomendando-se um programa de exercício em grupo ou de base domiciliar, a prevenção contra lesões é uma consideração especialmente importante na prescrição de exercícios para o obeso, porque a lesão física é uma razão para a interrupção do exercício (104). As recomendações para reduzir o risco de lesões incluem progressão gradual da intensidade e duração do exercício, utilização de exercícios de baixo impacto ou sem sobrecarga de peso, consideração do histórico de lesões do indivíduo, seleção de ambientes e traje apropriados para o exercício para evitar complicações relacionadas com o calor e a incorporação de treino de resistência e flexibilidade dentro da prescrição do exercício.

ADERÊNCIA

Como observado, a aderência aos programas de exercício formais é tipicamente pobre entre os obesos (101,105). Os resultados do seguimento a longo prazo mostram um retorno ao peso de base para a maioria das pessoas obesas na ausência da intervenção comportamental continuada (106,107). Dado que o exercício parece ser um comportamento importante para o controle do peso a longo prazo em indivíduos obesos, as prescrições do exercício devem dirigir atenção especial às questões que afetam a aderência. Algumas recomendações práticas para intensificar a aderência ao exercício são demonstradas no Quadro 15-7. A incorporação seletiva de várias dessas técnicas é recomendada, mas não é necessária a utilização de todas elas (82).

Resumo

Tendo em vista a prevalência crescente de obesidade em todos os segmentos da população dos Estados Unidos, o contato com essa população especial por profissionais do exercício irá provavelmente aumentar.

- A obesidade resulta do desequilíbrio, com o tempo, entre a ingesta energética (IE) e o consumo energético (CE). Esse desequilíbrio envolve interações entre fatores genéticos, metabólicos, comportamentais, ambientais e culturais.
- Diretrizes publicadas por organizações nacionalmente reconhecidas, tais como o ACSM e a AHA, recomendam métodos e protocolos de teste de esforço padronizados com o indivíduo obeso, utilizando protocolos de baixo impacto (caminhada em esteira) ou sem sobrecarga de peso (bicicleta ergométrica).
- A atividade física deve ser um marco referencial no tratamento da obesidade (juntamente com dieta equilibrada e técnicas comportamentais).

QUADRO 15-7 RECOMENDAÇÕES PRÁTICAS PARA INTENSIFICAR A ADERÊNCIA AO EXERCÍCIO

Recomendação	*Comentário*
Recrutar suporte médico[a]	Uma forte recomendação proveniente do médico foi mostrada como sendo o fator mais importante na determinação da participação dos pacientes no exercício
Reduzir o risco de lesão[a]	Excesso na intensidade (≥ 85% da $\dot{V}O_{2máx}$), na freqüência (≥ 5 dias por semana), ou da duração (≥ 45 minutos por sessão) aumenta o risco de lesão ortopédica
Recomendar o exercício com outras pessoas[a]	Aderência menor a longo prazo foi reportada em programas nos quais um indivíduo se exercita sozinho
Enfatizar a variedade e o prazer no programa de exercícios[a]	Os programas de exercício mais bem-sucedidos são aqueles que são agradáveis e oferecem variedade
Fornecer reforço positivo através do testes periódicos[a]	Modificações favoráveis no condicionamento físico aeróbico, composição do corpo, pressão arterial e lipídios no sangue medidos ao longo do tempo podem servir como poderosos motivadores que produzem interesse e dedicação renovados
Recrutar suporte entre a família e os amigos[a]	A falta de suporte social freqüentemente é encontrada como um precursor da não complacência ao exercício; o suporte do cônjuge parece desempenhar um papel-chave
Incluir jogos recreacionais no programa de exercício[a]	Jogos recreacionais que minimizam a habilidade e a competição e maximizam a participação podem ser um acréscimo útil ao exercício estruturado
Estabelecer a regularidade das sessões de exercício[a]	Exercitar-se na mesma hora do dia ajuda a tornar o exercício habitual
Utilizar gráficos dos avanços para registrar os resultados do exercício[a]	As realizações diárias e cumulativas do exercício fornecem um *feedback* positivo para o reforço dos comportamentos relacionados com a saúde
Fornecer acesso a profissionais do exercício entusiasmados e qualificados[a]	Ter profissionais do exercício bem treinados, compassivos, sensíveis, inovadores e entusiasmados é uma importante variável que afeta a aderência ao exercício
Não fazer da perda de peso o único objetivo final; encoraje os indivíduos obesos a tornarem-se fisicamente mais ativos e condicionados, mesmo se eles nunca tornarem-se magros[b]	Existem benefícios importantes relacionados com a saúde para a atividade física mesmo na ausência de grandes reduções no peso corporal

[a]Baseado no American College of Sports Medicine. ACSM's Guidelines for Exercise Testing and Prescription. 6th ed. Baltimore: Lippincott Williams & Wilkins, 2000: 245-249.
[b]Baseado em Leermakers EA, Dunn AL, Blair SN. Exercise management of obesity. Med Clin North Am 2000; 84: 419-440.

- Para a perda de peso a longo prazo, os adultos obesos devem finalmente avançar para algo entre 200 e 300 minutos de atividade física por semana, ou o equivalente a, no mínimo, 2.000 kcal por semana^{-1}. Esses marcos de referência podem ser atingidos através de exercícios estruturados ou aumento das atividades da vida diária, utilizando o exercício contínuo ou a atividade física intermitente, realizados em intensidades variadas.
- A perda de peso não deve ser o único objetivo final. Indivíduos obesos devem ser encorajados a se tornarem fisicamente mais ativos e condicionados, mesmo que nunca se tornem magros.

REFERÊNCIAS BIBLIOGRÁFICAS

1. Mokdad AH, Bowman BA, Ford ES, et al. The continuing epidemics of obesity and diabetes in the United States. JAMA 2001; 286: 1195-1200.
2. World Health Organization. Obesity: preventing and managing the global epidemic. Report of a WHO consultation on obesity. Geneva: WHO, 1998.
3. US Department of Health and Human Services, NCHS. Third National Health and Nutrition Examination Survey (NHANES), Table 2: prevalence of overweight and obesity among adults: United States, 1999. Washington, DC: Centers for Disease Control and Prevention, 1999.
4. World Health Organization. Obesity epidemic puts millions at risk from related diseases. Geneva: WHO, 1997.
5. Crespo CJ, Smit E, Troiano RP, et al. Television watching, energy intake, and obesity in US children: results from the third National Health and Nutrition Examination Survey, 1988-1994. Arch Pediatr Adolesc Med 2001; 155: 360-365.
6. Bray G. Historical framework for the development of ideas about obesity. In: Bray G, Bouchard C, James W, eds. Handbook of Obesity. 2nd ed. New York: Marcel Dekker, 1998: 1-30.
7. Metropolitan Life Insurance Company. Metropolitan height and weight tables. New York: Metropolitan Life Insurance Company, 1983: 2-9.
8. Rao S, Donahue M, Pi-Sunyer FX, et al. Obesity as a risk factor in coronary artery disease. Am J Heart J 2001; 142: 1102-1107.
9. Buskirk ER. Obesity. In: Skinner JS, ed. Exercise Testing and Exercise Prescription for Special Populations. 2nd ed. Baltimore: Lippincott, Williams & Wilkins, 1993: 185-210.
10. National Institutes of Health, National Heart, Lung, and Blood Institute. Clinical guidelines on the identification, evaluation, and treatment of overweight and obesity in adults: the evidence report. Bethesda, MD, 1998.
11. Allison DB, Saunders SE. Obesity in North America. An overview. Med Clin North Am 2000; 84: 305-332.
12. Roche AF, Sievogel RM, Chumlea WC, et al. Grading body fatness from limited anthropometric data. Am J Clin Nutr 1981; 34: 2831-2838.
13. Khaodhiar L, Blackburn GL. Results of expert meetings: obesity and cardiovascular disease. Obesity assessment. Am Heart J 2001; 142: 1095-1101.
14. Lew EA, Garfinkel L. Variations in mortality by weight among 750,000 men and women. J Chronic Dis 1979; 32: 563-576.
15. Barrett-Connor EL. Obesity, atherosclerosis, and coronary artery disease. Ann Intern Med 1985; 103: 1010-1019.
16. Hoffmans MD, Kromhout D, de Lezenne Coulander C. The impact of body mass index of 78,612 18–year old Dutch men on 32–year mortality from all causes. J Clin Epidemiol 1988; 41: 749-756.

17. Power C, Lake JK, Cole TJ. Measurement and long-term health risks of child and adolescent fatness. Int J Obes Relat Metab Disord 1997; 21: 507-526.
18. American College of Sports Medicine. Appropriate intervention strategies for weight loss and prevention of weight regain for adults. Med Sci Sports Exerc 2001; 33: 2145-2156.
19. Després JP, Moorjani S, Ferland M, et al. Adipose tissue distribution and plasma lipoprotein levels in obese women. Importance of intra-abdominal fat. Arteriosclerosis 1989; 9: 203-210.
20. Pouliot MC, Després JP, Nadeau A, et al. Visceral obesity in men. Associations with glucose tolerance, plasma insulin, and lipoprotein levels. Diabetes 1992; 41: 826-834.
21. Rissanen J, Hudson R, Ross R. Visceral adiposity, androgens, and plasma lipids in obese men. Metabolism 1994; 43: 1318-1323.
22. Rippe JM, Crossley S, Ringer R. Obesity as a chronic disease: modern medical and lifestyle management. J Am Diet Assoc 1998; 98: S9-15.
23. Pouliot MC, Després JP, Lemieux S, et al. Waist circumference and abdominal sagittal diameter: best simple anthropometric indexes of abdominal visceral adipose tissue accumulation and related cardiovascular risk in men and women. Am J Cardiol 1994; 73: 460-468.
24. Visscher TL, Seidell JC. The public health impact of obesity. Annu Rev Public Health 2001; 22: 355-375.
25. Ohrvall M, Berglund L, Vessby B. Sagittal abdominal diameter compared with other anthropometric measurements in relation to cardiovascular risk. Int J Obes Relat Metab Disord 2000; 24: 497-501.
26. Richelsen B, Pedersen SB. Associations between different anthropometric measurements of fatness and metabolic risk parameters in non-obese, healthy, middle-aged men. Int J Obes Relat Metab Disord 1995; 19: 169-174.
27. Flegal KM, Carroll MD, Kuczmarski RJ, et al. Overweight and obesity in the United States: prevalence and trends, 1960-1994. Int J Obes Relat Metab Disord 1998; 22: 39-47.
28. Downey M. Results of expert meetings: obesity and cardiovascular disease. Obesity as a disease entity. Am Heart J 2001; 142: 1091-1094.
29. Harnack LJ, Jeffery RW, Boutelle KN. Temporal trends in energy intake in the United States: an ecologic perspective. Am J Clin Nutr 2000; 71: 1478-1484.
30. Norris J, Harnack L, Carmichael S, et al. U.S. trends in nutrient intake: the 1987 and 1992 National Health Interview Surveys. Am J Public Health 1997; 87: 740-746.
31. Briefel RR, McDowell MA, Alaimo K, et al. Total energy intake of the U.S. population: the third National Health and Nutrition Examination Survey, 1988-1991. Am J Clin Nutr 1995; 62: 1072S-1080S.
32. Bray GA. The energetics of obesity. Med Sci Sports Exerc 1983; 15: 32-40.
33. Hill JO, Wyatt HR, Melanson EL. Genetic and environmental contributions to obesity. Med Clin North Am 2000; 84: 333-346.
34. Bouchard C, Blair SN. Introductory comments for the consensus on physical activity and obesity. Med Sci Sports Exerc 1999; 31: S498-S501.
35. Powers S, Howley E. Exercise Physiology: Theory and Application to Fitness and Performance. 4th ed. New York: McGraw-Hill, 2001.
36. Rissanen AM, Heliovaara M, Knekt P, et al. Determinants of weight gain and overweight in adult. Finns. Eur J Clin Nutr 1991; 45: 419-430.
37. French SA, Jeffery RW, Forster JL, et al. Predictors of weight change over two years among a population of working adults: the Healthy Worker Project. Int J Obes Relat Metab Disord 1994; 18: 145-154.
38. Slattery ML, McDonald A, Bild DE, et al. Associations of body fat and its distribution with dietary intake, physical activity, alcohol, and smoking in blacks and whites. Am J Clin Nutr 1992; 55: 943-949.

39. Rippe JM, Hess S. The role of physical activity in the prevention and management of obesity. J Am Diet Assoc 1998; 98: S31-38.
40. Physical activity trends–United States, 1990-1998. MMWR Morb Mortal Wkly Rep 2001; 50: 166-169.
41. Surgeon General's report on physical activity and health. From the Centers for Disease Control and Prevention. JAMA 1996; 276: 522.
42. Caspersen CJ, Merritt RK. Physical activity trends among 26 states, 1986-1990. Med Sci Sports Exerc 1995; 27: 713-720.
43. Leermakers EA, Dunn AL, Blair SN. Exercise management of obesity. Med Clin North Am 2000; 84: 419-440.
44. Vogler GP, Sorensen TI, Stunkard AJ, et al. Influences of genes and shared family environment on adult body mass index assessed in an adoption study by a comprehensive path model. Int J Obes Relat Metab Disord 1995; 19: 40-45.
45. Bouchard C. The Genetics of Obesity. Boca Raton, FL: CRC Press, 1994.
46. Troiano RP, Frongillo EA Jr., Sobal J, et al. The relationship between body weight and mortality: a quantitative analysis of combined information from existing studies. Int J Obes Relat Metab Disord 1996; 20: 63-75.
47. Manson JE, Willett WC, Stampfer MJ, et al. Body weight and mortality among women. N Engl J Med 1995; 333: 677-685.
48. Lindsted K, Tonstad S, Kuzma JW. Body mass index and patterns of mortality among Seventh-day Adventist men. Int J Obes 1991; 15: 397-406.
49. Lee IM, Manson JE, Hennekens CH, et al. Body weight and mortality. A 27-year follow-up of middle-aged men. JAMA 1993; 270: 2823-2828.
50. Lee CD, Blair SN, Jackson AS. Cardiorespiratory fitness, body composition, and all-cause and cardiovascular disease mortality in men. Am J Clin Nutr 199; 69: 373-380.
51. Eckel RH. Obesity and heart disease: a statement for healthcare professionals from the Nutrition Committee, American Heart Association. Circulation 1997; 96: 3248-3250.
52. Manson JE, Colditz GA, Stampfer MJ, et al. A prospective study of obesity and risk of coronary heart disease in women. N Engl J Med 1990; 322: 882-889.
53. Rimm EB, Stampfer MJ, Giovannucci E, et al. Body size and fat distribution as predictors of coronary heart disease among middle-aged and older US men. Am J Epidemiol 1995; 141: 1117-1127.
54. Goodpaster BH, Thaete FL, Simoneau JA, et al. Subcutaneous abdominal fat and thigh muscle composition predict insulin sensivity independently of visceral fat. Diabetes 1997; 46: 1579-1585.
55. Ross R, Fortier L, Hudson R. Separate associations between visceral and subcutaneous adipose tissue distribution, insulin and glucose levels in obese women. Diabetes Care 1996; 19: 1404-1411.
56. Després JP, Lemieux S, Lamarche B, et al. The insulin resistance-dyslipidemic syndrome: contribution of visceral obesity and therapeutic implications. Int J Obes Relat Metab Disord 1995; 19 (suppl1): S76-S86.
57. Must A, Spadano J, Coakley EH, et al. The disease burden associated with overweight and obesity. JAMA 1999; 282: 1523-1529.
58. Després JP. Dyslipidaemia and obesity. Baillieres Clin Endocrinol Metab 1994; 8: 629-660.
59. Denke MA, Sempos CT, Grundy SM. Excess body weight. An under-recognized contributor to dyslipidemia in white American women. Arch Intern Med 1994; 154: 401-410.
60. Reeder BA, Angel A, Ledoux M, et al. Obesity and its relation to cardiovascular disease risk factors in Canadian adults. Canadian Heart Health Surveys Research Group. Can Med Assoc J 1992; 146: 2009-2019.

61. Denke MA, Sempos CT, Grundy SM. Excess body weight. An underrecognized contributor to high blood cholesterol levels in white American men. Arch Intern Med 1993; 153: 1093-1103.
62. Poirier P, Després JP. Exercise in weight management of obesity. Cardiol Clin 2001; 19: 459-470.
63. Stamler R, Stamler J, Riedlinger WF, et al. Weight and blood pressure. Findings in hypertension screening of 1 million Americans. JAMA 1978; 240: 1607-1610.
64. Kannel WB, Brand N, Skinner JJ Jr., et al. The relation of adiposity to blood pressure and development of hypertension. The Framingham Study. Ann Intern Med 1967; 67: 48-59.
65. Albu J, Pi-Sunyer FX. Obesity and diabetes. In: Bray G, Bouchard C, James W, eds. Handbook of Obesity. New York: Marcel Dekker, 1998: 697-707.
66. Colditz GA, Willett WC, Rotnitzky A, et al. Weight gain as a risk factor for clinical diabetes mellitus in women. Ann Intern Med 1995; 122: 481-486.
67. Chan JM, Rimm EB, Colditz GA, et al. Obesity, fat distribution, and weight gain as risk factors for clinical diabetes in men. Diabetes Care 1994; 17: 961-969.
68. Lee IM, Paffenbarger RS Jr. Quetelet's index and risk of colon cancer in college alumni. J Natl Cancer Inst 1992; 84: 1326-1331.
69. Giovannucci E, Ascherio A, Rimm EB, et al. Physical activity, obesity, and risk for colon cancer and adenoma in men. Ann Intern Med 1995; 122: 327-334.
70. Giovannucci E, Colditz GA, Stampfer MJ, et al. Physical activity, obesity, and risk of colorectal adenoma in women (United States). Cancer Causes Control 1996; 7: 253-263.
71. Ursin G, Longnecker MP, Haile RW, et al. A meta-analysis of body mass index and risk of premenopausal breast cancer. Epidemiology 1995; 6: 137-141.
72. Pi-Sunyer FX. Medical complications of obesity. In: Brownell KD, Fairburn C, eds. Eating Disorders and Obesity. New York: Guilford Press, 1995: 401-405.
73. Hart DJ, Spector TD. The relationship of obesity, fat distribution and osteoarthritis in women in the general population: the Chingford Study. J Rheumatol 1993; 20: 331-335.
74. Foss ML, Lampman RM, Schteingart D. Physical training program for rehabilitating extremely obese patients. Arch Phys Med Rehabil 1976; 57: 425-429.
75. Donnelly JE, Jacobsen DJ, Jakicic JM, et al. Estimation of peak oxygen consumption from a submaximal half mile walk in obese females. Int J Obes Relat Metab Disord 1992; 16: 585-589.
76. Buskirk ER, Taylor HL. Maximal oxygen intake and its relation to body composition, with special reference to chronic physical activity and obesity. J Appl Physiol 1957; 11: 72-78.
77. Farrell PA, Gustafson AB, Kalkhoff RK. Assessment of methods for assigning treadmill exercise workloads for lean and obese women. Int J Obes 1985; 9: 49-58.
78. Moody DL, Kollias J, Buskirk ER. Evaluation of aerobic capacity in lean and obese women with four test procedures. J Sports Med Phys Fitness 1969; 9: 1-9.
79. Goran M, Fields DA, Hunter GR, et al. Total body fat does not influence maximal aerobic capacity. Int J Obes Relat Metab Disord 2000; 24: 841-848.
80. Wasserman K, Hansen J, Sue D, et al. Principles of Exercise Testing & Interpretation. 3rd ed. Baltimore: Lippincott Williams & Wilkins, 1999.
81. Chung NKI, Pin CH. Obesity and the occurrence of heat disorders. Milit Med 1996; 161: 739-742.
82. American College of Sports Medicine. ACSM's Guidelines for Exercise Testing and Prescription. 6th ed. Baltimore: Lippincott Williams & Wilkins, 2000.
83. DeVore P. Exercise testing of obese subjects. Physician Sports Med 1980; 8: 47-51.
84. McInnis KJ, Bader DS, Pierce GL, et al. Comparison of cardiopulmonary responses in obese women using ramp versus step treadmill protocols. Am J Cardiol 1999; 83: 289-291.

85. Fletcher GF, Balady GJ, Amsterdam EA, et al. Exercise standards for testing and training: a statement for healthcare professionals from the American Heart Association. Circulation 2001; 104: 1694-1740.
86. Grundy SM, Blackburn GH, Higgins M, et al. Physical activity in the prevention and treatment of obesity and its comorbidities. Med Sci Sports Exerc 1999; 31: S502-508.
87. Ross R, Freeman JA, Janssen I. Exercise alone is an effective strategy for reducing obesity and related comorbidities. Exerc Sport Sci Rev 2000; 28: 165-170.
88. Sopko G, Leon AS, Jacobs DR, Jr., et al. The effects of exercise and weight loss on plasma lipids in young obese men. Metabolism 1985; 34: 227-236.
89. Ross R, Dagnone D, Jones PJ, et al. Reduction in obesity and related comorbid conditions after diet-induced weight loss or exercise–induced weight loss in men. A randomized, controlled trial. Ann Intern Med 2000; 133: 92-103.
90. Miller WC, Koceja DM, Hamilton EJ. A meta-analysis of the past 25 years of weight loss research using diet, exercise or diet plus exercise intervention. Int J Obes Relat Metab Disord 1997; 21: 941-947.
91. Wing RR. Physical activity in the treatment of the adulthood overweight and obesity: current evidence and research issues. Med Sci Sports Exerc 1999; 31: S547-552.
92. Bouchard C, Tremblay A, Després JP, et al. The response to exercise with constant energy intake in identical twins. Obes Res 1994; 2: 400-410.
93. Pate RR, Pratt M, Blair SN, et al. Physical activity and public health. A recommendation from the Centers for Disease Control and Prevention and the American College of Sports Medicine. JAMA 1995; 273: 402-407.
94. Jakicic JM, Winters C, Lang W, et al. Effects of intermittent exercise and use of home exercise equipment on adherence, weight loss, and fitness in overweight women: a randomized trial. JAMA 1999; 282: 1554-1560.
95. Klem ML, Wing RR, McGuire MT, et al. A descriptive study of individuals successful at long-term maintenance of substantial weight loss. Am J Clin Nutr 1997; 66: 239-246.
96. Duncan JJ, Gordon NF, Scott CB. Women walking for health and fitness. How much is enough? JAMA 1991; 266: 3295-3299.
97. Yamanouchi K, Shinozaki T, Chikada K, et al. Daily walking combined with diet therapy is a useful means for obese NIDDM patients not only to reduce body weight but also to improve insulin sensivity. Diabetes Care 1995; 18: 775-778.
98. Pacy PJ, Webster J, Garrow JS. Exercise and obesity. Sports Med 1986; 3: 89-113.
99. Mattsson E, Larsson UE, Rossner S. Is walking for exercise too exhausting for obese women? Int J Obes Relat Metab Disord 1997; 21: 380-386.
100. Hills AP, Byrne NM. Exercise prescription for weight management. Proc Nutr Soc 1998; 57: 93-103.
101. Dishman R, Sallis JF Jr. Determinants and interventions for physical activity and exercise. In: Bouchard C, Shephard RJ, Stephens T, eds. Physical Activity, Fitness, and Health. Champaign, IL: Human Kinetics, 1994: 214-238.
102. Andersen RE, Wadden TA, Bartlett SJ , et al. Effects of lifestyle activity vs structured aerobic exercise in obese women: a randomized trial. JAMA 1999; 281: 335-340.
103. De Busk RF, Haskell WL, Miller NH, et al. Medically directed at home rehabilitation soon after clinically uncomplicated acute myocardial infarctation: a new model for patient care. Am J Cardiol 1985; 55: 251-257.
104. Wallace J. Obesity. In: Durstine L, ed. ACSM's Exercise Management for Persons with Chronic Diseases and Disabilities. Champaign, IL: Human Kinetics, 1997: 106-111.
105. Perri MG, McAllister DA, Gange JJ, et al. Effects of four maintenance programs on the long-term management of obesity. J Consult Clin Psychol 1988; 56: 529-534.
106. Wadden TA, Sternberg JA, Letizia KA, et al. Treatment of obesity by very low calorie diet, behavior therapy, and their combination: a five-year perspective. Int J Obes 1989; 13: 39-46.

107. Perri MG, Nezu AM, Patti ET, et al. Effect of length of treatment on weight loss. J Consult Clin Psychol 1989; 57: 450-452.
108. Franklin B, Buskirk E, Hodgson J, et al. Effects of physical conditioning on cardiorespiratory function, body composition and serum lipids in relatively normal–weight and obese middle-aged women. Int J Obes 1979; 3: 97-109.
109. Profant GR, Early RG, Nilson KL, et al. Responses to maximal exercise in healthy middle-aged women. J Appl Physiol 1972; 33: 595-599.
110. Weber MA, Neutel JM, Smith DH. Contrasting clinical properties and exercise responses in obese and lean hypertensive patients. J Am Coll Cardiol 2001; 37: 169-174.

SITES DA INTERNET

The Weight-Control Information Network (WIN)
http://www.win.niddk.nih.gov

Este é um serviço nacional de informação do National Institute of Diabetes and Digestive and Kidney Diseases (NIDDK), National Institute of Health (NIH), dedicado a abastecer de informação os profissionais de saúde sobre a obesidade, controle de peso e nutrição.

The Combined Health Information Database (CHID)
http://www.chid.nih.gov
Abstratos, incluindo milhares de referências a artigos, livros, e material audiovisual e educacional para profissionais de saúde e consumidores estão disponíveis como o subarquivo de controle de peso.

North American Association for the Study of Obesity (NAASO)
http://www.naaso.org
Uma sociedade interdisciplinar cujo propósito é desenvolver, estender e disseminar o conhecimento no campo da obesidade. Publishes Obesity Research, o periódico oficial da NAASO.

USDA Nutrient Database
http://www.nal.usda.gov/fnic/cgi-bin/nut_search.pl
Permite o acesso público à informação sobre o conteúdo de nutrientes de milhares de alimentos.

American College of Sports Medicine
http://www.acsm.org
Contém atualizações sobre as atividades saudáveis.

Shape Up America!
http://www.shapeup.org
Projetado para abastecer o público com informações atuais sobre o controle seguro do peso e condicionamento físico.

SEÇÃO IV

Condições Respiratórias

16

Asma

Alan R. Morton ▪ Kenneth D. Fitch

A relação da asma com o exercício pode ser descrita como paradoxal. A maioria das pessoas asmáticas irá experimentar broncoconstrição durante, porém, principalmente após o exercício, um fato conhecido por aproximadamente 19 séculos (1). Ao contrário, a opinião corrente considera o exercício como sendo um componente integrante do tratamento total da asma. A primeira prescrição de exercício documentada foi entregue ao Arcebispo de Edimburgo pelo Professor Cardan de Pavia, em 1551. O clérigo de 40 anos de idade, seriamente incapacitado pela asma, foi aconselhado a andar a cavalo diariamente e, junto com outras medidas apropriadas, melhorou significativamente (2). Outro asmático notável que se beneficiou do exercício foi Theodore Roosevelt, posteriormente presidente dos Estados Unidos. Aconselhado por seu médico a comprometer-se com um extenuante programa de exercícios durante a adolescência, Roosevelt o fez com entusiasmo e tornou-se um grande atleta em Harvard, incomodado apenas suavemente pela asma (3).

Este capítulo revisa a relação do exercício com a asma, o teste de esforço, e a prescrição de exercícios, incluindo os benefícios esperados para indivíduos asmáticos e medicamentos para reduzir, prevenir e aliviar a asma induzida pelo exercício (AIE) ou broncoconstrição induzida pelo exercício (BIE).

▪ Definição e Incidência

A asma é "um distúrbio inflamatório das vias aéreas no qual muitas células e elementos celulares desempenham um papel, em particular os mastócitos, eosinófilos, linfócitos T, macrófagos, neutrófilos e células epiteliais. Em indivíduos suscetíveis, essa inflamação ocasiona episódios recorrentes de respiração ruidosa, falta de ar, rigidez no tórax e tosse, particularmente à noite ou cedo pela manhã. Esses episódios geralmente estão associados à obstrução generalizada, porém variável, do fluxo de ar, que é muitas vezes reversível espontaneamente ou com o tratamento. A inflamação ocasiona também um aumento associado à hipersensibilidade brônquica para uma variedade de estímulos" (4).

A asma é um dos distúrbios respiratórios mais comuns. Sua incidência é mais alta na primeira década de vida, e ela afeta membros de todas as raças, com o primeiro episódio ocorrendo em qualquer idade. Ela é mais comum em meninos do que em meninas (razão de 3 para 2), porém mais comum em mulheres do que em homens mais velhos. Em qualquer ocasião, os sintomas asmáticos ocorrem entre 4% e 16% da população, dependendo do país. A prevalência da asma é crescente e mais do que 300 milhões sofrem de asma no mundo hoje em dia (5). Nos Estados Unidos, ela afeta 14 a 15 milhões de pessoas, que possuem coletivamente mais de 100 milhões de dias de restrição da atividade e 470.000 hospitalizações anualmente. A asma resulta em mais de 5.000 mortes por ano nos Estados Unidos (4). A limitação do fluxo aéreo é ocasionada principalmente pelo edema da mucosa, comprometimento da função mucociliar e contração da musculatura lisa da via aérea. A AIE/BIE pode ser definida como uma síndrome clínica caracterizada pelo estreitamento temporário das vias aéreas após o exercício de intensidade moderada a alta. Ocasionalmente, o exercício é o único estímulo para provocar esse estreitamento. Anderson e Henriksen (6) sugerem que o termo *broncoconstrição induzida pelo exercício* (BIE) seja reservado para indivíduos que têm o estreitamento após o exercício e nenhum diagnóstico clínico de asma. A AIE/BIE foram definidas funcionalmente como uma redução pós-exercício de 15% ou mais do volume expiratório forçado no primeiro segundo (VEF_1) comparado com os valores pré-exercício, após o estresse de exercício submáximo padrão (7). Crapo *et al.* (8) sugeriram que uma diminuição de 10% na VEF_1 é suficiente para um diagnóstico positivo, enquanto Rundell *et al.* (9) sugeriram que, para atletas de elite que se exercitam em ambientes frios, uma queda de 7% na VEF_1 pós-exercício indica AIE/BIE. Atualmente, o número mais geralmente aceito é 10%.

Costuma-se utilizar um exercício-desafio de 6 a 8 minutos entre 65% a 75% da captação de oxigênio máxima prevista ($\dot{V}O_{2máx}$), que é aproximadamente 75% a 85% da freqüência cardíaca máxima prevista ($FC_{máx}$). Após tal exercício-desafio, pode-se esperar que 80% a 90% dos indivíduos asmáticos desenvolvam AIE/BIE. A resultante broncoconstrição pós-exercício pode ser classificada como segue:

- Leve 10%-24% de queda na VEF_1
- Moderada 25%-39% de queda na VEF_1
- Grave 40% ou mais de queda na VEF_1

Causas da AIE/BIE

Apesar do reconhecimento precoce da associação entre exercício e asma e da pesquisa extensiva sobre a AIE durante os últimos 50 anos, nenhum mecanismo que explique satisfatoriamente sua ocorrência foi proposto e recebeu aceitação geral. Uma quantidade de estímulos iniciais foram postulados, mas a melhor hipótese é que a AIE seja ocasionada pela liberação de alguma substância broncoconstritora, provavelmente em resposta às modificações na osmolaridade do líquido periciliar. Acredita-se que essa mudança seja resultante da perda de líquido proveniente das vias aéreas durante o condicionamento do ar inspirado (10).

O condicionamento de ar refere-se ao aquecimento, à umidificação e à filtragem do ar inspirado e é importante para prevenir o dano ao delicado tecido alveolar que pode ocorrer quando ele é exposto ao frio ar seco. A maioria do condicionamento ocorre no nariz, na faringe e nas 7 primeiras gerações dos brônquios. O indivíduo asmático deve inalar pelo nariz durante o repouso e fazer exercícios leves para maximizar esse processo de aquecimento e umidificação. Mesmo quando o ar seco a 0°C é inspirado pelo nariz, ele é modificado de modo que seja umidificado e aquecido a 37°C na ocasião que atinge a membrana alveolar. Essa saturação do ar alveolar ocorre através da absorção da água das vias aéreas durante sua passagem no nariz para as regiões alveolares. Isso "enxuga" as vias aéreas, concentrando desse modo os íons no líquido periciliar. Os indivíduos asmáticos parecem ser excepcionalmente sensíveis a essas modificações na osmolaridade.

Os mediadores broncoativos liberados podem incluir histamina, leucotrienos, prostaglandinas e neuropeptídeos liberados por mastócitos, macrófagos, eosinófilos, células epiteliais e nervos sensoriais (11). Eles podem agir diretamente sobre o músculo liso, estimular os receptores irritantes do pulmão (que, por sua vez, causam broncoconstrição via influências vagais) e/ou produzir a reação de inflamação através de constituintes como fator quimiotático do neutrófilo. O resfriamento das vias aéreas pode intensificar a resposta à perda de água (12).

Relação do Exercício com a Asma

Embora a dificuldade para respirar seja normal durante o exercício de alta intensidade, ela é anormal se ocorre durante ou após o exercício moderado. Infelizmente, muitos indivíduos asmáticos não percebem esse fato e não têm consciência que desenvolvem AIE. Eles presumem que a dispnéia é somente uma falta de condicionamento físico, falham em procurar aconselhamento médico e exercitam-se em desvantagem, porque não têm medicação apropriada. Mesmo que isso tenha sido freqüentemente observado, o problema ainda persiste de acordo com Hammerman *et al.* (13), que descobriram que 12% de 755 atletas estudados em 10 escolas secundárias de Pittsburgh possuíam asma não diagnosticada.

No mínimo 80% a 90% dos indivíduos asmáticos desenvolvem AIE/BIE após testes de esforço padronizados (14) e quase todos os indivíduos asmáticos ocasionalmente desenvolvem estreitamento das vias aéreas com o esforço físico. O exercício, portanto, pode ser utilizado como um teste de desafio para confirmar o diagnóstico de asma. Ele também é utilizado para categorizar a gravidade da AIE/BIE. Além disso, o exercício é amplamente utilizado na pesquisa sobre a asma para determinar *(a)* a eficácia de várias medicações para prevenir e/ou reverter a asma e *(b)* os efeitos dos agentes que reduzem e agravam a AIE/BIE, tais como máscaras para face e certas condições ambientais.

Entre episódios de asma, o sistema cardiorrespiratório é normal em muitos indivíduos asmáticos e não interfere com o desempenho físico. A vasta quantidade de asmáticos que são classificados como atletas de elite é testemunha desse fato. O desempenho no exercício de um asmático e a capacidade de resistência irão certamente ser prejudicadas, contudo, se ele/ela participar enquanto as vias aéreas estiverem estreitadas. Vias aéreas estreitadas irão limitar a ventilação e, desse modo, a captação de oxigênio e podem resultar em menor saturação de oxigênio arterial e em um nível mais alto de dióxido de carbono no sangue. Quando ocorre a hiperinflação, geralmente como resultado do fechamento prematuro da via aérea, é uma tentativa de utilizar a assistência do aumento do recuo elástico para manter o fluxo de ar adequado. Contudo, a ventilação em altos volumes pulmonares requer que os músculos respiratórios trabalhem em desvantagem mecânica, utilizando a parte menos eficiente da amplitude comprimento–tensão. Isso pode conduzir a uma fadiga da musculatura respiratória.

PROVOCAÇÃO DA ASMA ATRAVÉS DO EXERCÍCIO

Quando o exercício provoca um ataque de asma, há uma resposta característica. Primeiro, existe uma broncodilatação, que pode durar toda a extensão da atividade ou pode persistir por poucos minutos. Essa broncodilatação é seguida pelo estreitamento das vias aéreas, um evento que se acelera tão logo o exercício seja encerrado. O estreitamento da via aérea aumenta a resistência ao fluxo de ar, atingindo um pico de 2 a 10 minutos após o encerramento do exercício.

O estreitamento das vias aéreas é decorrente, provavelmente, não somente da contração do músculo liso que circunda as vias aéreas, mas também da inflamação das vias aéreas, especialmente durante a 2ª, ou definitiva, resposta ao exercício. Quando a parede das vias aéreas está espessada por causa da inflamação, ocorrer uma redução exagerada no tamanho do lúmen da via aérea como resultado de um determinado grau de encurtamento muscular (15).

A broncoconstrição geralmente reverte-se espontaneamente e a resistência ao fluxo de ar retorna gradualmente aos níveis pré-exercício dentro de 45 a 60 minutos (16). Quando não ocorre recuperação espontânea, pode ser necessária medicação para reverter a AIE/BIE.

O padrão de modificação na resistência nas vias aéreas com o exercício geralmente é avaliado através da medida da modificação no VEF_1. A instabilidade relativa das vias aéreas, ou seja, a suscetibilidade para a modificação no diâmetro das vias aéreas, é indicada pelo índice de labilidade, que é computado somando-se a porcentagem de aumento no VEF_1 induzido pelo exercício durante a broncodilatação e a percentagem de diminuição no VEF_1 máximo pós-exercício durante a broncoconstrição (Fig. 16-1). Um índice de labilidade acima de 20 geralmente é considerado anormal (17).

SEÇÃO IV

O exposto acima indica que a maioria dos indivíduos asmáticos não exibe AIE/BIE até após o exercício ter cessado. Os poucos que a desenvolvem durante a atividade estarão em grande desvantagem durante o esporte. Quanto mais longo o evento, mais grave a AIE/BIE, e maior a limitação imposta sobre o aporte de oxigênio para os tecidos ativos. Os sintomas que podem desenvolver-se durante um episódio de AIE/BIE incluem respiração ruidosa, respiração curta, rigidez torácica, tosse, aumento da produção de muco e a incapacidade de continuar com o exercício.

Outra resposta ao exercício que alguns indivíduos asmáticos, exibem particularmente crianças, é denominada de *reação tardia ou secundária*. Ela pode não se desenvolver por 3 a 4 horas após a interrupção do exercício e pode levar de 3 a 9 horas para atingir seu pico. Essa resposta tardia provavelmente é ocasionada por uma reação inflamatória por causa de mediadores como o fator quimiotático neutrófilo (18).

Cerca de 50% dos indivíduos asmáticos exibem um período refratário após o exercício. Durante esse período, um segundo turno de exercício irá provocar uma resposta na via aérea, que é menos do que 50% da resposta inicial (19). Esse período refratário pode durar 1 hora ou mais, mas a capacidade refratária geralmente é perdida dentro de 2 a 4

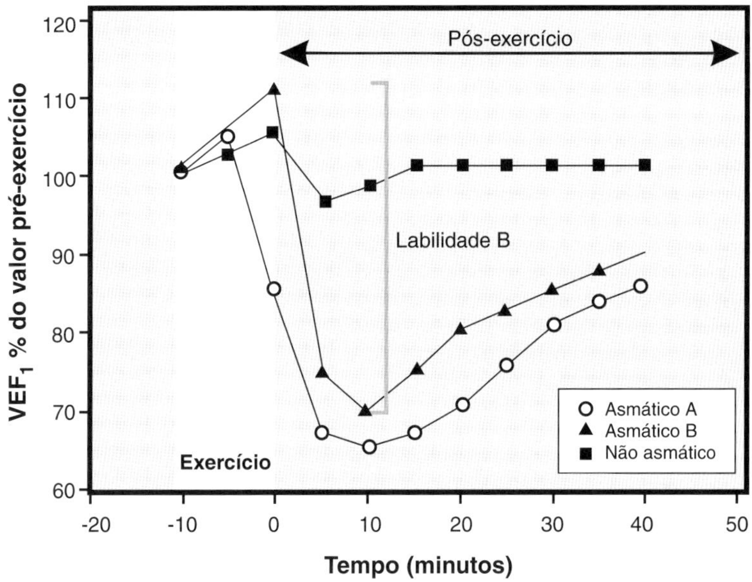

FIGURA 16-1 Modificações típicas no fluxo expiratório forçado em 1 segundo em indivíduos asmáticos e não-asmáticos.

horas. A capacidade refratária é perdida se o indivíduo asmático for tratado com uma medicação antiinflamatória não-esteroidal (p. ex., naproxeno, indometacina, ou diclofenaco) durante vários dias, em uma tentativa de sobrepujar uma lesão (20,21). Isso pode indicar que a capacidade refratária é mediada via uma prostaglandina.

Um aspecto perturbador do treinamento de exercícios vigorosos em ambientes muito frios foi reportado (22-24). Asma, sintomas como a asma e hipersensibilidade são muito mais comuns entre esquiadores de campo e outros atletas de esportes de inverno similares do que na população geral e em não-esquiadores. Isso é decorrente possivelmente dos grandes volumes de inalação de ar muito frio durante o treinamento e a competição.

EXERCÍCIOS NO TRATAMENTO DA ASMA

O exercício regular é um componente importante do tratamento da doença por causa de seus efeitos benéficos sobre a função respiratória e circulatória e no desenvolvimento psicológico dos indivíduos asmáticos, que se reflete em seu efeito sobre sua vida social. Esses benefícios do treinamento são manifestados na melhora da capacidade de treinamento em virtude do aumento da $\dot{V}O_{2máx}$, bem como da melhora da habilidade e eficiência durante as tarefas motoras. Isso significa que as mesmas tarefas diárias podem ser executadas com menos ventilação e desse modo menos ressecamento das vias aéreas. Em geral, os indivíduos asmáticos devem estar aptos a participar de exercícios e de esportes regulares com mínima restrição, se corretamente medicados.

MODIFICAÇÃO DA RESPOSTA ASMÁTICA AO EXERCÍCIO

Seleção do Exercício

A resposta asmática ao exercício é extremamente variável de pessoa para pessoa e até mesmo na mesma pessoa em diferentes ocasiões. Existe evidência mostrando que o tipo (16,25-27), a duração (16,28,29) e a intensidade (29) do exercício, bem como o tipo de carga do exercício (30), as condições ambientais (10,31,32) e a intervenção farmacológica podem modificar as respostas a uma sessão de exercício.

Em resumo, evidências indicam que, se os tipos de exercício forem classificados por asmogenicidade, a natação e a caminhada seriam menos asmogênicas, seguindo-se de ciclismo e caiaque para a corrida, que provoca a asma mais grave. Há evidências de que o exercício de curta duração induz menos AIE do que a atividade prolongada, mas essa resposta das vias aéreas aumenta com platôs de duração mais longa a cerca de 6 a 8 minutos. Existe também aumento da resistência das vias aéreas em intensidades de exercício mais elevadas de até cerca de 65% a 75% da $\dot{V}O_{2máx}$ ou cerca de 75% a 85% da $FC_{máx}$ prevista.

Pelo menos com relação a modificações no tipo, na duração e intensidade, essas diferenças na resposta podem ser parcialmente explicadas pelas diferenças nas necessidades ventilatórias. Por exemplo, quanto mais intensa e mais longa a duração da atividade, maior a ventilação-minuto requerida e desse modo maior a perda de líquido das vias aéreas; isso resulta em maior ressecamento das vias aéreas e em maior aumento na osmolaridade do líquido periciliar. Estudos que utilizaram vários tipos de exercício, mas padronizaram o esforço para garantir igual ventilação e umidade do ar, descobriram asmogenicidade similar na corrida, caminhada, ciclismo e ergômetro de braço (17). A natação permite que o indivíduo inale ar úmido logo acima da superfície da água e pode explicar sua asmogenicidade inferior no que diz respeito a outros tipos de atividade.

Embora a quantidade de água perdida possa contribuir muito para a variabilidade na resposta, ela não parece ser o único fator envolvido. Inbar *et al.* (33) mostraram que, quando o conteúdo de água do ar inspirado foi mantido constante (usando ar seco) e uma ventilação similar foi induzida, a natação produziu ainda menor redução na função pulmonar do que a corrida. Eles descobriram também que, se os indivíduos asmáticos respirando ar seco e respirando ar úmido fossem comparados enquanto estivessem nadando, não haveria diferença significativa. Bar-Yishay *et al.* (34) mostraram uma diferença pequena, porém significativa, na asmogenicidade da natação e da corrida, ainda que sob condições do mesmo estresse metabólico e perda de calor respiratório. Os efeitos das modificações no platô da duração do exercício de 6 a 8 minutos e picos de intensidade de 75% a 85% da $FC_{máx}$ são também difíceis de serem explicados apenas através da teoria da osmolaridade. Isto é, pode-se esperar que, quanto mais tempo a pessoa se exercitar e quanto maior a intensidade, maior será a ventilação total e a perda total de água. Uma explicação pode ser que exista uma quantidade máxima de estreitamento das vias aéreas possível para um determinado indivíduo. Uma vez que esse nível tenha sido atingido, estímulos posteriores não produzirão nenhuma modificação.

Uma comparação da eficácia do salbutamol, do brometo de ipratrópio e da cromolina sódica para prevenir o broncospasmo induzido pelo exercício e desafios hiperosmolares sugere também que a hiperosmolaridade, embora desempenhe um papel da AIE, de não ser o único fator envolvido (35).

Utilização de Auxílios para Aquecer e Umedecer o Ar Inspirado

Em condições de repouso, respirar pelo nariz aquece e umedece o ar para assegurar que, quando o ar inspirado atingir a membrana alveolar delicada, ele seja aquecido a 37°C e completamente saturado com o vapor d'água. À medida que o índice metabólico é aumentado com o aumento da intensidade do exercício, ocorre uma mudança na ventilação de cerca de 6 L · min^{-1} em repouso em níveis acima de 200 L · min^{-1} em alguns atletas de elite que executam o exercício máximo. A proteção contra AIE/BIE que poderia ser esperada respirando-se pelo nariz é limitada ao exercício de leve a moderado, na medida em que o tamanho das narinas permite um máximo de cerca de 40 a 100 L · min^{-1} de ventilação nasal (36). A resistência nasal ao fluxo de ar aumenta com o exercício e finalmente atinge a ventilação crítica (geralmente cerca de 50 L · min^{-1}), momento no qual a respiração é trocada do nariz para a boca. Para facilitar os benefícios provenientes da respiração nasal, Bar-Or (17) recomenda um vasoconstritor nasal para aqueles indivíduos com rinite alérgica.

Houve uma quantidade de auxílios sugeridos para manter a inspiração mais quente e mais úmida durante o exercício para tentar minimizar a resposta asmática. Por exemplo, máscaras cirúrgicas de face e dispositivos similares foram utilizados com benefícios durante as sessões de treinamento, em especial durante o clima frio. Existe também uma série de dispositivos auxiliares comercialmente disponíveis para respirar ar frio, tais como o BLO.GO e o Lungplus Sport, desenvolvidos na Suécia. Embora estes possam ser úteis durante o treinamento, eles geralmente não são práticos para a utilização durante a competição. Dilatadores nasais externos Breathe Right podem ser usados com algum benefício para atletas asmáticos durante o treinamento e a competição.

Quando e onde se Exercitar

A asma pode ser provocada por muitos fatores além do exercício. É aconselhável evitar muitos desses outros agentes provocadores tanto quanto for possível durante o exercício, porque os efeitos podem ser cumulativos. Por exemplo, como respirar ar frio é um estímulo potente para a AIE, um indivíduo deve evitar exercitar-se durante a parte mais fria do dia (cedo pela manhã ou à noite) ou optar por exercitar-se em ambiente fechado. Como a poluição do ar pode provocar um episódio de asma, o exercício deve ser evitado durante os períodos do dia quando a poluição é mais alta. Exercitar-se próximo de rodovias movimentadas e fábricas também é contra-indicado. Em ocasiões quando os níveis de poluição do ar estão elevados, os indivíduos asmáticos devem fazer seus programas de treinamento de exercício em ambientes fechados.

Os asmáticos que são alérgicos a certos gramados e pólens devem evitar o exercício ao ar livre quando a quantidade de pólen no ar estiver alta. Aqueles que são alérgicos a ácaros presentes no pó doméstico são mais propensos à AIE se os programas de exercício em ambiente fechado são conduzidos em locais que fornecem uma alta população desses ácaros. Os indivíduos asmáticos devem evitar ambientes com fumaça de cigarro ao se exercitarem. A fumaça de cigarro não deve ser permitida em qualquer arena esportiva fechada por causa dos efeitos do tabagismo passivo. Se um asmático exercita-se através da natação e for suscetível aos efeitos da água fria, deve ser utilizada uma piscina aquecida.

Aquecimento

O aquecimento minucioso possui benefício triplo para o participante asmático. Primeiramente, aplicam-se os benefícios normais atribuídos a um aquecimento antes do exercício vigoroso. Segundo, um aquecimento, que pode ou não provocar a AIE, pode reduzir a gravidade e a duração da asma disparada por uma segunda sessão de exercícios. Para os asmáticos que experimentam um período refratário após uma série inicial de AIE (19), um aquecimento pode ser programado de modo que eles tenham tempo para se recuperar da AIE e então estejam no estado refratário durante o evento de competição. Reiff *et al.* (37) descobriram que um período de aquecimento prolongado com exercícios de baixa intensidade pode induzir a capacidade de refração à AIE sem induzir em si broncoconstrição acentuada. Anderson (38) sugere que aqueles indivíduos que demonstrarem um período refratário e que são requeridos a executar o exercício vigoroso em intervalos regulares durante todo o dia ou aqueles que se exercitam por longos períodos podem ter uma vantagem. Ela afirma que esses indivíduos asmáticos podem prevenir um segundo ataque de AIE com uma redução ou até mesmo eliminação de medicação posterior. Terceiro, existe alguma evidência de que um aquecimento minucioso incluído como parte de uma sessão de exercício pode reduzir a AIE que ocorre como resultado dessa sessão (39).

Medicações

Uma resposta asmática ao exercício principal pode ser modificada pelo uso sensato de medicação. Isso requer que os asmáticos e seus médicos determinem o melhor programa medicamentoso para controlar sua asma crônica e então determinem qual(is) medicação(ões) e dose(s) pré-exercícios fornecem a melhor proteção contra a AIE/BIE. A seguir, é apresentada uma discussão sobre os vários medicamentos. Atletas asmáticos devem pedir ao seu médico para fornecer, por escrito, 2 planos de tratamento para a asma, um para controlar a asma crônica e o outro para prevenir e tratar a AIE. Pode-se obter controle máximo sobre a asma crônica, se a incidência e a gravidade da AIE/BIE forem minimizadas. Várias crises de AIE/BIE fornecem uma indicação de "asma não tratada adequadamente" (40). Em um estudo recente, Hammerman *et al.* (13) descobriram que 85% dos atletas secundaristas que sabiam que sofriam de asma ainda experimentavam BIE, sugerindo que sua asma estava inadequadamente controlada.

Medicamentos para a AIE

Durante os últimos 35 anos, vários grupos de medicamentos farmacologicamente diferentes foram desenvolvidos para ajudar os asmáticos, minimizando a AIE. Eles parecem atuar via vários sítios e mecanismos diferentes, incluindo relaxamento da musculatura lisa, inibição de liberação de mediadores de broncoconstrição, redução do edema e da permeabilidade da mucosa e alteração do tono vagal. Os β_2-agonistas, derivados de quelina, metilxantinas, glicocorticosteróides, antagonistas dos receptores de leucotrienos e alcalóides de beladona são discutidos a seguir.

β_2-AGONISTAS

Essas aminas simpaticomiméticas são os medicamentos mais efetivos para prevenir (se administrados antes do exercício) e para reverter a AIE/BIE (41). Estimulantes β_2-adrenoceptores substituíram seu predecessores, p. ex., efedrina (um estimulante receptor-α) e isoproterenol (isoprenalina) que estimulam ambos os receptores β_1 e β_2.

Metaproterenol (orciprenalina), albuterol (salbutamol), terbutalina, rimiterol, reproterol, pirbuterol e bitolterol são quase igualmente efetivos quando administrados através de aerossol (42). Cerca de 90% dos asmáticos obtêm proteção clínica dos β_2-agonistas. Por causa da dosagem muito baixa, maior rapidez de ação e poucos efeitos colaterais, o aerossol é sempre preferido à administração oral, exceto em crianças muito pequenas que não podem manipular aerossóis manuais. A técnica de inalação correta deve ser utilizada, porque muitos asmáticos utilizam técnica incorreta, reduzindo a efetividade da medicação. Um "espaçador" (que é uma câmara de inalação plástica utilizada junto com nebulizadores manuais) facilita grandemente a quantidade de medicamento que atinge os pulmões.

A dosagem normal é 1 a 2 ativações um pouco antes do exercício. Uma dose similar pode ser administrada, se AIE/BIE sobrevem. Os principais efeitos colaterais (p. ex., tremor, nervosismo, taquicardia e palpitações) são mais freqüentes após a administração oral. A asma crônica deve ser bem controlada através de um esteróide inalado. Os β_2-agonistas não são utilizados para tratar a asma a não ser em uma emergência médica. Pesquisa recente mostrou que a utilização regular de um β_2-agonista pode diminuir seu efeito broncodilatador e assim levar a uma incapacidade de fornecer tratamento de broncodilatação de emergência durante um ataque de asma agudo (43).

Os β_2-agonistas de ação prolongada (salmeterol e formoterol) são efetivos por cerca de 12 horas e são particularmente úteis para prevenir a AIE/BIE se a atividade física ou evento durar por poucas horas ou se uma quantidade de séries ou jogos for disputada no mesmo dia. O salmeterol não pode ser utilizado para exacerbações ou como medicação de alívio (resgate) por causa de seu início lento de ação. Contudo, o formeterol pode ser utilizado, porque ele tem ação rápida e duradoura (39).

DERIVADOS DE QUELINA (ESTABILIZADORES DE MASTÓCITOS)

A cromolina sódica (cromoglicato de sódio), em utilização clínica há 35 anos, permanece o principal exemplo e é total ou parcialmente efetiva em 70% dos indivíduos asmáticos (45). Os asmáticos intrínsecos geralmente são menos sensíveis. Um derivativo de quelina recente, nedocromila de sódio, parece ser equipotente com a cromolina, mas talvez mais efetivo na asma intrínseca (46).

As crianças parecem ser mais responsivas à cromolina do que os adultos, como o são os asmáticos que não experimentam obstrução das vias aéreas antes do exercício. Em pessoas com obstrução das vias aéreas, a administração de cromolina deve ser precedida da inalação de um β-agonista.

A resposta tardia não freqüente (*i. e.*, broncoconstrição pós-exercício ocorrendo algumas horas após o exercício) é bloqueada pela cromolina, porém não pelos β-agonistas (38).

METILXANTINAS

A teofilina e, em menor grau, a aminofilina (etilenodiamina de teofilina) geralmente são prescritos para administração oral regular para obter e manter as concentrações serosas de 10 a 20 $\mu g \cdot mL^{-1}$ para controlar a asma e a AIE (47). Com essa terapia, a proteção atingida contra a asma induzida pelo exercício aproxima-se daquela da cromolina. Contudo, em virtude de agentes aerossóis mais efetivos, de ação rápida e poucos efeitos colaterais, a teofilina não é mais considerada como tendo um papel significativo na melhora farmacológica da AIE (42).

GLICOCORTICOSTERÓIDES

Recentes teorias de que a asma é uma doença inflamatória (4) encaixam-se confortavelmente com o excelente efeito terapêutico dos glicocorticosteróides para tratar a asma crônica e ameaçadora à vida. Em tais circunstâncias, administrações orais e intravenosas são utilizadas. Os corticosteróides não halogenados com propriedades antiinflamatórias atualizadas (budenosida e fluticasona) fornecem excelente proteção contra a AIE (48,49). O principal valor dos glicocorticosteróides em aerossol é de controlar a asma através da administração regular, suplementada pelos β-agonistas inalados antes do exercício. Glicocorticosteróides inalados provavelmente são subutilizados. Aqueles indivíduos com AIE/BIE grave devem aumentar sua ingestão de esteróides. Alguns atletas obtêm uma excelente resposta aos glicocorticosteróides inalados, que previnem a necessidade de β-agonistas inalados antes do exercício.

ANTAGONISTAS DOS RECEPTORES DE LEUCOTRIENO

Leucotrienos são derivados do ácido araquidônico e são mediadores potentes de inflamação (especialmente leucotrienos cisteinil) e são também poderosos broncoconstritores. Os antagonistas de receptores de leucotrienos são um grupo de medicamentos que fornecem uma proteção significativa contra a broncoconstrição induzida pelos leucotrienos. O monolukast de sódio e zafirlukast são 2 antagonistas de receptores de leucotrieno administrados oralmente que são utilizados para prevenir asma e AIE em crianças e adultos. Esses agentes fornecem proteção moderada contra a AIE semelhantes à cromolina, mas são habitualmente administrados junto com os glicocorticosteróides inalados e β-agonistas.

ALCALÓIDES DE BELADONA

Brometo de ipratrópio, um amônio quaternário derivado da atropina com potentes propriedades anticolinérgicas, mas com efeitos colaterais menores como a atropina, é benéfico na asma e na AIE com certos pacientes (50). A principal indicação para adicionar o brometo de ipratrópio é no caso de um indivíduo asmático com AIE grave e não totalmente bloqueada apesar da cromolina e do β-agonista antes do exercício (51).

Durante a última década, houve um aumento da utilização dos glicocorticosteróides inalados para prevenir e tratar a asma e a AIE. Esses agentes são combinados com β-agonistas pré-exercício com a adição de cromolina ou de antagonistas dos receptores de leucotrieno, se necessário. O brometo de ipratrópio pode beneficiar poucos daqueles ainda não responsivos. Os β-agonistas inalados fornecem proteção efetiva contra a broncoconstrição induzida pelo exercício naqueles indivíduos que experimentam asma apenas com o exercício.

Para os indivíduos asmáticos que podem estar sujeitos a exames antidrogas durante o exercício, a Word Anti-doping Agency (WADA) e o (IOC – International Olimpie Committe) Comitê Olímpico Internacional (COI) permitem o uso de apenas 4 β_2-agonistas inalados: albuterol (salbutamol), formoterol, salmeterol e terbutalina sujeitos à notificação prévia à autoridade médica competente (52). É proibida a inalação de todos os outros β-agonistas. Os β_2-agonistas orais (por seus efeitos anabólicos) e os glicocorticosteróides orais são proibidos. Derivados de quelina, metilxantinas, glicocorticosteróides inalados, alcalóide de beladona e antagonistas dos receptores de leucotrieno são permitidos.

Nos Jogos Olímpicos de Inverno de 2002, os atletas que precisaram usar um β-agonista inalado foram solicitados a submeter evidências de sua AIE/BIE a um painel independente de especialistas. Essas evidências incluíram histórico clínico e evidência espirográfica de sua AIE/BIE (≥ 10% de queda no VEF_1 após o exercício-desafio), uma resposta positiva a um broncodilatador inalado (≥ 12% de aumento no VEF_1) ou resposta positiva (PD 20 ≤ 1 mg/mL) após desafios com metacolina ou histamina. Se os dados de um atleta não satisfizessem a comissão acerca da necessidade da utilização de um β_2-agonista inalado, o desafio de hiperpnéia eucápnica voluntária (HEV) (53) era utilizado para confirmar que o atleta tinha AIE/BIE. Antecipa-se que a política de requerer justificativa para inalar um β-agonista por estes ou critérios similares será incluída na lista da WADA de substâncias proibidas válida a partir de janeiro de 2003.

Teste de Esforço

O melhor teste para AIE em atletas é "esporte-específico", no qual dados respiratórios são coletados antes e depois de um jogo ou evento real executado sob as condições climáticas de jogo ou evento habituais (54). O teste laboratorial usual é um exercício-desafio. Indiferentemente da razão para a condução de testes em asmáticos, um histórico médico pré-teste deve ser obtido. Esse histórico deve enfatizar o sistema cardiorrespiratório (particularmente com relação à AIE/BIE), a lista atual de medicações, nível de atividade habitual e qualquer envolvimento esportivo.

Para homens com mais de 40 anos e mulheres com mais de 50 anos ou para aqueles indivíduos que se inserem na categoria de alto risco de doença arterial coronariana, o teste e as precauções para o exercício estabelecidas nas diretrizes do American College of Sports Medicine devem ser observados (55). Esses procedimentos somam-se àqueles procedimentos resumidos a seguir.

TESTE DE ESFORÇO PARA EXCLUIR OU CONFIRMAR A AIE

Em resumo, o teste envolve o exame da resistência das vias aéreas, como refletido pelas modificações no VEF_1, antes e depois de uma sessão de exercício. Testes para determinar se um indivíduo é suscetível à AIE devem incluir os seguintes procedimentos para otimizar a resposta:

1. O teste deve ser contínuo, em um único estágio, com duração mínima de 6 a 8 minutos.
2. A intensidade deve ser tal que o indivíduo trabalhe em 65% a 75% da $\dot{V}O_{2máx}$, que é aproximadamente 75% a 85% da $FC_{máx}$.
3. Assegurar-se que o ar inalado penetre através da boca e não esteja sujeito aos processos de aquecimento e umidificação do nariz. Isso é facilitado se o sujeito usar um clipe nasal.
4. Para determinar a gravidade e a duração da AIE, são obtidas medidas da função pulmonar pré-exercício de VEF_1 e CVF (no mínimo). Repetir as mesmas medidas da função pulmonar imediatamente após e em intervalos freqüentes (a cada 5 minutos) durante 40 minutos de exercício. Os valores do exercício e pós-exercício devem ser expressos como uma porcentagem do valor pré-exercício.
5. Não asmáticos irão mostrar apenas uma ligeira modificação nestas medidas. Uma queda no VEF_1 de 10% ou mais indica um episódio de AIE/BIE (38,56). Outros testes diagnósticos de AIE, tais como a condutância específica (SGaw), o índice de fluxo a 50% da capacidade vital (FEF_{50}) ou o índice médio de fluxo entre 25% e 75% da capacidade vital (FEF_{25-75}), são também uma utilização comum. Esses testes requerem uma redução de 35% pós-exercício para diagnosticar a AIE (17). Reduções na FEF_{50} ou FEF_{25-75} indicam pequeno envolvimento das vias aéreas, ao passo que quedas no VEF_1 indicam grande envolvimento das vias aéreas.
6. Se possível, os testes devem ser conduzidos sob condições ambientais que levem ao disparo da AIE, isso é, um ambiente frio, seco.
7. Embora a AIE possa ser provocada por todas as modalidades de exercício, a corrida é preferida durante o teste, porque ela é mais asmogênica.
8. Os indivíduos devem abster-se da medicação antes do teste. A cromolina sódica, metilxantinas e anti-histaminas devem ser retiradas por um mínimo de 24 horas, glicocorticosteróides inalados, por no mínimo 24 horas mas, preferivelmente, 48 a 96 horas, anticolinérgicos por 8 horas, e β_2-agonistas por um mínimo de 6 a 24 horas para preparações de ação curta e longa, respectivamente.
9. O exercício vigoroso deve ser evitado por, no mínimo, 12 horas antes do teste para assegurar-se que o sujeito não esteja em um estado refratário ou com probabilidade de ter resultados de testes influenciados por uma resposta tardia ou secundária à sessão inicial do exercício.
10. Alimentos (particularmente chocolate e bebidas com cafeína, tais como café, chá e à base de cola) devem ser evitados por no mínimo 6 horas antes do teste, porque a cafeína é uma metilxantina e possui algum efeito broncodilatador (57,58). A ingestão de água não é restrita.

Quando o nível de condicionamento físico do indivíduo é desconhecido, a carga de trabalho inicial deve ser baixa. A carga de trabalho é então aumentada gradualmente durante os próximos 2 a 3 minutos até que a FC alvo seja atingida. Os últimos 5 minutos do teste devem ser conduzidos nessa carga de trabalho.

A hiperpnéia voluntária eucápnica (HVE) é uma excelente alternativa para um desafio de exercício, porque é fácil de criar índices de ventilação mais altos enquanto níveis normais de dióxido de carbono expiratório final são mantidos (53,59). Esse teste de 6 minutos requer que o indivíduo hiperventile gás seco, em temperatura ambiente, contendo 5% de dióxido de carbono, de modo a manter os níveis de dióxido de carbono arteriais dentro do padrão normal encontrado durante o exercício. O índice de ventilação alvo é 30 vezes o VEF_1, equivalente a cerca de 85% da ventilação voluntária máxima. Esse teste foi considerado o desafio ideal para confirmar que um atleta nas Olimpíadas de Inverno de 2002 tinha AIE/BIE, resultado positivo do teste foi uma queda no VEF_1 de 10% ou mais a partir do nível basal.

Manitol e solução salina hipertônica também são utilizados para identificar pessoas com AIE/BIE (60,61).

AVALIAÇÃO DO CONDICIONAMENTO FÍSICO EM ASMÁTICOS

Ao selecionar testes para avaliar o condicionamento físico de asmáticos, o profissional precisa saber se eles requerem uma avaliação do condicionamento físico para participar de algum esporte ou evento competitivo, ou se isso se destina ao condicionamento físico geral para manter um estilo de vida saudável normal. Em cada caso, os itens do teste selecionado devem ser os mesmos daqueles para os indivíduos não-asmáticos. Em ambas as situações, contudo, a ênfase deve ser dirigida à determinação da função pulmonar e potência aeróbica dos sujeitos asmáticos. Os asmáticos também devem ter avaliada a gravidade de sua AIE.

Como um requisito mínimo, o teste da função pulmonar deve incluir VEF_1, CVF (capacidade vital forçada) e $VEF_1\%$ ($VEF_1/CVF \times 100$). Sempre que possível, as alças do fluxo do volume devem ser obtidas junto com os dados geralmente determinados durante esses testes, incluindo freqüências de fluxo em diferentes volumes pulmonares (especialmente $FEF_{25\text{-}75}$ e FEF_{50}). Outros testes de função pulmonar recomendados incluem ventilação voluntária máxima (capacidade de respiração máxima) e determinação das subdivisões pulmonares em repouso, isso é, volume corrente (VT), volume de reserva inspiratória (VRI), volume de reserva expiratória (VRE), capacidade inspiratória (CI), capacidade expiratória (CE), capacidade vital (CV), volume residual (VR) e capacidade residual funcional (CRF). Existem muitos dispositivos elétricos portáteis que fornecem a maioria desses escores da função pulmonar em um mostrador visual, bem como um relato gráfico impresso. O índice do esforço percebido (IEP) utilizando a escala de Borg (62) e o índice de falta de ar ou dispnéia durante o exercício (63) devem ser avaliados em cargas de trabalho determinadas.

Testes de condicionamento físico para indivíduos asmáticos devem ser conduzidos quando eles demonstrarem volumes pulmonares desobstruídos. Para garantir isso, todos os testes (com exceção da gravidade da AIE) devem ser executados 5 minutos após a inalação de 2 doses de um β_2-agonista.

O teste é de grande benefício se repetido em uma base regular para determinar não meramente o estado, mas a modificação no estado por causa da modificação nas atividades ou na medicação.

Prescrição do Exercício

TREINAMENTO PARA A COMPETIÇÃO

Quando um indivíduo asmático compete em um evento esportivo, o programa de treinamento será similar àquele utilizado pelos não-asmáticos no mesmo esporte. O indivíduo asmático deve inalar medicação preventiva antes de cada sessão de treinamento e evento competitivo. Desempenho de nível de competições mundiais foram registrados por asmáticos na maioria dos eventos esportivos. Esses atletas treinam tão arduamente quanto os não-asmáticos, utilizando os mesmos procedimentos. Ocasionalmente, uma sessão de treinamento ou mesmo um jogo ou evento competitivo pode ser perdido, se ocorrer um sério episódio de asma.

TREINAMENTO PARA O CONDICIONAMENTO FÍSICO GERAL

Os programas de treinamento de condicionamento físico regulares parecem ser mais efetivos para melhorar a capacidade de trabalho, aumentar a eficiência e diminuir a dispnéia sem afetar o processo da doença. O programa de condicionamento físico geral para melhora da vida diária (o programa de bem-estar) deve enfatizar o condicionamento físico aeróbico geral e seguir as diretrizes descritas pelo American College of Sports Medicine sobre a prescrição do exercício para adultos assintomáticos (55). Atividades para produzir relaxamento neuromuscular e exercício para controle da respiração são freqüentemente valiosos. O exercício de respiração envolve respiração diafragmática (abdominal) e atividades que requeiram respiração contra resistência para aumentar a força e a resistência dos músculos respiratórios. A respiração abdominal pode ser demonstrada fazendo-se com que o indivíduo coloque a mão sobre o abdome. O abdome (e a mão) deve erguer-se com cada inspiração e abaixar-se com cada expiração, enquanto a parte superior do tórax se mantém relativamente firme. O abdome parece inchar por causa do movimento descendente do diafragma, que aumenta a pressão intra-abdominal. A respiração profunda, lenta, enquanto se exala contra os lábios unidos ajuda a manter as vias aéreas de pequeno calibre abertas, porque estas tendem a sofrer um colapso (fechar-se) quando a pressão intrapleural excede a pressão no interior da via aérea.

O tipo de exercício selecionado também é importante. O sucesso de qualquer programa de treinamento baseia-se na participação regular e freqüente. Um dos principais estimulantes à regularidade do exercício é um nível adequado de prazer. Portanto, apesar da asmogenicidade de várias atividades, aquelas de maior interesse do indivíduo devem ser prescritas. O profissional do exercício deve tentar influenciar o indivíduo asmático a selecionar atividades aeróbicas. A natação é menos asmogênica e ajuda a aumentar os volumes cardíaco e pulmonar (64). A única atividade física que a maioria dos médicos aconselha evitar é o mergulho. Embora a maioria dos asmáticos mergulhe sem problemas, a ameaça do barotrauma ao voltar à tona após o aprisionamento do ar por causa do fechamento das vias aéreas de pequeno calibre é um perigo real. As normatizações médicas presentes em alguns países proíbem qualquer indivíduo com histórico de asma de participar dessa atividade, mas essa regra parece excessivamente rigorosa. Um método que tem obtido aceitação é desafiar o mergulhador prospectivo com um desafio de solução salina isotônica inalada (60) e aprovar apenas aqueles que apresentam uma resposta negativa. Naqueles que esporadicamente experimentam AIE, parece com freqüência haver pouca indicação de quando a broncoconstrição provavelmente ocorrerá. Sugere-se, portanto, que a medicação preventiva seja administrada antes do treinamento ou da competição.

Quando sofre de uma infecção respiratória aguda, o indivíduo asmático possui uma grande suscetibilidade à AIE; essa suscetibilidade pode durar até 6 semanas após a infecção aguda. Sempre que possível, portanto, os asmáticos que se exercitam devem evitar outros com infecções respiratórias, tais como gripe e resfriado comum. Eles devem também certificar-se de tomar uma ducha aquecida e vestir-se com roupas quentes assim que for possível após a sessão de exercício, porque muitos asmáticos são predispostos a mudanças súbitas na temperatura.

A avaliação regular do condicionamento físico é uma forma valiosa para motivar o asmático e desse modo manter a regularidade do treinamento. Ela fornece também uma indicação da efetividade do programa de treinamento e ajuda a redirecionar o programa quando são necessárias modificações.

Quando o programa de exercícios é executado em uma situação de classe de condicionamento físico formal (p. ex., uma academia de ginástica ou aula de educação física na escola), o profissional do exercício (professor) deve saber quais participantes são asmáticos. O profissional deve construir um registro de asmáticos juntamente com uma indicação da melhor leitura de seu índice de pico do fluxo expiratório (IPFE), 80% e 50% de seu melhor IPFE, sua medicação normal e os nomes e números de telefones de seus médicos. O profissional deve ter disponível um medidor de pico de fluxo barato para avaliar a gravidade de qualquer broncoconstrição que ocorra. Esses resultados permitem que sejam tomadas decisões sobre a conveniência da participação contínua em determinada sessão e a necessidade de assistência médica.

Muitas escolas requerem que crianças em uso de medicação deixem-na no escritório administrativo central ou sala de enfermagem. Isso é considerado imprudente no caso dos asmáticos, que devem ter livre e fácil acesso ao seu inalador de dose medida (65).

QUANDO EVITAR OU INTERROMPER O ESFORÇO

Se um indivíduo asmático tomou a medicação prescrita antes do exercício e ainda está mostrando broncoconstrição, provavelmente é imprudente tentar fazer exercício rigoroso. Enquanto alguns asmáticos sob essas condições descobrem que o exercício abre as vias aéreas e pode aliviar a situação, a maioria piora. Crianças em idade escolar que comparecem à aula de educação física ou a um evento esportivo com constrição das vias aéreas devem ser dispensadas dessa aula. Algumas podem sofrer com leves ataques de AIE, enquanto que outras não. Como regra geral, os asmáticos devem interromper a participação em um jogo ou sessão de exercícios vigorosos se a AIE desenvolver-se durante essa atividade. Se a inalação de um β_2-agonista reverter a broncoconstrição, os asmáticos podem retomar o exercício ou o evento esportivo. Se não for bem-sucedida, eles devem abster-se da participação.

Executar uma atividade vigorosa com broncoconstrição moderada ou grave pode levar a uma queda acentuada na saturação de oxigênio arterial, à acumulação de dióxido de carbono e à hiperinflação dos pulmões com um aumento do volume residual. Isso resulta em dispnéia grave e desconforto geral, possivelmente piorando a resistência ao fluxo de ar e a fadiga dos músculos respiratórios. Se um asmático medir regularmente seu IPFE e estiver ciente de seu nível normal sem obstrução, uma medida de pico de fluxo na ocasião da preocupação pode ser um bom guia da conveniência de começar ou continuar a atividade. Ele deve ser de no mínimo, 80% de seu "melhor" valor. A disponibilidade de medidores de pico de fluxo baratos significa que os departamentos de educação física nas escolas e os indivíduos asmáticos podem comprar seus próprios instrumentos e tê-los disponíveis para tal utilização.

Benefícios do Exercício Regular

BENEFÍCIOS FÍSICO E FISIOLÓGICO

Embora o exercício aeróbico e freqüente em intensidade de moderada a alta não previna a asma, ele proporciona os mesmos benefícios fisiológicos para os asmáticos que para os não-asmáticos. Um estudo (58) p. ex., mostrou que os asmáticos tinham a postura, a capacidade de trabalho físico e a capacidade de nadar significativamente melhoradas, bem como uma redução da quantidade de gordura corporal após 5 meses de intenso treinamento de natação. Contudo, sua suscetibilidade à AIE, quando desafiados com um teste de corrida em esteira-padrão, permanecia inalterada. Isso confirma que a hipersensibilidade brônquica não é aliviada pela melhora do condicionamento físico aeróbico com o treinamento. Um achado similar foi relatado em um estudo (66) com meninos de 9 a 14 anos de idade que participaram de 2 sessões de treinamento de 90 minutos por semana, que consistiam de um curto período de aquecimento, exercícios de alongamento, calistenia, exercícios de fortalecimento, exercícios de respiração, *interval training* e esportes coletivos como futebol. O treinamento de natação também foi incluído.

Ambos os estudos encontraram também uma redução na medicação necessária para controlar a asma crônica de indivíduos e na quantidade de episódios de asma. Esses resultados sugerem que o treinamento aeróbico regular melhora a asma clínica, mas, como com as remissões da puberdade, a deficiência subjacente permanece. Esses achados são confirmados por alguns investigadores (27,67), mas não por outros (68,69).

Os resultados do treinamento de particular importância para o asmático são o aumento da capacidade de exercitar-se fisicamente, conforme determinado pela $\dot{V}O_{2máx}$ e pela $\dot{V}O_2$ na qual um indivíduo pode se exercitar antes do lactato começar a acumular-se no sangue. Esse evento parece coincidir com o limiar de compensação respiratória, ocasião na qual acontece um súbito e desproporcional aumento na ventilação.

SEÇÃO IV

O volume residual geralmente é reduzido com o treinamento por causa de uma diminuição da quantidade de ar aprisionado nos pulmões (70). Outros benefícios para o sistema respiratório incluem um padrão mais eficiente de respiração envolvendo a respiração mais lenta e mais profunda (71), que maximiza a ventilação alveolar e minimiza a proporção da ventilação total constituída pelo volume de espaço morto (melhor VD/VT). A proporção da respiração abdominal também pode aumentar.

O treinamento aumenta o índice máximo de ventilação alcançável, enquanto reduz o volume inspirado necessário para se executar determinado nível de trabalho submáximo. Isto significa que menos ar tem que ser "condicionado" e, como resultado, existe menor modificação na osmolaridade do líquido periciliar e menos AIE/BIE.

Todas essas modificações induzidas pelo treinamento anteriormente citadas resultam em indivíduos asmáticos aptos a executar uma determinada tarefa com uma perturbação menor de seu ambiente interno. Isso significa que os indivíduos asmáticos aerobicamente condicionados podem se sair melhor do que os indivíduos asmáticos descondicionados com o mesmo grau (brando ou moderado) de obstrução das vias aéreas. A pesquisa também tem indicado que uma elevação no condicionamento físico aeróbico aumenta a tolerância e os níveis de limiar dos asmáticos, de modo que um nível mais elevado de provocação é necessário para produzir sintomas (58,72,73). A pesquisa também tem demonstrado que a melhora do condicionamento diminui o absenteísmo resultante da doença e diminui a necessidade de medicações (12,58).

BENEFÍCIOS SOCIAIS E PSICOLÓGICOS

Outro benefício importante do exercício regular é que os pais do indivíduo asmático desenvolvem melhor percepção da doença de sua criança e de sua capacidade tornando-se menos protetores. As crianças apontam a liberdade aumentada e a permissão para participar de atividades físicas e sociais como evidências das modificações do pensamento dos pais (58).

Possivelmente, os benefícios psicológicos e sociológicos da melhora do condicionamento físico aeróbico, juntamente com a melhora na auto-imagem e maior reconhecimento e aceitação por parte de amigos e pais, ajudam a remover o estigma de "incapacitado" que muitos indivíduos asmáticos carregam consigo. Desse modo, os indivíduos asmáticos devem praticar e melhorar suas habilidades em esportes para ganhar maior *status* e reconhecimento por parte dos outros. O jovem asmático percebe que, com dedicação e aplicação, a maioria dos asmáticos pode competir em igualdade com seus concorrentes não-asmáticos, desde que o treinamento adequado e os programas de medicação pré-evento sejam acompanhados à risca.

Registros médicos de atletas olímpicos australianos mantidos durante os últimos 25 anos demonstraram aumento de até 3 vezes de atletas com asma de 7% em 1976 para 21% em 2000. Atletas australianos asmáticos conquistaram medalhas de ouro em todos, com exceção de 3 Jogos Olímpicos de Verão, desde 1956. Os atletas asmáticos participaram do espectro completo dos eventos esportivos olímpicos (74). Voy reportou que 67 (11,2%) de 597 atletas norte-americanos que participaram dos Jogos Olímpicos de Verão em 1984 sofriam de AIE e conquistaram 41 medalhas (15 de ouro, 20 de prata e 6 de bronze) (75). Esse número aumentou para 12,4% nos Jogos Olímpicos de Atlanta em 1996 e para 19% nos Jogos Olímpicos de Sidney em 2000.

Notificações da utilização de β-agonistas nos Jogos Olímpicos de 1996 e 2000 foram de 3,6% e 5,5% de todos os atletas, respectivamente. Contudo, as notificações foram destorcidas, variando de 10% ou mais em atletas da Nova Zelândia, Reino Unido, Austrália, Estados Unidos, Irlanda, Suíça, Dinamarca e Finlândia. Em contraste, nenhum ou < 0,5% dos atletas da Rússia, Bielorrúsia, China, Japão, Quênia, Nigéria, Argentina e Brasil requisitaram permissão do COI para inalar um β_2-agonista (74). Essa ampla discrepância está de acordo com o grande estudo ISAAC de 1998, que examinou sintomas como os da asma em > 460.000 crianças com idades de 13 e 14 anos em 56 países (76).

Resumo

O exercício pode induzir um episódio de asma e, apesar disso, a atividade física regular é um importante componente no tratamento da doença. A gravidade da AIE pode ser facilmente avaliada, e a medida regular da VEF_1 para indicar o estado das vias aéreas é recomendada. Existe uma variedade de medicações efetivas para prevenir e para reverter a AIE. A utilização da medicação pré-exercício permite que a maioria dos indivíduos asmáticos tenha um desempenho no exercício e nos eventos esportivos com pouca desvantagem.

REFERÊNCIAS BIBLIOGRÁFICAS

1. Adams F, ed. and trans. The Extant Works of Areteus, The Cappadocium. London: Sydenham Society, 1856: 316.
2. Major RH. A note on the history of asthma. In: Underwood EA, ed. Science, Medicine and History, volume 2. London: Oxford University Press, 1953: 522.
3. Szanton VL. Theodore Roosevelt, the asthmatic. Ann Allergy 1969; 27: 485-489.
4. National Heart, Lung and Blood Institute. Guidelines for the diagnosis and management of asthma, Bethesda: National Institute of Health. Publication no. 97.451, 1997.
5. National Asthma Council Australia. Asthma Management Handbook 2002. Melbourne: National Asthma Council Australia Ltd, 2002.
6. Anderson SD, Henriksen JM. Management of exercise-induced asthma. In: Carlsen KH, Ibsen T, eds. Exercise–induced Asthma and Sports in Asthma. Copenhagen: Munlsgaard Press, 1999.
7. Godfrey S. Introduction: symposium on special problems and management of allergic athletes. J Allergy Clin Immunol 1984; 73 (suppl): 630-633.
8. Crapo RO, Casaburi R, Coates AL, et al. Guidelines for methacholine and exercise challenge testing-1999. Am J Respir Crit Care Med 2000; 161: 309-329.
9. Rundell KW, Wilber RL, Szmedra J, et al. Exercise-induced asthma screening of elite athletes: field versus laboratory exercise challenge. Med Sci Sports Exerc 2000; 32: 309-316.
10. Hahn A, Anderson SD, Morton AR, et al. A reinterpretation of the effect of temperature and water content of the inspired air in exercise-induced asthma. Am Ver Respir Dis 1984; 130: 575-579.
11. Anderson SD, Holzer K. Exercise-induced asthma: is it the right diagnosis in elite athletes? J Allergy Clin Immunol 2000; 106: 419-428.
12. Bundgaard A, Ingemann-Hansen T, Halkjaer-Kristensen J, et al. Short term physical training is bronchial asthma. Br J Dis Chest 1983; 77: 147-152.

13. Hammerman SI, Becker JM, Rogers J, et al. Asthma screening of high school athletes: identifying the undiagnosed and poorly controlled. Ann Allergy Asthma Immunol 2002; 88: 380-384.
14. Anderson SD, Silverman M, Konig P, et al. Exercise-induced asthma: a review. Br J Dis Chest 1975; 69: 1-39.
15. James AR, Pare PD, Hogg JC. The mechanics of airway narrowing in asthma. Am Rev Respir Dis 1989; 139: 242-246.
16. Jones RS, Buston MH, Wharton MJ. The effect of exercise on ventilatory function in the child with asthma. Br J Dis Chest 1962; 56: 78-86.
17. Bar-Or O. Pediatric Sports Medicine. New York: Springer-Verlag, 1983.
18. Lee TH, Nagakura J, Papageorgiou N, et al. Exercise-induced late asthmatic reactions with neutrophil chemolatic activity. N Engl J Med 1983; 308: 1502-1505.
19. Schoeffel RE, Anderson SD, Gillam I, et al. Multiple exercise and histamine challenge in asthmatic patients. Thorax 1980; 35: 164-170.
20. O'Byrne PM, Jones GL. The effect of indomethacin on exercise-induced bronchoconstriction and refractoriness after exercise. Am Rev Respir Dis 1986; 134: 69-72.
21. Wilson BA, Bar-Or O, O'Byrne PM. The effects of indomethacin on refractoriness following exercise both with and without bronchoconstriction. Eur Respir J 1994; 12: 2174-2178.
22. Larsson K, Ohlsen P, Larsson L, et al. High prevalence of asthma in cross country skiers. Br Med J 1993; 307: 1326-1329.
23. Wilber RL, Rundell KW, Szmedra L, et al. Incidence of exercise-induced bronchospasm in Olympic winter sport athletes. Med Sci Sports Exerc 2000; 32: 732-737.
24. Nystad W, Harris J, Sundgot Borgen J. Asthma and wheezing among Norwegian elite athletes. Med Sci Sports Exerc 2000; 32: 266-270.
25. Fitch KD, Morton AR. Specificity of exercise in exercise-induced asthma. Br Med J 1971; 4: 577-581.
26. Fitch KD, Godfrey S. Asthma and athletic performance. JAMA 1976; 236: 152-157.
27. Sly RM. Exercise related changes in airway obstruction: frequency and clinical correlates in asthmatic children. Ann Allergy 1970; 28: 1-16.
28. Morton AR, Lawrence SR, Fitch KD, et al. Duration of exercise in the provocation of exercise-induced asthma. Ann Allergy 1983; 51: 530-534.
29. Silverman M, Anderson SD. Standardization of exercise tests in asthmatic children. Arch Dis Child 1972; 47: 882-889.
30. Morton AR, Hahn AG, Fitch KD. Continuous and intermittent running in the provocation of asthma. Ann Allergy 1982; 48: 123-129.
31. Strauss RH, McFadden ER Jr., Ingram RH, et al. Enhancement of exercise-induced asthma by cold air. N Engl J Med 1977; 297: 743-746.
32. Bar-Or O, Neuman I, Dotan R. Effects of dry and humid climates on exercise-induced asthma in children and pre-adolescents. J Allergy Clin Immunol 1977; 60: 163-168.
33. Inbar O, Dotan R, Dlin RN, et al.: Breathing dry or humid air and exercise-induced asthma during swimming. Eur J Appl Physiol 1980; 44: 43-50.
34. Bar-Yishay E, Gur I, Inbar O, et al. Difference between swimming and running as stimuli for exercise-induced asthma. Eur J Appl Physiol 1982; 48: 387-397.
35. Boulet LP, Turotter H, Tennina S. Comparative efficacy of salbutamol, ipratropium and cromoglycate in the prevention of bronchospasm induced by exercise and hyperosmolar challenges. J Allergy Clin Immunol 1989; 83: 882-887.
36. Morton AR, King K, Papalia SM, et al. Comparison of maximal oxygen consumption with oral and nasal breathing. Aust J Sci Med Sports 1995; 27: 51-55.
37. Reiff DB, Nozhat B, Choudry Pride NB, et al. The effect of prolonged submaximal warm-up exercise on exercise–induced asthma. Am Rev Respir Dis 1989; 139: 379-384.

38. Anderson SD. Exercise-induced asthma. In: Middleton E, Reed C, Ellis E, et al., eds. Allergy: Principles and Practice. St. Louis: C V Mosby, 1988; 1156-1175.
39. Schnall RP, Landau LI. Protective effects of repeated short sprints in exercise-induced asthma. Thorax 1980; 35: 828-832.
40. Morton AR. Asthma. In: Bloomfield J, Fricker PA, Fitch KD, eds. Science and Medicine in Sport. 2nd ed. Carlton, Victoria, Australia: Blackwell Science, 1995: 616-627.
41. Anderson SD, Seale JP, Rozea P, et al. An evaluation of pharmacotherapy for exercise-induced asthma. J Allergy Clin Immunol 1979; 64: 612-624.
42. Fitch KD. The use of anti-asmathic drugs: do they affect sports performance? Sports Med 1986; 3: 136-150.
43. Hancock RJ, Bubbarao P, Kamada D, et al. B2-agonist tolerance and exercise–induced bronchospasm. Am J Respir Crit Care Med 2002; 165: 1068-1070.
44. Seberova E, Hartman P, Ververla J, et al. Formoterol given by Turbuhaler has a rapid an onset of action as salbutamol given by pMDI. [Abstract] Am J Respir Cirt Care Med 1999; 159: A639.
45. Koenig P. The use of cromolyn in the management of hyperactive airways and exercise. J Allergy Clin Immunol 1984; 73 (suppl): 686-689.
46. Morton AR, Ogle SL, Fitch KD. Effects of nedocromil sodium, cromolyn sodium and a placebo in exercise-induced asthma. Ann Allergy 1992; 68: 143-148.
47. Ellis EF. Inhibition of exercise-induced asthma by theophylline. J Allergy Clin Immunol 1984; 73: (suppl): 690-692.
48. Henriksen JM, Dahl R. Effects of inhaled budesonide alone and in combination with low dose terbutaline in children with exercise-induced asthma. Am Ver Respir Dis 1983; 128: 993-997.
49. Thio BJ, Slingerland GL, Nagelkerke AF, et al. Effects of single-dose fluticasone on exercise-induced asthma in asthmatic children: a pilot study. Pediatr Pulmonol 2001; 32: 115-121.
50. Chan-Yeung H. The effect of Sch 1000 and disodium cromoglycate on exercise-induced asthma. Chest 1977; 71: 320-323.
51. Thomson NC, Patel KR, Kerr JW. Sodium cromoglycate and ipratropium bromide in exercise-induced asthma. Thorax 1978; 33: 694-699.
52. WADA/IOC. WADA/IOC 2001 list of prohibited substances and prohibited methods. WADA/IOC. Montreal/Lausanne, September, 2001.
53. Anderson SD, Argyros G, Magnussen H, et al. Provocation by eucapnic voluntary hyperpnea to identify exercise-induced bronchoconstriction. Br J Sports Med 2000; 35: 344-347.
54. Rundell KW, Im J, Mayers LB, et al. Self-reported symptoms and exercise-induced asthma in the elite athlete. Med Sci Sports Exerc 2001; 33: 208-213.
55. American College of Sports Medicine (ACSM). Guidelines for Exercise Testing and Exercise Prescription. 6th ed. Philadelphia: Lea & Febiger, 2000.
56. Godfrey S. Exercise-induced asthma. Allergy, 1978; 33: 229-237.
57. Becker AB, Simons KJ, Gillespie RN, et al. The bronchodilator effects and pharmakinetics of caffeine in asthma. N Engl J Med 1984; 310: 743-746.
58. Fitch KD, Morton AR, Blanksby BA. Effects of swimming training on children with asthma. Arch Dis Child 1976; 51: 190-194.
59. Anderson SD, Camps J, Perry CP, et al. Prevalence of exercise-induced bronchoconstriction (EIB) in young athletes identified by eucapnic hyperpnea (EVH). [Abstract] Respirology 2001; 6 (March suppl): A10.
60. Brannan JD, Anderson SD, Koskela H, et al. Responsiveness to mannitol in asthmatic subjects with exercise and hyperventilation-induced asthma. Am J Respir Crit Care Med 1998; 158: 1120-1126.

61. Smith CM, Anderson SD. Inhalation provocation tests using non-isotonic aerosols. J Allergy Clin Immunol 1989; 84: 781-790.
62. Borg GAV. Psychophysical bases of perceived exertion. Med Sci Sports Exerc 1982; 14: 377-381.
63. Borg G, Ottoson D, eds. The Perception of Exertion in Physical Work. New York: Macmillan, 1986.
64. Eriksson BO, Engstrom I, Karlberg P, et al. A physiological analysis of former girl swimmers. Acta Paediatr Scand 1971; 60 (suppl 217): 68-72.
65. Altenburger KM. More concerning asthma and exercise. Pediatrics 1990; 85: 385-386.
66. King MJ, Noakes TD, Weinberg EG. Physiological effects of a physical training program in children with exercise-induced asthma. Pediatr Exerc Sci 1989; 1: 137-143.
67. Bundgaard A, Ingemann-Hansen T, Schmidt A, et al. Exercise–induced asthma after walking, running, cycling. Scand J Clin Lab Invest 1982; 42: 15-18.
68. Nickerson BG, Daisy B, Bautista BA, et al. Distance running improves fitness in asthmatic children without pulmonary complications or changes in exercise–induced bronchospasm. Pediatrics 1983; 71: 147-152.
69. Orenstein DM, Reed ME, Grogan FT, et al. Exercise conditioning in children with asthma. J Pediatr 1985; 106: 556-560.
70. Mertens DJ, Shephard RJ, Kavanagh T. Long-term exercise therapy for chronic obstructive lung disease. Respiration 1978; 35: 96-107.
71. Wolf CR, Suero JT. Alterations in lung mechanics and gas exchange following training in chronic obstructive lung disease. Dis Chest 1969; 55: 37-44.
72. Afzelius-Frisk I, Grimby G, Lindholm N. Physical training in patients with asthma. Poumon Coeur 1977; 33: 33-37.
73. Sly RM, Harper RT, Rosselot T. The effect of physical conditioning upon asthmatic children. Ann Allergy 1972; 30: 86-94.
74. Fitch K: Personal communication.
75. Voy R. The U. S. Olympic Committee experience with exercise-induced bronchospasm 1984. Med Sci Sports Exerc 1986; 18: 328-330.
76. Worldwide variation in prevalence of symptoms of asthma, allergic rhinoconjunctivitis and atopic eczema: ISAAC. The International Study of Asthma and Allergies in Childhood (ISAAC) Steering Committee, Lancet 1998; 351: 1225-1232.

SITES DA INTERNET

Virtual Hospital
http://www.vh.org

National Asthma Council Australia (NAC), Asthma Management Handbook
http://www.nationalasthma.org.au/publications/amh/amhintro.htm

National Heart, Lung and Blood Institute
http://www.nhlbi.nih.gov/guidelines/asthma/asthgdln.htm

17

Fibrose Cística

Frank J. Cerny ▪ David M. Orenstein

A fibrose cística (CF) é a doença hereditária mais comum que encurta profundamente a vida de brancos e é transmitida como um traço recessivo autossômico. O gene que causa a doença foi descrito (1) e parece ser responsável pela produção de uma proteína classificada como proteína reguladora da condutância transmembrana da fibrose cística (CFTR). Essa proteína participa do controle do fluxo de cloreto e sódio para dentro e fora das células que revestem as vias aéreas e as outras superfícies epiteliais. A alteração na CFTR resulta em fluxo iônico anormal, cargas elétricas de transmembrana negativas anormalmente altas e desidratação relativa de líquidos intraluminais em órgãos afetados. Os órgãos primários afetados são os pulmões, o pâncreas, os intestinos e as glândulas sudoríparas (2,3). A redução de água nas vias aéreas leva a secreções anormalmente espessas que impedem a respiração. O defeito também previne a secreção normal de enzimas digestivas através dos ductos pancreáticos dentro dos intestinos. Nos anos 1950, a idade de sobrevivência média era abaixo de 5 anos. Ainda hoje, o paciente pode não sobreviver à infância em casos graves. Com terapia agressiva, contudo, indivíduos mais afetados sobrevivem na idade adulta, com a idade média atual de sobrevivência sendo acima de 30 anos (4).

Os sintomas de CF variam entre os pacientes (5,6). Sintomas pulmonares incluem tosse recorrente ou persistente, respiração ofegante e dispnéia. Como esses sintomas são semelhantes aos da asma, o diagnóstico correto pode ser negligenciado por meses ou anos. Infecções freqüentes das vias aéreas inferiores (principalmente com *Staphylococcus aureus, Haemophilus influenzae*, ou *Pseudomonas aeruginosa* mucóide) são típicas na CF. O envolvimento gastrointestinal (EG) pode se apresentar ao nascimento com obstrução intestinal (íleo meconial) ou, um pouco mais tarde, com insuficiência de crescimento. A obstrução dos ductos pancreáticos leva a deficiências de tripsina, de amilase e de lipase em 90% dos pacientes, resultando freqüentemente em fezes fétidas, volumosas e com alto conteúdo de lipídios. O tratamento das complicações digestivas de CF inclui suplementação de enzimas pancreáticas com as refeições e suplementação com vitaminas lipossolúveis.

O diagnóstico de CF é feito definitivamente por análise de cloreto e de sódio no suor (4). A alteração resulta em concentrações anormalmente altas desses íons no suor, com uma separação clara entre indivíduos afetados ($> 60\ mEq \cdot L^{-1}$) e não-afetados (< 40

mEq · L^{-1}) durante a infância; há uma baixa incidência de resultados falso-positivos na idade adulta (7). O teste de suor deve ser realizado em um laboratório com experiência nas técnicas de iontoforese pilocarpina com análise quantitativa de sódio e/ou cloreto. Esses laboratórios são mais freqüentemente associados a Centros de CF certificados pela Fundação de Fibrose Cística. A taxa de resultados de testes falso-positivos e falso-negativos é muito alta em mãos inexperientes, o que pode levar a resultados trágicos. O teste de DNA é possível hoje em dia e é parte da triagem neonatal de rotina em um número pequeno de estados, mas ele ainda não é capaz de identificar todas as pessoas afetadas. A triagem de DNA atualmente é mais lenta e mais cara que o teste de suor, mas está se tornando o teste definitivo para identificar aqueles com a doença.

As complicações pulmonares da doença estão relacionadas com o fechamento das vias aéreas pelas secreções mucosas espessas, excessivas. Infecções repetidas nas vias aéreas, uma marca da doença, também resultam em inflamação e bronquiectasia, associadas a mais aumentos nas secreções. Outras complicações pulmonares podem incluir hemoptise, atelectasia, aspergilose alérgica, pneumotórax, hipertensão pulmonar, *cor pulmonale* e insuficiência respiratória (8). A extensão do envolvimento é avaliada pelas radiografias e mais sensivelmente pelo teste de função pulmonar.

O fechamento brônquico finalmente resulta em aumento da resistência das vias aéreas e considerável acúmulo de ar nos pulmões de modo que eles se tornam hiperinsuflados. Com o tempo, há uma combinação inadequada de ventilação e perfusão e deterioração dos gases sangüíneos arteriais. A hipoxemia crônica progressiva pode resultar em *cor pulmonale* (hipertensão pulmonar). A obstrução contínua das vias aéreas e a hiperinsuflação aumentam respectivamente a resistência de fluxo e o trabalho respiratório elástico. Em muitos pacientes, a deterioração progressiva na função pulmonar não é refletida em uma resposta alterada dos gases sangüíneos em resposta ao exercício até que a reserva pulmonar caia abaixo do limiar crítico. Uma vez que esse limiar de disfunção pulmonar seja alcançado, diminuições no oxigênio arterial pelo exercício-induzido e aumentos no dióxido de carbono arterial são observados (9-11). A hiperinsuflação pulmonar altera a mecânica pulmonar de modo que o padrão respiratório durante o exercício se torna anormal (12,13). O aumento do trabalho respiratório resulta em aumentos de longo prazo no consumo de oxigênio em repouso (14,15).

O maior impacto na morbidade e na mortalidade do paciente se dá por complicações pulmonares (8). O tratamento dessas complicações inclui controle de infecções pulmonares com antibióticos e higiene pulmonar para remoção de muco. A inflamação e a infecção pulmonar subjacentes pioram periodicamente. Essas exacerbações pulmonares podem requerer hospitalização com antibiótico intravenoso e fisioterapia respiratória. Pacientes com exacerbações leves podem ser tratados em casa com antibióticos orais, aerossolizados ou até intravenosos.

A remoção de secreções na fisioterapia respiratória tem sido uma parte padrão do tratamento de pacientes com CF por muitos anos (16). A fisioterapia respiratória consiste de drenagem postural, percussão no tórax, expirações forçadas (17), exercícios (18) e oscilação de alta freqüência da parede torácica (19). Essas técnicas parecem ser eficazes em induzir expectoração de escarro apenas se a tosse for induzida (20-22) e podem ser usadas em combinação para maior efeito (20,23,24). Após décadas de uso, essas técnicas de fisioterapia respiratória apenas recentemente foram demonstradas como eficazes em prevenir ou atenuar a deterioração da função pulmonar (25-27).

A reatividade das vias aéreas freqüentemente está associada à CF e pode requerer tratamento com broncodilatadores ou outros medicamentos que podem influenciar a função das vias aéreas. Corticosteróides (orais [28] e inalados [29,30]) e agentes antiinflamatórios não-esteroidais foram sugeridos como tratamento possível para a inflamação das vias aéreas na CF (31-33), mas estudos têm mostrado resultados mistos com relação à eficácia e à toxicidade e seu papel ainda não está claro.

Com a identificação do defeito específico na CF, novos tratamentos estão sendo desenvolvidos e atualmente estão sendo submetidos a ensaios clínicos. Finalmente, há especulação de que eventualmente serão desenvolvidas terapias que possam substituir a proteína CFTR defeituosa, alterar o gene defeituoso ou até substituí-lo por um gene normal, um procedimento que substituiria as células defeituosas das vias aéreas por células das vias aéreas com funcionamento normal.

A seção seguinte apresenta *(a)* a análise racional para teste de esforço de pacientes com CF, *(b)* protocolos para o teste de esforço, *(c)* a resposta pulmonar esperada para o exercício em uma população saudável e em uma com CF, *(d)* uma base para a interpretação do teste e para prescrição do exercício e *(e)* várias estratégias para incorporar o exercício no regime terapêutico dos pacientes.

Por que um Teste de Esforço?

Estima-se que mesmo no exercício máximo em uma população saudável os pulmões são requeridos para utilizar apenas cerca de 80% de sua capacidade total para troca gasosa; os 20% restantes foram denominados de reserva pulmonar. Como a CF compromete a função pulmonar, essa reserva é diminuída e eventualmente desaparece (9,10). Ao aproximar-se os limites para dentro dessas reservas, um teste de esforço progressivo, de incremento, pode ser útil para estimar os efeitos a longo e curto prazos da doença pulmonar sobre a adequação da resposta ao exercício. Se um programa de exercício está sendo considerado ou se o paciente busca aconselhamento sobre a participação em atividades, o teste de esforço pode ser útil para identificar o nível de atividade que pode ser realizada com segurança. As tabelas de gasto de energia para uma variedade de atividades podem ser usadas para obter uma determinação qualitativa do esforço para várias atividades (34). Combinando essas estimativas com a resposta de freqüência cardíaca (FC) ao teste de esforço, pode-se estimar a resposta do paciente para atividades da vida diária. O limiar de exercício acima do qual pode ser observada insuficiência respiratória aguda pode ser identificado através do teste de esforço. Finalmente, os efeitos de progressão da doença, do tratamento ou da terapia através de exercícios podem ser avaliados com o teste de esforço.

Teste de Esforço

PACIENTES COM MENOS DE 7 ANOS DE IDADE

Muitos pacientes com menos de 7 anos não podem cooperar suficientemente para um teste de laboratório formal com monitoramento cuidadoso de adaptação cardiopulmonar. A monitoração não-invasiva da saturação de oxigênio da hemoglobina arterial (SaO_2) com um oxímetro deve ser uma parte de qualquer avaliação de exercícios em pacientes com CF. O comprometimento respiratório pelo exercício induzido em bebês e crianças de 1 a 3 anos de idade pode ser detectado por observação cuidadosa durante a alimentação, períodos de choro ou atividade normal. Muitas crianças nessa faixa etária não sofrerão dessaturação de hemoglobina, mas documentação objetiva do comprometimento suspeitado pode ser realizada com uma sonda de oxímetro presa na depressão da orelha. Muitas crianças irão tolerar bem a sonda na orelha ou no dedo e não se importarão com a leve restrição de atividade pela conexão do cabo de 6 a 8 pés.

Em crianças de 3 a 6 anos de idade, uma estimativa mais quantitativa da tolerância ao exercício pode ser feita usando-se uma esteira motorizada (35). Com suporte, até as crianças dessa idade podem caminhar sobre a esteira enquanto o percentual de SaO_2 e o eletrocardiograma (ECG) são monitorados. É difícil padronizar o teste nesse grupo e o alcance de níveis de trabalho elevados também. Pacientes jovens raramente excedem uma FC de 160 bpm para esse teste. Embora muitas crianças dessa idade não realizem atividade sustentada em FC mais altas que 50% a 60% da máxima (36), a informação obtida ainda é útil para descrever se a resposta pulmonar ao exercício é normal e para determinar níveis seguros de atividade.

PACIENTES COM MAIS DE 7 ANOS DE IDADE

Antes do teste de esforço para esses pacientes, cada um deve passar por uma avaliação clínica e testes de função pulmonar, se eles não tiverem sido feitos recentemente. Descobrimos que o FEV_1 se correlaciona melhor com tolerância ao exercício e que um sistema de classificação usando 6 testes de função pulmonar em repouso também se correlaciona bem (10). Há grande variação individual e, embora a função pulmonar em repouso possa identificar um grupo de pacientes com risco aumentado para dessaturação induzida por exercício, o próprio teste de esforço é a única ferramenta que pode determinar com certeza o que irá acontecer com a saturação de oxigênio durante o exercício ou que nível de exercício será tolerado.

Os pacientes devem ser vestidos adequadamente para o teste. Uma camiseta larga, bermudas e tênis são melhor. Calças longas com boca larga podem ficar emaranhadas nos pedais da bicicleta ou fazer com que o paciente tropece na esteira. Os locais da pele do tórax para os eletrodos de ECG devem ser limpos e levemente raspados para assegurar bom contato. Todos os procedimentos devem ser cuidadosamente explicados para tornar o teste menos assustador e para otimizar a cooperação.

Vários protocolos de teste podem ser selecionados, dependendo da razão para a avaliação do exercício.

Testes de Incremento

Se o objetivo primário do teste for determinar a capacidade máxima de exercício, um teste de incremento progressivo usando períodos de trabalho de 1 minuto deve ser utilizado. Se o interesse é na resposta adaptativa ao exercício além de determinar a capacidade de trabalho funcional do paciente, são recomendados estágios de 2 minutos. O estágio de 2 minutos permite observação de vários parâmetros durante um estado quase estacionário nos últimos

30 segundos de cada estágio. Se estágios de 3 minutos forem escolhidos, o teste pode se tornar desnecessariamente longo. Para aqueles que têm uma esteira disponível ou preferem utilizá-la, incrementos na elevação de grau 2% a 2,5% a cada 2 minutos são confortáveis para muitos pacientes e resultam em um aumento na freqüência cardíaca de cerca de 10 batimentos por estágio de trabalho. A velocidade da esteira deve ser selecionada de modo que uma caminhada moderadamente rápida deva ser assumida e deve permitir que muitos pacientes, inclusive aqueles com disfunção grave, se exercitem em 2 a 3 níveis. Para crianças menores, essa velocidade varia de 2 a 3 km · h^{-1}; em adolescentes, de 4 a 5 km · h^{-1} e em adultos, 6 a 7 km · h^{-1}.

A maior parte dos estudos publicados sobre exercícios em pacientes com CF utilizou a bicicleta ergométrica, que é mais tranqüila e menos intimidante que a esteira, mais segura (os pacientes podem cair sobre a esteira) e mais facilmente utilizada. O paciente se move menos, tornando a coleta de gases expirados e a mensuração da pressão arterial e do porcentual de SaO_2 através da oximetria consideravelmente mais fácil. O débito de potência (trabalho realizado) também depende menos do peso do corpo quando se utiliza bicicleta ergométrica. Ao escolher um ergômetro para o laboratório, deve-se considerar a necessidade de ajuste a crianças pequenas e a necessidade de incrementos relativamente pequenos no débito de potência. Ergômetros que travam eletronicamente são mais caros que as unidades que travam mecanicamente, mas têm a vantagem de que o débito de potência é relativamente independente da freqüência de pedaladas. Consumo de oxigênio máximo mais baixo é obtido na bicicleta do que o que seria medido na esteira, porque menos músculos estão envolvidos.

Na bicicleta ergométrica, vários protocolos diferentes podem ser usados. Preferimos um dos seguintes:

1. Incrementos no débito de potência de 0,3 watts por kg (W · kg^{-1}) levam a resultados similares àqueles do protocolo de esteira discutido acima. O débito de potência inicial deve ser 0,3 W · kg^{-1} para pacientes pequenos ou gravemente comprometidos e 0,6 W · kg^{-1} para outros.
2. O protocolo de Godfrey é baseado na altura, começando com o menor débito de potência possível na bicicleta e incrementos de 1 minuto de 10, 15 e 20 W para crianças com menos de 125 cm, entre 125 e 150 cm e aquelas com mais de 150 cm, respectivamente (37). Relações de débito de potência para consumo de oxigênio e valores previstos para exercício máximo são mostrados nos Quadros 17-1 e 17-2, respectivamente.

Outros Testes

Quando não é necessário registrar um pico valor máximo de exercício, os protocolos citados podem ser modificados. Quando alguém está interessado na adaptação pulmonar ao exercício, devem ser feitas mensurações durante um estado estacionário. Em muitas circunstâncias, o estado estacionário pode ser considerado alcançado entre 4 e 5 minutos após o início do exercício ou após uma modificação no nível do exercício. Esse tempo pode ser um pouco prolongado em pacientes com doença pulmonar grave (38,39). Esses testes em geral são feitos para permitir mensurações especiais durante o exercício tais

QUADRO 17-1 RELAÇÕES DÉBITO DE POTÊNCIA/CONSUMO DE OXIGÊNIO NA BICICLETA ERGOMÉTRICA

Débito de Potência ($W \cdot kg^{-1}$)	*Consumo de Oxigênio ($mL \cdot kg^{-1} \cdot min^{-1}$) ($\bar{X} \pm SE$)*	*Ventilação-Minuto ($mL \cdot kg^{-1} \cdot min^{-1}$)*
0,3	10,2 ± 0,45	0,30 ± 0,01
0,6	13,8 ± 0,28	0,43 ± 0,01
0,9	17,2 ± 0,34	0,54 ± 0,02
1,2	20,0 ± 0,23	0,66 ± 0,02
1,5	22,9 ± 0,037	0,79 ± 0,02
1,8	26,7 ± 0,048	0,94 ± 0,03
2,1	31,2 ± 0,56	1,10 ± 0,03
2,4	35,2 ± 1,02	1,20 ± 0,04
2,7	39,9 ± 1,16	1,31 ± 0,05

Resultados não publicados, Cerny FJ. Children's Lung Center, Children's Hospital of Buffalo.

como capacidade de difusão pulmonar e débito cardíaco, ou quando é necessária informação em um determinado nível de trabalho (p. ex., para simular requisitos de trabalho). O teste de 1 ou de 2 níveis também é útil para avaliar os efeitos de oxigênio suplementar sobre a resposta ao exercício.

Quando verificações periódicas são necessárias ou quando os efeitos da terapia devem ser determinados em intervalos freqüentes, um teste de incremento total pode não ser necessário. Nesses casos, um teste mais curto com menos débitos de potência pode ser utilizado. Por exemplo, se a prescrição de exercício pede que o paciente se exercite abaixo de uma freqüência cardíaca de 150 bpm^{-1} e for observada dessaturação de oxigênio arterial nesse ponto durante a avaliação inicial, avaliações de acompanhamento precisam levar o paciente apenas a uma freqüência cardíaca de 150. Os efeitos da terapia através de exercícios podem ser documentados por testes freqüentes submáximos de estágios 2 a 3. Quando equipamento de teste de esforço sofisticado não estiver disponível ou não for necessário, vários testes de campo podem ser utilizados para avaliar a capacidade de exercício e a resposta ao exercício. Esses testes incluem o teste de caminhada de 6 min, que pode ser realizado em um corredor (40), e um teste de ida e volta que usa aumentos nos passos necessários para se deslocar entre 2 pontos específicos para efetuar incrementos nas necessidades de trabalho (41).

QUADRO 17-2 VALORES PREVISTOS DE DÉBITO DE POTÊNCIA MÁXIMO UTILIZANDO-SE O PROTOCOLO PROGRESSIVO DE GODFREY PARA BICICLETA ERGOMÉTRICA

	Débito de Potência (W)	*Consumo de Oxigênio ($L \cdot min^{-}$)*	*Ventilação-Minuto ($L \cdot min^{-1}$)*
Homens	3,54 × ht − 377	0,045 × ht − 4,64	1,82 × ht − 192
Mulheres	2,17 × ht − 197	0,031 × ht − 2,28	1,03 × ht − 88

Resultados não publicados, Orenstein DM, Henke KG, Reed ME, Wachnowsky D.
ht, altura em cm.

Monitoração durante o Teste

Para estabelecer uma prescrição de exercício segura, deve-se monitorar SaO_2 ou a pressão de oxigênio arterial (PaO_2) durante o exercício; isso é virtualmente mandatório em pacientes com um $VEF_1 < 50\%$ do valor normal previsto. Recomendamos a medida oximétrica de SaO_2 na orelha, porque ela é conveniente e não-invasiva. No que se refere à interpretação de mensurações de SaO_2, para pacientes no alto da curva de dissociação de O_2 (> 80 mmHg PaO_2), quedas relativamente grandes e clinicamente significativas na PaO_2 podem ser refletidas na diminuição de apenas 1% a 2% SaO_2.

Em indivíduos saudáveis, a PCO_2 da corrente final reflete a $PaCO_2$ e pode ser um parâmetro útil a ser monitorado durante o exercício. Indivíduos saudáveis têm um gradiente alveolar-a-arterial (A-a) insignificante, tornando o CO_2 alveolar ou de corrente final uma boa estimativa de CO_2 arterial. Contudo, o gradiente é aumentado em pacientes com doença pulmonar, fazendo provavelmente que o CO_2 da corrente final subestime o CO_2 arterial. A mensuração de CO_2 da corrente final ainda pode ser válida como reflexo de mudanças no CO_2 arterial.

Uma descrição da resposta pulmonar ao exercício requer que a medida da ventilação-minuto ($\dot{V}_E$), seja, diretamente, coletando o ar exalado em um gasômetro, ou indiretamente, integrando o fluxo expiratório, mensurado com um Pneumotach. O gasto energético (consumo de oxigênio, $\dot{V}O_2$) durante o exercício pode ser quantificado medindo-se as frações expiradas mistas de O_2 e de CO_2.

Para avaliar as respostas cardiovasculares ao exercício, o ECG, a FC e a pressão arterial devem ser monitorados durante todo o teste. A medida da FC também permite prescrição de atividade usando a freqüência cardíaca para monitorar a intensidade do exercício.

O término do teste é baseado em um ou em uma combinação dos critérios discutidos por Hebestreit e Bar-Or no Capítulo 5. Além disso, atenção particular deve ser dada a diminuições na SaO_2 abaixo de 80% e observações clínicas de palidez, dispnéia extrema ou outros sinais de descompensação respiratória.

Precauções de Segurança

O equipamento no laboratório deve ser adequadamente mantido e calibrado. Suprimentos de oxigênio e de ressuscitação (p. ex., medicamentos, equipos intravenosos) e equipamento (p. ex., desfibrilador e respirador) devem estar prontamente disponíveis. Códigos e procedimentos de emergência, incluindo disponibilidade de medicamentos e dosagens, devem ser estabelecidos. A equipe deve ser treinada e, se possível, certificada em ressuscitação cardiopulmonar (42).

Resposta ao Exercício em Pacientes com CF

A capacidade para o exercício de pacientes com CF foi considerada relacionada com a gravidade de doença pulmonar (12,23,25,43,44) e pode ser afetada pelo estado nutricional (45). Não há evidência de que a disfunção cardíaca contribua para modificações na tolerância ao exercício relacionadas com a doença (46,47). Além disso, o declive da resposta da FC ao exercício em pacientes é similar ao de sujeitos saudáveis (9), mudando apenas em interceptação com o estado clínico (43). A tolerância reduzida ao exercício é decorrente de limitações pulmonares, conforme evidenciado pela forte relação entre disfunção pulmonar e capacidade para o exercício (9-11,44,48). A força dessa relação geral também é demonstrada por mudanças paralelas na função pulmonar e na tolerância ao exercício em pacientes hospitalizados em virtude de exacerbação aguda de sua doença pulmonar (43). Capacidade de exercício ou resposta ao exercício, contudo, não pode ser prevista simplesmente a partir de função pulmonar em razão da variabilidade na resposta (11) e porque a relação não é linear, mostrando capacidade de exercício quase normal até que a disfunção pulmonar seja grave (9,10).

O aumento na $\dot{V}_E$ de pacientes com CF durante o exercício é exagerado, especialmente com o aumento da gravidade da disfunção pulmonar (9). A deterioração progressiva da combinação de gases sangüíneos na CF, conforme medidas através da razão entre ventilação alveolar ($\dot{V}_A$) e débito cardíaco ($\dot{Q}$), requer um aumento da $\dot{V}_E$ para manter a $\dot{V}_A$. Em alguns pacientes com obstrução grave, a dispnéia pode forçar o término do exercício antes que a $\dot{V}_E$ tenha se elevado significativamente acima do normal.

Apesar da $\dot{V}_E$ mais alta, alguns pacientes com disfunção grave não conseguem manter os níveis de O_2 e de CO_2 arterial (9-11). A $\dot{V}_E$ mais alta nesses pacientes é alcançada através do aumento da freqüência respiratória e um volume corrente pequeno. A hiperinflação já vista em repouso em pacientes com CF provavelmente minimiza a probabilidade de aumentos adicionais durante o exercício. A combinação de anormalidades nas trocas gasosas e ineficiência mecânica resulta em limitações para o exercício que dependem da gravidade da doença.

Interpretação do Teste de Esforço e Prescrição de Exercício

Quando corrigido com relação ao peso ou à área de superfície corporal, o $\dot{V}O_{2máx}$ muda pouco em pessoas saudáveis a partir da idade de 7 anos até a idade adulta. Valores de capacidade de trabalho máxima ou de $\dot{V}O_{2máx}$ mensurados em um ambiente clínico em geral são mais baixos que aqueles mensurados em um ambiente escolar ou de pesquisa. Valores médios para $\dot{V}O_{2máx}$ em um ambiente clínico variam de 38 a 44 $mL \cdot kg^{-1} \cdot min^{-1}$ para meninos e 34 a 38 $mL \cdot kg^{-1} \cdot min^{-1}$ para meninas, na bicicleta ergométrica. Esses níveis de $\dot{V}O_2$ correspondem a débitos de potência de cerca de 2,7 a 3,0 $W \cdot kg^{-1}$ e 2,1 a 2,4 $W \cdot kg^{-1}$ para homens e mulheres, respectivamente. Valores de $\dot{V}O_{2máx}$ a partir de um teste de esteira são cerca de 10% mais altos. O coeficiente de variação para esses valores é cerca de 10%.

A relação linear entre FC e $\dot{V}O_2$ pode ser utilizada para prescrever e monitorar a terapia através de exercícios. Há variação considerável entre indivíduos nessa relação, portanto o teste de esforço deve ser usado para estabelecer a relação específica para cada paciente. Conhecendo a relação individual única entre $\dot{V}O_2$ e FC, pode-se solicitar que o paciente se exercite em uma FC estabelecida para alcançar os objetivos terapêuticos com base no gasto energético. A relação mudará à medida que o condicionamento progredir, de modo que um $\dot{V}O_2$ mais alto será atingido na mesma FC, *i. e.*, qualquer índice de trabalho submáximo dado é executado em uma FC mais baixa.

PROGRAMA DE EXERCÍCIOS

Qualquer programa de condicionamento deve considerar os elementos usuais de resistência, flexibilidade e força. Ainda não se sabe se algum programa de exercício pode prevenir ou diminuir a deterioração da função pulmonar em pacientes com CF, mas sabe-se que programas de exercício aeróbico podem aumentar o condicionamento cardiopulmonar (49,50) e considera-se que determinados tipos de exercício podem facilitar a expectoração de secreções pulmonares. As preocupações principais para o paciente com CF, portanto, são melhora de reservas cardiovasculares e promoção de expectoração de secreções. A tosse e a expectoração devem ser estimuladas em todos os pacientes, mas principalmente naqueles cuja tosse é produtiva.

A prescrição de exercícios (aeróbicos) de resistência deve ser individualizada. Ao escolher o tipo de atividades para a prescrição de exercício, os tipos de atividades que o paciente gosta devem ser verificados e usados como uma base. A complacência com um programa será pequena se o paciente achar o exercício entediante (51). Um segundo fator importante para assegurar a complacência é promover a utilização de parceiros de exercício, outros membros da família ou amigos. Grupos de esporte ou de clubes de passeio especiais podem ajudar a promover atividade regular. Os pacientes não devem se engajar em esportes altamente competitivos nos quais possa haver pressão para o exercício além do que pode ser seguro. Atividades competitivas devem permitir algum meio de auto-regulação através da qual o paciente possa moderar a atividade sem sentir muita pressão. O mergulho, debaixo d'água ou em queda livre, deve ser autorizado apenas após consideração cuidadosa do potencial para conseqüências negativas (p. ex., ruptura alveolar). Isso porque a obstrução das vias aéreas na CF pode resultar no aprisionamento de ar em áreas alveolares do pulmão. Uma vez que essas áreas não se comunicam com a atmosfera, elas iriam expandir e contrair como um balão com as modificações de pressão atmosférica durante o mergulho. Grandes variações na pressão atmosférica poderiam então resultar em ruptura de algumas dessas áreas alveolares.

A prescrição de exercícios para crianças pequenas pode ser feita simplesmente encorajando a participação em atividade normal. A família pode ser um parceiro nisso, assumindo um estilo de vida ativo. Esse tipo de parceria também ajuda a assegurar que o exercício se torne parte do estilo de vida do paciente. À medida que o paciente entra na adolescência, a prescrição de exercício pode-se concentrar em atividades mais específicas.

Algum treinamento de força pode ser prescrito para pacientes com CF. Os efeitos de exercício vigoroso em pacientes com CF são desconhecidos, mas um estudo mostrou que um programa regular de levantamento de peso resultou em melhoras na força e melhoras marginais em testes de função pulmonar selecionados (52). Do mesmo modo que nas crianças em geral, recomendamos que tipos de levantamento de peso mais vigorosos sejam evitados, principalmente por crianças, e na adolescência.

Como ocorre com outros grupos, tem sido difícil desenvolver programas de exercício aos quais pacientes com CF irão aderir por um período longo (53). A complacência ao exercício pode ser melhorada através de suporte social forte, percepções positivas de competência e de auto-estima e satisfação na atividade. Para pacientes com CF, o tempo necessário para outros tratamentos torna a complacência com exercício cada vez mais difícil. O suporte da família e da equipe de saúde pode ser importante na melhora da aderência ao exercício através da introdução de estratégias de modificações comportamentais.

Em resumo, deve-se escolher atividades que o paciente goste, que especificamente irão melhorar a resistência cardiovascular e a força e que permitam a utilização de suporte da família e dos amigos.

INTENSIDADE DE EXERCÍCIO

Há um nível de intensidade de exercício abaixo do qual nenhum efeito de treinamento será atingido. Também há um nível acima do qual o esforço extra requerido resultará em pouco benefício adicional. A prescrição do exercício deve ser adequada para assegurar que intensidades médias de esforço sejam alcançadas. Para benefício cardiovascular, esse nível fica em geral entre 50% e 70% da capacidade máxima do indivíduo. Orientações para o cálculo de FCs alvo apropriadas estão disponíveis (54). Contudo, como pacientes com CF podem ser limitados por fatores ventilatórios antes que sua FC tenha atingido seu máximo, não se pode prescrever a intensidade do exercício com base na CF máxima prevista da idade, e deve-se utilizar o próprio máximo mensurado de cada paciente. A FC alvo deve estar abaixo do ponto no qual a dessaturação foi observada durante o teste de esforço. Em pacientes que exibem dessaturação assim que o exercício começa ou em FCs abaixo de 120 bpm, oxigênio suplementar deve ser considerado para manter a SaO_2 acima de 90% e para permitir o exercício em FCs de 120 a 130 bpm.

Exercícios de fortalecimento devem ser prescritos de modo que o peso ou a resistência escolhida permita que o paciente faça um mínimo de 10 repetições de cada vez. Se isso não puder ser feito, a resistência é muito alta. Três séries de cada exercício devem ser feitas em cada sessão. Uma sessão razoável incluiria 5 a 10 exercícios diferentes. Duas seqüências de 5 a 10 exercícios devem estar disponíveis, de modo que o paciente possa alternar essas seqüências em dias diferentes (p. ex., 1 seqüência seria feita na segunda e na sexta-feira e outra diferente na quarta-feira e no domingo).

DURAÇÃO DO EXERCÍCIO

Diretrizes aceitas para prescrição de exercício cardiovascular sugerem fazer atividade contínua por cerca de 30 minutos por dia; a duração mínima recomendada é 10 a 15 minutos. Também deve haver tempo adicional para aquecimento antes e para resfriamento depois do período de exercício principal. Muitos pacientes com disfunção pulmonar moderada a grave que são menos condicionados ou que têm uma capacidade de trabalho gravemente limitada podem tolerar exercício leve por apenas 5 minutos no início. O tempo de exercício deve aumentar para 10 a 15 minutos durante um período de 1 a 2 semanas. Em muitos casos, o exercício pode ter que ser completado em 2 sessões.

FREQÜÊNCIA DE EXERCÍCIO

Esses exercícios devem ser feitos pelo menos em 3 dias por semana. Idealmente, essas atividades devem ser feitas 5 a 6 dias por semana por pacientes com pouca ou apenas leve disfunção. Para pacientes com disfunção mais grave, devem ser inseridos dias de repouso.

Terapia no Paciente Internado

Todos os pacientes admitidos no hospital com uma exacerbação aguda de sua doença e aqueles admitidos para terapia intensiva eletiva devem ser considerados para terapia através de exercícios. Para aqueles poucos pacientes restritos ao leito, podem ser exercícios simples de resistência usando o peso do próprio corpo. Esses exercícios incluem elevação dos MMII, dos MMSS e abdominais modificados. Pacientes que deambulam (com ou sem oxigênio suplementar) devem ser submetidos a uma avaliação de exercício preliminar para determinar o grau de monitoramento necessário durante as sessões terapêuticas. Os pacientes que têm dessaturação durante seu teste de esforço, independente de sua capacidade de exercício máxima, devem ser monitorados por oximetria na orelha durante o exercício. Os pacientes que não têm dessaturação durante a avaliação inicial podem se exercitar no departamento de fisioterapia onde monitoramento menos cuidadoso é necessário. Todos os pacientes que são capazes disso devem ser encorajados a se movimentar ao redor da ala hospitalar. Não se deve permitir que ocorra deterioração da função dos músculos respiratórios, cardíacos dos MMII enquanto a função pulmonar está melhorando.

BENEFÍCIOS ESPERADOS DO EXERCÍCIO REGULAR EM PACIENTES COM CF

Exceto em circunstâncias nas quais exercício pesado é feito várias vezes por dia (55,56), não há evidência convincente de que o treinamento de exercício irá melhorar a função pulmonar, conforme mensurado por testes de função pulmonar padronizados. O treinamento específico dos músculos respiratórios irá melhorar a função da musculatura respiratória (57), mas não se sabe como essas melhoras afetam a disfunção pulmonar ou a capacidade de exercício. O engajamento em atividades de resistência cardiovascular regulares irá melhorar a resistência da musculatura respiratória e a capacidade de exercício (49,50) e pode diminuir a deterioração progressiva da função pulmonar e reduzir a falta de ar (58) em pacientes com CF. Evidência recente indica que o exercício inibe a condutância luminal de sódio, possivelmente aumentando o conteúdo de água no muco em pacientes com CF, fornecendo evidência para os possíveis efeitos benéficos do exercício em alguns pacientes (59). Estudos sobre os benefícios potenciais de exercício regular a longo prazo não foram capazes de mostrar efeitos positivos na função pulmonar ou mesmo sempre na capacidade para o exercício em virtude de problemas de complacência e na grande variabilidade individual (21,50,51,60-64). Contudo, um exame minucioso dos dados disponíveis indica que pacientes individuais podem se beneficiar muito do exercício regular. Todos os pacientes com CF podem seguramente realizar alguma forma de exercício e o exercício deve ser estimulado como parte da rotina regular desses pacientes.

Resumo

A CF é uma doença hereditária que afeta o transporte de íons nas células dos pulmões, do pâncreas, dos intestinos e das glândulas sudoríparas. Os pacientes morrem de doença pulmonar relacionada com acúmulos de muco espesso nas vias aéreas que bloqueiam o fluxo de ar e promovem inflamação pulmonar. Esses pacientes podem se exercitar seguramente e a atividade deve ser encorajada como parte de seu tratamento. Prescrição de exercício apropriada deve ser feita após um teste de esforço para determinar se os níveis de oxigênio arterial do paciente diminuem durante o esforço. O exercício aeróbico pode ser prescrito em intensidades que não resultarão em uma diminuição de oxigênio arterial ou o ar inspirado deve ser suplementado com oxigênio para prevenir uma diminuição nos pacientes em que isso venha a ocorrer. O exercício promove a expectoração do acúmulo de muco relacionado com doença, reduzindo a viscosidade do muco e promovendo a tosse.

REFERÊNCIAS BIBLIOGRÁFICAS

1. Riordan JR, Rommens JM, Kerem B, et al. Identification of the cystic fibrosis gene: cloning and characterization of complementary DNA. Science 1989; 245: 1066-1073.
2. Quinton P. Cystic fibrosis: a disease in electrolyte transport. FASEB J 1990; 4: 2709-2713.
3. Welsh M. Abnormal regulation of ion channels in cystic fibrosis epithelia. FASEB J 1990; 4: 2718-2726.
4. Cystic Fibrosis Foundation. Patient registry 2001 annual report. Bethesda, MD: CF Foundation, 2001.
5. Davis P, SantAgnese P. Diagnosis and treatment of cystic fibrosis: an update. Chest 1984; 85: 802-809.
6. Wood RE, Boat TF, Doershuk CF. Cystic fibrosis. Am Rev Respir Dis 1976; 114: 753-759.
7. Davis P, Del Rio S, Muntz J, et al. Sweat chloride concentration in adults with pulmonary diseases. Am Rev Respir Dis 1966; 93: 62-72.
8. Hillman B. Respiratory complications: the chief danger in CF. J Respir Dis 1981; 2: 75-89.
9. Cerny FJ, Pullano TP, Croop GJA. Cardiorespiratory adaptations to exercise in cystic fibrosis. Am Rev Respir Dis 1983; 126: 217-220.
10. Cropp GJA, Pullano TP, Cerny FJ, et al. Exercise tolerance and cardiorespiratory adjustments at peak work capacity in cystic fibrosis. Am Rev Respir Dis 1982; 126: 211-216.
11. Henke K, Orenstein D. Oxygen saturation during exercise in cystic fibrosis. Am Rev Respir Dis 1984; 129: 708-711.
12. Cerny F J. Ventilatory control during exercise in children with cystic fibrosis (CF). [Abstract] Am Rev Respir Dis 1981; 123: 195.
13. Coates AL, Canny G, Zinman R, et al. The effects of chronic airflow limitation, increased dead space, and the pattern of ventilation on gas exchange during maximal exercise in advanced cystic fibrosis. Am Rev Respir Dis 1988; 139: 1524-1531.
14. Hirsch J, Zhang S, Rudnick M, et al. Resting oxygen consumption and ventilation in cystic fibrosis. Pediatr Pulmonol 1989; 6: 19-26.
15. Katsardis CV, Desmond KJ, Coates AL. Measuring the oxygen cost of breathing in normal adults and patients with cystic fibrosis. Respir Physiol 1986; 65: 257.
16. Mellins RB. Pulmonary physiotherapy in the pediatric age group. Am Rev Respir Dis 1974; 110: 137-142.
17. Thoma J, Cook T, Brooks D. Chest physical therapy management of patients with cystic fibrosis. Am J Respir Crit Care Med 1995; 151: 846-850.
18. DeCesare JA, Graybill CA. Physical therapy for the child with respiratory dysfunction. In: Irwin S, Tecklin J, eds. Cardiopulmonary Physical Therapy. 2nd ed. St. Louis: CV Mosby, 1990: 417-460.
19. Oermann CM, Stockrider MM, Giles D, et al. Comparison of high-frequency chest wall oscillation and oscillating positive expiratory pressure in the home management of cystic fibrosis: a pilot study. Pediatr Pulmonol 2001; 32: 372-377.

20. Cerny FJ. Relative effects of chest physiotherapy and exercise for in–hospital care of cystic fibrosis. Phys Ther 1989; 69: 633-639.
21. Oldenberg FA, Dolovich MB, Montgomery JM, et al. Effects of postural drainage, exercise and cough on mucus clearance in chronic bronchitis. Am Rev Respir Dis 1979; 120: 739-745.
22. Rossman CM, Waldes R, Sampson D, et al. Effect of physical therapy on the removal of mucus in patients with cystic fibrosis. Am Rev Respir Dis 1982; 126: 131-135.
23. Bilton D, Dodd ME, Abbott JV, et al. The benefits of exercise combined with physiotherapy in the treatment of adults with cystic fibrosis. Respir Med 1992; 86: 507-511.
24. Lannefors L, Wollmer P. Mucus clearance with three chest physiotherapy regimes in cystic fibrosis: a comparison between postural drainage, PEP and physical exercise. Eur Respir J 1992; 5: 748-753.
25. Desmond KJ, Schwenk WF, Thomas E, et al. Immediate and long-term effects of chest physiotherapy in patients with cystic fibrosis. J Pediatr 1983; 103: 538-542.
26. McIlwaine PM, Wong LT, Peacock D, et al. Long-term comparative trial of conventional postural drainage and percussion versus positive expiratory pressure physiotherapy in the treatment of cystic fibrosis. J Pediatr 1997; 131: 570-574.
27. Reisman JJ, Rivington-Lae B, Corey M, et al. Role of conventional physiotherapy in cystic fibrosis. J Pediatr 1988; 113: 632-636.
28. Eigen H, Rosenstein BJ, Fitzimmons S, et al. A multicenter study of alternate-day prednisone therapy in patients with cystic fibrosis. Cystic Fibrosis Foundation Prednisone Trial Group. J Pediatr 1995; 126: 515-523.
29. Balfour-Lynn IM, Klein NJ, Dinwiddie R. Randomised controlled trial of inhaled corticosteroids (fluticasone propionate) in cystic fibrosis. Arch Dis Child 1997; 77: 124-130.
30. Nikolaizik WH, Schoni MH. Pilot study to assess the effect of inhaled corticosteroids on lung function in patients with cystic fibrosis. J Pediatr 1996; 128: 271-274.
31. Auerbach HS, Williams M, Kirkpatrick JA, et al. Alternate-day prednisone reduces morbidity and improves pulmonary function in cystic fibrosis. Lancet 1985; 28: 686-688.
32. Konstan MW, Vargo KM, Davis PB. Ibuprofen attenuates the inflammatory response to *Pseudomonas aeruginosa* in a rat model of chronic pulmonary infection. Implications for antiinflammatory therapy in cystic fibrosis. AM Rev Respir Dis 1990; 141: 186-192.
33. Konstan MW, Byard PJ, Hoppel CL, et al. Effect of high-dose ibuprofen in patients with cystic fibrosis. N Engl J Med 1995; 332: 848-854.
34. Cerny FJ, Burton HW. Exercise Physiology for Health Care Professionals. Champaign, IL: Human Kinetics, 2001.
35. Shuleva KM, Hunter GR, Hester DJ, et al. Exercise oxygen uptake in 3-through 6-year-old children. Pediatr Exerc Sci 1990; 2: 130-139.
36. Danner F, Noland M, McFadden M. Description of the physical activity of young children using movement sensor and observation methods. Pediatr Exerc Sci 1991; 3: 11-20.
37. Godfrey S. Exercise Testing in Children. Applications in Health and Disease. Philadelphia: WB Saunders, 1974.
38. Dolan P, Cerny F. Oxygen uptake kinetics at onset of exercise in cystic fibrosis. [Abstract] Med Sci Sports Exerc 1983; 15: 138.
39. Nery LE, Wasserman K, Frender W, et al. Ventilatory and gas exchange kinetics during exercise in chronic airways obstruction. J Appl Physiol 1982; 53: 1594-1602.
40. Nixon PA, Joswiak ML, Fricker FJ. A six-minute walk test for assessing exercise tolerance in severely ill children. J Pediatr 1996; 129: 362-366.

41. Bradley J, Howard J, Wallace E, et al. Reliability, repeatability, and sensivity of the modified shuttle test in adult cystic fibrosis. Chest 2000; 117; 1666-1671.
42. Cropp GJA. The exercise bronchoprovocation test: standardization of procedures and evaluation of response. J Allergy Clin Immunol 1979; 64: 627-633.
43. Cerny FJ, Cropp GJA, Bye MR. Hospital therapy improves exercise tolerance and lung function in cystic fibrosis. Am Rev Respir Dis 1984; 138: 261-265.
44. Lebeque P, Lapierre J-G, Lamarre A, et al. Diffusion capacity and oxygen desaturation effects on exercise in patients with cystic fibrosis. Chest 1987; 91: 693-697.
45. Coates AL, Desmond K, Asher MI, et al. The effect of digoxin on exercise capacity and exercise cardiac function in cystic fibrosis. Chest 1982; 82: 543-547.
46. Coates A, Boyce P, Müller D, et al. The role of nutritional status, airway obstruction, hypoxia and abnormalities in serum lipid composition in limiting exercise tolerance in children with cystic fibrosis. Acta Paediatr Scand 1980; 69: 353-358.
47. Marcotte JE, Grisdale RK, Levinson H, et al. Multiple factors limit exercise capacity in cystic fibrosis. Pediatr Pulmonol 1986; 2: 274-281.
48. Godfrey S, Mearns M. Pulmonary function and response to exercise in cystic fibrosis. Arch Dis Child 1971; 46: 144-151.
49. Keens T, Krastia JR, Wannamaker EM, et al. Ventilatory muscle endurance training in normal subjects and patients with cystic fibrosis. Am Rev Respir Dis 1977; 116: 853-860.
50. Orenstein D, Franklin BA, Doershuk CF, et al. Exercise conditioning and cardiopulmonary fitness in cystic fibrosis. Chest 1981; 80: 392-398.
51. Holzer FJ, Schnall R, Landau LI. The effect of a home exercise programme in children with cystic fibrosis and asthma. Aust Paediatr J 1984; 20: 297-302.
52. Strauss GD, Osher A, Wang C–I, et al. Variable weight training in cystic fibrosis. Chest 1987; 92: 273-276.
53. Prasad A, Cerny F. Factors that influence adherence to exercise and their effectiveness: application to cystic fibrosis. Pediatr Pulmonol 2002; 34: 66-72.
54. American College of Sports Medicine. Guidelines for Graded Exercise Testing and Exercise Prescription. 4th. Ed. Philadelphia: Lea & Febiger, 1990.
55. Zach MS, Oberwaldner B, Hausler F. Cystic fibrosis: physical exercise versus chest physiotherapy. Arch Dis Child 1982; 57: 587-589.
56. Zach MS, Purrer B, Oberwaldner B. Effect of swimming on forced expiration and sputum clearance in cystic fibrosis. Lancet 1981; 2: 1201-1203.
57. Asher M, Pardy R, Coates A, et al. The effects of inspiratory muscle training in patients with cystic fibrosis. Am Rev Respir Dis 198; 126: 855-859.
58. O'Neill PA, Dodds M, Phillips B, et al. Regular exercise and reduction of breathlessness in patients with cystic fibrosis. Br J Dis Chest 1987; 81: 62-69.
59. Hebstreit A, Kersting U, Basler B, et al. Exercise inhibits epithelial sodium channels in patients with cystic fibrosis. Am J Respir Crit Care Med 2001; 164: 443-446.
60. Andreasson B, Jonson B, Kornfalt R, et al. Long-term effects of physical exercise on working capacity and pulmonary function in cystic fibrosis. Acta Paediatr Scand 1987; 76: 70-75.
61. Blomquist M, Freyschuss U, Wiman L-G, et al. Physical activity and self treatment in cystic fibrosis. Arch Dis Child 1986; 61: 362-367.
62. Edlund LD, French RW, Herbst JJ, et al. Effects of a swimming program on children with cystic fibrosis. Am J Dis Child 1986; 140: 80-83.
63. Stanghelle JK, Skyberg D. Cystic fibrosis patients running a marathon race. Int J Sports Med 1989; 9 (suppl): 37-40.
64. Stanghelle JK, Hjeltnes N, Bangstad H, et al. Effect of daily short bouts of trampoline exercise during 8 weeks on the pulmonary function and the maximal oxygen uptake of children with cystic fibrosis. Int J Sports Med 1988; 9 (suppl): 32-36.

SITES DA INTERNET

The Cystic Fibrosis Foundation
http://www.cff.org

Cystic Fibrosis Information
http://www.cysticfibrosis.com

Cystic-L, Cystic Fibrosus Information and Support
http://www.cystic-l.org

SEÇÃO V

Condições Cardiovasculares

18

Doença Cardíaca Coronariana

William L. Haskell ▪ J. Larry Durstine

A doença cardíaca coronariana (DCC) é primariamente o resultado de aterosclerose coronariana avançada e trombose, cujas causas não foram definitivamente estabelecidas. Durante as últimas 4 décadas, contudo, avanços significativos foram feitos na detecção inicial, na prevenção e no tratamento da DCC. Contribuíram para esses avanços o uso de teste de exercício para a avaliação funcional, diagnóstico, prognóstico e tratamento clínico de pacientes com DCC e o uso do treinamento de exercícios para prevenção primária e secundária e reabilitação cardíaca.

As recomendações fornecidas neste capítulo são princípios gerais relacionados com a elaboração e a condução de protocolos de exercício e programas de treinamento para pacientes com DCC. As características do plano de exercícios para um paciente específico devem ser determinadas pelo médico do paciente ou pela equipe de reabilitação cardíaca. A interação de várias circunstâncias que influenciam detalhes do programa de exercício requer que cada plano seja individualizado e depois remodelado à medida que o estado do paciente muda. Como ocorre com todas as terapias cardiovasculares, nenhuma certeza absoluta com relação a benefício ou segurança pode ser atribuída ao teste ou treinamento de exercícios para todos os pacientes.

▪ Causas, Prevenção e Terapia

A DCC continua sendo a causa mais freqüente de morte em países ocidentais economicamente desenvolvidos e está rapidamente se tornando a principal causa de morte em países em desenvolvimento e subdesenvolvidos (1). Atualmente nos Estados Unidos, 1/3 de todas as mortes é atribuída à DCC, com cerca de 681.000 mortes em 2000 (2). Os índices de fatalidade permanecem baixos abaixo dos 35 anos de idade, depois aumentam exponencialmente até os 85 anos, com homens experimentando índices de mortalidade mais altos até os 75 anos de idade. O número total de mortes causadas pela DCC em 2000 foi semelhante em homens (50,6%) e mulheres (49,4%) (2). Enquanto os índices de mortalidade diminuíram nos Estados Unidos, 47% das pessoas que experimentam

DCC em um determinado ano morrerão disso, e 50% dos homens e 64% das mulheres que morrem repentinamente de DCC não têm sintomas prévios de sua doença (2).

Há algumas indicações de que mudanças nos hábitos relacionados com a saúde (especialmente no fumo, nos hábitos alimentares e possivelmente na atividade física) entre 1970 e 2000 contribuíram para o declínio na mortalidade por DCC, bem como vários avanços no tratamento médico (3). Melhoras reconhecidas no tratamento incluem controle mais amplo de hipercolesterolemia e hipertensão, aumento da disponibilidade de atendimento cardíaco de emergência (ressuscitação cardiopulmonar [RCP] e unidades coronarianas), o uso de medicações antiarrítmicas e antianginais mais eficazes e, recentemente, uso criterioso de cirurgia de enxerto de *bypass* da artéria coronária (CABG), intervenções coronarianas percutâneas e o uso de *stents* coronarianos (4). Em direção oposta lidera a prevalência de obesidade e diabetes melito do tipo 2 (3). Visto que essa diminuição na taxa de mortalidade por DCC ocorreu entre homens e mulheres de todas as idades e muitas etnias, a atribuição desse declínio a qualquer mudança isolada de hábito de saúde ou terapia é altamente especulativa.

Durante as últimas décadas, ficou aparente que o risco de uma pessoa desenvolver complicações clínicas da DCC é determinado por interações entre uma variedade de fatores hereditários e ambientais. Em uma pequena porcentagem da população, um perfil genético de alto risco (p. ex., deficiência do receptor C de colesterol lipoproteína de baixa densidade [LDL]) é o principal determinante de início precoce de DCC. Contudo, se a hereditariedade fosse o principal determinante de risco dessa doença, então as taxas de mortalidade não mudariam rapidamente como aconteceu nos Estados Unidos durante o século XX. Semelhantemente, não veríamos um aumento rápido no risco de DCC quando uma população de baixo risco adotasse a cultura de uma população de alto risco (1). Para muitas pessoas, a exposição ambiental ou estilo de vida é o principal determinante de seu risco de DCC. A enorme diferença no risco de DCC observada entre culturas selecionadas em todo o mundo é mais uma função de como as pessoas interagem com seu ambiente do que a seleção de seus pais (3). Diante de um estilo de baixo risco de DCC, "genes ruins" freqüentemente não serão expressos e causam DCC clínica até muito tarde na vida ou nunca, *i. e.*, muitos "genes ruins" em geral agem apenas em ambientes "ruins" ou de alto risco. Isso não significa que a hereditariedade não seja importante ou que a terapia genética não possa tornar-se uma ferramenta útil no tratamento de DCC. Significa na verdade que há grandes oportunidades para reduzir substancialmente os eventos de DCC clínica pela modificação sustentada e eficaz do estilo de vida.

EVENTOS CARDÍACOS CLÍNICOS

Muitos eventos cardíacos clínicos, incluindo infarto do miocárdio (IM), parada cardíaca e angina de peito instável, ocorrem quando há erosão ou ruptura de uma placa aterosclerótica, liberando fatores de agregação plaquetária dentro do lúmen da artéria coronária e estimulando a formação de um coágulo sangüíneo que pode fechar rapidamente a artéria (5). Essas lesões chamadas "culpadas" que corroem ou rompem tendem a ser inicialmente placas cheias de lipídio em vez de lesões complexas mais avançadas. Assim, a prevenção de eventos cardíacos clínicos pode ser alcançada reduzindo-se formação de novas lesões, estabilizando-se lesões existentes, reduzindo-se a taxa de crescimento ou progressão de lesões existentes, diminuindo-se o tamanho ou progressão da lesão ou e reduzindo-se a agregação plaquetária ou aumentando-se a fibrinólise.

PREVENÇÃO E TRATAMENTO

A maior parte das medidas terapêuticas e preventivas para DCC concentra-se na manutenção ou restabelecimento de um equilíbrio entre o suprimento e a demanda de oxigênio miocárdico de modo que o suprimento de oxigênio exceda demandas imediatas e de longo prazo sob uma variedade de situações. Como esse equilíbrio pode ser comprometido pela diminuição do suprimento ou pelo aumento da demanda, a manutenção ou restauração desse equilíbrio pode ser alcançada aumentando-se o suprimento ou diminuindo-se a demanda. O suprimento de oxigênio miocárdico pode ser influenciado diminuindo-se o índice através do qual a aterosclerose coronariana se desenvolve ou sua possível regressão, pela formação de artérias coronarianas colaterais, pelo aumento do diâmetro dos grandes vasos coronarianos, pela redistribuição de fluxo sangüíneo coronariano e pela melhora do funcionamento do sistema de coagulação ou fibrinolítico. A demanda de oxigênio miocárdico pode ser diminuída reduzindo-se a freqüência cardíaca (FC), da tensão intramiocárdica (indiretamente, indicada pela pressão arterial sistólica [PAS]), da contratilidade miocárdica e possivelmente do volume ventricular.

As medidas relacionadas com o estilo de vida que mais provavelmente podem aumentar ou manter o suprimento de oxigênio miocárdico incluem abandono do tabagismo; tratamento da hipertensão e da hiperlipidemia com medicação; redução da gordura saturada do colesterol e do sal na dieta; manutenção do peso corporal adequado (restrição calórica e exercício) e exercícios para modificar o metabolismo de lipoproteínas e carboidratos e a agregação plaquetária. O treinamento de exercícios, o controle de hipertensão, a perda de peso, o abandono do tabagismo e o controle do estresse podem contribuir na redução da demanda de oxigênio miocárdico. Como muitos desses fatores de risco parecem ter um efeito sinergístico para provocar ou acelerar o desenvolvimento de aterosclerose, uma abordagem de redução de múltiplos fatores de risco é fortemente defendida, especialmente quando são idealizados programas para indivíduos de alto risco ou indivíduos com DCC reconhecida (6-8).

O tratamento médico para DCC é primariamente dirigido à redução da demanda de oxigênio miocárdico, diminuindo-se a FC, a PA ou a contratilidade miocárdica (uso de nitroglicerina, betabloqueadores ou antagonistas de cálcio). Atualmente, não há evidência conclusiva com relação aos efeitos dessas drogas sobre o aumento de oxigênio miocárdico através da diminuição da resistência vascular coronariana. Contudo, uma combinação de terapias medicamentosas mostrou em animais, aumento do fluxo sangüíneo em órgãos vitais (9). Terapia antiarrítmica é freqüentemente utilizada no tratamento de pacientes, mas tem sido difícil de se obter evidência desse benefício na redução de novos eventos, exceto em pacientes que também têm disfunção ventricular esquerda clinicamente significativa. A cirurgia de CABG e a angioplastia coronária transluminal percutânea (PTCA) com *stents* coronarianos hoje são os principais meios de aumentar o fluxo sangüíneo miocárdico e aumentar o suprimento de oxigênio (10). Melhoras na capacidade funcional, no estado clínico e na longevidade foram registrados em subconjuntos de pacientes com DCC em múltiplos vasos ou seu equivalente que foram submetidos a cirurgia de CABG (11,12). Estudos longitudinais mostram que a PTCA alivia os sintomas e aumenta a capacidade funcional, apresentando taxas de mortalidade e integridade da parede arterial similares às da cirurgia de CABG (13).

Ajustamento Cardiovascular ao Exercício

A capacidade de pacientes imediatamente após IM e cirurgia de CABG para o exercício é determinada pelos mesmos parâmetros de indivíduos saudáveis ou outros pacientes cardíacos: predisposição genética, gênero, idade, estado de treinamento físico e quantidade de disfunção miocárdica (permanente ou transitória) que ocorre com o exercício. Além disso, seus mecanismos de controle circulatório durante o exercício são semelhantes aos de outros pacientes. A magnitude de seu dano funcional depende da quantidade e da localização de dano miocárdico pelo IM, bem como a natureza do suprimento sangüíneo para o miocárdio viável remanescente. A outra consideração é o tempo desde o IM, porque a tolerância ao exercício é diminuída até ocorrer cura miocárdica significativa. Faltam dados definitivos sobre esse assunto, mas em pacientes > 70 anos de idade com IM sem complicações clínicas, a limitação de tolerância ao exercício em virtude da cicatrização não é mais observada em 8 a 12 semanas após IM (14). A FC máxima 3 semanas após o IM em geral não excede 135 bpm^{-1} e a FC em qualquer nível determinado submáximo de débito de potência (DP) está diminuída em pacientes 6 semanas após IM (15).

A capacidade do sistema de transporte de oxigênio em geral é considerada o fator limitante no exercício (aeróbico) dinâmico de grandes músculos – que é utilizado em muitos testes de tolerância ao exercício e treinamento de pacientes com DCC. Se a capacidade de um ou mais componentes do sistema de transporte de oxigênio torna-se significativamente limitada pela doença, a tolerância ao exercício diminui. O transporte de oxigênio pode ser descrito por uma equação Fick modificada: consumo de oxigênio ($\dot{V}O_2$) = (FC × volume sistólico [VS]) × diferença de oxigênio arteriovenoso total ou DAV-O_2. A DAV-O_2 é determinada pela distribuição de sangue arterial e fatores teciduais locais influenciando a extração de oxigênio. Em adultos saudáveis de idade e gênero similares, a maior parte da variação no $\dot{V}O_{2máx}$ é decorrente das diferenças no VS no exercício máximo. Em determinada idade, a FC máxima e a DAV-O_2 são similares. A incapacidade de fazer com que o VS continue a aumentar com exercício não é por causa das limitações no fluxo sangüíneo coronariano, mas mais provavelmente resulta de redução do tempo de enchimento ventricular esquerdo em uma FC elevada e/ou da incapacidade de aumentar mais o esvaziamento ventricular em virtude do aumento da "pós-carga" com elevação da pressão arterial sistêmica.

RESPOSTA AO EXERCÍCIO DINÂMICO

Pacientes com DCC documentada podem responder de forma praticamente normal ao exercício dinâmico ou eles podem exibir anormalidades acentuadas em razão de isquemia miocárdica, necrose miocárdica não-reversível ou lesão ao sistema de condução. A magnitude do comprometimento do ajuste cardiovascular ao exercício dependerá da gravidade da doença. Enquanto a capacidade de exercício de alguns pacientes não é distingüível da de pacientes saudáveis, a maior parte mostra tolerância diminuída ao trabalho por causa de VS máximo ou FC diminuídos, ao passo que a DAV-O_2 em geral está dentro dos limites normais. A resposta da PA ao exercício submáximo e máximo pode estar elevada, normal ou diminuída, a última sendo especialmente crucial em pacientes com isquemia do miocárdio e comprometimento da função ventricular esquerda. O comprometimento da resposta ventricular esquerda ao exercício pode ser pelas lesões miocárdicas permanentes (cicatrizes e fibrose), que pode aumentar a complacência e produzir padrões de contração acinéticos ou discinéticos, ou isquemia reversível. Essa isquemia transitória é produzida por aumento das necessidades de oxigênio miocárdico associada a aumento da FC, tensão na parede ventricular e contratilidade.

Pacientes com função hemodinâmica normal em repouso podem demonstrar um estado hemodinâmico anormal durante o exercício, com evidência de tolerância diminuída ao trabalho sem isquemia transitória. Essas respostas são causadas pela pouca complacência ventricular esquerda ou padrões de contração anormais e podem se tornar aparentes apenas com aumentos no trabalho ventricular esquerdo. Mais freqüentemente, contudo, diminuições maiores na capacidade de trabalho em pacientes com hemodinâmica normal em repouso são decorrentes da isquemia induzida por esforço. Em pacientes com hemodinâmica de repouso normal, o débito cardíaco ($\dot{Q}$) para qualquer DP submáxima determinado em geral está dentro da amplitude normal, assim como a DAV-O_2. Por outro lado, esse $\dot{Q}$ normal pode ser atingido por um VS mais baixo e uma FC mais alta. À medida que o comprometimento ventricular esquerdo aumenta (em razão de anormalidades fixas ou transitórias), o aumento da FC não compensa completamente a diminuição adicional no VS, de modo que $\dot{Q}$ para um determinado DP diminui e uma ampliação da DAV-O_2 proporciona o oxigênio necessário.

Como a reserva coronariana não é acentuadamente comprometida até que a aterosclerose reduza a área de secção transversa do lúmen da artéria coronariana em, pelo menos, 70%, muitos pacientes com estreitamento menor não demonstram anormalidades cardíacas induzidas pelo exercício. De fato, alguns pacientes > 70% com estreitamento de uma ou mais artérias têm respostas normais. A capacidade de trabalho média diminui progressivamente com o grau de estreitamento e o número de vasos principais envolvidos, mas a magnitude de dano físico não pode ser utilizada para predizer precisamente a extensão do envolvimento anatômico em um paciente individual (16). Se os aspectos fisiopatológicos forem mantidos em mente, essa falta relativa de correlação entre anatomia coronariana e o desempenho ou as respostas hemodinâmicas aos exercícios não é surpresa. Em um paciente com lesão crítica de uma única artéria coronariana, a tolerância ao trabalho pode ser muito baixa, com angina de peito precipitada por esforço suave. Em compensação, outro paciente com doença em 2 ou 3 vasos, mas com colaterais bem desenvolvidos, pode estar livre de angina, arritmias ou de disfunção ventricular esquerda em DP relativamente alto. Mesmo que valores médios ou representativos em geral sejam mais baixos que os de seus correspondentes da mesma idade, existe variação substancial e a tolerância de qualquer paciente não pode ser estimada com precisão a partir de dados clínicos. A classificação funcional da New York Heart Association (NYHA) de pacientes com doença cardíaca pode ser relacionada com a tolerância ao exercício (expressa como $\dot{V}O_{2máx}$) obtido por teste de esforço. Pacientes classe I sem sintomas têm um $\dot{V}O_{2máx}$ acima de 6 METs. Pacientes classe II com sintomas durante atividade física usual têm um $\dot{V}O_{2máx}$ de 4 a 6 METs. Pacientes classe III (sintomas com menos atividade física que a usual) têm uma capacidade de 2 a 4 METs. Pacientes classe IV com sintomas em repouso têm um $\dot{V}O_{2máx} < 2$ METs (17).

Além de diminuir a tolerância ao exercício, a DCC parece reduzir a velocidade através da qual o paciente pode fazer ajustes circulatórios ao exercício. Em pacientes com função ventricular esquerda deficiente ou aceleração cardíaca, o tempo requerido para $\dot{Q}$ e seus componentes satisfazerem as demandas para uma determinada intensidade de exercício é aumentado (18). A magnitude dessa resposta retardada está provavelmente relacionada com a magnitude de envolvimento ventricular esquerdo e deve ser considerada na seleção do protocolo de teste de esforço e no delineamento do componente de aquecimento do treinamento.

Isquemia Induzida pelo Exercício

Pacientes com isquemia crescente em geral interrompem o exercício, porque não conseguem transportar oxigênio suficiente para o trabalho do miocárdio e para os músculos em atividade; a redução do suprimento de O_2 a esses últimos são o fator limitante em pessoas saudáveis. O aumento da isquemia em geral resulta em uma resposta de VE diminuída (aumento em vez de diminuição no volume de ejeção final e diminuição na fração de ejeção ventricular esquerda); aumento mais rápido na FC (mas FC máxima mais baixa); ampliação inicial da DAV-O_2 e elevação subnormal na PAS, com a possibilidade de nenhum aumento ou mesmo um declínio precipitado. Essas respostas anormais podem ocorrer sem indicadores objetivos de isquemia, como angina de peito ou deslocamento do segmento ST no eletrocardiograma (ECG). A função ventricular diminuída pode até ocorrer sem evidência de anormalidades de perfusão do miocárdio, conforme avaliado por imagem de tálio 201.

O surgimento de isquemia detectável (angina ou depressão do segmento ST) ocorre em um limiar relativamente constante de trabalho miocárdico para um paciente individual. Esse limiar pode ser mais bem definido não invasivamente pelo produto de FC × PAS (produto freqüência-pressão [PFP]). No paciente clinicamente estável, a angina ou a depressão de ST ocorre em um PFP similar durante ciclos repetidos de dias ou até meses de separação entre os exercícios (19). Mesmo quando o PFP em um DP de um exercício específico é alterado pelo acréscimo do exercício estático de MMSS, tabagismo, temperatura ambiental reduzida ou ingestão de alimento, o limiar para isquemia permanece relativamente constante (20,21). Essa estreita relação entre o início de angina e o PFP indica que determinantes de demanda de oxigênio miocárdico, tais como volume ventricular e contratilidade, variam em proporção ao PFP em pacientes saudáveis e em pacientes com DCC. Em situações em que o volume ventricular esquerdo difere do que ocorre durante o exercício dinâmico de MMII na posição vertical, contudo, o limiar de

PFP para isquemia pode modificar. Durante o exercício em supino, o volume diastólico final ventricular esquerdo (VDF) é aumentado em virtude do volume sangüíneo central elevado, e o início de isquemia ocorre em um PFP mais baixo (22). O limiar mais baixo também pode resultar da diminuição no fluxo miocárdico pelo efeito do aumento da tensão miocárdica sobre o fluxo sangüíneo em pequenos vasos intramurais. A reação oposta ocorre no exercício dinâmico de MMSS, no qual o VS e o VDF ventricular esquerdo (e possivelmente a pressão diastólica final ventricular esquerda [PDF]) são mais baixos na mesma PFP e o limiar anginal, portanto, tende a ser um pouco mais elevado (23).

RESPOSTAS AO EXERCÍCIO ESTÁTICO

O exercício estático ou isométrico primariamente produz uma carga de pressão sobre o miocárdio, em contraste com a carga de volume predominantemente evocada pelo exercício dinâmico dos grandes músculos. Uma contração estática vigorosa (> 25% da máxima) de uma massa muscular relativamente pequena em pacientes normais produz uma elevação significativa na FC, no $\dot{Q}$ e nas pressões arteriais sistêmicas (sistólica, diastólica e média) com mínima ou nenhuma mudança no VS ou na resistência periférica total. Com a elevação na pressão arterial, normalmente há apenas uma elevação pequena na PDF ventricular esquerda e uma elevação significativa no índice de trabalho sistólico esquerdo. Em pacientes com função ventricular anormal em repouso ou com pouca tolerância durante o exercício dinâmico (classes de NYHA II e III), o exercício estático sustentado produz elevação significativa na PDF ventricular esquerda, nenhum aumento ou mesmo diminuição no VS e apenas pequeno aumento no trabalho sistólico ventricular esquerdo (24). Assim, em pacientes com pouca tolerância ao exercício dinâmico, o ventrículo esquerdo possui pouca capacidade fisiológica para aumentar seu débito durante o exercício estático, e uma contração sustentada pode produzir isquemia miocárdica, insuficiência ventricular esquerda, ou arritmias ventriculares complexas. Nesses pacientes, a pressão arterial sistêmica eleva-se normalmente com exercício estático em virtude do aumento do tônus arterial periférico produzido por uma ativação vigorosa do sistema nervoso adrenérgico. Pacientes com capacidade de exercício dinâmico relativamente boa (> 6 METs) toleram o exercício estático muito bem. Como o aumento na FC com exercício estático é apenas cerca de 50% (25-35 bpm^{-1}) da observada durante o teste na esteira ou na bicicleta ergométrica limitado por sintoma (50-80 bpm^{-1}) e o aumento na PAS é semelhante nos 2 tipos de exercício, o aumento na demanda de oxigênio miocárdico é menor no exercício isométrico. Também, há alguma evidência de que a elevação na pressão diastólica com exercício estático aumenta o enchimento diastólico das artérias coronarianas; essa ocorrência realmente resulta em um limiar de PFP mais elevado para isquemia (25).

A incorporação de atividade estática durante exercício dinâmico modifica favoravelmente a relação de suprimento/demanda de oxigênio miocárdico em pacientes com DCC. Respostas ECG isquêmicas obtidas durante os exercícios dinâmicos foram atenuadas quando exercícios dinâmicos e isométricos foram combinados e realizados nos mesmos valores de PFP que evocam depressão significativa do segmento ST durante o exercício dinâmico (26). Esses resultados modificaram a atitude cautelosa prévia mantida com relação à inclusão do treinamento de força na reabilitação cardíaca (27,28).

Benefícios do Treinamento de Exercícios

A participação em um programa de treinamento de resistência em geral melhora o estado clínico e a capacidade de exercício de pacientes com DCC. Em pessoas com isquemia por esforço, a intensidade necessária para precipitar a dor torácica ou depressão no segmento ST aumenta e menos medicação antianginal pode ser necessária. Essas melhoras parecem ser graças mais à redução no trabalho miocárdico e na demanda de oxigênio em repouso e no exercício submáximo que a qualquer aumento substancial no suprimento de oxigênio miocárdico. A reduzida demanda de oxigênio miocárdico resulta primariamente de diminuições na FC, com possivelmente alguma queda na PA sistêmica. A diminuição na PFP é maior durante exercício submáximo com membros treinados, sugerindo que o efeito desse treinamento importante se localiza principalmente nos músculos utilizados durante o treinamento (29,30). Alterações na capacidade metabólica do músculo esquelético provavelmente fazem uma contribuição maior para a diminuição muito rápida na FC e o aumento na DVA-O_2 que ocorre durante exercício submáximo logo depois que o treinamento começa. Uma leve redução no $\dot{Q}$ durante o exercício submáximo após o treinamento está associada à diminuição no fluxo sangüíneo para músculos em atividade e ao pequeno aumento no fluxo para os tecidos que não estão ativos (31,32).

Em contraste com dados substanciais demonstrando uma redução na demanda de oxigênio miocárdico com treinamento, ainda há uma quantidade limitada de evidências de que o aumento significativo na perfusão miocárdica ou no suporte de oxigênio ocorre rotineiramente em resposta ao treinamento de exercício. Recentemente, foi demonstrado que o treinamento aumenta o tempo de perfusão para determinada FC, sugerindo que o suprimento de oxigênio miocárdico pode ser aumentado (33). Até agora, não foi possível demonstrar sistematicamente em humanos que o treinamento aumente a oferta de oxigênio para o tecido miocárdico, retardando o índice de progressão aterosclerótica ou estimulando a vascularização colateral coronariana (34,35). A perfusão miocárdica em repouso e no exercício foi estudada usando-se aquisição de imagem com tálio 201 antes e depois do treinamento em pacientes com DCC estabelecida. Embora alguns pacientes mostrem alguma melhora na perfusão com o treinamento, muitos resultados de teste foram negativos (36). Uma exceção a essas observações de que o treinamento de exercício tem pouco ou nenhum efeito sobre o aumento da capacidade de dilatação da artéria coronariana e sobre o fluxo sangüíneo foi o achado de Hambrecht *et al.* (37,38). Eles demonstraram que pacientes com DCC randomizados em um programa de treinamento de exercícios de resistência durante 4 semanas aumentaram significativamente a vasodilatação endotélio-mediada das artérias coronarianas assim como a reserva de fluxo sangüíneo coronariano. O aumento da capacidade de dilatação das artérias coronarianas parece ser por causa da atividade aumentada de sintase do óxido nítrico (38).

O treinamento de exercícios acima de um nível moderado altera favoravelmente o metabolismo de lipoproteínas (p. ex., declínios modestos no LDL-C e aumentos no

HDL-C) e de carboidratos e assim parece ter potencial para modificar o curso da aterosclerose coronariana (39,40). Estudos em humanos que tratam diretamente desse assunto são limitados ao uso de repetidas arteriografias coronarianas, que tem baixa aceitação do paciente por sua natureza invasiva. Todavia, estudos têm mostrado associações estimulantes entre treinamento e adaptações fisiológicas e metabólicas (41-43). Novos procedimentos para intensificação de imagem com detecção de contorno computadorizado e cálculos de volume hoje em dia tornam o estudo de progressão ou regressão mais viável (6,44). Achados prévios de pesquisadores conduzindo estudos em animais de que o treinamento pode aumentar o desenvolvimento de colaterais da artéria coronariana não foram verificados em humanos, possivelmente pelas dificuldades na metodologia de mensuração. Em 4 estudos nos quais períodos de treinamento duraram de 15 semanas a 1 ano, nenhuma evidência de desenvolvimento de colaterais foi vista. A mensuração direta de fluxo sangüíneo do seio coronariano durante o repouso e o exercício não produz nenhuma evidência de que o fluxo sangüíneo coronariano máximo ou o fluxo sangüíneo coronariano no início da angina aumente significativamente como resultado de treinamento (35,45). Em alguns casos, a tolerância ao exercício limitada por angina foi aumentada em mais de 35%, sem evidência de melhora no fluxo sangüíneo coronariano. Aumentos no limiar de angina associados ao treinamento de curto prazo ou de baixa intensidade provavelmente são decorrentes da diminuição na freqüência cardíaca, ao aumento na tolerância à dor ou confiança do paciente após treinamento ou testes repetidos (46).

À medida que o treinamento aumenta em intensidade, duração ou ambos, efeitos circulatórios mais gerais ou centrais começam a ocorrer, p. ex., reduções na FC e às vezes na PA em repouso e reduções na FC durante o exercício, quando se usam membros não treinados. Nesse ponto, muitas vezes há aumento no VS em repouso e durante exercício submáximo (53). Alguma evidência indica que treinamento mais longo, mais vigoroso, pode aumentar a PFP em que ocorre depressão do segmento ST isquêmico (34,48). Essas mudanças provavelmente estão associadas a alterações no controle do sistema nervoso central do miocárdio ou aumento da função miocárdica intrínseca. É improvável que aumentos no volume sangüíneo ou na massa de glóbulos vermelhos contribuam muito para essas mudanças.

A taxa e a magnitude de melhora metabólica e hemodinâmica devidas ao treinamento em pacientes com DCC parecem ser uma função da viabilidade do miocárdio e das características do regime de exercícios. Pacientes que deambulam e que têm função ventricular gravemente comprometida e isquemia miocárdica induzida por exercício antes do treinamento podem já ter utilizado muito de sua capacidade adaptativa (p. ex., ampliação da DVA-O_2 e derivação de sangue para tecidos em atividade) e, portanto, têm potencial mínimo para melhora. Nesses casos, as melhoras vistas com treinamento podem ser por causa da correção do comprometimento da vasodilatação prejudicada (49). Alguns desses pacientes, contudo, ficam surpreendentemente bem com treinamento e mostram melhora na capacidade de exercício sem mudança na função ventricular (50,51). A ocorrência de angina de peito não diminui necessariamente o potencial de um paciente para melhora do estado clínico, porque muitos pacientes com angina melhoram a tolerância ao exercício e o alívio de sintomas com programas apropriados. Mesmo com treinamento de longo prazo (> 26 semanas), contudo, a capacidade de exercício dos pacientes é mais baixa que a dos indivíduos normais da mesma idade.

A função cardíaca de alguns pacientes com DCC não irá melhorar com treinamento. Dano miocárdico (necrose, discinesia e isquemia) pode minimizar o potencial para melhora, ou a progressão de aterosclerose coronariana (apesar de o tratamento médico criterioso) pode impedir ou anular qualquer benefício de treinamento atingido. Quando o estado clínico e o nível de tolerância de um paciente ao exercício continuam deteriorando, apesar de a aderência a um programa de treinamento adequado, devem ser consideradas formas alternativas de tratamento médico ou cirúrgico.

Com exceção de melhora na capacidade funcional e na condição clínica, o treinamento tem sido promovido para acelerar o retorno ao trabalho após IM ou cirurgia, para melhorar o estado psicológico e para reduzir a ocorrência de novo infarto e morte. A melhora do estado funcional de muitos pacientes em virtude de exercício provavelmente aumenta seu potencial de trabalho e produtividade, mas os benefícios específicos atribuídos ao treinamento não estão comprovados por causa dos vários fatores sociais e econômicos que influenciam o retorno de um indivíduo ao trabalho. Um retorno mais rápido ao trabalho foi relatado em pacientes que participam de avaliação para o trabalho logo após a hospitalização por IM (52). A melhora da autoconfiança, a idade do paciente e a visão do médico sobre a extensão na qual o paciente está vocacionalmente incapacitado podem contribuir muito para melhora do autocuidado ou do potencial de trabalho (53).

A reabilitação cardíaca abrangente parece reduzir a taxa de mortalidade em razão de novo infarto em 20% a 25%; o papel que o exercício desempenha isoladamente na melhora do prognóstico não está bem estabelecido (54-56). Uma metanálise foi utilizada para avaliar 10 ensaios clínicos em que os pacientes após hospitalização por IM foram randomizados para reabilitação cardíaca baseada em exercícios ou para o tratamento tradicional (55). A participação nesses programas resultou em ~25% a menos nos índices de DCC ou nos índices de morte por todas as causas, porém nenhuma diferença no IM não fatal. Uma análise similar utilizando resultados de 22 estudos de reabilitação cardíaca encontrou resultados similares (54). O poder de estudos individuais em demonstrar o benefício de treinamento foi diminuído em virtude de uma taxa de mortalidade substancialmente mais baixa que a esperada nos pacientes submetidos ao tratamento tradicional, um tamanho de amostra inadequado e um período de seguimento relativamente curto (54,55,57).

Considerações com Relação ao Teste de Esforço

Os resultados dos testes de esforço de pacientes com DCC podem ser utilizados para quantificar objetivamente a importância funcional ou clínica da doença; ajudar a determinar o tratamento apropriado; contribuir para o prognóstico de novos eventos clínicos; ajudar a avaliar a eficácia de vários regimes de tratamento; promover a confiança do paciente fornecendo segurança de que as atividades de rotina podem ser realizadas com segurança; e estabelecer a adequação no desempenho de atividades específicas relacionadas com o trabalho, no tempo de lazer ou em atividades de condicionamento físico. O teste de esforço com um ou mais desses objetivos como indicação primária é rotineiramente realizado em pacientes crônicos, estáveis, assintomáticos; naqueles com isquemia induzida pelo exercício; nos pacientes com disfunção ventricular esquerda conhecida ou suspeitada em repouso ou durante o exercício; e em pacientes no processo de recuperação de IM agudo, CABG ou PTCA. A discussão nesta seção é limitada às considerações especiais necessárias no teste de esforço de pacientes com DCC com o objetivo primário de prescrever exercícios. Orientações para pacientes em teste de esforço foram atualizadas pela American Heart Association, American College of Cardiology e a Canadian Association of Cardiac Rehabilitation (58-60).

As considerações especiais requeridas para o teste de esforço seguro e eficaz de pacientes com DCC enfatizam primariamente *(a)* exclusão de pacientes por razões médicas que possam colocá-los em risco; *(b)* seleção de um protocolo de teste apropriado consistente com a probabilidade de restrição da capacidade; e *(c)* monitoramento do paciente para detectar as anormalidades que proporcionam informação sobre a importância funcional da doença ou, mais importante, que sejam contra-indicações para exercício posterior. Em muitos casos, nenhum protocolo único foi considerado seguro ou capaz de evocar informação mais precisa ou válida, ou ser de maior efetividade em termos de custo ou de aceitabilidade para o paciente, porque existem contrapartidas entre um procedimento e outro.

AVALIAÇÃO DO PACIENTE E CONTRA-INDICAÇÃO PARA O TESTE

Imediatamente antes do teste, cada paciente com DCC deve ser submetido uma avaliação cardiovascular, incluindo história médica, testes laboratoriais, exame físico por um médico qualificado e um ECG de 12 derivações em repouso. Diretrizes para essas avaliações foram fornecidas pela American Heart Association e pela American College of Sports Medicine (58,28). Condições geralmente consideradas contra-indicadas para o teste estão incluídas no Quadro 18-1. Em casos especiais, essas condições podem não ser contra-indicações absolutas, mas atenção especial deve ao menos ser tomada. Por exemplo, ao testar a eficácia de uma nova droga arrítmica, pacientes com arritmias ventriculares mais freqüentes podem ser testados sob monitoramento médico rígido e considerações de segurança. Antes do início de qualquer teste deve ser obtido o consentimento por escrito, com informação suficiente para assegurar que os pacientes conhecem e compreendem o objetivo e os riscos associados ao teste. O consentimento informado é especialmente importante quando o estado clínico do paciente aumenta significativamente o risco de complicações induzidas por esforço. Finalmente, os pacientes devem receber instruções explícitas antes do teste para aumentar a validade e a precisão dos dados.

SELEÇÃO DE PROTOCOLO

A seleção de protocolo deve considerar o objetivo do teste, os resultados específicos desejados e o indivíduo que está sendo testado. Os princípios gerais e as orientações para o teste em pacientes com DCC para avaliação da integridade de seu sistema de transporte de oxigênio são semelhantes àqueles descritos para adultos saudáveis no Capítulo 1. Considerações especiais relacionam-se à intensidade de exercício inicial e à taxa na qual a intensidade é aumentada durante o teste; à necessidade para monitoramento mais rígido e mais

QUADRO 18-1 CONTRA-INDICAÇÕES AO TESTE DE ESFORÇO

Contra-indicações absolutas

1. Uma modificação recente significativa no eletrocardiograma (ECG) em repouso sugerindo isquemia significativa, infarto do miocárdio recente, ou outro evento cardíaco agudo
2. Infarto complicado do miocárdio recente
3. Angina instável
4. Arritmias cardíacas não controladas ocasionando sintomas ou comprometimento hemodinâmico
5. Disritmias atriais não controladas que comprometem a função cardíaca
6. Bloqueio atrioventricular (AV) de terceiro grau
7. Insuficiência cardíaca congestiva aguda
8. Estenose aórtica sintomática grave
9. Aneurisma dissecante suspeitado ou conhecido
10. Miocardite ou pericardite aguda
11. Tromboflebite ou trombos intracardíacos
12. Embolia pulmonar aguda ou infarto pulmonar
13. Infecção aguda
14. Sofrimento emocional significativo (psicose)

Contra-indicações relativas

1. Pressão arterial diastólica em repouso > 120 mmHg ou pressão arterial sistólica > 200 mmHg
2. Doença cardíaca valvular estenótica moderada
3. Estenose da coronária principal esquerda
4. Taqui ou bradiarritmias
5. Bloqueio atrioventricular (AV) de alto grau
6. Anormalidades eletrolíticas conhecidas (hipocalemia, hipomagnesemia)
7. Marca-passo de freqüência fixa (raramente utilizado)
8. Ectopia ventricular freqüente ou complexa
9. Aneurisma ventricular
10. Cardiomiopatia, incluindo cardiomiopatia hipertrófica e outras formas de obstrução do fluxo externo
11. Doença metabólica não controlada (p. ex., diabetes, tireotoxicose ou mixedema)
12. Doença infecciosa crônica (p. ex., mononucleose, hepatite, AIDS-HIV)
13. Distúrbios neuromusculares, musculoesqueléticos ou reumatóides que são exacerbados através do exercício
14. Gravidez avançada ou complicada

Adaptado do American College of Sports Medicine. Guidelines for Exercise Testing and Exercise Prescription. 6th ed. Philadelphia: Lippincott Williams & Wilkins, 2000.

freqüente do ECG, da PA e dos sintomas durante o exercício e a recuperação; ao valor de registros ECG de múltiplas derivações; e a um período de recuperação pós-exercício mais longo antes do paciente ter alta.

O uso de esteiras elétricas ou bicicletas ergométricas é preferível, porque os exercícios envolvendo esses aparelhos forçam ao máximo o sistema cardiovascular (em vez de serem limitados por fatores musculares locais), requerem pouca habilidade especial, podem ser calibrados e exibem variação interindividual relativamente pequena na eficácia biomecânica. Em pacientes com pouca força muscular em MMII (especialmente aqueles que restringiram o exercício por algum tempo, pacientes mais idosos e aqueles com baixo peso corporal total), a esteira é preferida. Como o $\dot{V}O_2$ em geral não é mensurado, mas estimado a partir do DP, o aparelho de exercício *deve* estar precisamente calibrado. Além disso, como a esteira fornece uma forma mais comum de estresse fisiológico, o paciente tem mais probabilidade de atingir um $\dot{V}O_2$ e FC máxima mais elevados que durante o teste com bicicleta ergométrica.

Antes do teste, muitos pacientes terão capacidade de exercício limitada e, mais importante, a capacidade de exercício de alguns pacientes será totalmente imprevisível (61). Portanto, deve-se selecionar um protocolo de teste em que a intensidade de exercício inicial seja baixa e o aumento na intensidade gradual, p. ex., começar em 2 a 3 METs, com intensidade aumentando não mais de 1 MET por minuto. Em pacientes com baixa tolerância ao exercício, a intensidade deve ser aumentada em 1 MET a cada 2 a 3 minutos. Aumentos graduais na intensidade são recomendados em razão da taxa mais lenta de ajuste cardiovascular nesses pacientes. Se a intensidade for aumentada em mais de 2 a 3 METs a cada 3 minutos em pacientes com função ventricular esquerda deficiente, o $\dot{V}O_2$ mensurado cai abaixo do valor estimado a partir de dados registrados previamente. Essa taxa reduzida de ajuste cardiovascular pode resultar em superestimação de tolerância ao exercício. Idealmente, aumentos no DP devem ser escolhidos de modo que o tempo de teste total seja de 8 a 12 minutos.

Na triagem de pacientes assintomáticos, o monitoramento de uma única derivação pode ser favorável considerando o custo e a freqüência de resultados falso-positivos. À medida que aumenta a gravidade da DCC, contudo, o uso de derivações adicionais fornece mais informação sobre o estado do miocárdio porque eles podem identificar isquemia de outra forma não detectada e ajudar na detecção e na interpretação de arritmias cardíacas ou alteração condução elétrica. O uso de 3 a 6 derivações fornece a maioria da informação contida em 12 a 14 derivações, mas tem a vantagem da simplicidade e da falta de problemas com ajuste das derivações (62). A capacidade de observar constantemente o ECG em um monitor deve ser requerida porque é possível identificar mudança repentina no ritmo do ECG, na FC e isquemia (deslocamento do segmento ST). O ECG deve ser registrado antes de aumentar o DP, em tempos de anormalidades ECG maiores, no exercício máximo, no final da recuperação e possivelmente no final de cada minuto de exercício. A preocupação principal é não perder dados que possam ter relevância clínica.

A incapacidade de um paciente com DCC aumentar ou manter a PAS durante exercício progressivo é uma boa indicação de disfunção ou insuficiência ventricular esquerda. Monitoramento rigoroso e preciso da PA é importante. A PA deve ser registrada nos últimos 20 a 30 segundos de cada DP; se estágios de 3 minutos forem utilizados, a PA deve ser registrada nos últimos 20 a 30 segundos do primeiro minuto de cada DP. Mensurações devem ser feitas usando-se um estetoscópio e um manômetro de mercúrio de alta qualidade. Muitos aparelhos de PA automáticos ou semi-automáticos com boa precisão e confiança são no momento muito caros para uso clínico de rotina. O registro preciso da PA durante o exercício, especialmente na esteira, requer execução cuidadosa e experiência.

CONSIDERAÇÕES COM RELAÇÃO AO TÉRMINO DO TESTE

Exceto em circunstâncias especiais (p. ex., logo após IM agudo), existe hoje um consenso geral de que o teste de esforço máximo clínico ou limitado por sintomas é preferido ao teste submáximo para avaliar a resposta cardiovascular de pacientes com DCC. O teste limitado por sintomas é particularmente valioso quando a razão primária para o teste é determinar a capacidade de exercício. Em indivíduos saudáveis, as respostas ao exercício submáximo podem ser utilizadas para predizer a capacidade de exercício (em geral expressa como $\dot{V}O_{2máx}$ estimado) com um grau fraco de precisão. Essas predições afirmam que o paciente tem uma FC máxima algo próximo da média para a sua idade. Pacientes com DCC, esse não é o caso, porque sua FC máxima não pode ser precisamente estimada a partir da idade, da informação clínica ou dos dados de exercício submáximo. Quando um paciente é testado, não é possível predizer quando irá se desenvolver uma anormalidade que irá contra-indicar mais exercício. A FC máxima atingida por pacientes durante o teste em geral é menor que a de sujeitos saudáveis da mesma idade. Igualmente importante, a variação na FC máxima em pacientes de uma determinada idade é grande. O desvio-padrão usual para FC máxima em adultos saudáveis em determinada idade é de 9 a 11 bpm^{-1}, ao passo que em pacientes com DCC é mais de 2 vezes essa quantidade.

O conceito "clínico máximo" de término de teste de esforço parece o mais apropriado para pacientes com DCC. Esse conceito é baseado na premissa de que os pacientes devem continuar se exercitando até precisarem parar em decorrência de fadiga ou até que sinais ou sintomas se desenvolvam, dadas as razões para o teste e o ambiente do teste, indicando que exercício adicional não é necessário. Os sinais ou sintomas específicos que constituem a indicação clínica para interromper o teste variam com o estado clínico do paciente, a razão primária para realização o teste e o ambiente geral do teste. Por exemplo, critérios mais conservadores são utilizados logo após um IM quando o miocárdio ainda está cicatrizando; em pacientes com disfunção ventricular esquerda conhecida que podem desenvolver insuficiência congestiva com exercício; ou para pacientes com conhecida irritabilidade ventricular, mas para os quais alguma medida objetiva de tolerância ao exercício é desejada. Se a razão primária para teste é preparar o paciente para exercício de alto nível ou para retornar a uma ocupação de demanda (especialmente se uma complicação cardiovascular repentina seria um risco para outras pessoas), deve ser então utilizada uma atitude mais agressiva com relação aos critérios para terminar o teste. A menos que contra-indicações absolutas ao exercício ocorram primeiro, os pacientes devem ser empurrados para níveis de trabalho miocárdico acima daqueles que eles esperariam alcançar na atividade para a qual estão sendo preparados. Quanto mais experiente a equipe que conduz o teste e quanto mais abrangente a capacidade para atendimento médico de emergência imediato, mais liberais devem ser os critérios para o término do teste. O teste conduzido em um grande centro médico pode utilizar critérios considerados inadequados para uso em um consultório médico particular ou em um estabelecimento para realização de exercício comunitário.

O mesmo princípio básico utilizado para terminar o teste máximo em adultos saudáveis aplica-se ao teste de pacientes com DCC limitado por sintomas. O paciente deve interromper o teste quando ocorrer fadiga significativa ou se desenvolverem sinais ou sintomas que indiquem que o nível de tolerância do paciente ao exercício tenha sido alcançado ou excedido. A continuação do exercício nesse momento não forneceria informação útil adicional e, mais importante, pode levar rapidamente a complicações médicas importantes. Razões para terminar um teste específico para manifestações de DCC incluem indicações de insuficiência ventricular esquerda crescente, isquemia do miocárdio, irritabilidade do miocárdio, queda da PA ortostática > 20 mmHg, ou anormalidades de condução intraventricular. Sinais ou sintomas específicos que devem constituir considerações especiais ou indicações para interromper o teste são listados no Quadro 18-2. Essa lista inclui muitas das razões comuns para interrupção de testes limitados por sintomas em pacientes com DCC.

MONITORAMENTO TOTAL DO PACIENTE

A aplicação de "monitoramento total do paciente" deve ser enfatizada durante o teste. Há uma tendência para concentrar-se no segmento ST ou a angina de peito e ignorar outros sinais ou sintomas importantes que indicam problemas iminentes ou que colaboram na compreensão das limitações do paciente. Por exemplo, monitoramento rigoroso o para o desenvolvimento de fadiga indevida, dispnéia ou hipotensão sistólica em pacientes com disfunção ventricular esquerda conhecida ou altamente suspeitada pode constituir a primeira grande pista de que seu nível de tolerância ao exercício foi alcançado. Durante o teste, a aparência do paciente deve ser observada (marcha, coloração e temperatura da pele e freqüência respiratória), a comunicação verbal deve ser mantida (dor, fadiga e dispnéia) e o ECG e a PA devem ser monitorados. Escalas de percepção do esforço (RPE) fornecem um adjunto útil para a FC como, um guia para dor e fadiga durante o exercício (63). A falência na incorporação dessas abordagens abrangentes no monitoramento do paciente dentro do protocolo de teste reduz o valor clínico dos resultados e aumenta o risco de uma complicação relacionada com o exercício. A importância dessa abordagem aumenta com a gravidade da doença. O registro de segurança excelente durante o teste de pacientes com DCC em muitos ambientes médicos nas últimas 3 décadas pode ser atribuído, em parte, à implementação de monitoramento abrangente do paciente.

Em testes de pacientes com DCC conhecida, os resultados não são utilizados para diagnosticá-la, mas principalmente para determinar a importância funcional da doença. A interpretação do teste ajudará a dimensionar quanto exercício o paciente pode realizar (watts, velocidade e grau da esteira e METs), o que limitou a sua capacidade para realizar o teste (razões para término) e a ocorrência de sintomas (dor e dispnéia) ou sinais (ECG e PAS) indicando uma resposta anormal. Indicadores fortes de DCC grave incluem tole-

QUADRO 18-2 INDICAÇÕES PARA INTERROMPER UM TESTE DE ESFORÇO

- Sintomas
  - Surgimento de dor torácica anginal
  - Aumento da angina para grau 3 de acordo com estimativa do paciente, com ou sem modificações eletrocardiográficas (ECG)
  - Vertigem ou desfalecimento
  - Dispnéia grave
  - Fadiga grave ou dor muscular
  - Náusea ou vômito
- Sinais clínicos
  - Palidez, cianose, pele umedecida fria
  - Marcha descoordenada, ataxia
  - Confusão ao responder perguntas ou olhar fixamente para um espaço vazio
- Sinais eletrocardiográficos
- Deslocamento ST (elevação ou depressão) ou do tipo horizontal ou descendente de mais do que 0,3 mV acima ou abaixo do traçado em repouso
- Distúrbio de condução outro que bloqueio atrioventricular (AV) de 1º grau (intervalo P-R prolongado)
- Arritmias ventriculares
  - Taquicardia ventricular
  - Fibrilação ventricular
  - Batimentos ventriculares prematuros com uma freqüência de 35% dos batimentos com duração maior que 30 segundos
- Arritmias supraventriculares
  - Fibrilação atrial que ocorre com o exercício
  - Taquicardia supraventricular que ocorre com o exercício
- Anormalidades de pressão arterial
  - Queda na pressão arterial sistólica (PAS) com aumento na carga de trabalho de 10 mmHg ou mais abaixo de qualquer pressão arterial previamente registrada, com outros sintomas ou sinais, especialmente uma freqüência cardíaca (FC) baixa
- Aumento na pressão arterial sistólica (PAS) acima de 250 mmHg ou pressão arterial diastólica acima de 120 mmHg
- Paciente indica desejo de interromper o teste
- Falha do eletrocardiograma (ECG) ou dos sistemas que monitoram a pressão arterial

Adaptado de Flecher GF, Balady GJ, Amsterdam EA, et al. American Heart Association: exercise standards for testing and training: a statement for healthcare professionals. Circulation 2001; 104: 1694-1704.

rância muito fraca ao exercício (≤ 4 METs), isquemia miocárdica importante (angina grau 3+ ou depressão do segmento ST ≥ 0,2 mV) em DPs baixos ou FC baixa e uma resposta de PAS inadequada. A importância clínica de arritmias ventriculares induzidas por exercício não está bem estabelecida, mas elas são prognósticas de novos eventos cardíacos em pacientes com função ventricular esquerda deficiente. A prevalência de arritmias ventriculares induzidas por exercício aumenta após CABG, mas a ocorrência de arritmias ventriculares não indica risco aumentado de morte cardíaca (64). Todavia, até que dados adicionais sejam coletados e orientações sejam revisadas, arritmias ventriculares complexas são consideradas eventos potencialmente perigosos e os pacientes devem ser informados sobre como evitá-los, visto que casos documentados de morte repentina ocorreram em pacientes com taquicardia ventricular ou fibrilação ventricular durante exercício (65). A gravidade de dano no miocárdio (necrose e isquemia transitória) que resulta de DCC está inversamente relacionada com a capacidade de exercício, ao DP ou à FC no início da isquemia ou a uma resposta pressórica hipotensiva. Combinações dessas anormalidades aumentam a probabilidade de que exista doença de múltiplos vasos e de que o miocárdio substancial esteja necrótico ou se torne discinético durante o exercício.

EFEITOS DE DROGAS NAS RESPOSTAS AO EXERCÍCIO

Várias categorias de drogas influenciam os resultados do teste de esforço porque elas produzem respostas ST anormais que não são decorrentes da isquemia miocárdica. Entre as drogas que podem afetar a resposta do ECG estão preparações digitálicas, agentes bloqueadores do sistema nervoso simpático (betabloqueadores, guanetidina e metildopa), diuréticos e compostos de nitroglicerina. Outras drogas conhecidas por alterarem a FC ou a resposta ao ECG são quinidina, procainamida, sulfato de atropina, derivados de fenotiazina e lítio. Os diuréticos podem reduzir os níveis séricos de potássio e provocar modificações ST-T anormais ou disritmias ventriculares durante o exercício.

Se um paciente apresenta alteração ST enquanto recebe digitálicos, o ECG não pode ser interpretado. Se a documentação de isquemia for importante, o teste deve ser repetido após retirada da droga por, pelo menos, 3 semanas. Se um paciente que recebe digitálicos tem uma resposta ST normal durante o teste, o resultado pode ser considerado negativo. Agentes bloqueadores β-adrenérgicos causam redução na FC em repouso e no exercício. Contudo, o teste durante a FC máxima ainda pode ser utilizado para estabelecer orientações para intensidade de treinamento. A FC máxima estimada com base na idade não pode ser utilizada. A informação sobre a intensidade ou a FC no início dos sintomas ou sinais de isquemia miocárdica ou disfunção ventricular é de valor clínico. Atenuação importante da resposta de FC pode ser vista em pacientes que tomam outras drogas que afetam o sistema nervoso simpático (p. ex., metildopa e guanetidina).

Se uma das principais razões para um teste de esforço for estabelecer a intensidade apropriada para treinamento, o paciente deve continuar o regime de medicação que será seguido durante o treinamento. Suspender medicações no dia do teste pode modificar significativamente a tolerância do paciente ao exercício sem desencadeamento de sintomas, bem como a relação entre FC e demanda de oxigênio miocárdico ou corporal total. Essas diferenças na resposta ao exercício podem anular os dados do teste para estabelecer o regime de treinamento correto. Por exemplo, se um paciente for testado enquanto todas as medicações são suspensas e depois voltar a utilizar um betabloqueador, é provável que a FC de treinamento seja muito alta, o que colocará o paciente em risco indevido. Ver a referência 28 para informação mais detalhada sobre os efeitos de várias drogas sobre a resposta ao exercício durante o teste de esforço e treinamento de pacientes com DCC.

CONSIDERAÇÕES DE TREINAMENTO DE EXERCÍCIO

Todos os pacientes com DCC capazes de deambular devem ter um plano de atividade que inclui a proscrição e prescrição de exercício. Idealmente, todos os pacientes irão passar por uma avaliação clínica com um teste de esforço limitado por sintoma para determinar a gravidade da doença e estabelecer estratificação de risco para eventos cardíacos futuros (Quadro 18-3). Essa avaliação deve determinar a quantidade de miocárdio isquêmico, o comprometimento da função ventricular e a freqüência e a gravidade de vários sinais ou sintomas, incluindo isquemia silenciosa e sintomática, disritmias, PA anormal e as respostas do coração ao exercício e fadiga. As considerações especiais recomendadas para formular e realizar programas de exercício para pacientes com DCC (além daquelas recomendadas para adultos idosos e de meia-idade saudáveis) são necessárias pelo risco aumentado de que o exercício possa precipitar complicações cardiovasculares. De todas as mortes repentinas não-traumáticas durante exercício vigoroso em indivíduos com mais de 35 anos de idade, > 85% ocorrem naqueles com DCC grave (66). Com base na informação coletada primariamente em programas de exercício clinicamente supervisionados para pacientes cardíacos, a parada cardíaca é a complicação cardiovascular principal mais freqüente durante o exercício, ao passo que infarto agudo do miocárdio é relativamente raro (67,68).

SELEÇÃO DO EXERCÍCIO

A maior parte dos benefícios para o desempenho e a saúde dos pacientes produzidos pelo treinamento resulta da realização de atividades dinâmicas, de grandes músculos, freqüentemente denominadas exercícios aeróbicos ou de resistência. Atividades como caminhar, marchar, correr, andar de bicicleta, nadar, calistenia selecionada e todas atividades esportivas podem produzir efeitos de treinamento de resistência. Decisões quanto às atividades mais apropriadas devem ser baseadas no estado clínico do paciente, na tolerância ao exercício, nos interesses, nas habilidades, na localização dos estabelecimentos e na disponibilidade de programas de exercício supervisionados. Durante o período de convalescência inicial após IM ou cirurgia, o equipamento estacionário (p. ex., bicicleta ergométrica, esteira e aparelhos de remo) é útil.

Para pacientes que realizam exercício de resistência pesada com os braços durante o trabalho ou no lazer, um programa especial de treinamento de resistência e de força de braço deve ser considerado. Como o estresse imposto sobre o miocárdio por esse tipo de exercício é primariamente determinado pela porcentagem de força máxima que um músculo deve realizar, um aumento na força irá reduzir o trabalho miocárdico para qualquer quantidade de exercício determinada. Os pacientes (incluindo aqueles com angina de peito) podem seguramente aumentar a capacidade de resistência do braço durante programas de treinamento de braços supervisionados ou programas padrões que contenham um componente de exercício para braço (58). Diretrizes de programa foram estabelecidas para treinamento de resistência em pacientes de baixo risco (Quadro 18-3), cujos objetivos do programa incluam um aumento significativo na força muscular (58-60,69).

QUADRO 18-3 CLASSIFICAÇÕES DE RISCOS BAIXO, INTERMEDIÁRIO E ALTO

Pacientes com risco baixo
- Após um infarto do miocárdio não complicado ou cirurgia de desvio (*bypass*) por volta do 4º dia
- Capacidade funcional > 8 METs[a] em um teste de esforço com 3 semanas
- Assintomático em repouso com a capacidade de exercitar-se adequada à maioria das atividades vocacionais e recreacionais
- Ausência de isquemia, disfunção ventricular esquerda ou disritmias
- Homens < 45 anos, mulheres < 55 anos

Pacientes com risco intermediário
- Capacidade funcional < 8 METs em um teste de esforço com 3 semanas
- Função ventricular pobre (fração de ejeção ventricular esquerda < 30%)
- Choque ou insuficiência cardíaca congestiva durante infarto do miocárdio recente (< 6 meses)
- Incapacidade de automonitorar a freqüência cardíaca (FC)
- Falha em obedecer a prescrição de exercício
- Isquemia induzida pelo exercício ou < 0,2 mV
- Homens > 45 anos, mulheres > 55 anos

Pacientes em alto risco
- Insuficiência ventricular esquerda
- Disritmia ventriculares complexas em repouso (classificação de Lown IV e V)
- Contrações ventriculares prematuras que surgem ou aumentam com o exercício
- Hipotensão com esforço a uma carga de trabalho baixa (diminuição na pressão arterial sistólica [PAS] > 15 mmHg)
- Infarto do miocárdio recente (< 6 meses) complicado pelas disritmias ventriculares sérias
- Isquemia induzida através do exercício > 0,2 mV
- Sobreviventes de ataque cardíaco

De Health and Public Policy Committee, American College of Physicians; cardiac rehabilitation services. Ann Intern Med 1988; 15: 671-673.
[a]1 MET é considerado o equivalente a um $\dot{V}O_2$ de 3,5 mL · kg^{-1} · min^{-1}.

ESTABELECENDO A INTENSIDADE DO EXERCÍCIO

Um grande objetivo na prescrição de exercícios é estabelecer uma intensidade apropriada para cada paciente. A premissa básica é que o exercício deve ser intenso o suficiente para produzir melhoras no desempenho e no estado de saúde, mas não tão vigoroso que produza fadiga indevida ou que precipite complicações cardiovasculares. O estímulo necessário para produzir mudanças na função hemodinâmica e metabólica através do treinamento de resistência parece ser o aumento no gasto de energia acima de algum limiar (mais bem expresso como uma porcentagem de capacidade funcional) e realizado por um período longo. A natureza e a magnitude dos efeitos do treinamento dependem da quantidade total de energia gasta acima desse limiar, com variações produzidas por diferentes combinações de intensidade, freqüência e duração.

Como a FC aumenta proporcionalmente aos aumentos no gasto energético corporal total e aos aumentos no trabalho miocárdico durante exercício dinâmico de grandes músculos, ela é a melhor orientação de intensidade para pacientes cardíacos. Se o conceito de amplitude de FC alvo for utilizado adequadamente, então a FC inferior (70% da FC de teste de exercício máximo ou a FC em 60% da capacidade de exercício) representa o "limiar de estímulo" e a FC superior (em geral 85% da FC de teste de esforço máximo ou em 80% da capacidade de exercício) representa o "limiar de segurança" (Fig. 18-1). Quanto mais clinicamente complicado o paciente, maior a ênfase em estabelecer um limiar de segurança adequado.

A premissa básica de utilizar resultados de teste de esforço para determinar a intensidade de treinamento em pacientes com DCC é que o trabalho miocárdico máximo durante o treinamento deve sempre ser inferior àquele atingido durante o teste de esforço quando ocorreram contra-indicações ao exercício não monitorado. Para o paciente que realiza um teste de esforço limitado pelo surgimento de sintomas, cujo resultado é livre de anormalidades, a porcentagem da FC máxima é um valor adequado para ser utilizado, similar à abordagem utilizada em adultos saudáveis. Quando anormalidades que ocorrem durante o teste estão associadas a um risco significativo de complicações cardiovasculares, a intensidade verificada no início dessas anormalidades deve então ser utilizada. Por exemplo, se um paciente relata dor torácica em uma FC de 135 bpm^{-1} mas o teste não é interrompido em virtude do grau 3+ de angina de peito até uma FC de 144 bpm^{-1} ser atingida, uma FC de 135 e o exercício que a acompanha são utilizados para estabelecer a intensidade de treinamento. Nesse caso, 70% a 85% de 135 (95-115 bpm^{-1}) podem ser utilizados como amplitude de FC de treinamento. Uma outra abordagem seria subtrair cerca de 10 batimentos a partir da FC de 135 bpm^{-1} e utilizar esse valor como a FC alvo superior. A FC alvo inferior seria reduzida a 15 a 20 batimentos, dando uma amplitude de FC de treinamento de cerca de 115 a 125 bpm^{-1}. Abordagens similares podem ser utilizadas quando outras contra-indicações para o exercício não monitorado ocorrerem durante o teste (p. ex., mudanças ST, arritmias ventriculares ou uma resposta de PA inadequada).

Uma outra maneira de estabelecer a intensidade de exercício é utilizar a RPE (63). Como as respostas de RPE ao exercício graduado relacionam-se altamente com variáveis cardiorrespiratórias e metabólicas, como $\dot{V}O_2$ e FC, essa escala fornece um indicador válido e confiável para o nível de esforço físico durante o exercício *steady-state*. Quando a RPE é utilizada, a parte que classifica o exercício como leve (valor numérico de 12) e um pouco árduo (valor numérico de 15) nesta escala compreende a variação que muitos pacientes cardíacos usam durante uma sessão de treinamento de exercício.

Como a probabilidade de desenvolver complicações cardiovasculares e ortopédicas durante o exercício aumenta com a intensidade, pacientes de alto risco devem reduzir a intensidade e aumentar a duração ou a freqüência para atingir o exercício adequado. Pacientes com pouca capacidade de exercício (capacidade funcional ≤ 5 METs) podem ser estimulados a se exercitar em intensidades mais baixas (40%-50% em vez de 60%-85% para adultos saudáveis) mas por períodos mais longos (caminhar por 1 hora) ou com mais freqüência (1 ou 2 vezes por dia). Após hospitalização por IM, exercícios de nível baixo como caminhar melhoram significativamente a capacidade funcional, com aumentos maiores vistos em pacientes sem angina. Do mesmo modo que em adultos saudáveis, os pacientes devem tentar aumentar sua capacidade de exercício de modo que

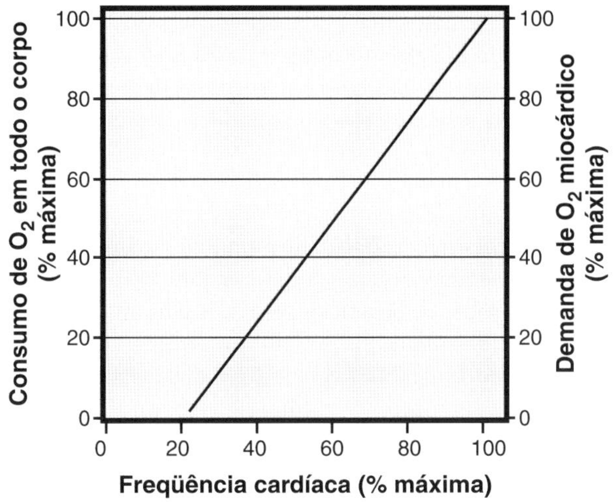

FIGURA 18-1 Uso da FC para a prescrição do exercício. Relação quase linear da FC com o consumo total de oxigênio do corpo e demanda de oxigênio miocárdico durante um exercício dinâmico com um grande músculo (todas as variáveis expressas como uma porcentagem de seu valor máximo para um indivíduo específico). Um aumento no consumo de oxigênio em todo o corpo é o estímulo necessário para o condicionamento cardiovascular; a demanda de oxigênio miocárdico é o principal fator limitador para o exercício em pacientes com doença cardíaca coronariana significativa. (Reimpressa de Haskell W. Design of a cardiac conditioning program. In: Wenger NK, ed. Exercise and the Heart, Phildelphia: FA Davis, 1978: 98).

elas possam se exercitar em um gasto energético de, no máximo, 300 kcal por sessão. Muitos pacientes não serão capazes de alcançar esse nível e precisarão de objetivos individualizados baseados na sua própria tolerância ao exercício. Nesses casos, um patamar de 1.600 kcal por semana em intensidade moderada é adequado para obter benefícios significativos em pacientes com DCC (70).

Completar um teste de esforço máximo ou limitado por sintomas ou antes da prescrição um programa de exercícios nem sempre é possível. Nesses casos, o estabelecimento de níveis de intensidade adequados está cada vez mais sendo avaliado pela RPE. Programas de exercício para pacientes sem teste preliminar devem ser implementados de maneira conservadora com acompanhamento médico rigoroso e monitoramento ECG contínuo, se possível. O paciente deve ser observado com relação a sinais e sintomas de intolerância ao exercício, e mensurações da PA devem ser obtidas regularmente. Questionários desenvolvidos para estimar o estado da atividade e a capacidade funcional (p. ex., Duke Activity Status Index, Veterans Specific Activity Questionnaire) dos pacientes também são úteis (71,72). As intensidades iniciais em geral variam de 2 a 3 METs ou 20 a 30 bpm^{-1} acima da FC em repouso na posição de pé (73). Isso pode ser gradualmente aumentado de 0,5 a 1 MET usando a RPE.

É necessário cuidado com relação às condições ambientais durante o exercício, especialmente para indivíduos que são sintomáticos em uma intensidade de exercício baixa. Sempre que o estresse ambiental puder ser adicionado às demandas miocárdicas de exercício, o uso de uma FC alvo apropriada da RPE irá ajudar muito o paciente a manter a intensidade de exercício adequada. Os leitores devem consultar o Capítulo 7 para informação detalhada sobre os efeitos de calor, frio, altitude e poluição.

SUPERVISÃO MÉDICA

Uma consideração primordial de importância clínica e econômica substancial em pacientes com DCC que se exercitam é a extensão de monitoramento ou de supervisão médica fornecida. Algumas recomendações gerais podem ser fornecidas, mas informação objetiva adicional é necessária sobre os benefícios, os riscos e os custos de várias abordagens antes de serem estabelecidos requisitos ou critérios obrigatórios. Situações em que os pacientes estão em alto risco de complicações cardiovasculares fatais precipitadas por exercício (Quadro 18-3) requerem supervisão médica rigorosa, e monitoramento ECG contínuo pode ser necessário. Essa supervisão intensiva é sugerida para pacientes com pouca capacidade funcional (< 8 METs); indicações de disfunção ventricular esquerda (resposta da PAS inadequada e da fração de ejeção ventricular esquerda [FEVE] diminuída); isquemia do miocárdio (angina ou depressão do ST > 0,2 mV); ou disritmias ventriculares complexas durante o teste de esforço naqueles que planejam se exercitar acima de 50% a 60% de sua tolerância ao exercício livre de sinais ou sintomas. O exercício realizado em intensidades mais baixas, mesmo dentro de várias semanas após um IM, pode estar em um risco aceitavelmente baixo, de modo que a supervisão médica direta não é requerida (mesmo que desejável). Esse exercício, se realizado regularmente, pode fornecer efeitos benéficos significativos.

Pacientes em risco baixo (Quadro 18-3) e que têm uma capacidade de exercício livre de sintomas (> 7 METs) requerem substancialmente menos supervisão médica durante o treinamento de exercícios, mesmo quando se exercitam em 60% ou 75% de sua tolerância (conforme definido por teste de esforço recente). Após instrução e prática acompanhadas de uma prescrição de exercícios adequada, pacientes com risco baixo e capacidade alta podem ser estimulados a treinar sem supervisão médica direta em um programa de condicionamento para adultos com base na comunidade ou por conta própria utilizando programas prescritos individualmente (67).

Diretrizes detalhadas para supervisão de programas de exercício cardíaco foram publicadas pela American Heart Association, pela American College of Sports Medicine e pela American Association of Cardiovascular and Pulmonary Rehabilitation (27,28, 58). Essas diretrizes em geral recomendam a assistência de um médico ou de uma enfermeira cardiovascular em todas as sessões de exercício conduzidas durante as 12 primeiras semanas de reabilitação ou enquanto os pacientes exibirem anormalidades cardíacas associadas a risco aumentado. Essas diretrizes devem incluir equipamento de CPR de emergência e um plano de emergência abrangente. Pessoal médico bem treinado pode efetivamente ressuscitar pacientes após parada cardíaca durante exercício supervisionado, que é o argumento mais persuasivo para recomendação de supervisão médica (67). O uso de exercícios de baixa intensidade pode reduzir significativamente o risco de complicações maiores em pacientes com boa função de modo que o monitoramento médico de alto custo pode ser restrito aos de alto risco.

EXERCÍCIOS DURANTE A CONVALESCENÇA

Os pacientes freqüentemente iniciam programas de treinamento clinicamente supervisionados durante sua hospitalização em IM agudo ou imediatamente após alta hospitalar. Esses são programas de baixa intensidade, em que calistenia passiva e ativa é realizada com o paciente sentado e de pé, juntamente com caminhada, subida lenta de escadas e bicicleta ergométrica. O teste de esteira de baixa intensidade é realizado no hospital ou logo após a alta para determinar a adequação de um programa de exercício de baixa intensidade. O teste é realizado uma FC de até 110 a 130 bpm^{-1}, um aumento na FC de 20 bpm^{-1}, ou uma carga de trabalho de 5 METs. Os princípios gerais da prescrição e do treinamento de exercícios aplicam-se a esses pacientes, com ênfase especial colocada sobre o exercício dinâmico de intensidade baixa, em turnos de trabalho intermitentes e critérios conservadores para término de exercício.

Quando um programa de exercício clinicamente supervisionado não esta disponível ou não é possível, os pacientes com histórias não complicadas devem receber um plano de exercício não-supervisionado, de baixa intensidade, durante o início da pós-hospitalização. Individualizado para o estado clínico do paciente, esse plano deve focalizar a caminhada ou a bicicleta estacionária de baixa intensidade, a calistênicos leves, atividades recreativas ou domésticas leves e as tarefas de baixa intensidade relacionadas com o trabalho para pacientes que retornaram ao trabalho (74). Exercícios de alta intensidade de qualquer tipo, atividades de resistência pesada e situações competitivas devem ser evitados.

Cada plano de exercícios deve ser feito por escrito e incluir *(a)* características do exercício, *(b)* instruções específicas sobre como realizar esses exercícios e *(c)* como monitorar respostas. Muito freqüentemente, essas instruções são dadas verbalmente e não são específicas o suficiente para o paciente estar confiante do que fazer e do que evitar. Para exercícios não-supervisionados, o paciente deve receber uma prescrição por escrito contendo informação específica sobre como realizar um plano de exercício.

Se o paciente realizou um teste de esforço recentemente, uma prescrição de exercício usando o conceito de FC alvo pode ser fornecida. Se não existe nenhuma contra-indicação para o exercício, os pacientes recebem uma variação de FC alvo, que é cerca de 15 a 30 batimentos abaixo da FC máxima atingida durante o teste. Para o paciente que não realiza um teste de esforço durante o período inicial de convalescença, as recomendações ao exercício são baseadas no julgamento clínico, considerando-se o estado clínico atual, a duração da convalescença, os hábitos de exercício anteriores e a idade. Todos esses pacientes devem receber um plano de exercícios conservador no qual a intensidade é mantida baixa e a duração e a freqüência são gradualmente aumentadas. Em geral é recomendado que os pacientes participem de atividades que requeiram aumento na FC de não mais de 30 ou 40 bpm^{-1} acima do repouso ou não acima de 110 a 120 bpm^{-1} (mais baixa, se o paciente estiver recebendo medicações como betabloqueadores) ou que tenham um requisito energético < 4 a 6 METs. Atividades do tipo adequado, mas muito intensas para pacientes durante a convalescença inicial incluem marcha acelerada, correr, marchar em colinas ou montanhas e esportes ou jogos mais ativos (p. ex., basquetebol, handebol, *squash* e tênis). Atividades consideradas inadequadas incluem qualquer exercício isométrico ou de resistência pesada. Como sua intensidade pode ser facilmente controlada, a caminhada, a bicicleta estacionária e *bench stepping* de nível baixo são atividades úteis de condicionamento. A caminhada pode ser realizada quando o tempo, a luz do dia e o terreno permitirem. Bicicleta estacionária ou *bench stepping* podem ser feitos quando for necessário ou aconselhável exercitar-se em ambiente fechado.

EXERCÍCIO APÓS CONVALESCENÇA

Após os pacientes terem completado a convalescença inicial (*i. e.*, 12-16 semanas após IM ou cirurgia) e estarem realizando um programa de exercício de baixa intensidade em uma base razoavelmente regular, eles podem estar prontos e interessados em atividades físicas adicionais, especialmente algumas de intensidade mais alta. Se possível, os pacientes devem realizar um teste de esforço para se avaliar a capacidade de exercício. Os resultados desse teste, juntamente com os dados da história médica e do exame físico, devem formar a base para um plano de exercício atualizado. Se a decisão for tomada para aumentar a intensidade até o nível de marcha acelerada ou corrida, devem ser feitas tentativas para entrar em um programa supervisionado, preferivelmente com monitoramento médico.

O plano de exercício para pacientes que não estão em um programa supervisionado deve manter a intensidade em 60% a 75% da FC máxima determinada durante o teste de esforço mais recente e deve enfatizar uma duração de sessão de exercício mais longa (30-60 minutos) e freqüência aumentada (4 a 5 vezes por semana, em vez de 3 ou 4 vezes). Eles devem ter um período de aquecimento prolongado (10 minutos) no início de cada sessão de exercício e um período de resfriamento (5-10 minutos) no final. Para controlar com precisão a intensidade do exercício, uma caminhada ligeira, caminhada intermitente e marcha acelerada, corrida contínua, ciclismo estacionário ou ciclismo normal devem ser as atividades primárias. Esportes ou jogos vigorosos ou competitivos como handebol ou tênis devem ser retardados até que os pacientes aumentem suas capacidade de exercitarem-se e sejam liberados após executarem um teste de esforço máximo de estágios múltiplos.

As mesmas considerações para a prescrição de um exercício não-supervisionado durante a fase de convalescença inicial ainda aplicam-se. À medida que a capacidade cardiovascular do paciente aumenta, existe a necessidade de se aprender a reconhecer sinais iniciais de esforço excessivo, fadiga crônica e problemas ortopédicos. O paciente precisa saber quando não se exercitar, quando diminuir o ritmo e quando parar. À medida que a capacidade de se exercitar aumenta com o treinamento, é necessária uma decisão com relação ao nível de capacidade de exercício que deve servir como objetivo. Nenhuma resposta específica para essa questão é aplicável a todos os indivíduos, porque o potencial de cada paciente depende de magnitude da doença, idade, gênero, hábitos de exercício anteriores e hereditariedade. O melhor guia para atingir e manter os benefícios de saúde máximos provenientes de um programa de exercício é exercitar-se regularmente (3 a 5 vezes por semana) por aproximadamente 30 minutos em 60% a 80% da FC máxima sem ocorrência de sintomas. A capacidade de exercitar-se pode ser mantida através da participação regular nos limites inferiores dessa recomendação.

EXERCÍCIO APÓS CIRURGIA CABG

Embora a cirurgia CABG aumente efetivamente o potencial funcional de muitos pacientes, muitos deles permanecem desnecessariamente incapacitados após a cirurgia em virtude de tratamento médico restritivo. A limitação da atividade antes e depois da cirurgia resulta em descondicionamento substancial, juntamente com risco aumentado de complicações tromboembólicas e pulmonares. A orientação de exercício conservador demais potencializa esses problemas e aumenta a depressão e a perda de autoconfiança freqüentemente experimentada por esses pacientes. Os pacientes muitas vezes confundem dor torácica pós-operatória com angina e hesitam quanto ao exercício pelo medo de lesionarem suas pernas no local da remoção da veia safena. Se angina ou outros sintomas de doença cardíaca não forem aliviados por cirurgia, os pacientes podem tornar-se ansiosos e deprimidos com relação ao seu prognóstico e pode ser difícil motivarem-se quanto ao exercício.

Os benefícios potenciais de treinamento para o paciente pós-cirurgia são semelhantes aos de outros pacientes com DCC, isso é, capacidade funcional, estado clínico e possivelmente melhor prognóstico (75). Os princípios gerais da prescrição de exercício e de treinamento também são similares, mas alguma consideração específica deve ser dada para o exercício da parede torácica e das pernas. Além da caminhada lenta, devem ser realizados calistênicos para aumentar a força e a flexibilidade dos músculos peitorais e dos MMII. Exercícios especiais para melhorar a função da parede torácica incluem respiração profunda, elevação e adução dos ombros, círculos e alevações de braços, giros de tronco e flexões na parede. Essas atividades devem começar dentro de 5 dias após a cirurgia e continuar no hospital e depois fora do hospital de maneira similar àquela recomendada para pacientes pós-IM.

Resumo

- O impacto da DCC sobre a capacidade funcional e a segurança de exercício varia substancialmente entre os pacientes, variando de ausência de efeito até limitações maiores. A magnitude desses efeitos para a maioria dos pacientes não pode ser precisamente prevista a partir dos dados coletados em repouso.
- O teste de esforço limitado por sintomas, em múltiplos estágios, usando uma esteira elétrica ou uma bicicleta ergométrica, é a abordagem mais precisa e confiável para determinar a capacidade funcional e estabelecer o componente de intensidade de um plano de exercício para pacientes com DCC.
- O conceito de "monitoramento total do paciente" deve ser utilizado para maximizar a informação obtida a partir do teste de esforço. O monitoramento deve incluir ECG contínuo com múltiplas derivações; PA; RPE; sintomas e sinais de isquemia do miocárdio (pressão ou dor no tórax ou no braço esquerdo); disfunção ventricular esquerda (desfalecimento leve ou vertigem e pele pálida, úmida e/ou fria); ou esforço próximo do máximo (falta de ar ou dispnéia, incapacidade de manter o débito de trabalho).
- A DCC é um processo crônico e a progressão da doença pode modificar rapidamente a capacidade funcional de pacientes selecionados. Deve-se informar aos pacientes os sinais e sintomas de isquemia do miocárdio e de disfunção do miocárdio durante esforço e as ações adequadas para reduzir o risco de morte cardíaca repentina.

- Todos os pacientes com DCC que deambulam devem receber um plano de exercícios com base em uma avaliação clínica, incluindo idealmente um teste de esforço. O plano deve ser por escrito e incluir proscrição e prescrição dos exercícios.

REFERÊNCIAS BIBLIOGRÁFICAS

1. Yusuf S, Reddy S, Ounpuu S, et al. Global burden of cardiovascular diseases: Part I: General considerations, the epidemiologic transition, risk factors, and impact or urbanization. Circulation 2001; 104: 2746-2753.
2. American Heart Association. Heart Disease and Stroke Statistics – 2003 Update. Dallas: American Heart Association, 2002.
3. Cooper R, Cutler J, Desvigne-Nickens P, et al. Trends and disparities in coronary heart disease, stroke, and other cardiovascular diseases in the United States. Circulation 2000; 102: 3137-3147.
4. Detre K, Holubkov R. Coronary revascularization on balance: Robert L. Frye lecture. Mayo Clin Proc 2001; 77-82.
5. Libby P. Current concepts of the pathogenesis of the acute coronary syndromes. Circulation 2001; 104: 365-372.
6. Haskell WL, Alderman EL, Fair JM, et al. Effects of intensive multiple risk factor reduction on coronary atherosclerosis and clinical cardiac events in men and women with coronary artery disease. Circulation 1994; 93: 975-990.
7. Gordon NF, English CD, Contractor AS, et al. Effectiveness of three models for comprehensive cardiovascular risk reduction. Am J Cardiol 2002; 89: 1263-1268.
8. Sdringola S, Nakagawa K, Nakagawa Y, et al. Combined intense lifestyle and pharmacologic lipid treatment further reduce coronary events and myocardial perfusion abnormalities compared with usual–care cholesterol-lowering drugs in coronary heart disease. J Am Coll Cardiol 2003; 41: 263-272.
9. Lurie K, Voelickel WG, Iskos DN, et al. Combination drug therapy with vasopressin, adrenaline (epinephrine) and nitroglycerin improves vital organ blood flow in a porcine model of ventricular fibrillation. Resuscitation 2002; 54: 187-194.
10. Poyen V, Silvestri M, Labrunie P, et al. Indications for coronary angioplasty and stenting in 2003: what is left to surgery? J Cardiovasc Surg 2003; 44: 307-312.
11. Lawrie GM, Morris GC, Howell JF, et al. The results of coronary bypass more than five years after operation in 434 patients: clinical, exercise treadmill and angiographic correlations. Am J Cardiol 1977; 40: 665-672.
12. Hedback B, Perk J, Hornblad M, et al. Cardiac rehabilitation after coronary artery bypass surgery: 10–year results on mortality, morbidity and readmissions to hospital. Cardiovasc Risk 2001; 8: 153-158.
13. van Domburg RT, Foley DP, Breeman A, et al. Coronary artery bypass graft surgery and percutaneous transluminal coronary angioplasty. Twenty-year clinical outcome. Eur Heart J 2002; 23: 543-549.
14. Savin W, Haskell W, Houston-Miller N, et al. Improvement in aerobic capacity soon after myocardial infarction. J Cardiac Rehabil 1981; 1: 337-342.
15. Wohl AJ, Lewis HR, Bampbell W, et al. Cardiovascular function during early recovery from acute myocardial infarction. Circulation 1977; 56: 931-937.
16. Fisher L, Kennedy JW, Chaitman BJ, et al. Diagnostic quantification of CASS (coronary artery surgery study): clinical and exercise test results of coronary artery disease. A multivariate approach. Circulation 1981; 63: 987-1000.
17. Naughton J, Haider R. Methods of exercise testing. In: Naughton J, Hellerstein HK, Mohler IC, eds. Exercise Testing and Exercise Training in Coronary Heart Disease. New York: Academic Press, 1973: 79-91.

18. Auchincloss JH, Gilbert R, Koppinger M, et al. One- and three-minute exercise response in coronary artery disease. J Appl Physiol 1979; 46: 1132-1137.
19. Bartel AG, Behar V, Peter RH, et al. Graded exercise tests in angiographically documented coronary artery disease. Circulation 1974; 49: 348-356.
20. Aronow W, Goldsmith JR, Keld JC, et al. Effect of smoking cigarettes on cardiovascular hemodynamics. Arch Environ Health 1974; 28: 330-332.
21. Hung J, McKillip J, Savin W, et al. Comparison of cardiovascular response to combined static-dynamic effort, postprandial dynamic effort and dynamic effort alone in patients with chronic ischemic heart disease. Circulation 1982; 65: 1411-1416.
22. Thadani V, West RO, Mathew TM, et al. Hemodynamics at rest and during supine and sitting bicycle exercise in patients with coronary artery disease. Am J Cardiol 1977; 39: 776-783.
23. Clausen JP, Trap-Jensen J. Heart rate and arterial blood pressure during exercise in patients with angina pectoris. Circulation 1976; 53: 436-442.
24. Kivowitz C, Parmely WW, Donoso R, et al. Effects of isometric exercise on cardiac performance: the grip test. Circulation, 1971; 44: 994-1002.
25. Kerber RE, Miller R, Najjar S, Myocardial ischemia effects of isometric, dynamic and combined exercise in coronary artery disease. Chest 1975; 67: 388-394.
26. Bertagnoli K, Hanson P, Ward A, et al. Attenuation of exercise–induced ST depression during combined isometric and dynamic exercise in coronary artery disease. Am J Cardiol 1990; 64: 314-317.
27. American Association of Cardiovascular and Pulmonary Rehabilitation. Guidelines for Cardiac Rehabilitation and Secondary Prevention Programs. 3rd. ed. Champaign, IL: Human Kinetics, 1999.
28. American College of Sports Medicine. Guidelines for Exercise Testing and Exercise Prescription. 6th. ed. Philadelphia: Lippincott Williams & Wilkins, 2000.
29. Thompson P, Cullinane E, Lazarus B, et al. Effect of exercise training on the untrained limb exercise performance of men with angina pectoris. Am J Cardiol 1981; 48: 844-850.
30. Ben-Ari E, Kellermann JJ, Rothbaum DA. Effects of prolonged intensive versus moderate leg training on the untrained arm exercise response in angina pectoris. Am J Cardiol 1987; 59: 231-234.
31. Clausen JP, Trap-Jensen J. Effects of training on the distribution of cardiac output in patients with coronary heart disease. Circulation 1970; 42: 611-618.
32. Panigrahi G, Pedersen A, Boudoulas H. Effects of physical training on exercise hemodynamics in patients with stable coronary artery disease. The utilization of impedance cardiography. J Med 1983; 14: 363-373.
33. Cinquegrana G, Spinelli L, D'Aniello L, et al. Exercise training improves diastolic perfusion time in patients with coronary artery disease. Heart Dis 2002; 4: 13-17.
34. Franklin BA. Exercise training and coronary collateral circulation. Med Sci Sports Exerc 1991; 23: 648-653.
35. Ferguson RJ, Petitclerc R, Choquette G, et al. Effect of exercise training on treadmill exercise capacity, collateral circulation and progression of coronary disease. Am J Cardiol 1974; 34: 764-769.
36. Todd IC, Ballantyne D. Antianginal efficacy of exercise training: a comparison with beta blockade. Br Heart J 1990; 64: 14-19.
37. Hambrecht R, Wolff A, Gielen S, et al. Effect of exercise on coronary endothelial function in patients with coronary artery disease. N Engl J Med 2000; 342: 454-460.
38. Hambrecht R, Adams V, Erbs S, et al. Regular physical activity improves endothelial function in patients with coronary disease by increasing phosphorylation of endothelial nitric oxide synthase. Circulation 2003; 107: 3152-3158.

39. Hagberg JM. Physiologic adaptations to prolonged high-intensity exercise training in patients with coronary artery disease. Med Sci Sports Exerc 1991; 23: 661-667.
40. Van Dam RM, Schuit AJ, Feskens EJ, et al. Physical activity and glucose tolerance in elderly men: the Zutphen Elderly Study. Med Sci Sports Exerc 2002; 34: 1132-1136.
41. Perk J, Veress G. Cardiac rehabilitation: applying exercise physiology in clinical practice. Eur J Appl Physiol 2000; 83: 457-462.
42. Haskell WL. J. B. Wolffe memorial lecture. Health consequences of physical activity: understanding and challenges regarding dose–response. Med Sci Sports Exerc 1994; 26: 649-660.
43. La Monte MJ, Durstine JL, Yanowitz FG, et al. Cardiorespiratory fitness and C-reactive protein among a tri-ethnic sample of women. Circulation 2002; 106: 403-406.
44. Galassi AR, Foti R, Azzarelli S, et al. Usefulness of exercise tomographic myocardial perfusion imaging for the detection of restenosis after coronary stent implantation. Am J Cardiol 2000; 85: 1362-1364.
45. Tomanek RJ. Exercise–induced coronary angiogenesis: a review. Med Sci Sports Exerc 1994; 26: 1245-1251.
46. Payne TJ, Johnson CA, Penzien DB, et al. Chest pain self-management training for patients with coronary artery disease. J Psychosom Res 1994; 38: 409-418.
47. Hambrecht R, Gielen S, Linke A, et al. Effects of exercise training on left ventricular function and peripheral resistance in patients with chronic heart failure: a randomized trial. JAMA 2000; 283: 3095-3101.
48. Ehsani A, Heath GW, Hagberg JM, et al. Effects of 12 months of intense exercise training on ischemic ST–segment depression in patients with coronary artery disease. Circulation 1981; 64: 1116-1124.
49. Jetté M, Heller R, Landry F, et al. Randomized 4–week exercise program in patients with impaired left ventricular function. Circulation 1991; 84: 1561-1567.
50. Hedback B, Perk J. Can high-risk patients after myocardial infarction participate in comprehensive cardiac rehabilitation? Scand J Rehabil Med 1990; 22: 15-20.
51. Keteyian SJ, Duscha BD, Brawner CA, et al. Differential effects of exercise training in men and women with chronic heart failure. Am Heart J 2003; 145: 912-918.
52. Mital A, Shrey DE, Govindaraju M, et al. Accelerating the return to work (RTW) chances of coronary heart disease (CHD) patients: part I –development and validation of a training programme. Disabil Rehabil 2000; 22: 604-610.
53. Mittag O, Kolenda KD, Nordman KJ, et al. Return to work after myocardial infarction/coronary artery bypass grafting: patients' and physicians' initial view points and outcome 12 months later. Soc Sci Med 2001; 52: 1441-1450.
54. O'Connor GT, Buring JE, Yusuf S, et al. An overwiew of randomized trials of rehabilitation with exercise after myocardial infarction. Circulation, 1989; 80: 234-244.
55. Oldridge NB, Guyatt GH, Fischer MB, et al. Cardiac rehabilitation after myocardial infarction: combined experience of randomized clinical trials. JAMA 1988; 260: 945-950.
56. Oldridge NB. Cardiac rehabilitation and risk factor management after myocardial infarction. Clinical and economic evaluation. Wien Klin Wochenschr Suppl 1997; 2: 6-16.
57. Dorn J, Naughton J, Imamura D, et al. Correlates of compliance in a randomized exercise trial in myocardial infarction patients. Med Sci Sports Exerc 2001; 33: 1081-1089.
58. Flecher GF, Balady GJ, Amsterdam EA, et al. American Heart Association exercise standards for testing and training: a statement for healthcare professionals. Circulation 2001; 104: 1694-1740.
59. Gibbons R, Balady GJ, Bricker T, et al. ACC/AHA 2002 guidelines update for exercise testing: summary article. Circulation 2002; 106: 1883-1892.

60. Canadian Association of Cardiac Rehabilitation. Canadian Guidelines for Cardiac Rehabilitation and Cardiovascular Disease Prevention. Winnipeg: Canadian Association of Cardiac Rehabilitation, 1999.
61. Haskell WL, Savin W, Oldridge N, et al. Factors influencing estimated oxygen uptake during exercise testing soon after myocardial infarction. Am J Cardiol 1982; 50: 299-304.
62. Chaitman BR, Waters DD, Bourassa MG, et al. The importance of clinical subsets in interpreting maximal treadmill exercise test results: the role of multiple lead ECG systems. Circulation 1979; 59: 560-570.
63. Borg G. Borg's Perceived Exertion and Pain Scales. Champaign, IL: Human Kinetics, 1998.
64. Yli-Mayry S, Huikuri HV, Korhonen UR, et al. Prevalence and prognostic significance of exercised-induced ventricular arrhythmias after coronary artery bypass grafting. Am J Cardiol 1990; 66: 1451-1454.
65. Mathes P. The effect of coronary revascularization on exercise–induced ventricular arrhythmias. Eur Heart J 1987; 8 (suppl): 79-81.
66. Vuori I, Makarainen M, Jaaselainen A. Sudden death and physical activity. Cardiology 1978; 63: 287-304.
67. Thompson PD. The benefits and risks of exercise training in patients with chronic coronary artery disease. JAMA 1988; 259: 1537-1540.
68. Van Camp SP, Peterson RA. Cardiovascular complications of outpatient cardiac rehabilitation programs. JAMA 1986; 256: 1160-1163.
69. Franklin BA, Bonzheim K, Gordon S, et al. Resistance training in cardiac rehabilitation. J Cardiopulm Rehabil 1991; 11: 99-107.
70. Leon AS. Physical activity levels and coronary heart disease. Analysis of epidemiologic and supporting studies. Med Clin North Am 1985; 69: 3-20.
71. Hlatky MA, Boineau RE, Higginbotham MB, et al. A brief self-administered questionnaire to determine functional capacity (the Duke Activity Status Index). Am J Cardiol 1989; 64: 651-654.
72. Myers JD, Herbert W, Ribisl P, et al. A nomogram to predict exercise capacity from a specific activity questionnaire and clinical data. Am J Cardiol 1994; 23: 591-599.
73. American College of Sports Medicine. Exercise Management for Persons with Chronic Diseases and Disabilities. 2nd ed. Champaign, IL: Human Kinetics, 2003.
74. Juneau M, Rogers F, Taylor CB, et al. Effectiveness of self-monitored, home–based moderate–intensity exercise training in middle-aged men and women. Am J Cardiol 1987; 60: 66-70.
75. Hedback B, Perk J, Engvall J, et al. Cardiac rehabilitation after coronary artery bypass grafting: Effects on exercise performance and risk factors. Arch Phys Med Rehabil 1990; 71: 1069-1073.

SITES DA INTERNET

Centers for Disease Control and Prevention–Physical Activity and Health: A Report of the Surgeon General
http://www.cdc.gov/nccdphp/sgr/sgr.htm

National Heart, Lung, and Blood Institute
http://www.nhlbi.nih.gov

American Heart Association
http://www.americanheart.org

American College of Sports Medicine
http://www.acsm.org

19

Hipertensão

James S. Skinner

A hipertensão (HTN) é a principal doença cardiovascular nas sociedades industriais. Ela comumente tem início na juventude, ocorrendo em 5% a 10% de pessoas com 20% a 30% anos. A incidência aumenta com a idade, de modo que 20% a 25% dos adultos de meia-idade e 50% a 60% dos adultos acima de 65 anos de idade têm pressão arterial (PA) elevada. A HTN prolongada está associada a um elevado risco de acidente vascular, infarto do miocárdio, distúrbios renais e insuficiência cardíaca.

Hipertensão Primária e Secundária

A HTN arterial é um sintoma, não uma doença. Em 5% a 10% dos indivíduos com HTN, a PA é o resultado de alguma causa identificável; a isso se denomina HTN secundária. A maioria das pessoas hipertensas (90%-95%) tem o que é denominado de HTN primária ou essencial, porque não é proveniente de causas conhecidas ou evidentes.

Em adultos, a HTN tem sido definida como uma pressão arterial sistólica (PAS) ≥ 140 mmHg e/ou uma pressão arterial diastólica (PAD) ≥ 90 mmHg. De acordo com a Organização Mundial de Saúde (OMS) (1), existem vários estágios de HTN: estágio I (PAS 140-159 ou PAD 90-99 mmHg), estágio II (PAS 160-179 ou PAD 100-109 mmHg) e estágio III (PAS ≥ 180 ou PAD ≥ 110 mmHg). Quando a PAS e a PAD encontram-se em diferentes categorias, a categoria mais alta é utilizada para classificar a HTN. Recentemente, foi adicionada uma outra classificação (pré-hipertensão) que está associada a uma PAS de 120-139 ou uma PAD de 80-89 mmHg (2). Essa categoria alta- normal foi adicionada para enfatizar a necessidade e a importância de se prevenir a HTN.

A HTN essencial é o resultado de uma série de fatores genéticos e ambientais e suas interações. Estimativas de hereditariedade da PA em repouso variam de 25% em estudos familiares a 70% em estudos de gêmeos (3). Outros fatores de risco primários incluem idade, massa corporal (especialmente excesso de gordura), ingesta excessiva de sódio, ingesta de álcool aumentada e inatividade. Um histórico familiar de HTN aumenta a probabilidade de desenvolver HTN. Homens desenvolvem HTN mais cedo do que as mulheres e os negros possuem uma incidência mais alta de HTN do que os brancos ou os asiáticos.

Curso da Doença

Quando não tratada, a HTN essencial é um distúrbio crônico, de longa duração, que se torna progressivamente pior, afetando vários órgãos-alvo e finalmente levando a um dano irreparável para esses órgãos. Evidências recentes (4) sugerem que os indivíduos normotensos com 55 anos de idade possuem um risco de 90% de tornarem-se hipertensos em sua existência. A probabilidade de que os indivíduos com PAD (85-89 mmHg) desenvolvam HTN diastólica (> 95 mmHg) é 2 vezes o risco daqueles com a PAD normal (5).

Hemodinâmica em Repouso

Vários mecanismos de controle de PA estão envolvidos na causa e na fisiopatologia da HTN. A relação entre PA, fluxo e resistência é uma relação simples e direta, *i. e.*, PA = débito cardíaco ($\dot{Q}$) × resistência vascular sistêmica (RVS). Qualquer coisa que aumente o fluxo ($\dot{Q}$ = freqüência cardíaca [FC] × volume de ejeção [VE]) irá afetar mais a PAS, enquanto um aumento na resistência periférica possui mais efeito sobre a PAD. Embora as relações entre as variáveis que a influenciam sejam simples, os mecanismos que a controlam são mais complexos.

Padrões hemodinâmicos característicos variam com o estágio ou a gravidade da HTN. A fase inicial da HTN moderada ou limítrofe (OMS, estágio 1) é muitas vezes caracterizada por uma FC e $\dot{Q}$ em repouso mais elevados, com ou sem um VE aumentado. Não existem sinais objetivos de dano em órgão neste estágio.

Com o tempo, podem ocorrer queda no $\dot{Q}$ e elevação contínua na resistência vascular sistêmica (6). Na ocasião que a HTN torna-se estabilizada (OMS, estágio 2), $\dot{Q}$, FC e VE estão normais, mas a RVS está elevada. Neste estágio, existe evidência de um ou mais dos seguintes aspectos: coração alargado, estreitamentos das artérias no olho e altos níveis de proteína na urina.

Na HTN grave ou avançada (OMS, estágio 3), ocorre aumento adicional na RVS e um $\dot{Q}$ abaixo do normal, que é provocado principalmente por uma queda no VE resultante da pós-carga mais alta sobre o coração. Importantemente, existem sinais e sintomas de dano ao coração, ao cérebro, aos olhos e rins.

Como mencionado por Sannerstedt (7), estes padrões de grupos e indivíduos podem variar grandemente. Como resultado, existe uma sobreposição entre os vários estágios e essa variação deve ser considerada quando se trata de pacientes com HTN.

Tratamento da Hipertensão

Existem 2 tipos gerais de tratamento para a HTN, a saber, modificações no estilo de vida e medicações.

MODIFICAÇÕES NO ESTILO DE VIDA

Incluídos entre as modificações no estilo de vida estão perda de peso (especialmente gordura corporal), redução da ingestão de álcool, exercício regular, modificação da alimentação (redução da ingestão de sal e manutenção de níveis adequados de ingestão de potássio, magnésio e cálcio) e interrupção do uso de tabaco. O Joint National Committee on Prevention, Detection, Evaluation, and Treatment of High Blood Pressure (2) recomenda a modificação no estilo de vida como o primeiro passo para indivíduos com HTN leve a moderada. Se isso não produzir redução da PA após 3 a 6 meses, então as medicações geralmente são prescritas. Pessoas que possuem níveis mais elevados de PA devem considerar também modificações no estilo de vida, mas elas não devem retardar a utilização de medicações, especialmente se tiverem dano em órgãos-alvo ou diabetes.

MEDICAÇÕES

Com base nos padrões hemodinâmicos de cada estágio da HTN anteriormente mencionados, as medicações de escolha para cada um deles são evidentes. O Quadro 19-1 lista várias classes de medicamentos e seus efeitos sobre as diferentes variáveis hemodinâmicas.

Como o estágio 1 está associado à uma RVS normal, mas a um $\dot{Q}$ elevado, muitas vezes as medicações prescritas primeiramente são os β-bloqueadores dos β-adrenorreceptores (β-bloqueadores). Eles diminuem o $\dot{Q}$ através da redução da FC em repouso e através da inibição de sua elevação com o estresse ou o exercício. Também, eles diminuem a força da contração dos ventrículos, reduzindo desse modo o VE. Os bloqueadores dos canais de cálcio (Ca^{2+}) diminuem também o $\dot{Q}$ bloqueando o aumento na força de contração dos ventrículos. Uma outra medicação prescrita inicialmente no tratamento é um diurético, que aumenta a diurese para reduzir os volumes plasmático e extracelular, reduzindo assim o VE e o $\dot{Q}$.

Para os estágios mais avançados de HTN, é colocada ênfase na redução da RVS. Drogas utilizadas para diminuir a RVS incluem bloqueadores dos receptores α_1 (α_1-bloqueadores), que dilatam as artérias, e 2 outras drogas que bloqueiam ou reduzem a capacidade de contração dos músculos arteriais lisos, a saber, inibidores de enzima conversora de angiotensina (ECA), que bloqueiam a formação de angiotensina II proveniente dos rins e bloqueadores dos canais Ca^{2+}. Alguns pacientes com HTN possuem também doença arterial coronariana (DAC) e tomam nitratos, que possuem um efeito vasodilata-

QUADRO 19-1 CLASSES DE MEDICAÇÕES PARA A HIPERTENSÃO E SEUS EFEITOS SOBRE AS VARIÁVEIS HEMODINÂMICAS ASSOCIADAS À PRESSÃO ARTERIAL

	Efeito sobre a Variável Hemodinâmica				
Classe de Medicação	*FC*	*VE*	*RVS*	*PAS*	*PAD*
β-bloqueadores	–	–	+/–	–	0/–
Vasodilatadores	+/0	–	–	–	–
Bloqueadores de Ca^{2+}	+/–	0	–	0/–	–
Inibidores ECA	0	0	–	–	–
Diuréticos	0	–	–	–	–

FC, freqüência cardíaca; VE, volume de ejeção; RVS, resistência vascular sistêmica; PAS, pressão arterial sistólica, PAD, pressão arterial diastólica; –, diminuição; 0, nenhuma modificação; +, aumento.
Observação: Mais de um símbolo indica diferentes respostas associadas a diferentes medicações de uma mesma classe.

dor. Nos casos mais graves de HTN, uma combinação terapêutica utilizando várias ou todas essas drogas é prescrita para diminuir a PA e reduzir a sobrecarga sobre o coração e outros órgãos.

Capacidade de Exercício

Como revisto por Sannerstedt (7), a capacidade de exercício não está afetada em indivíduos com HTN moderada, limítrofe. À medida que a gravidade da HTN aumenta, contudo, a capacidade de se exercitar cai; esse é especialmente o caso quando existe dano no coração e em outros órgãos (8).

Efeitos do Exercício na PA

EXERCÍCIO DINÂMICO

Em pessoas com níveis de PA normais, o $\dot{Q}$ aumenta durante intensidades de exercício progressivamente crescentes como resultado de aumento na FC, no VE e força de contração cardíaca. O fluxo sangüíneo para o músculo em atividade é aumentado através da vasodilatação local, enquanto que o fluxo sangüíneo no músculo que não está em atividade e em órgãos viscerais é diminuído por vasoconstrição simpática. O resultado final é o aumento na PAS com pouca modificação na PAD e diminuição da RVS.

Na HTN leve a moderada, o $\dot{Q}$ aumenta normalmente, mas a PAS, a PAD e a RVS estão mais elevadas em todos os níveis de exercício em comparação com níveis observados em indivíduo normotensos. Em pacientes com HTN grave, o $\dot{Q}$ é mais baixo do que em controles com a mesma idade por causa do VE diminuído associado à pós-carga mais alta sobre o coração, enquanto que a PAS, a PAD e a RVS são acentuadamente elevadas.

EXERCÍCIO ESTÁTICO OU ISOMÉTRICO

A resposta normal ao exercício isométrico é o aumento tanto da PAS quanto da PAD, comumente denominado como *resposta pressórica.* A resposta pressórica é mediada por aumentos reflexos no $\dot{Q}$ com pouca modificação na RVS. A magnitude do aumento na PA é proporcional ao tamanho combinado da massa muscular e a porcentagem do esforço máximo utilizado para executar a contração isométrica.

O aumento na PA durante o exercício isométrico pode ou não ser mediado por um aumento no $\dot{Q}$ em indivíduos com HTN. Ao contrário, a resposta pressórica está principalmente associada ao aumento na RVS. Isso foi atribuído à incapacidade de aumentar o $\dot{Q}$ em virtude de uma hipertrofia ventricular esquerda ou uma reatividade β-adrenérgica embotada e predominância de reatividade α-adrenérgica.

As reações ao exercício estático de pacientes com HTN não complicada (OMS, estágios 1 e 2) são similares às de indivíduos normotensos (7). Em todos os níveis de exercício isométrico e dinâmico, a PAS e a PAD são muito mais altas em pacientes com HTN. Contudo, o aumento relativo na PA com relação aos valores em repouso é similar ao observado com PA normal, sugerindo que a PA é "reajustada" e mantida em níveis mais altos durante todo o espectro da atividade, do repouso ao pico do exercício.

O exercício estático pode impor um esforço sobre o sistema vascular maior do que o exercício dinâmico. No entanto, o exercício isométrico geralmente é executado durante um período mais curto de tempo, a PA cai imediatamente após a contração, e a PA atingirá seu nível de repouso em 15 a 30 segundos.

Efeitos das Medicações sobre as Respostas ao Exercício

O fato de que pacientes com HTN tomam medicação(ões) para diminuir a PA não deve impedi-los de se exercitar. Contudo, algumas medicações podem afetar sua capacidade de se exercitar. Para uma boa visão geral das medicações a serem prescritas para pacientes com HTN que desejam estar bem ativos e praticar esportes, o leitor é referido à revisão feita por Swain e Kaplan (9).

EXERCÍCIO DINÂMICO

Com β-bloqueadores, diminuem a FC em repouso e no exercício, o $\dot{Q}$, e a PAS. Em virtude do $\dot{Q}$ mais baixo, há uma queda no fluxo sangüíneo muscular e uma reduzida capacidade de exercício. Como resultado, alguns pacientes irão sentir-se preguiçosos e terão dificuldades em subir escadas. Existe também alguma evidência (10) de que os β-bloqueadores podem comprometer a capacidade de regular a temperatura corporal; isso pode não ser um problema, a menos que um indivíduo faça exercício prolongado em ambiente quente e especialmente úmido. De maneira interessante, a utilização de um β-bloqueador pode ajudar pacientes com DAC e angina a se exercitarem em níveis mais altos porque o medicamento reduz o trabalho do coração, o que é um grande fator limitador de sua capacidade de exercício.

Os diuréticos ocasionam aumento da diurese e podem levar à desidratação e a uma perda de certos eletrólitos. De interesse particular é a perda de potássio, que pode produzir ritmo cardíaco irregular e fadiga muscular. Entretanto, a menos que o potássio esteja baixo, os diuréticos produzem poucos efeitos sobre a capacidade de exercício.

Os inibidores ECA, os bloqueadores de canais de Ca^{2+} e os α-bloqueadores não parecem ter qualquer efeito adverso sobre a capacidade de exercício (9). Apesar disso, se as pessoas que utilizam esses vasodilatadores interrompem muito rapidamente os exercícios, o sangue pode concentrar-se nas extremidades inferiores e elas podem sentir-se tontas e, em casos raros, desmaiar. A hipotensão ortostática também pode ocorrer após o exercício prolongado no calor.

EXERCÍCIO ESTÁTICO

Conforme anteriormente mencionado, a resposta normal ao exercício estático é um aumento na PAS e na PAD, principalmente em virtude de um aumento no $\dot{Q}$ e de pouca modificação da RVS. Vasodilatadores (inibidores ECA, bloqueadores de canais de Ca^{2+} e α-bloqueadores) fazem pouco efeito sobre esse padrão de resposta de PA. Após tratar pacientes com HTN leve a moderada com um β-bloqueador, contudo, Garavaglia *et al.* (11) encontraram um aumento exagerado na RVS e menos aumento no $\dot{Q}$.

Teste de Esforço

As diretrizes do American College of Sports Medicine (ACSM) para o teste de esforço graduado (12) devem ser seguidas quando são testados indivíduos com HTN, mas com maior atenção para a PA em repouso e as respostas durante o exercício. Um teste de esforço preliminar é fortemente recomendado para aqueles indivíduos com PA em repouso acima de 140/90 mmHg antes de se tornarem mais ativos. Contudo, um teste de esforço é contra-indicado com uma PAS > 200 mmHg ou uma PAD em repouso > 110 mmHg e o teste de esforço deve ser interrompido com uma PAS > 260 mmHg ou uma PAD > 115 mmHg (12).

Se uma das razões para o teste de esforço é a prescrição de exercício, então os pacientes com HTN devem ser testados enquanto em uso suas medicações normais. Isso é especialmente o caso daqueles que tomam um β-bloqueador, que diminui a FC. Se possível, o teste e o treinamento devem ser feitos com o mesmo intervalo de tempo após a tomada de medicação, o teste deve ser repetido se o tipo ou a quantidade de β-bloqueador se modificar (13).

Várias precauções devem ser mencionadas ao se interpretar os dados eletrocardiográficos (ECG) obtidos de pacientes com HTN durante um teste de esforço. Muitos pacientes com HTN tomam diuréticos, que podem diminuir o nível de potássio, resultando em depressão do segmento-ST espúria (14). Além disso, alguns pacientes com HTN podem apresentar evidência ECG de hipertrofia ventricular esquerda, o que pode tornar mais difícil um diagnóstico de isquemia miocárdica (15).

Existe evidência de que o risco de desenvolver HTN é de 2 a 4 vezes maior em pessoas que têm PA normal em repouso, mas possuem um aumento exagerado durante o exercício (16). Essa resposta hipertensiva é definida como PAS > 220 mmHg, um aumento na PAD > 10 mmHg ou uma PAD > 90 mmHg (17). Por uma série de limitações na pesquisa sobre essa questão, bem como pelos custos envolvidos, a ACSM não recomenda o teste de esforço para o único propósito de prever uma futura HTN (16). Contudo, se um teste de esforço for ministrado por outras razões, então as medidas de PA podem fornecer uma informação útil sobre o risco futuro.

Efeitos do Treinamento

O exercício é uma parte integral dos programas de modificação no estilo de vida para prevenir, tratar e controlar a HTN. Como afirmado na Tomada de Posição sobre o Exercício e a Hipertensão da ACSM (16), "os programas de exercício que envolvem primariamente atividades de resistência previnem o desenvolvimento de HTN e diminuem a PA em adultos com PA normal e naqueles com HTN".

Após conduzir uma metaanálise de estudos sobre 1.284 pacientes com HTN, Hagberg *et al.* (18) descobriram que o treinamento de exercício aeróbico reduziu a PA na maioria dos pacientes com HTN. Por exemplo, a PAS foi reduzida em 11 mmHg (76% dos pacientes tiveram uma queda significativa), e a PAD foi reduzida em 8 mmHg (81% tiveram uma queda significativa). Eles concluíram que as mulheres tendiam a uma queda maior na PAS e na PAD do que os homens. Eles concluíram também que pacientes de meia-idade (41 a 60 anos de idade) tiveram uma queda na PAS maior do que os pacientes mais jovens e mais velhos; houve uma queda similar na PAD em todas as idades. Em virtude do reduzido número de pacientes jovens e idosos, contudo, eles demandam cuidado na interpretação desses achados.

Hagberg *et al.* (18) descobriram também que reduções significativas na PAS e na PAD ocorreram durante as primeiras 10 semanas de treinamento de exercícios aeróbicos. Embora não tenham ocorrido reduções adicionais na PAD após 20 semanas ou mais, houve uma queda maior na PAS com os programas durando mais de 20 semanas.

Como seria de se esperar, a queda na PA com o treinamento de exercícios de resistência é menos pronunciada em indivíduos com pressões normais do que em pacientes com HTN, *i. e.*, pressões normais são reduzidas mas ainda são normais (19). Uma metanálise conduzida por Kelley *et al.* (20) encontrou que o exercício aeróbico reduziu a PA de 4% a 5% naqueles indivíduos com HTN em comparação com 1% a 2% naqueles com PA normal. Entre os pacientes com HTN, Sannerstedt (7) afirmou que aqueles com HTN leve, limítrofe e especialmente aqueles com uma FC em repouso e $\dot{Q}$ elevados (OMS, estágio 1) tendem a melhorar mais do que aqueles com HTN estabelecida (estágio 2), nos quais o problema principal é uma RVS elevada. Existem poucos dados sobre pacientes com HTN grave, avançada (estágio 3), mas Sannerstedt (7) estima que sejam improváveis muitas modificações na PA em pacientes cujos órgãos estejam danificados.

Como muitos pacientes com HTN estão acima do peso, um objetivo dos programas de tratamento é reduzir a massa corporal para melhorar a saúde geral e possivelmente para diminuir a PA. A questão permanece, contudo, se a perda de peso por si própria irá afetar a PA. Os resultados da metanálise conduzida por Hagberg *et al.* (18) não encontraram nenhuma relação entre a modificação no peso do corpo e a redução na PAS (r = 0,11) ou na PAD (r = 0,07). Após um programa de 9 meses para pacientes com HTN, Dengel *et al.* (21) encontraram reduções similares na PA quer a redução no peso fosse graças ao exercício, à dieta ou à dieta mais exercício, *i. e.*, os efeitos não foram acumalativos.

Ao observar o efeito da intensidade do exercício sobre a resposta da PA ao treinamento, Hagberg *et al.* (18) concluíram que a diminuição na PAS foi de 11,1 mmHg (79% tiveram uma queda) quando a intensidade do treinamento foi < 70% da $\dot{V}O_{2máx}$ comparada com uma redução de 7,6 mmHg (75% tiveram uma queda) quando a intensidade foi > 70% da $\dot{V}O_{2máx}$. Os autores não afirmam se essa diferença na redução da PA foi significativa. Para a PAD, as reduções correspondentes foram de 7,6 e 6,7 mmHg, respectivamente, com 81% de ambos os grupos tendo uma diminuição.

Fagard (19) conduziu uma metanálise de 44 ensaios controlados aleatórios em indivíduos saudáveis com PA normal e aqueles com HTN com idades entre 21 e 79 anos e chegou a uma conclusão diferente. Ele descobriu que as diferenças na PA após o treinamento não estavam relacionadas com freqüência, duração, intensidade, ou volume total de treinamento. As Figuras 19-1 e 19-2 demonstram a carência de uma clara diferença no efeito relativa à intensidade do exercício em indivíduos normotensos e hipertensos. Ele encontrou alguma evidência sugestiva de que se exercitar 7 dias por semana reduzia a PA mais do que por 3 dias por semana, mas não havia diferença entre 3 e 5 dias por semana.

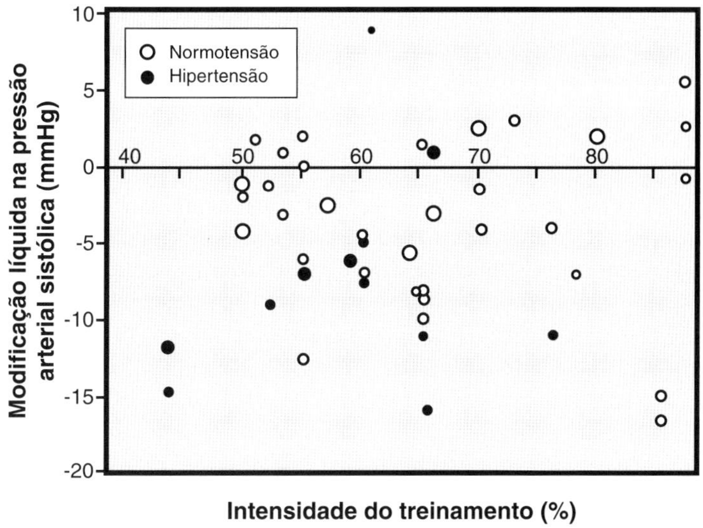

FIGURA 19-1 Modificações na PAS com o treinamento (ajustada para dados controlados) *versus* intensidade do treinamento em grupos de estudo normotensos e hipertensos. A intensidade do treinamento é expressa como porcentagem da carga de trabalho máxima, reserva de FC ou reserva de consumo de oxigênio. Os 4 tamanhos dos *círculos* representam a quantidade de indivíduos treinados analisáveis em cada grupo, *i. e.*, <10, 10-19, 20-29 e ≥ 30, respectivamente. O coeficiente de metarregressão ponderada é de $r = 0,19$ ($P = 0,21$).

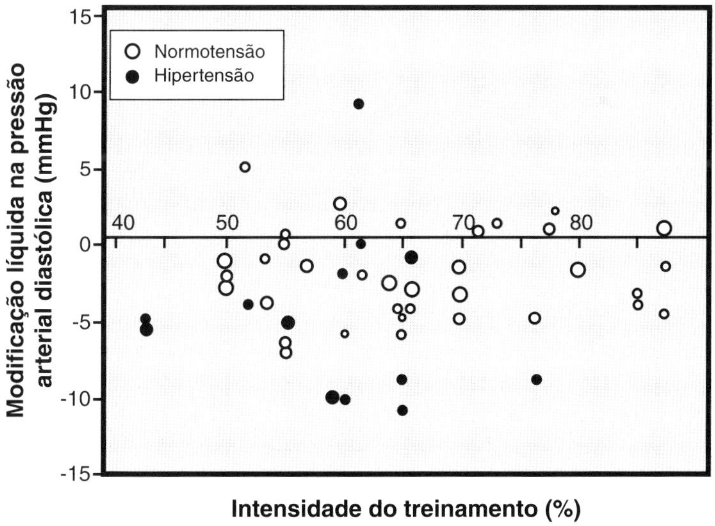

FIGURA 19-2 Modificações na PAD com o treinamento (ajustada para dados controlados) *versus* intensidade do treinamento em grupos de estudo normotensos e hipertensos. A intensidade do treinamento é expressa como porcentagem da carga de trabalho máxima, reserva de FC ou reserva de consumo de oxigênio. Os 4 tamanhos dos *círculos* representam a quantidade de indivíduos treinados analisáveis em cada grupo, *i. e.*, < 10, 10-19, 20-29 e ≥ 30, respectivamente. O coeficiente de metarregressão ponderada é de $r = 0,01$ ($P = 0,93$).

Ishikawa-Takata *et al.* (22) estudaram 207 indivíduos com HTN de estágio 1 e 2 que se exercitavam em uma intensidade de cerca de 50% do $\dot{V}O_{2máx}$ durante 8 semanas. Eles classificaram os indivíduos pelo tempo despendido em exercício por semana (30-60, 61-90, 91-120 e > 120 minutos por semana). Todos os 4 grupos tiveram reduções significativas na PA em repouso. Embora existissem diminuições similares na PAD em todos os grupos, a diminuição na PAS foi menor para o grupo que se exercitara de 30 a 60 minutos por semana do que nos grupos que se exercitaram por mais tempo. Visto que os pacientes não foram aleatoriamente determinados para um grupo, esses resultados devem ser visualizados com algum cuidado. Apesar disso, eles sugeriram que o exercício por tão pouco tempo quanto 60 a 90 minutos por semana é suficiente para reduzir a PA.

A evidência a respeito dos efeitos do treinamento de resistência (TR) sobre a PA em repouso é menos consistente. Contudo, o TR não é contra-indicado para pacientes com HTN leve, não complicada (estágios 1 e 2) (13). Fagard e Tipton (23) revisaram a evidência como a de 1994 e concluíram que estudos sobre TR que mostraram uma redução na PA foram apenas aqueles que combinaram o TR com o exercício cardiovascular; estudos utilizando isoladamente o treinamento de resistência não abaixaram a PA. Uma metanálise feita por Kelley e Kelley em 2000 (24) sobre ensaios aleatoriamente controlados não confirmou isso. Essa análise concluiu que ocorreram reduções modestas porém significativas de 3 mmHg para ambas, a PAS e a PAD (2% e 4%, respectivamente). Embora essa queda possa parecer insignificante, uma redução na PA de 3% está associada a um decréscimo de DAC de 5% a 9%, uma diminuição de 8% a 14% em acidentes vasculares e uma queda de todas as causas de mortalidade 4% (25).

Um mecanismo por meio do qual o TR pode influenciar a PA é a atenuação da resposta pressórica. Como mencionado anteriormente, o aumento na PA com o exercício estático está associado à massa muscular envolvida e à porcentagem da força máxima daqueles músculos. Se houver um aumento da força máxima de um grupo muscular, então qualquer determinado peso levantado torna-se uma porcentagem menor daquela força máxima mais elevada. Desse modo, haverá uma FC mais baixa e uma PAS mais baixa, resultando em menos trabalho executado pelo coração, como estimado pelo produto freqüência-pressão (FC × PAS).

Prescrição do Exercício

As diretrizes gerais da ACSM para adultos saudáveis (12) aplicam-se também àqueles indivíduos com HTN, particularmente aqueles nos estágios 1 e 2. Por outro lado, Sannerstedt (7) não recomenda o TR para pacientes com HTN em estágio 3, no qual a RVS é elevada e pode haver dano a alguns órgãos. Desse modo, o exercício de resistência com os grandes músculos feitos de 3 a 5 dias por semana e 20 a 60 minutos por dia é apropriado; achados de pesquisa (19) sugerem que 3 dias por semana sejam o mínimo para um programa efetivo.

A questão da intensidade do exercício é menos clara. Várias revisões diferem sobre o efeito de diferentes intensidades sobre a PA. Hagberg *et al.* (18) sugeriram que uma intensidade < 70% do $\dot{V}O_{2máx}$ pode ser mais benéfica do que uma intensidade > 70% do $\dot{V}O_{2máx}$, enquanto que Fagard (19) não descobriu nenhuma diferença entre as diferentes intensidades. Indiferentemente, parece claro que é mais fácil para a maioria dos pacientes começar e continuar a exercitar-se em intensidades de baixa a moderada, p. ex., 50% a 70%. Visto que as intensidades mais altas podem não produzir grandes benefícios e estão associadas a maior risco de lesões musculoesqueléticas e problemas cardiovasculares, é prudente também exercitar-se em intensidades de baixa a moderada.

Embora o TR possa ser efetivo na redução da PA, ele não deve ser a única ou a principal forma de exercício. Uma tomada de posição da American Heart Association (26) que foi endossada pela ACSM recomenda TR de brando a moderado para melhorar a força e a resistência muscular, para prevenir e tratar uma variedade de condições médicas crônicas, para modificar fatores de risco de DAC e para intensificar o bem-estar psicológico.

Um programa de TR que enfatize a resistência muscular mais do que a força é apropriado. Treinamento com pesos leve (30% a 50% da força máxima) e/ou treinamento de circuito com cargas leves e muitas repetições são bons exemplos. Se ocorrerem quaisquer preocupações sobre um determinado paciente, então a PA deve ser medida após o levantamento de pesos. Se ocorrer um aumento excessivo na PA, especialmente na PAD, então o exercício deve ser interrompido ou o peso reduzido até que não haja mais aumento da PAD.

Resumo

- A hipertensão (HTN) afeta ou irá afetar muitos indivíduos durante sua vida.
- Não tratada, essa condição torna-se progressivamente pior. Com o tratamento adequado, contudo, a PA pode ser reduzida para níveis aceitáveis.
- Modificações no estilo de vida e medicações são os principais tipos de tratamento.
- A capacidade de exercício não é afetada naqueles indivíduos com HTN não complicada. Por outro lado, algumas medicações podem afetar sua capacidade de se exercitar.
- O treinamento de resistência regular e provavelmente o treinamento de durabilidade irão reduzir a PA em indivíduos com níveis de PA normais e em pacientes com HTN.
- As diretrizes gerais da ACSM para o teste de esforço graduado e para a prescrição do exercício são apropriadas para aqueles indivíduos com HTN de branda a moderada, não complicada. Modificações podem ser necessárias, se a condição piorar.
- O exercício é uma parte integral de qualquer programa de tratamento da HTN. Contudo, educação, aconselhamento, modificação comportamental e medicações são também importantes.

REFERÊNCIAS BIBLIOGRÁFICAS

1. World Health Organization-International Society of Hypertension. 2003 World Health Organization (WHO)/International Society of Hypertension (ISH) statement on the management of hypertension. J Hypertens 2003; 21: 1983-1992.
2. Chobanian AV, Bakris GL, Black HR, et al. and the National High Blood Pressure Program Coordinating Committee. The seventh report of the Joint National Committee on Prevention, Detection, Evaluation, and Treatment of High Blood Pressure. The JNC 7 report. Hypertension 2003; 42: 1206-1252.

3. Williams RR, Hunt SC, Hasstedt SJ, et al. Are there interactions and relations between genetic and environmental factors predisposing to high blood pressure? Hypertension 1991; 18: 129-137.
4. Vasan RS, Beiser A, Seshadri S, et al. Residual life-time risk for developing hypertension in middle-aged women and men: the Framingham Heart Study. JAMA 2002; 287: 1003-1010.
5. Leitschuh M, Cupples LA, Kannel W, et al. High-normal blood pressure progression to hypertension in the Framingham Heart Study. Hypertension 1991; 17: 22-27.
6. Lund-Johansen P. Age, hemodynamics and exercise in essential hypertension: difference between β-blockers and dihydropyridine calcium antagonists. J Cardiovasc Pharmacol 1989; 14 (suppl 10): S7–S13.
7. Sannerstedt R. Hypertension. In: Skinner JS, ed. Exercise Testing and Exercise Prescription for Special Cases. 2nd. Ed. Philadelphia: Lea & Febiger, 1993; 275-289.
8. Bahler RC, Gatzoylis K. Exercise performance in patients with hypertension. Relation to electrocardiographic criteria for left ventricular hypertrophy. J Electrocardiol 1990; 23: 41-48.
9. Swain R, Kaplan B. Treating hypertension in active patients: which agents work best with exercise? Physician Sportsmed 1997; 25: 1-13.
10. Gordon NF, Duncan JJ. Effect of beta-blockers on exercise physiology: implications for exercise training. Med Sci Sports 1991; 23: 668-676.
11. Garavaglia GE, Messerli FH, Schmieder RE, et al. Antihypertensive therapy and cardiovascular reactivity during isometric stress. J Hum Hypertens 1988; 2: 247-251.
12. American College of Sports Medicine (ACSM). ACSM' Guidelines for Exercise Testing and Prescription. 6th ed. Baltimore: Lippincott Williams & Wilkins, 2000.
13. Gordon NF, Scott CB. Exercise and mild essential hypertension. Primary Care 1991; 18: 683-694.
14. Georgopoulos AJ, Proudfit WL, Page IH. Effect of exercise on electrocardiogram of patients with low serum potassium. Circulation 1961; 23: 567-572.
15. Hanson P, Ward A, Painter P. Exercise training for special patient populations. J Cardiopulm Rehabil 1986; 6: 104-112.
16. Pescatello LS, Franklin BA, Fagard R, et al. American College of Sports Medicine position stand. Exercise and hypertension. Med Sci Sports Exerc 2004; 36: 533-553.
17. American College of Sports Medicine. ACSM's Resource Manual for Guidelines for Exercise Testing and Prescription. 3rd ed. Baltimore: Lippincott Williams & Wilkins, 1998.
18. Hagberg JM, Park JJ, Brown MD. The role of exercise training in the treatment of hypertension. An update. Sports Med 2000; 30: 193-206.
19. Fagard RH. Exercise characteristics and the blood pressure response to dynamic physical training. Med Sci Sports Exerc 2001; 33(6 suppl): S484-492.
20. Kelley GA, Kelley KA, Tran ZV. Aerobic exercise and resting blood pressure: a meta-analysis review of randomized, controlled trials. Prev Cardiol 2001; 4: 73-80.
21. Dengel DR, Galecki AT, Hagberg JM, et al. The independent and combined effects of weight loss and aerobic exercise on blood pressure and oral glucose tolerance in older men. Am J Hypertens 1998; 11: 1405-1412.
22. Ishikawa-Takata K, Ohta T, Tanaka H. How much exercise is required to reduce blood pressure in essential hypertensives: a dose-response study. Am J Hypertens 2003; 16: 629-633.
23. Fagard RH, Tipton CM. Physical activity, fitness and hypertension. In: Bouchard C, Shephard RJ, Stephens T, eds. Physical Activity, Fitness and Health. Champaign, Illinois (IL): Human Kinetics, 1994: 633-655.
24. Kelley GA, Kelley KS. Progressive resistance exercise and resting blood pressure: a meta-analysis of randomized controlled trials. Hypertension 2000; 35: 838-843.

25. Whelton PK, He J, Appel LJ, et al. Primary prevention of hypertension: clinical and public health advisory from the National High Blood Pressure Education Program. JAMA 2002; 288: 1882-1888.
26. Pollock ML, Franklin BA, Gary J, et al. Resistance exercise in individuals with and without cardiovascular disease: benefits, rationale, safety, and prescription: an advisory from the Committee on Exercise, Rehabilitation, and Prevention, Council on Clinical Cardiology, American Heart Association. Circulation 2000; 101: 828-833.

SITES DA INTERNET

Centers for Disease Control and Prevention–Physical Activity and Health: A Report of the Surgeon General
http://www.cdc.gov/nccdphp/sgr/sgr.htm

National Heart, Lung, and Blood Institute
http://www.nhlbi.nih.gov

American Heart Association
http://www.americanheart.org

American College of Sports Medicine
http://www.acsm.org

20

Doença Arterial Obstrutiva Crônica Periférica

Andrew W. Gardner ▪ James S. Skinner

A doença cardiovascular aterosclerótica é o problema de saúde mais significativo nos Estados Unidos, na medida em que as doenças cardíacas e cerebrovasculares foram a 1ª e a 4ª causas líderes de mortalidade em 1990, respectivamente (1). A aterosclerose nas artérias das extremidades inferiores (doença vascular periférica) também é uma importante preocupação médica, porque existe um alto risco de que a doença coronariana e da artéria cerebral estejam concomitantemente presentes (2) e porque a dor isquêmica na musculatura da perna limita seriamente as atividades físicas diárias que podem ser executadas. Uma das formas mais comuns da doença vascular periférica é a doença arterial obstrutiva crônica periférica (DAOCP), que resulta da arterosclerose das artérias das extremidades inferiores.

Embora muito da literatura sobre a DAOCP provenha das disciplinas da cirurgia vascular e medicina, o campo da fisiologia do exercício está crescendo em importância por causa da necessidade de reabilitar essa população de pacientes com um programa de exercício regular. A colaboração sinergística entre essas disciplinas é particularmente importante para o tratamento clínico de pacientes com a DAOCP, porque o objetivo primário do especialista vascular é melhorar a circulação e a viabilidade do membro, enquanto a preocupação primária do especialista do exercício é auxiliar o paciente a readquirir a função perdida.

Descrição da Doença

DEFINIÇÃO DE DAOCP

A DAOCP ocorre de lesões que se desenvolvem na aorta abdominal e nas artérias ilíaca, femoral, poplítea e tibial. Conseqüentemente, o fluxo sangüíneo distal para as lesões arteriais é reduzido, o que por fim possui um impacto negativo sobre a deambulação e a independência funcional de pacientes idosos com DAOCP. A medida clínica característica para detectar a DAOCP é o índice braquial/tornozelo (IBT), que é a razão da pressão arterial sistólica (PAS) medida no tornozelo e no braço (3). Em pacientes com DAOCP, a redução no fluxo sangüíneo na perna resulta em uma pressão no tornozelo baixa e um valor de IBT baixo. A predominância da DAOCP depende altamente do ponto de corte de IBT exato utilizado para determinar a circulação periférica inadequada. Com base na literatura, uma IBT anormal varia de < 0,80 a < 0,97 (4-7), com um valor de ≤ 0,90 geralmente considerado o melhor padrão de referência (8). Os valores de IBT acima de 0,90 estão considerados entre a variação normal. A prevalência da DAOCP é de 10% na população geral acima de 55 anos de idade, quando um valor de IBT de ≤ 0,90 é utilizado para definir a DAOCP (8).

CLASSIFICAÇÃO DA DAOCP

Nos estágios iniciais da DAOCP, o fluxo sangüíneo reduzido não resulta em quaisquer sintomas perceptíveis; isso é definido como estágio I (DAOCP assintomática) de acordo com o sistema de classificação amplamente aceito de Fontaine (Quadro 20-1) (9). À medida que a DAOCP avança, ocorre dor isquêmica na musculatura da perna quando o paciente caminha e é classificada como estágio II (claudicação intermitente). Os pacientes em estágio II podem ser adicionalmente classificados como apresentando claudicação intermitente leve (caminhar uma distância de menos de 200 metros sem dor) ou claudicação intermitente grave (caminhar uma distância de mais de 200 metros sem dor). Em estágios mais avançados da doença, o fluxo sangüíneo é reduzido em tal extensão que a dor é experimentada mesmo em repouso (estágio III, dor em repouso). A progressão adicional da doença leva a ulcerações isquêmicas nas extremidades inferiores e gangrena (estágio IV, gangrena/perda tecidual). Pacientes com DAOCP em estágio III ou estágio IV possuem isquemia crítica da perna, na qual o processo isquêmico coloca em perigo parte ou toda a extremidade inferior. Esses pacientes geralmente são candidatos a uma intervenção agressiva, tal como a cirurgia, e são clinicamente tratados por cirurgiões vasculares.

Médicos e especialistas do exercício têm claramente seu maior impacto no tratamento clínico de pacientes moderadamente afetados com DAOCP de estágios I e II. Eles também têm papel importante junto aos pacientes revascularizados que tipicamente apresentam melhoras hemodinâmicas significativas, mas que permanecem funcionalmente dependentes por causa do processo de descondicionamento extremo que ocorre com a isquemia crítica da perna. Esses pacientes geralmente são bons candidatos a tratamentos

QUADRO 20-1 CLASSIFICAÇÃO DE FONTAINE DA DOENÇA ARTERIAL PERIFÉRICA OCLUSIVA

Estágio	*Sintomas*
I	Assintomático
II	Claudicação intermitente
IIa	Caminhada com claudicação > 200 metros, livre de dor
IIb	Caminhada com claudicação < 200 metros, livre de dor
III	Dor em repouso
IV	Gangrena, perda tecidual

mais conservadores, tais como exercícios de reabilitação e/ou terapia medicamentosa. Se os pacientes com DAOCP assintomáticos (estágio I) puderem ser identificados, eles provavelmente serão candidatos ideais para os exercícios de reabilitação, porque o processo aterosclerótico não avançou o suficiente para interferir com a capacidade de se exercitar. O foco do restante desse capítulo centra-se na avaliação e no tratamento de pacientes com DAOCP de estágio I e estágio II de Fontaine.

Fatores de Risco para a DAOCP

Fatores de risco para a DAOCP são típicos da doença arterial coronariana, incluindo tabagismo, raça (não-caucasiano), diabetes, idade, pressão arterial sistólica elevada, baixos níveis de colesterol de lipoproteína de alta densidade (HDL-C) e níveis de colesterol total e índice de massa corporal elevados (IMC) (10-12). Além disso, as propriedades da reologia e coagulação sangüínea desempenham um papel no desenvolvimento da DAOCP. O aumento da viscosidade sangüínea e de fibrinogênio plasmático estão associados ao curso clínico da DAOCP (13), bem como com riscos mais altos de doença arterial coronariana e infarto recorrente do miocárdio (14,15). Níveis elevados de atividade do inibidor-1 de ativação do plasminogênio e de antígeno do ativador do plasminogênio tecidual estão também relacionados com a progressão e as complicações da aterosclerose (16-19). Finalmente, a evidência preliminar mostra que a inatividade física está independentemente associada a uma IBT mais baixa em indivíduos que possuem valores de IBT na variação normal (20), sustentando a noção de que o nível de atividade possa ser um fator contributivo para o desenvolvimento da DAOCP (21).

Efeitos da DAOCP sobre o Corpo

A presença da DAOCP está associada a um prognóstico ruim de sobrevivência a longo prazo (22-27), primariamente pelo risco aumentado de infarto do miocárdio e de acidente vascular. Em comparação com indivíduos sem DAOCP, o risco relativo para todas as causas de mortalidade aliadas à DAOCP varia entre 1,8 e 3,1 (24-26), indicando que o índice de mortalidade é de 80% para 210% mais elevado em pacientes com valores de IBT anormalmente baixos ≤ 0,85 (24) ou ≤ 0,90 (25,26). McKenna *et al.* (24) relatam estimativas de sobrevida de 5 anos para pacientes com DAOCP e controles sem DAOCP de 63% e 90%, respectivamente, enquanto uma sobrevida de 10 anos foi de 46% e 77%. Vogt *et al.* (26) descrevem estimativas de sobrevida de 10 anos ainda menores que 39% e 35% para homens e mulheres idosos com DAOCP, respectivamente.

O prognóstico de pacientes com DAOCP piora à medida que a gravidade da DAOCP aumenta (22-26). Por exemplo, pacientes com valores de IBT ≤ 0,30 tiveram um risco relativo de morte de 1,8 comparado com o risco de pacientes com valores de IBT entre 0,50 e 0,91 (23), e pacientes com valores de IBT ≤ 0,40 tiveram 3,35 de risco relativo para mortalidade comparado com aquele de pacientes com valores de IBT acima de 0,85 (24). Adicionalmente, a mortalidade cardiovascular em pacientes com DAOCP sintomáticos (estágios de Fontaine II, III e IV) foi 11 vezes maior do que os controles sem DAOCP (28), enquanto o índice de mortalidade em pacientes com DAOCP assintomáticos (estágio I de Fontaine) foi 5 vezes mais elevado.

A relação entre a presença e a gravidade da DAOCP e a mortalidade subseqüente é mais forte do que em muitas outras condições médicas que sabidamente reduzem a sobrevida. O risco relativo ajustado para mortalidade associada à DAOCP (2,36) foi maior do que o risco de diabetes (1,64) ou acidente vascular (1,88) e foi similar ao da insuficiência cardíaca congestiva (2,38) (24). Contudo, pacientes com DAOCP com doença grave (IBT ≤ 0,30) tiveram um risco relativo maior do que os pacientes com insuficiência cardíaca congestiva (23). Esses dados sugerem que a DAOCP é de substancial importância médica e que, uma vez identificados, pacientes com DAOCP devem submeter-se a intervenções direcionadas à melhora de seu perfil de risco de doença cardiovascular e ao aumento de sua capacidade funcional, para prevenir complicações provenientes da doença.

Efeitos da DAOCP sobre a Capacidade de Exercício

O efeito primário a curto prazo da DAOCP com relação ao exercício é o desenvolvimento de claudicação dolorosa na musculatura isquêmica da perna durante o exercício em virtude do fluxo sangüíneo arterial insuficiente. Quando os pacientes interrompem o exercício, a dor de claudicação gradualmente dissipa-se, porque a demanda metabólica dos músculos em repouso da perna não mais excede a capacidade do comprometido fluxo sangüíneo proporcionar a quantidade necessária de oxigênio. Após vários minutos de repouso, a perfusão da musculatura da perna retorna aos valores basais, e os produtos residuais metabólicos dentro da musculatura (p. ex., ácido láctico) são removidos. Nesse ponto, o paciente pode prosseguir exercitando-se sem dor durante vários minutos até que a isquemia, mais uma vez, reaparece na musculatura da perna. Esse ciclo repetido de exercício e períodos de repouso é a razão de os sintomas da DAOCP serem chamados de claudicação intermitente.

O índice de desenvolvimento da dor de claudicação durante o exercício varia grandemente entre os pacientes, na medida em que algumas pessoas experimentam dor muito antes do que outras. Os 2 fatores primários que determinam o índice de desenvolvimento da isquemia nos músculos da perna e a dor de claudicação são a intensidade na qual o exercício é executado e a gravidade da DAOCP. Conseqüentemente, a dor de claudicação pode ocorrer bem rapidamente em pacientes seriamente doentes que caminham em aclives, ao passo que o desenvolvimento da dor será muito mais lento em pacientes moderadamente doentes que caminham em uma superfície nivelada (se de fato ocorrer).

Efeitos a Curto Prazo do Exercício sobre a DAOCP

Durante a deambulação, ocorre vasodilatação na musculatura da extremidade inferior que está em atividade. Essa vasodilatação diminui a resistência vascular muscular, desviando o já comprometido fluxo sangüíneo na extremidade inferior em pacientes com DAOCP para os músculos que estão em atividade, afastando-o do tecido cutâneo e das regiões distais da perna. Contudo, o aumento do fluxo sangüíneo muscular é inadequado para satisfazer as demandas energéticas do músculo, resultando em claudicação dolorosa isquêmica nos músculos distais às lesões arteriais. A dor de claudicação aumenta gradualmente durante o exercício até que os pacientes atinjam seu nível máximo de tolerância à dor, ponto no qual o exercício deve ser interrompido.

O comprometimento circulatório em pacientes com DAOCP torna-se mais evidente imediatamente após o exercício através da medição da PAS e do IBT do tornozelo (3,6,7). A vasodilatação na musculatura da perna durante e imediatamente após o exercício ocasiona a diminuição da PAS e do IBT de seus valores basais pré-exercício. À medida que o estímulo vasodilatador diminui gradualmente durante a recuperação, a circulação periférica é restabelecida rumo aos valores basais, manifestada por aumentos na pressão sangüínea sistólica (PSS) no tornozelo e no IBT.

Teste de Esforço

Como resultado do fluxo sangüíneo insuficiente para as extremidades inferiores, a claudicação e as medidas hemodinâmicas periféricas obtidas a partir de um teste de esforço são os critérios primários para avaliar a efetividade de um programa de exercício (29). Visto que a dor de claudicação é primariamente experimentada durante a deambulação, o teste da esteira é considerado como a modalidade mais eficaz de exercício para avaliar a claudicação, porque ela imita de perto as condições da "vida real", e primariamente sobrecarrega a musculatura da panturrilha afetada. A bicicleta ergométrica pode ser uma modalidade de teste de esforço alternativa, mas sua utilidade é limitada, porque os músculos quadríceps são primariamente ativos em vez dos da musculatura da perna. Conseqüentemente, aqueles indivíduos com lesões arteriais distais aos músculos quadríceps podem estar aptos a pedalar sem experimentar dor de claudicação.

A seleção de um teste de esteira apropriado para avaliar a claudicação é outra consideração importante. Os 2 tipos de teste que estão sendo utilizados hoje em dia são os testes de estágios múltiplos progressivos (P) e testes de um único estágio (S). Embora ambos sejam utilizados, o teste P possui várias vantagens. Ao se utilizar um teste com pequenos aumentos na graduação (*i. e.*, intensidade do exercício), as distâncias de claudicação dos pacientes podem ser melhor estratificadas de acordo com a gravidade da doença do que quando se utiliza um teste S. Além disso, os protocolos de teste P que utilizam uma velocidade de caminhada constante de 3,2 km/h e aumentos graduais na classificação de 2,0% ou 3,5% em cada estágio são altamente reproduzíveis (30,31). Gardner *et al.* fizeram 10 pacientes caminhar com uma dor de claudicação máxima 2 vezes por mês durante 4 meses (30). Os pacientes caminharam a 2,4 km/h até uma graduação de 7,5% (teste S) e a 3,2 km/h em uma graduação de 0%, aumentando em 2% a cada 2 minutos (teste P). A distância caminhada no início da dor de claudicação (DDC) e a distância máxima da caminhada (DMC) foram registradas. Coeficientes de correlação intraclasses *(r)* da DDC e DMC durante os testes S foram de 0,53 e 0,55, respectivamente. Em contraste, os valores *r* respectivos durante o teste P foram 0,89 e 0,93. Concluiu-se que a gravidade da DAOCP é mais bem avaliada pelos testes de esteira P, porque as medidas clínicas são mais confiáveis durante o exercício e a recuperação.

A utilização de um corrimão como apoio durante o teste de esteira deve ser evitada ou no mínimo minimizada. A razão é porque o suporte lateral da mão reduz o custo energético da caminhada e pode diminuir a reprodutibilidade, a não ser que a mesma pressão seja aplicada aos corrimãos durante testes repetidos (32). Gardner *et al.* estudaram o efeito do suporte lateral da mão sobre a claudicação e as respostas hemodinâmicas e sobre sua reprodutibilidade durante os protocolos de esteira S (3,2 km/h, graduação 12%) e P (3,2 km/h, classificação 0% com aumento de 2% a cada 2 minutos) (32). Dez pacientes com DAOCP estável executaram ambos os protocolos 3 vezes, com intervalo de 1 semana entre os testes, com e sem suporte lateral da mão. A DDC e DMC foram significativamente mais longas ($P < 0,05$) quando o suporte lateral da mão foi permitido. A DDC e a DMC também aumentaram ($P < 0,05$) durante os testes repetidos. Nenhum aumento foi observado durante os testes sem suporte. Consideravelmente, nenhum paciente enfrentou dificuldades em caminhar sem suporte. Desse modo, o suporte lateral da mão pode ser uma precaução de segurança desnecessária para a maioria dos pacientes com DAOCP, e sua utilização não deve ser encorajada, a menos que o equilíbrio não possa ser mantido de outra maneira.

Como mencionado anteriormente, as variáveis específicas que são medidas para avaliar a gravidade funcional da DAOCP incluem as distâncias (ou vezes) do início da dor de claudicação (DDC ou DCE) e da dor de claudicação máxima (DMC ou DCE). As medidas hemodinâmicas periféricas máximas são obtidas em conjunto com as medidas de claudicação para fornecer uma avaliação mais objetiva da gravidade da doença. A variável mais aceita é a medida da PAS do tornozelo aferida antes e depois do teste da esteira, que é necessária para calcular o IBT.

O objetivo principal de um teste de esteira em pacientes com DAOCP é obter medidas confiáveis do *(a)* índice de desenvolvimento da dor de claudicação, *(b)* das respostas hemodinâmicas ao exercício e *(c)* da presença da doença cardíaca coronariana coexistente. Para auxiliar o paciente na avaliação da dor de claudicação durante um teste de esteira, uma escala de dor é freqüentemente utilizada (0 = sem dor, 1 = início da dor, 2 = dor moderada, 3 = dor intensa e 4 = dor máxima) (33). A utilização dessa escala de dor ajuda os pacientes a identificar como sua dor de claudicação avança durante o teste de esteira. As distâncias típicas do início da dor e para o máximo da dor são de aproximadamente 170 m e 360 m, respectivamente (33). A inadequação circulatória nas extremidades inferiores com o exercício também podem ser quantificadas acuradamente com o teste da esteira através da medição da diminuição do IBT com relação aos níveis basais (30). Medidas de trocas gasosas durante o teste de esteira mostram que os pacientes com DAOCP com claudicação intermitente possuem valores de pico de consumo de oxigênio ($\dot{V}O_2$) na amplitude de 12 para 15 $mL \cdot kg^{-1} \cdot min^{-1}$ (31), que é aproximadamente 50% daquela observada em controles com idade comparável. Modificações favoráveis após um programa de exercícios de reabilitação devem incluir distâncias de caminhadas maiores cobertas antes do início da dor e da dor de claudicação máxima, um aumento no pico de $\dot{V}O_2$ e possivelmente uma queda abrupta no IBT e uma recuperação mais rápida do IBT para o valor basal em repouso.

A dor de claudicação e o IBT são as medidas mais comumente obtidas, porque a pesquisa anterior utilizou essencialmente uma perspectiva vascular nessa população. Contudo, contribuições de pesquisas posteriores a respeito da melhora da função em pacientes com a DAOCP após exercícios de reabilitação podem ser melhor obtidas, através de uma perspectiva mais gerontológica que vai além da medida das distâncias de claudicação e do IBT. Como o perfil típico de um paciente com DAOCP é de um indivíduo idoso com incapacidade crônica para deambulação, o declínio no funcionamento físico resultante do envelhecimento pode ser acelerado nesta população em razão do extremo descondicionamento trazido pelo processo da doença. Conseqüentemente, o desempenho em um teste de caminhada de 6 minutos, bem como as medidas da marcha, economia na caminhada, equilíbrio, flexibilidade e força da extremidade inferior, provavelmente, serão piores em pacientes com DAOCP do que em controles com idade pareada; essas variáveis podem melhorar com um programa de exercícios de reabilitação. Até agora, contudo, é esparssa a informação sobre essas medidas e se elas modificam-se com os exercícios de reabilitação na população com DAOCP (34).

Além das medidas laboratoriais da função física acima mencionadas, avaliar o impacto que as limitações ambulatórias e funcionais têm sobre as atividades de rotina executadas no ambiente social pode fornecer uma avaliação mais verdadeira da incapacidade. A livre atividade física da vida diária medida através de um acelerômetro é uma medida que determina a quantidade de movimento feito durante um período estendido de tempo. A livre atividade física da vida diária, quando medida por um acelerômetro, é aproximadamente 33% mais baixa em pacientes com DAOCP do que em indivíduo sem a doença, com idade similar. A atividade diminui progressivamente nos claudicantes à medida que aumenta a gravidade da doença, conforme medida pelo IBT (35). Além disso, o consumo de cigarros (que é comum na população com DAOCP) diminui a livre atividade física da vida diária em 30% adicionais (36). Desse modo, pacientes com DAOCP com claudicação intermitente estão no extremo inferior do espectro da atividade física.

Paterson *et al.* descobriram que as atividades diárias da vida independente requerem $\dot{V}O_2$ de cerca de 15 $mL \cdot kg^{-1} \cdot min^{-1}$ (37). Uma vez que isso está no nível ou acima do pico de $\dot{V}O_2$ de 12 a 15 $mL \cdot kg^{-1} \cdot min^{-1}$ de muitos pacientes com DAOCP (31) e que caminhar de 3,2 a 4,8 km/h requer $\dot{V}O_2$ de 8,9 a 11,6 $mL \cdot kg^{-1} \cdot min^{-1}$, claramente os pacientes com DAOCP estão trabalhando próximo de seu máximo quando caminham e quando realizam muitas atividades da vida diária. Portanto, não é surpreendente que eles, muitas vezes, sintam-se cansados e queiram parar. Contudo, ao parar, eles tornam-se mais descondicionados e muitas atividades da vida diária tornam-se ainda mais difíceis de realizar.

Não está claro se as melhoras típicas nas distâncias de claudicação após exercícios de reabilitação transformam-se em aumentos da livre atividade física da vida diária no ambiente social. Pesquisa adicional é necessária para examinar esse aspecto, bem como para determinar se as melhoras funcionais estão relacionadas com a melhora da qualidade de vida nesta população idosa, incapacitada.

Prescrição do Exercício

O objetivo elementar de um programa de exercício para pacientes com DAOCP que estão limitados pela claudicação intermitente é melhorar a DDC e DMC. Uma metanálise encontrou que o aumento médio na DDC foi de 179% após a reabilitação com exercícios, e o aumento médio na DMC foi de 122% (38). Programas de reabilitação com exercícios utilizando caminhada em esteira foram mais efetivos no prolongamento dessas distâncias. Embora a reabilitação com exercícios prolongue efetivamente as distâncias de claudicação, existe uma variabilidade considerável. Por exemplo, a DDC aumentou entre 72% e 746% e a DMC aumentou algo entre 61% e 739% (38). As diferenças nos componentes dos programas de exercício (p. ex., intensidade, duração e freqüência das sessões de exercício) podem ser largamente responsáveis por essas respostas amplamente divergentes.

As seguintes recomendações para a prescrição do exercício baseiam-se nos resultados de uma metanálise (38) que examinou os fatores mais importantes de um programa de reabilitação com exercícios para melhorar as distâncias de claudicação em pacientes com DAOCP com claudicação intermitente. Nessa metanálise, foram comparados os 6 seguintes componentes de um programa de reabilitação com exercício para identificar quais são os mais importantes para obter melhoras favoráveis nas distâncias de dor de claudicação: *(a)* freqüência do exercício (sessões por semana), *(b)* duração do exercício (minutos por sessão), *(c)* modo do exercício (caminhada *vs.* uma combinação de exercícios, *(d)* duração do programa (semanas), *(e)* ponto final da dor de claudicação utilizado no programa (início da dor *vs.* dor máxima próxima) e *(f)* nível de supervisão (supervisionado *vs.* supervisionado mais exercício domiciliar). Todos esses componentes da reabilitação com exercícios tiveram um efeito significativo sobre a magnitude da modificação nas distâncias de claudicação, exceto o nível de supervisão. Por exemplo, os programas em que pacientes se exercitam até a dor de claudicação próxima do máximo foram mais efetivos do que os programas em que os pacientes se exercitaram apenas até o início da dor. Adicionalmente, os programas que consistiam de duração mais longa dos exercícios, freqüência mais alta, extensão mais longa do programa e caminhada como o único modo de exercício foram mais efetivos do que os programas que consistiam de duração mais curta do exercício, freqüência mais baixa, extensão mais curta do programa e nos quais os pacientes treinavam através de uma variedade de modos de exercício. A adição do exercício domiciliar para suplementar a quantidade de exercícios realizados em um ambiente supervisionado não resultou em benefício adicional na deambulação.

Dos 6 componentes que tiveram um efeito sobre a modificação nas distâncias com claudicação, a análise multivariada descobriu apenas 3 que tiveram efeitos independentes. Esses componentes foram o ponto final da dor de claudicação utilizado no programa, duração do programa e modo do exercício (38). A combinação desses componentes explicou aproximadamente 90% da variação no aumento das distâncias de caminhada após a reabilitação com exercícios. Embora a duração e a freqüência das sessões de exercício não sejam prognosticadores independentes da modificação nos episódios de dor claudicação, os programas devem fazer com que os pacientes caminhem por, no mínimo, 30 min por sessão e, no mínimo, 3 sessões por semana, na medida em que essas quantidades foram mais benéficas do que os programas que utilizam uma duração de exercício mais curta e uma freqüência mais baixa.

Finalmente, a intensidade apropriada do exercício para se utilizar durante o treinamento não é conhecida a essa altura, porque nenhum estudo objetivou esse aspecto. Existe uma concepção errada comum de que caminhar além do início da dor para quase o máximo da dor é um aumento na intensidade quando, na verdade, é meramente um aumento na duração. O índice de trabalho executado enquanto se caminha, independentemente da duração, é a consideração importante quando se ajusta a intensidade apropriada do exercício. Uma vez que a freqüência cardíaca (FC) é comumente utilizada para ajustar a intensidade do exercício, uma recomendação conservadora para os claudicantes que estão começando um programa de reabilitação é caminhar a uma velocidade apropriada e progredir na esteira para produzir uma intensidade de aproximadamente 50% de sua FC de reserva. Eles devem aumentar gradualmente a intensidade para 70% a 80% por volta da conclusão do programa. As recomendações para um programa de exercício para pacientes com DAOCP estão resumidas no Quadro 20-2.

Efeitos do Treinamento sobre a DAOCP

MELHORA NAS MEDIDAS DE CLAUDICAÇÃO

Melhoras significativas na dor de claudicação ocorrem após a reabilitação com exercícios. Por exemplo, uma metanálise (38) demonstrou que, em 21 estudos de reabilitação com exercícios (39-59) conduzidos entre 1966 e 1993, a DDC média aumentou 179%, de 126 ± 57 m (média ± desvio-padrão) para 351 ± 189 m após a reabilitação. A DMC aumentou 122%, de 326 ± 148 m para 723 ± 592 m.

MELHORA NOS FATORES DE RISCO

O treinamento do exercício possui um efeito benéfico na redução da viscosidade sangüínea e na agregação de células vermelhas em pacientes com DAOCP (39), bem como melhora o perfil fibrinolítico em indivíduos jovens e idosos saudáveis (60), pacientes que experimentaram infarto do miocárdio (61) e pacientes com diabetes do tipo II (62). Desse modo, a reabilitação com o exercício pode melhorar os resultados clínicos de pacientes com DAOCP ao alterar os fatores de risco mais tradicionalmente aceitos (p. ex., lipídios sangüíneos, pressão arterial, obesidade) assim como as medidas de reologia e coagulação sangüíneas. Além disso, a reabilitação com exercícios é o método de escolha para melhorar os resultados funcionais em pacientes com DAOCP que têm incapacidade de locomoção por causa da claudicação intermitente (38).

QUADRO 20-2 PROGRAMA DE EXERCÍCIOS RECOMENDADO PARA PACIENTES COM DOENÇA ARTERIAL OBSTRUTIVA CRÔNICA PERIFÉRICA

Componente do Exercício	*Comentário*
Freqüência	3 sessões de exercício por semana
Intensidade	Progressão de 50% do pico da capacidade de exercitar-se para 80% por volta do final do programa
Duração	Progressão de 15 min de exercício por sessão para mais de 30 min ao final do programa
Modo	Sustentação de peso (p. ex., caminhada, subir escadas); tarefas sem sustentação de peso (p. ex., ciclismo) podem ser utilizadas para aquecimento e resfriamento
Tipo de exercício	Caminhada intermitente até próximo da dor de claudicação máxima
Extensão do programa	No mínimo 6 meses

MECANISMOS POTENCIAIS PARA A MELHORA NAS MEDIDAS DE CLAUDICAÇÃO

Numerosos mecanismos foram propostos para explicar a melhora na DDC e DMC após a reabilitação com exercícios. Esses mecanismos centram-se principalmente nas adaptações hemodinâmicas e enzimáticas no interior da musculatura em atividade no(s) membro(s) sintomático(s). Especificamente, esses mecanismos incluem aumento do fluxo sangüíneo (40,49,58,63) para a musculatura da perna que está se exercitando; uma redistribuição mais favorável do fluxo sangüíneo (59,64); maior utilização de oxigênio (65) em virtude de uma concentração mais elevada de enzimas oxidativas (43); propriedades hemorreológicas do sangue (39); diminuição da dependência do metabolismo anaeróbico (57,65) e melhora na eficiência da caminhada (66,67). Pode ser que nenhum mecanismo em particular seja essencialmente responsável pela melhora nos sintomas da dor de claudicação com a reabilitação por meio de exercícios. Mais precisamente, uma combinação de modificações nesses fatores pode contribuir para distâncias de caminhada melhoradas. Melhoras na atitude psicossocial graças a realizações que são atingidas durante a reabilitação com o exercício podem adicionalmente melhorar esse efeito.

Para avaliar esse mecanismo hemodinâmico periférico, uma quantidade de estudos tem avaliado o IBT e o fluxo sangüíneo na panturrilha antes e depois de um programa de exercício. Em média, o fluxo sangüíneo na panturrilha em repouso e em condições máximas aumenta em aproximadamente 19% (43-46,49,50,52-54,59,65,68-71), e o IBT aumenta em aproximadamente 7% (47,51-54,57,63,64,70-72) após a reabilitação com exercícios. Apenas poucos estudos têm examinado a modificação na redistribuição do fluxo sangüíneo periférico, viscosidade sangüínea, diferença de oxigênio arteriovenoso na perna, concentração de enzimas oxidativas e eficiência da caminhada. Conseqüentemente, as modificações nessas variáveis após a reabilitação com exercícios não estão bem estabelecidas em pacientes com DAOCP. Uma vez que a magnitude da modificação no fluxo sangüíneo na panturrilha e no IBT não se aproxima daquela das modificações da DDC (179%) e DMC (122%) (38), ou as pequenas modificações no fluxo sangüíneo periférico produzem melhoras exponenciais na síndrome da dor de claudicação ou os outros mecanismos já mencionados contribuem também para o rendimento melhorado.

Resumo

A DAOCP é uma significativa preocupação com a saúde na população idosa, que continuará aumentando nos próximos anos. O tratamento conservador de pacientes com DAOCP assintomática e de pacientes com claudicação intermitente é recomendado para modificar os fatores de risco e para melhorar a capacidade de deambulação. Pacientes com DAOCP mais grave tipicamente requerem revascularização das extremidades inferiores. A reabilitação com o exercício é um tratamento conservador, altamente efetivo para melhorar a deambulação em pacientes com claudicação intermitente. Até agora, o foco principal de atenção sobre os benefícios dos exercícios de reabilitação com o exercício tem centrado-se sobre a DDC e DMC durante teste na esteira. Uma pesquisa futura deve enfocar a melhora comumente reportada na literatura geriátrica, em outros resultados funcionais que pode ser mais representativa das atividades da vida diária, tais como o desempenho submáximo do exercício, economia na caminhada, equilíbrio, flexibilidade, e força na extremidade inferior. Até que essas medidas sejam obtidas, o benefício total dos exercícios de reabilitação em pacientes com DAOCP permanece obscuro.

REFERÊNCIAS BIBLIOGRÁFICAS

1. U. S. Health trends. J NIH Res 1992; 4: 95.
2. Kannel WB. Some lessons in cardiovascular epidemiology from Framingham. Am J Cardiol 1976; 37: 269-282.
3. Carter SA. Clinical measurement of systolic pressures in limbs with arterial occlusive disease. JAMA 1969; 207: 1869-1874.
4. Criqui MH, Fronek A, Barrett-Connor E, et al. The prevalence of peripheral arterial disease in a defined population. Circulation 1985; 71: 516-521.
5. Hiatt WR, Marshall JA, Baxter J, et al. Diagnostic methods for peripheral arterial disease in the San Luis Valley Diabetes Study. J Clin Epidemiol 1990; 43: 597-606.
6. Carter SA. Indirect systolic pressures and pulse waves in arterial occlusive disease of the lower extremities. Circulation 1968; 37: 624-637.
7. Ouriel K, McDonnell AE, Metz CE, et al. A critical evaluation of stress testing in the diagnosis of peripheral vascular disease. Surgery 1982; 91: 686-693.
8. Weitz JI, Byrne J, Clagett P, et al. Diagnosis and treatment of chronic arterial insufficiency of the lower extremities: A critical review. Circulation 1996; 94: 3026-3049.
9. Pentecost MJ, Criqui MH, Dorros G, et al. Guidelines for peripheral percutaneous transluminal angioplasty of the abdominal aorta and lower extremity vessels. Circulation 1994; 89: 511-531.
10. Newman AB, Sutton-Tyrell K, Rutan GH, et al. Lower extremity arterial disease in elderly subjects with systolic hypertension. J Clin Epidemiol 1991; 1: 15-20.
11. Newman AB, Siscovick DS, Manolio TA, et al. Ankle-arm index as a marker of atherosclerosis in the cardiovascular health study. Circulation 1993; 88: 837-845.
12. Newman AB, Sutton-Tyrell K, Kuller LH. Lower extremity arterial disease in older hypertensive adults. Arterioscl Thromb 1993; 13: 555-562.
13. Dormandy JA, Hoare E, Khattab AH, et al. Prognostic significance of rheological and biochemical findings in patients with intermittent claudication. Br Med J 1973; 4: 581-583.
14. Kannel WB, Wolf PA, Castelli WP, et al. Fibrinogen and risk of cardiovascular disease: the Framingham Study. JAMA 1987; 258: 1183-1186.
15. Benderly M, Graff E, Reicher-Reiss H, et al. Fibrinogen is a predictor of mortality in coronary heart disease patients. Arterioscl Thromb Vasc Biol 1996; 16: 351-356.
16. Hamsten A, Wiman B, DeFaire U, et al. Increased plasma levels of a rapid inhibitor of tissue plasminogen activator in young survivors of myocardial infarction. N Engl J Med 1985; 313: 1557-1563.
17. Huber K, Jorg M, Probst P, et al. A decrease in plasminogen activator inhibitor 1 activity is associated with a significantly reduced risk for coronary restenosis. Thromb Haemost 1992; 64: 209-213.
18. Jansson JH, Nilsson TK, Olofsson BO. Tissue plasminogen activator and other risk factors as predictors of cardiovascular events in patients with severe angina pectoris. Eur Heart J 1991; 12: 157-161.
19. Lindgren A, Lindoff C, Norrving B, et al. Tissue plasminogen activator and plasminogen activator inhibitor-1 in stroke patients. Stroke 1996; 27: 1066-1071.
20. Gardner AW, Sieminski DJ, Montgomery PS. Physical activity is related to ankle/brachial index in subjects without peripheral arterial occlusive disease. Angiology 1997; 48: 883-891.

21. Housley E, Leng GC, Donnan PT, et al. Physical activity and risk of peripheral arterial disease in the general population: Edinburgh Artery Study. J Epidemiol Community Health 1993; 47: 475-480.
22. Howell MA, Colgan MP, Seeger RW, et al. Relationship of severity of lower limb peripheral vascular disease to mortality and morbidity: a six-year follow-up study. J Vasc Surg 1989; 9: 691-697.
23. McGrae-McDermott M, Feinglass J, Slavensky R, et al. The ankle-brachial index as a predictor of survival in patients with peripheral vascular disease. J Gen Intern Med 1994; 9: 445-449.
24. McKenna M, Wolfson S, Kuller L. The ratio of ankle and arm arterial pressure as an independent predictor of mortality. Atherosclerosis 1991; 87; 119-128.
25. Vogt MT, Cauley JA, Newman AB, et al. Decreased ankle/arm blood pressure index and mortality in elderly women. JAMA 1993; 270: 465-469.
26. Vogt MT, McKenna M, Anderson SJ, et al. The relationship between ankle-arm index and mortality in older men and women. J Am Geriatr Soc 1993; 41: 523-530.
27. Vogt MT, Wolfson SK, Kuller LH. Segmental arterial disease in the lower extrmities: Correlates of disease and relationship to mortality. J Clin Epidemiol 1993; 46: 1267-1276.
28. Criqui MH, Langer RD, Fronek A, et al. Mortality over a period of 10 years in patients with peripheral arterial disease. N Engl J Med 1992; 326: 381-386.
29. Hiatt WR, Hirsch AT, Regensteiner JG, et al. Clinical trials for claudication: assessment of exercise performance, functional status, and clinical end points. Circulation 1995; 92: 614-621.
30. Gardner AW, Skinner JS, Cantwell BW, et al. Progressive versus single-stage treadmill tests for evaluation of claudication. Med Sci Sports Exerc 1991; 23: 402-408.
31. Hiatt WR, Nawaz D, Regensteiner JG, et al. The evaluation of exercise performance in patients with peripheral vascular disease. J Cardiopulm Rehabil 1988; 12: 525-532.
32. Gardner AW, Skinner JS, Smith LK. Effects of handrail support on claudication and hemodynamic responses to single-stage and progressive treadmill protocols in peripheral vascular occlusive disease. Am J Cardiol 1991; 68: 99-105.
33. Gardner AW, Ricci MR, Pilcher DB, et al. Practical equations to predict claudication pain distances from a graded treadmill test. Vasc Med 1996; 1: 91-96.
34. Montgomery PS, Gardner AW. The clinical utility of a 6–minute walk test in peripheral arterial occlusive disease patients. J Am Geriatr Soc 1998; 46: 706-711.
35. Sieminski DJ, Gardner AW. The relationship between daily physical activity and the severity of peripheral arterial occlusive disease. Vasc Med 1997; 2: 286-291.
36. Gardner AW, Sieminski DJ, Killewich LA. The effect of cigarette smoking on free-living daily physical activity in older claudication patients. Angiology 1997; 48: 947-955.
37. Paterson DF, Cunningham DA, Koval JJ, et al. Aerobic fitness in a population of independently living men and women aged 55-65 years. Med Sci Sports Exerc 1999; 31: 1813-1820.
38. Gardner AW, Poehlman ET. Exercise rehabilitation programs for the treatment of claudication pain: A meta-analysis. JAMA 1995; 274: 975-980.
39. Ernst EEW, Matrai A. Intermittent claudication, exercise, and blood rheology. Circulation 1987; 76: 1110-1114.
40. Alpert JS, Larsen A, Lassen NA. Exercise and intermittent claudication: Blood flow in the calf muscle during walking studied by the Xenon-133 clearance method. Circulation 1969; 39: 353-359.
41. Carter SA, Hamel ER, Paterson JM, et al. Walking ability and ankle systolic pressures: Observations in patients with intermittent claudication in a short-term walking exercise program. J Vasc Surg 1989; 10: 642-649.

42. Clifford PC, Davies PW, Hayne JA, et al. Intermittent claudication: is a supervised exercise class worth while? Br Med J 1980; 281: 1503-1505.
43. Dahllof AG, Björntorp P, Holm J, et al. Metabolic activity of skeletal muscle in patients with peripheral arterial insufficiency: effect of physical training. Eur J Clin Invest 1974; 4: 9-15.
44. Dahllof AG, Holm J, Schersten T, et al. Peripheral arterial insufficiency: effect of physical training on walking tolerance, calf blood flow, and blood flow resistance. Scand J Rehabil Med 1976; 8: 19-26.
45. Ekroth R, Dahllof AG, Gundevall B, et al. Physical training of patients with intermittent claudication: indications, methods, and results. Surgery 1978; 84: 640-643.
46. Ericsson B, Haeger K, Lindell SE. Effect of physical training on intermittent claudication. Angiology 1970; 21: 188-192.
47. Feinberg RL, Gregory RT, Wheeler JR, et al. The ischemic window: a method for the objective quantitation of the training effect in exercise therapy for intermittent claudication. J Vasc Surg 1992; 16: 244-250.
48. Holm J, Dahllof AG, Björntorp P, et al. Enzyme studies in muscles of patients with intermittent claudication: effect of training. Scand J Clin Lab Invest (suppl 128) 1973; 31: 201-205.
49. Jonason T, Ringqvist I. Effect of training on the post-exercise ankle blood pressure reaction in patients with intermittent claudication. Clin Physiol 1987; 7: 63-69.
50. Larsen OA, Lassen NA. Effect of daily muscular exercise in patients with intermittent claudication. Lancet 1966; 2: 1093-1096.
51. Lepantalo M, Sundberg S, Gordin A. The effects of physical training and flunarizine on walking capacity in intermittent claudication. Scand J Rehab Med 1984; 16: 159-162.
52. Lundgren F, Dahllof AG, Scherstein T, et al. Muscle enzyme adaptation in patients with peripheral arterial insufficiency: spontaneous adaptation, effect of different treatments and consequences on walking performance. Clin Sci 1989; 77: 485-493.
53. Mannarino E, Pasqualini L, Menna M, et al. Effects of physical training on peripheral vascular disease: a controlled study. Angiology 1989; 40: 5-10.
54. Mannarino E, Pasqualini L, Innocente S, et al. Physical training and antiplatelet treatment in stage II peripheral arterial occlusive disease: alone or combined? Angiology 1991; 42: 513-521.
55. Rosetzsky A, Struckmann J, Mathiesen FR. Minimal walking distance following exercise treatment in patients with arterial occlusive disease. Ann Chir Gynecol 1985; 74: 261-264.
56. Rosfors S, Bygdeman S, Arnetz BB, et al. Longterm neuroendocrine and metabolic effects of physical training in intermittent claudication. Scand J Rehabil Med 1989; 21: 7-11.
57. Ruell PA, Imperial ES, Bonar FJ, et al. Intermittent claudication: the effect of physical training on walking tolerance and venous lactate concentration. Eur J Appl Physiol 1984; 52: 420-425.
58. Skinner JS, Strandness DE, Jr. Exercise and intermittent claudication: II. Effect of physical training. Circulation 1967; 36: 23-29.
59. Zetterquist S. The effect of active training on the nutritive blood flow in exercising ischemic legs. Scand J Lab Invest 1970; 25: 101-111.
60. Stratton JR, Chandler WL, Schwartz RS, et al. Effects of physical conditioning on fibrinolytic variables and fibrinogen in young and old healthy adults. Circulation 1991; 83: 1692-1697.
61. Estelles A, Aznar J, Tormo G, et al. Influence of a rehabilitation sports programme on the fibrinolytic activity of patients after myocardial infarction. Thromb Res 1989; 55: 203-212.

62. Schneider SH, Kim HC, Khachadurian AK, et al. Impaired fibrinolytic response to exercise in type II diabetes: effects of exercise and physical training. Metabolism 1988; 37: 924-929.
63. Hall JA, Barnard RJ. The effects of an intensive 26–day program of diet and exercise on patients with peripheral vascular disease. J Cardiac Rehabil 1982; 2: 569-574.
64. Jonason T, Ringqvist I. Prediction of the effect of training on the walking tolerance in patients with intermittent claudication. Scand J Rehabil Med 1987; 19: 47-50.
65. Sorlie D, Myhre K. Effects of physical training in intermittent claudication. Scand J Clin Lab Invest 1978; 38: 217-222.
66. Ernst E. Physical exercise for peripheral vascular disease: a review. Vasa 1987; 16: 227-231.
67. Womack CJ, Sieminski DJ, Katzel LI, et al. Improved walking economy in patients with peripheral arterial occlusive disease. Med Sci Sports Exerc 1997; 29: 1286-1290.
68. Jonason T, Ringqvist I, Oman-Rydberg A. Home-training of patients with intermittent claudication. Scand J Rehabil Med 1981; 13: 137-141.
69. Fitzgerald DE, Keates JS, MacMillan D. Angiographic and plethysmographic assessment of graduated physical exercise in the treatment of chronic occlusive arterial disease of the leg. Angiology 1971; 22: 99-106.
70. Hiatt WR, Regensteiner JG, Hargarten ME, et al. Benefit of exercise conditioning for patients with peripheral arterial disease. Circulation 1990; 81: 602-609.
71. Lundgren F, Dahllof AG, Lundholm K, et al. Intermittent claudication–surgical reconstruction or physical training? A prospective randomized trial of treatment efficiency. Ann Surg 1989; 209: 346-355.
72. Williams LR, Ekers MA, Collins PS, et al. Vascular rehabilitation: benefits of a structured exercise/risk modification program. J Vasc Surg 1991; 14: 302-326.

SITES DA INTERNET

Doença Vascular

Society for Vascular Medicine and Biology
http://www.svmb.org

American College of Angiology
http://www.collegeofangiology.org

American Association for Vascular Surgery and the Society for Vascular Surgery
http://www.vascularweb.org

Assuntos Cardiovasculares

American Heart Association
http://www.americanheart.org

Reabilitação e Teste com Exercícios em Pacientes com Claudicação Intermitente

American College of Sports Medicine
http://www.acsm.org

American Association of Cardiovascular and Pulmonary Rehabilitation
http://www.aacvpr.org

Informações Gerais Relevantes para o Envelhecimento

Gerontological Society of America
http://www.geron.org

21

Insuficiência Cardíaca

Robert S. McKelvie

Descrição

A insuficiência cardíaca (IC) é uma síndrome resultante de múltiplas diferentes causas, sendo as mais comuns delas a doença arterial coronariana e a hipertensão. Contudo, a IC pode resultar de uma série de outras causas, incluindo diabetes melito e doença valvular cardíaca, assim como outras causas menos comuns (1). Os achados sintomáticos consistem predominantemente em falta de ar e fadiga. Os achados físicos podem consistir em edema, crepitações ao exame do tórax e pressão venosa jugular elevada. Com base nos sintomas, os pacientes são freqüentemente classificados em 1 das 4 classes funcionais da New York Heart Association (NYHA). A classe I representa os indivíduos assintomáticos; na classe II os pacientes são sintomáticos durante o esforço normal; na classe III os pacientes são sintomáticos durante as atividades com menos esforço do que as consideradas normais; e na classe IV os pacientes são sintomáticos durante a atividade mínima ou mesmo em repouso.

A incidência de IC é de 1/1.000 homens por ano e 0,4/1.000 mulheres por ano em indivíduos com menos de 65 anos de idade, aumentando para 11/1.000 homens por ano e 5/1.000 mulheres por ano em indivíduos com mais de 65 anos de idade (1). Abaixo dos 65 anos de idade, a prevalência de IC é de 1/1.000 homens e 1/1.000 mulheres; acima de 65 anos ela é de 40/1.000 homens e 30/1.000 mulheres (1). O prognóstico de IC é reservado, com uma mortalidade em 5 anos variando de 26% a 75% (1). Até 16% das pessoas são readmitidas com IC em um período de 6 meses após a primeira admissão (1).

Com o passar dos anos, a terapia farmacológica para a IC tem melhorado notavelmente, e uma série de agentes presentemente utilizados afetam de modo significativo o resultado clínico global desses pacientes (1). A classe de medicamentos inibidores de enzima conversora de angiotensina foi a primeira encontrada para reduzir de forma convincente os eventos clínicos (1). Desde então, β-bloqueadores foram também utilizados visando reduzir de modo decisivo os índices de eventos clínicos, enquanto a espironolactona possui benefícios na redução de eventos clínicos em pacientes das classes funcionais III-IV da NYHA (1). A digoxina reduz também as hospitalizações (1). Portanto, existem agora terapias disponíveis que não apenas melhoram os sintomas, mas também reduzem o risco de experimentar um evento clínico.

Efeitos da Insuficiência Cardíaca sobre Corpo e sobre a Capacidade de Exercício

Pacientes com IC não exibem nenhuma relação entre a fração de ejeção ventricular esquerda (FEVE) e o pico do desempenho no exercício (2-6). Além disso, o pico de consumo de oxigênio ($\dot{V}O_{2máx}$) não está relacionado com a modificação na FEVE do repouso ao pico do exercício (2,4). O grau de disfunção ventricular direita em repouso pode prognosticar o desempenho no exercício, porque foi encontrada uma relação entre o pico do desempenho no exercício e a fração de ejeção (FE) ventricular direita em repouso em um estudo (7). Contudo, outros estudos (4,8) não encontraram tal relação.

Maskin *et al.* (9) descobriram que a infusão a curto prazo de dobutamina melhorou o débito cardíaco no exercício ($\dot{Q}$), mas isso não estava associado ao aumento do desempenho no exercício. Em outro estudo (10), a resposta à administração de cilazapril a curto e longo prazos (3 meses) foi comparada em pacientes com IC congestiva. A administração a curto prazo de cilazapril melhorou as variáveis hemodinâmicas centrais durante o exercício, mas não o desempenho, enquanto a administração a longo prazo produziu uma ligeira melhora adicional nas variáveis hemodinâmicas centrais e um aumento significativo no $\dot{V}O_{2máx}$.

Esses estudos sugerem que a redução na capacidade de exercitar-se experimentada por pacientes com IC pode ser influenciada mais significativamente por outros fatores que não a função ventricular pobre. Nos últimos anos, foi proposta uma teoria que implica anormalidades dos músculos esqueléticos como sendo responsáveis, em parte, pela apresentação clínica e progressão da IC nesses pacientes (11). Ergorreceptores musculos esqueléticos são sensíveis ao estado metabólico do músculo esquelético monitorando e enviando informação de volta ao cérebro, o que resulta em ventilação aumentada e fluxo de saída simpático que produz vasoconstrição em leitos vasculares não-exercitados, com efeitos conseqüentes sobre a pressão arterial e possivelmente um pequeno aumento na freqüência cardíaca (FC). Os ergorreceptores possuem as propriedades necessárias para relacionar a anormalidade do músculo esquelético à fadiga, dispnéia, hiperpnéia e característica de simpaticoexcitação da IC. Nessa hipótese, é proposto outro ciclo de deterioração similar àquele da teoria de ativação neuroendócrina da IC. A função ventricular esquerda reduzida ativa uma série de eventos metabólicos que conduzem à atrofia dos músculos esqueléticos e a anormalidades resultantes do metabolismo e função muscular. Em resposta às modificações metabólicas iniciais no músculo em exercício, ocorre uma ativação ergorreflexa exagerada que o paciente percebe como uma fadiga muscular e dispnéia. Esse reflexo leva também a um impulso vasoconstritor simpático excessivo para os leitos não-exercitados e uma resposta ventilatória excessiva. A teoria sugere que a melhora da resposta ao exercício será retardada após a instituição do tratamento para corrigir a hemodinâmica até que as anormalidades do músculo esquelético tenham sido resolvidas. Essa teoria propõe que melhorar especificamente a função do músculo esquelético (p. ex., através do treinamento com exercício) deve melhorar também a capacidade funcional.

Verificou-se que pacientes com IC possuem força muscular máxima inferior a dos indivíduos saudáveis (12,13), embora não em todos os estudos (14). Essa diferença provavelmente relaciona-se com a seleção dos pacientes, porque os dos estudos de Lipkin *et al.* (12) e Buller *et al.* (13) tinham IC grave, enquanto os do estudo de Minotti *et al.* (14) tinham uma gama mais ampla de IC clínica. Contudo, os estudos têm consistentemente demonstrado que o desenvolvimento da fadiga para determinada produção de potência é maior em pacientes com IC do que entre indivíduos saudáveis (12-14). Esses achados levaram à sugestão de que anormalidades do músculo esquelético podem contribuir para o declínio da capacidade funcional observada em pacientes com IC.

ATROFIA DO MÚSCULO ESQUELÉTICO

A atrofia do músculo esquelético freqüentemente é observada em pacientes com IC e pode ocorrer precocemente no curso da doença (12,15). A atrofia muscular pode estar relacionada com a diminuição da atividade física ou dos níveis de citocina circulantes (16). As medidas de trocas gasosas durante o exercício em indivíduos saudáveis tendem a sustentar a hipótese de que uma massa muscular diminuída pode contribuir parcialmente para o comprometimento da capacidade de exercício (8). O padrão de trocas gasosas em indivíduos saudáveis difere com relação à quantidade de massa muscular utilizada para executar o exercício (p. ex., exercício na esteira *versus* exercício com somente uma perna). Um indivíduo saudável pedalando com uma perna apresenta um padrão de troca gasosa similar ao do paciente com IC leve, sugerindo que a atrofia muscular pode ser parcialmente responsável pelo comprometimento da capacidade de exercício (8). Mancini *et al.* (15) avaliaram a massa muscular com relação ao desempenho no exercício em 62 pacientes na NYHA classes funcionais I-IV com uma FE de 23% ± 12%. Eles encontraram correlações lineares positivas significativas entre $\dot{V}O_{2máx}$ e circunferência da parte média do braço, circunferência muscular, área do músculo, massa da musculatura esquelética e índice creatinina/altura. Isso sugere que a atrofia muscular contribui para a intolerância ao esforço. Contudo, quando a produção de potência é combinada com a diferença na capacidade de trabalho ou com a área de seção transversa muscular, o metabolismo muscular anormal persiste, sugerindo que existem modificações qualitativas no músculo esquelético de pacientes com IC (15,17).

ANORMALIDADES DO FLUXO SANGÜÍNEO NO MÚSCULO ESQUELÉTICO

Estudos datados dos anos 1930 (18) sugeriram comprometimento do fluxo sangüíneo para os músculos esqueléticos em pacientes com IC; isso foi confirmado em estudos com humanos e animais (19). Uma quantidade de mecanismos potenciais destaca a redução na capacidade de vasodilatação, incluindo uma redução no fator de relaxamento derivado do endotélio, retenção de sal e aumentos em vários neuro-hormônios vasoconstritores, tais como endotelina, noriepinefrina, renina, angiotensina II e vasopressina (22-25). Existe evidência proveniente de estudos com humanos e animais (20) de que o treinamento com o exercício pode melhorar o fluxo sangüíneo para o músculo esquelético. A melhora do fluxo sangüíneo para o músculo esquelético durante o exercício não está relacionada com a melhora das variáveis hemodinâmicas centrais, ocorre gradualmente após várias semanas de treinamento e parece estar relacionada com as melhoras na capacidade de exercício (10,26).

ANORMALIDADES DO METABOLISMO DO MÚSCULO ESQUELÉTICO

O fluxo sangüíneo do músculo esquelético reduzido não é o único fator responsável pelo comprometimento no desempenho do exercício de pacientes com IC. Uma anormalidade intrínseca no desempenho do músculo esquelético também pode contribuir para isso (14).

O metabolismo muscular foi examinado utilizando estudos de aquisição de imagem por ressonância magnética (RM) com fósforo-31. Wilson *et al.* (27) utilizaram a aquisição de imagem por ressonância magnética (RM) com fósforo-31 para examinar o metabolismo muscular do antebraço durante o exercício em 9 pacientes com IC e em 8 indivíduos-controle com idades correspondentes. O exercício resultou em um aumento pronunciado na razão fosfato inorgânico/fosfocreatina (Fi/FCr) e em uma diminuição pronunciada no pH em pacientes com IC, enquanto o grupo-controle teve apenas um moderado aumento na Fi/FCr e uma diminuição mínima no pH. Massie *et al.* (17) realizaram um estudo similar que examinou modificações no metabolismo do músculo esquelético do antebraço em 11 pacientes com IC e em 7 controles com idades correspondentes. Em seu estudo, o aumento na Fi/FCr e a diminuição no pH no músculo esquelético do antebraço durante o exercício foram similares às modificações observadas por Wilson *et al.* (27). O aumento pronunciado na Fi/FCr e a diminuição no pH poderiam refletir uma perda de massa muscular em vez de uma anormalidade muscular intrínseca, mas isso possivelmente foi excluído por um estudo (17) que encontrou uma FC e um pH menores em cargas submáximas em pacientes com IC em comparação com indivíduos-controle (17). Massie *et al.* (28) estudaram 9 pacientes com IC e 9 indivíduos-controle que executaram repetitivas flexões do dedo em cargas de trabalho submáximas enquanto foi diluído totalmente o fluxo sangüíneo para o músculo exercitado. Os pacientes com IC continuaram a apresentar um declínio mais acentuado na FC e no pH durante o exercício em comparação com os indivíduos-controle, consistente com uma anormalidade primária do metabolismo muscular. Portanto, os dados sustentariam uma anormalidade primária do metabolismo muscular como a causa do comprometimento no desempenho do exercício em vez de atrofia muscular ou de alterações no fluxo sangüíneo para a musculatura esquelética.

Alguns estudos (29-31) em pacientes com IC examinaram o metabolismo muscular durante o exercício dos músculos da panturrilha (um músculo de sustentação de peso) e encontraram anormalidades similares às do antebraço. Os resultados provenientes desses estudos sustentariam a conclusão de que existe uma anormalidade intrínseca na função metabólica da musculatura esquelética em pacientes com IC.

O mecanismo através do qual estas modificações metabólicas prejudicam o desempenho do exercício é desconhecido. Pode ser que o aumento precoce na Fi e a diminuição no pH sejam responsáveis pela produção de fadiga prematura em pacientes com IC. Isso é sustentado por estudos com amostras de fibra muscular e preparações musculares isoladas sugerindo que o aumento na Fi ou na H_2PO_4 interfere com a contração muscular. Em estudos com humanos, existe uma relação próxima entre o aumento na H_2PO_4 e o declínio na força da contração voluntária durante o exercício.

ANORMALIDADES HISTOLÓGICAS E BIOQUÍMICAS DO MÚSCULO ESQUELÉTICO

Lipkin *et al.* (12) observaram uma predominância de fibras musculares do tipo II (contração rápida) em pacientes com IC. Mancini *et al.* (32) compararam resultados de 22 pacientes com IC com o de 8 indivíduos normais. Os pacientes tinham áreas menores de fibras do tipo IIa e IIb, um aumento significativo na porcentagem das fibras do tipo IIb e menor atividade de 3-hidroxiacil-coenzima A desidrogenase. A atividade de citrato sintase (CS) foi normal, indicando padrões oxidativos normais, assim como eram os níveis de fosfofrutocinase (FFC), sugerindo manutenção de enzimas glicolíticas. Sullivan *et al.* (33) examinaram 11 pacientes com IC de longa duração e 9 indivíduos normais e encontraram concentrações significativamente mais baixas de enzimas mitocondriais succinato desidrogenase (SDI) e CS em pacientes com IC. Eles também encontraram menor conteúdo de 3-hidroxiacil-coenzima A desidrogenase e de glicogênio, uma porcentagem reduzida de fibras do tipo I (contração lenta) e maior porcentagem de fibras do tipo IIb (embora a área de secção transversa dessas fibras fosse mais baixa). Pacientes com IC apresentaram menos capilares por fibra, mas a razão dos capilares para a área de secção transversa da fibra não diferiu entre os 2 grupos. Drexler *et al.* (34) examinaram a mitocôndria em 57 pacientes com IC e 18 indivíduos-controle saudáveis. Eles encontraram uma significativa redução de 20% na densidade do volume de mitocôndrias e densidade da superfície das cristas mitocôndrias em pacientes com IC. A atividade de citocromo oxidase na mitocôndria foi significativamente menor, e a distribuição do tipo de fibra deslocou-se para o tipo II. A densidade do volume mitocondrial e a densidade da superfície das cristas mitocondriais estavam significativamente relacionadas ao $\dot{V}O_{2máx}$ e ao $\dot{V}O_2$ no limiar anaeróbico. A densidade do volume mitocondrial estava inversamente relacionada com a duração da IC. Em um subgrupo de pacientes que se submeteram a repetidas biópsias em 4 meses, foi encontrada uma relação entre a modificação na densidade do volume mitocondrial e a modificação no $\dot{V}O_{2máx}$.

SEÇÃO V

Teste de Esforço

O teste de esforço tem sido realizado utilizando-se uma bicicleta ergométrica ou uma esteira e as contra-indicações aceitas para o teste de esforço aplicam-se também à população com IC. Protocolos incrementais ou de rampa foram utilizados nessa população e geralmente os incrementos na produção de potência são relativamente baixos e cada estágio é relativamente prolongado (35,36). Medidas de trocas gasosas respiratórias são utilizadas freqüentemente quando esses pacientes são testados; contudo, esse não é um requisito absoluto quando se executa o teste. Sem as medidas de trocas gasosas respiratórias, uma avaliação precisa do $\dot{V}O_{2máx}$ não pode ser obtida a partir das equações para previsão de $\dot{V}O_{2máx}$ para a bicicleta ergométrica e a esteira. O teste de esforço apropriadamente supervisionado de pacientes com IC tem sido considerado seguro (35,38).

O teste de esforço é utilizado para determinar a prescrição do exercício aos pacientes que aderem a programas de treinamento com exercícios (39) bem como para monitorar as mudanças na capacidade funcional após o treinamento ou as alterações na terapia medicamentosa. O $\dot{V}O_{2máx}$ medido, obtido a partir de um teste de esforço cardiopulmonar, é um indicador descritivo com força de prognóstico e implicações decisórias. O $\dot{V}O_{2máx}$ é uma variável contínua que tem sido categorizada por muitos investigadores para propósitos práticos. Pacientes com um $\dot{V}O_{2máx}$ de 10 mL · kg^{-1} · min^{-1} foram considerados como tendo prognósticos desfavoráveis, enquanto que aqueles com um $\dot{V}O_{2máx}$ > 18 mL · kg^{-1} · min^{-1} foram considerados como de baixo risco e são propícios para melhorar com a terapia com medicamentos (35). Alguns (40), mas nem todos (35,41), estudos consideraram o $\dot{V}O_{2máx}$ de 14 mL · kg^{-1} · min^{-1} um valor prognóstico e decisório que define pacientes em maior risco, indicando dessa maneira a necessidade de transplante cardíaco. Portanto, o teste de esforço cardiopulmonar é utilizado agora para definir melhor o prognóstico e para auxiliar na decisão do melhor tratamento para pacientes que sofrem de IC.

Prescrição do Exercício

Não foram estabelecidas diretrizes padronizadas para o treinamento com exercícios em pacientes com IC, embora tenham sido feitas algumas recomendações (39) com base nos resultados de estudos anteriores ou na experiência da reabilitação de pacientes coronários sem IC e modificada para a população com IC (39,42). Recomendações para o treinamento com exercícios devem estar baseadas em medidas obtidas durante o teste de esforço, na resposta do paciente ao exercício e na consideração do estado do paciente incluindo medicação, perfil de fatores de risco, características comportamentais, objetivos pessoais e preferências com relação ao tipo de exercício. As recomendações devem estar baseadas na fisiopatologia subjacente encontrada em pacientes com IC. Conseqüentemente, a fisiopatologia documentada sustentaria a utilização de um programa de treinamento com exercícios delineado para melhorar suas capacidades aeróbicas e de força.

ELEGIBILIDADE E AVALIAÇÃO DO PACIENTE

Estudos publicados do treinamento com exercícios em pacientes com IC têm relatado pacientes com IC crônica estável (37,39,42). Nenhum desses estudos teve pacientes randomizados com IC instável e existem muito poucos dados sobre pacientes com sintomas de IC do tipo NYHA classe funcional IV (43). Pacientes elegíveis são essencialmente aqueles com sintomas de IC do tipo NYHA classes funcionais II-III estáveis. Pacientes com sintomas de IC do tipo NYHA classe funcional IV, que são cuidadosamente selecionados e apropriadamente motivados, podem também ser considerados elegíveis para o treinamento. Contudo, esses indivíduos devem estar livres de sintomas de dispnéia em repouso e requerem muita supervisão durante o exercício (39). Não é requerida nenhuma FEVE aceitável para o treinamento com exercícios, uma vez que que os relatos publicados envolvem treinos com pacientes estáveis com

FEVE tão baixa quanto 5% a 9% (39,42). Embora os benefícios do treinamento não pareçam depender da causa da IC, contra-indicações específicas devem incluir doença valvular obstrutiva (especialmente estenose aórtica) ou miocardite ativa (virótica ou auto-imune). Existem poucos dados sobre o treinamento com exercícios em pacientes com IC com doença valvular regurgitante. Se, por fim, for possível, doença cardíaca valvular significativa deve ser cirurgicamente corrigida primeiro. Depois, o paciente pode ser considerado para o treinamento com exercícios, mesmo que a disfunção ventricular esquerda permaneça grave. Estudos sobre treinamento com exercícios em pacientes com IC geralmente têm excluído indivíduos com evidência de taquicardia ventricular ou outras arritmias ventriculares sérias durante o exercício (39,42). Desse modo, pacientes com sérias arritmias ventriculares induzidas pelo exercício não devem ser aconselhados a se exercitarem até que tenham sido apropriadamente investigados e tratados. Outras anormalidades comuns, tais como angina, isquemia miocardíaca silenciosa, hipotensão acentuada e arritmias atriais, devem ser minuciosamente avaliadas antes de se iniciar um programa de treinamento com exercício.

Todos os pacientes devem ser cuidadosamente rexaminados por um cardiologista antes de iniciar um programa de exercícios. Essa avaliação deve incluir um histórico e um exame físico para identificar problemas cardíacos e não-cardíacos que possam potencialmente limitar a participação em um programa de exercícios (p. ex., anemia, doença vascular periférica, doença reversível das vias aéreas). Testes sangüíneos (p. ex., eletrólitos, função renal) e um teste de esforço, preferencialmente um teste de exercício cardiopulmonar, devem ser também realizados.

TREINAMENTO COM EXERCÍCIO AERÓBICO

O exercício aeróbico foi mais comumente utilizado em estudos que examinaram os efeitos do treinamento com exercícios em pacientes (42,43). Houve uma extensiva variabilidade nos tipos de programa de exercício utilizados, variando de 11 minutos por dia de calistenia e corrida estacionária para *jogging*, calistenia e ciclismo durante 55 minutos pela manhã, com 30 a 60 minutos de caminhada à tarde em 70% a 80% do pico da FC 5 dias por semana (42,43). Embora caminhada, *jogging*, ciclismo, natação, remada e calistenia tenham sido aplicados em estudos anteriores e na prática clínica, pacientes com IC podem estar mais limitados nos tipos de atividade que eles podem realizar.

O treinamento com exercício na bicicleta ergométrica permite o exercício com produções de potência bem baixas, as produções de potência podem ser aplicadas de maneira reproduzível e o peso do paciente é sustentado pela bicicleta. Esses aspectos tornam o treinamento na bicicleta ergométrica geralmente um tipo favorável de exercício aeróbico, especialmente para pacientes com intolerância grave ao exercício ou outras co-morbidades (p. ex., obesidade, limitações ortopédicas, neurológicas e/ou limitações relacionadas com a idade para outros tipos de exercício). Contudo, transferir diretamente o treinamento com bicicleta ergométrica em ambiente fechado para o ciclismo ao ar livre não é possível por causa dos fatores ambientais que influenciam o estresse cardiovascular (p. ex., vento, declives). Mesmo o ciclismo ao ar livre em uma velocidade bem lenta (12 km · h^{-1}) requer $\dot{V}O_2$ de quase 1,0 L · min^{-1}, correspondendo a 50 a 60 W (44). Desse modo, o ciclismo ao ar livre pode ser recomendado para apenas um grupo relativamente pequeno de pacientes clinicamente estáveis e há muito tempo com elevada capacidade de exercitar-se documentada. O *jogging* não é aconselhável para qualquer um, exceto para pacientes mais estáveis e fisicamente mais bem condicionados. Isso ocorre porque mesmo o *jogging* em uma passada lenta requer um $\dot{V}O_2$ de aproximadamente 1,2 L · min^{-1}, que representa uma demanda relativamente alta para a maioria dos pacientes. Contudo, a caminhada oferece uma forma de atividade que pode ser tolerada por uma ampla variedade de pacientes com IC, porque o $\dot{V}O_2$ requerido na caminhada, na maioria dos casos, é bem tolerado.

Existem no mínimo 3 abordagens diferentes para se determinar a intensidade do exercício (39); essas abordagens incluem percentual da $\dot{V}O_{2máx}$, porcentual do pico da FC e classificações do esforço percebido (CEPs). Muitos dos estudos publicados têm utilizado o percentual do $\dot{V}O_{2máx}$ para determinar a intensidade do exercício (42,43). Intensidades de 40% a 80% do $\dot{V}O_{2máx}$ foram utilizadas de forma bem-sucedida, indicando que os pacientes com uma tolerância baixa ao exercício respondem a uma intensidade de exercício baixa (42,43). Como a intensidade e a duração do exercício estão estreitamente inter-relacionadas em termos do benefício esperado com o treinamento, é razoável aumentar a duração do treinamento ou a freqüência do treinamento para os indivíduos que trabalham em intensidades muito reduzidas. A FC é utilizada como um guia para a intensidade do exercício por causa da relação relativamente linear entre a FC e $\dot{V}O_2$ (44). Em estudos anteriores, 60% a 80% da reserva da FC ou 60% a 80% do pico predeterminado da FC foram utilizados para estabelecer a intensidade do exercício. Utilizando a escala de Borg, a CEP foi considerada relacionada com o $\dot{V}O_2$. As intensidades do treinamento de 40% a 80% do $\dot{V}O_{2máx}$ foram demonstradas em indivíduos saudáveis correlacionando-se positivamente com as CEPs de 12 a 15 (leve-moderado/pesado) utilizando a escala de Borg de 6-20 (44). Em pacientes com IC, os índices da escala de Borg < 13 (um pouco pesado) foram reportados como bem tolerados e aplicados de forma bem-sucedida (45). Contudo, a escala de Borg não deve ser utilizada para estabelecer a intensidade do exercício, mas sim considerada principalmente um adjunto à intensidade do treinamento determinada pelo percentual de $\dot{V}O_{2máx}$ ou pela resposta da FC. A CEP determinada durante o teste de esforço cardiopulmonar pode não se traduzir consistentemente para a mesma intensidade do que durante o treinamento com exercícios. Além disso, uma certa porcentagem de pacientes com IC não pode utilizar a escala de Borg confiavelmente. Na medida em que as classificações de fadiga e dispnéia muitas vezes são percebidas diferentemente durante o exercício, ambos os sintomas devem ser monitorados.

Como mencionado, a intensidade e a duração do exercício estão estreitamente inter-relacionadas, e a freqüência do treinamento está relacionada com ambos os fatores. Portanto, esses fatores podem ser alterados para otimizar os programas de treinamento de maneira que o paciente seja exposto a um adequado estímulo de treinamento sem experimentar sintomas intoleráveis ou fadiga ou outros desconfortos. Desse modo, a duração e a freqüência do treinamento para um paciente dependem do estado clínico e funcional basal. Os princípios gerais da prescrição do exercício com consideração sobre a duração e a freqüência podem ser aplicados a pacientes com IC (39,44). Pacientes com IC estáveis com uma capacidade funcional abaixo de 3 METS (aproximadamente 25-40 W) beneficiam-se de sessões de exercício diárias curtas de 5 a 10 min cada uma. Pacientes com uma capacidade funcional de 3 a 5 METS (aproximadamente 40-80 W) podem geralmente tolerar 1 a 2 sessões por dia de 15 min cada uma. Para pacientes com uma capacidade funcional acima de 5 METS, são recomendadas 3 a 5 sessões por semana com duração de 20 a 30 min.

A freqüência da progressão da prescrição do treinamento com exercício deve ser específica para o paciente individual. O índice de progressão depende da capacidade funcional basal, do estado clínico, da capacidade de adaptação individual a um programa de treinamento, de co-morbidades e idade (biológica) do paciente. Existem 3 estágios de progressão: *(a)* inicial; *(b)* melhora e *(c)* manutenção. Em geral, a progressão do treinamento com exercícios deve ser em ordem de duração, então freqüência e finalmente intensidade. No estágio inicial, a intensidade deve ser mantida em um nível baixo (p. ex., 40%-50% de $\dot{V}O_{2máx}$) até que uma duração do exercício de 10 a 15 min seja atingida. A duração e a freqüência do treinamento com exercícios são aumentadas de acordo com os sintomas e o estado clínico. Durante o estágio de melhora, um aumento na intensidade do exercício é o objetivo primário, com os pacientes progredindo de 40% de $\dot{V}O_{2máx}$ para 80% de $\dot{V}O_{2máx}$, conforme tolerado. O prolongamento de uma sessão para 15 a 20 min ou até mesmo até 30 min, se tolerado, é um objetivo secundário desse estágio. A repetição do teste de esforço é utilizada para avaliar se o paciente está pronto para um aumento na intensidade do exercício. O estágio de manutenção geralmente começa após os primeiros 6 meses de treinamento (44). O treinamento individualmente elaborado permite que pacientes clinicamente estáveis mantenham sua capacidade de exercitar-se e/ou diminuam ou retardem a atrofia muscular e a perda de capacidade aeróbica típica da insuficiência cardíaca progressiva. Os efeitos do treinamento com exercícios são perdidos após 3 semanas de inatividade em pacientes com IC (46). Esses achados enfatizam a necessidade de incluir um treinamento com exercícios a longo prazo dentro de seu tratamento.

TREINAMENTO COM EXERCÍCIOS RESISTIDOS

Embora a força muscular seja um prognosticador independente da capacidade de exercício em pacientes com IC (47), programas de exercício aeróbico foram utilizados quase que exclusivamente para treiná-los (42,43). Além disso, as atividades da vida diária requerem uma combinação de resistência e força. O treinamento com exercício aeróbico não melhora especificamente a força muscular, e como ele é executado de maneira contínua, essa forma de treinamento pode não ser bem tolerada por todos os pacientes com IC. Embora exista uma base racional para sustentar a utilização de outras formas de treinamento com exercício dirigidas à melhora da força e a resistência, a evidência até agora, embora promissora, está limitada à sustentação desses programas alternativos.

O treinamento resistido com levantamento de peso, o qual melhora especificamente a força muscular e a resistência ao exercício submáximo, é agora rotineiramente utilizado para pacientes com doença arterial coronariana (DAC) (48), mas não foi rotineiramente utilizado em pacientes com IC em virtude de preocupações com as respostas hemodinâmicas.

O protocolo geral utilizado para pacientes com DAC é o treinamento de resistência em circuito, durante o qual o paciente executa uma série de exercícios idealizados para treinar diferentes grupos musculares. A intensidade é estabelecida em 40% a 70% de uma repetição máxima (1 RM), que é a quantidade de peso que um indivíduo eleva uma vez através de uma amplitude de movimento total. Os indivíduos tipicamente começam em 40% e a intensidade é aumentada durante uma série de semanas até 70%. Cada exercício consiste de 10 (geralmente exercícios para o braço) a 15 (geralmente exercícios para a perna) repetições. Quando o paciente inicia primeiro o treinamento de resistência, a série completa de exercícios é executada uma vez. À medida que o condicionamento físico melhora, o paciente irá executar 3 séries de cada exercício. O paciente utiliza um só membro para executar cada exercício e é encorajado a fazer um breve intervalo (mínimo de 1-2 minutos) entre cada exercício.

Estudos dos programas de exercício que incluíram o treinamento de resistência têm demonstrado melhoras na capacidade aeróbica e na força em pacientes com doença arterial coronariana (48). Embora exista alguma preocupação sobre a aplicação do treinamento de resistência para pacientes com IC, estudos recentes sugerem que esse não deveria ser o caso (49,50). Um estudo recente comparou as respostas hemodinâmicas ao ciclismo e ao exercício com *leg press* em pacientes com IC (49). Pressões sangüíneas foram medidas com um cateter intra-arterial e os volumes cardíacos foram medidos utilizando ecocardiografia durante ambos os tipos de exercício. Os pacientes executaram aleatoriamente ciclismo a 70% do pico de produção de força e *leg press* a 70% da 1 RM. O ciclismo resultou em FC e respostas do produto freqüência-pressão mais elevadas do que no exercício no *leg press*, com nenhuma diferença entre os 2 tipos de exercício para os volumes diastólico final ou sistólico final. Outro estudo examinou o exercício rítmico no *leg press* duplo com cargas de 60% e 80% de 1 RM utilizando modos de intervalo com fases de trabalho de 60 s de 12 repetições cada e fases de repouso de 120 s (50). Enquanto realiza esse tipo de exercício, os pacientes com IC responderam com aumento do índice do trabalho de ejeção do ventrículo esquerdo e diminuição da resistência vascular sistêmica. Desse modo, os dados sugerem que o exercício resistido poderia ser um método aceitável para treinar pacientes com IC.

Estudos prévios documentaram que a quantidade de estresse cardiovascular durante o exercício resistido depende da massa muscular (exercício de 1 só membro inferior *versus* - exercício com ambos MMII) envolvida na execução da atividade (48). Uma das vantagens potenciais para o treinamento de exercícios resistidos é que ele pode ser executado de maneira segmentar (51). Grupos musculares individuais podem ser objetivados, o que pode permitir perfusão adequada do músculo que se exercita sem colocar demandas excessivas sobre o sistema cardiovascular. Além disso, essa abordagem permitiria aos pacientes treinarem em uma intensidade adequada e desse modo obterem benefício máximo das sessões. Na verdade, como o treinamento de resistência pode ser executado de maneira segmentar, ele pode ser valioso em pacientes com estados mais avançados de IC. Para pacientes muito debilitados com perda substancial de massa muscular esquelética, o treinamento de resistência que visa reconstruir a massa muscular pode ser um importante passo antes de se iniciar um programa de treinamento de exercícios aeróbicos. Uma vez que a força muscular tenha melhorado a partir do treinamento de resistência, deve ser possível adicionar um componente aeróbico. Contudo, a experiência com essa forma de treinamento é relativamente limitada em pacientes com IC, e é necessária mais experiência em grandes populações antes que uma recomendação geral possa ser fornecida.

TREINAMENTO DE EXERCÍCIOS INTERVALADOS

Uma série de estudos tem demonstrado que a intensidade do treinamento de exercício possui o efeito mais pronunciado sobre a capacidade de exercitar-se do indivíduo (52). Portanto, uma outra maneira potencial de melhorar o exercício é utilizar estímulos intensos de exercício aplicados durante fases curtas repetidas em seqüência. O treinamento de exercício com intervalo é baseado nesse princípio.

O treinamento de exercício intervalado pode ser executado com uma bicicleta ergométrica ou uma esteira. O melhor método estabelecido para pacientes com IC é a bicicleta ergométrica (53). Para estabelecer a prescrição do exercício, os pacientes primeiro fazem um teste de rampa com inclinação na bicicleta ergométrica para determinar a capacidade máxima de exercício em um curto espaço de tempo (CEMC) (53). Para o teste da rampa com inclinação, os pacientes iniciam pedalando sem carga por 3 minutos, após o que a produção de potência é aumentada 25 W a cada 10 s. Muitos pacientes atingem um pico de produção de potência de 150 a 200 W (53). O pico da produção de potência atingido no teste da rampa com inclinação é muito maior do que aquele encontrado quando os pacientes executam um teste de rampa comum com aumentos na produção de potência de 12,5 W por minuto. Na prática inicial, o ciclismo de intervalo consiste geralmente de fases de trabalho de 30 s e fases de recuperação de 60 s (53). A intensidade normal para a fase de trabalho de treinamento é 50% da CMEC. Durante a fase de recuperação, os pacientes pedalam em 0 ou 10 W. Outras combinações de fases de trabalho/recuperação de 15 s/60 s e 10 s/60 s com 70% e 80% da CMEC, respectivamente, podem também ser utilizadas por pacientes com IC (54). Durante as primeiras 3 fases de trabalho de treinamento, a produção de potência é sucessivamente aumentada para atingir o nível final na fase da quarta semana. Dependendo do intervalo de trabalho/recuperação, cerca de 10 a 12 fases de trabalho são executadas por sessão.

A resposta do sistema cardiovascular aos diferentes modos de treinamento intervalado foi comparada com a resposta observada durante o exercício submáximo a 75% de $\dot{V}O_{2máx}$ determinada a partir de um teste de esforço de rampa comum (54). Nesse estudo, os pacientes executaram um exercício com intervalo a 50% da CEMC com fases de trabalho/recuperação de 30 s/60 s, a 70% da CMEC com fases de 15 s/60 s e a 80% da

CMEC com fases de 10 s/60 s. As respostas metabólicas e cardíacas dos 3 exercícios com intervalo foram comparadas com as respostas durante o exercício a 75% de $\dot{V}O_{2máx}$ determinada a partir de um teste de esforço de rampa comum. Para os 3 modos de exercício com intervalo, o $\dot{V}O_2$ médio variou de 754 a 803 mL · min^{-1}, FC média de 78 a 86 bmp, a pressão arterial sistólica média variou de 122 a 136 mmHg, o lactato médio de 1,10 a 1,41 mM e CEP de 9,3 a 12,4. Embora o treinamento intervalado tenha permitido que os pacientes trabalhassem em uma produção de potência muito maior (variação de 71-111 W) do que o exercício a 75% da $\dot{V}O_{2máx}$ (53 W), as respostas clínicas ao treinamento intervalado não eram diferentes daquelas observadas com o treinamento aeróbico. Embora a produção de potência seja acentuadamente mais alta durante o treinamento intervalado, a FEVE mostrou-se capaz de aumentar significativamente e através da mesma magnitude observada durante o exercício em *steady-state*. Além disso, a FC e a pressão arterial média eram similares àquelas observadas com o exercício em *steady-state*, enquanto o lactato sangüíneo foi significativamente mais elevado durante o exercício intervalado (55). Esses dados sugerem que o treinamento intervalado resulta em um estímulo de exercício para os músculos esqueléticos periféricos com nenhum estresse sobre o coração maior do que o observado com o exercício da bicicleta ergométrica *steady-state*.

Embora o treinamento com a bicicleta ergométrica seja preferido para a aplicação do treinamento intervalado, esse método também pode ser aplicado na esteira. Neste caso, uma forma prática é escolher fases de trabalho e de recuperação de 60 segundos cada. Durante as fases de trabalho, a velocidade da caminhada é ajustada para a FC tolerada pelo paciente durante o treinamento de bicicleta ergométrica com intervalo. Durante as fases de recuperação, a velocidade da caminhada deve ser tão lenta quanto possível (56).

O exercício com intervalo deve aparecer como um método aceitável de treinamento de pacientes com IC. Contudo, como no treinamento de resistência, a experiência com essa forma de treinamento é relativamente limitada e mais experiência em grandes populações de pacientes é necessária antes que uma recomendação mais generalizada possa ser fornecida.

Efeitos do Treinamento de Exercício em Pacientes com Insuficiência Cardíaca

Os mecanismos responsáveis pelo aumento no $\dot{V}O_{2máx}$ após o treinamento de exercício são de fatores múltiplos e envolvem fatores central e periférico.

FUNÇÃO CARDÍACA

Melhora no $\dot{Q}$ máximo foi encontrada em alguns, porém não em todos, estudos que examinaram os efeitos do treinamento com exercício. Quando observado, o aumento no $\dot{Q}$ está associado ao modesto aumento de 4% a 8% no pico da FC (57-61) e a um aumento modesto no volume de ejeção que pode ser por causa da dilatação ventricular esquerda (62). A melhor freqüência de enchimento diastólico também foi observada, o que está significativamente correlacionado com um índice cardíaco aumentado no pico do exercício (63). A melhor captação de tálio pelo miocárdico e melhor resposta do ventrículo esquerdo à infusão de dobutamina em baixa dosagem foram encontradas após o treinamento com exercício, sugerindo melhor perfusão e função miocárdica (64). Contudo, não foi encontrada melhora da função miocárdica em todos os estudos, uma vez que outros relatos encontraram contratilidade ventricular esquerda sem modificação após o treinamento com exercício, em repouso e durante o exercício (60,65,66). Além disso, não houve nenhum efeito observado na fração de ejeção ventricular esquerda após o treinamento com exercício. Houve alguma preocupação com base em um estudo anterior (67) de que o treinamento com exercício possa afetar adversamente a função cardíaca. Essas preocupações foram minimizadas por estudos mais recentes que demonstraram que o treinamento com exercício regular não teve efeitos adversos significativos sobre os volumes ventriculares esquerdos ou sobre a espessura da parede ou resultar em adelgaçamento da área infartada (60,65). De maneira relevante, dados provenientes de um estudo que examinou os efeitos do treinamento com exercício em pacientes pós infarto do miocárdio com disfunção ventricular esquerda consideraram que o treinamento atenuou os efeitos desfavoráveis da remodelação ventricular esquerda (66).

FLUXO SANGÜÍNEO PARA O MÚSCULO ESQUELÉTICO

A evidência proveniente de estudos com humanos e animais sugere que o treinamento com exercício pode melhorar o fluxo sangüíneo para o músculo esquelético (20). Hornig *et al.* (68) demonstraram que após 4 semanas de treinamento diário de preensão manual a dilatação dependente do fluxo foi restaurada. Além disso, 6 semanas após a interrupção do treinamento de preensão manual a resposta tornou-se novamente prejudicada. Em outro estudo, o fluxo sangüíneo para a perna foi examinado após 6 meses de treinamento com exercício (57). Os pacientes do grupo de treinamento com exercício tiveram um aumento de 28% no pico do fluxo sangüíneo para a perna. Katz *et al.* (69) examinaram a vasodilatação dependente e independente do endotélio em vasos de resistência muscular esquelética após 8 semanas de exercícios de preensão manual. Após o treinamento, as respostas de vasodilatação à acetilcolina (vasodilatação dependente do endotélio) aumentaram significativamente comparadas com os valores de pré-treinamento, enquanto as respostas de vasodilatação à nitroglicerina (vasodilatação independente do endotélio) não se modificaram. Hambrecht *et al.* (70) compararam a resposta vasodilatadora em 20 pacientes com IC prospectivamente randomizados para 6 meses de treinamento com exercício (10 pacientes) ou tratamento usual (10 pacientes). O treinamento com o exercício não resultou em modificações na vasodilatação independente do endotélio induzida pela nitroglicerina. Ocorreu um aumento significativo de 203% no fluxo sangüíneo da artéria femoral em resposta à infusão de acetilcolina (vasodilatação dependente do endotélio) e o efeito inibidor da arginina-L-monometila-N^G aumentou em cerca de 174% após o treinamento com exercício. O aumento no $\dot{V}O_{2máx}$ foi significativamente correlacionado com a modificação dependente do endotélio no fluxo sangüíneo periférico. Desse modo, o aumento no pico do fluxo sangüíneo da perna será provavelmente em virtude da maior vasodilatação dependente do endotélio (68-70) e contribui para o melhora no $\dot{V}O_2$ do membro inferior que é observado com o treinamento de pacientes com IC (57).

METABOLISMO E HISTOLOGIA DO MÚSCULO ESQUELÉTICO

Estudos têm demonstrado que o treinamento regular resulta em modificações no metabolismo e na histologia do músculo esquelético. Minotti *et al.* (71) estudaram pacientes com IC que executaram treinamento com um só membro superior, durante 28 dias. Embora nenhuma modificação fosse observada no tamanho do músculo flexor do antebraço treinado, um aumento na *endurance* em cerca de 2 a 3 vezes associada a um aumento mais lento do Fi e a um declínio na FCr com um decréscimo na Fi/FCr *versus* um aumento na produção de potência foram observados, indicando metabolismo oxidativo melhorado. Adamopoulos *et al.* (31) examinaram as modificações metabólicas no músculo gastrocnêmio após 8 semanas de treinamento com exercício na bicicleta em uma base domiciliar. Ocorreu melhor tolerância ao exercício de flexão plantar que estava associada à diminuição da depleção de FCr, menos ADP utilizada durante o exercício e um aumento da taxa de re-síntese de FCr durante a recuperação. Essas modificações sugerem que o treinamento com exercícios melhora a comprometida capacidade oxidativa do músculo esquelético, encontrada em pacientes com IC. Sullivan *et al.* (20) fundamentaram também que o treinamento com exercícios em pacientes com IC resultou em diminuição das anormalidades metabólicas observadas antes do treinamento. Um estudo conduzido por Hambrecht *et al.* (57) examinou a modificação na densidade do volume total da mitocôndria (Vvm-total) e da densidade do volume de citocromo C oxidase-positiva da mitocôndria (Vvm-cox+) em 22 pacientes com IC. Ocorreu um aumento significativo de 41% na Vvm-cox+ e um aumento significativo de 19% na Vvm-total nos 12 pacientes treinados com exercício, sem modificações significativas nos 10 pacientes fisicamente inativos. Além disso, a modificação na Vvm-cox+ após o treinamento de resistência esteve significativamente correlacionada com modificações no $\dot{V}O_{2máx}$. Adicionalmente, foi observado um redeslocamento na razão das fibras tipo I/fibras tipo II de 48%:52% em níveis basais e de 52%:48% após o treinamento com exercício (72).

RESULTADOS CLÍNICOS

Os dados acumulados demonstrando modificações benéficas na função do músculo esquelético e na função cardíaca após o treinamento com exercício sugerem que deve haver melhoras associadas à capacidade funcional e à qualidade de vida em pacientes com IC. Uma série de estudos não controlados ou não randomizados e estudos controlados randomizados tem avaliado os efeitos do treinamento com exercício no desempenho do exercício e na qualidade de vida (42,43,73). Geralmente, os estudos não controlados ou não randomizados têm demonstrado melhora no pico do desempenho no exercício. Do mesmo modo, melhoraram as medidas de qualidade de vida ou de bem-estar. De maneira interessante, um estudo conduzido por Wilson *et al.* (74) demonstrou que nem todos os pacientes beneficiam-se do treinamento com exercício. Eles recrutaram 32 pacientes para um programa de treinamento de 12 semanas com exercício de 60% a 70% da FC máxima 3 vezes por semana. Havia 21 pacientes com uma resposta de $\dot{Q}$ normal e 9 desses pacientes responderam ao treinamento (definido com uma elevação > 10% no $\dot{V}O_{2máx}$ e o limiar anaeróbico). Onze pacientes tiveram uma resposta de $\dot{Q}$ ao exercício reduzida, e somente 1 desses pacientes respondeu ao treinamento com exercício. Os resultados desse estudo sugerem que o nível de disfunção circulatória pode influenciar a resposta ao treinamento com exercício.

Os ensaios controlados randomizados geralmente têm demonstrado melhora do $\dot{V}O_{2máx}$ e da qualidade de vida ou bem-estar após o treinamento com exercício (43,73). Contudo, esses estudos geralmente tinham apenas pequeno número de pacientes. Mais recentemente, têm sido publicados artigos com números maiores obtidos através de randomização prospectiva de pacientes ou acúmulo de dados provenientes de outros estudos em um tipo de análise de revisão. O European Heart Failure Training Group publicou uma análise associada a dados provenientes de uma série de pequenos estudos que eles executaram examinando os efeitos do treinamento com exercício (75). Um total de 134 pacientes foram estudados em ensaios randomizados controlados de treinamento com exercícios. Os resultados demonstraram um efeito significativo do treinamento, com aumento de 13% no $\dot{V}O_{2máx}$ e 17% de aumento na duração do exercício. Houve também melhoras significativas relatados pelas classes funcionais da NYHA.

Um estudo de Belardinelli *et al.* (36) examinou 99 pacientes com sintomas da IC NYHA classes funcionais II-IV; 50 pacientes foram distribuídos aleatoriamente no grupo de exercício no ginásio do hospital sob a supervisão de um cardiologista e 49 no grupo-controle de não-exercício. O treinamento com exercício continuou por 1 ano. O $\dot{V}O_{2máx}$ aumentou em cerca de 18% por volta dos 2 meses de acompanhamento. Embora permanecesse aumentado em um ano, nenhum aumento adicional ocorreu com mais treinamento acima do $\dot{V}O_{2máx}$ medido em 2 meses. A qualidade de vida melhorou junto com o escore da atividade de tálio. O treinamento com exercício esteve também associado à mortalidade mais baixa (9 *versus* 20 para aqueles que estavam treinando e aqueles que não, respectivamente; risco relativo de 0,37, $P = 0{,}01$) e menos readmissões hospitalares por insuficiência cardíaca (5 *versus* 14; risco relativo de 0,29, $P = 0{,}02$). Contudo, esses dados devem ser cuidadosamente interpretados, na medida em que os números são pequenos. Embora eles sejam promissores e sustentem a hipótese de que o treinamento com exercícios irá reduzir os eventos clínicos, é requerida uma confirmação a partir de um grande ensaio clínico eficiente para examinar os efeitos do treinamento com exercícios com relação aos resultados clínicos. Na verdade, um grande ensaio clínico (HF ACTION) a ser realizado nos Estados Unidos e no Canadá (fundado pela NIH) que examina os efeitos do treinamento com exercícios sobre a mortalidade e morbidade em pacientes da IC de estágios NYHA classes funcionais II-IV começou randomizando pacientes no início de 2003.

O Exercise Rehabilitation Trial (EXERT) examinou 181 pacientes com IC de sintomas NYHA classes funcionais I-III, fração de ejeção < 0,40 e caminhada de distância em 6 minutos < 500 metros (37). Os pacientes foram randomizados para receber o tratamento médico habitual, mais 3 meses de treinamento com exercício supervisionado em um programa de reabilitação, seguido de 9 meses de treinamento de exercício com base domiciliar ou apenas o tratamento médico habitual. Após 3 meses de treinamento com exercício, ocorreu um aumento significativo de 10% no $\dot{V}O_{2máx}$, com um aumento de 14% após 12 meses de treinamento. Não foram observadas modificações significativas na função cardíaca, nem quaisquer diferenças significativas foram observadas na mortalidade, hospitalização por IC ou piora da IC. A aderênia ao exercício foi satisfatória durante o treinamento supervisionado, mas foi reduzida durante o treinamento com base domiciliar. Portanto, os pacientes mostraram melhora significativa na capacidade funcional em um ambiente supervisionado, mas parece ser mais difícil para eles permanecerem assíduos quando se encontram em um programa com base domiciliar com menor supervisão. Desse modo, os achados provenientes desse estudo sugerem que a maioria dos pacientes com IC irá requerer estreito seguimento de programas supervisionados a longo prazo para encorajá-los a ter comprometimento para com o treinamento de exercício.

Resumo

- A IC é uma síndrome comum que afeta aproximadamente de 1% a 2% da população.
- Os índices de mortalidade e morbidade permanecem inaceitavelmente elevados, apesar das terapias farmacológicas disponíveis para tratamento desses pacientes.
- Fatores periféricos (em alguma extensão não relacionados com o declínio na função cardíaca) podem ser essencialmente responsáveis pela redução da capacidade de exercitar-se e pelos sintomas descritos por esses pacientes.
- A hipótese de IC associa-se à anormalidade do músculo esquelético e destaca como, após o desenvolvimento inicial da disfunção cardíaca, as anormalidades do músculo esquelético podem resultar em progressão da disfunção cardíaca e piora dos sintomas de IC.
- O treinamento com exercício pode melhorar os sintomas e aumentar a capacidade de exercício.
- Técnicas de treinamento são similares àquelas empregadas para pacientes sem IC, incluindo treinamento de resistência ou treinamento intervalado.
- O comprometimento com o treinamento a longo prazo será um importante aspecto, e precisarão ser direcionados esforços para o encorajamento do comprometimento.
- Embora não existam técnicas bem estabelecidas para encorajar o comprometimento desses pacientes com o treinamento, um método em potencial seria fazê-los exercitar-se em ambiente supervisionado por um período de 3 a 6 meses antes de entrar na fase de base domiciliar. Durante o programa de base domiciliar, eles devem continuar a comparecer à reabilitação de 1 a 2 vezes por mês para visitas de acompanhamento.
- Todos os pacientes com IC devem ser aconselhados a respeito da atividade física e encorajados a permanecer condicionados, quando for possível.
- De maneira ideal, o treinamento deve ser iniciado com um programa de treinamento de exercícios supervisionado. Contudo, se isso não for possível, então devem ser fornecidas recomendações explícitas com seguimento apropriado de modo que esses pacientes possam exercitar-se utilizando um programa com base domiciliar.

REFERÊNCIAS BIBLIOGRÁFICAS

1. McKelvie RS. Clinical evidence. Heart Failure 2001; 5: 43-62.
2. Higginbotham MB, Morris KG, Conn EH, et al. Determinants of variable exercise performance among patients with severe left ventricular dysfunction. Am J Cardiol 1983; 51: 52-56.

3. Franciosa JA, Park JA, Levine TB. Lack of correlation between exercise capacity and indices of resting left ventricular performance in heart failure. Am J Cardiol 1981; 47: 33-39.
4. Salachcic J, Massie BM, Kramer BL, et al. Correlates and prognostic implications of exercise capacity in chronic congestive heart failure. Am J Cardiol 1985; 55: 1037-1042.
5. Port S, McEwan P, Cobb FR, et al. Influence of resting ventricular function on left ventricular response to exercise in patients with coronary artery disease. Circulation 1981; 63: 856-863.
6. Liang C, Stewart D, LeJemtel TH, et al. Characteristics of peak aerobic capacity in symptomatic and asymptomatic subjects with left ventricular dysfunction. Am J Cardiol 1992; 69: 1207-1211.
7. Baker BJ, Wilen MM, Boyd CM, et al. Relation of right ventricular ejection fraction to exercise capacity in chronic left ventricular failure. Am J Cardiol 1984; 54: 596-599.
8. Buller NB, Poole-Wilson PA. Extra polluted maximum oxygen consumption: a new method for the objective analysis of respiratory gas exchange during exercise. Br Heart J 1988; 59: 212-217.
9. Maskin CS, Forman R, Sonneblick EH, et al. Failure of dobutamine to increase exercise capacity despite hemodynamic improvement in severe congestive heart failure. Am J Cardiol 1983; 51: 177-182.
10. Drexler H, Banhardt U, Meinertz T, et al. Contrasting peripheral short-term and long-term effects of converting enzyme inhibition in patients with congestive heart failure. A double-blind, placebo-controlled trial. Circulation 1989; 79: 491-502.
11. Piepoli M, Clark AL, Volterrani M, et al. Contribution of muscle afferents to the hemodynamic, autonomic, and ventilatory responses to exercise in patients with chronic heart failure. Effects of physical training. Circulation 1996; 1996: 940-952.
12. Lipkin DP, Jones DA, Round JM, et al. Abnormalities of skeletal muscle in patients with chronic congestive heart failure. Int J Cardiol 1988; 18: 187-195.
13. Buller NP, Jones D, Poole-Wilson PA. Direct measurement of skeletal muscle fatigue in patients with chronic heart failure. Br Heart J 191; 65: 20-24.
14. Minotti JR, Christoph I, Oka R, et al. Impaired skeletal muscle function in patients with congestive heart failure. Relationship to systemic exercise performance. J Clin Invest 1991; 88: 2077-2082.
15. Mancini D, Walter G, Reichek N, et al. Contribution of skeletal muscle atophy to exercise intolerance and altered muscle metabolism in heart failure. Circulation 1992; 85: 1364-1373.
16. Levine B, Kalian J, Mayer L, et al. Elevated levels of tumor necrosis factor in severe chronic heart failure. N Engl J Med 190; 323: 236-244.
17. Massie B, Conway M, Yonge R, et al. Skeletal muscle metabolism in patients with congestive heart failure: relation to clinical severity and blood flow. Circulation 1987; 76: 1009-1019.
18. Weiss S, Ellis LB. Oxygen utilization and lactic acid production in the extremities during rest and exercise. Arch Intern Med 1935; 55: 665-680.
19. Zelis R, Longhurst J, Capone RJ, et al. A comparison of regional blood flow and oxygen utilization during dynamic forearm exercise in normal subjects and patients with congestive heart failure. Circulation 1975; 50: 137-143.
20. Sullivan MJ, Higginbotham MB, Cobb F. Exercise training in patients with severe left ventricular dysfunction: hemodynamic and metabolic effects. Circulation 1988; 78: 506-515.
21. Reading JL, Goodman JM, Plyley MJ, et al. Vascular conductance and aerobic power in sedentary and active subjects and heart failure patients. J Appl Physiol 1993; 74: 567-573.

22. Lucher TF, Noll G. Endothelium-dependent vasomotion in aging, hypertension, and heart failure. Circulation 1993; 87 (suppl VII): VII-97-VII-103.
23. Sinoway L, Minotti J, Musch T, et al. Enhanced metabolic vasodilation secondary to diuretic therapy in decompensated congestive heart failure secondary to coronary artery disease. Am J Cardiol 1987; 60: 107-111.
24. Francis GS, Goldsmith SR, Levine TB, et al. The neurohormonal axis in congestive heart failure. Ann Intern Med 1984; 101: 370-377.
25. Ferguson DW, Berg WJ, Sander JS, et al. Sympatho-inhibitory responses to digitalis glycoside in heart failure patients. Direct evidence from sympathetic neural recordings. Circulation 1989; 80: 65-77.
26. Sinoway LI, Minotti JR, Davis D, et al. Delayed reversal of impaired vasodilation in congestive heart failure after heart transplantation. Am J Cardiol 1988; 61: 1076-1079.
27. Wilson JR, Fink L, Maris J, et al. Evaluation of energy metabolism in skeletal muscle of patients with heart failure with gated phosphorus-31 nuclear magnetic resonance. Circulation 1985; 71: 57-62.
28. Massie B, Conway M, Rajagopalan B, et al. Skeletal muscle metabolism during exercise under ischemic conditions in congestive heart failure. Evidence for abnormalities unrelated to blood flow. Circulation 1988; 78: 320-326.
29. Mancini DM, Ferraro N, Tuchler M, et al. Detection of abnormal calf muscle metabolism in patients with heart failure using phosphorus-31 nuclear magnetic resonance. Am J Cardiol 1988; 62: 1234-1240.
30. Arnolda L, Conway M, Dolecki M, et al. Skeletal muscle metabolism in heart failure: a 31P nuclear magnetic resonance spectroscopy study of leg muscle. Clin Sci (Colch) 1990; 79: 583-589.
31. Adamopoulos S, Coats AJ, Brunotte F, et al. Physical training improves skeletal muscle metabolism in patients with chronic heart failure. J Am Coll Cardiol 1993; 21: 1101-1106.
32. Mancini D, Coyle E, Coggan A, et al. Contribution of intrinsec skeletal muscle changes to 31P NMR skeletal muscle metabolic abnormalities in patients with chronic heart failure. Circulation 1989; 62: 1338-1346.
33. Sullivan MJ, Green HJ, Cobb FR. Skeletal muscle biochemistry and histology in ambulatory patients with long-term heart failure. Circulation 1990; 81: 518-527.
34. Drexler H, Riede U, Munzel T, et al. Alterations of skeletal muscle in chronic heart failure. Circulation 1992; 85: 1751-1759.
35. Opasich C, Pinna DG, Bobbio M, et al. Peak exercise oxygen consumption in chronic heart failure: toward efficient use in the individual patient. J Am Coll Cardiol 1998; 31: 766-775.
36. Belardinelli R, Georgiou D, Cianci G, et al. Randomized, controlled trial of long-term moderate exercise training in chronic heart failure. Effects on functional capacity, quality of life, and clinical outcome. Circulation 1999; 99: 1173-1182.
37. McKelvie RS, Teo KK, Roberts R, et al. Effects of exercise training in patients with heart failure: the Exercise Rehabilitation Trial (EXERT). Am Heart J. 2002; 144: 23-30.
38. Tristani FE, Hughes CV, Archibald DG, et al. Safety of graded symptom-limited exercise testing in patients with congestive heart failure. Circulation 1987; (suppl VI): VI-54-VI-58.
39. Gianuzzi P, Tavazzi L, Meyer K, et al. Recomendations for exercising training in chronic heart failure patients. Eur Heart J. 2001; 22: 125-135.
40. Pina IL. Optimal candidates for heart transplantation: is 14 the magic number? J Am Coll Cardiol 1995; 25: 1143-1153.
41. Kao W, Winkel EM, Johnson MR, et al. Role of maximal oxygen consumption in establishment of heart transplant candidacy for heart failure patients with intermediate exercise tolerance. Am J Cardiol 1997; 79: 1124-1127.

42. McKelvie RS, Teo KK, McCartney N, et al. Effects of exercise training in patients with congestive heart failure: a critical review. J Am Coll Cardiol 1995; 25: 789-796.
43. Lloyd-Williams F, Mair FS, Leitner M. Exercise training and heart failure: a systemic review of current evidence. Br J Gen Pract 2002; 52: 47-55.
44. American College of Sports Medicine. ACSM's Guidelines for Exercise Testing and Prescription. Baltimore: Williams & Wilkins, 1995.
45. Keteyian SJ, Levine AB, Brawner CA, et al. Exercise training in patients with heart failure. A randomized controlled trial. Ann Intern Med 1996; 124: 1051-1057.
46. Meyer K, Schwaibold M, Westbrook S, et al. Effects of short-term exercise training and activity restriction on functional capacity in patients with severe chronic congestive heart failure. Am J Cardiol 1996; 78: 1017-1022.
47. Volterrani M, Clark AL, Ludman PF, et al. Predictors of exercise capacity in chronic heart failure. Eur Heart J 1994; 15: 801-809.
48. McCartney N. Acute responses to resistance training and safety. Med Sci Sports Exerc 1999; 31: 31-37.
49. McKelvie RS, McCartney N, Tomlinson CW, et al. Comparison of hemodynamic responses to cycling and resistance exercise in congestive heart failure secondary to ischemic cardiomyopathy. Am J Cardiol 1995; 76: 977-979.
50. Meyer K, Hajric R, Westbrook S, et al. Hemodynamic responses during leg press exercise in patients with chronic congestive heart failure. Am J Cardiol 1999; 83: 1537-1543.
51. Douard H, Thiaudiere E, Brouset JP. Value of segmental rehabilitation in patients with chronic heart failure. Heart Failure 1997; 13: 77-82.
52. Fox EL, Bartels RL, Billings CE, et al. Frequency and duration of interval training programs and changes in aerobic power. J Appl Physiol 1975; 38: 481-484.
53. Meyer K, Roskamm H. What is the best training method for improving aerobic capacity in chronic heart failure patients? Heart Failure 1997; Summer: 83-91.
54. Meyer K, Samek L, Schwaberger G, et al. Physical responses to different modes of interval exercise in patients with chronic heart failure–application to exercise training. Eur Heart J 1996; 17: 1040-1047.
55. Meyer K, Foster C, Georgakopoulos N, et al. Comparison of left ventricular function during interval versus steady-state exercise training in patients with chronic congestive heart failure. Am J Cardiol 1998; 82: 1382-1387.
56. Meyer K, Schwaibold M, Westbrook S, et al. Effects of exercise training and activity restriction on 6–minute walking test performance in patients with chronic heart failure. Am Heart J 1997; 133: 447-453.
57. Hambrecht R, Niebauer J, Fiehn E, et al. Physical training in patients with stable chronic heart failure: effects on cardiorespiratory fitness and ultrastructural abnormalities of leg muscles. J Am Coll Cardiol 1995; 25: 1239-1249.
58. Belardinelli R, Georgiou D, Scocco V, et al. Low intensity exercise training in patients with chronic heart failure. Heart Failure 1995; 25: 975-982.
59. Dubach P, Meyers J, Dziekan G, et al. Effect of high intensity exercise training on central hemodynamic responses to exercise in man with reduced left ventricular function. J Am Coll Cardiol 1997; 29: 1591-1598.
60. Dubach P, Meyers J, Dziekan G, et al. Effect of exercise training on myocardial remodeling in patients with reduced left ventricular function after myocardial infarction: application of magnetic resonance imaging. Circulation 1997; 95: 2060-2067.
61. Kiilavuory K, Sovijarvi A, Navery H, et al. Effect of physical training on exercise capacity and gas exchange in patients with chronic heart failure. Chest 1999; 110: 985-991.
62. Demopoulos L, Bijou R, Fergus I, et al. Exercise training in patients with severe congestive heart failure: enhancing peak aerobic capacity while minimizing the increase in ventricular wall stress. J Am Coll Cardiol 1997; 29: 597-603.

63. Belardinelli R, Georgiou D, Cianci G, et al. Effects of exercise training on left ventricular filling at rest and during exercise in patients with ischemic cardiomyopathy and severe left ventricular systolic dysfunction. Am Heart J 1996; 132: 61-70.
64. Belardinelli R, Georgiou D, Ginzton L, et al. Effects of moderate exercise training on thallium uptake and contractile response to low dose dobutamine of dysfunction myocardium in patients with ischemic cardiomyopathy. Circulation 1998; 97: 553-561.
65. Giannuzzi P, Tavazzi L, Temporelli PL, et al. Long-term physical training and left ventricular remodeling after anterior myocardial infarction: results of the Exercise in Anterior Myocardial Infarction (EAMI) Study Group. J Am Coll Cardiol 1993; 22: 1821-1829.
66. Giannuzzi P, Temporelli PL, Corra' U, et al. Attenuation of unfavorable remodeling by exercise training in postinfarction patients with left ventricular dysfunction: results of the exercise in left ventricular dysfunction (ELVD) trial. Circulation 1997; 96: 1790-1797.
67. Jugdutt BI, Michorowski BL, Kappagoda CT. Exercise training after anterior Q wave myocardial infarction: importance of regional function and topography. J Am Coll Cardiol 1988; 12: 362-372.
68. Hornig B, Maier V, Drexler H. Physical training improves endothelial function in patients with chronic heart failure. Circulation 1996; 93: 210-214.
69. Katz A, Yuen J, Bijou R. Training improves endothelial-dependent vasodilation in resistance vessels of patients with heart failure. J Appl Physiol 1997; 82: 1488-1492.
70. Hambrecht R, Fiehn E, Weigl C, et al. Regular physical exercise corrects endothelial dysfunction and improves exercise capacity in patients with chronic heart failure. Circulation 1998; 98: 2709-2715.
71. Minotti JR, Johnson EC, Hudson TL, et al. Skeletal muscle response to exercise training in congestive heart failure. J Clin Invest 1990; 86: 751-758.
72. Hambrecht R, Fiehn E, Jiangtao Y, et al. Effects of endurance training on mitochondrial ultra structure and fiber type distribution in skeletal muscle of patients with stable chronic heart failure. J Am Coll Cardiol 1997; 29: 1067-1073.
73. Coats AJ. Exercise and heart failure. Cardiol Clin 2001; 19: 517-524.
74. Wilson JR, Groves J, Rayos G. Circulatory status and responses to cardiac rehabilitation in patients with heart failure. Circulation 1996; 94: 1567-1572.
75. European Heart Failure Training Group. Experience from controlled trials of physical training in chronic heart failure. Protocol and patient factors in effectiveness in the improvement in exercise tolerance. Eur Heart J 1998; 19: 466-475.

SITES DA INTERNET

American College of Cardiology
http://www.acc.org

Canadian CHF Clinics Network
http://www.cchfcn.org/english/index.htm

Canadian Association of Cardiac Rehabilitation
http://www.cacr.ca

American Heart Association
http://www.americanheart.org

Journal of the European Society of Cardiology
http://www.eurheartj.com

American Association of Cardiovascular and Pulmonary Rehabilitation
http://www.aacvpr.org

22

Doença Cardíaca em Crianças

Reginald L. Washington

Anomalias Cardíacas em Crianças

INCIDÊNCIA

A doença cardíaca congênita é a deficiência congênita mais comum, ocorrendo em aproximadamente 0,8% de todos os nascidos vivos. A alta incidência de doença cardíaca congênita torna provável que os médicos e especialistas de exercício venham avaliar, tratar e fazer recomendações de exercício para pacientes com doença cardíaca congênita durante seus anos de prática. Muitos pacientes irão submeter-se a reparo cirúrgico ou intervenção de cateterização cardíaca para sua deficiência estrutural. Profissionais de saúde precisam conhecer as deficiências cardíacas mais comuns, seu tratamento, deficiências residuais e complicações de pós-intervenção (cirúrgica ou após uma cateterização cardíaca intervencional) para melhor aconselhar e tratar esses pacientes. A maioria dos pacientes com doença cardíaca congênita irá ser acompanhada por um cardiologista pediátrico ou de adultos, mas freqüentemente esses pacientes não terão tido uma avaliação recente.

Avanços na cirurgia cardiotorácica pediátrica têm permitido uma modificação dos tipos predominantemente paliativos de cirurgia cardíaca para reparos completos. Ocorreram também melhoras nos tratamentos médicos de pacientes com uma resultante diminuição na morbidade e mortalidade associada à cirurgia. Índices de sobrevivência de crianças com doença cardíaca congênita complexa estão aumentando, bem como sua expectativa de vida. Portanto, agora é provável que os pediatras gereralistas, profissionais de família ou especialistas em medicina interna se deparem com pacientes com reparo de doença cardíaca durante suas carreiras.

O exercício regular beneficia pacientes com doença cardíaca congênita. Indivíduos envolvidos em exercício regular têm sentido o bem-estar melhorado, tolerância ao exercício aumentada e possivelmente menos doenças. Esses resultados são ainda mais importantes neste grupo de pacientes, uma vez que eles podem possuir limitada tolerância ao exercício e podem não tolerar doenças freqüentes. Além disso, os benefícios psicológicos do exercício podem auxiliar no cuidado com o paciente a longo prazo.

O diagnóstico de doença cardíaca congênita é feito nos primeiros anos de vida, tornando improvável a chance de uma criança em idade escolar apresentar doença cardíaca significativa não diagnosticada. Contudo, várias mortes súbitas em atletas jovens têm sido publicadas, aumentando o nível de preocupação quanto a um defeito cardíaco significativo ter passado despercebido.

Exame Físico Pré-Participação

Diretrizes para a participação em esportes foram publicadas no passado para atletas de competição com doença cardíaca congênita (1-3). Essas diretrizes foram desenvolvidas em virtude de mortes bem divulgadas entre atletas de escolas do ensino médio, universitários e profissionais e a identificação de pacientes com doença cardíaca congênita como um grupo de alto risco.

Crianças com doença cardíaca congênita correm, em geral, baixo risco de morte súbita durante o exercício. Existem poucas exceções a essa generalização, incluindo defeitos como grave estenose da válvula aórtica, cardiomiopatia hipertrófica, anomalias da artéria coronária, síndromes de intervalo Q-T longo, síndrome de Marfan e miocardite (4,5). O risco em pacientes que se submeteram a reparos cirúrgicos completos não é tão bem documentado, e nenhuma diretriz amplamente aceita nessa categoria de paciente está disponível.

Avaliação

HISTÓRICO

O histórico cardíaco deve ser minucioso. Questionários padrões estão disponíveis mas não cobrem adequadamente o sistema cardiovascular em atletas potenciais que tiveram doença cardíaca congênita. O histórico médico passado para pacientes cardíacos deve cobrir o tipo de deficiência cardíaca; intervenções cirúrgicas ou de outro tipo que ocorreram; e os resultados da última avaliação completa (cateterização cardíaca, ecocardiogramas, testes de estresse do exercício etc.).

O histórico do estado de saúde atual deve incluir questões sobre *(a)* presença de dor torácica ou desconforto durante ou após o exercício; *(b)* um histórico de pré-síncope ou síncope com ou sem exercício; *(c)* fadiga excessiva ou sem explicação, falta de ar, ou tolerância ao exercício diminuída; *(d)* histórico de sopros cardíacos atuais ou passados; *(e)* histórico de hipertensão sistêmica; e *(f)* a presença de palpitações ou batimentos cardíacos irregulares.

Os atletas e seus pais devem verificar o histórico familiar cuidadosamente, porque as crianças muitas vezes não estão cientes de um histórico familiar de doença cardíaca em parentes mais velhos. As questões devem incluir, porém não se limitar à doença cardíaca em membros da família com menos de 55 anos de idade e devem incluir distúrbios como hipertensão, síndrome de intervalo Q-T longo, surdez congênita, mortes súbitas ou inesperadas com ou sem exercício, cardiomiopatia ou outras incapacidades cardíacas crônicas, pré-síncope ou síncope, utilização de marca-passo, histórico da síndrome de Marfan, ou elevados níveis de lipídios em parentes mais jovens. Qualquer um desses problemas deve ser uma pista para o risco de uma complicação cardíaca no jovem atleta.

EXAME FÍSICO

Um exame físico completo do sistema cardiovascular deve incluir inspeção, palpação, ausculta e percussão. A pressão arterial deve ser determinada no braço direito e na perna, se houver discrepância nos pulsos. Se o paciente estiver cianótico, devem ser medidas saturações de oxigênio em repouso e durante o exercício utilizando oximetria de pulso. A ausculta cuidadosa deve ocorrer em um ambiente silencioso de modo que murmúrios suaves sejam prontamente apreciados. O paciente deve ser examinado nas posições supina e sentado. Enquanto os sopros cardíacos são comumente ouvidos em até 85% de atletas jovens, a maioria destes sopros é considerada funcional ou inocente. Uma vez detectados, contudo, o examinador deve formular as seguintes questões: *(a)* o sopro é funcional ou orgânico? *(b)* se o sopro for orgânico, deve a participação da atividade física ser limitada? e *(c)* qual tipo de avaliação deve ser concluída antes que a participação na atividade física seja permitida?

ESTUDOS LABORATORIAIS

Indivíduos com doença cardíaca conhecida ou que possuem suspeita de doença cardíaca após o histórico e o exame físico podem requerer testes adicionais antes da liberação para a participação em esportes. Esses estudos freqüentemente incluem raios X do tórax, um eletrocardiograma em repouso de 12 derivações (ECG), um ecocardiograma, um teste de esforço de exercício com ou sem coleta de gases expiratórios e muitas vezes um encaminhamento de um cardiologista pediátrico ou para adultos especializado em deficiências cardíacas congênitas. Essas avaliações mais sofisticadas devem ser conduzidas por um profissional com experiência no tratamento das deficiências cardíacas congênitas de modo que não sejam solicitados estudos desnecessários.

Classificação de Esportes e Atividade Física

Esportes e atividade física podem ser classificados de acordo com o tipo e a intensidade do exercício executado e de acordo com o perigo de colisão do corpo (1). Existem 2 tipos gerais de exercício: estático (isométrico) e dinâmico (isotônico). Além disso, os esportes podem ser caracterizados de acordo com sua intensidade em atividades de intensidades baixa, média e alta (Quadro 22-1).

O exercício dinâmico envolve modificações no comprimento muscular e movimento articular com contrações rítmicas que desenvolvem uma força relativamente menor, ao passo que o exercício estático envolve o desenvolvimento de uma força relativamente maior com pouca ou nenhuma modificação no comprimento muscular ou movimento articular. Esses 2 tipos de exercício devem ser considerados como 2 extremos de um *continuum*, com a maior parte da atividade física tendo ambas as demandas, estática e dinâmica (1).

O exercício dinâmico executado com uma grande massa muscular ocasiona um aumento acentuado no consumo de oxigênio ($\dot{V}O_2$) e no débito cardíaco. Existe um

QUADRO 22-1 **CLASSIFICAÇÃO DOS ESPORTES DE ACORDO COM A INTENSIDADE**

Intensidade de Alta a Moderada		***Intensidade Estática Alta a Moderada***	***Intensidade Baixa e Dinâmica Baixa***
Boxe	*Badminton*	Arco e flecha	Boliche
Remo/coletivo	Beisebol	Corrida de carros	Críquete
Esqui em montanhas	Basquetebol	Mergulho	*Curling*
Ciclismo	Hóquei na grama	Equitação	Golfe
Esqui de competição	*Lacrosse* (hóquei canadense)	Eventos de campo (saltos)	Tiro ao alvo
Esgrima	Jogo de orientação	Eventos de campo (arremessos)	
Futebol americano	Tênis de mesa	Ginástica	
Hóquei no gelo	Caminhada	Caratê ou judô	
Rúgbi	Raquetebol	Motociclismo	
Corrida (tiro curto)	Futebol	Rodeio	
Skate de velocidade	*Squash*	Velejar	
Pólo aquático	Natação	*Ski jumping*	
Luta	Tênis	Esqui aquático	
	Voleibol	Levantamento de peso	

De Maron BJ, Mitchell JH. 26th Bethesda conference. Recommendations for determining eligibility for competition in athletes with cardiovascular abnormalities. J Am Coll Cardiol 1994; 24: 846-899.

aumento na pressão arterial sistólica (PAS), enquanto a pressão arterial diastólica (PAD) e as pressões médias permanecem relativamente constantes e a resistência vascular periférica diminui. Por outro lado, o exercício estático, que geralmente envolve uma massa muscular muito menor do que o exercício dinâmico, ocasiona pequeno aumento no $\dot{V}O_2$ e no débito cardíaco. Existe um aumento acentuado na PAS, pressão sangüínea diastólica (PSD) e pressão arterial média. A resistência vascular periférica aumenta apenas ligeiramente. Durante o exercício dinâmico, ocorre um aumento no volume de ejeção e pequenas modificações na pressão arterial média, ao passo que o volume de ejeção modifica-se pouco durante o exercício estático com um aumento na pressão arterial média. Desse modo, o exercício dinâmico pode ser considerado como causador principalmente de uma carga de volume e exercício estático como produzindo uma carga de pressão sobre o ventrículo esquerdo.

A dificuldade com os esquemas de classificação é que eles não consideram os programas de treinamento requeridos para cada um dos esportes específicos, *i. e.*, esses esquemas podem requerer um tipo diferente e uma intensidade aumentada de exercício, aumentando desse modo o risco. Os atletas devem ter regimes de treinamento individualizados, reconhecendo as características estáticas e dinâmicas de seu esporte individual (1).

Deficiências Cardíacas Congênitas Específicas

DEFEITO SEPTAL ATRIAL

O defeito septal atrial (DSA) é um distúrbio cardíaco freqüente, ocorrendo como um defeito isolado em cerca de 5% a 8% de todos os pacientes com doença cardíaca congênita. Defeitos dos septais atriais são caracterizados por uma comunicação direta entre o átrio direito e esquerdo, permitindo que o sangue desvie de um lado para outro, dependendo das pressões em cada câmara. O tamanho do defeito pode variar de acordo com a localização no septo atrial. Dependendo de sua localização, os defeitos são classificados como DSA *primus*, *secundum*, do *sinus venosus* ou do seio coronário.

O DSA pode ser dividido também em pequeno, médio e grande, com base no tamanho do defeito e na derivação sobre ele. Defeitos menores não ocasionam dilatação ventricular direita. Defeitos septais atrais moderados ou grandes irão ocasionar sobrecarga do volume no ventrículo direito com dilatação ventricular direita. Na presença de uma grande derivação esquerda-direita, podem ocorrer modificações na vasculatura pulmonar, levando a aumento da resistência vascular pulmonar e a resultante hipertensão pulmonar. A incidência de resistência vascular pulmonar elevada aumenta com a idade do paciente, se nenhuma cirurgia for realizada.

Outras complicações associadas ao DSA são embolia paradoxal ocasionada por um trombo proveniente do lado direito do coração ou sistema venoso cruzando o defeito atrial e embolizando (paradoxalmente) o sistema arterial. Essa é a causa de alguns acidentes vasculares "criptogênicos".

A capacidade de exercício das crianças antes do reparo cirúrgico é ligeiramente menor do que o normal. O fator limitador para a capacidade de trabalho parece ser o grau da hipertensão pulmonar e não meramente o tamanho da derivação. Os pacientes com pressões arteriais pulmonares normais têm capacidades de trabalho quase normal, mesmo com uma derivação da esquerda-direita moderada a grande (6,7). Existe também uma correlação significativa com a capacidade de exercício e o nível de atividade física habitual antes do reparo cirúrgico (7,8). Quando a capacidade de exercício é comparada no mesmo paciente pré e pós-operatoriamente, há muito pouca melhora (6,9).

Quando crianças que se submeteram a reparo cirúrgico de DSA são comparadas com controles saudáveis, os parâmetros clássicos de condicionamento físico entre os 2 grupos geralmente são idênticos, incluindo o desempenho máximo do exercício. O grupo de reparo do DSA, contudo, atinge um limiar anaeróbico ventilatório em uma intensidade de exercício mais baixa e como o grupo possui um pico de FC mais baixo (10,11). Essas diferenças não parecem ser clinicamente significativas. Um estudo demonstrou aumento significativo em arritmias supraventricular e ventricular no grupo pós-operatório, mas esses aumentos não eram sentidos como clinicamente significativos (11).

Pacientes com DSA pequeno que não apresentam hipertensão pulmonar podem participar de qualquer e de todos os esportes e atividades. Se a hipertensão pulmonar estiver presente, o paciente deve se restringir às atividades e aos esportes de baixa intensidade. Se acontecer uma elevação acentuada nas pressões cardíacas do lado direito (átrio direito ou ventrículo direito), o paciente não deve participar de quaisquer esportes competitivos (1).

A avaliação de atletas e pacientes ativos após o fechamento de um DSA deve incluir um histórico completo, exame físico, raios X torácico e ECG de 12 derivações. O histórico deve rever a possibilidade de que o atleta ou paciente ativo tenha tido disritmias no passado (palpitações, FC acelerada, pré-síncope, ou síncope). Se a cardiomegalia estiver presente no raio X torácico, um ecocargiograma deve ser avaliado para estimar a possibilidade da derivação residual ou hipertensão ventricular direita e/ou hipertensão pulmonar. Após o reparo de um DSA, o paciente não deve participar que qualquer competição ou de esportes de contato por 6 meses.

Em resumo, crianças com DSA possuem uma capacidade de exercício ligeiramente reduzida. A hipertensão pulmonar, embora mais freqüentemente observada em adultos, limita o desempenho no exercício. A correção cirúrgica do DSA não irá melhorar dramaticamente a capacidade de exercício em crianças. Após a correção cirúrgica, a capacidade de exercício é normal ou fica ligeiramente reduzida. O comprometimento do cronotropismo e a falta de atividade física habitual podem possivelmente influenciar negativamente a capacidade de exercício.

DEFEITO SEPTAL VENTRICULAR

O defeito septal ventricular (DSV) é a doença cardíaca congênita mais comum, sendo responsável por 15% a 20% de todas as doenças cardíacas congênitas. O DSV é uma comunicação direta entre os ventrículos direito e esquerdo do coração. O sangue geralmente deriva do ventrículo esquerdo de pressão mais elevada para o ventrículo direito de pressão menor. Um DSV pequeno pode produzir um murmúrio cardíaco ruidoso no exame, mas raramente produz sintomas ou alargamento da câmara cardíaca. O DSV de moderado a grande permite que um grande volume de sangue flua do ventrículo esquerdo para o ventrículo direito, produzindo dilatação do ventrículo esquerdo e do átrio esquerdo decorrente do retorno venoso pulmonar aumentado.

Os DSVs variam de localização e podem requerer fechamento por causa dos potenciais efeitos negativos sobre a válvula aórtica em vez do grau de derivação. A insuficiência aórtica é uma indicação para fechamento cirúrgico desses tipos de deficiências. Um DSV pequeno diagnosticado na infância freqüentemente fecha-se espontaneamente e não tem nenhum significado hemodinâmico. Defeitos que ainda estejam presentes na ocasião que a criança atinge 5 a 6 anos de idade provavelmente não fecharão espontaneamente.

A maioria dos estudos que avalia a capacidade de exercício de pacientes submetidos ao fechamento cirúrgico de DSVs foi executada em uma época onde *(a)* o fechamento cirúrgico prematuro não era realizado e *(b)* a atividade física desses pacientes era restringida pelos profissionais de saúde. Esses estudos demonstraram diminuição na capacidade de exercício e com freqüência um aumento na capacidade de exercício após o reparo cirúrgico, conquanto que nenhuma hipertensão pulmonar estivesse presente (12).

Um estudo focado no resultado a longo prazo de pacientes com DSVs considerados muito pequenos para requerer fechamento cirúrgico na infância demonstrou uma capacidade média de exercício de 92% da esperada; 87% desses pacientes não tiveram arritmias no monitoramento de Holter. Concluiu-se que o resultado neste bem selecionado grupo de pacientes foi bom e que não houve sintomas relacionados com as DSVs (13).

Estudos que avaliaram a capacidade de exercício de pacientes que se submeteram ao reparo cirúrgico prematuro de seus DSVs na "época moderna" têm demonstrado melhoras no $\dot{V}O_2$ e no limiar anaeróbico ventilatório bem como uma diminuição ou ausência de hipertensão pulmonar (12,14). O grau de atividade física habitual após a cirurgia também é um fator-chave na determinação da capacidade de exercício dessas crianças após seu reparo cirúrgico.

Pós-operatoriamente, esses pacientes podem possuir defeitos residuais e experimentar também uma variedade de disritmias. O bloqueio do ramo do feixe direito é um achado freqüente, mas ele geralmente tem pouco, se algum, significado clínico. Esse achado está tornando-se mais raro, na medida em que o fechamento cirúrgico do DSV agora é geralmente executado por uma abordagem atrial através da válvula tricúspide, em oposição às abordagens que envolvem uma ventriculotomia direita. Alguns pacientes (3%-14%) desenvolvem anormalidades pós-operatórias tardias, incluindo regurgitação mitral leve, estenose aórtica subvalvar, ou insuficiência aórtica progressiva. Se qualquer uma dessas deficiências forem moderadas ou graves, elas podem interferir com o desempenho hemodinâmico do coração e desse modo limitar a capacidade de exercício dessas crianças.

Após um reparo cirúrgico, os pacientes não devem participar de atividades durante 6 meses. Após esse período, eles devem ser minuciosamente avaliados com relação a defeitos e sintomas residuais. Se não houver defeito residual, nenhum sintoma e nenhuma evidência de hipertensão pulmonar ou disritmias, eles podem participar de todos os esportes e atividades. Se houver um defeito residual de tamanho moderado (com um sopro cardíaco), a participação deve ser limitada a esportes e atividades de baixa intensidade. Entretanto, raramente é necessário restringir os pacientes com uma DSV reparada de esportes recreacionais (1).

Em resumo, os DSVs que foram fechados em crianças mais velhas muitas vezes possuem achados residuais que limitam sua capacidade de exercício. Por outro lado, o fechamento cirúrgico prematuro talvez limite esses achados residuais, de modo que essas crianças irão desfrutar de sua capacidade normal de exercício. Estudos estão em andamento para avaliar a validade dessa teoria.

ESTENOSE PULMONAR

A estenose da válvula pulmonar é responsável por 8% a 12% de todas as doenças cardíacas congênitas e geralmente é bem tolerada pelas crianças. A estenose pode ser valvular, subvalvular ou supravalvular; essa discussão é limitada à estenose pulmonar (EP) valvular.

A maioria dos pacientes com EP de branda a moderada é assintomática. A EP envolve uma obstrução fixada para o fluxo externo ventricular direito. Existe uma pressão sistólica ventricular direita aumentada e uma demanda de oxigênio miocárdico aumentado em repouso. Na EP branda (gradientes < 50 ou 60 mmHg), a tolerância ao exercício é normal. A tolerância ao exercício geralmente é diminuída com a doença de moderada a grave (gradiente > 50 ou 60 mmHg). A demanda de oxigênio miocárdico do ventrículo direito é determinada pela pressão sistólica ventricular direita, massa e FC. Durante o exercício, o fluxo sangüíneo coronário pode não satisfazer a demanda metabólica, resultando em isquemia ventricular direita, disfunção e por fim fibrose.

De maneira pós-operatória, a capacidade de trabalho e o tempo de resistência geralmente são diminuídos, ao passo que a resposta de FC ao exercício é normal. Essa tolerância diminuída ao exercício provavelmente é graças ao volume de ejeção e ao débito cardíaco diminuído e à produção cardíaca. Na estenose grave, existe um volume de ejeção baixo em repouso e nenhum aumento no volume de ejeção durante o exercício.

A tolerância ao exercício em crianças e adultos com EP valvular leve é quase normal, mas é diminuída naqueles indivíduos com estenose moderada e grave, indicando uma capacidade prejudicada de sustentar débito cardíaco adequado. Após o alívio da estenose, o desempenho cardíaco melhora nas crianças, mas permanece anormal em adultos (15). Isso parece estar relacionado com a resolução pós-operatória da hipertrofia ventricular direita em crianças, ao passo que a fibrose miocárdica pode explicar a falta de melhora em adultos.

Após um reparo percutâneo da EP, os pacientes podem participar em qualquer um de todos os esportes e atividades 1 mês após o procedimento. Se a abordagem cirúrgica foi utilizada, o paciente deve aguardar 3 meses. Se existe um gradiente persistente excedendo um pico de 50 mmHg, os pacientes devem ser avaliados por um cardiologista pediátrico que geralmente realizará um ECG e um ecocardiograma para avaliar não somente o grau de estenose, mas também a função ventricular direita e o grau de insuficiência pulmonar, se houver. Se o gradiente for > 50, esses pacientes devem manter-se afastados de esportes competitivos vigorosos (1). Pacientes que continuam com altos gradientes através da válvula correm risco aumentado de morte súbita com o exercício (15-17).

ESTENOSE AÓRTICA VALVULAR CONGÊNITA

A estenose aórtica congênita freqüentemente é identificada no início da infância e é responsável por 3% a 6% de todas as doenças cardíacas congênitas. Pacientes com estenose aórtica leve a moderada são, muitas vezes, assintomáticos, mas podem ter alguma intolerância ao exercício ou dor torácica com o esforço. A estenose é classificada como leve, moderada ou grave com base no gradiente máximo: na leve é < 20 mmHg; na moderada é de 21 a 49 mmHg; e na grave, > 50 mmHg. Como a estenose aórtica freqüentemente avança, os pacientes com esse distúrbio requerem acompanhamento regular e avaliação por um cardiologista experimentado a respeito do diagnóstico.

O volume de ejeção aumentado com o exercício e a obstrução aórtica fixada resulta em aumento da pressão ventricular esquerda e do gradiente da válvula aórtica. Pacientes com doença grave ou com sintomas como tontura ou relacionados com a estenose correm risco aumentado de morte súbita (16,18).

Uma depressão ST ≥ 2 mm durante o teste de esforço geralmente está associada a um gradiente da válvula aórtica > 50 mmHg. Um perfil de exercício de depressão ST ≥ 2 mm, uma PAS brusca ou diminuída com o exercício e a capacidade de trabalho reduzida são sinais de obstrução grave, resultando em isquemia subendocardíaca e grave comprometimento ventricular esquerdo. Essas respostas ao exercício podem ocorrer em alguns pacientes cujo exame físico não sugere uma obstrução grave (19). Um estudo realizou testes de esforço prospectivos utilizando pacientes com estenose aórtica grave, isolada, e verificou que 6% dos pacientes que exibiram sintomas tiveram posteriormente morte súbita. O estudo concluiu que o teste de esforço é seguro nesta população de pacientes e pode ser um prognóstico na previsão de morte súbita em pacientes assintomáticos (20).

Alguns pacientes com estenose aórtica e insuficiência aórtica são submetidos a um procedimento de Ross, durante o qual a raiz pulmonar e a válvula são retiradas e transferidas para a posição aórtica e um homoenxerto valvular é colocado na posição pulmonar. Além disso, as artérias coronárias são implantadas no auto-enxerto pulmonar. Esse procedimento é mais comum em crianças do que em adultos e melhores resultados parecem ser obtidos na população pediátrica.

As vantagens desse reparo comparadas com as do reparo com válvulas protéticas incluem evitar anticoagulação e crescimento da válvula com o paciente. Parece haver uma durabilidade a longo prazo da válvula pulmonar na posição aórtica. Complicações pós-operatórias incluem insuficiência aórtica, estenose do homoenxerto na posição pulmonar e deterioração na válvula neo-aórtica. Existe uma preocupação de que o grau de insuficiência ou regurgitação possa progredir com o exercício. Depois do procedimento de Ross, os pacientes apresentam competência da válvula e gradientes transaórticos similares àqueles observados em controles em condições basais e durante o exercício. Alguns pacientes após um procedimento de Ross freqüentemente apresentam pressões em condições basais significativamente mais elevadas. As disritmias induzidas pelo exercício também podem ocorrer durante o exercício (21). As disritmias mais comuns incluem contrações ventriculares prematuras.

Após o reparo, deve ser feita avaliação para o estreitamento residual ou estenose e para a presença de insuficiência da válvula aórtica. Isso irá incluir um histórico pormenorizado e um exame físico (para a presença de sopros significando estenose ou insuficiência) bem como um ecocardiograma. O teste de esforço pode ser considerado para verificar se os sujeitos podem aumentar sua PAS durante o exercício, bem como para verificar se o exercício pode ser realizado sem evidência de isquemia. Pacientes com estenose residual devem manter-se afastados de atividades isométricas ou estáticas vigorosas. Pacientes com insuficiência aórtica leve ou moderada, com dimensão ventricular esquerda normal ou apenas ligeiramente aumentada, podem participar de todas as atividades e esportes, com exceção dos esportes estáticos vigorosos. Se um paciente apresenta disritmias com a atividade, é autorizada uma avaliação realizada por um cardiologista pediátrico (1).

COARCTAÇÃO DA AORTA

A coarctação da aorta é um estreitamento da aorta ao nível da área justaductal ou justaligamentar que está localizado entre o arco aórtico transverso distal e a aorta torácica descendente proximal. Ela ocorre como uma deficiência isolada em 8% a 10% de toda doença cardíaca congênita. Ocorre aumento da pressão arterial nos braços, com uma pressão arterial mais baixa nos MMII. Normalmente, a pressão arterial nas extremidades inferiores é de 10 a 20 mmHg mais elevada do que nas extremidades superiores por causa da amplificação da onda de pulso à medida que ela se desloca em direção das artérias periféricas. Na presença de uma coarctação, o exame físico revela uma discrepância entre os pulsos das extremidades superior e inferior e uma diferença na pressão arterial do braço para a perna. Os pacientes também podem ser hipertensos em seus braços direitos (pré-coarctação). Essas diferenças na pressão arterial são acentuadas durante o exercício.

A correção da coarctação é realizada percutanemente no laboratório de cateterização cardíaca utilizando um balão, ou a correção pode ser realizada cirurgicamente. O reparo geralmente é considerado adequado se um gradiente residual entre as pressões sangüíneas das extremidades superior e inferior for menor do que 20 mmHg. Problemas encontrados após o reparo incluem estenose residual, hipertrofia ventricular esquerda, hipertensão sistêmica, ou uma obstrução residual que se torna evidente somente com o exercício.

Tradicionalmente, o teste de esforço com exercício era essencial no manejo de crianças e adultos que sofreram um reparo de coarctação *(a)* para avaliar o sucesso hemodinâmico do reparo, *(b)* para fornecer informação objetiva para as recomendações individuais da atividade física e *(c)* para determinar se a hipertensão residual deve ser tratada com medicação ou reparada através de uma cirurgia adicional ou com uma angioplastia com balão (22).

Um estudo recente sugeriu que, em um paciente em pós-operatório, um gradiente de exercício braço-perna positivo representa parcialmente uma adaptação circulatória fisiológica à ergometria e, portanto, não é apropriado para avaliar estreitamento residual. A hipertensão induzida pelo exercício dos braços posteriormente após o reparo de coarctação pode ser ocasionada por comprometimento da reatividade arterial proveniente de anormalidades estruturais ou funcionais ou de ambas. Esse estudo sugere que outras modalidades diagnósticas, tais como a ecocardiografia, devem ser utilizadas para avaliar a coarctação residual que possa estar presente (23). Pacientes que sofreram reparos de coarctação comumente manifestam também confiança excessiva no metabolismo anaeróbico durante o exercício. Esse fenômeno pode resultar em persistentes anormalidades de fluxo sangüíneo através do arco aórtico durante o exercício, que podem estar presentes ainda mesmo após a cirurgia aparentemente bem-sucedida (24).

A avaliação após o reparo deve incluir um histórico e um exame físico, bem como uma medida cuidadosa das pressões sangüíneas em ambos os braços e em uma perna. O teste de esforço com exercício freqüentemente é utilizado para revelar um gradiente na área de reparo. Se esse gradiente for > 20 mmHg ou se o paciente tiver a função ventricular diminuída (avaliada por um ecocardiograma) ou hipertensão sistêmica induzida através do exercício, o paciente deve limitar-se a atividades de intensidade mais baixa e deve manter-se afastado de atividades estáticas elevadas. Esportes de contato devem ser restringidos durante 1 ano após a cirurgia (1).

TETRALOGIA DE FALLOT

A tetralogia de Fallot é definida por 4 anormalidades: *(a)* grande DSV não restritivo, *(b)* cavalgamento aórtico sobre o DSV, *(c)* estenose pulmonar infundibular e *(d)* hipertrofia ventricular direita. A tetralogia de Fallot ocorre em cerca de 6% das doenças cardíacas congênitas e é a forma mais comum de doença cardíaca cianótica. O reparo completo desse defeito geralmente é realizado no primeiro ano de vida.

O reparo da tetralogia de Fallot inclui fechamento do DSV e abertura do trato do fluxo de saída do ventrículo direito. O último procedimento muitas vezes requer uma incisão pulmonar transanular e a colocação de um retalho pericárdico sobre o trato de fluxo de saída do ventrículo direito. Além disso, existe comumente uma necessidade de aumentar a artéria pulmonar principal e seus ramos através da colocação de um material de retalho nessas localizações. Complicações pós-operatórias incluem DSVs residuais, obstrução residual do trato do fluxo de saída ventricular direito, estenose da artéria pulmonar, disritmias de origem atrial ou ventricular, problemas de condução (mais comumente bloqueio da ramificação do feixe direito ou bloqueio atrioventricular [AV]), e disfunção ventricular.

Após o reparo intracardíaco, 80% a 85% dos pacientes apresentam capacidade de caminhar normal com o teste de esforço. A capacidade de exercício diminuída está relacionada com o grau de insuficiência pulmonar e com a presença da função ventricular direita anormal. Pacientes com insuficiência pulmonar grave mostram muitas vezes um aumento da capacidade de exercício após a colocação de um conduto de válvula no trato do fluxo de saída ventricular direito (25).

A resposta da FC ao exercício é diminuída em níveis máximo e submáximo de exercício e podem ser secundárias à disfunção do modo sinusal. Após o reparo completo, o débito cardíaco é normal em repouso e pode ser normal na resposta ao exercício (26-28).

Os pacientes com insuficiência pulmonar leve e obstrução residual leve do trato do fluxo de saída ventricular direito não possuem quaisquer limitações funcionais. As disritmias ventriculares ocorrem em até 73% dos pacientes após o reparo em alguns estudos e estão relacionadas com o resultado da cirurgia e o tempo decorrido desde o reparo (29). Uma unidade de Holter deve ser utilizada para monitorar a FC, porque as disritmias cardíacas são freqüentes após o reparo da tetralogia de Fallot. A maioria desses pacientes, contudo, será assintomática.

Os pacientes devem ser avaliados através de histórico pormenorizado, exame físico, ecocardiograma e teste de esforço de exercício antes da participação em atividades e em esportes de competição. Aqueles indivíduos com uma deficiência residual significativa (estenose significativa, derivações residuais ou insuficiência pulmonar) devem ser restringidos até que sejam completamente avaliados. Os indivíduos com gradientes residuais de fluxo de saída pulmonar < 40 mmHg que estejam assintomáticos podem participar por completo de todas as atividades e esportes. Pequenos DSVs residuais não necessitam de restrição das atividades. Com freqüência a função ventricular é levemente deprimida. Se esse for o caso, os pacientes devem manter-se afastados de atividades estáticas vigorosas. Pacientes que sofreram um reparo da tetralogia de Fallot freqüentemente exibem progressão desses defeitos residuais. Portanto, eles devem ser avaliados a cada ano enquanto participam de esportes de competição (1).

TRANSPOSIÇÃO DAS GRANDES ARTÉRIAS

A transposição das grandes artérias ocorre em cerca de 5% de todos os pacientes com doença cardíaca congênita. Neste defeito, a aorta (que deve surgir posteriormente proveniente do ventrículo esquerdo) surge anteriormente a partir do ventrículo direito, e a artéria pulmonar (que deve surgir anteriormente a partir do ventrículo direito) surge posteriormente proveniente do ventrículo esquerdo. Isso resulta em um circuito paralelo em vez da circulação em série. Pacientes com transposição das grandes artérias submetem-se à cirurgia bem cedo em suas vidas com correção nos átrios (procedimento de Mustard ou Senning) ou uma cirurgia de transferência arterial.

A cirurgia de desvio arterial é mais comumente utilizada no presente. A cirurgia envolve a transecção das grandes artérias acima da válvula *annulus* e sua anastomose na extremidade proximal da outra grande artéria. As artérias coronárias devem também ser transferidas. Existe um risco de que as coronárias sejam distorcidas ou tornem-se estenóticas após o reimplante. A estenose coronária pode ocorrer como uma complicação a longo prazo e parece ocorrer mais freqüentemente quando o padrão das artérias coronárias é complicado ou se existir uma artéria coronária única associada. Outras complicações pós-operatórias incluem estreitamento da artéria pulmonar no local da anastomose em 5% a 10% dos pacientes, bloqueio cardíaco completo em 5% a 10% dos pacientes e regurgitação aórtica de desenvolvimento tardio em até 20% dos pacientes.

Durante o teste de esforço, esses indivíduos têm $\dot{V}O_2$ normal, porém podem experimentar modificações de onda ST-T geralmente de nenhum significado clínico. Esses pacientes raramente possuem isquemia da artéria coronária (30-32).

Pacientes que tiveram um procedimento de inversão atrial (operação de Mustard ou Senning) continuam a utilizar o ventrículo direito anatômico como o ventrículo sistêmico. A drenagem venosa pulmonar é corrigida para o ventrículo direito sistêmico e a drenagem venosa sistêmica é corrigida para o ventrículo esquerdo. Esse procedimento permite que o sangue não oxigenado seja bombeado para fora da artéria pulmonar através do ventrículo esquerdo e que o sangue oxigenado seja bombeado para fora da aorta através do ventrículo direito. As complicações associadas a esse procedimento incluem obstrução da inversão, dilatação ou função deficiente do ventrículo direito, estenose pulmonar, insuficiência tricúspide (que é a válvula atrioventricular sistêmica) e disritmias atriais ou ventriculares significativas. A reserva funcional e a durabilidade do ventrículo direito são intrinsecamente inferiores àquelas do ventrículo esquerdo. As modificações resultantes do exercício em um ventrículo direito sistêmico, que devem sustentar o fluxo sangüíneo e a pressão arterial periférica, são desconhecidas. Modificações no ventrículo esquerdo com o treinamento com exercício incluem aumento da massa muscular e alargamento da câmara para um aumento de volume de ejeção. Não se sabe se essas modificações irão ocorrer no ventrículo direito, que agora funciona como um ventrículo sistêmico, naqueles pacientes que se submeteram a um reparo para inversão atrial.

Pacientes com procedimento de correção atrial freqüentemente são assintomáticos quando realizam exercícios em níveis normais de atividade, vivem vidas geralmente normais e participam da maioria das atividades escolares (33). Apesar disso, mais da metade dos pacientes que se submeteram a uma correção atrial irá exibir importantes anormalidades durante os testes de exercício. Eles demonstram débito cardíaco diminuído e diminuição do desempenho no exercício secundário a um volume de ejeção limitado e uma resposta de pico de FC embotada. Eles possuem também pico de $\dot{V}O_2$ ($\dot{V}O_{2máx}$) diminuído e um limiar anaeróbico ventilatório anormal. Eles cansam-se também mais cedo do que os indivíduos-controle. O desempenho do trabalho é de aproximadamente 70% a 80% do normal e a FC máxima é de 75% a 85% do normal. Aproximadamente 70% têm uma baixa FC em repouso. O ritmo sinusal está presente em apenas 77% desses pacientes em 5 anos e 40% em 20 anos após o reparo. A função ventricular sistêmica é anormal em 60% dos pacientes, e 84% possuem função ventricular (sistêmica) direita anormal. Ocorre obstrução do redirecionamento em 10% a 20% dos pacientes, e a obstrução venosa pulmonar está presente em aproximadamente 5% dos pacientes (34-37).

Os pacientes devem ter um histórico pormenorizado, exame físico, raios X torácico, ECG, monitor de Holter (para avaliar a freqüência e o ritmo cardíacos em 24 horas), ecocardiograma e testes de esforço antes de participar de esportes de competição. Os pacientes que têm um tamanho de coração normal, nenhum defeito residual, função ventricular normal, nenhuma disritmia e um estudo de exercício normal podem participar de todos os esportes, exceto atividades estáticas muito intensas. Se os pacientes possuem defeitos residuais, suas atividades podem ser restringidas conforme orientação de seu cardiologista pediátrico (1).

CIRURGIA DE FONTAN (VENTRÍCULO SIMPLES, ATRESIA TRICÚSPIDE, CORAÇÃO ESQUERDO HIPOPLÁSICO)

Os pacientes com somente um ventrículo variam de acordo com seu defeito cardíaco subjacente, que incluem, mas não limitam-se a síndrome do coração esquerdo hipoplásico, atresia tricúspide e atresia pulmonar com septo ventricular intacto. A ênfase da cirurgia para esses distúrbios agora é uma abordagem estadiada, finalizada com uma cirurgia de Fontan. Pacientes com essa anatomia freqüentemente têm desvios prévios para aumentar o fluxo sangüíneo pulmonar antes da conclusão de seu procedimento de Fontan.

O procedimento de Fontan tenta separar o sangue oxigenado daquele não-oxigenado através de uma combinação de operações. Isso é realizado inserindo a veia cava superior à artéria pulmonar direita e invertendo ou desviando o sangue da veia cava inferior diretamente para as artérias pulmonares. Esse procedimento desvia o sangue venoso diretamente para as artérias pulmonares sem o benefício do fluxo pulsátil proporcionado pelo coração. O sangue oxigenado retorna para o coração através das veias pulmonares e é bombeado para o corpo através do único ventrículo pela veia aorta. Uma fenestração ou um orifício pode ser feito na inversão ou no desvio, permitindo que o sangue flua do circuito venoso para o circuito sistêmico, resultando em um desvio da direita para a esquerda. Esses pacientes freqüentemente são cianóticos, especialmente durante o exercício.

A tolerância ao exercício dos pacientes com ventrículos únicos é menor do que aquela de pacientes com corações estruturalmente normais. O desvio intracardíaco da direita para a esquerda e a insuficiência cronotrópica contribuem para a menor tolerância ao exercício. O exercício que requer cargas estáticas elevadas também pode ser pouco tolerado como resultado da anatomia do ventrículo subjacente. Se esse ventrículo for um ventrículo direito anatômico, os pacientes têm um volume de ejeção fixo e podem aumentar o débito cardíaco apenas aumentando a FC durante o exercício. Após o procedimento de Fontan, existe risco aumentado de ocorrerem disritmias atriais por causa da cirurgia atrial extensiva envolvida no reparo. Outras complicações pós-operatórias incluem função ventricular deficiente, obstrução da inversão ou desvio e o desenvolvimento de fístula arteriovenosa pulmonar, que pode ocasionar cianose crescente.

Durante o teste de esforço, esses pacientes apresentam diminuição da FC diminuído, $\dot{V}O_{2máx}$ diminuído, índice de ejeção diminuído, limiares anaeróbicos ventilatórios anormais e metabolismo anaeróbico aumentado durante o pico do exercício (38-39). Alguns desses parâmetros podem melhorar com o treinamento (40). Os pacientes com anatomia de ventrículo simples devem manter-se afastados de competições esportivas e da maioria das atividades estáticas vigorosas (1).

Diretrizes para o Teste de Esforço Pediátrico

O teste de esforço de crianças difere daquele dos adultos em muitos aspectos além dos pontos técnicos relacionados com o desempenho no teste, que foram abordados nas diretrizes publicadas pela American Heart Association (41). O papel preciso do teste de esforço na avaliação do paciente ou no tratamento a longo prazo de pacientes cardíacos varia, dependendo da indicação para o estudo e da informação que está sendo procurada. O teste de esforço, contudo, freqüentemente é essencial para diagnosticar e direcionar o tratamento em uma ampla variedade de problemas clínicos. O corpo de profissionais do laboratório pediátrico de exercícios deve estar ciente dos achados esperados em pacientes com doença cardíaca congênita, bem como das indicações apropriadas para finalizar um teste.

Pacientes com estenose aórtica valvular grave podem desenvolver modificações ST isquêmicas ou uma resposta de diminuição da pressão arterial ao exercício. Os pacientes com coarctação da aorta podem desenvolver hipertensão grave e uma capacidade de exercício diminuída. Os pacientes com doença cardíaca cianótica não reparada podem experimentar uma dessaturação profunda e isquemia durante o exercício. Eles raramente experimentam modificações neurológicas. Os pacientes que se submeteram à cirurgia corretiva podem desenvolver disritmias significativas que requeiram a finalização do teste. Contudo, em geral, o teste de esforço de exercício é um método seguro para avaliar a capacidade de exercício e a tolerância dos pacientes com doença cardíaca congênita (41).

Considerações Gerais para a Prescrição do Exercício

Todos os pacientes, independentemente de seu diagnóstico cardíaco e tratamento prévio, devem ser o mais ativos possível. Isso é especialmente importante porque o tratamento desses pacientes está melhorando e eles possuem uma expectativa de vida maior do que antes. Sua atividade, contudo, deve ser segura. Antes de idealizar um programa de exercícios para eles, o profissional de saúde (médico, especialista do exercício, diretor do centro de saúde) deve possuir um conhecimento básico do diagnóstico do paciente e do tratamento anterior.

De acordo com a informação apresentada neste capítulo, testes de diagnóstico adicionais podem ser requeridos antes de se iniciar um programa de exercício. Isso freqüentemente requer a obtenção de registros médicos para adquirir uma compreensão completa da doença cardíaca congênita prévia. Recomendações específicas a respeito de esportes ou participação em atividades por qualquer paciente com doença cardíaca congênita são necessárias. A recomendação de esportes ou atividades deve ser discutida com o paciente e os pais e deve incluir interesses exceto os atléticos tradicionais. As expectativas e os interesses da família e do paciente devem ser levados em consideração junto com o curso clínico esperado da doença e quaisquer limitações que a doença possa colocar. Por exemplo, seria inapropriado para um indivíduo com estenose aórtica valvular moderada ou grave tornar-se interessado em esportes que requeiram a atividade isométrica (luta livre, levantamento de peso, futebol americano etc.). Esses pacientes, contudo, devem ser encorajados a participar de determinadas atividades aeróbicas, como a corrida. Em contraste, pacientes com doença cardíaca congênita leve ou com um reparo cirúrgico efetivo devem ser tranqüilizados e encorajados a levarem vidas completamente normais com atividades físicas.

Resumo

- Todas as crianças, incluindo aquelas com doença cardíaca congênita, precisam ser ativas.
- A atividade deve ser segura.
- Todas as crianças com doença cardíaca congênita (reparadas ou não-reparadas) devem ser avaliadas para definir os limites da atividade segura.
- A avaliação pode requerer um atestado de um especialista familiarizado com defeitos cardíacos congênitos.
- A avaliação deve ser periodicamente repetida para assegurar a continuação da segurança dessa atividade.

REFERÊNCIAS BIBLIOGRÁFICAS

1. Maron BJ, Mitchell JH. 26th Bethesda conference: Recommendations for determining eligibility for competition in athletes with cardiovascular abnormalities. J Am Coll Cardiol 1994; 24: 846-849.
2. Kaplan S, Perloff JK. Exercise and athletics before and after cardiac surgery or interventional catheterization. In: Perloff JK, Child JS, eds. Congenial Heart Disease in Adults. Philadelphia: WB Saunders. 1991: 189-199.

3. Liberthson RR. Arrhythmias in the athlete with congenital heart disease: guidelines for participation. Annu Rev Med 1999; 50: 441-452.
4. Virmani R, Burke AP, Farb A, et al. Causes of sudden death in young and middle-aged competitive athletes. Cardiol Clin 1997; 15: 439-466.
5. Liberthson RR. Sudden death from cardiac causes in children and young adults. N Engl J Med 1996; 334: 1039-1044.
6. Duffie ER, Adams FH. The use of the working capacity test in the evaluation of children with congenital heart disease. Pediatrics 1963; 32: 757-768.
7. Frick M, Punsar S, Somer T. The spectrum of cardiac capacity in patients with nonobstructive congenital heart disease. Am J Cardiol 1966; 17: 20-26.
8. Reybrouck T, Weymans M, Stijns H, et al. Ventilatory anaerobic threshold for evaluating exercise performance in children with congenital left-to-right intracardiac shunt. Pediatr Cardiol 1986; 7: 19-24.
9. Pertersson PO. Atrial septal defect of secundum type, clinical findings before and after operation. Acta Paediatr Scand 1967; 174: 19-27.
10. Rosenthal M, Redington A, Bush A. Cardiopulmonary physiology after surgical closure of asymptomatic secundum atrial septal defects in childhood. Exercise performance is unaffected by age at repair. Eur Heart J, 1997; 18: 1816-1822.
11. Meijboom F, Hess J, Szatmari A, et al. Long-term follow-up 9 to 20 years after surgical closure of atrial septal defects at a young age. Am J Cardiol 1993; 72: 1431-1434.
12. Wolfe RR, Bartle L, Daberkow E, et al. Exercise responses in ventricular septal defect. Prog Pediatr Cardiol 1993; 2: 24-29.
13. Gabriel HM, Heger M, Innerhofer P, et al. Long-term outcome of patients with ventricular septal defect considered not to require surgical closure during childhood. J Am Coll Cardiol 2002; 39: 1066-1071.
14. Meijboom F, Szatmari A, Utens E. Long-term follow-up after surgical closure of ventricular septal defect in infancy and childhood. J Am Coll Cardiol 1994; 24: 1358-1364.
15. Steinberger J, Moller JH. Exercise testing in children with pulmonary valve stenosis. Pediatr Cardiol 1999; 20: 27-31.
16. Reybrouck T, Rogers R, Weymans M, et al. Serial cardiorespiratory exercise testing in patients with congenital heart disease. Eur J Pediatr 1995; 154: 801-806.
17. Krabill KA, Wang Y, Enzig S, et al. Rest and exercise hemodynamics in pulmonary stenosis: comparison of children and adults. Am J Cardiol 1985; 56: 306-365.
18. Atwood JE, Kawanishi S, Myers J, et al. Exercise testing in patients with aortic stenosis. Chest 1988; 93: 1083-1087.
19. James FW. Exercise response in aortic stenosis. Prog Pediatr Cardiol 1993; 2: 1-7.
20. Amato MC, Moffa PJ, Werner KE, et al. Treatment decision in asymptomatic aortic valve stenosis: role of exercise testing. Heart 2001; 86: 381-386.
21. Phillips JR, Daniels CJ, Orsinelli DA, et al. Valvular hemodynamics and arrhythmias with exercise following the Ross procedure. Am Coll Cardiol 2001; 87: 577-583.
22. Rocchini AS. Exercise evaluation after repair of coarctation of the aorta. Prog Pediatr Cardiol 1993; 2: 14-19.
23. Guenthard J, Wyler F. Exercise–induced hypertension in the arms due to impaired arterial reactivity after successful coarctation resection. Am J Cardiol 1995; 75: 814-817.
24. Rhodes J, Geggel RL, Marx GR, et al. Excessive anaerobic metabolism during exercise after repair of aortic coarctation. J Pediatr 1997; 131: 210-214.
25. Eyskens B, Reybrouck T, Bogaert J, et al. Homograft insertion for pulmonary regurgitation after repair of tetralogy of Fallot improves cardiorespiratory exercise performance. Am J Cardiol 2000; 85: 221-225.
26. Wessel HU, Paul MH. Exercise studies in tetralogy of Fallot: a review. Pediatr Cardiol 1999; 20: 39-47.

27. Mulla N, Simpson P, Sullivan NM, et al. Determinants of aerobic capacity during exercise following a complete repair of tetralogy of Fallot with a trans-annular patch. Pediatr Cardiol 1997; 18: 350-356.
28. Tomassoni TL, Galioto FM, Vaccaro P. Cardiopulmonary exercise testing in children following surgery for tetralogy of Fallot. Am J Dis Child 191; 145: 1290-1293.
29. Ross-Hesselink J, Perlroth MG, McGahie J, et al. Atrial arrhythmias in adults after repair of tetralogy of Fallot. Correlations with clinical, exercise, and echocardiographic findings. Circulation 1995; 91: 2214-2219.
30. Mahle WT, McBride MG, Paridon SM. Exercise performance after arterial switch operation for d-transposition of the great arteries. Am J Cardiol 2001; 87: 753-758.
31. von Bernuth G. Twenty-five years after the first arterial switch procedure: midterm results. Thorac Cadriovasc Surg 2000; 48: 228-232.
32. Massin M, Hovels-Gurich H, Dabritz S, et al. Results of the Bruce treadmill test in children after arterial switch operation for simple transposition of the great arteries. Am J Cardiol 1998; 81: 56-60.
33. Paul MH, Wessel HU. Exercise studies in patients with transposition of great arteries after atrial repair operations (Mustard/Senning): a review. Pediatr Cardiol 1999; 20: 49-55.
34. Hechter SJ, Webb G, Fredriksen PM. Cardiopulmonary exercise performance in adult survivors of the Mustard procedure. Cardiol Young 2001; 11: 407-414.
35. Singh TP, Wolfe RR, Sullivan NM, et al. Assessment of progressive changes in exercise performance in patients with a systemic right ventricle following an atrial switch repair. Pediatr Cardiol 2001; 22: 210-214.
36. Douard H, Labbe L, Barat JL, et al. Cardiorespiratory response to exercise after venous switch operation for transposition of the great arteries. Chest 1997; 111: 23-29.
37. Reybrouck T, Gewillig M, Dumoulin M, et al. Cardiorespiratory exercise performance after Senning operation for transposition of the great arteries. Br Heart J 1993; 20: 175-179.
38. Durongpisitkul K, Driscoll DJ, Mahoney DW, et al. Cardiorespiratory response to exercise after modified Fontan operation: determinants of performance. J Am Coll Cardiol 1997; 29: 785-790.
39. Driscoll DJ, Durongpisitkul K. Exercise testing after the Fontan operation. Pediatr Cardiol 1999; 20: 57-59.
40. Minamisawa S, Nakasawa M, Momma K, et al. Effective aerobic training on exercise performance in patients after a Fontan operation. Am J Cardiol 2001; 88: 695-698.
41. Washington RL, Bricker T, Alpert BS. Guidelines for exercise testing in the pediatric age group. Circulation 1994: 90: 2166-2179.

SEÇÃO VI

Outras Condições

23

Doença Renal de Estágio Final

Patricia L. Painter

A insuficiência renal crônica (IRC) resulta de dano estrutural renal e diminuição progressiva da função renal. Uma vez iniciada, a doença progride tipicamente para doença renal de estágio final (DREF), em que há função renal inadequada ou inexistente, que requer alguma forma de terapia de substituição renal como diálise ou transplante. Nos últimos anos, houve quase 120.000 pacientes tratados com diálise nos Estados Unidos. Outros 9.000 receberam transplantes de rim (1,2).

O dano inicial para o rim pode ser o resultado de hipertensão de longo prazo, modificações vasculares associadas a diabetes melito, processos auto-imunes, infecção crônica, anormalidades congênitas ou outras causas desconhecidas. Embora o índice de progressão para estágio final varie, os distúrbios bioquímicos, endócrinos e metabólicos associados à função renal diminuída são similares, independente da causa inicial da disfunção. A insuficiência renal progressiva resulta na perda de funções excretórias e regulatórias do rim. A deterioração gradual da função é monitorada clinicamente pelos níveis séricos de uréia, nitrogênio e creatinina. A incapacidade para excretar substâncias resulta em uma condição conhecida como uremia, que é caracterizada por fadiga, náusea, mal-estar, anorexia e sintomas neurológicos sutis. A uremia danifica secundariamente a função de outros sistemas orgânicos e metabólicos.

O tratamento de insuficiência renal progressiva consiste de tratamento médico (com agressiva restrição de proteína dietética) até que o clearance de creatinina no soro seja < 5 mL · min,$^{-1}$ momento em que alguma forma de terapia de substituição renal é requerida – seja diálise ou transplante.

Existem 2 formas de diálise disponíveis para pacientes com IRC. A hemodiálise é a forma mais comum, com cerca de 79% de todos os pacientes tratados em um centro clínico ou em casa. Esse é um processo de ultrafiltração (remoção de líquido) e eliminação de solutos tóxicos em excesso no sangue. Ela necessita de colocação de 1 fístula arteriovenosa (a-v) no braço ou na perna, a partir da qual o sangue é removido do corpo em 1 taxa de 200 a 300 mL · min^{-1} (a quantidade total de sangue extracorporal em um tempo nunca excede 500 mL). O sangue é passado através de uma câmara de diálise, atravessando uma membrana semipermeável que separa o sangue do líquido de diálise. O gradiente osmótico e a concentração osmolar desse líquido de diálise são controlados para retirar substâncias de peso molecular específico e líquidos em excesso do sangue. O sangue é, então, retornado para o corpo através de 1 fístula arteriovenosa. O tratamento de hemodiálise requer entre 2h30 e 4 horas para se completar e deve ser feito 3 vezes por semana. Os efeitos colaterais do tratamento podem incluir fadiga, hipertensão, cãibra e mal-estar geral (3). A terapia de hemodiálise requer medidas terapêuticas adicionais, como anticoagulantes, reposição de vitaminas e outras substâncias necessárias que podem ser removidas por diálise e administração de eritropoietina recombinante humana para aumentar a produção de glóbulos vermelhos.

Uma outra forma de diálise, que é usada por cerca de 14% dos pacientes com IRC, é a diálise peritoneal (3). Essa terapia utiliza as membranas peritoneais para ultrafiltração de líquidos e limpeza de substâncias tóxicas pela introdução de um líquido de diálise dentro da cavidade peritoneal através de um cateter permanente colocado na parede abdominal. Esse líquido é introduzido durante um período de 12 horas por um aparelho que gira o líquido continuamente (diálise peritoneal de ciclo contínuo) ou manualmente, através de sacos de 2 L, que são trocados a cada 4 horas durante o dia pelo paciente (diálise peritoneal ambulatória contínua).

Embora a terapia de diálise sustente a vida, os pacientes ainda experimentam problemas clínicos importantes, incluindo osteodistrofia renal com considerações ortopédicas importantes, crescimento diminuído, fraqueza muscular e cãibra, neuropatia periférica, hipertensão, aterosclerose acelerada, anemia e uma ampla variedade de desequilíbrios de eletrólitos e desarranjos hormonais/metabólicos. O distúrbio cardiovascular em pacientes de diálise é comum e é secundário a vários fatores: fatores hemodinâmicos como sobrecarga de volume e pressão; fatores metabólicos como acidose, anemia, anormalidades de eletrólitos, metabolismo anormal de lipídio e toxinas urêmicas; e fatores patológicos como doença arterial coronariana, endocardite infecciosa, hipertrofia ventricular esquerda, doença pericardíaca e calcificação do miocárdio. Qualquer uma dessas doenças pode estar presente e resultar em anormalidades eletrocardiográficas (ECG), cardiomegalia, insuficiência cardíaca congestiva e/ou disritmias. Adicionalmente, os pacientes e seus familiares se deparam com aspectos psicossociais importantes como lidar com uma doença crônica, ameaçadora à vida e dependência da comunidade médica e de uma máquina para manutenção da vida (3).

O transplante renal tornou-se o tratamento de escolha para muitos pacientes com DREF. Aproximadamente 28% de todos os pacientes recebem transplantes. Os rins são obtidos de um parente vivo (membro da família) ou de um cadáver (2). Os pacientes com doença cardíaca grave, cerebrovascular ou pulmonar e neoplasia não são considerados candidatos apropriados para transplante. Estudos imunológicos extensos são realizados em receptores e doadores para minimizar a resposta imunológica ao rim transplantado, que resulta em rejeição do órgão. Quando uma combinação imunológica apropriada é encontrada, ele é colocado em uma posição extra-ilíaca, preso à artéria ilíaca. Após o transplante, os pacientes devem tomar medicações imunossupressoras, que tipicamente incluem prednisona e ciclosporina, embora as combinações e dosagens possam variar entre os centros de tratamento. Muitos distúrbios metabólicos, endócrinos e bioquímicos de uremia são corrigidos após o transplante. Complicações pós-transplante de rim estão relacionadas principalmente com a terapia imunossupressora, com a infecção e efeitos colaterais das medicações tornando-se problemáticos para muitos pacientes.

Receptores de transplante têm maior risco de desenvolver doença cardiovascular que a população geral (4-6). Esse risco é associado independentemente a dosagem cumulativa de prednisona, anormalidades lipídicas, hipertensão e tabagismo (7). O ganho de peso é um problema importante após o transplante e pode resultar de um ou de uma combinação de fatores: apetite aumentado secundário à prednisona, remoção de restrições na dieta e melhor paladar alimentar. A terapia com corticosteróide a longo prazo pode resultar em osteonecrose, principalmente afetando o quadril, o joelho e as articulações dos ombros. Embora aspectos psicossociais possam ser menos evidentes após o transplante, o estresse de incerteza de rejeição está constantemente presente. Adicionalmente, os pacientes experimentam estresses financeiros associados aos empregos e ao reembolso de medicações pelo plano de saúde.

Estado Funcional

O estado funcional de pacientes com DREF é gravemente reduzido. Gutman *et al.* relataram que, dos 2.481 pacientes de diálise entrevistados, apenas 50% da população não-diabética e 23% dos pacientes diabéticos eram capazes de alguma atividade física além do autocuidado (8). Esforços importantes foram feitos por muitos pesquisadores para avaliar e documentar o estado funcional em pacientes com DREF (9-13). Dados dos questionários e das entrevistas mostram que um número significativo de pacientes relata limitações em várias tarefas físicas. Em uma população de 430 pacientes de diálise, com idade de 56 ± 14 anos, 36% não podiam realizar atividades de rotina sem assistência. Apenas 32% participaram de quaisquer atividades fora de seu regime de diálise. Do subgrupo diabético nesse estudo, 68% eram limitados em todas as atividades às suas residências pela debilidade física (10). Kutner *et al.* (12-14) relataram que adultos mais velhos em diálise crônica eram significativamente mais imóveis no dia-a-dia e relatavam significativamente mais dificuldade em respirar, subir escadas, caminhar várias quadras e realizar atividades domésticas pesadas que um grupo de pessoas de idade similar sem doença renal.

Pacientes com DREF tratados com diálise têm níveis auto-relatados de função física muito baixos (*i. e.*, medido por questionários como o SF-36) (15-18). Os níveis relatados são similares àqueles relatados por pacientes com insuficiência cardíaca congestiva e com doença pulmonar obstrutiva crônica (19-20).

CAPACIDADE DE EXERCÍCIO

Os níveis de condicionamento cardiorrespiratório em pacientes tratados com diálise são considerados baixos (Fig. 23-1). Estudos de mensuração direta da potência aeróbica máxima ($\dot{V}O_{2máx}$) relatam valores na ordem de apenas metade daqueles esperados para sujeitos normais da mesma idade. Os valores de $\dot{V}O_{2máx}$ relatados são aqueles no "melhor" estado (*i. e.*, nenhuma outra condição médica coexistente), assim para aqueles incapazes de realizar esse teste os valores são inferiores. O $\dot{V}O_{2máx}$ em pacientes de hemodiálise varia de 15,3 a 21,0 mL · kg^{-1} · min^{-1} (21-37). Pacientes tratados com diálise peritoneal

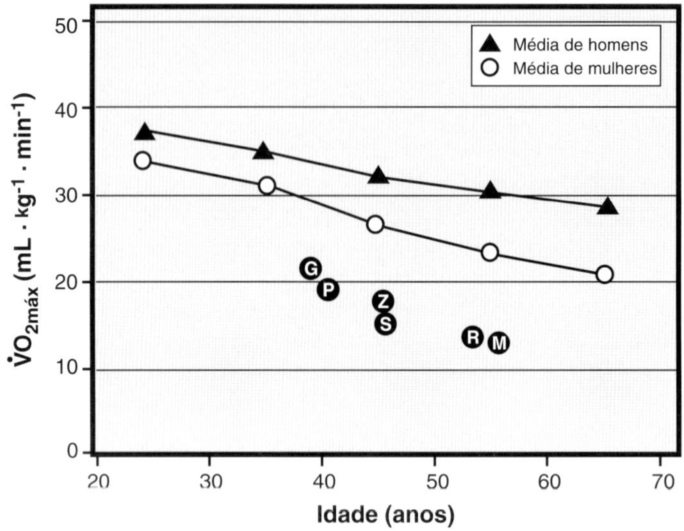

FIGURA 23-1 Valores de $\dot{V}O_{2máx}$ registrados (mL · kg^{-1} · min^{-1}) de pacientes de hemodiálise com comparados com valores para homens e mulheres sedentários normais. Níveis normais de sedentários conforme registros da American Heart Association. *G*, Goldberg *et al.*; *P*, Painter *et al*; *Z*, Zabetakis *et al.*; *S*, Shalom *et al.*; *R*, Robertson *et al.*; *M*, Moore *et al.*

não diferem significativamente de pacientes de hemodiálise (25,32,38,39), com níveis de $\dot{V}O_{2máx}$ médios de 21,1 mL · kg^{-1} · min^{-1}. A capacidade de exercício pode ser ainda mais baixa em pacientes com outros problemas médicos coexistentes, que são mais representativos das populações de diálise geral (25,40).

Um dos principais fatores limitantes ao exercício na DREF pode ser a anemia. A correção da anemia da IRC com eritropoietina recombinante humana (EPO) resultou em aumentos significativos na capacidade de exercício (cerca de 17%), mas, mesmo com correção da anemia, os níveis de $\dot{V}O_{2máx}$ permanecem baixos (17,6 mL · kg^{-1} · min^{-1}) (21,34,35,41).

Outras condições que podem limitar a capacidade de exercício em pacientes de diálise incluem disfunção autônoma que pode limitar o aumento na freqüência cardíaca (FC) durante o exercício; disfunção cardiovascular, que pode limitar o aumento do volume de ejeção durante o exercício e anormalidade do metabolismo periférico e/ou da função do músculo esquelético. Assim, limitações periféricas e centrais podem existir (25,33,42,43).

Diesel *et al.* relataram uma relação mais significativa entre força muscular isocinética e $\dot{V}O_{2máx}$ que entre $\dot{V}O_{2máx}$ e fatores de transporte de oxigênio, como hemoglobina e hematócrito (23). Esse e outros vários relatos de estrutura e função anormais do músculo esquelético (26,30,44,45) sugerem que os mecanismos periféricos são mais importantes para as limitações de exercício nesse grupo de pacientes e são consistentes com relatos subjetivos de pacientes que experimentam importante fraqueza muscular com atividade mínima.

A capacidade de exercício baixa é demonstrada em testes de desempenho físico. Em um estudo que incluiu muitos pacientes que não podiam realizar teste de exercício máximo, Painter *et al.* (16,17) mostraram que pacientes de diálise têm escores muito mais baixos que os valores previstos para a idade em um teste padrão de velocidade de marcha (64% dos valores previstos pela idade) e teste sentar-levantar (24% dos valores previstos pela idade). Pelo menos parte da limitação para o exercício pode ser pela inatividade física, porque poucos pacientes recebem aconselhamento ou estímulo para participar do treinamento de exercícios. Descobrimos que apenas 8% de nossos pacientes de hemodiálise dentro do centro participaram de um programa de exercício regular em casa que envolvesse atividades que não às necessárias atividades da vida diária (dados não-publicados). Mensuração da atividade física em pacientes de diálise usando acelerômetros mostrou que eles eram significativamente menos ativos que os controles pareados por idade (46).

A capacidade de exercício aumenta dramaticamente após o transplante de rim bem-sucedido (47,48). A remoção do estado urêmico pode, de alguma forma, remover algumas das limitações fisiológicas ao exercício mencionadas anteriormente em pacientes de diálise, porque o transplante corrige muitos distúrbios metabólicos, endócrinos e bioquímicos. Os aumentos iniciais na capacidade de exercício podem estar relacionados apenas com as melhoras fisiológicas que resultam de transplante, porque níveis de atividade física não aumentam espontaneamente. Gallagher (47) relatou aumentos iniciais na capacidade de exercício logo após o transplante, mas não aumentos adicionais nos 6 meses seguintes. Semelhantemente, a participação do paciente em atividade física regular não aumentou.

Os pacientes fisicamente ativos pós-transplante podem atingir níveis normais (ou mais altos) de $\dot{V}O_{2máx}$. Em um estudo transverso de participantes dos Jogos de Transplante dos Estados Unidos de 1996, os receptores de transplante de rim que registraram participação em atividade física regular tinham níveis de $\dot{V}O_{2máx}$ em média de 102% dos valores previstos para idade; receptores inativos tinham média de 86% dos valores previstos pela idade (49). Os valores para receptores de transplante inativos eram similares aos registrados para pacientes de diálise bem treinados.

Efeitos do Treinamento de Exercício

Programas de condicionamento de exercício aumentam consistentemente a capacidade de exercício em pacientes de hemodiálise (Fig. 23-2). Aumentos no $\dot{V}O_{2máx}$ entre 2% e 42% (média de 16,4% entre os estudos) foram registrados após programas de treinamento com 3 a 12 meses de duração (21,26,30,31,34,36,37,50,51). Pacientes com outros problemas médicos coexistentes podem exibir menos melhora na capacidade de exercício máxima. Melhora nos testes de desempenho físico também foi registrada após o treinamento no Renal Exercise Demonstration Project (16,17). Esse projeto também mostrou melhoras significativas no funcionamento auto-registrado no questionário SF-36.

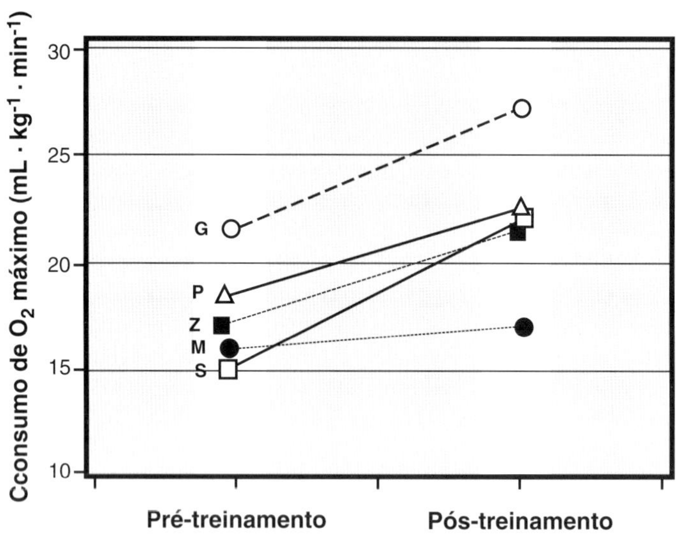

FIGURA 23-2 Mudanças no $\dot{V}O_{2máx}$ (mL · kg^{-1} · min^{-1}) com treinamento de exercício em pacientes de hemodiálise. *G*, Goldberg *et al.*; *P*, Painter *et al.*; *Z*, Zabetakis *et al.*; *S*, Shalom *et al.*; *M*, Moore *et al.*

Os fatores de risco cardiovasculares podem melhorar após o treinamento de exercício nesse grupo de pacientes, incluindo melhora dos perfis lipídicos (redução de triglicerídeos e [lipoproteína de densidade muito baixa] VLDL mais aumento do colesterol [lipoproteína de alta densidade] HDL colesterol) (50); melhora do metabolismo de glicose (diminuição da insulina de jejum com melhora das ligações de insulina e de índices de desaparecimento de glicose e melhora da pressão arterial (31,52).

Receptores de transplante renal respondem ao treinamento de exercício com aumento do $\dot{V}O_{2máx}$ (53-55). O treinamento de exercício aumenta a força do músculo esquelético nesses pacientes, o que é importante, porque a terapia com prednisona resulta em fraqueza muscular significativa (p. ex., pacientes de transplante renal têm valores de força do quadríceps que são, em média, apenas 70% dos níveis sedentários normais) (56). Receptores de transplante mostraram normalizar a força muscular através do treinamento de resistência (56). Nenhum estudo dos efeitos do treinamento de exercício sobre os fatores de risco cardiovasculares em receptores de transplante foi registrado.

Considerações sobre o Teste de Esforço

A utilização do teste de esforço em pacientes com DREF antes de se iniciar um programa de exercício é de difícil avaliação (57). Considerando que as razões para se realizar um teste de esforço antes do início do treinamento de exercício são definir o grau de risco associado ao aumento intensidade de exercício e estabelecer a intensidade de exercício apropriada para a prescrição do exercício, o paciente de diálise apresenta alguns desafios específicos para alguns princípios básicos do teste de esforço pelas seguintes razões (resumidas no Quadro 23-1).

1. A capacidade de exercício máxima nesse grupo de pacientes é muito baixa e, na maior parte dos casos, semelhante ao custo metabólico de atividades da vida diária. Assim, se os pacientes não apresentam sintomas durante as atividades da vida diária, profeticamente o teste de esforço pode não fornecer mais informação sobre seu estado cardíaco. A fadiga do músculo esquelético limita o exercício na maior parte dos pacientes, impedindo-os de atingir estresse miocárdico suficiente para induzir modificações eletrocardiográficas, e sintomas limitando, dessa forma, a informação de diagnóstico obtida. Com relação à prescrição de exercício, os resultados de um teste de esforço em um dia podem não se aplicar a um outro dia, quando o paciente está sobrecarregado de líquido em razão de imprudência dietética ou depleção de volume por tratamento agressivo de diálise. A fisiologia variável desses pacientes apresenta problemas na aplicação dos resultados do teste para todos os dias possíveis.
2. A maior parte dos estudos de pacientes de diálise registram baixas FCs máximas de exercício, que são em média menos de 75% dos níveis previstos para a idade. Em um grupo de 337 pacientes testados na bicicleta ergométrica, a média foi de 70% dos níveis previstos para a idade. Isso é bem abaixo dos 85% dos níveis previstos de acordo com a idade, necessários para assegurar confiabilidade diagnóstica do teste de estresse miocárdico. Foi sugerido que a função contrátil muscular limita a geração de força, restringindo assim a resposta da freqüência cardíaca (58). Seja a resposta de freqüência cardíaca restrita em virtude de neuropatia autônoma, neuropatia urêmica e/ou de limitações periféricas, o ECG de exercício é um critério de diagnóstico não-confiável para doença arterial coronariana.
3. Muitos pacientes na hemodiálise exibem ECGs em repouso normais, o que pode afetar a interpretação de isquemia durante o exercício. Algumas condições (p. ex., hipertofia ventricular esquerda de longa duração, anormalidades de eletrolíticas e preparações digitais) podem estar presentes e resultar em ECGs de exercício que não são interpretáveis para isquemia. Disritmias observadas em repouso ou durante o exercício podem realmente estar relacionadas com o estado eletrolítico e/ou ácido básico do paciente naquele momento; isso pode modificar-se após um tratamento de diálise e pode não resultar de patologia cardíaca subjacente.

QUADRO 23-1 FATORES QUE PODEM COMPLICAR A INTERPRETAÇÃO DO ECG EM PACIENTES DE DIÁLISE RENAL

- Hipertrofia ventricular esquerda de longa duração
- Anormalidades eletrolíticas
- Respostas de freqüência cardíaca atenuadas ao exercício (freqüências cardíacas máximas < 85% dos valores previstos para a idade)
- Limitações periféricas ao exercício
- Capacidade de exercício máximo muito baixa
- Medicações (p. ex., preparações digitais)

4. As respostas de pressão arterial ao exercício também podem ser afetadas pelo estado fisiológico variável: *(a)* o estado de líquidos do paciente pode flutuar dramaticamente, dependendo da complacência com recomendações dietéticas e de líquidos, bem como da remoção de líquido durante a diálise e *(b)* terapia anti-hipertensiva pode incluir uma prescrição de medicação a ser tomada em uma determinada pressão sistólica ou acima dela ou uma prescrição para pular uma dose antes da diálise para evitar hipotensão relacionada com a diálise e/ou remoção da medicação pela diálise. Na nossa experiência, apenas 36% dos 337 pacientes tinham pressões sistólicas de repouso abaixo de 140 mmHg (59). O aumento médio na pressão sistólica foi de 22 mmHg/equivalente metabólico (MET). Essa resposta pressórica arterial excessiva para o exercício de nível muito baixo é típica e ilustra a dificuldade desses pacientes em regular a pressão arterial.

Os pacientes toleram bem o teste de esforço limitado por sintoma. A razão mais comum para interromper os testes é a fadiga na perna (músculo esquelético); a segunda é resposta hipertensiva anormal ao exercício.

Obviamente, o requisito para o teste de esforço antes de iniciar o treinamento de exercício é a decisão do diretor médico da diálise ou da unidade de transplante e/ou do programa de terapia de exercício. Contudo, esse requisito apresenta uma barreira significativa para se começar um programa de treinamento de exercício que terá um nível de intensidade muito baixo e pode ser muito caro e inútil para objetivos de diagnóstico (57). Para avaliação dos benefícios que resultam do treinamento de exercícios, esse autor recomenda a utilização de testes de desempenho físico padrões, como velocidade da marcha, testes de sentar-levantar e subir escadas (40).

1. Momento adequado para o teste. Muitos pacientes sentem-se melhor e são mais "normais" fisiologicamente em um dia sem hemodiálise. O teste imediatamente antes da diálise pode resultar em disritmias mais freqüentes, mais sintomas de falta de ar e tolerância mais baixa ao exercício pelo excesso de líquido e pelas elevações eletrolíticas. O teste imediatamente após a diálise foi feito sem problemas por alguns (36), mas nossa experiência tem mostrado uma incidência alta de hipotensão pós-exercício sintomática. Isso foi provavelmente em virtude da depleção de volume a partir da diálise, com compensação vasoconstritora máxima para manutenção da pressão arterial. Quando o exercício foi aplicado e ocorreu vasodilatação, o paciente foi incapaz de compensar mais para manter a pressão. Ao se utilizar testes para avaliação de efeitos de treinamento, deve-se realizá-los ao mesmo tempo com relação ao tratamento de diálise.
2. O protocolo de teste. Se o teste de esforço for realizado, deve começar em uma intensidade de exercício muito baixa (provavelmente 1,5 MET) e aumentar muito gradualmente com 0,5 MET por estágio. Esse protocolo permite mais estágios e mais medidas fisiológicas. Ele também encoraja os pacientes psicologicamente e permite progredir em um ritmo razoável. A experiência dos pacientes com o protocolo de Bruce é tipicamente negativa e desencorajadora – eles não podem permanecer com o protocolo por muito tempo em razão dos níveis de início inadequados e dos grandes aumentos na intensidade por estágio.

3. Tipo de teste. Como a fadiga da perna é o ponto final principal, o exercício na esteira pode ser mais apropriado por causa da fadiga localizada da perna associada à bicicleta ergométrica. Contudo, para pacientes que têm desconforto ósseo ou articular com atividades de sustentação de peso, a bicicleta ergométrica pode ser mais apropriada. Novamente, o teste de desempenho físico é preferido para facilitar os baixos níveis de condicionamento e assegurar que a maioria dos pacientes será capaz de realizar o teste.
4. Medidas fisiológicas. Medidas fisiológicas padrões devem ser feitas durante o teste de esforço. Considerando a condição fisiológica variável desses pacientes, a utilização de uma classificação da escala de esforço percebido (EEP) também é altamente recomendada e deve ser completamente explicada para o paciente, com o objetivo de que entenda como essa mensuração pode ser um guia importante para regular a intensidade de treinamento de exercício.

A prática padrão para o teste de esforço deve ser aplicada aos receptores de transplante renal. As únicas modificações no protocolo de exercício ocorreriam no caso de pacientes com limitações ortopédicas, em que o teste de esforço sem sustentação de peso deve ser usado (p. ex., bicicleta ergométrica).

Prescrição de Exercício

O treinamento de exercício para pacientes tratados com diálise será de nível muito baixo e deve progredir gradualmente de acordo com as tolerâncias individuais. O treinamento de exercício deve começar assim que o paciente estiver estabilizado na diálise. Após o transplante, o treinamento de exercício deve começar logo que clinicamente apropriado (dentro de 1 semana) após a cirurgia, para assegurar que o paciente e a família considerem o exercício regular uma parte integral da terapia de transplante. A seguir, considerações específicas.

TIPO DE PROGRAMA

Os pacientes de hemodiálise têm uma alta prevalência de fatores de risco cardíacos e a prevalência de doença cardíaca também é alta. Assim, de acordo com as diretrizes disponíveis, provavelmente esses pacientes devem exercitar-se em um ambiente supervisionado com pessoal treinado para responder a uma emergência médica. Contudo, pode haver problemas em recomendar essa abordagem para essa população. Primeiro, muito poucos programas estão disponíveis e Medicare (que cobre 80% dos custos médicos) não cobre treinamento de exercício supervisionado. Desse modo, o custo de participação em um programa de reabilitação cardíaca será proibitivo para a maioria dos pacientes. Segundo, considerando a quantidade de tempo devotada à sua doença e ao tratamento (pelo menos 3 horas por tratamento, 3 dias por semana), pode ser irracional solicitar que os pacientes exercitem-se em um local supervisionado em outros 3 dias da semana. Terceiro, levando em conta a baixa capacidade de exercício máximo, o nível de intensidade de exercício prescrito será muito baixo e a duração inicial será muito limitada, tornando o risco do programa de exercício não maior que o associado às atividades diárias do paciente. Assim, pedir que o paciente participe em um local supervisionado é irracional e não será bem-sucedido.

Uma abordagem aceitável e altamente recomendada para o treinamento de exercício para pacientes de hemodiálise, e que alivia muitas dessas preocupações, é fazer com que o paciente utilize uma bicicleta de exercício durante o tratamento de diálise (31). Isso não envolve tempo extra, porque os pacientes são essencialmente uma "platéia cativa", com garantia de estar lá 3 vezes por semana. Ela não afeta o tratamento de diálise de maneira nenhuma, especialmente se realizada na primeira hora de tratamento. A equipe de diálise é preparada para responder a qualquer emergência relacionada com a diálise, que pode incluir ataque cardíaco, infarto do miocárdio ou outras emergências cardiovasculares. Esse programa é de custo efetivo pelo fato de que a equipe de diálise pode ser treinada para ajustar a bicicleta e ajudar a motivar os pacientes a participarem e progredirem com seus programas. Esse programa não incorre necessariamente em custos adicionais, dependendo do pessoal envolvido. O treinamento de exercício durante a diálise foi eficaz em aumentar a capacidade de exercício e modificar alguns fatores de risco cardiovasculares (31). Ele produziu índices de participação surpreendentemente elevados e foi bem aceito por pacientes e equipe em um amplo programa clínico multicêntrico.

Se a diálise clínica não puder proporcionar a oportunidade de se exercitar durante o tratamento, o exercício domiciliar (ou em programas comunitários, como o YMCA) deve ser encorajado. Nesse caso, as seguintes considerações são apropriadas e estão resumidas no Quadro 23-2.

ADEQUAÇÃO TEMPORAL E TIPO DE EXERCÍCIO

Adequação temporal

Os pacientes em hemodiálise podem sentir mais vontade de se exercitar em seus dias sem diálise. Contudo, considerando sua baixa capacidade de exercício, os pacientes devem exercitar-se diariamente, conforme tolerado. Pacientes tratados com diálise peritoneal podem considerar exercitar-se durante uma "troca" de diálise, quando o abdome está vazio de líquido. Isso pode ser mais confortável e pode facilitar o exercício em uma intensidade mais alta. Exercitar-se "vazio" também pode reduzir qualquer risco de aumento da pressão intra-abdominal produzindo vazamentos ao redor do cateter.

Tipo

Conforme discutido acima, o treinamento de exercício durante o tratamento de diálise pode ser realizado usando-se apenas uma bicicleta estacionária. Exercício fora de diálise pode incorporar qualquer outro modo de exercício. A única consideração seria para aqueles com problemas ortopédicos, para utilizarem uma atividade sem sustentação de peso. Além disso, pacientes seriamente descondicionados podem requerer exercícios de fortalecimento muscular antes de serem capazes de realizar outras atividades para condicionamento adequado.

Os pacientes tratados com diálise peritoneal podem participar da maior parte das atividades; contudo, a natação irá requerer cuidado higiênico especial do local do cateter.

QUADRO 23-2 CONSIDERAÇÕES ESPECIAIS SOBRE A PRESCRIÇÃO DE EXERCÍCIO PARA CADA UM DOS TIPOS DE TRATAMENTO DE DOENÇA RENAL DE ESTÁGIO FINAL

Consideração	*Hemodiálise*	*Diálise Peritoneal*	*Transplante*
Adequação temporal	Dias sem diálise Durante diálise	Durante a realização da diálise	Iniciar logo após o transplante
Tipo de exercício			
Caminhada	Sem problemas	Sem problemas	Sem problemas
Caminhar/correr	Preocupações com ossos/articulações Capacidade de exercício baixa	Preocupações com ossos/articulações Capacidade de exercício baixa	Preocupações com ossos/articulações
Bicicleta estacionária	Sem problemas	Sem problemas	Sem problemas
Natação	Capacidade de exercício baixa	Cuidado especial do cateter Baixa capacidade para o exercício	Sem preocupações
Exercício em escadas	Baixa capacidade para o exercício	Baixa capacidade para o exercício	Recomendado
Aeróbico	Preocupações com ossos/articulares Capacidade de exercício baixa	Preocupações com ossos/articulares Capacidade de exercício baixa	Preocupações com ossos/articulações
Freqüência	4-5 vezes/semana	4-5 vezes/semana	4-5 vezes/semana
Duração			
Aquecimento	3-5 minutos	3-5 minutos	3-5 minutos
Condicionamento			
Inicial	2-3 minutos/intervalos	4-5 vezes/intervalos	5-10 minutos/contínuos
Objetivo	30 minutos/contínuos	30 minutos/contínuos	+30 minutos/contínuos
Resfriamento	5.minutos (diálise de duração mais longa)	5 minutos	5 minutos
Intensidade			
Aquecimento	RPE 8-9	RPE 8-9	RPE 8-9
Condicionamento	RPE 12-13	RPE 12-13	RPE 13-14 (65%-85% da freqüência cardíaca máxima)
Resfriamento	RPE 8-9	RPE 8-9	RPE 8-9
Outras considerações	Progressão lenta Objetivos realistas	Programa domiciliar Controle de peso Progressão lenta Objetivos realistas	Treinamento de força Controle de peso "Atividades normais"

A equipe de diálise deve ser consultada com relação a esse cuidado do cateter antes de iniciar um programa de natação.

Receptores de transplante devem estar cientes de que as atividades que impõem estresse significativo nas articulações (p. ex., corrida) podem causar problemas secundários à utilização de prednisona. Como apenas alguns pacientes experimentam deterioração articular após transplante, a corrida e essas atividades não são contra-indicadas, mas a necessidade da maior percepção da resposta do corpo ao exercício sugere que são essenciais a educação sobre o calçado apropriado e a escolha das superfícies para exercício. O treinamento de força e/ou exercícios em escadas também pode ser importante para pacientes pós-transplante, porque os grandes grupos musculares dos MMII são mais afetados pelas propriedades de atrofia muscular da prednisona.

FREQÜÊNCIA, DURAÇÃO E INTENSIDADE DO EXERCÍCIO

Freqüência

O exercício deve ser realizado de 4 a 6 dias por semana, embora o exercício nos dias de diálise possa ser realizado em uma intensidade mais baixa. Muitos pacientes afirmam que algum tipo de atividade física diária ajuda a prevenir a rigidez articular e a dor óssea. Inicialmente após o transplante, 2 sessões de exercício por dia podem ser mais apropriadas para aumentar o gasto calórico. A fraqueza dos músculos das pernas pode limitar muitos pacientes em se exercitar continuamente por tempo suficiente para contrabalançar a ingestão calórica aumentada experimentada após o transplante.

Duração

Pacientes em diálise tipicamente têm uma capacidade de exercício tão limitada que o intervalo de exercício pode ter de ser incorporado (intervalos de trabalho de 2 minutos, seguidos por intervalos de repouso de 1 minuto e repetido conforme tolerado). O paciente deve então aumentar gradualmente a duração dos intervalos de trabalho, trabalhando cerca de 30 minutos de exercício contínuo.

Dado que os pacientes de transplante tipicamente são limitados no início por fadiga nos músculos da perna, as sessões de exercício que começam com 5 minutos e progridem de 2 a 3 minutos a cada dia (2 sessões por dia) são muito bem toleradas por muitos e asseguram apropriada adaptação do músculo esquelético aos níveis crescentes de exercício.

Intensidade

A intensidade do exercício deve ser prescrita para pacientes de diálise através da EEP por suas respostas de FC anormais ao exercício. A relação entre a porcentagem de FC máxima e a porcentagem de $\dot{V}O_{2máx}$ é 20% mais baixa que em pacientes normais. O estado líquido variável desses pacientes também pode modificar a resposta de FC ao exercício. Se o exercício for realizado durante o tratamento de diálise, as modificações muito rápidas nos fluidos podem alterar as respostas de FC, assim a prescrição de EEP de intensidade é recomendada.

A disfunção autônoma de uremia tipicamente normaliza-se dentro de 6 meses de transplante, tornando a prescrição de intensidade por FC apropriada naquele momento. Inicialmente após o transplante, contudo, as medicações estão sendo ajustadas, o paciente está ajustando-se a uma nova fisiologia com o rim transplantado e pode ser melhor utilizar a EEP. Isso irá acomodar os "altos e baixos" experimentados pós-transplante e assegurar que os pacientes estejam "receptivos" aos seus corpos durante a sessão de exercício. Os pacientes parecem entender a utilização da EEP e as usam apropriadamente em muitos casos.

Considerações Gerais

A DREF é uma condição crônica que resultará em morte se alguma forma de terapia de substituição renal não for bem-sucedida e consistentemente implementada. Os pacientes tratados com diálise são constantemente confrontados com sua doença, que muitas vezes resulta em ajustes psicológicos importantes. Assim, é prudente avaliar o estado psicológico do paciente antes de iniciar o treinamento de exercício. Para alguns, essa intervenção pode ajudar definitivamente no ajuste, fornecendo uma forma de fazê-los sentirem-se "mais normais". Para outros, contudo, o ajuste psicológico à doença crônica pode ser opressivo, tornando a participação no treinamento de exercício inadequada e irracional até um momento posterior.

Os pacientes tratados com diálise muitas vezes tornam-se fatigados e experimentam hospitalizações freqüentes, às vezes dificultando o avanço com o exercício. Eles muitas vezes encontram-se "começando de novo". Estímulo e suporte da equipe de saúde são essenciais nesse processo em andamento. Os pacientes também podem modificar as modalidades da terapia. Alguns pacientes podem escolher ou ter de modificar as terapias de diálise secundariamente a infecções ou complicações associadas ao tratamento atual. Muitos pacientes de diálise (com freqüência os mais saudáveis) serão chamados para transplante. Uns podem experimentar rejeição do rim transplantado, necessitando de retorno para diálise para manter a vida. Assim, a prescrição de exercício deve ser modificada adequadamente à medida que o tratamento muda.

Após o transplante, os pacientes podem experimentar episódios de rejeição leve, que muitas vezes são tratados com medicações que têm efeitos adversos de gravidade variada. Os pacientes muitas vezes deixam o hospital com o novo rim e progridem extremamente bem com exercício, apenas retornar para tratamento de rejeição. As medicações fazem com que o paciente apresente sintomas semelhantes aos da gripe que reduzem os níveis de energia significativamente e duram até 6 a 8 semanas após o tratamento. Os pacientes devem ser encorajados a participar, conforme tolerado, e a progredir gradualmente até que os efeitos das medicações cedam.

Em quaisquer desses pacientes, deve-se ser realista sobre quais benefícios serão obtidos com o exercício. Nem todos os pacientes aumentarão seu hematócrito ou serão capazes de controlar sua pressão arterial com exercício regular. Contudo, os dados mostram que esses benefícios positivos são possíveis e, portanto, vale a pena buscá-los. O resultado mais certo do exercício regular é o aumento da capacidade funcional, tornando as atividades da vida diária mais fáceis. Muitos pacientes experimentam sensação de aumento de energia (especialmente receptores de transplante) com exercício regular e sensações gerais de bem-estar. O exercício é uma excelente maneira de focalizar a atenção e a energia na saúde e não na doença. O exercício fornece algo que os pacientes *podem* fazer e deve ser apresentado como uma parte positiva de sua terapia médica. Para pacientes que dependem da equipe médica e de uma máquina para manter suas vidas e que vivem com muitas restrições, ter responsabilidade por seu funcionamento físico pode ser a parte do tratamento que esteja faltando.

Resumo

- Pacientes com DREF têm tolerância extremamente baixa ao exercício e requerem avaliação de rotina do funcionamento físico e aconselhamento para aumento da atividade física.
- A tolerância ao exercício é limitada por muitos fatores associados à doença e/ou ao tratamento que podem limitar os níveis atingidos com o treinamento de exercícios. Assim, o objetivo de manutenção da função é um resultado positivo a partir do treinamento, visto que muitos pacientes agravam com o tempo para um ponto de incapacidade física.
- O teste de esforço padrão provavelmente representa mais de uma barreira para iniciar um programa de treinamento de exercício e é limitado na utilidade diagnóstica. Testes padrão de desempenho físico, como velocidade da marcha, sentar-levantar e subir escadas, são recomendados para avaliar o funcionamento físico e o progresso com o treinamento de exercício.
- Pacientes com DREF têm condição médica variável e muitas vezes mudam os modos de tratamento. Assim, estímulo contínuo para atividade física é necessário quando eles experimentam retrocessos médicos.
- A equipe de diálise e os médicos devem ser educados quanto à importância do exercício para seus pacientes e devem encorajar constantemente os pacientes a adotarem e manterem um programa de atividade física.

REFERÊNCIAS BIBLIOGRÁFICAS

1. United States Renal Data System. USRDS 1999 Annual Data Report. Bethesda, MD: National Institutes of Health, NIDDK, 1999.
2. United Network for Organ Sharing. UNOS Update 1996, Organ Procurement and Transplantation Network and Scientific Registry for Organ Transplantation, Richmond, VA, 1999.
3. Nissenson AR, Fine RN. Dialysis Therapy. 2nd ed. Philadelphia: Hanley & Belfus, 1993.
4. Kassiske BL. Risk factors for accelerated atherosclerosis in renal transplant recipients. Am J Med 1988; 84: 985-992.
5. Kassiske BL, Guijarro C, Massy ZA, et al. Cardiovascular disease after renal transplantation. J Am Soc Nephrol 1996; 7: 158-165.
6. Levey AS, Beto JA, Coronado BE, et al. Controlling the epidemic of cardiovascular disease in chronic renal disease: what do we know? What do we need to learn? Where do we go from here. Am J Kidney Dis 1998; 32: 853-906.
7. Kassiske BL. Risk factors for cardiovascular disease after renal transplantation. Miner Electrolyte Metab 1993; 19: 186-195.

8. Gutman RA, Stead WW, Robinson RR. Physical activity and employment status of patients on maintenance dialysis. N Engl J Med 1981; 304: 309-313.
9. Ifudu O, Paul H, Mayers JD, et al. Pervasive failed rehabilitation in center-based maintenance hemodialysis patients. Am J Kidney Dis 1994; 23: 394-404.
10. Ifudu O, Mayers J, Matthew J, et al. Dismal rehabilitation in geriatric inner-city hemodialysis patients. JAMA 1994; 271: 29-33.
11. Kutner NG, Cardenas DD, Bower JD. Rehabilitation, aging, and chronic renal disease. Am J Phys Med Rehabil 1992; 71: 97-101.
12. Kutner NG, Brogan DJ. Assisted survival, aging, and rehabilitation needs: comparison of older adialysis and age-matched peers. Arch Phys Med Rehabil 1992; 73: 309-315.
13. Kutner NG, Zhang R, McClellan WM. Patient-reported quality of life early in dialysis treatment: effects associated with usual exercise activity. Nephrol Nurs J 2000; 27: 357-368.
14. Kutner N, Pianta T. Improving physical functioning in the dialysis patient: relevance of physical therapy. J Am Nephrol Nurse Assoc 1999; 26: 11-14.
15. De Oreo PB. Hemodialysis patient-assessed functional health status predicts continued survival, hospitalization and dialysis-attendance complicance. Am J Kidney Dis 1997; 30: 204-212.
16. Painter PL, Carlson L, Carey S, et al. Physical functioning and health related quality of life changes with exercise training in hemodialysis patients. Am J Kidney Dis 2000; 35: 482-492.
17. Painter PL, Carlson L, Carey S, et al. Low functioning patients improve with exercise training. Am J Kidney Dis 2000; 36: 600-608.
18. Braun-Curtin R, Lowrie E, Deoreo P. Self-reported functional status: an important predictor of health outcomes among end-stage renal disease patients. Adv Renal Replacement Ther 1999; 6: 133-140.
19. Ware J. SF-36 Health Survey: Manual and Interpretation Guide. Boston: Health Institute, 1993.
20. Stewart AL, Greenfield R, Hays RD, et al. Functional status and well-being of patients with chronic conditions. JAMA 1989; 262: 907-913.
21. Akiba T, Matsui N, Shinohara S, et al. Effects of recombinant human erythropoietin and exercise training on exercise capacity in hemodialysis patients. Artif Organs 1995; 19: 1262-1268.
22. Barnea N, Drory Y, Iaina A, et al. Exercise tolerance in patients on chronic hemodialysis. Isr J Med Sci 1980; 16: 17-21.
23. Diesel W, Noakes TD, Swanepoel C, et al. Isokinetic muscle strength predicts maximum exercise tolerance in renal patients on chronic hemodialysis. Am J Kidney Dis 1990; 16: 109-114.
24. Goldberg AP, Hagberg JM, Delmez JA, et al. The metabolic and psychological effects of exercise training in hemodialysis patients. Am J Clin Nutr 1980; 33: 1620-1628.
25. Johansen KL. Physical functioning and exercise capacity in patients on dialysis. Adv Renal Replacement Ther 1999; 6: 141-148.
26. Kouidi E, Albani M, Natsis K, et al. The effects of exercise training on muscle atrophy in haemodialysis patients. Nephrol Dial Transplant 1998; 13: 685-699.
27. Lundin AP, Stein RA, Frank F. Cariovascular status in long-term hemodialysis patients: an exercise and echocardiographic study. Nephron 1981; 28: 234-238.
28. Lundin AP, Ackerman MJ, Chesler RM, et al. Exercise in hemodialysis patients after treatment with recombinant human erythropoietin. Nephron 1991; 58: 315-319.
29. Moore GE, Brinker KR, Stray-Gundersen J, et al. Determinants of VO_2peak in patients with end-stage renal disease: on and off dialysis. Med Sci Sports Exerc 1993; 25: 18-23.
30. Moore GE, Parsons DB, Painter PL, et al. Uremic myopathy limits aerobic capacity in hemodialysis patients. Am J Kidney Dis 1993; 22: 277-287.

31. Painter PL, Nelson–Worel JN, Hill MM, et al. Effects of exercise training during hemodialysis. Nephron 1986; 43: 87-92.
32. Painter PL, Messer-Rehak D, Hanson P, et al. Exercise capacity in hemodialysis, CAPD and renal transplant patients. Nephron 1986; 42: 47-51.
33. Painter P. The importance of exercise training in rehabilitation of patients with end stage renal disease. Am J Kidney Dis 1994; 24 (suppl 1): S2-S9.
34. Painter PL, Moore GE, Carlson L, et al. The effects of exercise training plus normalization of hematocrit on exercise capacity and health-related quality of life. Am J Kidney Dis 2002; 39: 257-265.
35. Robertson HT, Haley NR, Guthrie M. Recombinant erythropoietin improves exercise capacity in anemic hemodialysis patients. Am J Kidney Dis 1990; 15: 325-332.
36. Ross DL, Grabeau GM, Smith S, et al. Efficacy of exercise for end-stage renal disease patients immediately following high-efficiency hemodialysis: a pilot study. Am J Nephrol 1989; 9: 376-383.
37. Shalom R, Blumenthal JA, Williams RS. Feasibility and benefits of exercise training in patients on maintenance dialysis. Kidney Int 1984; 25: 958-963.
38. Beasley RW, Smith A, Neale J. Exercise capacity in chronic renal failure patients managed by continuous ambulatory peritoneal dialysis. Aust NZ J Med 1986; 16: 5-10.
39. Lo C, Li L, Lo WK. Benefits of exercise training on continuous ambulatory peritoneal dialysis. [Abstract] Am J Kideny Dis 1998; 32: 1011-1018.
40. Painter PL, Stewart AL, Carey S. Physical functioning: definitions, measurement, and expectation. Adv Renal Replacement Ther 1999; 6: 110-123.
41. Mayer G, Thum J, Cada E, et al. Working capacity is increased following recombinant human erythropoietin treatment. Kidney Int 1988; 34: 525-528.
42. Painter PL, Moore GEM. The impact of recombinant human erythropoietin on exercise capacity in hemodialysis patients. Adv Renal Replacement Ther 1994; 1: 55-65.
43. Moore GE. Integrated gas exchange responses in chronic renal failure. In: Roca H, Rodrigues-Roisin R, Wagner PD, eds. Pulmonary and Peripheral Gas Exchange in Health and Disease. New York: Marcel Dekker, 2000: 649-684.
44. Moore GE, Bertocci LA, Painter PL. 31P–Magnetic resonance spectroscopy assessment of subnormal oxidative metabolism in skeletal muscle of renal failure patients. J Clin Invest 1993; 91: 420-424.
45. Diesel W, Emms M, Knight BK, et al. Morphologic features of the myopathy associated with chronic renal failure. Am J Kidney Dis 1993; 22: 677-684.
46. Johansen KL, Chertow GM, Ng AV, et al. Physical activity levels in patients on hemodialysis and healthy controls. Kidney Int 2000; 57: 2564-2570.
47. Gallagher-LePak S. Functional capacity and activity levels before and after renal transplantation. Am Nephrol Nurs Assoc J 1991; 18: 378-382.
48. Painter P, Hanson P, Messer-Rehak D, et al. Exercise tolerance changes following renal transplantation. Am J Kidney Dis 1987; 10: 452-456.
49. Painter PL, Luetkemeier MJ, Dibble S, et al. Health related fitness and quality of life in organ transplant recipients. Transplantation 1997; 64: 1795-1800.
50. Goldberg AP, Geltman EM, Hagberg JM, et al. Therapeutic benefits of exercise training for hemodialysis patients. Kidney Int 1983; S16: S303-S309.
51. Zabetakis PM, Gleim GW, Pasternak FL, et al. Long-duration submaximal exercise conditioning in hemodialysis patients. Clin Nephrol 1982; 8: 17-22.
52. Hagberg JM, Goldberg AP, Ehsani AA, et al. Exercise training improves hypertension in hemodialysis patients. Am J Nephrol 1983; 3: 209-212.
53. Kempeneers G, Myburgh KH, Wiggins T, et al. Skeletal muscle factors limiting exercise tolerance of renal transplant patients: effects of a graded exercise training program. Am J Kidney Dis 1990; 14: 57-65.

54. Miller TD, Squires RW, Gau GT, et al. Graded exercise testing and training after renal transplantation: a preliminary study. Mayo Clin Proc 1987; 62: 773-777.
55. Painter PL, Tomlanovich SL, Hector LA, et al. A randomized trial of exercise training following renal transplantation. Transplantation 2002; 74: 42-48.
56. Horber FF, Sheidegger JR, Grunig BE, et al. Evidence that prednisone-induce myopathy is reversed by physical training. J Clin Endocrinol Metab 1985; 61: 83-88.
57. Copley JB, Lindberg JS. The risks of exercise. Adv Renal Replacement Ther 1999; 6: 165-171.
58. Painter P, Blagg C, Moore GE. Exercise for the Dialysis Patient: A Comprehensive Program. Madison, WI: Medical Education Institute, 1995.
59. Carey S, Painter P. An exercise program for CAPD patients. Nephrol New Issues 1997; June: 15-18.

SITES DA INTERNET

Life Options Rehabilitation Program
http://www.lifeoptions.org

Esse site na Internet possui o documento "Exercise for the Dialysis Patient: A Comprehensive Program", que pode ser baixado e que é essencial para qualquer indivíduo que trabalhe com pacientes com diálise e exercício.

National Kidney Foundation
http://www.kidney.org

United Network for Organ Sharing
http://www.unos.org

24

Câncer

Kirstin Lane ▪ Donald C. McKenzie

O câncer não é uma doença isolada mas, ao contrário, um termo que descreve a proliferação descontrolada de células. Quando essas células se multiplicam, porém não invadem outros tecidos, o câncer é denominado *benigno.* Quando as células invadem tecidos locais ou migram para outras partes do corpo, o câncer é denominado *maligno.* O tipo de câncer depende da linha celular do qual ele se origina. O câncer que se desenvolve nas células endoteliais que revestem muitos órgãos são carcinomas; câncer originado no tecido conjuntivo e nos ossos, sarcomas; linfomas desenvolvem-se nos tecidos que são responsáveis pela função emune e as leucemias originam-se nas células que se desenvolvem dentro das células sangüíneas brancas (leucócitos). Uma vez que o câncer pode desenvolver-se a partir de qualquer linha celular e envolver cada sistema orgânico, não é surpreendente que a apresentação clínica de pacientes com câncer possa variar.

Avanços terapêuticos no tratamento de pacientes com câncer ocorrem freqüentemente. Com a melhora na detecção e no tratamento, o índice de sobrevivência de 5 anos para todos os tipos de câncer excede agora 60%. Mais e mais pacientes estão aprendendo a *viver com o câncer*; ele é uma doença crônica.

Embora existam programas estruturados para pacientes com doença cardíaca e pulmonar, esse geralmente não é o caso para o paciente de oncologia. Na verdade, a utilidade do exercício como uma ferramenta terapêutica nesses pacientes apenas agora está sendo apreciada. Estudos bem controlados quanto aos efeitos do exercício sobre os pacientes com doença maligna estão sendo publicados, e diretrizes clínicas práticas para a reabilitação desses pacientes são iminentes (1,2).

O tratamento para o câncer pode envolver cirurgia, quimioterapia e radiação e alguns regimes de tratamento podem durar até 3 anos. Esse tratamento muitas vezes é uma combinação de repouso no leito ou redução da atividade, que pode resultar em um descondicionamento significativo. Agentes de quimioterapia nem sempre são seletivos, e os tecidos normais podem ser afetados. Além disso, a destruição do tecido possui efeitos colaterais sistêmicos bem documentados. A radiação é um adjunto efetivo no plano de tratamento de muitos cânceres, porém ela também possui efeitos duradouros sobre os tecidos que atinge. Portanto, os efeitos colaterais podem ser localizados pelo(s) local(is) do tumor, mas freqüentemente possuem propriedades sistêmicas. Na verdade, a fadiga generalizada é a reclamação mais comum entre pacientes que estão sendo tratados contra o câncer ou que sobreviveram à doença.

Fatores de Risco

Uma série de fatores de risco estão associados ao desenvolvimento de cânceres específicos. Na maior parte, estes são aspectos bem conhecidos de estilo de vida, tais como consumo de cigarros, alimentação deficiente e falta de exercício (3). Fatores genéticos desempenham um pequeno (5%-10%) papel no desenvolvimento da doença maligna (1). Com a exceção de fatores genéticos, esses aspectos do estilo de vida estão sob controle do paciente e são modificáveis. A inatividade física tem ultrapassado todos os outros fatores de risco como a razão mais comum para a mortalidade de todas a causas em homens e mulheres na América do Norte. Isso representa um desafio ao médico de atenção primária e ao especialista do exercício, que podem obviamente desempenhar um importante papel na prevenção do câncer.

Efeitos Imediatos do Câncer

Os efeitos imediatos do câncer sobre o funcionamento físico dependem do tipo e do estágio do câncer e do tratamento resultante. A doença local pode ter um pequeno impacto sobre o desempenho das atividades do dia-a-dia. Na verdade, alguns pacientes não estão fisicamente limitados até que sua doença tenha progredido para um estágio avançado. Em contraste, pacientes cujo sintoma presente é a dor podem estar seriamente limitados no início do processo da doença.

Com referência ao tratamento, a cirurgia pode ter efeitos periférico e central. A excisão local pode resultar em diminuição da força, resistência e amplitude de movimento no membro afetado, enquanto a cirurgia em órgãos específicos pode afetar a função daquele sistema fisiológico (p. ex., cirurgia para câncer de pulmão pode comprometer a função pulmonar). Efeitos colaterais comuns da quimioterapia incluem fadiga, náusea, vômito, insônia, ganho de peso e anemia (4), ao passo que a terapia com radiação pode resultar em fadiga e no potencial para formação de cicatrizes no tecido na área não radiada. A intensidade da fadiga limita a atividade física em muitos pacientes com câncer. Embora seja importante descansar e permitir ao corpo tempo para se recuperar dos tratamentos de terapia adjuvantes, a redução a longo prazo na atividade física pode levar a um declínio no condicionamento físico aeróbico, uma perda de massa magra do corpo e um aumento na gordura corporal (5). As potenciais conseqüências a longo prazo para a saúde decorrentes do mau condicionamento físico aeróbico secundário ao câncer incluem aumento da ansiedade e depressão, bem como um enorme risco de doença cardíaca coronariana, hipertensão, diabetes melito não dependente da insulina, osteoporose e câncer do cólon (6). Desse modo, os pacientes que completaram o tratamento para o câncer provavelmente irão experimentar diminuição na massa magra do corpo, do condicionamento físico aeróbico, da força, da resistência muscular e da flexibilidade e aumento na gordura corporal. Esse declínio no condicionamento físico geral pode incapacitar o paciente com câncer de executar atividades normais da vida diária. Os benefícios para a saúde decorrentes da atividade física regular são bem documentados. A prescrição do exercício para pacientes com câncer pode ajudar a contrabalançar os efeitos colaterais provenientes do tratamento e a melhorar a qualidade de vida.

Teste de Esforço

O teste é um componente essencial na idealização de um programa de exercícios seguro e apropriado para o paciente com câncer, e uma visão geral do teste de esforço para indivíduos com câncer é apresentada no Quadro 24-1. Não é exagerado avaliar pacientes durante todas as fases de sua doença. O teste de esforço antes do tratamento ajuda a determinar a tolerância do indivíduo ao esforço. A resposta do paciente com câncer à sessão de exercício de curta duração é uma importante informação clínica. O teste de esforço fornece uma apreciação da capacidade funcional do paciente e é útil na determinação da prescrição inicial do exercício. Um benefício adicional para o teste antes do tratamento é que pacientes com câncer podem ter outras condições de saúde que podem alterar a prescrição do exercício ou impedi-los de exercitar-se plenamente.

O teste de esforço durante o tratamento permite a quantificação das modificações na capacidade funcional como resultado da cirurgia e/ou terapia adjuvante, de modo que podem ser feitas modificações seguras e apropriadas no programa de exercício. Pacientes com câncer podem experimentar uma ampla variedade de efeitos colaterais em virtude da terapia adjuvante que irá influenciar sua saúde física. Contudo, nem todos os pacientes com câncer mostram o mesmo índice de modificação na capacidade funcional ou o mesmo grau de fadiga. Saber como cada paciente com câncer responde à terapia adjuvante permite o desenvolvimento de programas de exercício individualizados para combater os efeitos do tratamento contra o câncer.

Existem várias razões para continuar com o teste de esforço após o tratamento ter-se encerrado. Primeiro, o teste regular no período de pós-tratamento permite a avaliação da eficácia do programa de exercício. Cada paciente com câncer recupera-se em uma freqüência diferente. Portanto, o profissional deve continuamente ajustar o programa de exercícios para garantir que os benefícios máximos à saúde estejam sendo atingidos. Segundo, o teste de esforço durante o período de recuperação pós-tratamento ajuda a determinar quando o paciente com câncer possui as capacidades físicas necessárias para realizar tarefas que estão acima das atividades normais da vida diária. Isso é importante para aqueles indivíduos que podem estar retornando a ocupações com maior demanda física, que requerem um nível mínimo de condicionamento físico para execução das tarefas relacionadas ao trabalho com segurança. Muitos pacientes com câncer desejam participar de atividades em seu tempo de lazer e/ou empenham-se atleticamente com vigor. Desse modo, o profissional deve determinar quando os indivíduos com câncer podem retornar com segurança à sua ocupação ou à rotina anterior de exercícios sem exacerbar sua condição médica ou aumentar o risco de lesões ou de doenças.

O teste de esforço durante e após o tratamento é necessário para identificar os efeitos colaterais potenciais provenientes do tratamento contra o câncer que podem comprometer a saúde no período após o tratamento. Os efeitos da quimioterapia e da radiação sobre a capacidade de trabalho não são bem conhecidos e há pouca informação, até agora, sobre quando essas deficiências são permanentes ou transitórias. A terapia com radiação para o pulmão, p. ex., pode ocasionar fibrose pulmonar. Os pacientes que estão recebendo radioterapia para câncer de mama correm risco aumentado de desenvolver capsulite adesiva do ombro. A terapia para o coração pode resultar em disfunção cardíaca

QUADRO 24-1 VISÃO GERAL DO TESTE DE ESFORÇO PARA O PACIENTE COM CÂNCER

Estágio do Tratamento	*Propósito do Teste de Esforço*	*Bateria de Testes Sugerida*	*Ocasião do Teste*
Pré-tratamento	• Determina a resposta do paciente ao exercício • Identifica outras condições de saúde que podem alterar a prescrição do exercício ou impedir o indivíduo de exercitar-se plenamente	*Teste de condicionamento físico abrangente* • PAR Med-X • Questionário do histórico médico • Composição do corpo (altura, peso, pregas cutâneas, circunferências do membro) • Condicionamento físico aeróbico (medidas da capacidade funcional, teste de capacidade aeróbica máxima limitada por sintomas) • Avaliação da função pulmonar (quando indicado) • Resistência/força muscular • Flexibilidade • Questionários de qualidade de vida	• Imediatamente antes do início da cirurgia e/ou do tratamento de terapia adjuvante
Tratamento	• Quantifica as modificações na capacidade funcional e no condicionamento físico como um resultado da cirurgia e/ou terapia adjuvante	*Testes modificados de condicionamento físico* • PAR Med-X • Composição corporal • Condicionamento físico aeróbico (medidas da capacidade funcional) • Flexibilidade • Questionários de qualidade de vida	• Fase intermediária e final do tratamento
Pós-tratamento (primeiro ano após o tratamento)	• Avalia a eficácia do programa de exercício prescrito • Monitora quaisquer potenciais efeitos colaterais provenientes do tratamento que possam comprometer a saúde no período de recuperação • Verifica quando o indivíduo possui o condicionamento físico necessário para executar tarefas que estão além das normais, da vida diária	Teste modificado de condicionamento físico (ver período de tratamento para os protocolos sugeridos) Teste abrangente de condicionamento físico (ver período pré-tratamento para os protocolos sugeridos)	• ~8 semanas após o final do tratamento • Intervalos regulares durante todo o período pós-tratamento até que a capacidade funcional retorne aos níveis de pré-tratamento ou o indivíduo requisite a realização de bateria de teste abrangente • No mínimo uma vez durante o primeiro ano de pós-tratamento ou na solicitação do sobrevivente de câncer
Pós-tratamento (> 2 anos após o tratamento)	• Como acima	Teste de condicionamento físico abrangente Teste de condicionamento físico abrangente ou modificado	• No mínimo uma vez por ano, dependendo dos objetivos do paciente. A bateria de testes modificados pode ser substituída pela bateria de testes abrangentes em outras sessões de teste durante o decorrer do ano

e esses pacientes devem ser monitorados para sinais de doença cardíaca coronariana e encorajados a reduzir outros fatores de risco (7). Outros efeitos do tratamento que podem comprometer a função física no período de recuperação incluem função pulmonar diminuída como resultado do câncer de pulmão (8), risco aumentado de osteoporose pela castração química ou cirúrgica (9), aumento da gordura corporal por causa da quimioterapia adjuvante (4,10), risco aumentado de eventos cardíacos em virtude de certos medicamentos utilizados como parte do regime de quimioterapia (11), um sistema de transporte de oxigênio prejudicado (12) e a tolerância ao exercício reduzida (13). Contudo, existe pouca informação se esses efeitos colaterais são permanentes, por quanto tempo eles podem persistir dentro do período pós-tratamento, ou se eles possuem um impacto significativo sobre a capacidade funcional durante esse tempo.

BATERIA DE TESTES DE ESFORÇO

Por causa da complexidade dessa doença e das diferentes modalidades terapêuticas utilizadas no tratamento do câncer, é impossível que uma simples bateria de testes seja adequada para todos os pacientes com câncer. O tipo e o estágio do câncer, o estágio do tratamento (pré-tratamento, tratamento ativo, pós-tratamento), as condições de saúde concomitantes, os padrões de atividade física prévia e os objetivos do indivíduo irão influenciar os protocolos selecionados.

Antes de conduzir qualquer teste, no mínimo deve ser obtido, um PARmed-X completo (Physical Activity Readiness Medical Examination; por favor, dirija-se ao site da Internet CSEP listado no final do capítulo) proveniente do médico que realiza o tratamento. Devem ser solicitadas informações, quando necessárias, do oncologista sobre o tipo e o estágio do câncer, curso prescrito do tratamento e medicações que podem influenciar o teste. Para reunir dados basais abrangentes sobre o câncer do paciente, sugere-se que a bateria de testes antes do tratamento inclua medidas de capacidade funcional, testes laboratoriais de condicionamento físico e uma avaliação da qualidade de vida. Ao escolher um tipo de teste de esforço, deve ser dada consideração quanto à limitação imposta pelo tipo de câncer e às preferências do indivíduo em termos. A flexibilidade é um conceito-chave na elaboração do programa de teste. O câncer afeta cada paciente de maneira diferente e o especialista do exercício deve entender a necessidade de testes e programas individualizados.

Ao longo do tratamento de terapia adjuvante, uma bateria de testes abrangentes pode não ser autorizada por causa da gravidade dos efeitos colaterais associados à quimioterapia e à radiação. Testes funcionais simples podem fornecer informação útil durante esse período. Esses testes podem ser repetidos por todo o tratamento contra o câncer.

No período dos estágios iniciais da fase de pós-tratamento ou de recuperação, pacientes com câncer podem não ter força, resistência ou disposição para executar uma bateria de testes de esforço abrangentes. Desse modo, a bateria de testes modificada deve ser utilizada como base para a prescrição do exercício até que a capacidade funcional retorne aos níveis anteriores ao diagnóstico. Uma vez que a capacidade funcional seja restabelecida, a bateria de testes original pode ser repetida. Modificações em todas as áreas do condicionamento físico podem ser documentadas e uma prescrição apropriada de exercícios pode ser elaborada com base nesses dados. Se o paciente com câncer estiver altamente motivado ou retornando a uma ocupação de demanda física, então a bateria de testes pré-tratamento pode ser efetuada tão logo o sobrevivente sinta-se apto, de modo que a capacidade de trabalho físico possa ser completamente avaliada.

Independentemente do estágio do tratamento do paciente com câncer, a bateria de testes ideal deve incluir medidas da composição corporal, condicionamento físico aeróbico, força e resistência muscular e flexibilidade. Essas medidas avaliam o bem-estar físico do paciente. O câncer possui um enorme custo piscológico e questionários sobre qualidade de vida devem ser aplicados para acompanhar a saúde mental desses pacientes (2).

Avaliar a composição do corpo antes e depois do tratamento ajuda a determinar as modificações que podem ter ocorrido como resultado da terapia adjuvante e que podem finalmente representar um risco à saúde. Mulheres com câncer de mama podem ganhar de 2,5 a 6,2 kg durante a quimioterapia, com a maior parte desse peso obtido pelo aumento na gordura corporal (4,10). Isso é um tanto quanto surpreendente considerando os efeitos colaterais da quimioterapia (*i. e.*, náusea, vômito e mucosite) e que os mecanismos precisos para o ganho de peso ainda têm que ser determinados. Não apenas o aumento de peso tende a ser indesejável e possui efeitos psicológicos negativos (14), como também a gordura corporal aumentada pode predispor o sobrevivente do câncer a outros problemas médicos bem documentados.

A antropometria descritiva deve incluir altura, peso, índice de massa corporal e a soma das pregas cutâneas. Se existe um risco de linfedema, então as circunferências do membro devem ser monitoradas ou o volume do braço determinado utilizando-se deslocamento de água. Um exame DEXA pode ser autorizado para pacientes com cânceres tratados com terapia de bloqueio androgênico ou castração cirúrgica, que deixa o indivíduo em grande risco de osteoporose. Daniell *et al.* (9) descobriram que os homens que se submeteram à terapia de bloqueio androgênico para o câncer de próstata tinham perda óssea no colo femoral muito mais acelerada do que homens normais de idade similar. Ademais, mulheres que se submeteram à ooforectomia bilateral tiveram 20% de perda de osso trabecular nos primeiros 18 meses após a cirurgia (15). O rastreamento das modificações na densidade óssea pode assegurar que as medidas apropriadas sejam tomadas para reduzir complicações da densidade óssea reduzida.

A avaliação do condicionamento físico aeróbico antes, durante e depois do tratamento permite o monitoramento da capacidade funcional do paciente com câncer. Os testes de condicionamento físico aeróbico devem incluir um teste submáximo da capacidade funcional, tal como a caminhada de 12 minutos, que pode ser realizada em todos os estágios do processo de tratamento (16). Além disso, uma avaliação aeróbica máxima limitada por sintomas deve, se possível, ser conduzida antes do tratamento e no período de pós-tratamento. Esse teste fornece uma documentação objetiva da capacidade aeróbica e auxilia na identificação de problemas médicos evidentes apenas em cargas de trabalho mais elevadas. Outrossim, foi sugerido que tendo em vista a radiação na direção do mediastino poder ocasionar ou acelerar a aterosclerose coronariana (7), devem ser conduzidos eletrocardiogramas (ECGs) do exercício em intervalos regulares no período de pós-tratamento como uma medida de precaução. A avaliação da função pulmonar também é requintada para pacientes com câncer de pulmão e para aqueles que tiveram terapia com radiação envolvendo a região do pulmão.

A força muscular, resistência muscular e flexibilidade também devem ser avaliadas antes, durante e depois do tratamento. Dependendo do tipo de câncer, a cirurgia resultante pode reduzir a força, a resistência e a flexibilidade muscular do membro afetado. Conseqüentemente, o paciente com câncer pode sentir dificuldades em executar atividades normais da vida diária, tais como carregar compras, sair do box do banheiro, ou alcançar um objeto em uma prateleira acima da cabeça. Mais ainda, aproximadamente 50% dos indivíduos com câncer possuem perda progressiva de massa magra do corpo (caquexia) (17). O monitoramento das modificações na força e na resistência muscular pode auxiliar a detectar atrofia muscular significativa e ajudar no desenvolvimento de um programa de treinamento de resistência apropriado para neutralizar essas modificações na massa magra.

CONTRA-INDICAÇÕES AO TESTE

Pacientes de câncer com um bom prognóstico, bem como a maioria dos sobreviventes ao câncer, podem com segurança executar a maioria dos protocolos de exercício. O teste de esforço máximo pode não ser autorizado para indivíduos com doença em metástase ou em estado avançado. Poucos estudos sugerem que o teste de esforço seja justificado para pacientes com câncer em cuidado paliativo. Embora Porock *et al.* (18) tenham relatado que um programa de exercícios de baixa intensidade ministrado em 9 pacientes em cuidados paliativos não piorou a fadiga e melhorou a qualidade de vida, o teste de esforço máximo dessa população não é justificado. Contudo, uma bateria de testes de condicionamento físico modificada, como descrito acima, pode permitir que as modificações na capacidade funcional sejam monitoradas. Um exame médico minucioso e uma planilha de revisão devem ser feitos antes de qualquer teste de esforço máximo em pacientes com câncer para assegurar que as contagens sangüíneas estejam em um nível aceitável para o exercício em intensidades baixa a moderada. Além disso, os pacientes com câncer não devem apresentar febre, ataxia ou fadiga extrema que possa impedi-los de se exercitar plenamente.

Prescrição do Exercício

Atualmente, não existem diretrizes claras e estabelecidas para o teste e a prescrição de exercício para pacientes que estejam sendo tratados ou que estejam se recuperando de câncer. Até agora, foram publicados apenas 26 estudos que investigaram a eficácia da prescrição do exercício para indivíduos com câncer (Quadros 24-2 e 24-3). A interpretação e comparação os achados é difícil, porque esses estudos freqüentemente são limitados pelos aspectos metodológicos, tais como níveis de exercício auto-reportados, dados incompletos a respeito da duração ou intensidade do treinamento, tamanho da amostra pequeno e/ou falha em incluir um grupo-controle. Além disso, essas investigações variam com o tipo de câncer, com o estágio do tratamento e a freqüência, intensidade e a duração do programa de exercícios. Conseqüentemente é difícil desenvolver diretrizes para uma prescrição de exercício precisa para pacientes com câncer.

A maior parte das pesquisas esteve focada em pacientes com câncer em estágio inicial com um bom prognóstico durante o tratamento (Quadro 24-2) ou em sobreviventes de câncer que tiveram seu tratamento concluído (Quadro 24-3). Apenas um estudo, realizado por Porock *et al.* (18), examinou a eficácia da prescrição de exercício para pacientes com câncer que recebem cuidado paliativo.

Apesar das limitações nas investigações atuais, a literatura revela algumas tendências aparentes. Indiferentemente do estágio do tratamento, a maior parte dos estudos demonstrou que um programa de exercícios ministrado a pacientes com câncer com bom prognóstico resulta em modificações favoráveis na qualidade de vida, nos níveis de fadiga e no estado funcional. Outros resultados positivos incluem diminuição nos dias de hospitalização, severidade da diarréia e dor, melhora na composição do corpo (14,19) e aumento na hemoglobina (20,21). Durante a terapia adjuvante, a maioria dos investigadores escolhe prescrever um programa de caminhada de baixa intensidade (~60% da $FC_{máx}$ ou autocontrolada) realizado de 3 a 5 dias por semana. Ao longo do período de recuperação após o tratamento, grande parte dos estudos foi completada em aproximadamente 2 anos de tratamento e foi prescrito um programa de intensidade moderada (~80% da $FC_{máx}$), realizado de 3 a 5 dias por semana. Apenas 2 estudos na literatura envolveram um programa de treinamento de resistência como parte da prescrição de exercício.

Elaboração do Programa de Exercícios

Do mesmo modo que para a escolha dos protocolos de testes de esforço para o paciente com câncer, a elaboração de um programa de exercícios deve levar em consideração o tipo e o estágio do câncer, o estágio do tratamento, outras condições médicas concomitantes, padrões de atividade física anteriores e os objetivos do indivíduo. As diretrizes da ACSM de 1998 representam uma prescrição de exercício apropriada para a maioria dos sobreviventes de câncer (22). Contudo, uma abordagem mais conservadora no programa de exercícios é melhor para a maioria dos pacientes que ainda está recebendo terapia (Quadro 24-4).

PACIENTES COM CÂNCER EM ESTÁGIO INICIAL DURANTE O TRATAMENTO

O objetivo do programa de exercícios para pacientes com câncer que recebem tratamento é minimizar os efeitos da fadiga relacionada com o câncer, aumentar a qualidade de vida e manter ou prevenir a diminuição na capacidade funcional. A elaboração de programas de exercícios para pacientes com câncer que estão recebendo tratamento ativo requer a consideração de como o paciente responde à terapia adjuvante particular, quando os efeitos colaterais tendem a atingir o pico, os padrões de atividade física anteriores ao diagnóstico e a motivação para com o exercício. Os dias de repouso devem ser conferidos quando a fadiga está no extremo, geralmente 24 a 48 horas após cada ciclo de quimioterapia (23) e 24 horas após a terapia com radiação. Independentemente de o paciente estar ativo antes do diagnóstico, é recomendada uma abordagem conservadora para a prescrição de exercícios. Como reportado em um levantamento retrospectivo feito por Schwartz (24), 76% dos sobreviventes de câncer que eram ativos antes do diagnóstico tiveram que

QUADRO 24-2 RESUMO DE ESTUDOS CONTROLADOS ALEATORIAMENTE QUE AVALIAM PROGRAMAS DE EXERCÍCIOS PARA PACIENTES COM CÂNCER DURANTE O TRATAMENTO

		Prescrição de Exercícios				Resultados			
Autor	*N*	*Intervenção*	*Freqüência (dias/semana)*	*Intensidade*	*Tempo*	*Psicológico*	*Funcional*	*Fadiga*	*Outros achados importantes*
Cunningham *et al.*[28]	T[a] = 20 C = 10	Programa 5 semanas de exercícios resistidos em transplante de medula óssea	3 ou 5	15 repetições de 8 exercícios	~30 minutos				T = resultados favorecem um efeito de preservação de proteína muscular com o exercício embora não houvesse diferença na preservação de proteína entre o exercício de resistência executado 3 ou 5 dias por semana
Dimeo *et al.*[21]	T = 27 C = 32	Exercício de intervalo de ~2 semanas em um ergômetro de leito durante QAD e TCTSP	7	50% da FCR	30 minutos intervalos de 15 × 1 minuto: 1 minuto (repouso passivo)	T: ↓ sofrimento psicológico C:↑ queixas somáticas		C: ↑	
Dimeo *et al.*[29]	T = 5	Programa de caminhada de 6 semanas durante e depois de QT/RT	5	80% da $FC_{máx}$	15 a 30 minutos		T: ↑ desempenho (teste em esteira)		Estudo piloto: ECG no exercício e em repouso não mostrou nenhuma modificação patológica da atividade cardíaca, funções ou dimensões cardíaca
Dimeo *et al.*[20]	T = 33 C = 37	Exercício de intervalo de ~2 semanas em um ergômetro de leito durante QAD e TCTSP	7	50% da FCR	30 minutos intervalos de 15 × 1 minuto: 1 minuto (repouso passivo)		T: ↑ desempenho (teste em esteira)		T: ↓ dias de hospitalização, severidade da diarréia, severidade da dor, duração da neutropenia
Mac Vicar & Winningham[30]	T = 10 C = 6	Programa de 10 semanas na bicicleta durante a QT	3	60%-7%-85% da $FC_{máx}$		T: ↑ estados de humor	T: ↑ capacidade funcional		

Mac Vicar *et al.*[31]	T = 18 C = 16 P = 11	T: Programa de intervalo na bicicleta ergométrica durante 10 semanas durante QT P: Programa não aeróbico de alongamento e flexibilidade durante 10 semanas	3	60%-85% da FCR	Não relatado		T: ↑ capacidade funcional (teste de $\dot{V}O_{2máx}$ limitado por sintomas)		
Mock *et al.*[32]	T = 50[a] (22 com caminhada lenta, e 28 com caminhada rápida)	Programa de exercício de 4 a 6 meses (exercícios auto-selecionados) durante a duração da QT	~5-6	Auto-regulada	15-30 minutos contínuos	Caminhada rápida: ↓ sofrimento emocional ↑ QDV	Caminhada rápida ↑ caminhada de 12 minutos	Caminhada rápida: ↓	Muitos indivíduos-controle mantiveram-se ativos durante a QT, de modo que os indivíduos foram divididos em caminhada lenta (< 90 minutos por semana, < 3 dias) e caminhada rápida (> 90 minutos por semana, > 3 dias)
Mock *et al.*[33]	T = 9 C = 5	Programa de caminhada de 4 a 6 meses durante a duração da QT	4-5	Auto-regulada	10 a 45 minutos contínuos	T: ↓ SAS	T: ↑ caminhada de 12 minutos		
Mock *et al.*[34]	T = 22 C = 24	Programa de caminhada de 6 semanas durante a RT	4-5	Auto-regulada	20 a 30 minutos contínuos	T: ↓ SAS	T: ↑ caminhada de 12 minutos	T: ↓	
Na *et al.*[35]	T = 17 C = 18	Programa de treinamento de 2 semanas (ergômetro de braço e bicicleta ergométrica) após a cirurgia	2 ×/dia, 5×/semana	60% da $FC_{máx}$	30 minutos contínuos				T: Aumento significativo na atividade de células *natural killers*
Porock *et al.*[18]	T = 9	Programa de treinamento individualizado de 4 semanas (exercícios auto-selecionados) durante o cuidado paliativo	Variável	Variável	Variável				Estudo piloto: A fadiga não piorou e a QDV mostrou melhora

(Continua)

QUADRO 24-2 **RESUMO DE ESTUDOS CONTROLADOS ALEATORIAMENTE QUE AVALIAM PROGRAMAS DE EXERCÍCIOS PARA PACIENTES COM CÂNCER DURANTE O TRATAMENTO *(CONT.)***

			Prescrição de Exercícios			*Resultados*			
Autor	*N*	*Intervenção*	*Freüência (dias/semaa)*	*Intensidade*	*Tempo*	*Psicológico*	*Funcional*	*Fadiga*	*Outros achados importantes*
Schwartz *et al.*[36c]	T = 61 (A = 37 N = 24)	Programa de treinamento de 8 semanas (exercícios auto-selecionados) durante a QT	3-4	Auto-regulada	15 a 30 minutos contínuos		A: ↑ caminhada de 12 minutos	A: ↓	
Schwartz[23c]	T = 27 (A = 16 N = 11)	Programa de treinamento de 8 semanas (exercícios auto-selecionados) durante a QT	3-4	Auto-regulada	15 a 30 minutos contínuos	A: Menor declínio global na QDV	A: ↑ caminhada de 12 minutos		
Schwartz[23c]	T = 71 (A = 32 N = 29)	Programa de treinamento de 8 semanas (exercícios auto-selecionados) durante a QT	–4	Auto-regulada	15 a 30 minutos contínuos		A: ↑ caminhada de 12 minutos		A: Peso do corpo mantido durante a QT N: Ganho de, em média, 3,2 quilos
Schwartz[37c]	T = 27 (A = 16 N = 11)	Programa de treinamento de 8 semanas (exercícios auto-selecionados) durante a QT	3-4	Auto-regulada	15-30 minutos contínuos		A: ↑ caminhada de 12 minutos		
Segal *et al.*[38]	T[b] = 82 C = 41	Programa de caminhada de 26 semanas durante a QT	5	50%-60% do $\dot{V}O_{2máx}$	Não reportado	Nenhuma modificação na QDV para qualquer grupo T (auto-direcionado): ↑SF-36	Nenhuma modificação em qualquer grupo (mCAFT)		

Shore & Sheppard[39]	T = 3	Programa de treinamento de 12 semanas (exercícios auto–selecionados) durante a QT	3	70%-85% da $FC_{máx}$	30 minutos contínuos	Nenhuma modificação no $\dot{V}O_{2máx}$	Resposta aguda de leucocitose e linfocitose ao exercício agudo (curso de tempo similar a crianças normais) T: Nenhuma modificação significativa nas contagens de células
Winningham *et al.*[14]	T = 12 C = 12	Programa de treinamento de intervalo de 10 a 12 semanas em bicicleta ergométrica durante QT	3	60%-85% da $FC_{máx}$	20-30 minutos com intervalo		T: Diminuição na soma das pregas cutâneas e no percentual de gordura corporal; aumento da massa magra

T, grupo de tratamento; C, grupo de controle; P, grupo de exercício de placebo; QT, quimioterapia; FCR freqüência cardíaca de reserva; RT, radioterapia; QAD, quimioterapia de alta dosagem; TCTSP, transplante de célula tronco do sangue periférico; QDV, qualidade de vida.

[a] 10 indivíduos executaram exercícios de resistência em 3 dias por semana; 10 indivíduos executaram exercícios em 5 dias por semana.

[b] 40 indivíduos estavam em um programa autodirigido; 42 indivíduos estavam em um programa de exercícios supervisionado.

[c] No final do estudo, os indivíduos que aderiram ao programa de exercício (A) foram comparados com aqueles indivíduos que não aderiram (N).

QUADRO 24-3 RESUMO DOS ENSAIOS CONTROLADOS ALEATORIAMENTE QUE AVALIAM OS PROGRAMAS DE EXERCÍCIO EM PACIENTES COM CÂNCER QUE COMPLETARAM O TRATAMENTO

		Prescrição do Exercício				Resultados		
Autor	**N**	**Intervenção**	**Freqüência (Dias/semana)**	**Intensidade**	**Tempo**	**Psicológico**	**Funcional**	**Outras Descobertas Relevantes**
Derman *et al.*[40]	T = 6 C = 6	Programa de 12 semanas imediatamente após a QT	Não reportado	Não reportado	Não reportado			A histologia do músculo esquelético não foi anormal em ambos os grupos
Dimeo *et al.*[41]	T = 20	Programa de esteira de 6 semanas imediatamente após a QAD e a TCTSP	5	~80% da $FC_{máx}$	15-30 minutos		T: ↑ *Performance (teste da esteira)*	Nenhum grupo de controle
Dimeo *et al.*[20]	T = 16 C = 16	Programa de esteira de 6 semanas imediatamente após a QAD e a TCTSP	5	~80% da $FC_{máx}$	15-30 minutos		T: ↑ *Performance* (teste da esteira)	T: ↑ concentração de hemoglobina
Durak *et al.*[42]	T = 20	Treinamento com pesos e aeróbico de 20 semanas14 meses após o diagnóstico	2	Variável	Aeróbico: variável Força: 2 a 3 séries de 6 exercícios	T: ↑ QDV	T: ↑ força e resistência muscular	Nenhum grupo de controle
Durak *et al.*[43]	T = 25	Treinamento com pesos e aeróbico de 20 semanas 3 anos após o diagnóstico	2	Não reportado	Não reportado	Carcinoma/leucemia apenas o grupo: ↑ QDV	Carcinoma/leucemia apenas o grupo: ↑ força muscular; ↑ tempo nos aparelhos aeróbicos	Nenhum grupo de controle

McTieran *et al.*[19]	T = 9	Programa de ciclismo/caminhada de 8 semanas 1 a 5 anos após o tratamento	6	70%-80% da $FC_{máx}$	30-45 contínuos			Projeto piloto T: tendência a perder peso (1,18 quilo) e ganhar massa magra (2,3%)
Nieman *et al.*[44]	T = 6 C = 6	Programa de treinamento de resistência e com esteira de 8 semanas (7 exercícios) 3 anos após o tratamento	3	Aeróbico: 75% da $FC_{máx}$ Força: 2 séries x 12 repetições	Aeróbico: 30 minutos contínuos		T: ↑ caminhada de 6 minutos	Nenhuma diferença na força de extensão da perna ou ACMT após o treinamento
Segar *et al.*[45]	T[a] = 16 C = 8	Programa de treinamento de 10 semanas (exercícios auto-selecionados) executado 3,5 anos após o tratamento	4	> 60% da $FC_{máx}$	30-40 minutos contínuos	T: ↓ depressão e ansiedade; ↑ auto-estima		C no cruzamento demonstrou diminuição comparável na depressão e na ansiedade

T, grupo de tratamento; C, grupo de controle; QT, quimioterapia; RT, radioterapia; QAD, quimioterapia de alta dosagem; TCTSP, transplante de célula de tronco sangüíneo periférica; QDV, qualidade de vida; ACMT, atividade citotóxica de célula matadora natural.

[a]8 indivíduos estiveram apenas do programa de exercício, enquanto 8 indivíduos estiveram em um programa de exercício e de modificação de comportamento

QUADRO 24-4 PRECAUÇÕES E CONTRA-INDICAÇÕES PARA O EXERCÍCIO NO PACIENTE COM CÂNCER

Complicação	*Recomendação*
Anemia	Evitar o teste máximo ou a atividade física intensa com demandas aeróbicas significativas
Baixa contagem de leucócitos	Evitar os testes máximos; evitar situações com risco aumentado de infecção (natação, áreas povoadas)
Baixa contagem de plaqueta	Evitar testes ou atividades físicas que aumentem o risco de trauma
Febre	Evitar a atividade física até que a causa da febre seja determinada
Dispnéia	Investigar causa; limitar a intensidade de exercício
Caquexia grave	O exercício deve ser de baixa intensidade e extremamente conservador
Fadiga/fraqueza extrema	A intensidade inicial do exercício deve ser baixa, porém aumentar, quando tolerado; atividades intermitentes podem ser preferidas ao exercício contínuo
Ulcerações/feridas na boca	Evitar testes que requeiram um bocal (utilize uma máscara facial para a coleta de gases)
Vômito/náusea forte	Evitar testes ou atividades físicas até que os sintomas melhorem; iniciar a atividade física em um nível que possa ser tolerado
Dor óssea	Evitar o teste ou a atividade física de alto impacto; a natação pode ser ideal
Anormalidade no sistema nervoso central (SNC) ou neuropatia periférica	Evitar testes e atividades físicas que requeiram equilíbrio e coordenação
Mau estado funcional	Evitar o teste máximo; a intensidade do exercício deve ser baixa com aumentos extremamente conservadores na intensidade e na duração

diminuir a intensidade, freqüência ou duração do exercício durante o tratamento. Esses mesmos pacientes, contudo, ainda consideram importante manter um programa de exercícios de intensidade baixa a moderada para combater a fadiga relacionada com o câncer. Em outro estudo retrospectivo, Courneya e Friedenreich (25) descobriram que os níveis de exercício em sobreviventes de câncer colorretal diminuíram no período do diagnóstico ao tratamento e aumentaram após o tratamento (porém não até os níveis antes do diagnóstico).

O Quadro 24-5 resume a recomendação da prescrição apropriada de exercícios para pacientes com câncer em estágio inicial. Essa recomendação está baseada em pesquisa recente que mostrou que um programa de exercícios de intensidade baixa a moderada executado de 3 a 5 vezes por semana por 15 a 30 minutos pode ser tolerado pela maioria dos pacientes com câncer e pode levar a resultados favoráveis. Como algumas medicações podem afetar a resposta de freqüência cardíaca normal ao exercício, a classificação de Borg da escala de esforço percebido deve ser utilizada para monitorar a intensidade durante a terapia adjuvante. O exercício de alta intensidade deve ser evitado até que a pesquisa possa

QUADRO 24-5 **RECOMENDAÇÕES GERAIS DE EXERCÍCIOS PARA PACIENTES COM CÂNCER SEM CO-MORBIDADES DURANTE O TRATAMENTO**

Componente	*Recomendação*
Objetivo[a]	• Minimizar os efeitos da fadiga relacionada com o câncer • Aumentar a qualidade de vida • Manter ou prevenir um declínio na capacidade funcional
Freqüência	3 a 5 dias por semana; o exercício de baixa intensidade executado diariamente não é contra-indicado
Intensidade	Começar com uma intensidade muito baixa e aumentar somente após os objetivos de freqüência e duração terem sido atingidos; RPE ~11-14
Duração	15 a 30 minutos; aqueles indivíduos novatos com o exercício ou que estão experimentando efeitos colaterais em virtude do tratamento podem beneficiar-se do exercício intermitente em vez do contínuo
Tipos	• A caminhada, o ciclismo, a natação, o remo (qualquer exercício dinâmico envolvendo grandes grupos musculares que não ocasione desconforto) • O treinamento de força deve acompanhar o condicionamento físico cardiovascular; 2 séries de 10 repetições de exercícios para todos os grupos musculares principais, 2 a 3 sessões por semana
Progressão	Modificações na prescrição do exercício devem ser executadas primeiro na duração e na freqüência do exercício; a progressão aqui pode ter que ser mais lenta do que em outras populações

[a]O objetivo pode variar dependendo do indivíduo e do tipo de câncer.

determinar se existem efeitos imunossupressores associados a essa atividade que possam interferir com o tratamento do câncer ou com a própria doença.

Grande número dos pacientes com câncer se beneficiaria de um programa de caminhada, na medida em que ela relaciona-se com a maioria das atividades da vida diária, requer pouco equipamento e é segura para aqueles com a maior parte dos tipos de câncer. Outras modalidades de atividade, tais como ciclismo ou remo, não são contra-indicadas, a menos que o indivíduo esteja sofrendo de disfunção do sistema nervoso central em virtude da doença ou do tratamento ou não possa executar a atividade por causa do tipo de cirurgia a que se submeteu.

Pacientes com câncer que estão iniciando os exercícios ou que estão tendo reações moderadas a graves à terapia adjuvante devem tentar acumular a duração prescrita do exercício ao invés de executá-lo de maneira contínua. Vários estudos (20,21) utilizaram um modelo de treinamento com intervalo, alternando o exercício de baixa intensidade (1 minuto) com repouso (1 minuto) em um total de 30 minutos. Esses estudos demonstraram melhora da qualidade de vida e da capacidade funcional, bem como diminuição da fadiga, dos dias de hospitalização e da gravidade da diarréia e dor. Nem todos os pacientes com câncer que se submetem à terapia adjuvante irão reportar a mesma gravidade ou temporalidade de efeitos colaterais. Desse modo, cada programa de exercícios deve ser individualizado. Além disso, pacientes com câncer (especialmente aqueles que são iniciantes nos exercícios) podem necessitar de aconselhamento para ajudá-los a tornar a atividade física uma modificação duradoura no estilo de vida.

PACIENTES COM CÂNCER EM ESTÁGIO TERMINAL EM TRATAMENTO

Existe pouca informação para determinar se a prescrição de exercícios para pacientes com câncer em estágio terminal com mau prognóstico de sobrevivência é segura e irá levar a efeitos psicológicos e fisiológicos positivos. Como anteriormente mencionado, Porock *et al.* (18) conduziram um estudo piloto observando a eficácia da prescrição de programas de exercícios individualizados, de baixa intensidade em pacientes em cuidado paliativo. Esses pacientes tinham vários tipos de cânceres (intestinal, pancreático, melanoma, de mama e oral) e uma expectativa de vida estimada de, no mínimo 1 mês. Os resultados indicaram que esses indivíduos não experimentaram fadiga aumentada como resultado do programa de 4 semanas. Na verdade, a qualidade de vida melhorou. Deve-se ter cautela quando se prescreve exercícios para pacientes com câncer em estágio terminal até que pesquisa adicional possa determinar dosagens favoráveis para essa população de pacientes.

SOBREVIVENTES DE CÂNCER

O objetivo do programa de exercícios no período de pós-tratamento ou recuperação é aumentar a capacidade funcional, melhorar ou manter o peso corporal saudável, reduzir o risco de outras co-morbidades secundárias ao câncer e assegurar que o paciente com câncer possa retornar a uma ocupação fisicamente exigente e/ou à atividade nas horas de lazer. Uma vez que o estado funcional tenha retornado aos níveis anteriores ao diagnóstico, as diretrizes da ACSM para a prescrição de exercício devem ser adequadas para a maioria dos sobreviventes do câncer. Contudo, programas individualmente modificados ainda são recomendados, na medida em que a persistência e a gravidade dos efeitos colaterais provenientes da terapia adjuvante no período pós-tratamento provavelmente irão variar. As condições de saúde concomitantes também podem afetar a prescrição do exercício. Por exemplo, aqueles indivíduos com uma condição cardíaca secundária preexistente ao câncer podem beneficiar-se mais de um programa de reabilitação voltado para pacientes cardíacos.

TREINAMENTO DE RESISTÊNCIA

Pouca pesquisa tem sido conduzida no sentido de investigar a eficácia da prescrição de programas de treinamento de resistência para pacientes com câncer e para sobreviventes de câncer. Como cerca de 50% dos pacientes com câncer desenvolvem caquexia (17), o treinamento de resistência pode parecer uma medida apropriada para contrabalançar ou reverter o desgaste muscular. Além disso, o treinamento de força poderia ajudar a readquirir quaisquer perdas na força ou resistência muscular por causa da cirurgia ou da inatividade. Em outras populações especiais, tais como os pacientes portadores do vírus HIV e idosos, o programa de treinamento de resistência resulta em um efeito anabólico (26). Contudo, é necessária mais pesquisa precisa sobre os efeitos do treinamento de resistência sobre a musculatura de pacientes com câncer para determinar a relação de resposta à dose.

Benefícios do Treinamento com Exercício

Muitos mitos estão associados à prescrição de exercícios para pacientes com câncer (27). Por exemplo, existem preocupações clínicas a respeito de aumento da fadiga decorrente do efeito cumulativo do tratamento do câncer e da atividade física; preocupações com relação à imunossupressão após exercício intenso; insuficiência cardíaca em virtude dos efeitos do exercício sobre o coração funcionalmente comprometido após a quimioterapia; e fratura de osso enfraquecido pela doença, por tratamento ou inatividade prolongada. Embora os estudos concluídos até agora não tenham dissipado todas as preocupações citadas, pesquisa investigando a eficácia da prescrição de exercícios de intensidade baixa a moderada para pacientes com câncer em estágio inicial com bom prognóstico mostrou achados positivos. O exercício pode não somente ser tolerado, como também pode levar a modificações emocionais e físicas positivas sem exacerbação de dor, náusea ou fadiga. Especificamente, o exercício regular tem melhorado a qualidade de vida, os níveis de fadiga e o estado funcional, reduzido os dias de hospitalização, e a gravidade da diarréia e dor (20); melhorado a composição corporal (14,19) e aumentado os níveis de hemoglobina (20,21). O exercício tornou-se uma importante ferramenta terapêutica para o médico e para o cinesioterapeuta.

REFERÊNCIAS BIBLIOGRÁFICAS

1. Courneya KS, MacKey JR, Quinney HA. Neoplasms. In: Meyers J, Herbert WH, Humphrey RH, eds. ACSM's Resources for Clinical Exercise Physiology. Baltimore: Lippincott Williams & Wilkins, 2002: 179-191.
2. Courneya KS, MacKey JR, McKenzie DC. Exercise for breast cancer survivors: research evidence and clinical guidelines. Physician Sports Med, 2002; 8: 33-42.
3. Harvard Report on Cancer Prevention, volume 1 causes of human cancer. Cancer Causes Control 1996; 7: S3-S59.
4. Demark-Wahnefried W, Peterson BL, Winer EP, et al. Changes in weight, body composition, and factors influencing energy balance among premenopausal breast cancer patients receiving adjuvant chemotherapy. J Clin Oncol 2001; 19: 2381-2389.
5. Greenleaf JE, Kozlowski S. Reduction in peak oxygen uptake after prolonged bed rest. Med Sci Sports Exerc 1982; 14: 477-480.
6. Surgeon General's report on physical activity and health. JAMA 1996; 276: 522.
7. Gustavsson A, Bendahl P, Cwikiel M, et al. No serious late cardiac effects after adjuvant radiotherapy following mastectomy in premenopausal women with early breast cancer. Int J Radiat Oncol Biol Phys 1999; 46: 745-754.
8. Miyazawa M, Haniuda M, Nishimura H, et al. Longterm effects of pulmonary resection on cardiopulmonary function. J Am Coll Surg 1999; 189: 26-33.
9. Daniell HW, Dunn SR, Ferguson D, et al. Progressive osteoporosis during androgen deprivation therapy for prostate cancer. J Urol 2000; 163: 181-186.
10. Denmark-Wahnefried W, Winer EP, Rimer BK. Why women gain weight with adjuvant chemotherapy for breast cancer. J Clin Oncol 1993; 11: 1418-1429.
11. Meinardi MT, Gietema JA, van der Graaf W, et al. Cardiovascular morbidity in long-term survivors of metastatic testicular cancer. J Clin Oncol 2000; 18: 1725-1732.
12. Johnson D, Perrault H, Fournier A, et al. Cardiovascular responses to dynamic submaximal exercise in children previously treated with anthracycline D. Am Heart J 1997; 133: 169-173.
13. Nugent A, Steele IC, Carragher AM, et al. Effect of thoracotomy and lung resection on exercise capacity in patients with lung cancer. Thorax 1999; 54: 334-338.
14. Winningham ML, MacVicar MG, Bondoc M, et al. Effect of aerobic exercise on body weight and composition in patients with breast cancer on adjuvant chemotherapy. Oncol Nurs Forum 1989; 16: 683-689.

15. Cann CE, Genant HK, Ettinger B, et al. Spinal mineral loss in oophorectomized women. Determination by quantitative computerized tromography. JAMA 1980; 244: 2056-2059.
16. Cooper KH. A means of assessing maximal oxygen uptake. JAMA 1968; 203: 133-138.
17. Tisdale MJ. Biology of cachexia. J Natl Cancer Int 1997; 89: 1763-1773.
18. Porock D, Kristjanson LJ, Tinnelly K, et al. An exercise intervention for advanced cancer patients experiencing fatigue: a pilot study: J Palliat Care 2000; 16: 30-36.
19. McTiernan A, Ulrich C, Kumai C, et al. Anthropometric and hormone effects of an eight-week exercise-diet intervention in breast cancer patients: results of a pilot study. Cancer Epidemiol Biomarkers Prev 1998; 7: 477-481.
20. Dimeo FC, Fetscher S, Lange W, et al. Effects of aerobic exercise on the physical performance and incidence of treatment-related complications after high-dose chemotherapy. Blood 1997; 90: 3390-3394.
21. Dimeo FC, Stieglitz R, Novelli-Fischer U, et al. Effect of physical activity on the fadigue and psychological status of cancer patients during chemotherapy. Cancer 1999; 85: 2273-2277.
22. American College of Sports Medicine position stand: the recommended quantity and quality of exercise for developing and maintaining cardiorespiratory and muscular fitness and flexibility in healthy adults. Med Sci Sports Exerc 1998; 30: 975-991.
23. Schwartz AL. Daily fatigue patterns and effect of exercise in women with breast cancer. Cancer Pract 2000; 8: 16-24.
24. Schwartz AL. Patterns of exercise and fatigue in physically active cancer survivors. Oncol Nurs Forum 1998; 25: 485-491.
25. Courneya KS, Friedenreich CM. Relationship between exercise pattern across the cancer experience and current quality of life in colorectal cancer survivors. J Alternat Complement Med 1997; 3: 215-226.
26. Al-Majid S, McCarthy DO. Cancer-induced fatigue and skeletal muscle wasting: the role of exercise. Biol Res Nurs 2001; 2: 186-197.
27. Courneya KS, MacKey JR, Jones LW. Coping with cancer: can exercise help? Physician Sports Med 2000; 28: 49-73.
28. Cunningham BA, Morris G, Cheney CL, et al. Effects of resistive exercise on skeletal muscle in marrow transplant recipients receiving total parenteral nutrition. J Parenter Enteral Nutr 1986; 10: 558-563.
29. Dimeo F, Rumberger BG, Keul J. Aerobic exercise as therapy for cancer fatigue. Med Sci Sports Exerc 1998; 30: 475-478.
30. MacVicar MG, Winningham ML. Response of cancer patients on chemotherapy to a supervised exercise program. Cancer Bull 1986; 13: 265-274.
31. MacVicar MG, Winningham ML, Nickel JL. Effect of aerobic interval training on cancer patients' functional capacity. Nurs Res 1989; 38: 348-351.
32. Mock V, Pickett M, Ropka ME, et al. Fatigue and quality of life outcomes of exercise during cancer treatment. Cancer Pract 2001; 9: 119-127.
33. Mock V, Burke MB, Sheehan P, et al. A nursing rehabilitation program for women with breast cancer receiving adjuvant chemotherapy. Oncol Nurs Forum 1994; 21: 899-907.
34. Mock V, Dow KH, Meares CJ, et al. Effects of exercise on fatigue, physical functioning, and emotional distress during radiation therapy for breast cancer. Oncol Nurs Forum 1997; 24: 991-1000.
35. Na YM, Kim YK, et al. Exercise therapy effect on natural killer cell cytotoxic activity in stomach cancer patients after curative surgery. Arch Phys Med Rehabil 2000; 81: 777-779.
36. Schwartz AL, Mori M, Gao R, et al. Exercise reduces daily fatigue in women with breast cancer receiving chemotherapy. Med Sci Sports Exerc 2001; 33: 718-723.

37. Schwartz AL. Fatigue mediates the effects of exercise on quality of life. Qual Life Res 1999; 8: 529-538.
38. Segal R, Evans W, Johnson D, et al. Structured exercise improves physical functioning in women with stages I and II breast cancer: results of a randomized controlled trial. J Clin Oncol 1999; 19: 657-665.
39. Shore S, Shepard RJ. Immune responses to exercise in children treated for cancer. J Sports Med Phys Fitness 1999; 39: 240-243.
40. Derman WE, Coleman KL, Noakes TD. Effects of exercise training in patients with cancer who have undergone chemotherapy. Med Sci Sports Exerc 1999; 31: S368 (abstr.).
41. Dimeo F, Bertz H, Finke J, et al. An anaerobic exercise program for patients with haematological malignancies after bone marrow transplantation. Bone Marrow Transplant 1996; 18: 1157-1160.
42. Durak EP, Lilly PC. The application of an exercise and wellness program for cancer patients: a preliminary outcomes report. J Strength Cond Res 1998; 12: 3-6.
43. Durak EP, Lilly PC, Hackworth JL. Physical and psychosocial responses to exercise in cancer patients: a two year follow-up survey with prostate, leukemia, and general carcinoma. J Exp Phys OnLine 1999; 2.
44. Nieman DC, Cook VD, Henson DA, et al. Moderate exercise training and natural killer cell cytotoxic activity in breast cancer patients. Int J Sports Med 1995; 16: 334-337.
45. Segar ML, Katch VL, Roth RS, et al. The effect of aerobic exercise on self-esteem and depressive and anxiety symptoms among breast cancer survivors. Oncol Nurs Forum 1998; 25: 107-113.

SITES DA INTERNET

American Cancer Society
http://www.cancer.org

Canadian Cancer Society
http://www.cancer.ca

National Cancer Institute of Canada
http://www.ncic.cancer.org

National Cancer Institute
http://www.nci.nih.gov

Canadian Breast Cancer Research Initiative
http://www.breast.cancer.ca

Canadian Society for Exercise Physiology (for PAR-med-X forms)
http://www.csep.ca

25

Gravidez

Larry A. Wolfe

A gravidez é um processo biológico complexo que tem efeitos profundos sobre a anatomia, a fisiologia e as respostas maternas ao exercício. A gravidez e a lactação envolvem adaptações funcionais e estruturais dinâmicas que são dirigidas por hormônios gestacionais para acomodar as necessidades variáveis da criança em desenvolvimento. O condicionamento físico pode aumentar, diminuir ou não ter nenhum efeito sobre a magnitude de modificações gestacionais, dependendo da variável específica considerada (1,2).

Ao elaborar programas de exercícios para mulheres grávidas, o bem-estar do feto e da mãe devem ser considerados. O aumento da demanda pelo exercício materno pode resultar em competição entre a mãe e o feto para fluxo sangüíneo, disponibilidade de substrato, e dissipação de calor têm sido a base do aconselhamento médico tradicional de que as mulheres grávidas devem repousar. Contudo, pesquisa recente indica que mulheres saudáveis que experimentam gravidez normal beneficiam-se de exercício regular, apropriadamente prescrito (1,3,4). Inversamente, a inatividade pode aumentar o risco de ganho excessivo de peso, diabetes melito gestacional, pré-eclâmpsia, veias varicosas, trombose venosa profunda e mau ajuste psicológico às mudanças físicas da gravidez (4).

A segurança e a eficácia do exercício durante a gravidez dependem das relações entre quantidade e qualidade de exercício e a extensão de reserva fisiológica materno-fetal. Se o exercício exceder essa reserva, então o desenvolvimento fetal pode ser afetado adversamente. Inversamente, se o nível de estresse de exercício for insuficiente, modificações benéficas podem não ocorrer. Portanto, triagem de saúde antes da participação, prescrição individualizada de exercícios, e monitoramento médico contínuo são essenciais para assegurar a segurança do exercício (4).

Modificações Anatômicas e Fisiológicas

Os sistemas maternos respondem aos hormônios gestacionais (3,5). Esses efeitos incluem mudanças na anatomia materna e no controle de funções metabólicas e cardiopulmonares (Fig. 25-1).

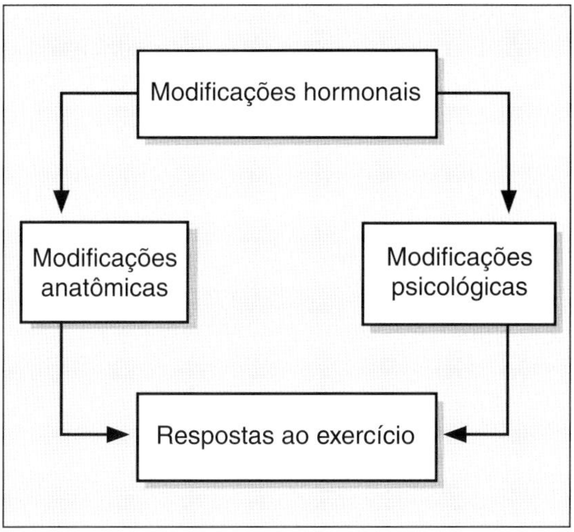

FIGURA 25-1 Relação entre as modificações endócrinas da gravidez, modificações psicológicas e anatômicas da gravidez e respostas maternais ao exercício. (Modificado de Wolfe LA, Mottola MF. Aerobic exercise in pregnancy: an update. Can J Appl Physiol 1993; 18: 119-147, com a permissão.)

PESO E COMPOSIÇÃO CORPORAIS

Durante os 2 primeiros trimestres, níveis circulantes mais altos de estrogênio e de progesterona promovem hiperplasia de células β-pancreáticas e sensibilidade maior à insulina, resultando em aumento da secreção de insulina (6, 7) e maior adiposidade materna. Na gestação tardia a adiposidade materna tende a diminuir em associação com maiores necessidades energéticas fetais e de maior resistência materna à insulina (7).

O ganho de peso durante a gravidez é, em média, 12 quilos. Desses, o feto é responsável por 3,5 kg, o útero maior 1 kg, os seios maiores 1,5 kg, a placenta 0,7 kg, o líquido amniótico 0,8 kg, o ganho de líquido materno 2,0 kg e o aumento de gordura materna, 2,5 kg (7,8). O ganho de peso é de, em média, 1 a 3 kg no primeiro trimestre, 6 a 8 kg no segundo trimestre e 3,5 a 4 kg no terceiro trimestre, com um platô próximo do termo (8). O ganho de peso de menos de 1 kg por mês durante os 2 últimos trimestres em geral é uma causa para preocupação clínica.

SISTEMAS MUSCULOESQUELÉTICOS

As mudanças físicas da gravidez e o ganho de peso associado alteram o equilíbrio, a postura e a locomoção. O útero grávido pesa cerca de 6 kg no parto. Seu desenvolvimento causa protrusão abdominal e deslocamento do diafragma para cima, levando a aumentos compensatórios nos diâmetros ântero-posterior e transverso da caixa torácica, bem como mudanças na mecânica espinhal e na rotação pélvica. O ângulo subesternal e a circunferência da caixa torácica também aumentam (9).

É amplamente aceito que a gravidez desloca a linha de gravidade para a frente e causa lordose lombar exagerada, flexão anterior da coluna cervical, inclinação pélvica anterior e ombros caídos. Contudo, estudos têm mostrado que a região lombar pode realmente ficar retificada em muitas mulheres (10). Independente da causa, cerca de 50% das mulheres grávidas registram dor lombar (10-13).

O aumento da produção de estrogênio e de relaxina leva à maior lassidão do tecido conjuntivo, possivelmente predispondo mulheres grávidas a dano articular e ligamentar e lesão ortopédica por sobrecarga. Distensão do ligamento largo e redondo do útero e dor na articulação púbica são comuns. Às vezes é observada diástase do reto, na qual os músculos retos do abdome se separam e a parede uterina anterior projeta-se através da abertura (14,15).

METABOLISMO E USO DE SUBSTRATO

O consumo de oxigênio em repouso ($\dot{V}O_2$) aumenta gradualmente em 20% a 30% (16-18) em virtude do aumento da massa magra decorrente do crescimento fetal, modificações anatômicas já descritas e o aumento do trabalho cardíaco e custo do oxigênio da respiração. Conforme descrito anteriormente, mais insulina é secretada no início da gestação, causando maior uso de carboidratos, lipogênese aumentada, redução da lipólise e maior adiposidade materna. No final da gestação, desenvolve-se resistência à insulina pela influência de somatomamotropina coriônica humana e outros hormônios "antiinsulina", resultando em redução do uso de carboidratos, mais lipólise e redução das reservas de gordura materna (6,7). Como a glicose é o combustível fetal primário e atravessa a placenta por difusão facilitada, o objetivo aparente dessa resistência à insulina é proteger a disponibilidade de glicose fetal. Se a resistência à insulina for excessiva, pode se desenvolver diabetes gestacional. A morbidade fetal relacionada com a diabetes materna pode incluir macrossomia e hipoglicemia neonatal, hipocalcemia, hiperbilirrubinemia e sofrimento respiratório (7).

SISTEMA CARDIOVASCULAR

Influências endócrinas levam a importantes modificações na função cardiovascular. O aumento da secreção de aldosterona e a associada retenção de água e de sódio provocam um aumento gradual de 40% a 50% no volume sangüíneo (19,20). Como o volume de glóbulos vermelhos aumenta em uma extensão menor, diminui a concentração de hematócrito e de hemoglobina e segue-se um estado relativo de anemia (21). O maior volume sangüíneo é precedido por relaxamento vascular, aumento das veias pélvicas e maior capacitância venosa mediada por hormônios gestacionais (22). O coração também se dilata como resultado da influência direta de estrogênio e/ou sobrecarga hemodinâmica crônica relacionada com o aumento do volume sangüíneo e do retorno venoso (23). O volume de ejeção (VE) aumenta como resultado de um maior volume diastólico final ventricular esquerdo e da contratilidade moderadamente melhorada (23).

A freqüência cardíaca (FC) em repouso sobe 5-10 bpm^{-1} durante o 1° mês de gestação, possivelmente por causa da gonadotropina coriônica humana (HCG) (24). À medida que a gravidez progride, a resistência vascular periférica diminui em virtude do desenvolvimento de derivação vascular causado pela unidade útero-placentária em crescimento e dos efeitos vasodilatadores dos hormônios reprodutivos (20). Como os níveis de HCG diminuem após o início da gestação, aumentos progressivos adicionais na FC em repouso provavelmente são decorrentes dos reflexos hemodinâmicos para manter a pressão arterial adequada (PA) (20). Aumentos no débito cardíaco ($\dot{Q}$) em repouso tendem a equilibrar a redução na resistência vascular periférica durante os primeiros 2 trimestres de modo que as pressões sistólica (PAS) e diastólica (PAD) são mantidas ou ficam apenas levemente mais baixas que os valores fora da gravidez (25). No 3° trimestre, o retorno venoso muitas vezes é reduzido pela compressão mecânica da veia cava inferior pelo útero grávido. Esse efeito é maior na postura supina, é menos evidente na posição de decúbito lateral esquerdo e é apenas parcialmente compensado por aumentos na FC em repouso (26).

VENTILAÇÃO PULMONAR

A remodelação da caixa torácica e deslocamento do diafragma para cima modificam os volumes e as capacidades pulmonares, p. ex., volume residual, volume de reserva expiratório e capacidade residual funcional reduzidos. Contudo, a capacidade inspiratória aumenta e a capacidade vital não se modifica. Assim, a capacidade pulmonar total é apenas moderadamente reduzida e a função pulmonar de repouso em geral é bem preservada (9).

Além das mudanças anatômicas, o efeito mais importante sobre o sistema pulmonar é o aumento da sensibilidade ventilatória, mediada por níveis de progesterona circulante mais altos, o aumento mediado por estrogênio nos receptores de progesterona hipotalâmicos e talvez outros fatores químicos (26). Um limiar de resposta mais baixo e sensibilidade aumentada ao CO_2 resultam em um volume corrente e ventilação-minuto maiores (16-18). Com o aumento da ventilação pulmonar, os níveis de PO_2 arteriais aumentam cerca de 100 mmHg e os níveis de PCO_2 arteriais caem 30 a 32 mmHg (27). A alcalose respiratória resultante é apenas parcialmente compensada pela excreção de bicarbonato pelo rim; o pH do sangue é cerca de 7,46 (27,28). O aumento do trabalho respiratório relacionado com maior trabalho diafragmático e maior uso de músculos acessórios da respiração é parcialmente compensado pela diminuição do tônus do músculo liso bronquial e pela diminuição da resistência pulmonar (26).

Adaptações Maternas ao Exercício Agudo

EXERCÍCIO SUBMÁXIMO

Modificações nas necessidades energéticas para o exercício submáximo dependem de o exercício não ter sustentação de peso (p. ex., bicicleta estacionária, natação) ou ser realizado com peso (p. ex., caminhada, corrida). O $\dot{V}O_2$ final de exercício sem sustentação do peso não muda significativamente, ao passo que nas atividades dependentes de peso eleva-se em proporção aos ganhos no peso corporal (18,19,30). Assim, equações convencionais para predizer o custo energético na bicicleta ou caminhada ou corrida na esteira são provavelmente válidas durante a gravidez, contanto que estimativas revisadas de $\dot{V}O_2$ de repouso sejam incorporadas. O custo energético de atividades que requerem agilidade ou estabilização corporal deve ser mais alto que o previsto a partir de mudanças isoladas no peso corporal.

Modificações nas respostas cardiopulmonares ao exercício estacionário padrão na posição vertical são semelhantes àquelas vistas em repouso, *i. e.*, valores mais altos de FC (18,23,31), VE (31,32), $\dot{Q}$ (31,32), volume corrente, ventilação-minuto ($\dot{V}_E$) e equivalentes ventilatórios para oxigênio e dióxido de carbono (18,28). Os valores de PCO_2 arterial e do pH são significativamente mais baixos que aqueles vistos no estado de não-gravidez (28). A PAS e a PAD, em geral, não mudam ou são levemente reduzidas em qualquer $\dot{V}O_2$ submáximo absoluto (32). Apesar das mudanças na regulação cardiopulmonar, a percepção de esforço em qualquer débito de potência submáximo determinado não é modificada (18,33,34).

No final da gestação, o VE e o $\dot{Q}$ durante o exercício com suporte do peso podem ser mais baixos que os valores vistos no início e na metade da gravidez (35). Como no estado de repouso, esse efeito é mais evidente durante o exercício em supino e é atribuído à compressão da veia cava inferior pelo útero grávido (impedindo o retorno venoso). Dispnéia comumente é experimentada em repouso e durante o exercício (36) e pode resultar de percepção alterada do aumento da demanda ventilatória (36,37).

RESPOSTAS AO EXERCÍCIO BREVE, VIGOROSO

A pesquisa inicial sobre $\dot{V}O_{2máx}$ foi limitada em virtude de preocupações éticas quanto ao bem-estar fetal. Contudo, estudos recentes sustentam o conceito de que o $\dot{V}O_{2máx}$ absoluto ($L \cdot min^{-1}$) não é muito afetado por gravidez e pode variar de acordo com mudanças nos hábitos de atividade física durante o curso de gestação (38-40). Valores expressos como $mL \cdot kg^{-1} \cdot min^{-1}$ em geral diminuem significativamente em virtude de ganho de peso materno.

Alguns estudos registraram uma FC máxima mais baixa no final da gestação (32,38,41), provavelmente pelas respostas simpatoadrenais embotadas com o exercício (42,43). Como a FC de repouso também é aumentada, há uma reduzida FC máxima de reserva (3,23,44; Fig. 25-2). Deve-se considerar essas mudanças quando os testes submáximos para predizerem $\dot{V}O_{2máx}$ forem baseados nas relações freqüência cardíaca *versus* débito de potência/$\dot{V}O_2$ (45,46).

Estudos envolvendo teste máximo ou quase máximo progressivo na bicicleta ergométrica sustentam o conceito de que o $\dot{V}O_2$ no limiar ventilatório (Lvent) e o ponto de compensação respiratória para acidose metabólica (CR) não mudam na gravidez humana saudável (16,40,47). Um estudo recente (40) também registrou que a relação de troca respiratória (RTR) no exercício máximo, na concentração de lactato sangüíneo pós-exercício e o excesso no consumo de oxigênio pós-exercício (COPE) estão em conjunto reduzidos no teste de bicicleta ergométrica máximo no final da gestação. Outros estudos também reportam valores mais baixos na relação de troca respiratória máxima ou em máximas concentrações de lactato pós-exercício no final da gestação (37,38,48). Como uma queda significativa na glicose sangüínea materna durante ou após exercício vigoroso

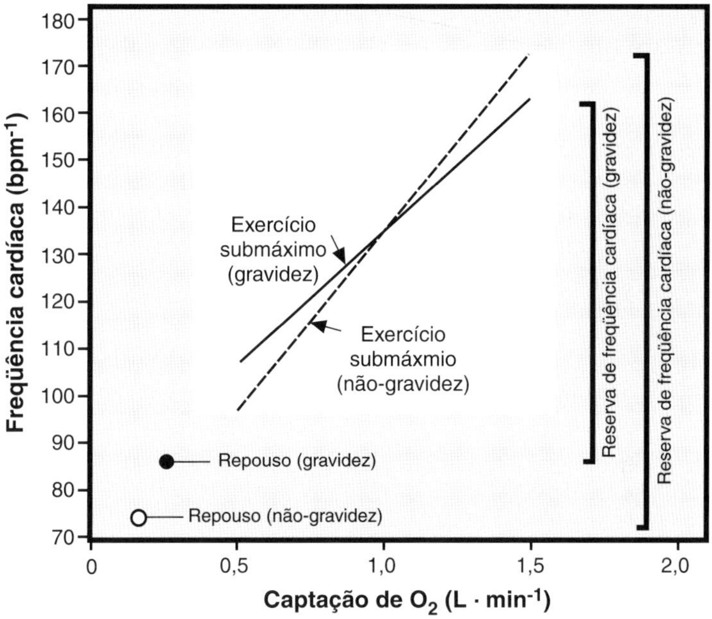

FIGURA 25-2 Modificações induzidas pela gravidez na freqüência cardíaca em repouso, respostas da freqüência cardíaca ao exercício e reserva de freqüência cardíaca máxima. (Modificada de Wolfe LA, Mottola MF. Aerobic exercise in pregnancy: an update. Can J Appl Physiol 1993; 18: 119-147, com a permissão.)

no final da gestação também é um achado comum (42,49), supõe-se que os efeitos combinados de redução das reservas de glicogênio no fígado materno (50) e respostas simpatoadrenais embotadas com o exercício vigoroso no final da gestação levam à disponibilidade reduzida de carboidrato para contração do músculo esquelético materno (16,40) e uma menor capacidade para se exercitar de maneira anaeróbica. A disponibilidade de glicose reduzida para o feto a partir do *pool* de glicose sangüínea materna pode afetar o crescimento fetal, se exercício vigoroso for repetido regularmente no final da gestação (51).

RESPOSTAS AO EXERCÍCIO SUBMÁXIMO PROLONGADO

Poucos estudos examinaram respostas metabólicas maternas e de substrato ao exercício submáximo > 30 minutos de duração (42,52-54). Um achado comum importante foi uma redução significativa nos níveis de glicose sangüínea materna, que teoricamente pode diminuir a disponibilidade de glicose para o feto (51). Supõe-se que essas reações sejam o resultado combinado de reservas reduzidas de glicogênio no fígado (50) e acentuada degradação de glicogênio mediada por catecolaminas durante o exercício vigoroso (42,43). Se essas respostas têm algum efeito sobre o crescimento fetal, não se sabe, e a possibilidade de que elas possam ser modificadas por condicionamento físico materno deve ser examinada (2).

EXERCÍCIO ESTÁTICO E DE ALTA RESISTÊNCIA

Estudos relatam que a FC materna durante o exercício estático pesado e o treinamento com pesos é mais alta que no estado de não-gravidez (25,55); isso provavelmente reflete uma FC de repouso mais alta, visto que aumentos na FC induzidos por exercício não são modificados. A PA materna durante exercício de resistência pesada é similar ou levemente inferior àquela vista no estado não-gravídico, dependendo da idade gestacional. Os valores tendem a ser mais baixos na metade da gestação e um pouco mais elevados do parto.

Respostas Fetais ao Exercício Materno Agudo

As preocupações mais importantes com o bem-estar fetal durante o exercício materno agudo estão relacionadas com o fluxo sangüíneo uteroplacentário e a oferta de oxigênio, dissipação de calor, prevenção de hipertermia fetal e disponibilidade de glicose para o metabolismo fetal (2). Dados a partir de animais de laboratório realizando exercícios e dados humanos limitados sugerem menor fluxo sangüíneo uteroplacentário absoluto durante o exercício materno. A magnitude dessa redução está diretamente ligada à intensidade e à duração do exercício (56-58). Mecanismos que podem compensar essa redução e minimizar a hipoxia fetal incluem hemoconcentração do sangue materno durante o exercício, redistribuição do fluxo sangüíneo uteroplacentário para favorecer os cotilédones à custa do fluxo miometrial (59-61) e aumento da diferença de oxigênio arteriovenoso uteroplacentário (62).

Manisfestou-se a preocupação de que hipertermia fetal associada a aumento da temperatura corporal materna pode causar defeitos de desenvolvimento fetal (63). Em particular, foram registrados efeitos teratogênicos relativos à febre materna (63,64) e ao estresse de temperatura crônica em animais (65) durante o fechamento do tubo neural no início da gravidez, resultando em defeitos do sistema nervoso central. A temperatura central materna é o determinante mais importante da temperatura fetal. Em repouso, a temperatura fetal é cerca de 0,5°C mais alta que a temperatura central materna (66,67). Assim, se a temperatura central materna aumenta com exercício intenso, o feto pode, em teoria, tornar-se hipertérmico. Contudo, mudanças no sistema materno ajudam a minimizar aumentos induzidos por exercício na temperatura central, incluindo aumento da vasodilatação periférica, redução do limiar de sudorese e aumento da perda de calor através da ventilação (49,68,69). Não temos conhecimento de nenhum registro publicado de efeitos teratogênicos induzidos por exercício em humanos.

A glicose é o combustível primário para metabolismo fetal e sua disponibilidade é crucial para o bem-estar e o crescimento do feto (6,7). A utilização de carboidratos pelo músculo esquelético aumenta em função de intensidade do exercício. Portanto, a combinação demandas materno-fetais durante o exercício vigoroso no final da gestação podem levar a uma queda na glicose sangüínea materna pós-exercício (17,42,44) e uma redução transitória na captação de glicose fetal (51). Não se sabe se existem mecanismos compensatórios.

A avaliação do suporte de oxigênio fetal, da temperatura e do metabolismo de carboidratos é problemática em indivíduos humanos que se exercitam. Contudo, a FC fetal

(FCF) foi usada como um índice de bem-estar fetal porque é o determinante primário do $\dot{Q}$ fetal e porque mudanças marcantes nos padrões de FCF estão muitas vezes associadas a sofrimento fetal (2). Em particular, a bradicardia fetal (FCF < 120 bpm^{-1} por > 2 minutos) e outros padrões de desaceleração são reações comuns ao estresse hipóxico. A bradicardia fetal é uma resposta inicial à hipoxia moderada e parece ser uma resposta reflexa mediada por quimiorreceptores arteriais fetais para minimizar a demanda de oxigênio fetal. Taquicardia (FCF > 160 bpm^{-1}) é observada durante hipoxia leve ou durante recuperação de hipoxia (2).

A resposta normal ao exercício aeróbico é um aumento gradual na FCF, com retorno subseqüente a valores basais pré-exercício por cerca de 20 min após o exercício (2,70-72). A magnitude da aceleração da FCF parece estar relacionada com a intensidade e com a duração do exercício (70), mas fatores tais como aumento da temperatura fetal ou estado de vigília também podem contribuir (2). Bradicardia fetal é um sinal de estresse hipóxico fetal, mas é ocasionalmente observada durante ou após o exercício em mulheres saudáveis com gravidez normal (71,73,74). A probabilidade dessas reações parece aumentar como uma função de intensidade e duração do exercício bem como do condicionamento materno (71,72). Um estudo recente (75) encontrou reduções modestas na variabilidade da FCF e reatividade reduzida (aceleração da FCF em associação com o movimento fetal), mas nenhum caso de bradicardia após teste máximo breve na bicicleta ergométrica em mulheres condicionadas saudáveis com fetos com crescimento normal no final da gestação. Contudo, Manders *et al.* (74) observaram vários casos de bradicardia e de reduções transitórias na variabilidade e na reatividade nos fetos de mulheres saudáveis durante um teste máximo prolongado na esteira.

Há pouca informação sobre as respostas fetais ao exercício pesado de condicionamento muscular. Recentemente, examinamos (55) os efeitos de posturas maternas diferentes (supina com inclinação 30° *versus* sentada), das massas musculares (garra manual *versus* extensão de 1 perna *versus* extensão das 2 pernas) e das intensidades de contração (50% *versus* 70% *versus* 90% de 10 repetições máximas) em respostas de FCF aos exercícios de condicionamento de força no final da gestação. As respostas da FCF a todas as condições de exercício foram mínimas. Bradicardia fetal moderada foi vista ocasionalmente em repouso, durante e após exercício na posição supina com inclinação de 30°, sugerindo que essa postura deve ser evitada no final da gravidez.

Efeitos do Condicionamento Físico Materno

Considerando as mudanças profundas na regulação das funções metabólicas e cardiorrespiratórias, é lógico esperar que as respostas maternas ao condicionamento físico sejam diferentes. Infelizmente, estudos longitudinais controlados de condicionamento físico de mulheres grávidas ainda são escassos. Todavia, resultados publicados sugerem o seguinte:

- O $\dot{V}O_{2máx}$ ($L \cdot min^{-1}$) e o limiar anaeróbico ventilatório são aumentados em mulheres grávidas anteriormente inativas (16,17,76,77).
- Em repouso e durante exercício leve em *steady-state*, os efeitos hemodinâmicos da gravidez parecem dominar os do condicionamento físico. A FC não é significativamente

reduzida e o VE não é acentuadamente aumentado em qualquer dado débito de potência (DP) no exercício, após treinamento (18,23,78).

- Durante o exercício moderado a intenso em *steady-state*, a redução da FC em qualquer dado DP em resposta ao condicionamento físico torna-se mais evidente que durante o repouso ou exercício leve (18,23).
- A percepção de esforço em qualquer DP é reduzida pelo condicionamento físico. Esse efeito torna-se mais evidente à medida que a intensidade de exercício aumenta (33).
- A adiposidade, verificada pela espessura de dobras cutâneas, pode não diminuir muito em resposta ao condicionamento aeróbico moderado durante a gravidez (79).
- A demanda ventilatória, percepção respiratória de esforço e uso de carboidratos são reduzidos em qualquer DP em determinado exercício submáximo (16-18).

Em resumo, o desempenho aeróbico e a reserva cardiopulmonar são aumentadas por condicionamento físico tipo resistência na gravidez. Assim, mulheres grávidas fisicamente condicionadas podem satisfazer melhor as demandas fisiológicas fetais durante a exposição aos estresses metabólicos, ambientais ou fisiológicos.

Condicionamento Físico e Resultado na Gravidez e no Desenvolvimento Pós-Natal Inicial

O efeito do condicionamento físico materno e/ou do trabalho ocupacional diário sobre o peso no nascimento e outros aspectos no desenvolvimento fetal e resultado da gravidez permanece um assunto de controvérsia considerável (2,80). Está bem estabelecido que trabalho pesado crônico associado com nutrição inadequada podem resultar em peso inaceitavelmente baixo no nascimento. Por outro lado, a falta de exercício e a nutrição excessiva podem contribuir para o desenvolvimento de resistência excessiva à insulina, diabetes melito gestacional e macrossomia fetal (peso no nascimento > 4 kg).

Investigações iniciais (81) registraram que atletas recreacionais que continuaram se exercitando vigorosamente no terceiro trimestre deram à luz bebês de menos peso em uma idade gestacional menor que os controles que interromperam o exercício no final da gestação. Achados similares foram registrados mais tarde (82) em mulheres que se exercitaram vigorosamente. Estudos subseqüentes (83) sugeriram que os pesos mais baixos no nascimento entre essas mulheres eram, principalmente, decorrentes de uma massa gorda neonatal mais baixa e que outras variáveis de crescimento fetal não eram significativamente afetadas. Um outro estudo (84) registrou que condicionamento físico pesado durante a gravidez resulta em um aumento significativo no peso no nascimento. Isso pode ser atribuído a um efeito estimulatório de exposição intermitente da unidade feto-placentária à hipoxia induzida pelo exercício no início da gestação (85). Finalmente, estudos de treinamento de condicionamento aeróbico moderado não registraram constantemente nenhum efeito significativo desse treinamento sobre o peso no nascimento (86-88).

A informação apresentada acima sustenta um efeito dose-resposta para a quantidade e a qualidade de exercício materno (Fig. 25-3). O condicionamento de intensidade moderada não tem efeito significativo sobre o crescimento fetoplacentário. Exercício vigoro-

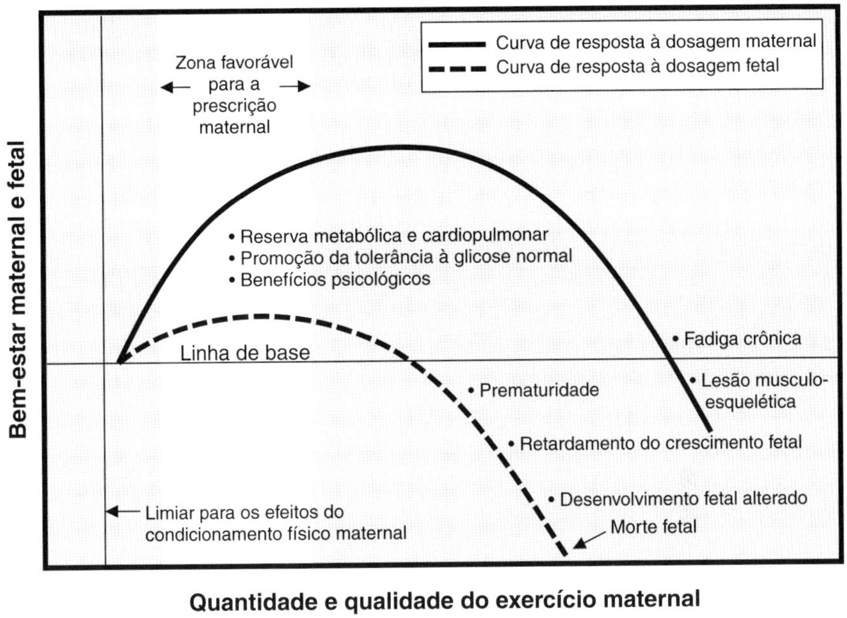

FIGURA 25-3 Relação da resposta de dosagem postulada entre quantidade e qualidade do exercício pré-natal com o bem-estar maternal e fetal. (Wolfe LA, Brenner IKM, Mottola MF. Maternal exercise, fetal well-being and pregnancy outcome. Exerc Sport Sci Rev 1994; 22: 145-194, com a permissão).

so dentro da reserva adaptativa fetal e materna pode estimular o crescimento fetal, especialmente se o exercício for começado no início da gravidez. Se o exercício for além dessa capacidade adaptativa, o crescimento fetal e o resultado da gravidez podem ser negativamente afetados. Essa hipótese é consistente com achados recentes (87), de que o exercício menos de 1 dia por semana e 5 ou mais dias por semana estavam ambos associados a um peso no nascimento mais baixo que a média (percentual < 15).

Triagem Médica Pré-Participação: Exame Médico de Aptidão para Atividade Física na Gravidez

A prescrição de exercícios e o monitoramento durante a gravidez requerem experiência nos campos da obstetrícia e da fisiologia do exercício e de conhecimento especializado sobre os efeitos interativos da gravidez e do exercício nas funções psicossociais e biológicas materno-fetais. Assim, uma abordagem de equipe é recomendada, na qual o obstetra ou a parteira proporciona esclarecimento médico inicial e monitoramento contínuo do estado de saúde e sugere limites gerais para o regime de exercício à medida que a gestação progride. Idealmente, um instrutor de exercício pré-natal com conhecimento profundo da fisiologia do exercício materno-fetal formularia, então, uma prescrição de exercícios específica. O estilo de vida da mulher e suas preferências de exercício devem ser considerados e ela deve estar ativamente envolvida no monitoramento diário de seu programa de exercício. A tríplice natureza dessa comunicação é essencial para programas de exercícios pré-natais eficazes e seguros.

Pesquisas confirmaram que uma mulher saudável que está tendo uma gravidez normal pode participar com segurança de um programa de condicionamento moderado elaborado para melhorar ou manter o condicionamento aeróbico e muscular e para preparar para os estresses do parto (16-18,23,71,72). Contudo, o exercício pré-natal pode não ser inseguro, se não existir um nível normal de reserva fisiológica ou se o exercício exceder a reserva adaptativa existente. Portanto, a triagem médica é uma prioridade importante para todas as mulheres que desejam iniciar ou continuar um programa de condicionamento físico durante a gravidez (4).

O Physical Activity Readiness Medical Examination (PARmed-X for Pregnancy) foi formulado no nosso laboratório e revisado e publicado em cooperação com a Canadian Society for Exercise Physiology and Heath Canada em, 1996. Revisões adicionais foram incorporadas em 2002 (90). Um folheto para mulheres grávidas e instrutores de condicionamento pré-natal também está disponível (91). A participante do exercício completa as seções A (informação de contato básico) e B (informação de saúde geral; quaisquer sinais e sintomas na gravidez atual; hábitos de atividade recentes; intenções de exercício pré-natal) e depois solicita ao seu profissional de saúde do pré-natal para completar a seção C. Essa seção é uma lista conveniente para indicar a presença ou a ausência de contra-indicações relativas e absolutas bem estabelecidas ao exercício pré-natal. Se apropriado, o médico ou a parteira fornece esclarecimento médico inicial para o exercício completando a Heatlh Evaluation Form. Esse formulário é dado então à participante, para seu instrutor de exercícios pré-natais.

Uma característica importante do formulário PARmed-X for Pregnancy é que são fornecidas as recomendações para o exercício aeróbico e o condicionamento muscular. A utilização regular ajudará médicos e parteiras a familiarizarem com práticas baseadas em evidências para prescrição de exercício pré-natal. Aconselhamento geral para uma vida ativa, alimentação saudável e manutenção de uma imagem corporal positiva, considerações de segurança para o exercício pré-natal e razões para consultar um profissional de saúde pré-natal também estão incluídos (90,91).

Prescrição de Exercícios

As classes de exercício pré-natal em geral envolvem condicionamento muscular e aeróbico, bem como apropriados períodos de aquecimento e resfriamento/relaxamento (90-93). A fase de condicionamento muscular incorpora exercícios de fortalecimento específicos para prevenir condições como diástase do reto, dor lombar e incontinência urinária e também para fortalecer músculos envolvidos no processo de trabalho de parto (90-93). O condicionamento aeróbico aumenta a reserva adaptativa cardiopulmonar e pode prevenir obesidade materna (79,94). Ele também pode ajudar a prevenir diabetes gestacional (92,95-97) e pré-eclâmpsia (98,99).

CONDICIONAMENTO AERÓBICO

Evidências atuais confirmam que é seguro para mulheres saudáveis com gravidez normal começarem um novo programa de exercícios no início do segundo trimestre (16-18, 23,71,72). A intensidade e a duração do exercício podem, então, aumentar durante o curso do segundo trimestre, quando o desconforto da gravidez e o potencial para demandas conflitantes entre gravidez e exercício são mais reduzidos. Como a exposição crônica à alta temperatura pode interromper o fechamento do tubo neural no início da gravidez (~4-5 semanas), é prudente evitar qualquer aumento na quantidade e na qualidade de exercício durante o primeiro trimestre. Semelhantemente, o exercício não deve ser aumentado no final da gestação (após 28 semanas), quando o potencial para demandas fetais e maternas conflitantes durante o exercício são maiores. A intensidade e a duração do exercício devem ser reduzidas ou o exercício deve ser cancelado no final da gestação, se a pessoa se sentir fatigada.

Modalidade do Exercício

O bom senso dita que mulheres grávidas não devem participar de jogos aeróbicos ou atividades que envolvam risco importante de lesão traumática (4,90-92), bem como daquelas atividades que incluem estresse ambiental hiperbárico (p. ex., mergulho) ou hipertérmico (92,100,101). Como os hormônios gestacionais aumentam a lassidão do tecido conjuntivo em todo o corpo, as atividades que enfatizam sustentação de peso ou movimentos de saltos repetidos (p. ex., corrida, dança aeróbica) podem predispor o indivíduo a lesão por excessivo uso musculoesquelético. Inversamente, as atividades mais desejáveis são aquelas em que o corpo é parcialmente suportado ou que minimizam o deslocamento vertical do centro de gravidade. Essas incluem caminhada, exercício de bicicleta (16-18, 25), ergometria de braço (96,97), aeróbica de baixo impacto (52) e exercícios aquáticos (48,102,103). O exercício na água é particularmente apropriado, porque o peso do corpo é suportado pelo efeito flutuante da água. A expansão do volume plasmático durante imersão pode ajudar a manter o fluxo sangüíneo uterino (48,102) e a dissipação de calor é facilitada se a temperatura da água for menor que a temperatura da pele (104).

Intensidade do Exercício

A prescrição e monitoramento da intensidade do exercício é complicada por alterações no controle das funções cardiovasculares e pulmonares durante a gravidez. Conforme já discutido, a FC em repouso eleva-se durante a gravidez e a FC máxima é reduzida no final da gestação (41,46). Dessa forma, as mulheres grávidas têm uma reserva de FC reduzida (43,44; Fig. 25-2) e a utilização de convencionais zonas-alvo de FC previstas por idade é menos confiável. Zonas-alvo de FC relacionadas com a idade e revisadas para exercício estão no PARmed-X for Pregnancy (90). Baseiam-se na idéia de que a amplitude da zona-alvo de FC para uma mulher saudável não-grávida (60%-75% da reserva de FC máxima) é cerca de 20 bpm^{-1}. Para ajustar a FC máxima inferior e a reserva de FC, a zona-alvo para adultas não-grávidas foi reduzida de 20 para 15 bpm^{-1}, diminuindo a extremidade superior da zona em 5 bpm^{-1} (90,91).

Visto que os índices de esforço percebido (IEPs) em qualquer trabalho total realizado não são significativamente afetados por gravidez ou idade gestacional avançada (18,33,34), recomendamos que a escala de IEP de 15 pontos de Borg (6 a 20) seja usada em associação com a zona-alvo de FC revisada (90,91). Na nossa experiência, IEPs de 12 a 14 ("um pouco cansativo") são uma variação de intensidade-alvo adequada para muitas mulheres grávidas que se exercitam (90,91). A utilização de "teste de fala" (capacidade de falar enquanto se exercita) também é recomendada para evitar esforço excessivo (90,91).

Duração do Exercício

A interação de intensidade e de duração do exercício é importante, porque ambos os fatores contribuem para reduzir o fluxo sangüíneo uterino e aumentar as temperaturas fetal e central materna (62). Supondo que a intensidade do exercício seja determinada usando-se os procedimentos descritos, uma duração mínima de 15 minutos por sessão é recomendada para assegurar um estímulo de condicionamento adequado (90,91). Mulheres anteriormente sedentárias podem, então, aumentar gradualmente a duração do exercício em 1 a 2 minutos por semana durante o segundo trimestre até um máximo de 30 minutos por sessão (16-18,23).

Freqüência do Exercício

Existe considerável concordância de que o condicionamento aeróbico deve ser feito regularmente, enquanto se leva em conta o tempo necessário para a recuperação entre as sessões (90-92). Inicialmente, uma mulher previamente inativa pode exercitar-se 3 dias por semana, em dias alternados de exercício e repouso. À medida que a tolerância ao exercício melhora, essa freqüência pode ser aumentada para 4 a 5 dias por semana, sendo que não mais do que 2 dias consecutivos de exercício aeróbico vigoroso. Um estudo recente (89) relatou que uma freqüência de exercícios de 5 dias ou mais por semana estava associada ao peso no nascimento abaixo do percentil 15. Desse modo, mulheres grávidas não devem exercitar-se 5 ou mais dias por semana em um alicerce sólido.

É particularmente importante evitar o exercício aeróbico em ambientes úmidos ou quentes. Como os efeitos da gravidez sobre as capacidades termorregulatórias maternas não são completamente compreendidos (49,68,69), é prudente reduzir a intensidade e a duração do exercício ou evitar o exercício, se a temperatura ambiente e/ou a umidade relativa do ar estiverem elevadas. As mulheres devem ingerir água antes e depois do exercício aeróbico para garantir uma hidratação adequada e uma regulação térmica normal. Finalmente, a utilização de ventilador durante as atividades estacionárias irá aumentar a perda de calor evaporativa e convectiva.

Em resumo, essas diretrizes para a prescrição do exercício aeróbico são adequadas para a maior parte das mulheres grávidas saudáveis. Contudo, uma prescrição de exercícios individualizada é fortemente aconselhada, porque os procedimentos adequados variam de acordo com a idade materna, ocupação, fatores socioeconômicos, condicionamento físico, nutrição e objetivos pessoais do exercício. É essencial a atenção para com a segurança do exercício aeróbico e as precauções de segurança recomendadas devem ser bem conhecidas e implementadas pelo profissional dirigente e pelos participantes (90,91).

Aquecimento e Resfriamento

O aquecimento antes de atividades de condicionamento muscular e aeróbico deve incluir exercícios moderados de amplitude de movimento para todas as grandes articulações, mais alongamento estático suave para todos os grandes grupos musculares. O resfriamento após o exercício aeróbico deve ser gradual, especialmente no final da gestação, quando $\dot{Q}$, a PA e o fluxo sangüíneo esplâncnico podem cair precipitadamente com a interrupção abrupta da contração muscular, em virtude da impedância do retorno venoso pelo útero grávido. Exercícios suaves de alongamento estático e de relaxamento são recomendados para concluir a sessão de exercícios (91).

CONDICIONAMENTO MUSCULAR

Uma visão geral das principais categorias de exercício é fornecida na PARmed-X for Pregnancy (90) e exercícios específicos são descritos em detalhes no folheto incluso (91). Exercícios de fortalecimento durante a gravidez devem envolver resistência moderada e a realização de várias repetições para alcançar a fadiga muscular. Para prevenir a hipotensão, as mulheres grávidas devem evitar a manobra de Valsalva e não devem se exercitar na posição supina. Isso é particularmente importante após o quarto mês de gestação, quando o útero grávido pode retardar o retorno venoso. Mudanças rápidas de direção e movimentos de saltos devem ser evitadas para prevenir a lesão de articulações e ligamentos que estão relaxados em virtude dos efeitos dos hormônios gestacionais. Exercícios de condicionamento abdominal devem ser interrompidos, se desenvolver-se diástase dos retos.

Valor do Exercício Pré-Natal para Prevenir ou Tratar Doenças Maternos-Fetais

O diabetes melito gestacional e a pré-eclâmpsia são os 2 estados de doença materno-fetal mais prevalentes. Existe evidência epidemiológica que sustenta o conceito de que o exercício pode ser útil na prevenção primária do diabetes gestacional, especialmente em mulheres morbidamente obesas (92,97). A evidência também sustenta o conceito de que o exercício pode ser uma importante terapia adjunta quando o controle glicêmico não é alcançado apenas com a dieta (92).

Níveis elevados de atividade física nas horas de lazer estão associados a menor incidência de pré-eclâmpsia em mulheres nulíparas (98), e um efeito protetor do exercício contra a pré-eclâmpsia foi formulado como hipótese (99). Estudos epidemiológicos multicêntricos e estudos da mecânica fisiológica são necessários para estabelecer a utilidade do exercício para prevenir ou tratar o diabetes gestacional e pré-eclâmpsia e para estabelecer diretrizes para essas 2 populações especiais.

Resumo

- A gravidez é um processo biológico excessivamente complexo que resulta em modificações hormonalmente mediadas na anatomia materna e na alteração da regulação das funções metabólica e cardiopulmonar. Adaptações ao exercício submáximo padrão incluem aumentos na FC, no $\dot{Q}$ e na ventilação.

- O $\dot{V}O_{2máx}$ durante o exercício sem descarga de peso ($L \cdot min^{-1}$) não é grandemente afetado pela gravidez, porém a capacidade para o exercício com descarga de peso diminui em função do ganho de peso na gestação.
- As respostas maternas ao condicionamento aeróbico diferem daquelas respostas das mulheres não-grávidas. Tais mulheres não parecem desenvolver bradicardia e as reservas de gordura do corpo podem estar protegidas por causa da hiperinsulinemia. Aumentos esperados no VE no exercício submáximo podem ser mascarados pelos efeitos gestacionais no volume sangüíneo e no retorno venoso. Contudo, as respostas de FC ao exercício submáximo vigoroso são significativamente reduzidas pelo condicionamento aeróbico, em virtude do aumento da diferença do oxigênio arteriovenoso.
- Preocupações com o bem-estar fetal durante o exercício materno agudo centram-se na redução transitória do fluxo sangüíneo uterino, na interrupção da disponibilidade de glicose fetal e no risco de hipertermia fetal no início da gestação. Contudo, parece haver uma reserva fisiológica materno-fetal suficiente em mulheres saudáveis, bem nutridas, para acomodar as necessidades maternais e fetais durante o exercício moderado.
- Programas de condicionamento físico para mulheres grávidas geralmente incluem os condicionamentos aeróbico e muscular. Os propósitos do primeiro incluem *(a)* promoção de boa postura; *(b)* prevenção da diástase dos retos, dor lombar e incontinência urinária; e *(c)* fortalecimento de grupos musculares específicos envolvidos no estágio ativo do trabalho.
- A melhor ocasião para mulheres previamente sedentárias começarem um novo programa de condicionamento aeróbico é durante o segundo trimestre, quando o desconforto da gravidez e os riscos ao bem-estar fetal são mais baixos. A intensidade do exercício pode ser prescrita e monitorada através da utilização combinada de zonas-alvo de FC revisadas e pela percepção de acordo com escalas de esforço convencionais. O "teste de fala" também é útil para prevenir o esforço excessivo. Durações mínima e máxima recomendadas para o exercício aeróbico são de 15 e 30 minutos, respectivamente. Mulheres grávidas devem exercitar-se de 3 a 4 dias por semana.
- Considerações de segurança para o exercício pré-natal incluem exame médico pormenorizado e vigilância médica contínua, impedimento de ambientes hiperbáricos e hipertérmicos, atenção à nutrição e à hidratação adequadas, prescrição de exercício individualizado e boa comunicação entre a mulher que está praticando exercícios, seu obstetra e o instrutor do exercício.
- A informação disponível sugere que mulheres condicionadas, saudáveis (atletas, mulheres militares, bombeiras etc.), durante a gravidez normal podem com segurança executar breves séries agudas de exercício máximo ou quase máximo ou séries agudas moderadamente prolongadas de exercício de intensidade moderada. Contudo, mais pesquisa faz-se necessária para determinar se o exercício de alta intensidade ou prolongado pode ou não ser realizado por muito tempo sem afetar o crescimento e o desenvolvimento fetal.
- A informação disponível sugere que o exercício regular é útil para prevenir e/ou tratar o diabetes melito gestacional e a pré-eclâmpsia.

Agradecimentos

O Exercise/Pregnancy Research Program na Queen's University foi apoiado pelo(a): Adivisory Research Comittee (Queen's University), Fitness Canadá, Canadian Fitness and Lifestyle Research Institute, Ministério da Saúde (Ontário), Ministério de Turismo e Recreação (Ontário), Ontario Thoracic Society, (Block Term Grant Funding), Health and Welfare (Canadá), NSERC (Canadá), U.S Army Medical Research and Materiel Command (Contrato #DAMD 17-96-C-6112), Canadian Forces Personnel Support Agency, William m. Spear Endowment Fund for Pulmonary Research na Queen's University, e Garfield-Kelly Cardiovascular Research and Development Fund.

REFERÊNCIAS BIBLIOGRÁFICAS

1. Wolfe LA, Weissgerber TL. Clinical physiology of exercise in pregnancy: a literature review. J Obstet Gynaecol Can 2000; 25: 473-483.
2. Wolfe LA, Brenner IKM, Mottola MF. Maternal exercise, fetal well-being and pregnancy outcome. Exerc Sport Sci Rev 1994; 22: 145-194.
3. Wolfe LA, Mottola MF. Aerobic exercise in pregnancy: an update. Can J Appl Physiol 1993; 18: 119-147.
4. Davies GAL, Wolfe LA, Mottola MF, et al. Joint SOGC and CSEP clinical practice guideline. Exercise during pregnancy and postpartum. Can J Appl Physiol 2003; 28: 329-341 and J Obstet Gynaecol Can 2000; 25: 516-522.
5. Creasy RK, Resnick R, eds. Maternal-Fetal Medicine. Philadelphia: WB Saunders, 1998.
6. Catalano PM. Carbohydrate metabolism and gestational diabetes. Clin Obstet Gynecol 1994; 37: 25-38.
7. Boden G. Fuel metabolism in pregnancy and in gestational diabetes. Obstet Gynecol Clin North Am 1996; 23: 1-10.
8. Clark N. Shower your baby with good nutrition. Physician Sportsmed 1992; 20: 39, 40, 45.
9. Ratigan TR. Anatomic and physiologic changes of pregnancy: anesthetic considerations. J Am Assoc Nurse 1983; 51: 38-42.
10. Moore K, Dumas GA, Reid JG. Postural changes associated with pregnancy and their relationship with low-back pain. Clin Biomech 1990; 5: 169-174.
11. Fast A, Weiss L, Docummun EL, et al. Low-back pain in pregnancy. Abdominal muscles, sit-up performance, and back pain. Spine 1990; 15: 28-30.
12. Dumas GA, Reid JG, Wolfe LA, et al. Exercise, posture and back pain during pregnancy. Part I. Exercise and posture. Clin Biomech 1995; 10: 98-103.
13. Dumas GA, Reid JG, Wolfe LA, et al. Exercise, posture and back pain during pregnancy. Part 2. Exercise and back pain. Clin Biomech 1995; 10: 104-109.
14. Boissonnault JS, Blaschak MJ. Incidence of diastasis recti abdominis during the childbearing year. Phys Ther 1988; 68: 1082-1086.
15. Gilleard WL, Brown JMM. Structure and function of the abdominal muscles in premigravid subjects during pregnancy and the immediate postbirth period. Phys Ther 1996; 76: 750-752.
16. Wolfe LA, Walker RMC, Bonen A, et al. Effects of pregnancy and chronic exercise on respiratory responses to graded exercise. J Appl Physiol 1994; 76: 1928-1936.
17. Wolfe LA, Heenan AP, Bonen A. Aerobic conditioning effects on substrate responses to graded cycling in pregnancy. Can J Physiol Pharm 2003; 81: 696-703.
18. Ohtake PJ, Wolfe LA. Physical conditioning attenuates respiratory responses to steady-state exercise in late gestation. Med Sci Sports Exerc 1998; 30: 17-27.

19. Longo LD. Maternal blood volume and cardiac output during pregnancy: hypothesis of endocrinologic control. Am J Physiol 1983; 245: R7270-R729.
20. Duvekot JJ, Cheriex EC, Pieters FA, et al. Early pregnancy changes in hemodynamics and volume homeostasis are consecutive events triggered by a primary fall in systemic vascular tone. Am J Obstet Gynecol 1993; 169: 1382-1392.
21. Pivarnik JM, Mauer MB, Ayers NA. Effect of chronic exercise on blood volume expansion and hematologic indices during pregnancy. Obstet Gynecol 1994; 83: 265-269.
22. Goodrich SM, Wood JE. Peripheral venous distensibility and velocity of venous blood flow during pregnancy or during oral conraceptive therapy. Am J Obstet Gynecol 1964; 90: 740-744.
23. Wolfe LA, Preston RJ, Burggraf GW, et al. Effects of pregnancy and chronic exercise on maternal cardiac structure and function. Can J Physiol Pharm 1999; 77: 909-917.
24. Clapp JF III. Maternal heart rate in pregnancy. Am J Obstet Gynecol 1985; 152: 659-660.
25. Lotgering FK, van den Berg A, Struijk PC, et al. Arterial pressure response to isometric exercise in pregnant women. Am J Obstet Gynecol 1992; 166: 538-542.
26. Wolfe LA, Kemp JG, Heenan AP, et al. Acid-base regulation and control of ventilation in human pregnancy. Can J Physiol Pharm 1998; 76: 815-827.
27. Templeton A, Kelman G R. Maternal blood gases. (PAO_2–PaO_2), physiological shunt and VD/VT in normal pregnancy. Br J Anaesth 1976; 48: 1001-1004.
28. Heenan AP, Wolfe LA. Plasma acid-base regulation above and below ventilatory threshold in late gestation. J Appl Physiol 2000; 88: 149-157.
29. Artal R, Masaki DI, Khodiguian N, et al. Exercise prescription in pregnancy: weight-bearing versus non-weight-bearing exercise. Am J Obstet Gynecol 1989; 161: 1464-1469.
30. Clapp JF III. Oxygen consumption during treadmill exercise before, during and after pregnancy. Am J Obstet Gynecol 1989; 161: 1458-1464.
31. Pivarnik JM, Lee W, Clark SL, et al. Cardiac output responses of primigravid women during exercise determined by the direct Fick technique. Obstet Gynecol 1990; 75: 954-959.
32. Sady SP, Carpenter MW, Thompson PD, et al. Cardiovascular response to cycle exercise during and after pregnancy. J Appl Physiol 1989; 66: 336-341.
33. Ohtake PJ, Wolfe LA, Hall P, et al. Physical conditioning effects on exercise heart rate and perception of exertion in pregnancy. Can J Sport Sci 1988; 13: 71P (abstr.).
34. Pivarnik JM, Lee W, Miller JF. Physiological and perceptual responses to cycle and treadmill exercise during pregnancy. Med Sci Sports Exerc 1991; 23: 470-475.
35. Ueland K, Novy MJ, Peterson EN, et al. Maternal cardiovascular dynamics. IV. The influence of gestational age on the maternal cardiovascular response to posture and exercise. Am J Obstet Gynecol 1969; 104: 856-864.
36. Garcia-Rio F, Pino JM, Gomes L, et al. Regulation of breathing and perception of dyspnea in healthy pregnant women. Chest 1996; 110: 446-453.
37. Field SK, Bell G, Cenaiko DF, et al. Relationship between inspiratory effort and breathlessness in pregnancy. J Appl Physiol 1991; 71: 1897-1902.
38. Lotgering FK, Van Doorne MB, Struijk PC, et al. Maximal aerobic exercise in pregnant women: heart rate, O_2 consumption, CO_2 production, and ventilation. J Appl Physiol 1991; 70: 1016-1023.
39. Spinnewijn WEM, Wallenberg HCS, Struijk PC, et al. Peak ventilatory response during cycling and swimming in pregnant and nonpregnant women. J Appl Physiol 1996; 81: 738-742.
40. Heenan AP, Wolfe LA, Davies GAL. Maximal exercise testing in late gestation: maternal responses. Obstet Gynecol 2001; 97: 127-134.

41. Artal R. Exercise and pregnancy. Clin Sports Med 1992; 11: 363-377.
42. Bonen A, Campagna P, Gilchrist L, et al. Substrate and endocrine responses during exercise at selected stages of pregnancy. J Appl Physiol 1992; 73: 134-142.
43. Avery ND, Wolfe LA, Amara CE, et al. Effects of human pregnancy on automatic function above and below the ventilatory threshold. J Appl Physiol 2001; 90: 321-328.
44. Pivarnik JM, Stein AD, Rivera JW. Effect of pregnancy on heart rate/oxygen consumption calibration curves. Med Sci Sports Exerc 2000; 34: 750-755.
45. Sady SP, Carpenter MW, Sady MA, et al. Prediction of $\dot{V}O_{2max}$ during cycle exercise in pregnant women. J Appl Physiol 1988; 65: 657-661.
46. Lotgering FK, Struijk PC, Van Doorne MB, et al. Errors in predicting maximal oxygen consumption in pregnant women. J Appl Physiol 1992; 72: 562-567.
47. Lotgering FK, Struijk PC, Van Doorne MB, et al. Anaerobic threshold and respiratory compensation in pregnant women. J Appl Physiol 1995; 78: 1772-1777.
48. McMurray RG, Katz VL, Berry MJ, et al. The effect of pregnancy on metabolic responses during rest, immersion and aerobic exercise in the water. Am J Obstet Gynecol 1988; 158: 481-486.
49. Clapp JF III, Wesley M, Sleamaker RH. Thermoregulatory and metabolic responses prior to and during pregnancy. Med Sci Sports Exerc 1987; 19: 124-130.
50. Mottola MF, Christopher PD. Effects of exercise on liver and skeletal muscle glycogen storage in pregnant rats. J Appl Physiol 1991; 1015-1019.
51. Treadway JL, Young JC. Decreased glucose uptake in the fetus after maternal exercise. Med Sci Sports Exerc 1989; 21: 140-145.
52. McMurray RG, Hackney AC, Guion WK, et al. Metabolic and hormonal responses to low-impact aerobic dance during pregnancy. Med Sci Sports Exerc 1996; 28: 41-46.
53. Soultanakis HN, Artal R, Wiswell RA. Prolonged exercise in pregnancy: glucose homeostasis, ventilatory and cardiovascular responses. Semin Perinatol 1996; 20: 315-327.
54. Lotgering FK, Spinnewijn WEM, Struijk PC, et al. Respiratory and metabolic responses to endurance cycle exercise in pregnant and postpartum women. Int J Sports Meds 1998; 19: 193-198.
55. Avery ND, Stocking KD, Tranmer JE, et al. Fetal responses to maternal strength conditioning exercises in late gestation. Can J Appl Physiol 1999; 24: 362-376.
56. Morris N, Osborn SB, Wright MP, et al. Effective uterine blood-flow during normal and pre-eclamptic pregnancies. Lancet 1956; 2: 481-484.
57. Lotgering FK, Gilbert RD, Longo LD. Exercise responses in pregnant sheep: oxygen consumption, uterine blood flow and blood volume. J Appl Physiol 1983; 55: 834-841.
58. Morrow RJ, Ritchie JWK, Bull SB. Fetal and maternal hemodynamic responses to exercise in pregnancy assessed by Doppler ultrasonography. Am J Obstet Gynecol 1989; 160: 138-140.
59. Curet LB, Orr JA, Rankin JHG. Effect of exercise on cardiac output and distribution of uterine blood flow in pregnant ewes. J Appl Physiol 1976; 40: 725-728.
60. Greiss FC, Jr. Differential reactivity of the myoendometrial and placental vasculatures: adrenergic responses. Am J Obstet Gynecol 1972; 112: 20-30.
61. Hohimer AR, Bissonette JM, Metcalfe J, et al. Effect of exercise on uterine blood flow in the pregnant pygmy goat. Am J Physiol 1984; 246: H207-H212.
62. Lotgering FK, Longo LD. Exercise and pregnancy–how much is too much? Contemp Obstet/Gynecol 1984; 23: 63-77.
63. Smith DW, Clarren SK, Harvey MAS. Hyperthermia as a possible teratogenic agent. Pediatrics 1978; 92: 878-883.
64. Pleet H, Graham JM, Smith DW. Central nervous system and facial defects associated with maternal hyperthermia at 4-15 weeks gestation. Pediatrics 1981; 67: 785-789.

65. Kilham L, Ferm VH. Exencephaly in fetal hamsters following exposure to hyperthermia. Teratology 1976; 14: 323-326.
66. Abrams R, Caton D, Clapp J, et al. Thermal and metabolic features of life in utero. Clin Obstet Gynecol 1970; 13: 459-464.
67. Lotgering FK, Gilbert RD, Longo LD. Exercise responses in pregnant sheep: blood gases, temperatures, and fetal cardiovascular system. J Appl Physiol 1983; 55: 842-850.
68. Jones RL, Bati JJ, Anderson WM, et al. Thermoregulation during aerobic exercise in pregnancy. Obstet Gynecol 1985; 65: 340-345.
69. Clapp JF III. The changing thermal response to endurance exercise during pregnancy. Am J Obstet Gynecol 1991; 165: 1684-1689.
70. Clapp JF III, Little KD, Capeless EL. Fetal heart rate response to sustained recreational exercise. Am J Obstet Gynecol 1993; 168: 198-206.
71. Webb KA, Wolfe LA, McGrath MJ. Effects of acute and chronic maternal exercise on fetal heart rate. J Appl Physiol 1994; 77: 2207-2213.
72. Brenner IKM, Wolfe LA, Monga M, et al. Physical conditioning effects on fetal heart rate responses to graded maternal exercise. Med Sci Sports Exerc 1999; 31: 792-799.
73. Carpenter MW, Sady SP, Hoegsberg B. Fetal heart rate response to maternal exertion. JAMA 1988; 259: 3006-3009.
74. Manders MAM, Sonder GB, Mulder EJH, et al. The effects of maternal exercise on fetal heart rate and movement patterns. Early Hum Dev 1997; 48: 237-247.
75. MacPhail A, Davies GAL, Victory R, et al. Maximal exercise testing in late gestation: fetal responses. Obstet Gynecol 2000; 96: 565-570.
76. Wolfe LA, McAuley SE, McGrath MJ. Controlled randomized study of aerobic conditioning effects on metabolic responses to graded exercise in pregnancy. Med Sci Sports Exerc 1998; 30: S24 (abstr.).
77. McAuley SE, Wolfe LA, McGrath MJ. Controlled randomized study of aerobic conditioning effects on respiratory responses to graded exercise in pregnancy. Med Sci Sports Exerc 1998; 30: S24 (abstr.).
78. Morton MJ, Paul MS, Compos GR. Exercise dynamics in late gestation: effects of physical training. Am J Obstet Gynecol 1985; 152: 91-97.
79. Greer FA, Wolfe LA. Chronic exercise effects on subcutaneous adiposity in pregnancy. Med Sci Sports Exerc 1994; 25: S119 (abstr.).
80. Pivarnik JM. Potential effects of physical activity on birth weight: brief review. Med Sci Sports Exerc 1998; 30: 400-406.
81. Clapp JF, Dickstein S. Endurance exercise and pregnancy outcome. Med Sci Sports Exerc 1984; 16: 556-562.
82. Bell RJ, Palma SM, Lumley JM. The effect of vigorous exercise during pregnancy on birth-weight. Aust NZ J Obstet Gynecol 1995; 35: 46-51.
83. Clapp JF III, Capeless EL. Neonatal morphometrics after endurance exercise during pregnancy. Am J Obstet Gynecol 1990; 163: 1805-1811.
84. Hatch MC, Shu X, McLean DE, et al. Maternal exercise during pregnancy, physical fitness, and fetal growth. Am J Epidemiol 1993; 137: 1105-1114.
85. Clapp JF III, Kim H, Burciu B, et al. Beginning regular exercise in early pregnancy: effect on fetoplacental growth. Am J Obstet Gynecol 2000; 183: 1484-1488.
86. Brenner IKM, Monga M, Webb KA, et al. Controlled prospective study of aerobic conditioning effect on pregnancy outcome. Med Sci Sports Exerc 1991; 23: S169 (abstr.).
87. Wolfe LA, Mottola MF, Bonen A, et al. Controlled randomized study of aerobic conditioning effects on neonatal morphometrics. Med Sci Sports Exerc 1999; 31: S138 (abstr.).
88. Lokey EA, Tran VE, Wells CL, et al. Effects of physical exercise on pregnancy outcomes: a meta-analytic review. Med Sci Sports Exerc 1991; 23: 1234-1239.

89. Campbell KM, Mottola MF. Recreational exercise and occupational activity during pregnancy and birthweight: a case-control study. Am J Obstet Gynecol 2001; 184: 403-408.
90. Canadian Society for Exercise Physiology (CSEP). Physical Activity Readiness Medical Examination for Pregnancy (PARmed-X for Pregnancy). Available from CSEP, 185 Sommerset St. W., Suite 202, Ottawa, ON K2P 0J2, Canada, 2002.
91. Canadian Society for Exercise Physiology (CSEP). (Kochan-Vintinner A, Wolfe LA, Mottola MF, eds.). Active Living during Pregnancy. Available from CSEP, 185 Sommerset St. West, Suite 202, Ottawa K2P 0J2, Canada, 1999.
92. American College of Obstetricians and Gynecologists (ACOG). Exercise during Pregnancy and the Postnatal Period. ACOG committee opinion no. 267: 1-3. Washington, DC: ACOG, 2002.
93. Harvey M-A. Pelvic floor exercises during and after pregnancy: a systematic review of their role in preventing pelvic floor dysfunction. J Obstet Gynaecol Can 2003; 25: 487-498.
94. Clapp FJ III, Little KD. Effects of recreational exercise on pregnancy weight gain and subcutaneous fat deposition. Med Sci Sports Exerc 1995; 27: 170-177.
95. Jovanovic-Peterson L, Durak EP, Peterson CM. Randomized trial of diet versus diet plus cardiovascular conditioning on glucose levels in gestational diabetes. Am J Obstet Gynecol 1989; 161: 415-419.
96. Jovanovic-Peterson L, Peterson CM. Exercise and the nutritional management of diabetes during pregnancy. Obstet Gynecol Clin North Am 1996; 23: 75-86.
97. Dye TD, Knox KL, Artal R, et al. Physical activity, obesity, and diabetes in pregnancy. Am J Epidemiol 1997; 146: 961-963.
98. Marcoux S, Brisson J, Fabia J. The effect of leisure time physical activity on the risk of pre-eclampsia and gestational hypertension. J Epidemiol Community Health 1989; 43: 147-152.
99. Yeo SA, Davidge ST. Possible beneficial effect of exercise, by reducing oxidative stress, on the incidence of preeclampsia. J Women's Health Gender-Based Med 2001; 10: 983-989.
100. Camporesi EM. Diving and pregnancy. Semin Perinatol 1996; 20: 292-302.
101. Artal R, Fortunato V, Welton A, et al. A comparison of cardiopulmonary adaptations to exercise in pregnancy at sea level and altitude. Am J Obstet Gynecol 1995; 172: 1170-1180.
102. Katz VL, McMurray RG, Berry MJ, et al. Fetal and uterine responses to immersion and exercise. Obstet Gynecol 1988; 72: 225-230.
103. McMurray RG, Hackney AC, Katz VL, et al. Pregnancy-induced changes in the maximal physiological responses during swimming. J Appl Physiol 1991; 71: 1454-1459.
104. Mottola MF, Fitzgerald HM, Wilson NC, et al. Effect of water temperature on exercise-induced maternal hyperthermia on fetal development in rats. Int J Sports Med 1993; 14: 248-251.

SITES/FONTES DA INTERNET

Canadian Society for Exercise Physiology (CSEP)

http://www.csep.ca/forms.asp

Physical Activity Readiness Medical Examination for Pregnancy (PARmed-X for Pregnancy) (download free from site) or Active Living During Pregnancy. Physical Activity Guidelines for Mother and Baby © 1999 (cost U$ 11.95). Available online and/or available from CSEP, 185 Sommerset St. W., Suite 202, Ottawa, Ontario K2P 0J2, Canada. Tel. 1–877–651–3755 Fax: (613) 877–3755; E-mail: info@csep.ca

Health Canada
http://www.hc-sc.gc.ca
Nutrition for a Healthy Pregnancy: National Guidelines for the Childbearing Years © 1999. Available from Health Canada, Minister of Public Works and Government Services Canada, Ottawa, Ontario, Canada or online.

The Society of Obstetricians and Gynaecologists of Canada
http://www.sogc.org/SOGCnet/sogc_docs/common/guide/pdfs/ps129.pdf

Canadian Society for Exercise Physiology (CSEP)
http://www.csep.ca

Davies GAL, Wolfe LA, Mottola MF, MacKinnons C. Joint SOGC/CSEP clinical practice guideline. Exercise in pregnancy and the postpartum period. J Obstet Gynecol Can 2003;25: 516–522 and J Appl Physiol 2003;28: 329–341.

The Society of Obstetricians and Gynaecologists of Canada
http://www.sogc.org
Healthy Beginnings: Your Handbook for Pregnancy and Birth © 1998. Available online. Cost: U$ 12.95.

26

Retardo Mental

Kenneth H. Pitetti ▪ Bo Fernhall

Definição e Etiologia

Um indivíduo é considerado como apresentando retardo mental (RM) com base nos 3 seguintes critérios: *(a)* nível funcional intelectual (QI) abaixo de 70 a 75; *(b)* limitações importantes em 2 ou mais áreas de habilidade adaptativa e *(c)* condição existente desde a infância (definida como 18 anos ou menos) (1). Áreas de habilidades adaptativas são habilidades necessárias para viver, trabalhar e brincar (*i. e.*, atividades recreativas) na comunidade. Elas incluem comunicação, autocuidado, vida domiciliar, habilidades sociais, habilidades de lazer, habilidades de saúde e de segurança, autodireção, habilidades acadêmicas funcionais (ler, escrever e matemática básica) e uso da comunidade e responsabilidade de trabalho. Cerca de 3% da população geral nos Estados Unidos, ou mais de 7,5 milhões de indivíduos, tem RM (2). O RM é 10 vezes mais comum do que a paralisia cerebral, é 28 vezes mais prevalente do que defeitos do tubo neural, como espinha bífida, e afeta 25 vezes mais pessoas do que a cegueira (2). O RM está presente em todos os grupos raciais, étnicos, educacionais e econômicos, e 1 de cada 10 famílias americanas é diretamente afetada por essa condição.

Cerca de 87% dos indivíduos com RM têm RM leve e são apenas um pouco "mais lentos" do que a média em aprender informações e habilidades novas. Naqueles com RM leve, suas limitações muitas vezes não são prontamente aparentes e podem não ser identificadas até ingressarem na escola. Como adultos, esses indivíduos podem levar vidas independentes na comunidade (*i. e.*, serem autônomos). Os 13% restantes de pessoas com RM têm limitações funcionais sérias e requerem mais sistemas de suporte.

O RM pode ser provocado por quaisquer condições que prejudiquem o desenvolvimento do cérebro antes do nascimento, durante o nascimento ou no início da infância. Centenas de causas foram descobertas, mas a causa permanece desconhecida em cerca de um terço das pessoas afetadas (1). As causas conhecidas podem ser categorizadas como a seguir (1,2):

- *Condições genéticas:* anormalidades de genes herdados (p. ex., PKU e síndrome do X frágil), erros quando os cromossomas se dividem irregularmente como na não-disjunção (p. ex., síndrome de Down) ou disfunções genéticas (*i. e.*, deleções) causadas por superexposições a raios X durante a gravidez.

- *Problemas durante a gravidez:* uso de álcool (p. ex., síndrome alcoólica fetal), drogas ou tabaco por mulheres grávidas; hidrocefalia, desnutrição e infecções, como toxoplasmose, citomegalovírus, rubéola e sífilis.
- *Problemas no nascimento:* prematuridade e baixo peso no nascimento e privação de oxigênio durante o parto.
- *Problemas após o nascimento:* doenças de infância como coqueluche, varicela e sarampo, que podem levar à meningite e à encefalite; acidentes, como golpe na cabeça ou quase afogamento, e chumbo, mercúrio e outras toxinas ambientais podem causar dano ao cérebro.
- *Pobreza e privação cultural:* a pesquisa sugere fortemente que a subestimulação de crianças pela privação de experiências do dia-a-dia e culturais comuns podem causar RM.

Diagnóstico

O processo da Association on Mental Retardation para diagnosticar e classificar uma pessoa como tendo RM contém 3 etapas de diagnóstico. Primeiro, uma pessoa qualificada (em geral dentro de um sistema escolar) fornece um ou mais testes de inteligência padronizados e testes de habilidades adaptativas padronizados em uma base individual. Segundo, as forças e limitações da pessoa são descritas através de 4 dimensões: *(a)* habilidades de comportamento adaptativas e intelectuais; *(b)* considerações psicológicas/emocionais; *(c)* considerações etiológicas físicas/de saúde e *(d)* considerações ambientais. As forças e limitações dentro de cada uma das 4 dimensões podem ser determinadas por testes formais, observações, entrevistas com pessoas importantes na vida do indivíduo, entrevistando o indivíduo e interagindo com a pessoa na sua vida diária.

A 3ª etapa de diagnóstico requer que uma equipe interdisciplinar determine o suporte necessário nas 4 dimensões. Existem 4 níveis de suporte:

- *Intermitente:* suporte em uma "base conforme a necessidade", requerido ocasionalmente ao longo da vida, mas não em uma base diária contínua (p. ex., encontrar um novo emprego no caso de perda de emprego).
- *Limitado:* suporte durante a transição da escola para o trabalho ou no treinamento de trabalho com limite de tempo (*i. e.*, o apoio é limitado ao tempo necessário para fornecer suporte ou treinamento apropriado).
- *Extenso:* assistência necessária em uma base diária, em casa ou no trabalho.
- *Intensivo:* suporte constante que pode incluir medidas de sustentação de vida.

Suporte intermitente, limitado e extenso pode não ser necessário em todas as dimensões, mas suporte intensivo incluiria todas as dimensões.

Este capítulo é limitado aos indivíduos com RM leve, que necessitam suporte intermitente a extenso nas 4 dimensões, visto que isso descreve as características de muitos indivíduos com RM que residem na comunidade.

Capacidades Cardiorrespiratórias

Esta seção discute o condicionamento cardiorrespiratório de pessoas com RM com e sem SD. Visto que as respostas cardiorrespiratórias ao exercício de indivíduos com e sem SD diferem consideravelmente, esses grupos são discutidos separadamente (3-7).

INDIVÍDUOS SEM SD

Muitos estudos laboratoriais das capacidades cardiorrespiratórias ($\dot{V}O_{2máx}$) de adultos com RM, mas sem SD, avaliaram adultos jovens (18-40 anos). Esses estudos registraram o condicionamento cardiovascular médio de adultos jovens com RM variando de baixo ($\dot{V}O_{2máx}$ = 30 mL · kg^{-1} · min^{-1}) (5,6,8) a médio (38-42 mL · kg^{-1} · min^{-1}) (8-11). Estudos (5,8-13) incluindo homens e mulheres registraram que as mulheres com RM demonstraram níveis de condicionamento cardiovascular 10% a 20% mais baixos que aqueles de seus semelhantes do sexo masculino, formado com dados de indivíduos não-incapacitados. Curiosamente, no maior estudo até hoje (276 adultos com RM), o $\dot{V}O_{2máx}$ médio (homens e mulheres combinados) do grupo com RM era muito próximo ao de um grupo-controle de gênero e idade equivalentes composto de indivíduos não-incapacitados (33,8 *versus* 35,5 mL · kg^{-1} · min^{-1}, respectivamente) (14). Muitos participantes com RM nesses estudos (5,8-14) moravam na comunidade com cuidadores ou residências coletivas e seu nível de atividade era considerado sedentário. Contudo, Frey *et al.* (13) relataram um $\dot{V}O_{2máx}$ médio de 56 mL · kg^{-1} · min^{-1} para 9 corredores treinados com RM. Assim, com base nos estudos de laboratório, adultos com RM sem SD exibem níveis baixos a normais de potência aeróbica, mas indivíduos bem treinados com RM podem ter valores de $\dot{V}O_{2máx}$ altos.

Estudos recentes de laboratório sobre capacidades cardiovasculares de crianças e adolescentes com RM, mas sem SD, registram valores semelhantes aos discutidos anteriormente para adultos jovens com RM. Esses estudos registraram valores de $\dot{V}O_{2máx}$ abaixo ou próximo daqueles de seus semelhantes não-incapacitados. Fernhall, Pitetti e colegas registraram baixos valores médios de $\dot{V}O_{2máx}$ em crianças e adolescentes do sexo masculino (32-36 mL · kg^{-1} · min^{-1}) e do sexo feminino (26-35 mL · kg^{-1} · min^{-1}) com RM (15-17). Em um outro estudo (18), Fernhall, Pitetti e colegas relataram níveis de condicionamento cardiovascular médios em crianças e adolescentes com RM dos sexos feminino e masculino combinados que estavam bem dentro da amplitude normal (39,4-46,0 mL · kg^{-1} · min^{-1}) de seus semelhantes não-incapacitados. Teo-Koh e McCubbin (19) também registraram valores de $\dot{V}O_{2máx}$ médios de crianças e adolescentes com RM que estavam bem dentro do âmbito normal (41 mL · kg^{-1} · min^{-1}). Outro estudo de Pitetti *et al.* (20) registrou valores elevados para meninos com RM (46 mL · kg^{-1} · min^{-1}), mas valores relativamente baixos para meninas com RM (31 mL · kg^{-1} · min^{-1}). Nesse estudo (20), os níveis de $\dot{V}O_{2máx}$ dos homens com RM não diferiram daqueles de seus semelhantes não-incapacitados, mas as mulheres com RM tinham valores de $\dot{V}O_{2máx}$ significativamente mais baixos que mulheres sem RM. Assim, crianças e adolescentes do sexo masculino com RM têm níveis de $\dot{V}O_{2máx}$ baixos ou próximos do esperado, ao passo que as do sexo feminino tendem a ter valores de $\dot{V}O_{2máx}$ mais baixos que o esperado.

Adultos e crianças com RM sem SD têm ventilação-minuto máxima mais baixa ($V_{Emáx}$, L · min^{-1}) no exercício máximo que seus semelhantes sem RM. Não está claro se o $V_{Emáx}$ baixo é uma limitação ao exercício ou apenas uma função de seu estado sedentário e valores de $\dot{V}O_{2máx}$ baixos. A ventilação máxima em indivíduos bem treinados com RM está em níveis esperados (13) e o $\dot{V}O_{2máx}$ daqueles indivíduos com energia aeróbica baixa é comparável ao visto em outras populações sedentárias com potência aeróbica baixa (21). Assim, parece que o $V_{Emáx}$ é apropriado para o $\dot{V}O_{2máx}$ atingido em pessoas com RM. Além disso, os índices de troca respiratória máxima ($ITR_{máx}$) estão dentro dos limites normais e muitos indivíduos com RM (sem SD) podem atingir um ITRm de 1,1 ou superior (5,14).

Adultos com RM tipicamente têm FC máxima mais baixa que a esperada ($FC_{máx}$) (5); um estudo recente mostrou que indivíduos com RM sem SD caracteristicamente exibem uma $FC_{máx}$ de 15 batimentos a menos por minuto (bpm). Assim, a fórmula comumente usada de 220 – idade não funciona para essa população (14). Crianças com RM também exibem uma FC máxima levemente reduzida, mas em geral apenas 5 a 9 bpm (17,18,22). A razão para a RM máxima mais baixa que a prevista em indivíduos com RM não é conhecida no momento.

INDIVÍDUOS COM SD

A SD é uma das principais causas de RM nos Estados Unidos (3). Várias alterações fisiológicas associadas à SD colocam esses indivíduos em maior desvantagem com relação aos seus semelhantes com RM, mas sem SD (4). Algumas dessas alterações fisiológicas que afetam a capacidade de exercício são defeitos cardíacos congênitos, hipoplasia pulmonar, hipotonia musculoesquelética e instabilidade atlantoaxial. Embora esteja além do objetivo deste capítulo identificar todas as alterações fisiológicas específicas associadas à SD, pesquisa recente estabeleceu claramente que pessoas com SD têm perfis de condicionamento piores que seus semelhantes com RM, mas sem SD (5-7).

Estudos de laboratório do $\dot{V}O_{2máx}$ de adultos jovens (idades médias 18-30 anos) com SD relatam consistentemente valores baixos, com muitos estudos registrando valores médios de $\dot{V}O_{2máx}$ de apenas 25 mL · kg^{-1} · min^{-1} (5,23-26). Além disso, estudos comparativos registraram que as capacidades cardiovasculares de adultos com SD são mais baixas que as de seus semelhantes com RM, mas sem SD (5,24). Pitetti *et al.* (24) compararam 2 grupos de 16 adultos jovens (12 homens e 4 mulheres) com e sem SD e registraram que o $\dot{V}O_{2máx}$ médio era 31% mais baixo (24,6 *versus* 35,6 mL · kg^{-1} · min^{-1}) que o de seus semelhantes sem SD. Fernhall *et al.* (5) complementaram e estenderam esses achados (24) comparando 47 adultos jovens (31 homens e 16 mulheres) com SD a 64 adultos jovens (35 homens e 29 mulheres) sem SD e relataram que o $\dot{V}O_{2máx}$ médio para o grupo com SD era significativamente mais baixo que o de seus semelhantes sem SD (25,1 *versus* 30,6 mL · kg^{-1} · min^{-1}). Nos 2 estudos (5,24), o $\dot{V}O_{2máx}$ para as mulheres com SD era 9% a 20% mais baixo que o de seus equivalentes do sexo masculino.

Um estudo (26) registrou valores de $\dot{V}O_{2máx}$ próximos do normal em indivíduos com SD que treinavam 5 horas por semana. Esses indivíduos tinham um $\dot{V}O_{2máx}$ médio de 34,3 mL · kg^{-1} · min^{-1}, comparado com 27,4 mL · kg^{-1} · min^{-1} para um grupo de pessoas sedentárias de idade equivalente com SD. Contudo, o $\dot{V}O_{2máx}$ registrado do grupo de treinamento nesse estudo (26) ainda seria considerado baixo, se comparado com valores de adultos não-incapacitados em torno dos 20 anos com um volume de treinamento similar.

Adolescentes (23,25) e crianças com SD (27) exibem valores de $\dot{V}O_{2máx}$ semelhantes aos dos adultos com SD. Com base nos resultados desses estudos, parece que o condicionamento cardiovascular de crianças, adolescentes e adultos jovens com SD é mais baixo que o de seus semelhantes não-incapacitados e o de seus semelhantes com RM, mas sem SD.

Do mesmo modo que seus semelhantes sem SD, os indivíduos com SD exibem um $V_{Emáx}$ baixo (5,14). Contudo, seu $V_{Emáx}$ é apropriado para seu $\dot{V}O_{2máx}$ e comparável a valores vistos em outras populações com potência aeróbica similar. Sua $ITR_{máx}$ é tipicamente mais baixa (6,14,27), com média entre 1,05 e 1,1 (5,14,23-25). Esses valores de $ITR_{máx}$ mais baixos não estão relacionados a pouco esforço (6), mas refletem esforço máximo verdadeiro de indivíduos com SD.

A $FC_{máx}$ de indivíduos com SD é substancialmente reduzida (5,14, 23,25,26). A $FC_{máx}$ tipicamente está entre 150 e 175 bpm (independente da idade) e em média é de 30 bpm abaixo dos valores esperados (14). O mecanismo por trás dessa resposta cronotrópica deficiente é desconhecido, mas não é uma função de pouca motivação ou de pouco esforço (6).

Possíveis Fatores Contributivos para Potência Aeróbica Baixa em Indivíduos com RM

MOTIVAÇÃO E COMPREENSÃO DE TAREFA

Durante os anos 1970 e 1980 algumas das causas comumente citadas de resultados de teste cardiovascular ruins em pessoas com RM, com e sem SD, eram a pouca motivação e má compreensão da tarefa (11,28,29). Geralmente considerava-se que, em virtude do seu QI abaixo do normal e de problemas comportamentais associados, as pessoas com RM *(a)* teriam dificuldade em entender o conceito de "dar o seu melhor" durante o teste de esforço e *(b)* não estariam motivadas a realizar tarefas de atividade física de alta intensidade. Contudo, pesquisa recente nessa área estabeleceu que a motivação e a compreensão de tarefas podem ser controladas e estão primariamente relacionadas com o uso de metodologias de teste apropriadas. Os pesquisadores desenvolveram um protocolo de familiarização abrangente utilizado antes do teste real para assegurar que os participantes estejam confortáveis com os procedimentos laboratoriais e possam entender o que se espera deles (12,22,28,30). Assim, com familiarização apropriada, a pouca motivação e a má compreensão das tarefas não explicam a baixa potência aeróbica muitas vezes registrada.

FALTA DE ATIVIDADE FÍSICA

Em geral presume-se que muitas crianças, adolescentes e adultos com RM (com e sem SD) não se engajam em atividade física regular e dessa forma a falta de atividade contribui para o mau condicionamento cardiovascular registrado na literatura (12,28,29). Entretanto, existem poucos dados objetivos sobre padrões de atividade física de indivíduos com RM.

Um resumo de Frey *et al.* (31) registrou níveis de atividade física baixos medidos por monitores de atividade em um número pequeno de adultos (4 homens e 1 mulher) com RM. No entanto, crianças com RM não parecem diferir de seus semelhantes sem RM. Usando a técnica de água duplamente marcada para medir o gasto de energia, Luke *et al.* (32) registraram que o gasto energético diário total em crianças com SD não diferiu daquele verificado em seus semelhantes não-incapacitados. Lorenzi *et al.* (33) descobriram que crianças com e sem RM exibiram níveis de atividade similares durante o recesso escolar (a atividade foi medida por observação direta). Seus achados (33) foram recentemente sustentados pelos de Horvat e Franklin (34), que utilizaram monitores de FC e de atividade. Porém, um estudo de Johnson *et al.* (35) não registrou relação entre $\dot{V}O_{2máx}$ avaliado em laboratório e intensidade (medida por monitores de FC) de atividade física espontânea em 16 adolescentes (12 homens e 4 mulheres) com RM. Dessa forma, não está claro se seus níveis de atividade física diária são mais baixos, especialmente os dos adultos com RM.

O trabalho de Frey *et al.* (13) e de Guerra *et al.* (26) indica, contudo, que indivíduos com RM que sejam muito ativos (comparados com indivíduos com RM que são sedentários) demonstram maior condicionamento cardiovascular. Frey *et al.* (13) registraram elevados níveis de $\dot{V}O_{2máx}$ (56,3 mL · kg^{-1} · min^{-1}) em corredores bem treinados com RM, os quais são consideravelmente melhores que os valores de 30-40 mL · kg^{-1} · min^{-1} registrados em estudos que descreveram seus participantes com RM como "sedentários". Similarmente, Guerra *et al.* (26) descobriram que indivíduos treinados com SD tinham valores de $\dot{V}O_{2máx}$ mais altos que seus semelhantes sedentários (34,3 *versus* 27,4 mL · kg^{-1} · min^{-1}, respectivamente). Esses 2 estudos sugerem fortemente que o estilo de vida (*i. e.*, ativo *versus* sedentário) tem um impacto semelhante sobre o condicionamento cardiovascular de pessoas com RM e na população geral (36,37).

FORÇA DOS MMII E CONDICIONAMENTO CARDIOVASCULAR

A força muscular em geral não é um fator limitante para o desempenho aeróbico, exceto em algumas populações com força muscular gravemente reduzida, tais como pacientes com insuficiência cardíaca (38). Pitetti e Boneh (39) demonstraram uma relação importante entre a força isocinética dos MMII e $\dot{V}O_{2máx}$ em adultos com RM, especialmente naqueles com SD. O estudo de Pitetti e Fernhall (40) mostrou achados semelhantes em crianças e em adolescentes com RM. Além disso, a força dos MMII contribui para o desempenho na corrida de resistência em jovens com RM e a relação entre a força dos MMII e o desempenho na corrida era similar ao do $\dot{V}O_{2máx}$ e o desempenho na corrida (41). Embora indiretos, esses dados sugerem que a força nos MMII é um contribuinte importante para o $\dot{V}O_{2máx}$ em pessoas com RM.

Estudos comparando a força dos MMII em pessoas com RM com a de seus semelhantes não-incapacitados registrou o seguinte: *(a)* a força isocinética dos MMII de adultos com RM, com e sem SD, era significativamente inferior à de adultos não-incapacitados (42,43), *(b)* adultos com SD tinham força nos MMII menor que a de seus semelhantes com RM, mas sem SD (42) e *(c)* a força nos MMII e paravertebrais de crianças e adolescentes com RM era mais baixa que a de seus semelhantes sem incapacidades (44, 45). Uma vez que a força dos MMII está significativamente relacionada com o $\dot{V}O_{2máx}$ e com o desempenho na corrida em adultos e jovens com RM e que a força dos MMII em pessoas com RM é menor, é possível que a força diminuída nos MMII seja um fator limitante para o $\dot{V}O_{2máx}$ nessa população.

INCOMPETÊNCIA CRONOTRÓPICA

A resposta cronotrópica ao exercício máximo é reduzida em pessoas com RM, especialmente naquelas com SD. Isso é similar à incompetência cronotrópica (uma FC máxima baixa) observada em várias populações clínicas (46), assim o termo *incompetência cronotrópica* foi aplicado à resposta de FC de pessoas com RM (6). Vários investigadores sugeriram que incompetência cronotrópica é uma limitação possível ao $\dot{V}O_{2máx}$ em pessoas com RM (5,6,14), especialmente pessoas com SD, porque uma $FC_{máx}$ baixa limitaria o débito cardíaco máximo. Fernhall *et al.* (5) forneceram suporte para essa noção, mostrando que a diferença no $\dot{V}O_{2máx}$ entre grupos com e sem SD desaparecia quando eram controladas diferenças na $FC_{máx}$.

Teste de Esforço

Motivação, compreensão de tarefas, déficits de atenção e capacidades motoras deficientes podem causar ampla variabilidade nos resultados de teste. Portanto, sessões práticas devem ser marcadas antes do teste real para ajudar a controlar esses fatores. Sessões práticas irão *(a)* familiarizar o participante com o protocolo de teste, com o ambiente e com a equipe e *(b)* permitir que os membros da equipe ajustem o protocolo para assegurar segurança do participante e validade dos resultados do teste. Isto se torna especialmente importante no teste de esteira. Os protocolos de caminhada são fortemente recomendados para o teste de esteira e a velocidade deve ser selecionada com base na capacidade do participante. A seleção de uma velocidade de caminhada muito rápida pode resultar em término precoce do teste, em virtude da trepidação, em vez de fadiga. Além disso, a sessão prática pode revelar que o participante não pode realizar o protocolo ou o modo de exercício pretendido. Por exemplo, limitações deambulatórias e/ou má coordenação motora podem impedir que um participante realize um teste de esteira e/ou mantenha a cadência/ritmo adequados em testes do tipo pedalar/subir escadas. Mais tempo prático ou um modo diferente de teste pode ser necessário para assegurar resultados válidos.

A incompetência cronotrópica de pessoas com RM resulta em FCs máximas de 15 a 30 bpm abaixo das obtidas a partir de fórmulas de previsão por idade (p. ex., 220 – idade) usadas para a população geral. Portanto, essas fórmulas gerais não podem ser utilizadas para predizer FC máxima para pessoas com RM. Fernhall *et al.* (14) desenvolveram uma fórmula específica para predizer a $FC_{máx}$ da população de pessoas com RM, incluindo aquelas com SD:

$$FC_{máx} = 210 - 0{,}56\ (\text{idade}) - 15{,}5\ (\text{SD})$$

$$(R = 0{,}57,\ SEE = 11{,}8,\ P < 0{,}01)\ (46)$$

Para pessoas com SD, a SD seria codificada 2; para uma pessoa com RM, mas sem SD, a SD seria codificada 1.

A variação da idade dos participantes utilizados para desenvolver a fórmula (14) foi limitada de 8 até 46 anos. Dessa forma, essa fórmula deve ser usada apenas para predizer FC máxima em indivíduos com RM entre essas idades. Essa fórmula pode ajudar como um guia durante teste de esforço máximo e submáximo e pode fornecer uma base para prescrição de exercício, quando o teste não for possível.

TESTE CARDIOVASCULAR

Esteira

Deve-se selecionar uma velocidade de marcha entre 2,0 e 3,5 milhas por hora (3,2 a 5,6 km · h^{-1}) para permitir que os participantes caminhem rapidamente e em controle (*i. e.*, sem a necessidade de segurar nos corrimãos). Começar em um grau de 0%, com aumentos de 2,5% a cada 2 minutos até um grau de 12,5% ser alcançado. Se os participantes puderem continuar, manter o grau em 12,5% enquanto se aumenta a velocidade 0,5 milhas por hora (0,8 km . h^{-1}) a cada minuto, até que eles não possam mais continuar. Esse protocolo pode ser usado para avaliar crianças, adolescentes e/ou adultos com RM, com e sem SD (5,12,20), bem como adolescentes e adultos jovens com incapacidades múltiplas (p. ex., RM e incapacidades concomitantes, como cegueira, surdez, distúrbio de Asperger, comprometimentos da fala e da linguagem) (47).

Ergometria Combinada de MMSS e MMII em Bicicleta

Limitações deambulatórias decorrentes de incapacidades físicas (p. ex., paralisia cerebral) que podem acompanhar o RM e/ou a má coordenação motora podem limitar a capacidade de marcha em alguns indivíduos com RM. Uma bicicleta ergométrica para teste combinado de MMSS e MMII, como a Schwinn Air-Dyne, pode evocar valores de FC e de $\dot{V}O_{2máx}$ semelhantes ou mais altos que os obtidos com um teste de esteira em pessoas com RM sem incapacidades físicas (48) e em pessoas com paralisia cerebral (49). O protocolo recomendado para esse modo é um débito de potência inicial de 25 W, com aumentos de 25 W a cada 2 minutos. Infelizmente, muitas bicicletas ergométricas de MMSS e MMII combinados são construídas para acomodar adultos e adolescentes mais velhos (15-18 anos), mas não jovens adolescentes (11-14 anos) ou crianças.

Bicicleta Ergométrica para MMII

A bicicleta ergométrica para MMII também pode ser usada para avaliação cardiovascular de pessoas com RM. O fator limitante para essas pessoas que utilizam esse método é sua incapacidade de manter a velocidade adequada. Os protocolos de MMII em ergômetros com freios mecânicos requerem uma velocidade constante do pedal, o que é difícil para muitas pessoas com RM manterem. Bicicletas ergométricas que freiam eletronicamente ajustam a resistência à velocidade do pedal de maneira automática para manter o débito de potência (W) constante, o que evita essa limitação. O outro fator limitante da bicicleta ergométrica de MMII é semelhante ao mencionado para a bicicleta ergométrica de MMSS e II combinados – muitos modelos não podem acomodar adolescentes jovens ou crianças. O protocolo recomendado para bicicleta ergométrica de MMII é o mesmo para a ergometria de MMSS e II combinados: um débito de potência inicial de 25 W, com aumentos de 25 W a cada 2 minutos. Contudo, esses tipos de protocolos de bicicleta não foram validados em populações com RM.

Testes de Campo

Em todos os procedimentos de teste de campo apresentados nesta seção, o uso de um marca-passo é essencial para assegurar a validade e a confiança no desempenho do teste pelos participantes com RM. Um marca-passo corre ao lado ou levemente na frente do participante para *(a)* fornecer suporte verbal e encorajamento constantes (para minimizar o efeito de pouca motivação) e *(b)* evitar que o participante comece o teste em um passo muito rápido (para assegurar que os participantes corram/caminhem em um passo que irá medir sua capacidade aeróbica em vez de anaeróbica).

Os seguintes fatores também devem ser considerados ao se utilizar esses testes de campo: *(a)* a idade da população a partir da qual esses testes foram corroborados eram adultos jovens (19-40 anos) ou crianças e adolescentes (8-18 anos); *(b)* apenas um número modesto de participantes (20-40) estava envolvido em cada um dos estudos; *(c)* os estudos do teste de corrida/caminhada de 1,5 milha (50,51) e do teste de caminhada de 1 milha (teste de condicionamento de Rockport) (9,10) envolveram apenas adultos, ao passo que os estudos de teste de *shuttle run* de 20 metros (20 MSR) (17,18) envolveram apenas crianças e adolescentes; *(d)* o teste de caminhada de 1 milha (teste de condicionamento de Rockport) (9,10) envolveu apenas homens e *(e)* embora todos os testes de campo sejam confiáveis, apenas um (20 MSR) foi considerado válido através de estudos de validação e de validação cruzada (17,18).

Caminhada/corrida de 1,5 milha. Esses estudos (50,51) foram realizados em uma pista coberta de 220 jardas localizada em uma construção com controle de temperatura. No primeiro estudo (50), a equação prognóstica a partir de análise de regressão bivariada foi: $\dot{V}O_{2máx}$ (mL · kg^{-1} · min^{-1}) = 49,9 – 1,0 *(x)*, em que x = tempo em minutos para término de corrida/caminhada de 1,5 milha. O segundo estudo (51) produziu uma segunda equação prognóstica: $\dot{V}O_{2máx}$ (mL · kg^{-1} · min^{-1}) = 47,5 – 0,919 *(x)*. Dado o mesmo tempo *(x)* para completar o teste, apenas uma diferença de 3% foi encontrada entre as fórmulas.

Teste de Condicionamento de Rockport (Teste da milha). Esse teste foi realizado em um ambiente interno com controle de temperatura usando um trajeto de 1/8 milha que foi marcado com cones. O primeiro estudo (9) usou uma análise de regressão múltipla para desenvolver a seguinte equação para predizer o condicionamento cardiovascular: $\dot{V}O_{2máx}$ (mL · kg^{-1} · min^{-1}) = 101,92 – 2,35 (tempo de milhas em minuto) – 0,42 (peso em kg). O segundo estudo (10) foi uma tentativa de validar de forma cruzada a fórmula desenvolvida a partir do estudo inicial (9). Contudo, a equação desenvolvida no primeiro estudo (9) subestimou significativamente os valores de $\dot{V}O_{2máx}$ medidos em muitos participantes no segundo estudo (10), sugerindo que a fórmula pode não ser estatisticamente válida. Além disso, os participantes nos 2 estudos (9,10) eram homens.

Teste de *Shuttle-Run* de 20 Metros (20 MSR) para Crianças e Adolescentes. O 20 MSR teve validação e validação cruzada como um teste de campo válido e confiável para determinar o condicionamento cardiovascular de crianças e adolescentes (8-18 anos) com RM sem SD (17, 18). O 20 MSR pode ser administrado em uma superfície de quadra de tênis ou solo de ginásio, com a distância marcada por faixas coladas ou pintadas e também marcada por cones, conforme descrito por Fernhall *et al.* (17). Fitas de áudio de Prudential Fitnessgram (52) devem ser usadas para marcação, ritmo, juntamente com um marca-passo. A fórmula usada para estimar o condicionamento cardiovascular (17) é como segue:

$$\dot{V}O_{2máx}\ (mL \cdot kg^{-1} \cdot min^{-1}) = 0{,}35\ (\text{número de voltas}) - 0{,}59\ (\text{índice de massa corporal [IMC]}) - 4{,}61\ (\times 1,\ \text{homens};\ \times 2,\ \text{mulheres}) + 50{,}6$$

Utilizando-se a fórmula para um menino de 10 anos com um IMC de 20, que pára na volta 35, é atribuído um $\dot{V}O_{2máx}$ previsto de 46,5 $mL \cdot kg^{-1} \cdot min^{-1}$. Essa fórmula não deve ser usada para crianças e adolescentes com SD porque ela superestima significativamente seu $\dot{V}O_{2máx}$ real (27).

TESTE DE FORÇA

Teste de Força Isotônica

Aparelhos de pesos (p. ex., Nautilus) em vez de pesos livres devem ser usados para objetivos de segurança quando se testar a força muscular. A medida de peso de uma repetição máxima (1 repetição máxima) pode ser determinada de forma segura usando-se as seguintes diretrizes (53): *(a)* permitir tempo de prática para cada movimento no peso mais leve até que os participantes possam realizar o movimento adequadamente e *(b)* aumentar o peso em 2 ½ a 5 libras (1,1-2,3 kg) em testes de força da parte superior do corpo e 5 a 10 libras (2,3-4,5 kg) para testes de força do tronco e da parte inferior do corpo em cada tentativa, até que seja alcançado um peso que não possa ser levantado. Utilizar o último peso levantado de maneira bem-sucedida como 1 repetição máxima.

Teste de Força Isocinética

Ao se medir a força isocinética com um dinamômetro isocinético (p. ex., Cybex) em pessoas com RM, os testes devem ser realizados em pelo menos 2 dias separados porque *(a)* em mais de 40% do tempo, o melhor esforço (*i. e.*, esforço maior) é realizado no segundo dia de teste e *(b)* diferenças entre o melhor esforço nos 2 dias de teste separados podem variar de 10% a 19% (54).

Deve-se permitir aos participantes tempo de prática suficiente para cada movimento sem resistência para assegurar que eles completem toda a amplitude de movimento (ADM) para a articulação a ser mensurada (p. ex., flexão e extensão de cotovelo/joelho). Há uma tendência de pessoas com RM diminuírem sua ADM durante o movimento.

Uma vez que a ADM adequada tenha sido estabelecida, o participante deve então realizar 10 repetições práticas, começando com pouco esforço nas 2 primeiras repetições e aumentando gradualmente para esforço máximo na repetição final. A seguinte instrução verbal é recomendada: *(a)* 2 primeiras repetições, "tudo bem, vamos começar de leve agora"; *(b)* repetições 3-6, "tudo bem, um pouco mais forte agora"; *(c)* repetições 7-8, "mais forte, mais forte" e *(d)* repetições 9-10, "vamos lá, dê o seu melhor". Permitir um período de repouso de 2 minutos, seguido por 2 conjuntos de 3 esforços máximos, com 30 segundos entre cada série. As velocidades angulares mais lentas recomendadas para cada movimento devem ser usadas. Por exemplo, Pitetti *et al.* utilizaram velocidades angulares de 60° a 90° . s^{-1} para medir flexão e extensão de cotovelo e de joelho de adolescentes e adultos jovens com RM, com e sem SD (41,42,54-56).

Teste de Força Isométrica

Teste de Laboratório. A maior parte dos aparelhos isocinéticos pode ser usada para teste de força isométrica e o protocolo usado para medir a força isométrica na população geral pode ser utilizado para pessoas com RM, se os procedimentos de familiarização e de prática discutidos anteriormente forem seguidos.

Teste de Campo. Não é realista utilizar equipamento sofisticado, de laboratório, para avaliar a força de indivíduos com RM em campo. Contudo, técnicas de peso leve, portáteis e permitidas foram usadas para medir a força isométrica de crianças, adolescentes e adultos com RM de maneira precisa e objetiva (56-60). Essas incluem:

1. **Força de preensão manual:** a força de preensão manual pode ser medida usando-se o dinamômetro de preensão manual. Os participantes devem estar sentados com o cotovelo de seu braço de teste repousando em uma mesa e flexionado em cerca de 90°, o ombro em posição neutra. Eles devem apertar o cabo do dinamômetro de preensão manual o mais forte possível por 5 segundos. Duas tentativas devem ser realizadas, com a melhor das tentativas registrada como o esforço máximo para cada mão.
2. **Força de flexão e extensão do cotovelo:** um dinamômetro de mão pode ser usado para medir a flexão e a extensão do cotovelo. Os participantes devem ficar em supino sobre uma mesa com o cotovelo flexionado em 90°, o ombro em uma posição neutra (relaxada). O antebraço deve estar em supinação total durante a flexão e pronação total durante a extensão. O dispositivo deve ser colocado 2,5 centímetros abaixo do processo estilóide da ulna durante o teste. Uma vez que os participantes são posicionados, um teste "modelo" é realizado. Em um teste "modelo", os participantes aplicam força máxima contra a placa de contato enquanto o examinador fornece resistência para evitar que o braço do participante se mova por 5 segundos. A melhor das 2 tentativas deve ser registrada como esforço máximo.
3. **Força de flexão e de extensão do joelho:** um dinamômetro de mão deve ser usado. Os participantes devem estar sentados eretos sobre uma mesa, com seus joelhos na borda e os pés pendendo livremente acima do solo. O examinador deve se ajoelhar na frente deles, estabilizando a placa de contato do aparelho sobre a parte anterior distal (para extensão de joelho) ou posterior da tíbia (para flexão de joelho) 7,5 cen-

tímetros acima do maléolo lateral. Uma vez que os participantes estejam posicionados, é realizado um teste "modelo" (descrito anteriormente para flexão e extensão de cotovelo). Devem ser realizados 2 esforços máximos para flexão e extensão do joelho para a esquerda e para a direita com um período de repouso de 1 minuto entre os esforços, e o melhor dos 2 esforços usado como esforço máximo.

4. **Força dos MMII e das paravertebrais combinados:** a combinação de força isométrica do MI e das paravertebrais pode ser medida usando-se um dinamômetro de tronco-perna. O comprimento da cadeia no dinamômetro deve ser ajustado de modo que os participantes fiquem semi-agachados sobre o dinamômetro com os joelhos flexionados a cerca de 30°. Segurando a barra manual, costas eretas, os participantes devem puxar para cima, enquanto empurram com as pernas, em um esforço máximo por 5 segundos. Duas medidas devem ser tomadas, com o esforço mais forte usado como esforço máximo.

O movimento acima é um teste apenas para força do MI. Para força das paravertebrais, as pernas estão estendidas e o tronco flexionado para permitir que a barra esteja no nível da patela. Os pacientes são, então, solicitados a tentar estender o tronco (*i. e.*, ficar na posição vertical) sem fletir os joelhos.

Prescrição de Exercício

PRESCRIÇÃO DE EXERCÍCIO CARDIOVASCULAR

As orientações gerais para programa de exercício são encontradas no Quadro 26-1.

Adultos sem SD

A pesquisa demonstrou que os mesmos princípios estabelecidos pela American College of Sports Medicine para freqüência, intensidade, tempo, modo e progressão adequados do treinamento de exercício necessário para melhorar a condição cardiorrespiratória da população geral também são verdadeiros para adultos com RM mas sem SD (12,13,28,60-67), porém com algumas modificações importantes:

- O exercício deve ser supervisionado, visto que é improvável que muitas pessoas com RM se exercitem sozinhas na freqüência, intensidade e duração adequadas.
- Pode levar mais tempo que o previsto para produzir uma melhora no $\dot{V}O_{2máx}$ (*i. e.*, 16-35 semanas podem ser necessárias); melhoras no *débito de potência máximo* (p. ex., watts máximos) ocorreram com programas de duração mais curta.
- Sem reforço e supervisão contínuos, as pessoas com RM provavelmente não continuam participando de programas de exercício/atividade durante a vida.

Adultos com SD

Em 2 dos estudos de exercício mais controlados com relação a adultos jovens com SD, Millar *et al.* (25) e Varela *et al.* (68) demonstraram melhora no desempenho de trabalho (*i. e.*, tempo para exaustão no teste de exercício graduado, distância coberta em teste de caminhada/corrida e nível de trabalho máximo, em watts) mas sem melhora significativa

QUADRO 26-1 PROGRAMAÇÂO DE EXERCÍCIOS PARA PESSOAS COM RETARDO MENTAL

Tipos	Caminhada rápida; caminhada/*jogging*; *jogging*; bicicleta ergométrica; ergometria de braço/perna combinados (p. ex., Schwinn Air-Dyne)
Objetivos	Diminuir ou manter o peso corporal; melhorar o condicionamento cardiovascular
Intensidade	60%-80% da reserva de FC máxima
Freqüência	3 a 5 dias por semana
Duração	20 a 60 minutos por sessão
Consideração especial	Em virtude dos problemas de motivação, são necessários supervisão constante e encorajamento

no $\dot{V}O_{2máx}$. Contudo, esses regimes de exercício duraram apenas 10 semanas (25) e 16 semanas (68). Conforme observado, um período de treinamento mais longo pode ser necessário para evocar melhoras no $\dot{V}O_{2máx}$. Por exemplo, Guerra *et al.* (26) registraram que participantes com SD que treinaram todo o ano em uma freqüência de mais de 5 horas por semana demonstraram um $\dot{V}O_{2máx}$ significativamente mais alto que seus semelhantes sedentários (34,3 *versus* 27,4 $mL \cdot kg^{-1} \cdot min^{-1}$, respectivamente). Assim, é necessária mais informação sobre a resposta de treinamento cardiovascular de indivíduos com SD. Contudo, visto que uma prescrição de exercício-padrão melhora a capacidade de exercício, é adequado seguir orientações-padrão.

TREINAMENTO DE RESISTÊNCIA/FORÇA

Thera-Band

Croce e Horvat (69) treinaram 3 adultos jovens por 12 semanas, 3 vezes por semana, usando tensor elástico de Thera-Band. Os exercícios trabalharam apenas a parte superior do corpo e concentraram-se na extensão de cotovelo, na flexão de cotovelo, na adução transversa do ombro e na força de abdução do ombro. Os participantes realizaram 3 conjuntos de 8 a 12 repetições para cada movimento. Os resultados demonstraram aumento da força isométrica aumentada em cada indivíduo; contudo, os participantes eram supervisionados muito de perto.

Aparelhos de Musculação

Rimmer e Kelly (53) treinaram 12 adultos com RM sem SD com um programa que incorporou os seguintes exercícios: extensão de perna, flexão de perna, *bench press (supino), shoulder press (extensão do ombro),* tração do grande dorsal, flexão de bíceps e extensão de tríceps. Os participantes se exercitaram 2 vezes por semana durante 9 semanas, trabalharam em pares, foram agrupados de acordo com as capacidades e foram supervisionados por um aluno de graduação e um especialista na atividade. Seis sessões de treinamento precederam o período de treinamento real para assegurar que os participantes usassem o equipamento corretamente. Os participantes realizaram 3 séries de exercício em cada aparelho de maneira progressiva (*i. e.*, 30%, 60% e 70% de 1 repetição máxima) e completaram de 8 a 10 repetições por série. Após 9 semanas de treinamento, os participantes desse estudo (53) exibiram melhoras dramáticas de força variando de 25% a 100% em cada um dos movimentos mencionados.

Suomi *et al.* (70,71) mostraram melhoras importantes na força de extensão de joelho (70,71) e de flexão de quadril (71), variando de 25% a 177% em adultos do sexo masculino (25-35 anos) após 12 semanas de treinamento. Aparelhos de peso hidráulico foram usados, com uma freqüência de exercício de 3 vezes por semana. Uma relação paciente-instrutor de 1:1 ou 1:2 foi mantida durante as 12 semanas. Em um desses estudos (71), um componente autodirecionado de 1 ano foi adicionado após as 12 semanas iniciais. As importantes melhoras de força verificadas após o regime de treinamento de 12 semanas foram mantidas durante esse período de treinamento autodirecionado de 1 ano.

Efeitos do Treinamento sobre o Retardo Mental

Três critérios são usados para diagnosticar o RM: QI baixo, habilidades adaptativas limitadas e tempo de surgimento. O treinamento de exercício não pode melhorar significativamente o QI nem superar o evento que causou o RM. Contudo, o treinamento de exercício pode melhorar algumas habilidades adaptativas. As habilidades adaptativas no que diz respeito a saúde, lazer e responsabilidades/oportunidades de trabalho estão diretamente relacionadas à força e resistência cardiovascular e muscular. (1,2).

Por exemplo, pessoas com RM não podem viver independentemente nas suas comunidades, a menos que elas estejam remuneradamente empregadas. Os tipos de trabalho nos quais muitas pessoas com RM podem ser treinadas a realizar incluem *(a)* trabalhar como porteiro; *(b)* trabalhar em supermercados carregando e descarregando mercadorias, arrumando prateleiras e coletando cartazes de produtos de armazém; *(c)* trabalhar em depósitos de grandes companhias carregando e descarregando mercadorias e *(d)* trabalhar nas linhas de montagem. Em associação com organizações cujo impulso principal é ajudar pessoas com RM a encontrarem emprego, esses autores descobriram que o principal fator que limita suas oportunidades de emprego não é sua capacidade mental, mas sua capacidade física. Ou seja, em razão de seu perfil de condicionamento físico baixo (conforme descrito neste capítulo), o número de horas que eles podem trabalhar nesses empregos e, portanto, seus ganhos semanais são muito limitados.

Resumo

Além de oportunidades de emprego, a melhora dos perfis de condicionamento físico de pessoas com RM tem implicações óbvias nas habilidades de saúde e de lazer.

- O estabelecimento de diretrizes permite avaliação de condicionamento cardiovascular e muscular de pessoas com RM.
- O treino de exercícios, ao melhorar as capacidades físicas de pessoas com RM, colabora para melhorar as habilidades adaptativas dessas pessoas e, portanto, a condição de RM.

REFERÊNCIAS BIBLIOGRÁFICAS

1. Luckasson R, Coulter D, Polloway E, et al. Mental Retardation: Definition, Classification, and Systems of Support. 9th ed. Washington, DC: American Association of Mental Retardation, 1992.
2. Sherrill C. Adapted Physical Activity, Recreation and Sport: Cross Disciplinary and Lifespan. 5th ed. Dubuque, IA: Brown & Benchmark, 1998.
3. Kirk SA, Gallagher JJ. Educating Exceptional Children. Boston: Houghton Mifflin, 1972.
4. Shapiro BL. Down syndrome: a disruption of homeostasis. Am J Med Genet. 1953; 14: 241-269.
5. Fernhall B, Pitetti KH, Rimmer JH, et al. Cardiorespiratory capacity of individuals with mental retardation including Down syndrome. Med Sci Sports Exerc 1996; 28: 366-371.
6. Fernhall B, Pitetti KH. Limitations to physical work capacity in individuals with mental retardation. Clin Exerc Physiol 2001; 377: 176-185.
7. Pitetti KH, Climstein M, Mays MJ, et al. The isokinetic arm and leg strength of adults with Down syndrome: a comparative study. Arch Phys Med Rehabil 1992; 73: 847-850.
8. Kittredge JM, Rimmer JH, Looney M. Validation of the Rockport fitness walking test for adults with mental retardation. Med Sci Sports Exerc 1994; 26: 95-102.
9. Rintala P, Dunn JM, McCubbin JA, et al. Validity of a cardiovascular fitness test for men with mental retardation. Med Sci Sports Exerc 1992; 24: 941-945.
10. Rintala P, McCubbin JA, Downs SB, et al. Cross validation of the 1–mile walking test for men with mental retardation. Med Sci Sports Exerc 1997; 29: 133-137.
11. McCubbin JA, Rintala P, Frey GC. Correlation study of three cardiorespiratory fitness tests for men with mental retardation. Adapt Phys Act Q 1997; 14: 432-450.
12. Pitetti KH, Rimmer JH, Fernhall B. Physical fitness and adults with mental retardation: an overview of current research, future directions and widespread applicability. Sports Med 1993; 16: 23-56.
13. Frey GC, McCubbin JA, Hannington-Downs S, et al. Physical fitness of trained runners with and without mental retardation. Adapt Phys Act Q 1999; 16: 126-137.
14. Fernhall B, McCubbin JA, Pitetti KH, et al. Prediction of maximal heart rate in individuals with mental retardation. Med Sci Sports Exerc 2001; 33: 1655-1660.
15. Fernhall B, Pitetti KH, Stubbs NS, et al. Validity and reliability of the ½ mile run-walk as an indicator of aerobic fitness in children with mental retardation. Pediatr Exerc Sci 1996; 8: 130-142.
16. Pitetti KH, Fernhall B. Aerobic capacity as related to leg strength in youths with mental retardation. Pediatr Exerc Sci 1997; 9: 223-236.
17. Fernhall B, Pitetti KH, Vukovich M, et al. Validation of cardiovascular fitness tests in children with mental retardation. Am J Ment Retard. 1998; 102: 602-612.
18. Fernhall B, Pitetti KH, Millar L, et al. Cross validation of the 20-m shuttle run in children with mental retardation. Adapt Phys Act Q 2000; 17: 402-412.
19. Teo-Koh SM, McCubbin JA. Relationship between O_2 and 1-mile walk test performance of adolescents with mental retardation. Pediatr Exerc Sci 1999; 11: 144-157.
20. Pitetti KH, Millar AL, Fernhall B. Reliability of a peak performance treadmill test for children and adolescents with and without mental retardation. Adapt Phys Act Q 2000; 17: 322-332.
21. Wasserman K, Hansen JE, Sue KY, et al. Principles of exercise testing and interpretation. 2nd ed. Philadelphia: Lea & Febiger, 1994.
22. Pitetti KH, Millar L, Fernhall B. Reliability of a peak performance treadmill test for children and adolescents with and without mental retardation. Adapt Phys Act Q 2001; 17: 322-332.

23. Fernhall B, Tymeson G, Millar L, et al. Cardiovascular fitness testing and fitness levels of adolescents and adults with mental retardation including Down syndrome. Educ Train Ment Retard 1989; 24: 133-138.
24. Pitetti KH, Climstein M, Campbell KD, et al. The cardiovascular capacities of adults with Down syndrome: a comparative study. Med Sci Sports Exerc 1992; 24: 13-19.
25. Millar AL, Fernhall B, Burkett LN, et al. Effect of aerobic training in adolescents with Down syndrome. Med Sci Sports Exerc 1993; 25: 260-264.
26. Guerra M, Roman B, Geronimo C, et al. Physical fitness levels of sedentary and active individuals with Down syndrome. Adapt Phys Act Q 2000; 17: 310-321.
27. Guerra M, da Silva A, Pitetti KH, et al. Predicted aerobic capacity in children and adolescents with Down syndrome. Med Sci Sports Exerc 2002; 34 (suppl 1): S16.
28. Fernhall B. Physical fitness and exercise training of individuals with mental retardation. Med Sci Sports Exerc 1993; 25: 442-450.
29. Seidl C, Reid G, Montgomery DL. A critique of cardiovascular fitness testing with mentally retarded persons. Adapt Phys Act Q 1987; 4: 106-116.
30. Fernhall B, Tymeson G. Graded exercise testing of mentally retarded adults: a study of feasibility. Arch Phys Med Rehabil 1987; 68: 363-365.
31. Frey GC. Objective assessment of physical activity in adults with mental retardation. Med Sci Sports Exerc 1997; 29 (suppl): S244.
32. Luke A, Roisen NJ, Sutton M, et al. Energy expenditure in children with Down syndrome: correcting metabolic rate for movement. J Pediatr 1994; 125: 829-838.
33. Lorenzi DG, Horvat M, Pellegrini AD. Physical activity of children with and without mental retardation in inclusive recess setting. Educ Train Ment Retard Dev Disab 2000; 35: 160-167.
34. Horvat M, Franklin C. The effects of the environment on physical activity patterns of children with mental retardation. Res Q Exerc Sport 2001; 71: 189-195.
35. Johnson TL. Peak O_2 measures and heart rates during spontaneous physical activity: is there a correlation in youths with mental retardation. Masters thesis. Wichita State University, 1997.
36. Pate R, Pratt M, Blair SN, et al. Physical activity and public health. A recommendation from the Centers of Disease Control and Prevention and the American College of Sports Medicine. JAMA 1995; 273: 402-407.
37. Blair SN, Kohl HW, Paffenbarger RS, et al. Physical activity and all cause mortality: a prospective study of healthy men and women. JAMA 1989; 262: 2395-2401.
38. Volterraini M, Clark AL. Ludman PF, et al. Predictors of exercise capacity in chronic heart failure. Eur Heart J 194; 15: 801-809.
39. Pitetti KH, Boneh S. Cardiovacular fitness as related to leg strength in adults with mental retardation. Med Sci Sports Exerc 1995; 27: 423-428.
40. Pitetti KH, Fernhall B. Aerobic capacity as related to leg strength in youths with mental retardation. Pediatr Exerc Sci 1997; 9: 223-236.
41. Fernhall B, Pitetti KH. Leg strength is related to endurance run performance in children and adolescents with mental retardation. Pediatr Exerc Sci 2000; 12: 324-333.
42. Pitetti KH, Climstein M, Mays MJ, et al. The isokinetic arm and leg strength of adults with Down syndrome: a comparative study. Arch Phys Med Rehabil 192; 73: 847-850.
43. Croce RV, Pitetti KH, Horvat M, et al. Comparison of peak torque, average power, and hamstrings/quadriceps ratio in non-disabled adults and adults with mental retardation. Arch Phys Med Rehabil 1996; 77: 369-372.
44. Horvat M, Croce R, Pitetti KH, et al. Comparison of isokinetic peak force and work parameters in youth with and without mental retardation. Med Sci Sports Exerc 2000; 31: 1190-1195.
45. Pitetti KH, Yarmer DA. Lower body strength of children and adolescents with and without mild mental retardation: a comparison. Adapt Phys Act Q 2002; 129: 68-81.

46. Cahalin LP. Exercise tolerance and training for healthy persons and patients with cardiovascular disease. In: Hansson SM, ed. Clinical Exercise Physiology. St. Louis: Mosby-Year Book, 1993: 81-94.
47. Pitetti KH, Jongmans B, Fernhall B. Feasibility of a treadmill test for adolescents with multiple disabilities. Adapt Phys Act Q 1999; 16: 362-371.
48. Pitetti KH, Tan DM. Cardiovascular responses of mildly mentally retarded adults to air-brake ergometry and treadmill exercise. Arch Phys Med Rehabil 1990; 71: 318-321.
49. Fernandez JE, Pitetti KH, Betzen MT. Physiological capacities of individuals with cerebral palsy. Hum Factors 1990; 32: 457-466.
50. Fernhall B, Tymeson G. The relationship between cardiovascular fitness and field tests with mild and moderate mental retardation. Presented at the 15th national conference of Physical Activity for the Exceptional Individual. Woodland Hills, CA, 1986.
51. Fernhall B, Tymeson G. Validation of a cardiovascular fitness field test for adults with mental retardation. Adapt Phys Act Q 1988; 5: 49-59.
52. Cureton KJ. Aerobic capacity. In: Morrow JR, Falls HB, Kohl HW, eds. Fitnessgram technical reference manual. Dallas: Cooper Institute for Aerobics Research, 1994: 33-56.
53. Rimmer JH, Kelly LE. Effects of a resistance training program of adults with mental retardation. Adapt Phys Act Q 1991; 8: 146-153.
54. Pitetti KH. A reliable isokinetics strength test for arm and leg musculature for mildly mentally retarded adults. Arch Phys Med Rehabil 1990; 71: 669-672.
55. Horvat M, Pitetti KH, Croce RV. Arm peak torque, average power, and flexion/extension ratios in nondisabled adults and adults with mental retardation. J Orthop Sports Phys Ther 1997; 25: 395-399.
56. Croce RV, Horvat M, Pitetti KH. Prediction of dynamic strength in individuals with mental retardation. Clin Kinesiol 1998; 52: 79-86.
57. Pitetti KH, Yarmer DA. Lower body strength of children and adolescents with and without mental retardation: a comparison. Adapt Phys Act Q 2002; 19: 68-81.
58. Horvat M, Croce RV, Roswal G. Intratester reliability of the Nicholas manual muscle tester on individual and intellectual disabilities by a tester having minimal experience. Arch Phys Med Rehabil 1994; 75: 808-811.
59. Horvat M, Croce R, Roswal G, et al. Single trial versus maximal or mean values for evaluating strength in individuals with mental retardation. Adapt Phys Act Q 1995; 12: 52-59.
60. Pitetti KH, Fernandez JE, Pizarro DC, et al. Field testing: assessment of the physical fitness of mild to moderate mentally retarded individuals. Adapt Phys Act Q 1988; 5: 318-331.
61. Andrew GM, Reid G, Beck S, et al. Training of the developmentally handicapped young adult. Can J Appl Sport Sci 1979; 4: 289-293.
62. Beasley CR. Effects of jogging program on cardiovascular fitness and work performances of mentally retarded persons. Am J Ment Defic 1982; 86: 609-613.
63. Bundschuh EL, Cureton KJ. Effect of bicycle ergometer conditioning on the physical work capacity of mentally retarded adolescents. Am Correct Ther J 1982; 36: 159-163.
64. Nordgren B. Physical capacity and training in a group of young adult mentally retarded persons. Acta Paediatr Scand 1971; 217 (suppl): 119-121.
65. Schurrer R, Weltman A, Brannel H. Effects of physical training on cardiovascular fitness and behavior patterns of mentally retarded adults. Am J Ment Defic 1985; 90: 167-170.
66. Tomporowski PD, Ellis NR. The effects of exercise on the health, intelligence, and adapted behavior of institutionalized severely and profoundly mentally retarded persons: a systemic replication. Appl Res Ment Retard 1985; 6: 465-473.

67. Tomporowski PD, Jameson LD. Effects of a physical fitness training program on the exercise behavior of institutionalized mentally retarded adults. Adapt Phys Act Q 1985; 2: 197-205.
68. Varela AM, Sardinha L, Pitteti KH. Effects of an aerobic rowing training program in young adults with Down syndrome. Am J Mental Retard. 2001; 106: 135-144.
69. Croce R, Horvat M. Effects of reinforcement based exercise on fitness and work productivity in adults with mental retardation. Adapt Phys Act Q 1992; 9: 148-178.
70. Suomi R, Surburg PR, Lecius P. Effects of hydraulic resistance strength training on isokinetic measures of leg strength in men with mental retardation. Adapt Phys Act Q 1995; 12: 377-387.
71. Suomi R. Self-directed strength training: its effects on leg strength in men with mental retardation. Arch Phys Med Rehabil 1998; 79: 323-328.

Índice Remissivo

Os números em *itálico* referem-se às figuras e os números em **negrito** referem-se aos quadros.

B

D

E

F

G

P

S

T

U

V